Quick Reference to
CRITICAL CARE
SIXTH EDITION

Nancy H. Diepenbrock

고성민 옮김

Wolters Kluwer

Philadelphia • Baltimore • New York • London
Buenos Aires • Hong Kong • Sydney • Tokyo

군자출판사

빠르게 찾아보는

중환자치료

한글판 6판 1쇄 인쇄 | 2023년 07월 13일
한글판 6판 1쇄 발행 | 2023년 07월 25일

지 은 이 Nancy H. Diepenbrock
옮 긴 이 고성민
감 수 홍성용, 김가정, 이이슬
발 행 인 장주연
출 판 기 획 김도성
출 판 편 집 이민지
편집디자인 양은정
표지디자인 김재욱
발 행 처 군자출판사(주)
등록 제4-139호(1991. 6. 24)
본사 (10881) 파주출판단지 경기도 파주시 회동길 338(서패동 474-1)
전화 (031) 943-1888 팩스 (031) 955-9545
홈페이지 | www.koonja.co.kr

This edition of Quick Reference to Critical Care, Sixth Edition is published by arrangement with Wolters Kluwer Health Inc., USA.

ISBN 979-11-7068-032-1
정가 35,000원

Nancy H. Diepenbrock

QUICK REFERENCE TO CRITICAL CARE

SIXTH EDITION

빠르게 찾아보는 중환자치료

옮긴이 고성민 감수 홍성용·김가정·이이슬

Wolters Kluwer
Philadelphia · Baltimore · New York · London
Buenos Aires · Hong Kong · Sydney · Tokyo

군자출판사

서문

이 책은 빠르게 찾아보는 중환자치료 6판이며, 의학이 거의 매일 급속도로 발전하기에 이 참고서를 계속 "빠르게 찾아볼 수 있는" 참고서로 유지하는 일은 엄청난 도전이었습니다.

모든 이전 판과 마찬가지로 이 책의 목표는 독자에게 "지금 필요한" 정보를 이해하기 쉽고, 간단한 형식으로 제공하는 것입니다. 이 책은 교과서를 대신하지도, 처음부터 끝까지 읽어야 하는 책도 아닙니다. 독자가 기억나지 않는 사실을 바로 찾아보고, 특정 질병 과정이나 시술에 관한 최신 정보를 확인하는 데 도움이 되는 즉석 자원으로 사용할 수 있도록 만들었습니다.

빠르게 찾아보는 중환자 치료는 사전과 비슷한 형태입니다. 주제는 신경계, 심혈관계, 호흡기계처럼 신체 계통별로 묶은 다음, 계통 안에서 알파벳 순으로 분류했습니다. 이렇게 하면 목차나 색인을 사용하지 않고도 빠르게 원하는 정보를 찾을 수 있습니다. 독자가 활용할 수 있게 목차와 색인도 마련해 두었습니다. 경막밑 혈종에 관해 알고 싶으신가요? 신경계 부분으로 가서 "S" 부분을 확인하세요. 파종 혈관내 응고에 관해 알고 싶으신가요? 혈액과 면역계 부분으로 가서 "D" 부분을 확인하세요. 대다수 항목에는 추가로 참조하면 좋은 다른 관련 정보와 쪽 번호를 표시하여 원하는 답을 가능한 한 찾을 수 있도록 하였습니다. 이 책은 특히 독자가 매일 휴대할 수 있도록 "주머니에 들어가는 크기"로 만들었지만, 그림 260개와 표 133개를 담았습니다. 각 장에는 독자가 개인 노트, 암기법, 추가 설명 등에 활용할 수 있는 여백도 있습니다.

이번 판은 풀 컬러로 제작했으며, 내용을 완전히 갱신하여 최첨단 주제와 최신 정보를 담았습니다. 수많은 이전 주제는 개정을 거치고 형식을 변경했습니다. 이번 판에는 추가로 많은 약자 목록을 담았으며, 비단 이 책뿐만 아니라, 임상에서 접하는 경과 기록, 수술 기록지, 다양한 의무 기록지에서 볼 수 있는 익숙하지 않은 약자를 쉽게 찾아볼 수 있도록 했습니다.

스마트폰과 컴퓨터의 시대에도 이 교과서가 없어서는 안 되는 도구라는 사실을 독자가 알았으면 하는 바람입니다. 개선을 위한 제안은 언제나 감사히 환영하며 신중하게 고려하겠습니다.

Nancy H. Diepenbrock, RN, CCRN

역자 서문

이 책은 처음부터 끝까지 읽어야 할 교과서가 아니고, 가볍게 휴대하면서 언제든지 궁금한 점이 있을 때, 그 부분만 바로 찾아볼 수 있는 책입니다. 실제 중환자실에서 자주 접하는 EVD, 박동조율기, 스완-간즈 도관 같은 기구의 사용 방법과 주의점, 문제 발생 시 해결법을 자세하게 다루고 있기에, 일반적인 교과서에서는 알려주지 않는 기기 관리법도 배울 수 있습니다. 또한, 실제 임상에 바로 적용할 수 있도록 약물을 성분명뿐만 아니라 상표명도 같이 기재하고 있습니다. 미국에서 발매된 책이기에, 국내와는 다른 상표도 많아서 이러한 상표들은 약학 정보원과 식품의약품안전처에 등록된 약물을 참고해서 국내에서 사용 중인 약물로 상표명을 수정했습니다. 국내에서 사용할 수 없는 약물은 알아보기 쉽게 별도로 표기를 하였습니다. 이외에 장기이식 관련 내용처럼 국내 실정에 맞지 않아 책을 읽으시는 분에게 도움이 되지 않는 내용은 국내 실정에 맞게 내용을 수정했습니다. 내용에서는 실제 필드에서 사용하는 다양한 의학용어 약자를 사용하고 있습니다. 공간 문제로 본문에 기재하지 못한 약자의 풀네임은 책 마지막에 있는 약자 목록에서 풀네임과 한글 명칭을 확인할 수 있습니다.

한글판에 사용한 의학 용어는 대한의사협회에서 2020년 개정한 한글 의학용어 집 6판을 기준으로 사용했으며, 약물 성분명과 상표명은 제조사에서 식품의약품안전처에 등록한 한글명을 사용했습니다. 다만, 대명사처럼 굳어져 이미 통용되는 용어는 그대로 사용했으며, 영어에서도 발음이 다른 내용은 국내 외국어 표기법과 많이 사용하는 발음을 우선으로 적용했습니다. 한글 의학용어는 아직은 어색한 부분이 많기에 처음 나오는 한글 의학용어는 항상 영문을 같이 표기해서 쉽게 내용을 알 수 있도록 했습니다.

많은 분의 도움으로 이 책을 마무리할 수 있었습니다. 번역의 가치를 이해하고 집중할 수 있도록 배려해준 아내, 의문점이 들 때마다 같이 고민하고 해결책을 찾아봐 주신 인제대학교 해운대 백병원 중환자 의학과의 홍성용 교수님, 경희대학교 교육협력 중앙병원 중환자실 김가정 팀장님, 이이슬 주임 선생님을 비롯한 중환자실 의료진, 장기 기증에 관한 내용을 국내 법률과 실정에 맞게 수정할 수 있도록 도움을 주신 한국장기조직 기증원(KODA), 이 모든 분의 도움에 진심으로 감사의 말씀을 전합니다. 또한, 한글판 출간 제안을 흔쾌히 수락해주시고 지원해주신 군자출판사의 김도성 차장님과 편집 과정에 많은 애정을 담아주신 이민지 대리님을 비롯한 군자출판사 편집부에 감사의 말씀을 드립니다.

이 책이 중환자 치료에 입문하는 선생님뿐만 아니라, 중환자 치료에 경력이 많으신 선생님에게도 소중한 시간을 최대한 활용할 수 있는 도구가 되었으면 하며, 중환자실에서 마주하는 수많은 환자 중 단 한 명의 치료에라도 도움이 된다면 더 이상의 바람이 없겠습니다.

* 한글 의학용어 출처: 대한 의사협회 의학용어집 6판
* 한글 약물/성분명 출처: 식품의약품안전처(https://nedrug.mfds.go.kr/searchDrug)
약학정보원(https://www.health.kr)

옮긴이

고성민 경희대학교 교육협력 중앙병원 심장혈관흉부외과

감수

홍성용 인제대학교 해운대 백병원 심장혈관흉부외과
김가정 경희대학교 교육협력 중앙병원 중환자실 간호팀장
이이슬 경희대학교 교육협력 중앙병원 중환자실 주임간호사

감사의 말

이 책은 엄청난 헌신, 지속하는 열정, 흔들리지 않는 정신의 산물입니다. 도움을 주신 다섯 분의 저자 Tracy McGaw, Pam Ridgeway, Camille Sheldon, Jennifer Taylor, Shannon Chalk에게 진심으로 감사드립니다. 이 책은 이분들의 귀중한 도움 없이는 만들 수 없었을 것입니다. 사랑하는 사람이 조사와 원고 작성에 들이는 시간을 인내하고 이해하며 지원해 주신 다섯 분의 가족에게도 감사를 표합니다.

마찬가지로, 이렇게 책을 출판할 수 있도록 도와주신 많은 분께 감사드립니다. Donna Goeddaeus는 계속 격려를 아끼지 않았으며, 정직하게 평가해 주었으며, 무엇보다 여러 가지 창의적인 영감을 불어넣어 주었습니다. Amanda Lidster, Diane Trower, Emily Ann Harris Sooter, Liz Gunter, Tracey J. Sepulvado는 바쁜 일정 중에도 시간을 내어 내용을 검토하고 조언과 제안을 아끼지 않았습니다.

마지막으로 Wolters Kluwer 편집팀의 Nicole Dernoski, Lindsay Ries, Bridgett Dougherty, Maria McAvey에게 감사의 말을 전합니다. Maria의 전문 지식, 유머 감각, 나의 괴팍한 성격에 관한 인내심, 부드러운 방식에 영원한 감사를 전합니다. 이 훌륭한 팀은 기름칠이 잘 된 기계처럼 일했고, 복잡하고 지루한 출판 과정에서 많은 도움을 준 이분들에게 아무리 감사를 표해도 지나치지 않습니다.

목차

신경계 1

원근조절(ACCOMMODATION)

원근조절은 눈이 수정체 모양을 조절해서 망막에 상을 명료하게 맺는 작용이다. 팔 길이 정도의 거리에 있는 물체에 환자가 집중하게 하면 확인할 수 있다. 물체를 환자 쪽으로 이동하면 동공이 한쪽으로 모이고 수축한다. 혼수 환자에게는 나타나지 않는다.

청신경종(ACOUSTIC NEUROMA) *신경기원 종양(p. 91) 참고*

뇌하수체 샘종(ADENOMA, PITUITARY) *신경기원 종양(p. 91) 참고*

근위축 측삭 경화증(AMYOTROPHIC LATERAL SCLEROSIS, ALS) *척수(p. 78), 신경세포(p. 64) 참고*

일반적으로 루게릭병(Lou Gehrig's disease)이라고 알려진 ALS는 원인을 알 수 없는 만성 진행 신경퇴화 질환이며 위 운동 신경세포(upper motor neuron)와 아래 운동 신경세포(lower motor neuron)에 영향을 미친다. 근육 소모와 근육 약화는 아래 운동 신경세포 손상과 관련이 있으며, 경직(spasticity)과 극도의 쇠약감은 위 운동 신경세포 손상과 관련이 있다. 시간이 지나면서 운동 신경세포가 파괴되면 수의 근육(voluntary muscle) 섬유를 자극하고 제어할 수 없다. 그 결과 근육이 약해지고 위축되며, 마지막에는 근육 기능을 완전히 상실해서 호흡부전과 사망에 이른다. 이 질환은 감각 능력과 인식 능력에는 영향을 미치지 않는다.

구조: 뇌의 혈액 공급(ANATOMY: ARTERIAL BLOOD SUPPLY TO BRAIN)

속목동맥(internal carotid artery) 두 개와 척추동맥(vertebral artery) 두 개, 즉 혈관 두 쌍이 뇌에 혈액을 공급한다. 척추동맥은 다리뇌(pons) 근처에서 뇌바닥동맥(basilar artery)으로 이름이 바뀌며, 대뇌 근처에서 다시 한번 뒤대뇌동맥(posterior cerebral artery)으로 이름이 바뀐다.

좌우 속목동맥은 뇌 앞쪽에 혈액을 공급하며, 앞뇌와 중간뇌로 혈액을 보낸다. 좌우 뇌는 반대쪽 신체와 연결되므로 오른쪽 속목동맥이 막히면 신체 왼쪽에 감각손실과 약화가 나타나며, 왼쪽 속목동맥이 막히면 신체 오른쪽에 증상이 나타난다.

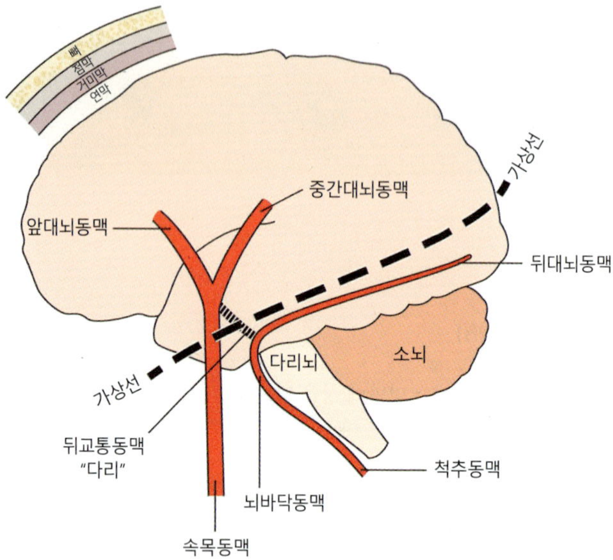

그림 1.1 뇌에 혈액을 공급하는 동맥. 대뇌를 앞뒤로 나누는 가상선을 참고.

뒤대뇌동맥은 뇌줄기(brain stem)와 뇌 뒷부분에 혈액을 공급한다. 뒤대뇌동맥이 막히면 시각 영역에 영향을 미쳐 시각 상실(visual loss)이 나타날 수 있으며, 뇌줄기와 소뇌에도 영향을 미쳐 어지럼증과 다른 문제를 유발할 수 있다.

뒤대뇌동맥과 중대뇌동맥 사이에는 뒤교통동맥이라는 "다리"가 있다. 앞쪽이나 뒤쪽 중 한쪽에 혈액 공급이 부족하면, 교통동맥으로 "교차" 혈류가 발생해서 혈액 공급이 부족한 뇌 영역의 손상을 방지하는 데 도움이 될 수 있다.

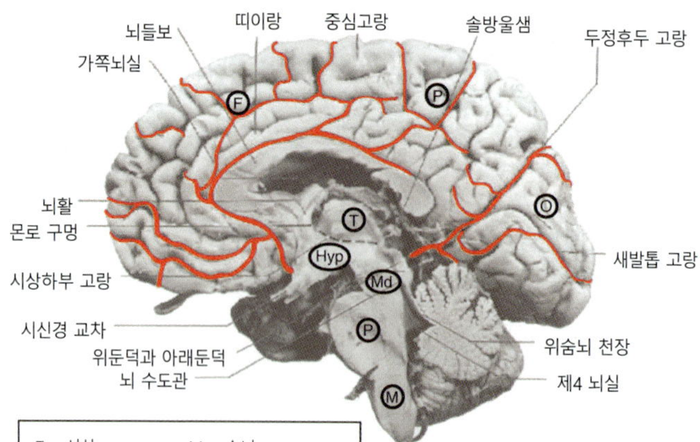

T = 시상	M = 숨뇌
Hyp = 시상하부	F = 전엽
Md = 중뇌	P = 두정엽
P = 다리뇌	O = 후두엽

그림 1.2 뇌 구조와 혈관 분포

■ 구조: 뇌의 구조와 기능(ANATOMY: BRAIN STRUCTURES AND FUNCTION) 신경기원 종양(p. 91) 참고

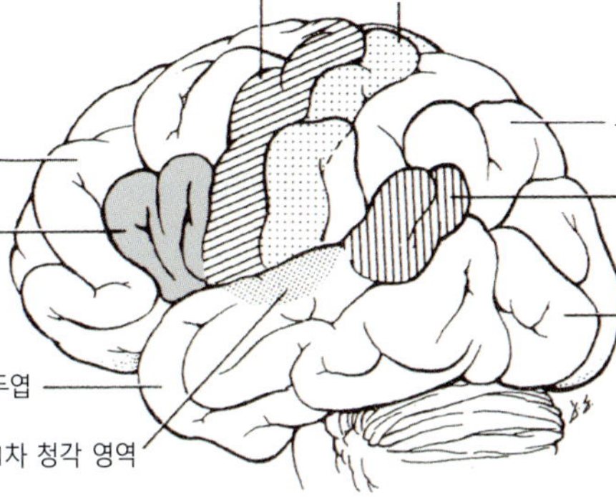

그림 1.3 의사소통에 관여하는 뇌 피질 영역(cerebrocortical area)

전두엽(Frontal)

- 머리 앞쪽에 위치.
- 미래를 계획.
- 언어 능력.
- 앞전두엽(prefrontal): 호흡, 위장관 운동, 순환, 동공 반사, 감정을 조절한다. 성격, 사고 과정, 지능, 수학 능력(math ability), 집중력 조절을 돕는다.
- 브로카 영역(Broca's area): 언어 구사 능력을 조절한다. 한쪽 뇌 반구에 있으며, 대부분은 왼쪽에 있다. 이 영역에 손상이 있으면 운동 실어증(motor aphasia)이 나타날 수 있다.
- 글쓰기 영역: 글쓰기 능력을 조절한다. 왼손잡이/오른손잡이에 상관없이 이 영역은 대부분 왼쪽 뇌 반구에 있다.

두정엽(Parietal)

- 정수리 부근에 위치.
- 일차 감각 영역: 신체 다른 부위에서 감각 자극을 수용해서 이를 크기, 모양, 무게, 질감, 일관성, 위치 감각, 촉각, 압력 등에 따라 정의.
- 비우세엽(non-dominant lobe)은 시각 공간 정보를 처리.

측두엽(Temporal)

- 관자놀이 주변에 위치.
- 측두골은 두개골에서 두 번째로 약한 뼈. 가장 약한 뼈는 관자놀이점(pterion).
- 소리를 담당.
- 베르니케 영역(Wernicke's area): 구어와 문어를 이해하는 역할.
- 청각: 소리를 음의 높이, 음질, 음량에 따라 통합.
- 후두쪽 영역(postcranial area): 신체 감각 영역을 조절.

후두엽(Occipital)

- 머리에서 뒤 아래쪽에 위치.
- 시각: 시각 자극을 크기, 형태, 움직임, 색상에 따라 통합.

뇌 들보(Corpus Callosum)

- 뇌 중앙에 위치.
- 양쪽 뇌 반구를 연결하는 두꺼운 신경섬유가 있는 부위.
- 양쪽 뇌 반구 사이의 혼란을 방지.

소뇌(Cerebellum)

- 대뇌 아래쪽에 위치.
- 반구 두 개로 나뉘며, 각 반구는 백질(white matter)과 회백질(gray matter)로 구성. 걷기, 균형, 신체 조정력, 근육 기억을 관장.

요점

소뇌 병변은 신체 같은 쪽(ipsilateral)에 증상과 징후를 유발한다.

중뇌(Midbrain)

- 뇌줄기(brain stem) 윗부분.
- 제3 뇌 신경과 제4 뇌 신경이 나오는 곳. 청각 반사와 시각 반사 중추. 뇌 반구로 이어지는 경로.

다리뇌(Pons)

- 뇌줄기(brain stem) 중간 부분.
- 제5, 6, 7, 8 뇌 신경이 나오는 곳. 중뇌와 숨뇌(medulla)를 연결.
- 호흡 기능 조절.

숨뇌(Medulla)

- 뇌줄기(brain stem) 아랫부분: 척수와 이어지는 부분.
- 제9, 10, 11, 12 뇌 신경이 나오는 곳. 머리와 눈 움직임을 조정하는 정보가 전송되는 곳. 심장 박동, 혈관 운동, 호흡 중추가 있는 곳.

시상(Thalamus)

- 뇌줄기(brain stem) 근처, 뇌 중심부 깊은 곳에 있는 백질(white matter) 부위.
- 운동 감각과 위치 감각을 담당. 물체의 크기, 형태, 특성을 인식하는 능력을 담당.
- 모든 감각 자극을 대뇌 피질(cerebral cortex)을 비롯한 각각의 목적지로 전달하는 역할도 한다. 각각의 목적지는 해당 자극을 수용해서 적절한 반응으로 바꾼다.

시상하부(Hypothalamus)

- 뇌하수체(pituitary gland)와 뇌줄기(brain stem) 사이에 위치
- 식욕, 성적 각성, 갈증, 체온, 호르몬 분비, 수분 대사를 조절하며, 감정에 반응해 나타나는 홍조, 손바닥의 땀, 입 마름 같은 눈에 보이는 신체 표현도 조절한다.
- 자율신경계의 중추

뇌하수체(Pituitary Gland)

- 뇌 앞쪽 중앙부에 위치
- 수많은 호르몬과 그 기능을 조절하므로 "주 분비샘(master gland)"으로 간주한다. 뇌하수체는 시상하부(hypothalamus)에서 보내는 신호를 뇌하수체 줄기(pituitary stalk, infundibulum)로 받아 호르몬을 분비한다.
- 전엽은 부신피질 자극 호르몬(adrenocorticotropic hormone, ACTH), 성장 호르몬(growth hormone, GH), 갑상샘 자극 호르몬(thyroid-stimulating hormone, TSH), 난포 자극 호르몬(follicle-stimulating hormone, FSH), 황체형성 호르몬(luteinizing hormone, LH)을 분비한다.

• 후엽은 항이뇨 호르몬(antidiuretic hormone, ADH)과 옥시토신(oxytocin)을 분비한다.

■ 구조: 뇌의 층별구조(ANATOMY: CRANIAL LAYERS) *두개내압 증가(p. 46) 참고*

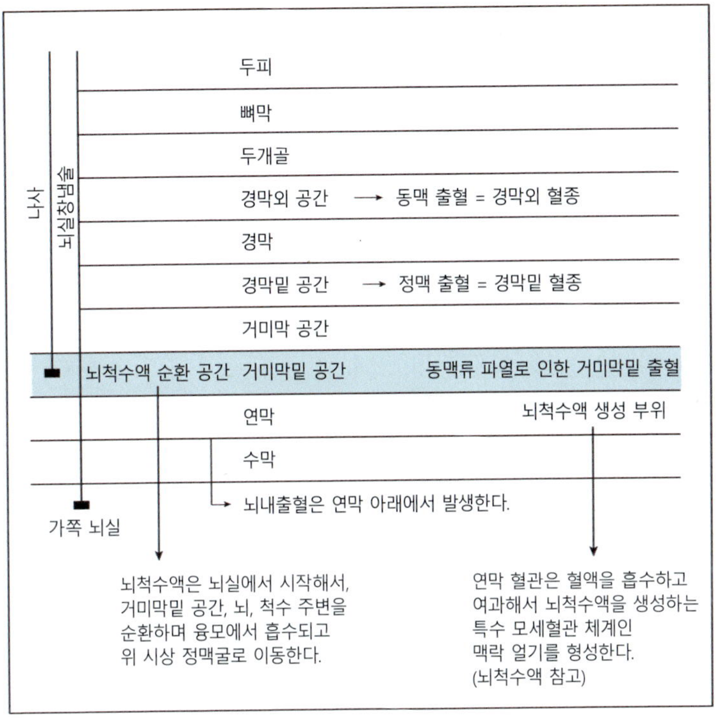

그림 1.4 뇌의 층별구조

■ 뇌동맥류(ANEURYSMS: CEREBRAL) *혈관내 색전술(p. 34), 거미막밑 출혈(p. 85), 혈관 연축(p.94) 참고*

거미막밑 출혈 등급 체계

• 거미막밑 출혈(SAH)에는 수많은 등급 체계가 있지만, 임상에서 주로 사용하는 3가지 척도는 WFNS (World Federation of Neurosurgical Societies) 척도, 수정 피셔 척도(modified Fisher scale), 가장 유명한 헌트와 헤스 척도(Hunt and Hess scale)다.

NOTES

표 1.1 헌트와 헤스 척도*

예후	등급	임상 양상
	0	파열되지 않은 동맥류
수술실에서 클립 결찰이나 코일 색전술을 할 수 있다. 예후가 좋다.	1 2 3	무증상, 가벼운 두통, 목 경축(nuchal rigidity) 중등도에서 중증 두통, 목경축, 뇌신경 마비 이외에 신경학적 결손 없음 졸음, 혼란, 경도 국소 신경학적 결핍
등급이 호전되기를 기다린다. 예후가 나쁘다.	4 5	혼미, 중등도에서 중증 반신 불완전마비(hemiparesis), 초기에 대뇌제거 경축(decerebrate rigidity)과 식물인간 장애(vegetative disturbance)가 나타날 수 있음 깊은 혼수, 대뇌제거 경축, 빈사 상태

* 고혈압, 당뇨병, 중증 동맥경화증, 만성 폐 질환 같은 심각한 전신 질환이 있거나, 동맥조영에서 중증 혈관연축이 관찰된다면 등급을 한 단계 올린다.

표 1.2 WFNS (World Federation of Neurosurgical Society) 거미막밑 출혈 등급

예후	WFNS 등급	글래스고 혼수 척도(GCS) 기존 WFNS	글래스고 혼수 척도(GCS) 수정 WFNS
GCS 15 가장 좋은 예후	I	15	15
GCS >8 회복 가능성이 크다	II	13-14(국소 신경학적 결핍 없음)	14
	III	13-14(국소 신경학적 결핍 있음)	13
	IV	7-12	7-12
GCS 3-6 예후가 나쁘다.	V	3-6	3-6

표 1.3 수정 피셔 척도

등급	거미막밑 출혈 (SAH)	뇌실내 출혈(IVH)	혈관연축 발생률
0	없음	없음	0%
1	국소 또는 광범위 얇은* SAH	없음	24%
2	국소 또는 광범위 얇은* SAH	있음	33%
3	국소 또는 광범위 굵은* SAH	없음	33%
4	국소 또는 광범위 굵은* SAH	있음	40%

* 얇은 SAH는 두께가 1 mm 미만, 굵은 SAH는 두께가 1 mm 초과.

동맥류의 특징

재출혈 위험: 첫 출혈 후 24-48시간 사이에 가장 발생률이 높으며, 그 후 7-10일 사이에 다시 높아진다. 일부 의사는 재출혈 가능성이 최대 30%며, 재출혈에서 사망률은 최대 70%라고 주장한다.

혈관 연축: SAH 환자 중 40-60%에서 나타나며, 대개는 첫 수술 후가 아니라 첫 출혈 후 5-7일 경에 발생하지만, 1일부터 21일 사이에 언제든지 발생할 수 있다.

생존율: 평균적으로 25%는 첫날에 사망하고, 50%는 3개월 이내에 사망한다. 생존자 중 50%에게는 주요 신경학적 결핍(neurologic deficit)이 남는다.

부위: 동맥류 중 85%는 앞쪽에 있다. 뒤쪽은 접근하기 어려우므로 앞쪽에 많이 발생하는 것은 좋은 특징이다.

크기

- 초거대(super giant): 50 mm 이상
- 거대(giant): 25-50 mm
- 큰(large): 15-25 mm
- 작은(small): 15 mm 미만

유형

- **딸기형(berry)**: 가장 흔한 유형. 목이나 줄기 부분이 있다. "딸기 열매"처럼 생겼다.
- **주머니형(saccular)**: 혈관 벽에 달린 주머니 같은 모양.
- **방추형(fusiform)**: 동맥벽이 모든 방향으로 광범위하게 커진 모양. 목이나 줄기 부분이 없다. 풍선처럼 보일 수도 있다. 일반적으로 SAH를 유발하지 않는다.
- **샤르코-부샤르(Charcot-Bouchard)**: 바닥핵(basal ganglia) 또는 뇌줄기(brain stem)에서 기원. 고혈압과 관련이 있는 미세동맥류(microaneurysm).
- **감염 동맥류(mycotic)**: 드물다. 혈관 내피 표면을 분리하는 패혈 색전(septic emboli) 때문에 발생. 세균 심내막염(bacterial endocarditis)과 관련이 있다.

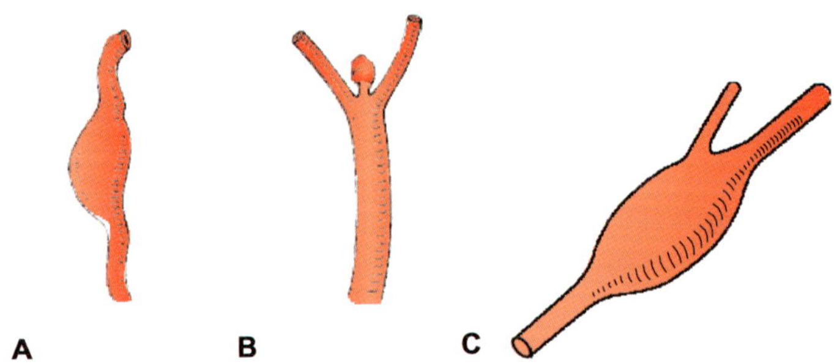

그림 1.5 (A) 주머니형 동맥류, (B) 딸기형 동맥류, (C) 방추형 동맥류

수술 치료법

- **수술 중재 또는 결찰**: 개두술로 동맥류를 직접 보면서 금속 클립으로 동맥류의 바닥 부위를 잡아 혈액 공급을 줄인다.

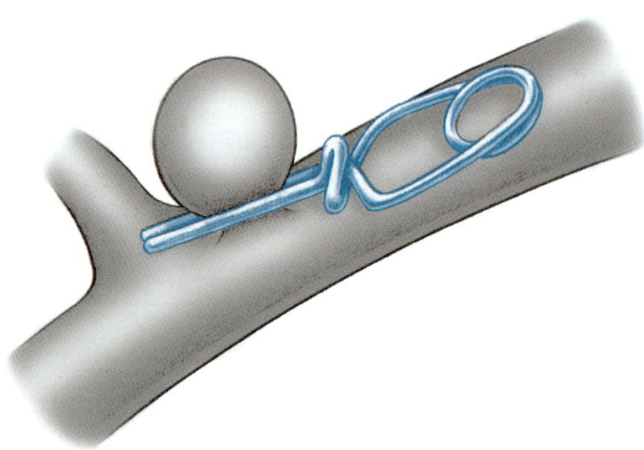

그림 1.6 뇌동맥류 결찰

- 혈관내 색전술은 다음과 같이 나눌 수 있다. *신경계 혈관내 색전술(p. 34) 참고*
  - 코일 색전술 - 넓적다리동맥(femoral artery)에 도관을 삽입한 다음 영상을 보면서 도관을 이용해서 동맥류에 코일을 삽입한다. 코일은 동맥류 안에서 서로 엉키면서 혈류를 방해하고 동맥에서 동맥류를 밀봉한다. 코일이 제자리에 고정되도록 스텐트나 접착제를 사용할 수도 있다.
  - 혈류 우회기(flow diverter)는 동맥류로 가는 혈류 방향을 바꾸는 데 사용하는 스텐트와 비슷한 삽입물이다. 혈류 우회기는 동맥류가 크거나 모양이 복잡해서 코일 색전술이 어려울 때 사용한다.
- WEB (Woven EndoBridge) 동맥류 색전 시스템 - 자가 팽창하는 그물망으로 만든 공 모양 삽입물이다. 뇌동맥류 중 35%를 차지하는 목 부위가 넓은 동맥류나 뇌혈관 분기점 또는 그 근처에 있는 동맥류를 치료할 때 사용한다. WEB 동맥류 색전 시스템은 자가 팽창하는 그물망으로 만든 공 모양 삽입물, 전달 와이어, 전달 와이어에서 기구를 분리하는 조정기로 구성된다. WEB은 동맥류 안쪽에서 혈액 응고를 촉진하고 혈액 흐름을 방해한다.

시술자는 동맥류의 위치와 크기, 환자의 나이, 건강 상태, 기저 질환을 고려해서 동맥류를 안정시킬 방법을 결정한다.

합병증

혈관내 치료로 발생할 수 있는 합병증에는 동맥류 파열, 혈관 연축, 뇌졸중, 불완전 폐쇄, 코일 위치 불량 등이 있다. 시술 후에는 환자 상태를 주의 깊게 감시해야 하며, 신경학적 검사를 자주 시행하고, 넓적다리동맥 접근 부위를 확인한다. 신경학적 검사를 할 때는 특히 혼란, 사지 허약, 안절부절 같은 혈관 연축의 징후에 주의를 기울인다.

동맥류가 파열되었을 때 치료를 하지 않으면 환자 중 약 40%는 24시간 이내에 사망하므로 동맥류 파열을 예방해야 한다. 동맥류 파열 환자 중 약 60%는 적절한 시기에 중재 시술을 해도 어떤 형태로든 신경학적 장애가 남는다.

■ 뇌 혈관조영(ANGIOGRAPHY, CEREBRAL)

뇌 혈관조영은 뇌혈관을 영상으로 보여주는 진단 도구로, 필요하다면 조영 중에 중재도 할 수 있다는 장점이 있다. 다른 혈관조영과 비슷하게 넓적다리동맥(femoral artery)이나 위팔동맥(brachial artery)으로 접근한다. 이 접근부에서 도관을 목동맥(carotid artery)까지 이동시켜 뇌에 있는 다양한 혈관에 직접 조영제를 주입한다. 디지털 감산 혈관조영(digital subtraction angiography, DSA)은 영상에서 뼈와 조직은 제거하고 조영제를 주입한 혈관만 남겨 혈관이 잘 보이도록 만들며 판독도 쉽게 만든다. 시술 후 관리에는 일반적인 혈관조영 합병증 관리에 추가로 신경학적 평가도 필요하다. 합병증으로는 동맥/동맥벽 손상, 죽상경화 판(atherosclerotic plaque)이나 혈전 같은 조직 파편 이탈 때문에 발생하는 뇌졸중 등이 있다.

■ 성분채집(APHERESIS) *혈장분리교환(p. 374), LDL 성분채집(p. 158) 참고*

■ 지속 들숨 호흡(APNEUSTIC BREATHING) *호흡 패턴(p. 261) 참고*

아놀드-키아리 기형(ARNOLD-CHIARI MALFORMATION) *키아리 기형 (p. 20) 참고*

동정맥 기형(ARTERIOVENOUS MALFORMATION, AVM) *신경계 혈관내 색전술(p. 34) 참고*

동정맥 기형(AVM)은 한때 선천적으로만 발생한다고 여겼으나, 후천적으로도 뇌와 척수를 비롯한 신체 모든 곳에 발생할 수 있다. AVM은 압력이 높은 동맥과 압력이 낮은 정맥 사이의 비정상 연결이 특징이다. 혈액은 지름길을 따라 압력이 높은 동맥에서 직접 압력이 낮은 정맥으로 이동한다. 혈액은 압력을 줄이는 모세혈관 체계를 지나지 않으므로 조직도 우회한다. 이러한 비정상적인 혈류와 "혈류 빼앗김 현상(steal phenomenon)" 때문에 산소 공급이 줄어들고 주변을 둘러싸는 신경 조직에 허혈이 발생한다. AVM은 시간이 지나면서 크기가 커지거나, 해당 부위에 출혈을 일으켜 덩이 효과(mass effect)를 유발할 수도 있다.

증상과 징후: AVM의 증상은 한 가지 요인, 즉 위치에 큰 영향을 받는다. 증상과 중증도는 다양하다. 일반적인 증상에는 발작 및/또는 두통이 있다.

치료: 치료는 출혈 위험성과 특징에 따라 다르다. 이전에 출혈이 있었을 때, 뇌의 깊은 곳에 있을 때, 공급 동맥압이 높을 때, AVM이 배액 되는 정맥이 깊은 정맥(deep vein)일 때 출혈 위험이 증가한다.

- 혈관내 색전술: 부분 치료와 완치에 따라 출혈 위험이 변한다.
- 미세수술 절제: 영상 유도 정위수술(image guided stereotaxy)과 틀 없는 정위수술(frameless stereotaxy).
- 정위 방사선수술(stereotactic radiosurgery, SRS)/집중 방사선조사(focused irradiation): 감마나이프 조사, 선형 가속기 조사, 수술로 접근할 수 없는 AVM에는 양성자 빔 조사(proton beam radiation).

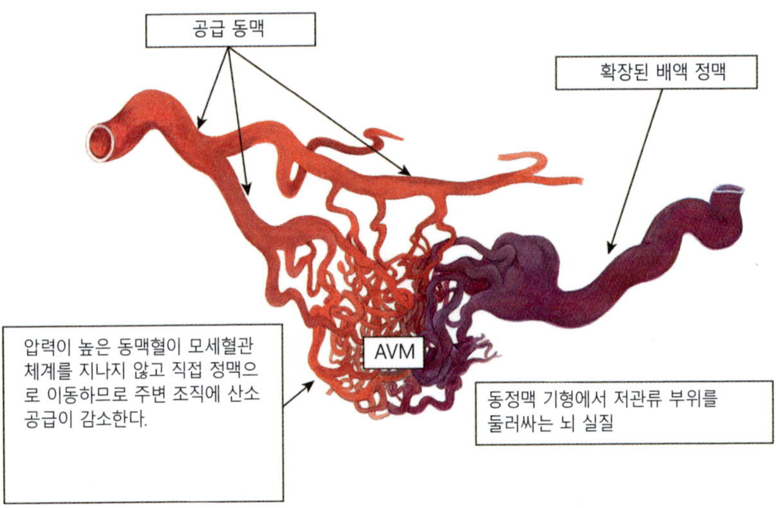

그림 1.7 동정맥 기형. 조밀하게 얽힌 혈관은 수많은 구불구불하고 확장된 동맥에서 혈액을 공급받는다. 눈에 띄게 커진 근위 배액 정맥에는 동맥혈이 흐른다. [Used with permission from Atlas, S. W. (2016). Magnetic resonance imaging of the brain and spine. Philadelphia: Wolters Kluwer.]

신경학적 평가(ASSESSMENT, NEUROLOGIC) *글래스고 혼수 척도(p. 42), 미국 국립 보건원 뇌졸중 척도(p. 83), 피부분절(p. 39) 참고*

신경 기능 평가는 환자의 필요와 특수성을 살펴 체계적으로 진행해야 한다. 어떤 결핍이 예상되는지 미리 생각해보고, 예상치 못한 소견이 있다면 원인을 찾아야 한다. 기본 접근법은 머리에서 발끝까지 좌우를 비교하면서 원인을 찾는 방법이다. 한 가지 검사가 모든 상황을 설명할 수는 없으므로 신경 검사의 특정 요소를 기록해 둘 수도 있다. 특정 요소에는 의식 수준, 동공 크기, 동공 반사, 동공 대칭성, 얼굴 움직임과 감각, 팔다리 움직임과 감각 등이 있다. 글래스고 혼수 척도는 의식 수준 장애와 외부 자극에 대한 반응으로 환자의 일반적인 상태를 설명한다. 미국 국립 보건원 뇌졸중 척도(NIHSS)는 뇌졸중에 특화된 척도로 뇌졸중 증후군에서 볼 수 있는 전반적인 기능 능력에 영향을 미치는 다양한 결핍을 설명한다. 척수 손상 환자는 피부분절(dermatome) 도표로 손상과 결핍 수준에 따른 기능 악화나 호전을 평가한다.

보상 실패의 초기 징후는 대부분 미묘하다. 입원 후 예상되는 결과라고 여겨 가벼운 혼란이나 졸림을 무시해서는 안 된다. 이는 증상이다! 수분공급 변화, 혈당 변화, 전해질 변화, 약물 변화 등은 모두 뇌 기능에 영향을 미칠 수 있으며, 비정상적인 신경학적 징후가 나타날 수 있다. 약간 어눌한 발음이나 안면 처짐(facial droop) 같은 비대칭 변화는 허혈 뇌졸중의 초기 징후일 수도 있다. 신속한 치료는 빠른 인식에 달려있다.

별아교세포종(ASTROCYTOMA) *신경기원 종양(p. 91) 참고*

자율신경 반사 기능장애(AUTONOMIC DYSREFLEXIA) *반사 기능장애(p. 32) 참고*

바빈스키 반사(BABINSKI'S REFLEX)

바빈스키 반사 양성은 발바닥을 자극할 때 발가락이 펴지며 엄지발가락이 발등 쪽으로 신전하는(extension) 현상을 말한다. 영아에서는 정상 소견이나 성인에서는 비정상 소견이다. 위 운동 신경세포(upper motor neuron) 병변과 관련이 있으며, 뇌 손상 부위와 반대편에서 나타난다.

바빈스키 반사 음성은 발 굽힘(flexion)을 의미하며, 성인에서는 정상 소견이다.

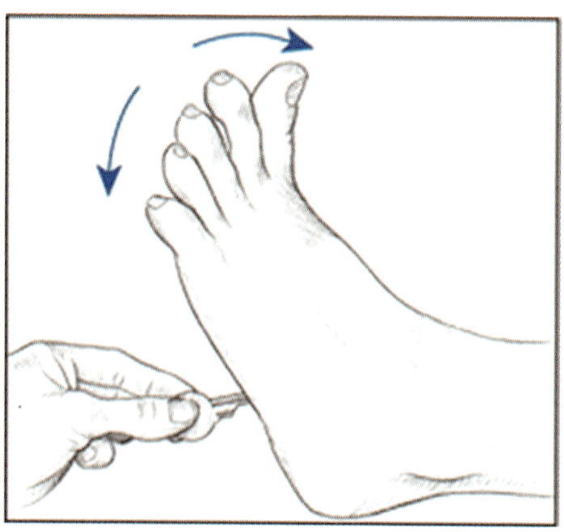

그림 1.8 바빈스키 반사 양성. [Image 1.8: Used with permission from Wolters Kluwer. (2015). Handbook of signs & symptoms. Philadelphia: Wolters Kluwer.]

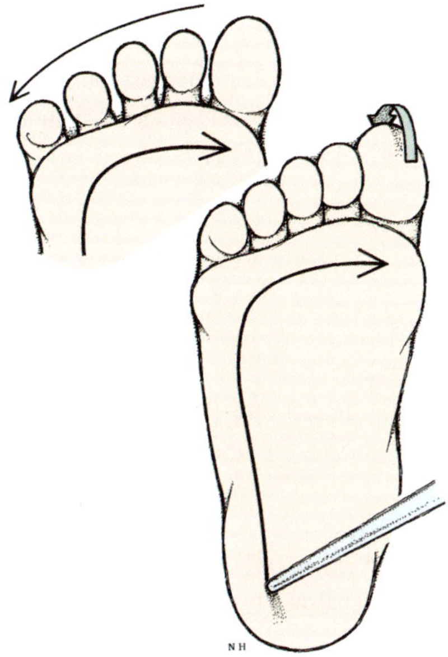

그림 1.9 바빈스키 반사 유발법. [Image 1.8: Used with permission from Wolters Kluwer. (2015). Handbook of signs & symptoms. Philadelphia: Wolters Kluwer.]

■ 바클로펜 펌프(BACLOFEN PUMP) *수막내 진통 (p. 55) 참고*

■ 머리뼈 바닥 골절(BASILAR SKULL FRACTURE)

머리뼈 바닥 골절이 있으면 주로 후각 신경(제1 뇌 신경)이 손상되며, 귓물(otorrhea)이나 콧물(rhinorrhea)이 나온다. 배액 검체는 포도당 검사에 양성일 수도 있지만, 항상 신뢰할 수 있는 징후는 아니다. 뇌척수액(cerebrospinal fluid, CSF)은 자연스럽게 배액 하며, 경막(dura mater)이 찢어져 CSF가 배액된다면 수막염(meningitis) 위험이 커짐을 기억해야 한다.

코위관(NG tube) 삽입, 코로 흡인(nasal suction), 발살바 수기(Valsalva's maneuver)는 피한다. 코피, 시야 결손, 후각 상실증(anosmia), 눈확(orbit) 주변의 반상출혈(ecchymosis) 때문에 발생하는 너구리 눈은 앞 머리뼈 오목(anterior cranial fossa) 골절을 의미하며, 전도 난청(conductive hearing loss), 얼굴신경 마비(facial nerve palsy), 수상 24-48시간 뒤에 귀 뒤쪽에 나타나는 반상출혈인 배틀 징후(Battle's sign)는 뒤 머리뼈 오목(posterior cranial fossa) 골절을 의미한다.

■ 배틀 징후(BATTLE'S SIGN) *머리뼈 바닥 골절(p. 11) 참고*

■ 비오 호흡(BIOT'S RESPIRATIONS) *호흡 패턴(p. 261) 참고*

■ 이중 분광 지수 감시(BISPECTRAL INDEX MONITORING) *ABCDE 묶음 치료(p. 213), 통증 관리(p. 481), 램지 척도(p. 70), 리치몬드 흥분-진정 척도(p. 71), 라이커 진정-흥분 척도(p. 71) 참고*

이중 분광 지수(Bispectral Index™, BIS™)는 마취 약물과 진정 약물의 수면 효과 측정에 사용하는 뇌파도(EEG) 지수다. 환자의 이마에 감지기를 부착하면 BIS 모니터가 EEG에서 얻은 정보를 숫자로 변환한다. 이때

100은 완전히 깨어 있음을 의미하며 0은 뇌 활동이 없음을 의미한다. BIS에는 신경학적 검사에서 명확하지 않았던 뇌 손상 징후가 나타날 수 있으며, 불량한 예후의 초기 징후가 보일 수도 있다. BIS 감시는 객관적인 진정과 진통을 돕는 지침이지만, 말초 신경 자극기(peripheral nerve stimulator)를 대신할 수 없다. 진정 수준을 평가할 때 BIS는 일반적으로 라이커 진정-흥분 척도(Riker sedation-agitation scale)나 리치몬드 흥분-진정 척도(Richmond agitation-sedation scale, RASS)와 같이 사용한다.

전극 배치

알코올로 이마를 닦고 거즈로 말린 다음 전극을 부착한다. 일반적으로 부착 방향은 관계없지만, 뇌졸중 환자라면 병변 반대편에 부착한다.

- 1번 전극을 이마 가운데, 콧등에서 약 4 cm 위에 붙인다.
- 4번 전극을 눈썹 바로 위에 붙인다.
- 3번 전극을 바깥쪽 눈구석(outer canthus)과 머리 선(hairline) 사이의 관자놀이에 붙인다.
- 2번 전극은 자연히 위치가 고정된다.

감시

케이블을 연결하고 감시를 시작하기 전에 BIS 모니터는 모든 전극을 자체 검사하며, 검사를 "통과"해야 사용할 수 있다. EEG 활동성의 신호 품질 지수(signal quality index, SQI)를 확인한다.

평가

표 1.4 BIS 점수 평가

점수	임상 상태	뇌파도(EEG)
0	**무반응**	**편평파**
1-40	**깊은 수면상태(deep hypnotic state)** <20, 정상 보호 반사와 제한적인 호흡 구동(respiratory drive)만 가능 <40, 정상 보호 반사: 깊은 자극에는 반응 가능	<20, 돌발파 억제 (burst suppression)에 도달 <40, 억제파 비율 증가
41-60	**중간 수면상태(moderate hypnotic state)** 깊은 진정, 의식이 있을 가능성 작음, 언어 자극에 반응하지 않음, 기억할 위험 작음	정상 저주파 활동
61-90	**얕은 수면 상태(light hypnotic state)** 큰 소리 자극과 깊은 촉각 자극에 반응 (지수가 60에 가까울수록 반응성이 떨어짐)	60-70, 베타파 증가 70-80, 동기 고주파 활동 (베타파 증가)
91-100	**각성**	정상 뇌파도

문제해결

- 24시간마다 감지기를 교체한다. 교체할 때는 피부를 평가한다.
- 감지기를 제거할 때는 연결 케이블의 해제 버튼을 눌러 제거한다.
- EEG 활동성이 증가하면 BIS 점수가 인위적으로 증가할 수도 있다. SQI를 확인한다.
- BIS는 다음과 같은 상황에서 거짓으로 증가할 수 있다.
  - 박동조율기(pacemaker), 심전도 신호, 가온 담요(warming blankets), 진동 환기기(oscillating ventilator) 등에 사용하는 고주파 전원
  - 근육 떨림(muscle shivering), 근육 긴장도 증가(tightening), 환자 움직임
  - REM 수면
  - 통증

요점
프로포폴(propofol)로 안정적인 마취 중이라면, 케타민(ketamine)을 소량(0.2 mg/kg 미만) 사용하면 BIS가 증가하지 않지만, 고용량(0.5 mg/kg 이상)으로 사용하면 BIS가 증가할 수도 있다.

- BIS는 다음과 같은 이유로 감소할 수 있다.
  - 신경근육 차단제

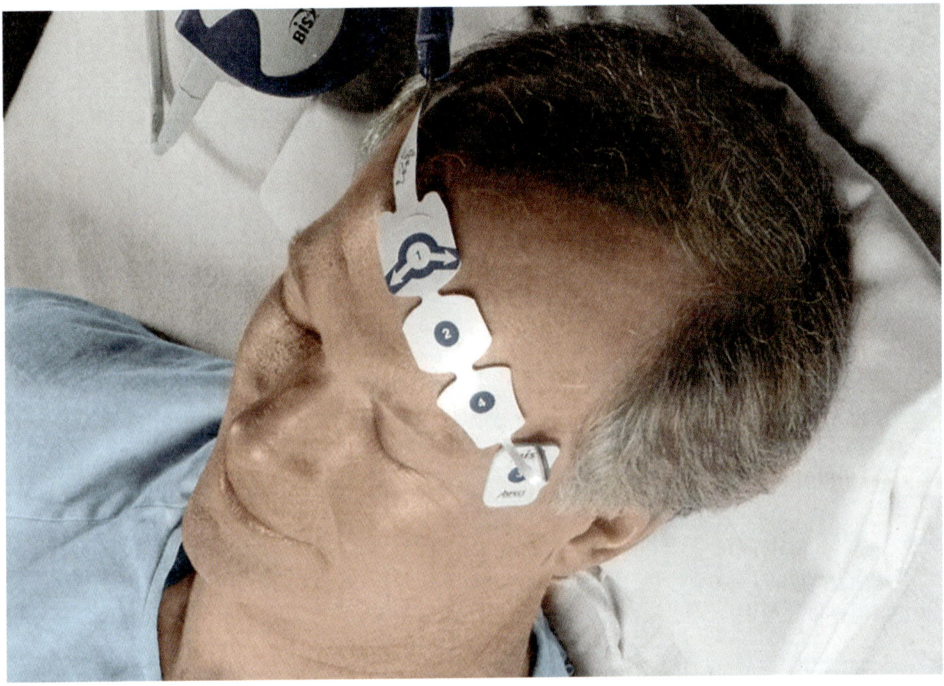

그림 1.10 BIS 전극 위치

혈액 뇌 장벽(BLOOD-BRAIN BARRIER, BBB) *구조: 뇌의 층별구조(p. 5), 맥락얼기(p. 21) 참고*

혈액 뇌 장벽은 맥락얼기(choroid plexus)와 뇌 모세혈관에 있는 선택적 투과성을 의미한다. 혈액 뇌 장벽은 특정 물질이 뇌세포와 뇌척수액(CSF)으로 이동하지 못하게 한다. 물, 산소, 이산화탄소, 포도당은 쉽게 통과할 수 있다. 조직 손상 때문에 혈액 뇌 장벽이 손상되거나 감염되면, 투과성이 증가할 수 있다.

뇌 발작(BRAIN ATTACK) *뇌졸중(p. 81) 참고*

뇌사 기준(BRAIN DEATH CRITERIA) *장기기증(p. 480) 참고*

뇌사는 비가역적인 뇌 기능 손실이다. **뇌사는 반드시 체계적으로, 단계별로 평가해야 한다.** 중추신경계 억제제를 비롯한 독소, 저체온증, 고혈당/저혈당, 저소듐혈증처럼 혼수를 유발하는 치료할 수 있거나 가역적인 원인은 가장 먼저 배제해야 한다.

뇌사를 시사하는 임상양상

- 반응성이 없는 상태: 글래스고 점수(GCS) 3점이나 4점
- 자발 호흡 없음
- 동공반사 없음
- 각막 반사, 기침 반사, 구역 반사 없음
- 눈머리(oculocephalic) 반사, 눈안뜰(oculovestibular) 반사 없음

진단 검사 소견

- 무호흡 검사(apnea test). 환기기 보조 없이 환자에게 FiO_2 100%로 산소를 공급한다. 자발 호흡이 있는지 관찰한다. 10분이 지나거나 혈류역학이 불안정해진다면 ABGA를 검사한다. 호흡 운동이 없으며 PCO_2가 60 mmHg 이상이라면 무호흡으로 판단한다. **혈류역학 불안정 때문에 검사를 완료하지 못한다면, 추가 검사 기준을 참고한다.**
- 뇌 혈관조영(cerebral angiogram), 핵의학 뇌 혈류 검사(nuclear medicine cerebral flow study), 머리뼈 경유 도플러(transcranial Doppler)에서 뇌 혈류가 없음
- EEG에 전기 활동성이 없음
- 몸감각 유발 전위(somatosensory evoked potential, SSEP)에서 보이는 경로 차단

요점

뇌사 여부를 검사하기 전후로 병원별 지침에 따라 한국장기조직기증원(KODA) 통보에 필요한 요건을 검토한다.

뇌줄기(BRAIN STEM) *뇌 신경 검사(p. 25) 참고*

뇌줄기는 중뇌(midbrain), 다리뇌(pons), 숨뇌(medulla)로 구성된다. 뇌줄기는 기본 기능을 조절하는 영역이며, 주로 혈압, 심박수, 호흡 같은 비자발 활동(involuntary activity)을 조절한다. 두개골에서 "가장 아랫부분"에 있다. 뇌줄기 "문제"는 뇌 신경 검사로 식별할 수 있다. 뇌 신경 검사를 참고한다.

뇌의 구조와 기능(BRAIN STRUCTURES AND FUNCTION) *p. 3 참고*

뇌종양(BRAIN TUMOR) *신경기원 종양(p. 91) 참고*

호흡 패턴(BREATHING PATTERN) *p. 261 참고*

브라운 세카르 증후군(BROWN-SÉQUARD SYNDROME)

관통상과 관련이 있는 한쪽 척수의 불완전 병변 때문에 발생하는 증후군이다. 진동 감각(vibration sense), 고유 감각(proprioception), 가벼운 촉각(light touch) 등을 평가한다.

요점

병변이 좌우 어느 쪽에 있는지와 관계없이, 병변 쪽은 운동 기능이 사라지며, 반대쪽은 통각과 온도감각이 사라진다.

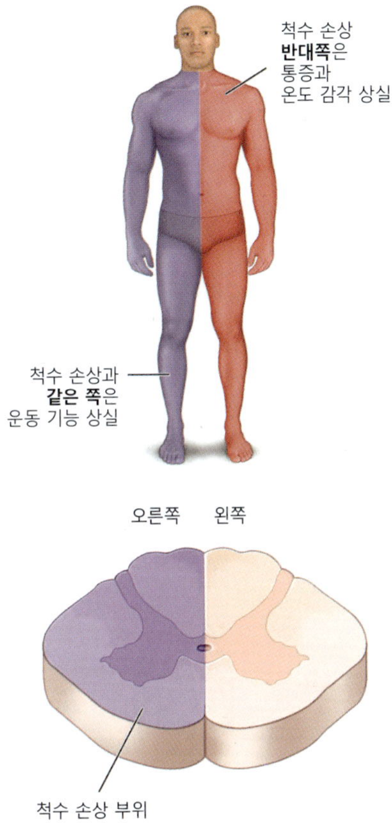

그림 1.11 브라운 세카르 증후군. [Used with permission from Hickey, J. V. The clinical practice of neurological and neurosurgical nursing (5th ed). Philadelphia: Lippincott.]

■ 브루진스키 징후(BRUDZINSKI'S SIGN) *케르니그 징후(p. 55) 참고*

검사자가 환자의 목을 가볍게 굽힌다. 이 때 환자가 무릎과 엉덩이를 굽힌다면, 허리의 신경 뿌리(nerve root) 주변에 자극을 유발하는 삼출물(exudate)이 있기 때문이며, 수막염(meningitis)이 있거나 거미막밑 공간(subarachnoid space)에 출혈이 있다는 징후다.

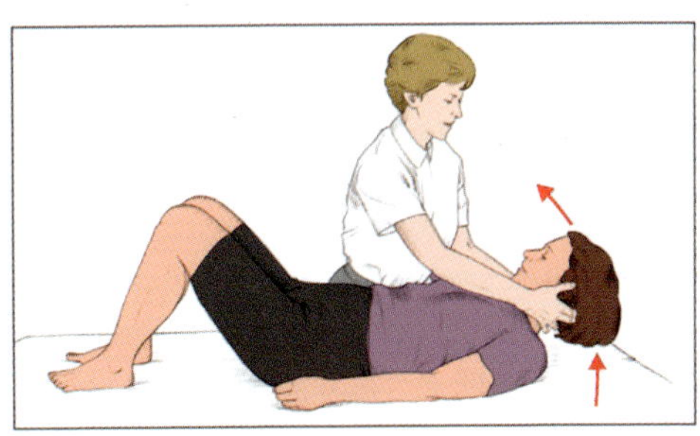

그림 1.12 브루진스키 징후

온도안진 검사(CALORIC TEST) *뇌사 기준(p. 13), 인형 눈(p. 30) 참고*

눈안뜰 반사(oculovestibular reflex)라고도 하는 온도안진 검사는 뇌사 평가의 구성요소 중 하나다. 목뼈 손상이나 고막파열 환자에게는 금기다. 차가운 물을 귀에 주입하면 반고리관의 팽대부(ampulla)에 있는 털 세포(hair cell)는 머리가 반대 방향으로 향하고 있다고 착각한다.

검사 방법: 환자를 바로 눕히고 침대 머리는 30°로 올린다. 주사기로 고막에 물을 5-10 mL 주입한다. 정확한 결과를 얻으려면 검사 사이에 5분 간격을 둔다. 그 후 양쪽을 동시에 검사한다.

의식 없는 환자에서 검사

- **정상 차가운 물** 온도안진 검사에서는 물을 주입한 쪽으로 양쪽 눈이 같이 이동하며, 물을 주입한 반대쪽으로 빠른 눈 떨림(nystagmus)이 나타나고 눈이 다시 정중앙으로 돌아온다.
- **정상 따뜻한 물** 온도안진 검사에서는 물을 주입한 반대쪽으로 양쪽 눈이 같이 이동하며, 물을 주입한 쪽으로 빠른 눈 떨림이 나타나고 눈이 다시 정중앙으로 돌아온다.
- **비정상 차가운 물** 온도안진 검사에서는 물을 주입한 쪽으로 눈이 이동하지 않거나, 한쪽만 이동한다. 혼수 환자는 눈 떨림이 거의 또는 전혀 없다. 온도안진 검사 결과가 비정상인 환자는 예후가 나쁘다.

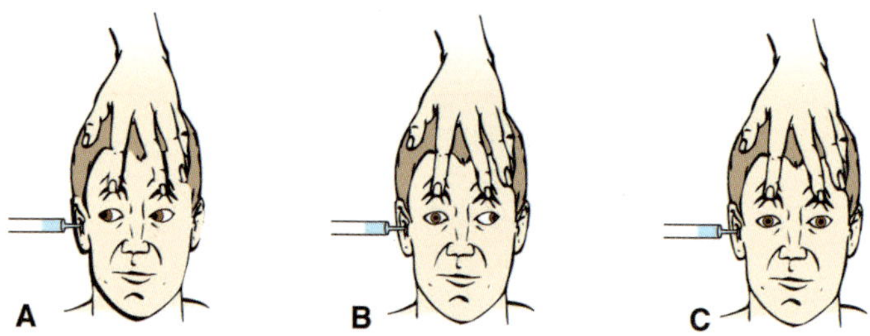

그림 1.13 온도안진 검사 방법. A, 정상반응: 차가운 물을 귀에 주입하면 주입한 쪽으로 눈이 이동한다. B, 비정상반응: 물을 주입하면 한쪽 눈만 이동한다. C, 반응 없음: 물을 주입해도 눈 이동이 없다. [Used with permission from Morton, P. G., Fontaine, D. K. (2017). Critical care nursing. Philadelphia: Wolters Kluwer.]

혼란 평가 도구(CONFUSION ASSESSMENT METHOD, CAM) *섬망(p. 28) 참고*

중심 뇌탈출(CENTRAL HERNIATION) *뇌탈출(p. 44) 참고*

중추 신경성 과다환기(CENTRAL NEUROGENIC HYPERVENTILATION) *호흡 패턴(p. 261) 참고*

중추 수면 무호흡(CENTRAL SLEEP APNEA) *호흡 패턴(p. 261) 참고*

뇌성마비(CEREBRAL PALSY)

뇌성마비는 신생아 시기에 입은 뇌 손상 때문에 발생하는 병이며, 정확한 원인은 알 수 없다. 미숙아나 선천 기형이 있는 신생아에서 발생 위험이 크다. 진단에는 일반적으로 강직이나 느린 비틀림 운동(athetosis, 조절할 수 없는 근육 움직임) 같은 특정 운동 문제가 명확하고 영구적으로 나타날 때까지 기다리는 기간(일반적으로 최대 18개월)이 필요하다. 손상은 고정되며, 진행이나 퇴행은 드물다. 구체적인 치료법이나 표준 요법은 없지만, 발작이나 경련 조절에는 주로 약물을 사용하며, 근육 불균형에는 보조기를 사용한다. 기대 수명은 중증도에 따라 다양하다.

뇌 관류압(CEREBRAL PERFUSION PRESSURE, CPP) *두개내압 증가(p. 46), 두개내압 감시(p. 49) 참고*

뇌 관류압(CPP)은 뇌에 혈액을 공급하는 평균 동맥압(mean arterial pressure, MAP)과 이와 반대되는 두개내압(intracranial pressure, ICP)의 차이, 즉 뇌를 가로지르는 압력 차이를 의미한다(표 1.5 참고). 뇌 관류압(CPP)=평균 동맥압(MAP)-두개내압(ICP).

표 1.5	뇌 관류압*
평균	80-100 mmHg
관류에 필요한 최소 압력	50 mmHg
뇌사	30 mmHg 미만

* 뇌 관류압을 계산할 때 두개내압이 음의 값이면 0으로 간주한다.

뇌성 염분 소모(CEREBRAL SALT WASTING) *요붕증(p. 339), 부적절 항이뇨 호르몬 분비 증후군(p. 351) 참고*

뇌성 염분 소모는 저소듐혈증(hyponatremia), 소변으로 소듐 배설이 과도하게 많아지는 소듐 배설증가(natriuresis), 세포외 체액량(extracellular volume) 감소로 이루어진 증후군이다. 독특한 현상으로 여길 수도 있으므로 뇌성 염분 소모가 진단명인지는 의견이 분분하다. 부적절 항이뇨 호르몬 분비 증후군(syndrome of inappropriate antidiuretic hormone, SIADH)과 비슷한 점이 많지만, 한 가지 차이점이 있다. SIADH에서는 희석 때문에 저소듐혈증이 생기지만, 뇌성 염분 소모에서는 주로 소듐 손실 때문에 저소듐혈증이 생긴다. 그러나, 뇌성 염분 소모는 신체에 항이뇨 호르몬(ADH)이 과도하지 않을 때만 진단할 수 있다. 신경학적 손상이 뇌성 염분 소모를 일으키는 기전은 아직 정확하게 밝혀지지 않았다. 심방에서 분비되는 심방 소듐 배설 인자(atrial natriuretic factors, ANF)가 일부 역할을 한다고 생각된다. ANF는 레닌 안지오텐신 계(renin-angiotensin system)를 억제하고, 이뇨, 혈관 확장을 유발한다고 생각된다.

표 1.6 소듐 불균형 비교

	부적절 항이뇨 호르몬 분비 증후군	뇌성 염분 소모	요붕증
혈청 소듐	낮음(특징) 과도한 수분을 배출하지 못해서 희석 <135 mmol/L	낮음 신체에서 소듐 손실	높음 자유 수분이 손실되면서 농축
혈청 무게 삼투질농도(osmolality)	감소(특징) <280 mOsm/kg	감소 <280 mOsm/kg	증가 >305 mOsm/kg
소변 무게 삼투질농도	증가 (특징)	증가	감소
소변 소듐	높음	높음 또는 정상	낮음
혈장량	증가 수분 정체	감소 소듐과 수분 손실	감소 수분손실
세포외액량(세포 밖에 존재하는 모든 체액, 총체액량의 1/3)	증가 수분 정체	감소 소듐과 수분 손실	감소 총 체액량 손실
체중	증가 총 체액량 증가	감소 또는 변화 없음 소듐 고갈과 수분 손실	감소 총 체액량 감소
BUN	감소	증가	증가 또는 정상

표 1.6 (이어서) 소듐 불균형 비교

	부적절 항이뇨 호르몬 분비 증후군	뇌성 염분 소모	요붕증
요비중	높음	증가 또는 정상	낮음. 1.005 미만 매우 희석된 소변
치료	수분 제한	소듐 보충 정상 혈액량 유지 탈수 방지가 핵심	항이뇨 호르몬 보충 자유 수분 손실 보충
참고	–	뇌성 염분 소모와 요붕증에서 주요 관심사는 탈수와 치료하지 않았을 때 발생할 수 있는 합병증이다.	

뇌성 염분 소모는 SIADH와 치료가 정반대이므로 감별해야 한다. SIADH에서 낮은 소듐 수치는 희석상태를 완화하는 수분 제한으로 치료한다. 뇌성 염분 소모는 수액 보충으로 치료하며, 수분 섭취, 고장(3%) 수액, 등장 수액 등을 투여해서 손실된 소듐을 보충한다. 보충 속도는 0.7 mEq/L/hr보다 빠르지 않아야 하며, 하루 변화량은 최대 10 mEq/L을 넘지 않도록 한다. 무기질 부신피질 호르몬(mineralocorticoid) 제제인 플루드로코르티손(fludrocortisone)은 뇌성 염분 소모에서 수분과 소듐을 보충할 때 보조로 투여할 수 있다. 플로드로코르티손은 신장 세관(renal tubules)에서 소듐 재흡수를 촉진해서 몸 안에 소듐을 더 많이 보유할 수 있게 만든다.

■ 뇌척수액(CEREBROSPINAL FLUID, CSF) *구조: 뇌의 층별구조(p. 5), 달무리 징후(p. 43), 요추 천자(p. 57), 척수(p. 78), 뇌척수액 검사 값(p. 435) 참고*

CSF는 주로 뇌실계에 있는 맥락얼기(choroid plexus)에서 생성되는 물처럼 맑은 무색 액체다. CSF는 계속 생성되며, 거미막 과립(arachnoid granulations)이나 융모(villi)에 재흡수되며, 일반적으로 만들어지는 양보다 흡수되는 양이 2-4배 많다. CSF는 뇌실에서 시작해서 거미막밑 공간(subarachnoid space)과 척수를 따라 순환한다. CSF 흐름은 만들어지는 양, 동맥 박동(arterial pulses), 정수압(hydrostatic pressure), 뇌실막 섬모 박동(ependymal cilia beating action) 같은 다양한 요인에 영향을 받는다. CSF는 외상, 대사, 항상성 보조(homeostasis support)에서 완충 역할을 하므로 중요하다. CSF는 매일 약 400-600 mL, 시간당 18-25 mL가 생성되며, 대략 150-250 mL가 순환한다. 한쪽 뇌실에는 약 15-25 mL가 들어있다. 정상 CSF 압력은 6.5-19.5 cmH_2O (5-15 mmHg)이지만 요추 천자(lumbar puncture) 때문에 옆으로 누워 있다면 이보다 높을 수도 있다.

요점

뇌실에 도관을 삽입해서 CSF를 배액하고 뇌와 그 주변의 압력을 낮출 수 있다. 두개내압이 5분 이상 20 mmHg를 초과하면 높다고 간주한다. mmHg 또는 cmH_2O 단위로 측정하지만, 주로 cmH_2O를 사용한다. 수은은 물보다 밀도가 높으므로 1 mmHg=1.359 cmH_2O으로 두 단위 사이를 쉽게 변환할 수 있다.

CSF 분석은 CSF의 특성을 평가해서 다양한 임상 상태를 진단하는 데 도움이 된다. 다음과 같은 비정상적인 검사 결과는 "경험 법칙"일 뿐이며, 초기에는 나타나지 않을 수도 있다.

- **적혈구.** 황변(xanthochromic)이라고도 하며, CSF에서 보이는 적혈구는 비정상 소견이며 중추신경계 어딘가에 출혈이 있음을 의미할 수도 있다. 예를 들어, 혈관 파열이나 동맥류 파열 때문에 적혈구가 보일 수 있다. 요추 천자로 인한 외상 때문에도 보일 수 있다.
- **백혈구.** 정상 성인은 CSF에 백혈구가 5개 이하로 있으며, 림프구(lymphocyte)와 단핵구(monocyte)는 매우 적은 수가 있다. 감염되지 않은 CSF에는 세균(bacteria), 바이러스(virus), 곰팡이(fungus), 기생충(parasite)이 없다. 백혈구 증가는 중추신경계 어딘가에 감염이 있음을 의미할 수도 있다. 예를 들어, 다형핵(polymorphonuclear, PMN) 백혈구 증가는 세균 감염을 의미할 수 있으며, 림프구 증가는 바이러스, 결핵, 크립토코쿠스(Cryptococcus), 리스테리아(Listeria) 감염을 의미할 수 있다. 일부 바이러스 감염에서는 다형핵 백혈구가 증가할 수도 있다. 호산구(eosinophil)가 증가하면 기생충 감염을 의미할 수 있다. CSF 안에 세포 수가 극단적으로 많다면 CSF가 혼탁하게 보일 수도 있다.
- **포도당.** CSF의 정상 포도당 수치는 혈청 포도당의 60-80%다(400 mg/dL 미만에서만). 수막암(meningeal malignancy), 거미막밑 출혈(SAH), 중추신경계의 세균 감염, 곰팡이 감염, 결핵 수막염(meningitis) 등이 있으면 포도당 수치가 감소할 수 있다. 포도당 수치는 정상이지만 백혈구가 상승한다면, 바이러스 수막염이 있을 수도 있다. **요점:** 이상적으로는 CSF 검체를 채취하기 2시간 전에 혈청 포도당을 검사한다.
- **단백질.** 뇌종양, 퇴행병, 세균 수막염, 바이러스 수막염, 곰팡이 수막염, 결핵 수막염, 거미막밑 출혈(SAH) 등이 있으면 단백질 수치가 상승할 수 있다.

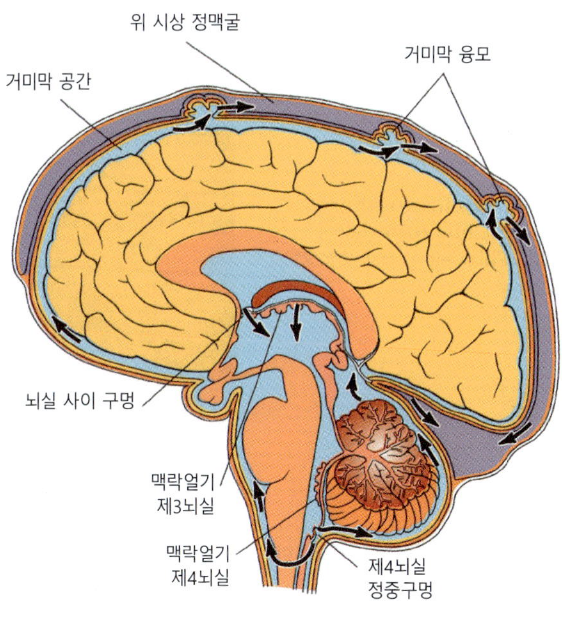

그림 1.14 CSF는 맥락얼기(choroid plexus)에서 생성되고 위 시상 정맥굴(superior sagittal sinus)로 흡수된다.

체인-스톡스 호흡(CHEYNE-STOKES RESPIRATION) 호흡 패턴(p. 261) 참고

키아리 기형(CHIARI MALFORMATIONS)

소뇌(cerebellum), 숨뇌(medulla), 다리뇌(pons)로 구성된 후뇌(hindbrain)가 큰 구멍(foramen magnum)을 따라 아래로 이동하는 특징을 지닌 머리 목 접합부(craniocervical junction)에 발생하는 선천 기형군이다. 기형 정도와 증상은 무증상 경도 뇌탈출(herniation)에서부터 소뇌가 없는 심각한 신경학적 결핍에 이르기까지 다양하다. 환자별로 임상 양상이 매우 다양하기에 진단이 늦어질 수도 있다.

키아리 기형은 1형, 2형, 3형, 4형으로 나뉜다. 키아리 기형이 4가지 유형으로 나뉜다고 해서 이 4가지 유형이 질환 하나를 대표하지는 않는다. 4가지 유형은 서로 발병 기전이 다를 수 있으며, 같은 유형이라도 발병 기전이 다를 수 있다.

- 키아리 1형은 4가지 유형 중 가장 흔하며, 중증도가 가장 낮으며, 1,000명당 1명 수준으로 나타나며, 남녀 비율은 1:1.3으로 여자에서 발생률이 약간 더 높다. 키아리 1형은 숨뇌, 척수의 위쪽 부분, 소뇌를 포함한 여러 구조물을 압박하며, 결국은 큰 구멍을 통과하는 뇌척수액(CSF) 흐름을 막을 수도 있다.
- 키아리 2형은 키아리 1형처럼 흔하지 않으며, 더 복잡하며 중증도가 높다. 주로 척수 수막 탈출증(myelomeningocele)과 관련이 있다.
- 키아리 3형과 4형은 매우 드물며, 생존하지 못할 수도 있다.

MRI 영상 검사가 많아지면서 키아리 기형도 진단 건수가 크게 늘었다.

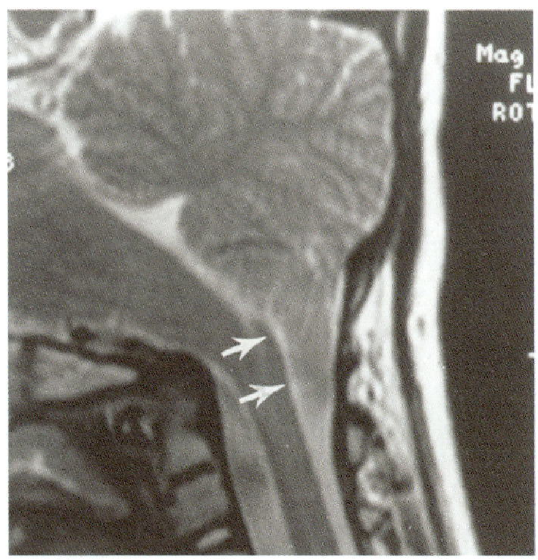

그림 1.15 키아리 기형의 MRI 영상. [Used with permission from Dudek, R. W. (2010). High-yield gross anatomy (4th ed.). Philadelphia: Lippincott Williams & Wilkins.]

내과 관리는 무증상 키아리 기형에 적합할 수 있지만, 소뇌편도 탈출(tonsillar herniation)이 확진되고 증상이 있다면 일반적으로 수술 중재가 필요하다.

수술 중재는 다음과 같다.

- 국소 감압 또는 뒤 머리뼈 오목 감압(posterior fossa decompression): 머리뼈 바닥 뒤쪽 부분과 가장 윗쪽 척추의 뒤쪽을 제거해서 큰 구멍의 입구를 넓히는 방법이다. 뼈를 제거한 뒤에 소뇌와 척수를 덮고 있는 경막(dura mater)을 개방한다. 그 후 공간을 확보하고 CSF가 쉽게 통과할 수 있도록 조직 이식편(tissue graft)으로 경막을 성형한다(duraplasty). 탈출한 소뇌편도 부분은 소작기로 절제할 수도 있다.

- 전환술은 자주 사용하지는 않지만, 척수 안쪽 공간에 전환용 션트 관(shunt tube)을 삽입해서 CSF를 배액 하는 방법이다. 척수 안쪽 공간에서 가슴막 공간이나 복강으로 배액한다.

수술 후에는 세심한 신경학적 검사뿐만 아니라, 급성 경막외 혈종, CSF 누출, 뇌줄기 기능부전으로 인한 무호흡 같은 드문 합병증도 엄중하게 감시해야 한다. 일반적으로 구역과 구토를 관리해야 한다. 키아리 2형 때문에 교정 수술을 받은 환자는 뇌줄기가 긴장(tension) 상태에 있고 그 결과 비가역적 허혈(irreversible ischemia)이 나타날 수 있으므로, 키아리 1형 환자보다 예후가 나쁠 가능성이 크다.

척삭종(CHORDOMA) *신경기원 종양(p. 91) 참고*

맥락얼기(CHOROID PLEXUS)

맥락얼기는 뇌에 있는 특수한 모세혈관 체계로 혈액 뇌 장벽을 형성하고 뇌척수액(CSF)을 만든다.

흐보스테크 징후(CHVOSTEK'S SIGN) *트루소 징후(p. 91) 참고*

흐보스테크 징후는 관자놀이 바로 아래, 귀 앞쪽의 안면 신경(제7 뇌 신경)을 두드렸을 때 안면 근육, 윗입술, 눈이 경련하는 것을 의미한다. 혈청 칼슘 감소와 관련이 있다.

신시내티 병원전 뇌졸중 척도(CINCINNATI PREHOSPITAL STROKE SCALE) *뇌졸중(p. 81) 참고*

윌리스 고리(CIRCLE OF WILLIS)

윌리스 고리는 뒤대뇌동맥, 앞대뇌동맥, 속목동맥, 앞/뒤교통동맥이라는 주요 혈관 4개가 서로 이어지는 구역이다. 이 "고리"는 두개내 동맥류(intracranial aneurysm)가 가장 많이 발생하는 곳이다.

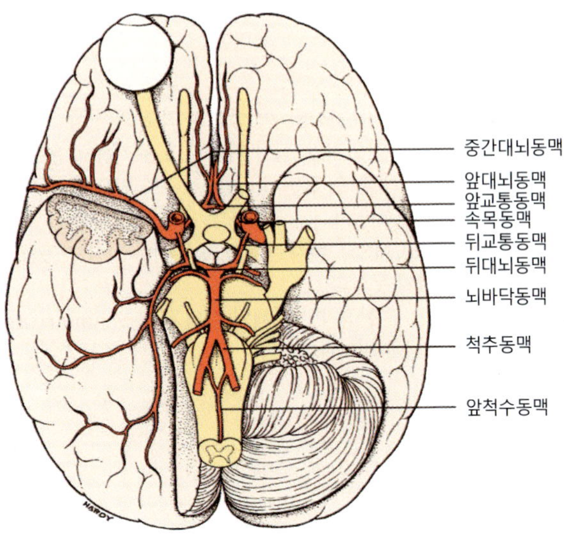

그림 1.16 뇌의 아래쪽에서 바라본 윌리스 고리

앞쪽 순환은 다음 혈관이 담당한다.
- 속목동맥(internal carotid artery, ICA) 2개
- 앞교통동맥(anterior communicating artery, Acom) 1개
- 앞대뇌동맥(anterior cerebral artery, ACA) 2개
- 뒤교통동맥(posterior communicating artery, Pcom) 2개
- 중대뇌동맥(middle cerebral artery, MCA) 2개
- 안동맥(ophthalmic artery, OA) 2개
- 앞맥락동맥(anterior choroidal artery) 2개

뒤쪽 순환은 다음 혈관이 담당한다.
- 척추동맥(vertebral artery) 2개
- 뒤대뇌동맥(posterior cerebral artery, PCA) 2개
- 바닥동맥(basilar artery, BA) 1개
- 위소뇌동맥(superior cerebellar artery, SCA) 2개
- 뒤아래소뇌동맥(posterior inferior cerebellar artery, PICA) 2개
- 앞아래소뇌동맥(anterior inferior cerebellar artery, AICA) 2개
- 다리뇌동맥(pontine artery) 여러 개

군집 호흡(CLUSTER BREATHING) *호흡 패턴(p. 261) 참고*

코일 색전술(COILING) *신경계 혈관내 색전술(p. 34) 참고*

혼수(COMA) *온도안진 검사(p. 16) 참고*

자신과 주변 환경을 인지하지 못하고, 해로운 자극에 반응하지 못하는 환자는 혼수상태로 판단한다. 구조 문제나 대사 문제 때문에 발생할 수 있다. 근본 원인에 따라 완전히 회복 가능한 상태, 지속 식물인간 상태, 최소 의식 상태로 나뉜다.

혼수는 다음 상태와 비슷하다.
- **지속 식물인간 상태(persistent vegetative state, PVS).** 이 상태는 최소 의식 상태로, 환자는 자신과 주변 환경을 인지하지 못한다. 인지 신경 기능은 없지만, 심장 기능과 호흡 기능 같은 생리 기능은 유지된다. 환자는 수면-각성 주기를 유지하며, 이해할 수 없는 소리를 낼 수도 있으며, 눈은 뜨지만 초점은 맞추지 못한다. PVS는 만성 질환이며 되돌릴 수 없다.
- **최소 의식 상태(minimally conscious state, MCS).** 환자는 목적이 뚜렷한 인식 기능을 약간 보여주고 지시에 따를 수 있지만, 말로 의사를 표현하지 못한다.
- **감금 증후군(locked in syndrome).** 인지는 온전하지만 신체의 수의 근육(voluntary muscle)을 조절하는 능력을 상실해서 팔다리가 마비된 상태를 의미한다.

표 1.7 혼수 상태 비교

부위	대뇌 피질	위쪽 뇌줄기-사이뇌 각성 체계	뇌줄기 반사와 운동 체계	척수 회로
기능 검사	자극에 의도를 가지고 반응하는가?	행동 각성, 수면-각성 주기가 있는가?	뇌줄기 반사가 있는가?	척수 반사가 있는가?
뇌사	아니오	아니오	아니오	예
혼수	아니오	아니오	예	예
식물 상태	아니오	예	예	예
최소 의식 상태	예, 가끔	예	예	예
혼미, 둔감, 졸음증, 섬망	예, 가끔	다양	예	예
뇌전증 지속상태	다양	다양	예	예
무운동 함구증, 의지상실증, 긴장증	예, 가끔	예	예	예
정상/비정상 수면	예, 가끔	예	예	예
감금 증후군	아니오	예	예	예

Reproduced with permission from Blumenfeld, H. (2010). Brainstem III: internal structures and vascular supply. In Neuroanatomy through clinical cases (Chapter 14, Table 14.3, p. 643). Sinauer Associates, Inc.
NOTES: Stübgen, J.-P.,Plum, F.&Kochanek, P.M. Coma. In Textbook of critical care (Chapter 48, pp. 235-247.e1); Boone, M. D., Nozari, A., & Fehnel C. R. Coma. In Criticalcare secrets(Chapter 60, pp. 393-402). Both found via Elsevier Clinical Key.

공감 반사(CONSENSUAL REFLEX)

정상 반사. 공감 반사는 한쪽 눈에 빛으로 자극을 주었을 때, 반대편 동공이 수축하는 것을 말한다. 간접 빛 반사와 동의어다.

각막 반사(CORNEAL REFLEX)

각막 반사는 제5 뇌 신경인 삼차신경을 검사하는 방법이다. 각막을 부드러운 솜으로 자극하거나, 눈에 인공 눈물을 떨어뜨려 눈 깜빡임 반사를 관찰하거나, 눈확위 능선(supraorbital ridge)에 압력을 가해서 얼굴 찡그림을 관찰한다. 반신 완전마비(hemiplegia)가 있으면 같은 쪽에 반사가 감소하거나 사라진다.

뇌 신경(CRANIAL NERVE)

12쌍의 대칭 구조로 이루어진 뇌 신경은 뇌와 연결되어 있으며, 각각 정해진 구멍을 따라 두개골 밖으로 나온다. 일반적으로 신경을 구성하는 섬유가 뇌 표면으로 들어오거나 나가는 부위를 신경의 표면 기원(superficial origin of the nerve)이라고 한다. 섬유가 발생하거나 끝나는 더 깊은 곳에 있는 세포 집단은 기원 핵(nucleus of origin)이라고 한다.

표 1.8 12 뇌 신경

뇌신경	기능	유형
Ⅰ 후신경(olfactory)	후각	감각
Ⅱ 시신경(optic)	시각	감각
Ⅲ 눈돌림신경(oculomotor)	제4 뇌 신경, 제6 뇌 신경과 함께 눈 이동 동공 수축, 원근조절	운동
Ⅳ 도르래신경(trochlear)	제3 뇌 신경, 제6 뇌 신경과 함께 눈 이동 아래쪽, 안쪽 이동	운동
Ⅴ 삼차신경(trigeminal)	얼굴, 각막, 이빨, 혀, 코, 입안 점막의 감각 씹는 운동	감각과 운동
Ⅵ 갓돌림신경(abducens)	제3 뇌 신경, 제4 뇌 신경과 함께 안구이동 가쪽 이동	운동
Ⅶ 얼굴신경(facial)	눈 이동, 침 분비, 미각(혀의 앞쪽 2/3)	감각과 운동
Ⅷ 청신경(acoustic, vestibulocochlea)	청각, 균형 조절	감각
Ⅸ 혀인두신경(glossopharyngeal)	미각(혀의 뒤쪽 1/3), 삼킴, 구역, 인두 감각, 침 분비 혈압, 심박수, 호흡 반사를 조절	감각과 운동
Ⅹ 미주신경(vagus)	후두, 인두, 가슴 내장, 복부 내장의 감각과 움직임	감각과 운동
XI 더부신경(accessory)	머리 돌림, 어깨 들어올림	운동
XII 혀밑신경(hypoglossal)	혀 움직임	운동

NOTES

표 1.9 뇌 신경 검사

뇌 신경	평가	설명
Ⅰ 후신경(olfactory)	**후각** 일반적으로 검사하지 않는다.	결핍은 극소수에서만 보고되며 주로 안장곁 부위(parasellar area) 병변이나 머리뼈 바닥 골절(앞쪽 구멍)이 있을 때 결핍이 발생할 수 있다.
Ⅱ 시신경(optic)	**시각** 일상생활 수행 능력에 어려움이 있는지 관찰한다. 환자에게 손가락을 몇 개 펴고 있는지 물어보거나, 메뉴 또는 신문을 읽게 한다. 휴대용 간이 시력 검사기(Rosenbaum pocket vision screener)로 양쪽 시야를 각각 평가한다. 환자에게 검사자의 코를 보도록 하고 위아래 사분면의 시야를 확인해 시야 결손이 없는지 관찰한다.	흔한 결핍, 일반적으로 머리뼈 바닥 골절(앞쪽 구멍)과 관련이 있다. 한쪽 눈 실명, 양측두 반맹(bitemporal hemi-anopia), 동측 반맹(homonymous hemianopia)을 유발할 수 있다.
Ⅲ 눈돌림신경 (oculomotor)	**동공 수축, 위 눈꺼풀 올리기** 동공 크기, 동공 모양, 직접 빛 반사를 평가한다.	다양한 진행 신경학적 문제에서 변화가 흔하다.
Ⅲ 눈돌림신경 Ⅳ 도르래신경 (trochlear) Ⅵ 갓돌림신경 (abducens)	**눈바깥 움직임** 의식이 있고 협조할 수 있는 환자에게 검사한다. 환자에게 연필 끝을 보도록 하고 6가지 기본 안구 운동을 평가한다.	결핍이 흔하다. 눈을 한쪽 방향 또는 여러 방향으로 움직이지 못하고, 사시가 있을 수도 있다.
Ⅴ 삼차신경 (trigeminal)	**얼굴 감각, 저작근** 일반적으로 검사하지 않는다. 평가를 한다면, 환자는 반드시 협조 가능한 상태여야 하며, 얼굴에 자극을 주었을 때 감각을 정확하게 설명할 수 있어야 한다.	삼차신경통에서 결핍을 볼 수 있으며, 간혹 청신경종에서도 볼 수 있다. 삼차신경통에서 각막 반사를 평가한다. 각막 반사는 의식 없는 환자에서도 평가할 수 있다.
Ⅶ 얼굴신경(facial)	**얼굴 표정을 나타내는 근육, 각막 반사의 날신경 (efferent nerve)** 협조가 가능한 환자라면, 환자에게 웃거나, 치아를 보이게 하거나, 볼을 오므리게 하거나, 주름을 지으라고 한다. 얼굴 대칭성을 관찰한다. 혼수 상태에 있는 환자에게는 콧구멍 한쪽에 면봉을 넣어 자극을 준 다음 안면 움직임을 관찰한다.	완전 한쪽 얼굴 근육 약화는 벨 마비(Bell's palsy)라고 한다. 뇌졸중에서는 한쪽 눈 아래쪽 약화를 볼 수 있다. 중추 안면 침범과 말초 안면 침범의 차이에 유의한다. 결핍은 주로 머리뼈 바닥 골절(뒤쪽 구멍)에서 볼 수 있다.
Ⅷ 청신경(acoustic)	**청각과 균형 조절** 일반적으로 검사하지 않는다. 뒤쪽 구멍(posterior fossa)에 문제가 있는 환자에서 결핍을 확인할 수 있다.	청신경종, 소뇌다리뇌 각 종양, 메니에르병(Mènierè's disease), 머리뼈 골절 등에서 결핍을 볼 수 있다.
Ⅸ 혀인두신경 (glossopharyngeal) Ⅹ 미주신경(vagus)	**입천장 반사, 인두 반사, 성대 반사, 구역 반사** 중복 때문에 같이 검사한다. 환자가 의식이 있다면, 입을 벌리고 "아"를 말하게 한 다음 구역 반사를 평가한다. 환자가 의식이 없더라도 다양한 방법으로 구역 반사를 평가할 수 있다.	뒤쪽 구멍(posterior fossa) 병변에서 결핍이 흔하다. 구역 반사는 뇌줄기 반사며, 의식이 없는 환자에서 예후를 나타내는 지표다.
Ⅺ 더부신경 (accessory)	**어깨를 들어 올리고 머리를 좌우로 움직임** 일반적으로 검사하지 않는다.	뒤쪽 구멍 병변에서 결핍이 흔하다.
Ⅻ 혀밑신경 (hypoglossal)	**혀 움직임** 의식이 있는 환자에서 혀를 내밀어 보라고 한다.	뒤쪽 구멍 병변에서 결핍이 흔하다.

■ 머리인두종(CRANIOPHARYNGIOMA) *신경기원 종양(p. 91) 참고*

■ 크로이츠펠트-야콥병(CREUTZFELDT-JAKOB DISEASE)

크로이츠펠트-야콥병(CJD)은 드문 퇴행 신경 질환이다. 진행이 빠르고 치명적이며, "광우병"이라고 알려진 소해면 뇌병증(bovine spongiform encephalopathy, BSE)과 비슷하다. 두 질환은 비슷하지만, 상관관계는 밝혀진 바가 없다. 임상 양상은 혼란으로 시작해 빠르게 혼수와 사망으로 진행하며, 일반적으로 2년, 빠르게는 1년 안에 사망한다. CJD는 평균 나이가 60세인 성인에서 나타난다. 전염성이 있으므로 침습 시술을 할 때나 오염된 체액, 특히 척수액이나 뇌 조직을 검사할 때는 표준 예방 지침을 준수해야 한다.

■ 쿠싱 반사(CUSHING'S REFLEX) *쿠싱 세 증후(p. 26) 참고*

뇌척수액(CSF) 압력과 두개내 동맥압이 같아지면, 대뇌동맥이 압박받고 허탈되기 시작한다. 이 때문에 뇌 혈류가 억제된다. 이후 쿠싱 반사가 나타나면서 동맥압이 CSF 압력보다 높아지고, 뇌 혈류가 회복되고, 허혈이 완화된다. 혈압은 새롭게 높은 수준으로 유지되며, 뇌는 혈액 공급 손실로부터 보호받는다. 쿠싱 반사는 쿠싱 세 증후를 유발한다.

■ 쿠싱 세 증후(CUSHING'S TRIAD) *쿠싱 반사(p. 26) 참고*

쿠싱 세 증후란 쿠싱 반사 때문에 나타나는 세 가지 징후를 말한다.

- 느린 맥
- 고혈압: 넓은 맥압을 동반
- 느린 호흡: 일반적으로 불규칙

쿠싱 세 증후는 두개내압이 계속 증가해서 뇌가 "절체절명" 상태임을 의미한다. 세 징후와 반사는 후기 소견이며, 인식할 때는 이미 되돌릴 수 없는 신경학적 손상이 발생했을 수도 있다.

■ CVA *뇌졸중(p. 81) 참고*

■ 사이버 나이프(CYBERKNIFE) *감마나이프(p. 41), 정위 방사선수술(p. 80) 참고*

사이버 나이프(CyberKnife®)는 매우 발전한 정위 방사선수술(stereotactic radiosurgery, SRS) 방법이다. 사이버 나이프는 3D 영상 기술을 사용해 주변의 건강한 조직에 부작용을 일으키지 않고도 모든 신체 부위에 고용량 방사선을 조사할 수 있다. 사이버 나이프는 SRS 시스템의 유연성을 높이는 로봇 팔과 동시에 사용할 수 있으며, 다른 치료법으로는 도달하지 못하는 신체 부위에도 사이버 나이프를 사용할 수 있다. 유연성과 실시간 영상 기술 덕분에 뇌종양이나 전이암 치료에 사이버 나이프를 사용할 때는 침습 머리 틀(head frame)이 필요 없다. 치료가 한 번 이상 필요할 수도 있다.

■ 대뇌제거 자세(DECEREBRATE POSTURING)

대뇌제거 자세는 팔다리가 신전(extension)되고 손과 팔꿈치가 바깥쪽으로 엎침(pronation)된 상태다. 다리는 무릎이 굳어서 펴지고 발은 발바닥 쪽으로 굽는다. 이 상태는 중뇌(midbrain)와 뇌줄기(brain stem)에 있는 운동 섬유에 장애가 있음을 시사하며, 피질제거 자세(decorticate posturing)보다 나쁜 징후다.

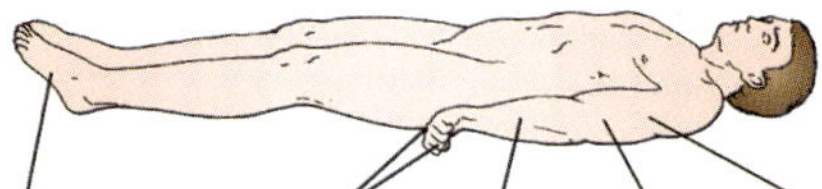

그림 1.17 대뇌제거 자세. [Used with permission from Norris, T. L., Lalchandani, R. (2018). Porth's pathophysiology. Philadelphia: Wolters Kluwer.]

피질제거 자세(DECORTICATE POSTURING)

피질제거 자세는 병변이 있는 쪽의 팔이 굽고(flexion) 다리가 신전(extension) 및 내회전(internal rotation)된 상태다. 피질 신경 섬유(cortical nerve fibers)에 장애가 있지만, 뇌줄기(brain stem)를 거치는 신경 경로는 온전한 환자에서 볼 수 있다.

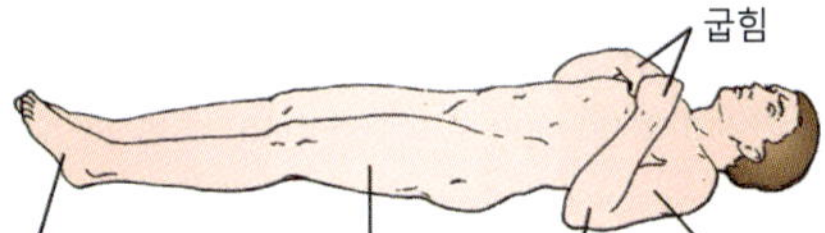

그림 1.18 피질제거 자세. [Used with permission from Norris, T. L., Lalchandani, R. (2018). Porth's pathophysiology. Philadelphia: Wolters Kluwer.]

깊은 뇌 자극(DEEP BRAIN STIMULATION) *파킨슨병(p. 67), 다발 경화증(p. 61) 참고*

깊은 뇌 자극(DBS)은 새로운 기술이 아니지만, 통증 치료 이외에 운동 장애에는 최근에 적용하기 시작했다. DBS 기구는 박동조율기(pacemaker)와 연계할 수 있으며, 이 "회로"를 이용해 기능을 더 정상에 가깝게 조절할 수 있다. 따라서, DBS 기구는 때로는 "뇌 조율기(brain pacemaker)"라고도 한다.

DBS에 사용하는 뇌 전극은 환자가 깨어 있는 상태에서 국소 마취를 이용해 수술로 삽입할 수도 있고, 환자를 완전히 진정시킨 다음에 MRI를 이용해서 삽입할 수도 있다. 증상에 따라 전극 4개에서 8개를 뇌의 한쪽이나 양쪽에 삽입한다. 뇌 전극과 연결된 선은 피부밑 터널을 따라 흉부 위쪽이나 복부의 피부밑에 삽입한 내부 자극 발생기(internal pulse generator, IPG)나 신경 자극기(neurostimulator)에 연결한다. 환자는 제어 장치나 자석으로 IPG를 제어할 수 있다. 건전지 수명은 환자에게 필요한 전압에 따라 다르지만, 평균 3년에서 5년이다. 모델에 따라 충전도 할 수 있다.

떨림(tremor)이나 다른 문제가 될 만한 증상을 멈추는 데 필요한 신경 조정에 가장 좋은 뇌 부위는 "뇌 지도화(brain mapping)"로 찾을 수 있다. 전기 신호를 뇌의 특정 부위로 보내 문제가 되는 자극을 차단하거나 방해할 수 있으며, 비정상 신경 점화 패턴(abnormal firing pattern)을 원래대로 되돌릴 수 있다. 주로 파킨슨병, 다발 경화증, 근긴장이상증(dystonia)과 연관된 불수의 움직임, 떨림, 본태 떨림(essential tremor) 등의 관리는 모두 DBS 요법의 적응증이 될 수 있으며, 계속해서 새로운 질환이 적응증에 추가되고 있다. 강박 장애(obsessive compulsive disorder, OCD) 같은 정신 질환도 DBS 요법에 양호한 반응을 보일 수 있다. **요점**: DBS 요법은 신경학적 증상은 해소하지만, 근본적인 신경 퇴행 과정에는 영향을 미치지 못한다.

합병증과 부작용

- 뇌출혈(2-3%), CSF 누출, 감염, 신경학적 증상 악화 같은 뇌 수술과 관련된 합병증
- 일시적인 얼굴 또는 팔다리 저림
- 수술 부위 통증과 부기

- 삽입물 알레르기 반응
- 전기 충격감(electric shock sensation)
- 기구 작동불량: 전극이나 연결선 절단

섬망(DELIRIUM) *리치몬드 흥분 진정 척도(p. 71), 진정 감시(p. 11, p. 72), ABCDE 묶음 치료(p. 213) 참고*

섬망은 정신 능력에 심각한 문제가 발생한 상태며, 혼란스러운 생각, 환각, 행동 변화, 주변 환경 인식 능력 감소, 정서 교란 등이 나타날 수 있다. 일반적으로 짧은 시간(몇 시간에서 며칠) 동안 발생하며, 대부분 밤에 증상이 심해지지만 24시간을 기준으로 주기적으로 나타날 수도 있다. 섬망은 가역적인 상태며, 의학적 상태, 물질 중독/금단, 약물 사용, 독소 노출, 또는 이러한 요인의 조합이 직접 원인이다. 혼수 환자는 항상 그렇지는 않지만, 일반적으로 의식이 회복되는 과정에서 섬망을 거칠 수도 있다. 섬망은 입원 기간, 환기기 적용 기간, 치료 비용을 늘리고, 이환율과 사망률을 높인다고 알려져 있다.

혼란 평가 도구(Confusion Assessment Method, CAM)는 1990년도에 만들어졌으며, 환기기 사용과 관계없이 중환자실 환자에게 적용할 수 있는 CAM-ICU (Confusion Assessment Method for the ICU)로 보완되었다. CAM은 리치몬드 흥분 진정 척도(Richmond agitation-sedation scale, RASS)와 함께 사용한다.

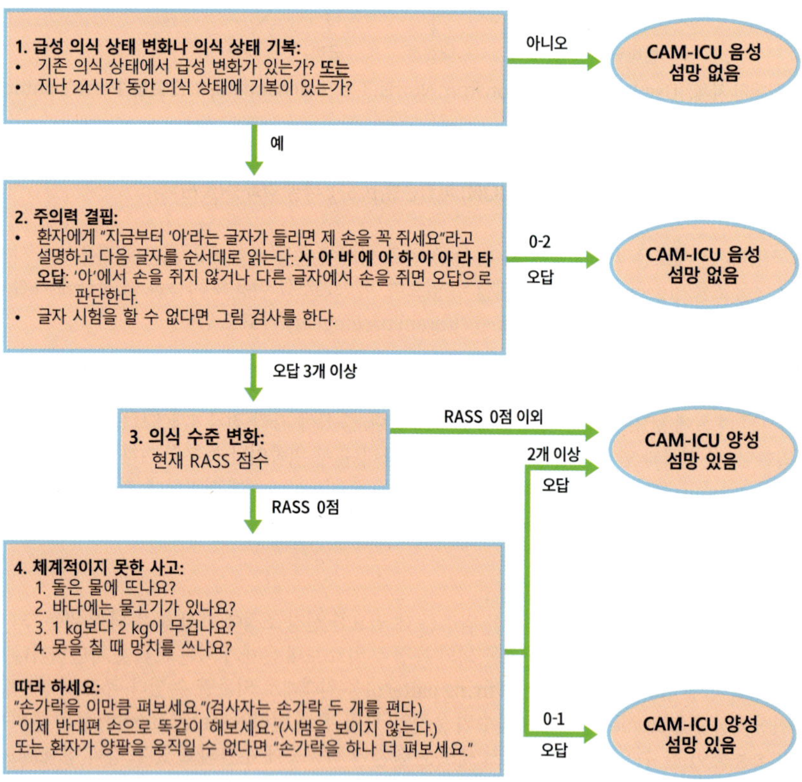

그림 1.19 중환자실 환자에게 적용할 수 있는 혼란 평가 도구(CAM-ICU). [Used with permission from Kollef, M. (2017). Washington Manual of critical care. Philadelphia: Wolters Kluwer.]

CAM 등급: 특성 1과 특성 2에 해당하면서 동시에 특성 3이나 특성 4, 또는 둘 다에 해당한다면 섬망이 있다고 판단한다. 반대로, 특성 1에 해당 사항이 없고 특성 2에서 오답이 2개 미만이라면, 섬망이 없다고 확인할 수 있으므로 평가를 계속할 필요가 없다.

환자에게 진정제를 투여 중이더라도 정신 상태 변동이나 기준선 의식 상태 변화로 간주해야 하는가? 그렇다. 정신 상태 변화는 진정제 조절 때문에 발생한 변동뿐만 아니라 의료진이 약물로 유발한 변화도 포함한다. 이는 환자의 평소 의식 상태가 아니다. 때로는 질병이 유발하는 정신 상태 변화와 약물이 유발하는 정신 상태 변화를 완벽하게 구분하기 어려울 수도 있다.

의식 수준은 어떤가? RASS -4점이나 -5점처럼 의식 수준이 매우 낮다면 환자가 반응하지 않으므로 점수를 측정하기 어렵다. 이러한 의식 수준은 혼수 또는 혼미(stupor)라고 부르며, 이 상황에서는 CAM-ICU를 적용할 수 없고, "평가 불가"로 판단한다.

환자 안전을 유지하고 섬망 효과와 기간을 최소화하려면 섬망 평가가 필요하다. 이제까지는 섬망 치료에 항정신병 약물(antipsychotic medications)을 사용해왔지만, 최근 연구에 따르면 약물을 사용해도 섬망, 입원 기간, 생존율이 개선되지 않는다. 중환자실에서 섬망 예방과 치료에 사용하는 근거 중심 전략이 그림 1.20에 나와 있다.

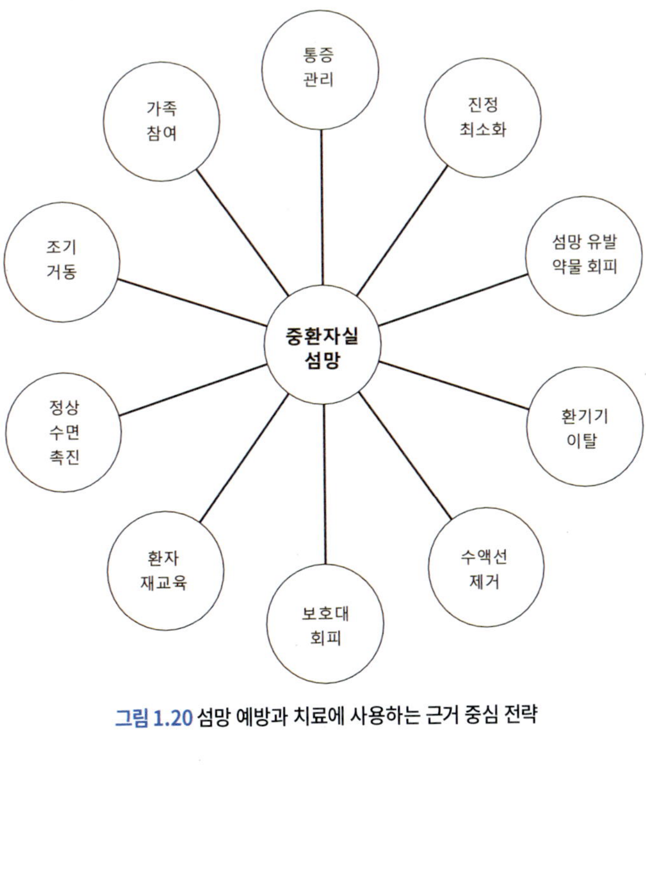

그림 1.20 섬망 예방과 치료에 사용하는 근거 중심 전략

떨림 섬망(DELIRIUM TREMENS, DT) *CIWA-Ar 점수(p. 472), 리치몬드 흥분 진정 척도(p. 71), 라이커 진정 흥분 척도(p. 71) 참고*

떨림 섬망(DT)은 알코올 금단이 원인인 일련의 정신 및 신경계 변화다. 장기간 알코올을 남용한 환자에게서 손 떨림, 몸 떨림, 불규칙한 심박수, 혼란, 고체온, 환각, 발작 같은 증상들이 알코올을 중단하고 빠르게는 48-96시간 안에 나타나며, 느리게는 마지막 음주 후 7-10일경에 나타난다. DT는 적절하게 치료하지 않으면 사망률이 27%로 높은 내과적 응급 상황이므로 빠른 인식과 신속한 치료가 필수다.

DT는 최소 24시간에서 최대 5일까지 지속한다. 지속 기간은 일반적으로 금주 전 술을 마신 기간과 양에 따라 다르다.

알코올 금단의 중증도를 평가하는 가장 객관적이고 검증된 도구는 CIWA-Ar (Clinical Institute Withdrawal Assessment for Alcohol, Revised)이다. 그러나, 많은 항목이 일관된 답변을 요구하므로 환자는 의사소통이 가능하고 명확하게 생각할 수 있어야 한다. CIWA-Ar은 복합 내과 질환이 있는 환자와 수술 후 환자에서는 검증되지 않았으므로 이러한 환자에 대해서는 신뢰할 수 있는 도구가 아니다.

DT는 공격적으로 치료하며, 가장 좋은 제제는 벤조디아제핀(benzodiazepine)이다. 일반적으로 로라제팜[lorazepam, 아티반(Ativan®)], 디아제팜[diazepam, 메로드(Melode®)], 클로르디아제폭시드[chlordiazepoxide, 리브락스(Librax®*)] 등을 주로 사용하며, IV 투여가 바람직하다. 일부 병원은 리치몬드 척도나 라이커 척도에 따라 디아제팜 용량을 늘리면서 페노바르비탈(phenobarbital) 용량을 줄이는 프로토콜을 사용한다. 벤조디아제핀과 페노바르비탈이 효과가 없을 때 고려해볼 만한 약물로는 덱스메데토미딘(dexmedetomidine)과 케타민(ketamine)이 있지만, 이 전략의 이점을 입증한 대조군 시험은 없다. 베르니케 뇌병증(Wernicke's encephalopathy)을 예방하려면 비타민 중 티아민(thiamine)을 권장하며, 알코올 중독 환자는 마그네슘 대량 결핍이 흔하므로 마그네슘 투여도 추천한다.

피부분절(DERMATOME) *경막외 진통(p. 35), 척수 손상(p. 78) 참고*

요붕증(DIABETES INSIPIDUS) *p. 339 참고*

인형 눈(DOLL'S EYES) *온도안진 검사(p. 16), 뇌 신경 검사(p. 25) 참고*

눈머리 반사(oculocephalic reflex)라고도 하는 인형 눈 검사는 혼수 환자에서 뇌줄기(brain stem)가 온전한지 확인하는 방법이다. **요점:** 경추(cervical spine)가 온전하지 않은 환자에게는 사용하면 안 된다.

방법: 눈꺼풀을 들어 올린 상태에서 머리를 좌우로 빠르게 돌리거나(제3, 6 뇌 신경 검사), 위아래로 움직인다(제3 뇌 신경만 검사).

정상 반사(인형 눈 양성, 온전한 뇌줄기): 눈이 머리를 돌린 반대 방향으로 이동한 다음 정지된 물체를 볼 때처럼 천천히 정중선(midline)으로 돌아온다.

* 역주: PO 약물만 존재.

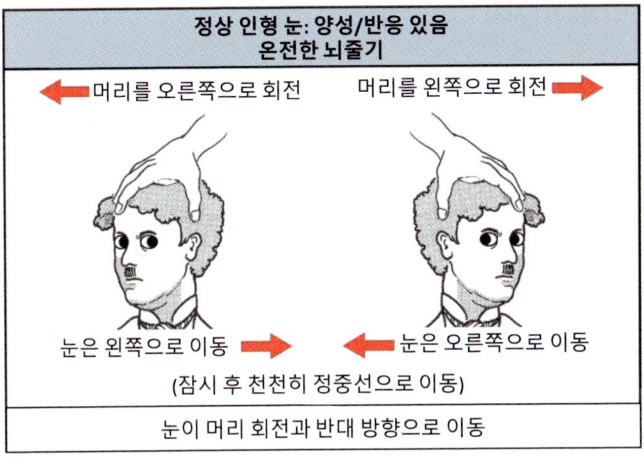

그림 1.21 정상 인형 눈

비정상 반사(인형 눈 음성, 중뇌와 다리뇌 수준에서 뇌줄기 기능장애): 눈이 반대로 이동하지 않고, 머리를 움직인 방향으로 이동하며 그대로 머물러 있다. 간혹 차가운 물 온도안진 검사(cold caloric test) 후에 비정상소견이 나타날 수도 있다.

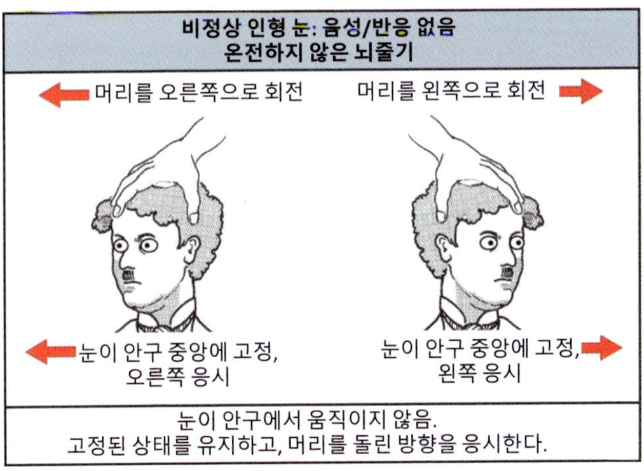

그림 1.22 비정상 인형 눈

도플러 검사(DOPPLER STUDY) *머리뼈 경유 도플러 검사(p. 88) 참고*

손 처짐(DRIFT)

환자에게 눈을 감고 손바닥을 위로 향하게 해서 팔을 들어보라고 한다. 그 후 팔을 든 상태로 10부터 1까지 거꾸로 세어보라고 한다. 이 때 한쪽 팔 또는 양쪽 팔이 아래쪽으로 처지거나 손바닥이 아래로 회전(pronation)한다면, 손 처짐 양성이며 경도 반신 불완전마비(mild hemiparesis)가 있음을 시사한다.

반사 기능장애(DYSREFLEXIA)

반사 기능장애는 5번 흉추 위쪽 척수에 손상이 있는 환자에서 나타나는 독특한 상태를 말하며, 때로는 6번에서 10번 흉추 손상 환자에게서도 나타날 수 있다. 가득 찬 방광처럼 신체에 불편한 자극이 손상 부위 아래쪽에서 발생하면서 일련의 사건이 시작된다. 손상 때문에 신호가 뇌에 닿지 못하므로, 신체는 자율신경계의 교감신경 반사를 높여 이러한 자극에 반응한다. 그 결과 연축(spasm), 혈관 수축, 혈압 상승 등이 나타날 수 있다. 심장과 혈관에 있는 신경 수용체가 이 변화를 감지하고, 이를 조절하려고 뇌는 심장으로 심박수를 낮추라는 신호를 보내고, 손상 부위 위쪽의 혈관에는 확장하라는 신호를 보낸다. 그러나, 뇌는 손상 부위 아래에 있는 수용체로는 신호를 전달할 수 없으므로, 혈압이 조절되지 않으며 치명적인 고혈압으로 이어진다. 이 밖에 일반적인 증상에는 두통, 얼굴 홍조, 손상 부위 위쪽 피부에 생기는 붉은 반점, 손상 부위 위쪽의 혈관 확장 때문에 발생하는 땀남(sweating) 등이 있다. 손상 부위 아래의 차갑고 끈적한 피부와 소름은 혈관수축 때문이다. 구역과 입에서 나는 쇠 맛은 미주신경 자극 때문이다. 치료는 즉시 시작해야 하며 항고혈압제도 처방해야 하지만, 유발 자극 완화를 최우선 목표로 삼아야 한다.

두개외-두개내 우회술(EC-IC BYPASS) *뇌동맥류(p. 5) 참고*

EC-IC는 많은 사람들이 잘못 추정하는 바깥목동맥(external carotid)-속목동맥(internal carotid)이 아니라 두개외(extracranial)-두개내(intracranial)를 의미한다. 문자 그대로 뇌 혈류를 유지하거나 늘리는 방법으로, 관상동맥 우회술(CABG)을 머리에 적용했다고 생각하면 이해하기 쉽다. 우회술은 클립 결찰이나 코일 색전술에 적합하지 않은 복잡한 뇌동맥류를 관리할 때나 막힌 부위를 우회해서 혈류를 유지해야 할 때 사용한다. EC-IC 우회술은 다음과 같이 요약할 수 있다.

- 얕은관자동맥(superficial temporal artery, STA)과 중대뇌동맥(MCA)을 연결한다.
- 다른 방법으로 목동맥과 중대뇌동맥을 연결한다.
- 환자 상태에 따라 다른 우회 방법도 고려해 볼 수 있다. 혈관은 직접 연결할 수도 있고, 두렁정맥(saphenous vein), 노동맥(radial artery), 인공 이식편(synthetic graft)을 사용할 수도 있다.

EC-IC 우회술의 잠재적 합병증에는 뇌 조직 허혈 및/또는 경색이 있다. 수술 후에는 상태가 허락하는 한 환자를 최대한 빨리 깨워야 하며, 완전하고 세심한 신경학적 검사를 해야 한다. 정상 뇌 관류압, 정상 환기, 최적의 혈관내 혈액량(intravascular volume)을 유지해서 뇌 관류를 최적화해야 한다.

뇌파도 감시[ELECTROENCEPHALOGRAM (EEG) MONITORING] *발작(p. 73) 참고*

뇌파도(EEG)는 뇌의 전기 활동성을 평가할 때나 발작(seizure)을 조절하는 수술에 앞서 뇌전증 초점(epileptic foci)을 찾을 때 사용하는 비침습 검사법이다. 신경세포(neuron)는 정상 활동을 할 때 예측 가능한 전기에너지 패턴을 생성한다. 전기 패턴은 지정된 머리뼈 위치에 붙여 둔 전극으로 감지한다. 심장의 전기 활동성을 심전도로 기록하듯이 뇌의 전기 활동성은 뇌파도로 기록할 수 있다. 일반적으로 뇌파도 기록은 약 20분에서 40분이 걸리며, 여기에 추가로 전극 여러 개를 부착하는 준비 시간이 필요하다. 뇌파도는 중환자실에서 비경련 발작(nonconvulsive seizure) 감시나 약물 유발 혼수에서 진정 수준 감시에 사용할 수 있다. 뇌사가 의심된다면, 뇌파도는 진단 도구로도 사용할 수 있다.

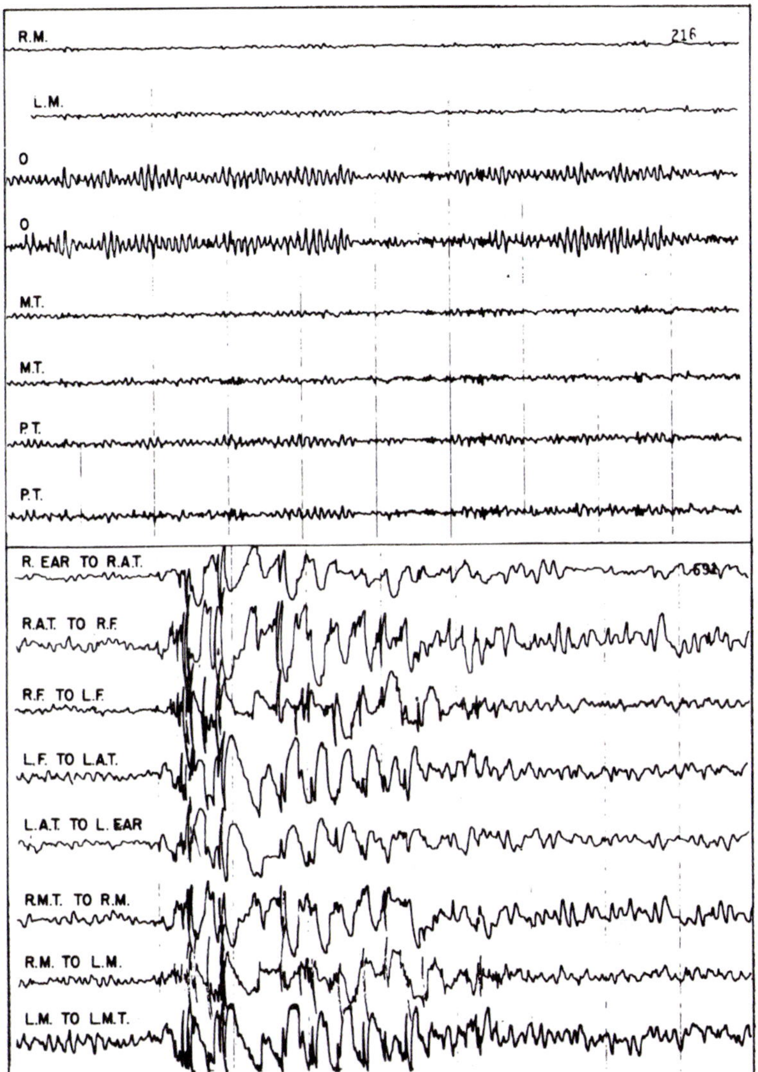

그림 1.23 정상 뇌파도(위쪽)와 강직 간대 발작(tonic-clonic seizure) 중인 뇌전증 환자의 뇌파도(아래쪽). 발작 중 기록된 뾰족한 파형을 주목한다. [Used with permission from Hickey, J. (2013). Clinical practice of neurological & neurosurgical nursing. Philadelphia: Wolters Kluwer.]

뇌염(ENCEPHALITIS)

뇌염은 감염이나 화학 물질로 인한 뇌 조직의 염증을 의미한다. 염증 반응은 신경학적 기능 이상으로 이어진다. 일반적인 원인에는 세균, 곰팡이, 기생충, 바이러스 등이 있으며, 바이러스가 가장 흔한 원인이다. 모기, 진드기, 벼룩 등으로 전파되는 아르보바이러스(arbovirus)는 계절성 질환을 일으키며 상당한 사망률과 장애를 유발한다. 웨스트 나일(West Nile) 뇌염, 세인트 루이스(Saint Louis) 뇌염, 캘리포니아(California) 뇌염, 서부형 말(western equine) 뇌염 등이 여기에 해당한다. 증상은 원인 물질, 원인균, 병변 위치에 따라 다양하다. 발열, 의식 수준 변화, 국소 신경학적 결핍 등이 있다면 뇌염을 의심해 볼 수 있다. CT 영상에서 두개내압 증가를 배제할 수 있으며, 요추 천자로 진단 뇌척수액 검사를 할 수 있다. 뇌염만 있다면 뇌척수액 검사에서 백혈구가 보이지 않지만 단백질이 증가한다. 백혈구가 있다면 수막염(meningitis)을 의심해 볼 수 있다. 바이러스 뇌염은 확실한 치료법이 없으며, 내과 관리는 지지 요법으로 시작하지만, 뇌염이 의심되는 모든 환자에게는 진단 검사 결과가 나올 때까지 아시클로버(acyclovir)를 투여해야 한다.

신경계 혈관내 색전술(ENDOVASCULAR EMBOLIZATION, NEURO) *뇌동맥류(p. 5), 동정맥 기형(p. 9), 말초혈관 혈관내 색전술(p. 140) 참고*

뇌동맥류는 일반적으로 코일 색전술이라고 하는 혈관내 기술로 치료한다. 중재 영상의학과에서 넓적다리동맥(femoral artery)으로 도관을 삽입해서, 대동맥을 거쳐 목동맥(carotid artery)이나 척추동맥을 따라 뇌 혈관계로 진입해서 뇌동맥류가 있는 위치로 이동한다. 도관을 이용해 삽입한 작은 백금 코일로 동맥류를 가득 채워 혈류를 차단함으로써 파열을 방지한다. 이 과정을 코일 색전술이라고 한다. 때로는 나중에 코일을 추가로 삽입해서 치료를 마무리해야 할 수도 있다. 코일은 형상 기억 효과가 있으므로 원하는 지름, 두께, 경도로 코일 뭉치를 만들 수 있다. 제조사에 따라 다양한 길이, 두께, 경도를 가진 코일 제품이 시중에 나와 있다.

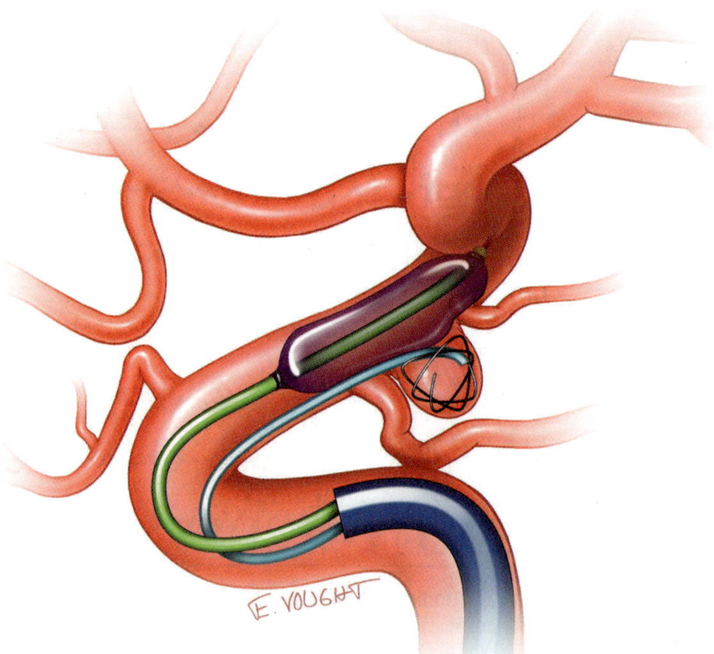

그림 1.24 미세도관과 코일이 동맥류 주머니 안에 들어가 있는 뒤교통동맥 동맥류의 그림. 동맥류를 가로지르는 풍선은 코일을 지지하고 정상 혈관을 보존하는 역할을 한다.

■ 혈관내 혈관 재개통 요법(ENDOVASCULAR REVASCULARIZATION/RECANALIZATION THERAPY)

스텐트 혈전제거기(p. 80), 뇌졸중(p. 81) 참고

혈관내 혈관 재개통 요법(ERT)은 기계적 혈전제거 또는 혈관내 혈전제거(endovascular thrombectomy, EVT)라고도 한다. 허혈 뇌졸중에서 혈관을 막고 있는 혈전을 도관으로 흡인하거나 스텐트 혈전제거기(stent retriever)로 제거하는 중재 영상의학과에서 사용하는 방법이다. 응급 치료법이므로 가능한 한 빨리 시작해야 한다. 이 방법은 이전에 CT 혈관조영이나 MR 혈관조영으로 확인한 큰 혈관 막힘이 있으며, 기준에 따라 다르지만, 마지막으로 정상이라 확인된 시간(last known well time, LKW time)으로부터 24시간 이내에 있는 환자에게 적합하다.

ERT는 넓적다리동맥(femoral artery) 도관 삽입으로 시작하며, 투시법(fluoroscopy)으로 도관을 폐쇄 부위까지 유도한다. 도관 흡인 기구를 사용한다면 이후 혈전을 혈관 밖으로 흡인한다. 스텐트 혈전제거기를 사용한다면, 혈전제거기를 도관을 따라 폐쇄 부위까지 이동한 다음 혈전제거기로 혈전을 잡은 뒤 혈전제거기와 혈전을 같이 빼낸다. 개인 선호도, 혈전 범위, 시술 난이도를 고려해 시술자가 제거 방법을 결정한다. ERT의 위험 요인에는 혈관 천공 때문에 발생하는 거미막밑 출혈(subarachnoid hemorrhage)과 혈전 조각이 떨어져 나가 생기는 원위부 색전(distal emboli) 등이 있다.

시술 후에는 각 병원에서 사용하는 평가 도구로 환자의 신경학적 상태가 변하는지 주의 깊게 감시해야 하며, 활력 징후를 자주 확인하고 알테플라제(alteplase)를 사용했다면, 고샅(groin) 천자 부위에 출혈이나 부기(swelling) 같은 부작용이 없는지 확인해야 한다.

■ 뇌실막세포종(EPENDYMOMA) *신경기원 종양(p. 91) 참고*

■ 경막외 진통(EPIDURAL ANALGESIA) *경막외 혈종(p. 40) 참고*

경막외 진통은 적절한 척주(spinal column) 높이의 경막외 공간에 진통제를 투여해서 운동 기능에 큰 영향을 주지 않고, 촉각, 온도 감각, 고유 감각을 보존하면서 통증을 완화하는 방법으로 정의한다. 약물, 즉 보존제가 첨가되지 않은 아편유사제(preservative-free opioids)나 국소 마취제를 1회 주사, 간헐 투여, 지속 주입, 자가 조절 경막외 진통(patient-controlled epidural analgesia, PCEA) 같은 방법으로 투여할 수 있다. 일반적으로 단기간 요법에서는 외부 주입 기구와 연결된 임시 경막외 도관(temporary epidural catheter)으로 약물을 투여한다. 장기 요법에서는 대부분 외부 펌프나 삽입형 보충 펌프와 연결된 터널형 도관으로 약물을 투여한다.

➔ 요점

*경막외 진통을 **척추 마취(spinal anesthesia)**나 **경막외 마취(epidural anesthesia)** 같은 다른 **신경축 요법(neuraxial therapy)**과 혼동하지 말아야 한다.*

- 수막내(척추) **마취**는 아편유사제를 직접 거미막밑 공간에 투여해서 투여한 제제의 작용 시간을 제한하는 방법이다. 주로 1회 주사로 투여한다.
- 경막외 **마취**는 주로 경막외 도관으로 국소 마취제를 지속 주입하는 방법이며, 진통에 필요한 수준보다 더 많은 용량을 투여한다.
- 수막내 **마취**와 경막외 **마취**는 조합해서 사용할 수 있으며, 이를 척추 경막외 병용(combined spinal epidural, CSE) 마취라고 한다. 이 방법은 수술이나 분만에 주로 사용한다.

적응증

경막외 **진통** 요법의 적응증은 최근 몇 년 동안 더 넓어졌다. 주로 다음과 같은 상황에 사용한다.

- 급성 또는 만성 통증 관리, 특히 수술 중 전신 마취와 병용 사용, 외상 통증
- 분만 전후 기간
- 수술 후 기간
- 진단 목적 시술
- 낫적혈구병(sickle cell disease)에서 혈관막힘 위기(vasoocclussive crisis)로 인한 다리 통증
- 임종을 앞둔 환자에서 통증 관리
- 마지막으로 패혈증, 암 통증(cancer pain), 태반 혈류 개선이 필요한 분만 중인 여성 등에서도 경막외 진통이 효과가 있을 수 있다.

금기

- 절대 금기
    - 저혈량증(hypovolemia)
    - 확실한 파종 혈관내 응고(DIC)
    - 신경계 감염
    - 국소 마취 제제에 알레르기
    - 두개내압 증가: 상대 금기로 간주할 수도 있다
- 상대 금기
    - 항응고제 사용을 포함한 응고병증
    - 낮은 혈소판 수치
    - 패혈증
    - 비정상/불안정한 척추 상태나 경막외 도관 삽입에 필요한 자세를 잡지 못할 때
- 장단점 분석이 필요: 진통 효과에 영향이 있을 수 있다.
    - 다발 경화증(multiple sclerosis) 같은 질환
    - 수두 대상포진 바이러스(Varicella-zoster virus) 감염
    - 허리 수술: 척추 유합술(spinal fusion), 척주옆굽음증(scoliosis), 척추 갈림증(spina bifida) 등
    - 대동맥판 협착증
    - 문신(tattoo) 부위에 경막외 도관 삽입

도관 배치

경막외 도관은 척주(spinal column)를 따라 경막과 황색인대(ligamentum flavum) 사이의 "숨은" 공간에 배치한다. 이 공간에는 지방 조직, 혈관, 림프절, 척수 신경이 분포하고 있으며, 엉치뼈 부위(sacral area)가 공간이 가장 넓다. 도관은 요추나 흉추에 배치할 수 있지만, 주로 L1에서 L5 사이 공간을 사용한다. **요점:** 항응고제를 사용하면 영구 마비와 관련이 있는 합병증인 경막외 혈종을 유발할 수 있다. 경막외 도관 삽입/제거 전후에는 사용 중인 항응고제에 따라 일정 기간 투여를 중단해야 한다. 다음과 같은 약물을 사용할 때는 주의한다.

- 비스테로이드 소염제(NSAID)
- 티클로피딘(ticlopidine)
- 플라빅스(Plavix®)
- 당단백 IIb/IIIa 억제제
- 헤파린
- 와파린(warfarin)
- 저분자량 헤파린
- 혈전용해제
- G로 시작하는 3가지 약초: 인삼(ginseng), 마늘(garlic), 은행나무(ginkgo biloba)

감시와 안전 고려사항

경막외 진통은 부작용, 이상 반응, 합병증이 발생할 수 있으므로 신중하게 감시해야 한다.

- 기도 확보 기구, 소생 기구, 날록손(naloxone) 같은 진통 효과를 반전할 수 있는 약물은 반드시 근처에 준비해 두어야 한다.
- 의식 수준, 활력 징후, 맥박 산소측정(pulse oximetry), 날숨끝 이산화탄소 분압 측정(capnography) 등을 감시한다. 시작 후 20분간 지속 감시, 그 후 12시간 동안은 1시간마다, 그 후 24시간 동안은 2시간마다, 그리고 주입이 끝날 때까지 4시간 간격으로 감시를 권장한다.
- 감각 수준과 운동 기능을 기록한다. 특히 국소 마취제를 지속 주입하고 있다면 기록한다.
- 건식 무균 드레싱을 유지한다.
- 도관 연결 부위가 모두 안전한지 확인한다.
- 정확한 제제를 투여하는 가장 좋은 방법은 모든 경막외 약물을 투여할 때 독립적인 이중 확인을 거치는 방법이다. IV용 제제를 실수로 경막외 도관으로 주입하면 치명적이며, 그 반대도 마찬가지다.
- 경막외 약물과 IV 약물을 분리해서 보관한다. 경막외 약물에는 "경막외 전용"이라고 적힌 눈에 띄는 색상이 들어간 라벨을 붙인다.
- **요점**: 경막외로 투여하는 모든 약제는 반드시 보존제가 첨가되지 않아야 한다.

경막외 도관을 사용할 때 절대로 하지 말아야 할 것들

- 경막외 도관 삽입 부위, 도관 연결부, 약물 주입부는 알코올로 소독하지 않는다. 보존제로 쓰이기도 하는 알코올은 척수에 독성이 있다.
- 경막외 도관은 세척하지(flush) 않는다.
- 경막외 전용이라고 확실한 라벨이 없는 약물은 사용하지 않는다. 반드시 보존제가 없어야 한다.
- 경막외 도관을 일반 IV 투여 경로로 사용하지 않는다.
- 경막외 도관을 분리하지 않는다.
- 경막외 도관이 있는 환자는 MRI 촬영을 하지 않는다. 일부 도관은 촬영이 가능할 수도 있다.
- 도관을 자르지 않는다.
- 경막외로 약물을 주입하고 있다면 주치의와 상의 없이 다른 마약 진통제나 진정제를 투여하지 않는다.

합병증

- 영구 척수 손상이 나타날 수 있는 경막외 혈종
- 경막외 농양, 삽입 부위 감염
- 영구 신경 손상, 영구 운동 신경 차단
- 호흡 저하, 호흡 정지, 심정지
- 저혈압: 교감신경 차단 때문일 수 있다.
- 중추신경계 국소 마취제 독성: 시야 변화, 떨림, 귀울림(tinnitus), 감각 이상
- 경막 천자 후 두통 증후군(postdural puncture headache syndrome)

진통제 투여

경막외 공간으로 투여한 아편제제(opiate)는 지방과 결합한다. 지방과 결합한 아편제제는 경막을 가로질러 척수의 거미막밑 공간으로 이동해서 아편제제 수용체와 결합한다. 이 일련의 과정이 통증 전달 신호를 바꾸는 원인이다. 아편유사제(opioid)가 부피바카인(bupivacaine), 리도카인(lidocaine), 메피바카인(mepivacaine), 로피바카인(ropivacaine) 같은 국소 마취제와 결합하면 진통 효과가 커지고 부작용은 감소한다. 그러나, 국소 마취제는 전신 순환 흡수 때문에 독성이나 저혈압, 운동 신경 차단 등을 유발할 수 있다는 점을 유의한다. 입 주변의 저린 감각, 쇠 맛, 떨림, 귀울림, 불안감, 발작, 새롭게 나타난 부정맥 또는 이러한 증상의 조합이 관찰된다면, IV 제제를 잘못 투여했음을 의미할 수도 있으며, 또는 국소마취제 전신 독성을 의미할 수도 있다. 발작, 느린 맥, 부정맥, 심혈관계 허탈, 호흡 정지, 심정지가 발생할 수도 있으므로 즉시 주치의에게 알려야 한다.

표 1.10 일반적인 경막외 진통 약물

	펜타닐(fentanyl)	히드로모르폰[hydromorphone, 딜리드(Dilid®)]	모르핀(morphine)
지속 주입 용량	250-100 mcg/hr (0.5-1 mcg/kg/hr)	0.1-0.2 mg/hr	하루에 2-4 mg 투여. 필요하다면 추가로 1-2 mg 투여 가능. 하루에 최대 10 mg.
효과 발현	10-15분	10-15분	30-60분
통증 완화	20분	20-30분	45-60분
지속 시간	2-3시간	6-18시간	6-24시간
용해성	고지용성 =지방과 빠르게 결합 =빠른 발현	중간	저지용성(수용성) =지방과 빠르게 결합하지 못하므로 효과발현이 느리고, 지속 시간이 길다. 또한, 부작용 가능성이 크다.
다른 약물	리도카인(lidocaine)/메피바카인(mepivacaine): 빠른 발현(10-20분)/짧은 지속 시간(1-2.5시간) 부피바카인(bupivacaine)/로피바카인(ropivacaine): 빠른 발현(15-20분)/짧은 지속 시간(2.5-4시간) 에피네프린: 국소 마취제 지속 시간을 연장		

투여한 약물과 관련한 잠재적 부작용

- **호흡 억제(1% 미만).** 초기 징후는 동공 수축이며, 그 뒤로 호흡 횟수와 깊이가 감소한다. 아편제제 대항제(opiate antagonist)인 날록손(naloxone)은 일반적으로 2-3분 간격으로 0.1-0.2 mg을 IV로 투여한다. 그러나, 날록손은 반감기가 3분밖에 되지 않으므로, 증상이 다시 나타난다면 추가 투여가 필요할 수도 있다.
- **소변 정체(urinary retention)(15-90%).** 아편유사제(opioid)와 국소 마취제가 방광을 지배하는 교감 신경 경로와 감각 경로에 미치는 영향과 관련이 있으며, 특히 요추 부위에 투여할 때 자주 볼 수 있다. 도뇨관을 삽입하고 섭취량/배설량(I/O)을 주의 깊게 관찰한다.
- **가려움(30-100%).** 대부분 일시적이며, 일반적으로 얼굴과 코에 영향을 미친다. 항히스타민 제제로는 증상이 완화되지 않는다. 날록손을 저용량(0.25-1 mcg/kg/hr)으로 투여하면 진통 효과에는 거의 영향을 미치지 않으면서 증상을 완화할 수 있다. 필요하다면 날부핀(nalbuphine) 5 mg을 IV로 한 번에 투여할 수도 있으며, 진통 효과는 비슷한 수준으로 유지하면서 날록손보다 증상 완화에 더 효과적일 수 있다.
- **구역과 구토(30-100%).** 뇌줄기(brain stem) 아랫부분의 화학수용체 유발구역(chemoreceptor trigger zone)이 자극되어 나타나며, 저혈압 때문일 수도 있다. 복합 요법이 유용하다. IV 온단세트론(ondansetron) 같은 구역 억제제, IV 덱사메타손(dexamethasone), 에페드린(ephedrine), 항히스타민제, 항콜린제 같은 약물과 산소 보충, 저혈압과 저혈량증 교정, 항불안제(anxiolytics) 등이 증상 완화에 도움이 될 수 있다.
- **심혈관계 효과.** 교감신경 차단과 부교감신경 활동성 증가 때문에 발생하는 저혈압, 심박수 감소는 대부분 가벼우며 큰 문제를 유발하지 않는다. 그러나, 저혈량증(hypovolemia)이나 심부전에서는 문제가 될

수도 있으며 IV 수액 투여와 혈관수축제가 소량 필요할 수도 있다. 저혈압이 심각하다면, 다리를 올리고, 노르에피네프린(norepinephrine)/에피네프린(epinephrine) 투여를 고려한다. 이때, 경막외 진통제가 더 퍼질 수 있으므로 역 트렌델렌부르크(reverse Trendelenburg) 자세는 피한다. 이상적으로는 혈압을 안정 중 기준선(baseline)의 20% 이내로 유지해야 한다.

도관 제거 방법

대다수 병원은 인증을 받은 사람만 경막외 도관을 제거할 수 있다고 규정한다. 자세한 사항은 근무하는 병원의 지침을 참고한다.

도관을 제거하기 전에 응고 상태와 항응고제 투여 기간을 정확하게 확인한다. 응고 상태에서 비정상 소견이 보인다면, 도관을 제거하기 전에 주치의에게 알린다. 통증이 대체 요법으로 조절되고 있는지 확인한다.

- 환자를 옆으로 눕히고, 머리와 어깨는 앞쪽으로 굽히게 한다.
- 진통제 투여를 중단하고 손 위생을 진행하고 개인 보호 장비를 착용한다.
- 도관 드레싱을 조심스럽게 제거한다. 도관을 피부와 직각 방향으로 천천히 당겨서 제거한다.
- 만약 저항이 느껴진다면, 절대로 힘을 주지 않는다! 힘을 주면 도관이 손상되거나 끊어질 수 있다. 환자에게 조금 더 굽히라고 하거나 환자를 앉게 한 다음 허리를 앞쪽으로 굽히게 하고 다시 한번 시도해 본다. 환자가 통증이나 둔한 감각을 호소한다면 중단한다! 도관이 노출된 부분과 삽입 부위를 거즈로 덮은 후 주치의에게 연락한다.
- 문제없이 제거했다면, 도관 끝부분이 온전하며 끊어지지 않았는지 확인한다.
- 병원별 지침에 따라 삽입 부위를 드레싱한다. 도관 끝부분의 상태를 포함한 모든 소견을 기록한다.
- 주입이 끝나고 약 6시간 뒤에 출혈, 경막외 혈종(다리 힘 빠짐, 감각 이상, 이전에는 없던 허리 통증), 감염, 통증, 삽입 부위 압통, 약물 부작용(진정, 호흡 억제, 국소 마취제 독성) 등을 평가한다.

피부분절(Dermatome)

경막외 도관으로 주입한 약물은 진통 범위가 띠 형태로 나타나므로 이러한 감각 "높이"는 피부분절로 평가할 수 있다. 경막외 진통은 약물이 효과를 보이는 신체 범위 전체에 "무감각"을 유발한다. 피부분절 평가로 적절한 높이에 영향을 미치는지, 위쪽 높이가 너무 높지는 않은지, 호흡 상태에 악영향을 미치지 않는지 확인할 수 있다.

- 피부분절은 다양한 방법으로 평가할 수 있다.
    - 피부에 차가운 알코올 패드나 아이스팩 같이 차가운 물건을 대보거나, 피부를 가볍게 만지거나, 찔러보거나 할 수 있다. 처음에는 신체 한쪽을 먼저 검사한 뒤에 반대편도 검사해서 양쪽을 비교한다.
    - 진통제 효과가 미치지 않는 부위를 알 수 있도록 얼굴에서 시작해서 절개 부위 같은 진통 목표 지점의 위아래를 만져보고, 그 후 좌우를 비교해서 진통 효과가 한쪽인지 양쪽인지 확인한다.
    - 다리 쪽으로 검사 범위를 넓혀서 다리의 무작위 부위를 만져보고 위로 이동한다. 환자가 감각이 다르다고 이야기하면 그 부위와 피부분절 도표를 비교한다. 감각이 변한 부위는 진통 효과를 받는 부위이므로 이를 바탕으로 진통의 위아래 높이를 확인할 수 있다.

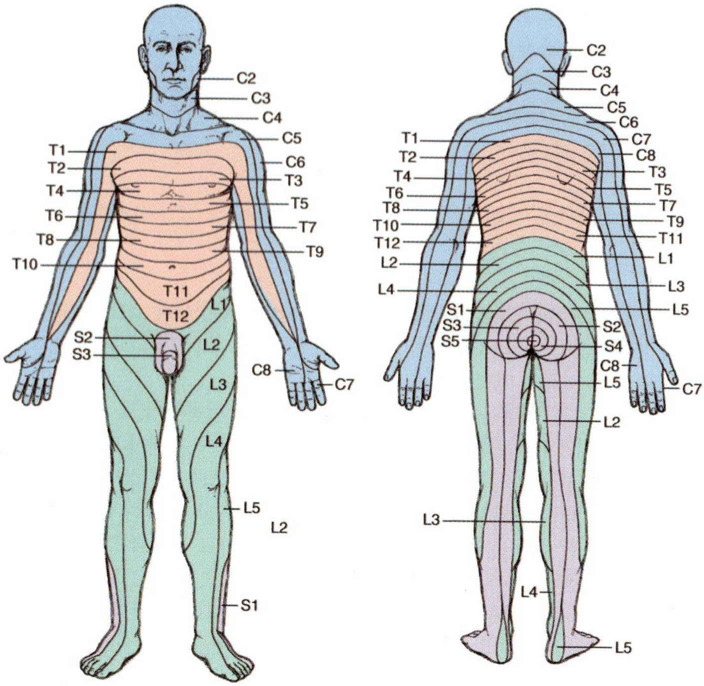

그림 1.25 피부분절

■ 경막외 혈종(EPIDURAL HEMATOMA) *뇌탈출(p. 44), 경막외 진통(p. 35), 척수 손상(p. 78) 참고*

경막외 혈종은 주로 외상, 뇌줄기 타박상(brain stem contusion), 머리뼈 바닥 골절(basilar fracture), 관자뼈 골절(temporal bone fracture) 등이 원인이다. 경막외 공간을 따라 어디든지 발생할 수 있으며, 혈액이 대량으로 유입되어 발생한다. 일반적으로 동맥 출혈이 원인이므로 증상 진행이 극적일 수 있다. 최상의 치료 결과를 얻으려면 빠른 치료가 중요하다. 흥분, 초조, 국소 두통, 구역, 구토는 보상실패(decompensation)의 초기 징후다. 증상은 의식 수준 저하, 병변 쪽 동공 고정, 두개내압 증가, 반대쪽 반신 불완전마비(hemiparesis) 등으로 빠르게 진행할 수 있다. 갈고리 이랑 탈출(uncal herniation)의 증상과 징후를 주의 깊게 감시한다. 경막외 혈종은 두개내압 감소, 뇌 관류압 개선, 수술 배액 등으로 치료한다. 병변이 확장되었다면, 요추 천자는 뇌탈출 위험이 있으며 예후가 나쁘므로 금기다.

경막외 혈종이 척추의 특정 부위에 생겼다면, 이를 **척추 경막외 혈종(spinal epidural hematoma, SEH)**이라고 한다. SEH는 경막외 도관을 배치/제거할 때 발생한 외상이 원인인 심각한 합병증이며, 특히 항응고제를 사용 중이라면 더 위험하며, 경막외 도관 1만 개당 2.25건이 발생한다. **요점**: 척수 압박과 허혈로 인한 영구 신경 손상을 방지하려면 빠른 인식과 치료가 필수다.

SEH의 증상과 징후는 가벼운 감각 이상(한쪽 또는 양쪽 다리 힘 빠짐), 지속하는 심한 허리 통증 같은 초기 징후에서부터 하반신마비, 요실금 같은 후기 징후까지 매우 빠르게 진행할 수 있다. 증상은 일반적으로 경막외 도관 배치/제거 후 12-48시간 사이에 나타난다.

요점

SEH의 초기 징후를 경막외 요법의 효과로 오해하지 않는다!

국소 마취제 투여를 중단하거나 치료 자체를 중단하면 증상 평가에 도움이 될 수 있다. 경막외 혈종이 의심된다면 MRI를 촬영한다. 혈종이 발생하고 8시간 이내에 수술로 감압하면 영구 신경 손상이 나타날 가능성을 줄일 수 있다.

뇌전증(EPILEPSY) *발작(p. 73) 참고*

유발전위 검사(EVOKED POTENTIAL STUDY)

유발전위 검사는 특정 감각 자극을 준 다음에 측정한 중추신경계의 전기 반응을 분석하는 방법이다. 뇌파도(EEG)에 나타나는 자발 전위(spontaneous potential)와는 다르다. 감각 기관과 뇌 사이의 반응을 평가하는 유발전위 검사는 일반적으로 3가지가 있다. 시각 유발전위 검사는 시각 경로를, 청각 유발전위 검사는 청각 경로를, 몸 감각(somatosensory) 유발전위 검사는 척수를 통과하는 말초 신경 경로를 평가할 수 있다. 유발전위 검사는 다발 경화증 같은 다양한 중추신경계 질환을 진단할 때 사용한다.

뇌실외 배액(EXTERNAL VENTRICULAR DRAIN, EVD) *두개내압 감시(p. 49) 참고*

피셔 등급 척도(FISHER GRADING SCALE) *뇌동맥류(p. 5) 참고*

큰 구멍(FORAMEN MAGNUM)

큰 구멍은 문자 그대로 "커다란 구멍"을 의미하며, 뇌줄기(brain stem)가 척수가 되는 지점이다.

감마나이프(GAMMA KNIFE) *사이버 나이프(p. 26), 정위 방사선수술(p. 80) 참고*

감마나이프는 정위 방사선수술(stereotactic radiosurgery, SRS)의 한 형태로 뇌 질환 환자가 보편적인 뇌 수술에 적합하지 않을 때 주로 사용하는 방법이다. 종양 조절은 사례 중 95% 이상에서 성공적이었다. 치료는 방사선 조사 한 번 또는 여러 번으로 이루어지며, 한 번 치료할 때 방사선을 차례대로 조사한다. SRS 전에 핀 4개가 달린 가벼운 틀(frame)로 환자 머리 위치를 고정해서 정확하게 치료한다. 핀이 바늘 모양을 하고 있지만, 환자는 핀 고정 부위를 마취할 때만 통증을 느낀다. 이후 방사선요법을 진행하기 전에 뇌 스캔을 진행해서 정확한 지도를 작성하고 머리에 씌운 틀을 기준으로 종양을 평가한다. 최근에는 최첨단 기술 덕분에 틀 기반 또는 틀 없는 방사선수술이 가능하게 되었고, 복잡한 신경학적 문제를 치료할 때 외과 의사들의 선택지가 더 많아졌다. 이 최첨단 기술은 방사선 영상을 사용해서 그 어느 때보다 더 정확하게 뇌의 목표 지점을 지정하고, 용량 제어와 동작 관리 시스템을 적용해서 극도로 정확하게 치료할 수 있다. 감마 "나이프"라는 말은 절개 부위가 없고 두개골은 열지 않으므로 어떻게 보면 잘못된 명칭이다. 치료는 일반적으로 2시간 이내에 끝나며, 환자는 당일 퇴원이 가능하다.

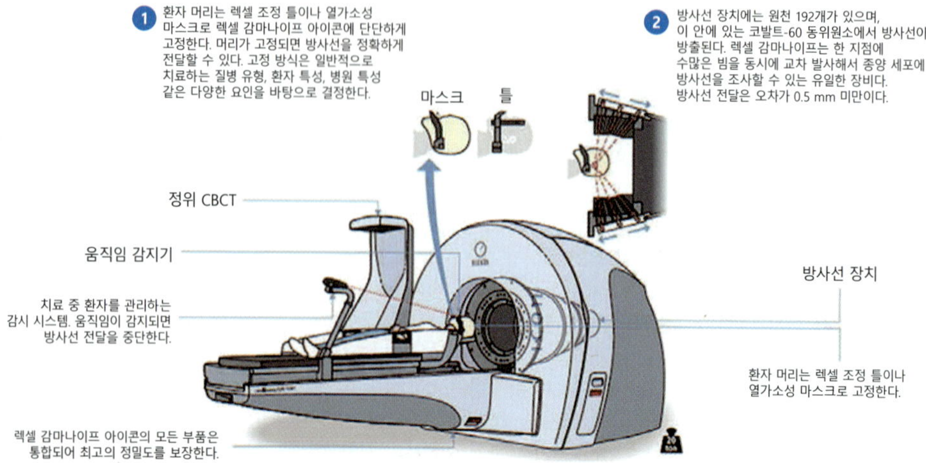

그림 1.26 엘렉타 감마나이프(Elekta AB, Stockholm, Sweden)는 정위 방사선수술 전용 기구다. 1968년 스웨덴의 신경외과 의사 라스 렉셀(Dr. Lars Leksell)이 두개내 목표에 정밀하게 방사선을 조사하려고 만들었다. 위 그림의 모델은 감마나이프 아이콘(Icon)이며, 통합 고정 시스템과 통합 정위 CBCT (cone beam CT) 시스템이 장착되어 있다. [Used with permission from Halperin, E. C., Wazer, D. E., Perez, C. A., Brady, L. W. (2018). Perez & Brady's principles and practice of Radiation Oncology (7th ed). Philadelphia: Wolters Kluwer.]

글래스고 혼수 척도(GLASGOW COMA SCALE)

"만점"은 15점. 8점 미만이라면 신경외과로 전과해야 한다. 살아있는 환자라면 최소 3점은 받을 수 있다.

눈뜨기 점수

- 4 근처에 누군가가 오면 자발적으로 눈을 뜬다
- 3 보통보다 큰 소리로 부르면 눈을 뜬다
- 2 통증 자극에 눈을 뜬다
- 1 통증 자극에 눈을 뜨지 않는다

운동 반응 점수

- 6 "왼손을 침대에서 들어보세요"같은 간단한 지시에 따를 수 있다
- 5 통증 부위를 인식하고 원인을 피하려고 한다
- 4 통증 자극에 목적이 없는 움직임을 보인다
- 3 통증 자극에 팔꿈치와 손목을 굽히고, 다리는 편다
- 2 통증 자극에 팔다리 모두를 곧게 편다
- 1 통증 자극에도 팔다리 움직임이 전혀 없다

언어 반응 점수

- 5 시간, 장소, 사람을 인식한다
- 4 혼란스럽지만 대화를 할 수 있다
- 3 부적절하지만 인식할 수 있는 단어 또는 문구로만 말한다
- 2 이해할 수 없는 소리를 낸다
- 1 전혀 소리를 내지 않는다. **요점:** 기관내 삽관 때문에 소리를 낼 수 없는 환자는 점수표에 "T" (tube)라고 기록한다. 기관절개(tracheostomy)를 받은 환자에게는 언어 평가를 할 수 있다. 기관절개부로 언어를 평가하거나 가능하다면 띠(cuff)에서 공기를 빼서 평가한다. 소리를 낼 수 없는 환자는 1점으로 기록한다.

■ 교모세포종(GLIOBLASTOMA) *신경기원 종양(p. 91) 참고*

■ 신경교종(GLIOMA) *신경기원 종양(p. 91) 참고*

■ 포도당 분해(GLYCOLYSIS)

포도당 분해란 포도당을 삼인산 아데노신(adenosine triphosphate, ATP)으로 만들어 에너지를 공급하는 무산소 대사 과정이다. 포도당은 뇌에서 가장 "싼" ATP 공급원이다. 따라서, 저산소증이 있으면 포도당 분해 비율이 증가한다. 뇌는 포도당을 사용할 때 인슐린이 필요하지 않음을 기억한다. 포도당과 산소만 지속해서 공급되면 대사를 할 수 있다. 뇌에는 포도당 저장소가 없으므로 혈액으로만 포도당을 지속해서 공급받을 수 있다.

■ 길랑-바레 증후군(GUILLAIN-BARRÉ SYNDROME) *혈장분리교환(p. 374) 참고*

길랑-바레 증후군(GBS)은 건강한 말초 신경계를 침범하는 급성 염증 말이집탈락 다발신경병증(demyelinating polyneuropathy)이다. 바이러스 감염에 대한 자가면역 반응으로 나타나며, 급성 전신 마비(acute generalized paralysis)의 가장 흔한 원인이다. 정확한 원인은 알 수 없으며, 비슷한 질환과 환경에 놓여 있어도 어떤 사람은 영향을 받지만 어떤 사람은 영향을 받지 않는다. 일반적인 양상은 가벼운 상행 운동신경 약화(ascending motor weakness)에서 마비까지 다양하지만, 감각 변화와 하행 진행(descending progression) 같은 다른 증상이 생길 수도 있다. GBS는 소아보다는 성인에게 많으며, 남녀 비율은 같다. 매년 발생률은 10만 명 중에 1명이다. 통증이 중요한 부분을 차지하므로 통증 관리가 필요하다. 부정맥, 혈압 불안정, 위장관 기능 이상, 수면 장애 같은 자율신경계 기능 이상과 호흡 부전이 없는지 환자를 주의 깊게 관찰해야 한다. 말하고 씹고 삼키기가 힘들거나, 방광 조절 문제 같은 감각 변화와 면역글로불린 정맥투여(IVIG) 때문에 거짓 저소듐혈증(pseudohyponatremia)도 나타날 수 있다. 일반적으로 의식과 인식 수준은 영향을 받지 않는다. 현재까지 알려진 치료법은 없으며, 코르티코스테로이드(corticosteroid)는 효과가 없다고 밝혀졌다. 그러나, 주로 사용하는 두 가지 치료법은 적어도 병의 중증도와 기간을 줄일 수 있다.

- 혈장분리교환은 GBS에서 자주 사용한다. 정맥에 도관을 삽입해서 혈액을 배출한다. 혈장분리기로 혈장을 분리하고, 문제가 되는 활성 항체(active antibody)를 걸러낸다. 그 후 깨끗한 혈장 보충액을 환자에게 다시 주입한다. 이 방법으로 전체 항체 부하(overall antibody load)를 줄이면 증상이 감소한다.
- 면역글로불린 정맥투여(IVIG)는 일반적인 치료법이며, 환자 자신의 항체를 수많은 기증자에게서 모은 비특이적이고 건강한 항체, 즉 면역글로불린으로 희석하면, 해로운 항체에 결합하거나 해로운 항체를 차단해서 효과를 나타내지 못하도록 하고, 그렇게 함으로써 환자 상태가 호전된다는 가설에 근간을 두고 있다. 이 치료법은 GBS가 발현하고 2주 이내에 시작하면 가장 반응이 좋다.

■ 달무리 징후(HALO SIGN) *뇌척수액(p. 18) 참고*

뇌척수액(CSF) 누출은 때로는 거즈나 드레싱에 묻은 누출액을 둘러싼 연한 노란색 테두리, 즉 특징적인 "달무리" 징후로 확인할 수 있다. 이러한 누출은 귀, 코, 코인두, 수술 배액 부위 등에서 나타날 수 있다. 점액과 뇌척수액 누출을 감별하려면 누출액을 혈당측정기로 시험해 볼 수도 있다. 뇌척수액에는 포도당이 있으므로 뇌척수액이라면 혈당측정기에서 양성 반응이 나타난다.

■ 혈관모세포종(HEMANGIOBLASTOMA) *신경기원 종양(p. 91) 참고*

■ 뇌탈출(HERNIATION)

탈장은 막, 근육, 뼈를 덮고 있는 부위에 발생한 결함이나 이러한 부위에 원래 있던 구멍으로 장기나 다른 신체 구조물이 비정상적으로 돌출하는 것이다. 신경학적 탈장, 즉 뇌탈출은 3가지 형태로 나뉜다.

- 중심부 탈출 또는 천막 경유 탈출(transtentorial herniation)은 압박을 받아 아래쪽으로 이동하는 뇌 반구가 특징이며, 그 결과 소뇌 천막(tentorium cerebelli)이 압박받는다. 징후로는 먼저 작은 동공(1-3 mm)이 나타나며, 그 후 양쪽 동공이 확장된다. 주로 만성 질환에서 볼 수 있다.
- 갈고리 이랑 탈출(uncal herniation)은 측두엽이 뇌줄기(brain stem)와 제3 뇌 신경 쪽으로 이동한다. 뇌졸중(CVA)에서 볼 수 있으며, 같은 쪽(ipsilateral) 동공이 확장된다. 경막외 혈종 같은 신경과적 응급 상황에서도 나타날 수 있다. 탈출이 뇌 신경을 압박하므로 환자에게서 동공 "열림"을 확인할 수 있다.
- 천막아래 탈출(infratentorial herniation)은 뇌줄기와 소뇌가 소뇌 천막 방향으로 위쪽으로 눌리거나, 큰 구멍(foramen magnum) 방향으로 아래쪽으로 눌리는 것을 의미한다.

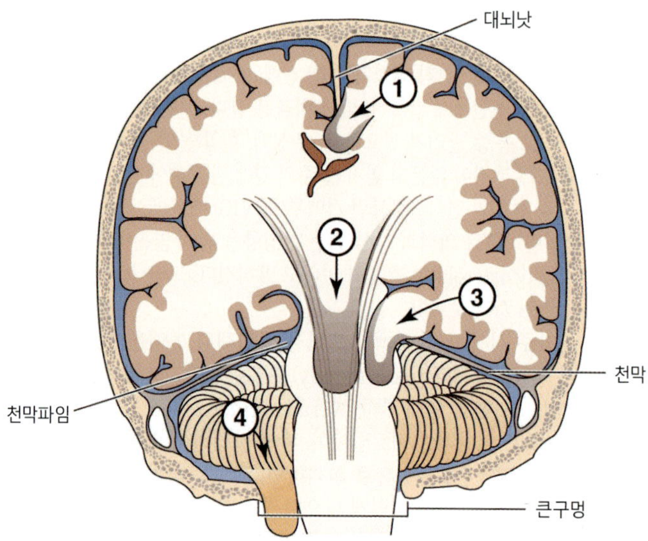

그림 1.27 뇌탈출 양상. ① 대뇌 반구 두 개를 나누는 경막이 접힌 부분, 즉 대뇌 낫(falx cerebri) 아래로 탈출하는 띠 이랑 탈출(cingulate herniation). ② 뇌줄기와 소뇌 사이의 구멍인 천막파임(tentorial notch) 쪽으로 탈출하는 중심부 천막 경유 탈출. ③ 천막 파임 옆쪽으로 탈출하는 갈고리 이랑 탈출. ④ 소뇌 일부분이 큰 구멍을 따라 아래로 탈출하는 천막아래 탈출

표 1.11 뇌탈출의 종류*

	초기	후기
중심부 탈출(천막 경유 탈출)		
동공	작고, 양쪽 반응	양쪽 고정, 확장
의식 수준	집중이 어려움 초조나 졸음	혼수에서 혼미
운동	반대편 반신 불완전마비(hemiparesis)	양쪽 피질제거 자세 대뇌제거 자세, 이완 마비(flaccid paralysis)
호흡	정지, 중심 신경성 과다환기	체인-스톡스 호흡, 무호흡
눈바깥 근육 징후	정상 또는 약간 이동	이향 주시(dysconjugate gaze), 눈바깥 근육 마비
갈고리 이랑 탈출		
동공	같은쪽 동공 확장, 느린 움직임, 반응 없음	확장, 고정
의식 수준	정상, 안절부절	혼미, 빠르게 혼수로 진행할 수도 있다.
운동	경도 위약감, 엎침 처짐(pronator drift)	대뇌제거 자세, 이완 마비
호흡	정상	체인-스톡스 호흡, 실조 호흡, 호흡 정지
눈바깥 근육 징후	눈꺼풀처짐(ptosis)	눈바깥 근육 마비
천막아래 탈출		
동공	중간에 머무르거나 작고 반응 없음	양쪽 고정
의식 수준	혼미	혼수
운동	반신 불완전마비, 반신마비(hemiplegia)	피질제거 자세, 대뇌제거 자세, 이완 마비
호흡	병변 부위에 따라 다양	호흡 정지
눈바깥 근육 징후	눈근육마비(ophthalmoplegia), 초기에 위쪽 주시 상실	눈바깥 근육 마비

*뇌탈출 가능성이 있는 환자를 관찰할 때는 증상과 징후가 예측 가능한 순서대로 진행한다는 점을 기억해야 한다. 중심부 탈출과 갈고리 이랑 탈출에서는 신경학적 악화가 정해진 순서대로 진행한다. 즉, 압력이 증가하면 사이뇌(diencephalon), 중뇌, 다리뇌 순으로 영향을 받으며, 마지막에 숨뇌가 영향을 받는다. 중심부 탈출과 갈고리 이랑 탈출은 최종 단계가 같다.

Revised and adapted from Hickey, J. V. (2014). The clinical practice of neurological and neurosurgical nursing (7th ed.). Philadelphia: Lippincott Williams & Wilkins.

같은쪽 반맹(HOMONYMOUS HEMIANOPIA)

시각소실(anopsia)이란 용어는 시신경 손상 때문에 한쪽 눈의 시야가 완전히 없어짐을 의미한다. 반맹(hemianopia/hemianopsia)이란 한쪽 눈 또는 양쪽 눈의 시야 중 절반이 없어짐을 의미한다. 조금 더 세분화하면, 양측두 반맹(bitemporal hemianopia)은 시신경교차(optic chiasm)에 발생한 병변 때문에 생기며, 양쪽 눈의 바깥쪽 시야 반이 사라진 것을 말한다. 동측 반맹(homonymous hemianopia)은 시신경교차 뒤쪽이나 시신경 경로 그 자체에 병변이 있을 때 나타나며, 양쪽 눈의 같은쪽, 병변 반대쪽 시야 반이 사라진 것을 의미한다. 동측 반맹은 허혈 뇌졸중의 증상이다.

시야 소실
(검은색은 시야가 없음을 의미)

오른쪽 시각소실	○ ●
왼쪽 시각 소실	● ○
오른쪽 동측 반맹	◑ ◑
왼쪽 동측 반맹	◐ ◐
양측두 반맹	◐ ◑

그림 1.28 **시야 소실 패턴. 검은색 부분은 보이지 않는 부분을 나타낸다.**

헌트와 헤스 척도(HUNT AND HESS SCALE) *뇌동맥류(p. 5) 참고*

수두증(HYDROCEPHALUS) *신경계 션트(p. 76) 참고*

수두증이란 두개골 안에 뇌척수액(CSF)이 비정상적으로 축적된 것을 말한다. 유아기에는 머리가 커질 수 있지만, 성인이 되면 두개골 크기가 고정되고 움직이지 않으므로 머리가 커질 수 없다. 과도한 체액으로 인한 압력은 뇌 조직을 두개골 쪽으로 압박해서 뇌 조직의 위축, 세포사, 발작 등으로 이어진다. 수두증은 수술로 션트를 삽입하면 교정할 수 있다.

수두증에는 두 가지 유형이 있다.

- 교통 수두증(communicating hydrocephalus)은 뇌와 척수를 둘러싼 뇌척수액의 흐름에는 문제가 없지만, 흡수에 문제가 있을 때 발생한다. 거미막밑 출혈(SAH)에서 나타나는 유형으로, 거미막밑 공간의 융모(villi)가 뇌척수액을 흡수하지 못할 때 발생한다.
- 무교통 수두증은 뇌척수액의 흐름이 막힐 때 발생하며, 키아리 기형(Chiari malformation) 같은 구조 이상이나 종양이 있을 때 나타날 수 있다.

두개내압 증가(INCREASED INTRACRANIAL PRESSURE) *뇌동맥류(p. 5), 뇌 관류압(p. 17), 쿠싱 반사와 쿠싱 세 증후(p. 26), 두개내압 감시(p. 49), 몬로 켈리 가설(p. 60) 참고*

두개내압 항진(intracranial hypertension, IH)이라고도 하는 두개내압 증가는 두개골 안의 내용물, 즉 뇌, 혈액, 뇌척수액 증가가 원인이다. 이 증후군은 다양한 패턴을 지니며, 다학제 접근으로 관리해야 한다. 먼저, 두개내압 증가는 압력을 증가시키는 한 가지 요인 때문에 발생할 수 있다. 이때, 다른 요인은 압력을 정상 범위로 유지할 수 있도록 압력을 낮추려고 한다. 이를 보상이라고 한다. 이 보상 기전이 충분하지 못하면, 뇌가 정상 두개골 구역 바깥으로 탈출할 위험이 있다.

- **정상 두개내압**: 0-15 mmHg, 환자가 누워 있다면 7-15 mmHg
- **비정상**: 15 mmHg 이상
- **심각한 증가(두개내압 증가)**: 5분 이상 20 mmHg 이상

두개골 내용물과 관련이 있는 두개내압 증가의 근본 원인은 다음과 같다.

- **뇌 조직 관련**: 농양, 동맥류, 혈종, 종양 등이 유발하는 덩이 효과(mass effect)
- **혈액량 관련**: 뇌동맥 확장, 고이산화탄소혈증(이산화탄소 증가는 뇌혈관을 확장), 충혈(hyperemia), 정맥 유출 폐쇄
- **뇌척수액 양 관련**: 생산량 증가[맥락얼기 유두종(choroid plexus papilloma)], 흡수량 감소(거미막밑 출

혈, 교통 수두증), 흐름 폐쇄(무교통 수두증, 종양, 선천 기형, 기타 병변)

위의 3가지 요인 중 하나라도 제거한다면 두개내압이 감소하지만, 사용하려는 접근법을 선택할 때는 환자에게 어떤 위험이 있을지 반드시 고려해야 한다. 선택지에는 뼈, 종양, 피떡(blood clot)을 제거하는 뇌수술, 뇌실외 배액(EVD), 뇌실창냄술(ventriculostomy), 뇌척수액 배액 등이 있으며, 모두 뇌 공간 확장에 효과가 있다. 일반적으로 한 번 두개내압이 증가하면, 대사 변화 때문에 계속 두개내압이 증가한다. 뇌 조직량이 증가하면 보상 기전으로 뇌척수액과 뇌 혈류가 모두 감소한다. 그러나, 뇌 혈류가 감소하면, 고이산화탄소혈증, 저산소증, 산증이 나타난다. 산증은 보상 기전과는 별도로 뇌 혈류를 높이고, 이 때문에 뇌 혈액량이 증가하면 다시 두개내압이 증가한다.

세심한 평가로 두개내압 증가를 빠르게 식별해야 한다. 두개내압 증가의 초기 징후에는 누울 때 심해지는 두통, 구역 없는 구토, 흥분, 초조, 새로 나타난 혼란 등이 있다. 두개내압이 더 증가하면 의식 수준 감소, 무반응, 동공 변화, 고혈압, 저산소증, 산증, 발작, 비정상 자세 같은 추가 증상, 즉 후기 징후가 나타날 수 있다.

표 1.12 두개내압 상승 접근법

두개내압 상승 요인	간호 관리	내과적 관리
고이산화탄소혈증 :PCO_2 45 mmHg 이상 • 저환기가 원인 • 비만, 흡연자에서는 만성일 수 있음 • 뇌 혈관확장을 유발	감시와 예방 가능성 있는 원인: • 수면 무호흡증 • 과다진정 • 기계환기 비동조 • 얕은 호흡 치료 두개내압이 갑자기 상승했다면, 명확한 치료법이 준비되기 전까지 과다환기를 고려	• 환기기 호흡수와 일회 호흡량을 증량 • 호흡기 질환 관리
저산소혈증 :PO_2 50 mmHg 미만 • 발작 가능	• 삽관(intubation)과 흡인(suction) 전에 충분한 산소 공급 • 흡인은 필요할 때만 시행하고, 흡인관 통과는 2회 이내로 한다 • 기도 막힘 평가와 관리. 코인두 기도(naso-pharyngeal airway)를 고려	• 삽관 고려 • 발작이 있다면, 항발작제 투여 • 보존적 방법으로 충분한 산소를 공급할 수 없다면 신경근육 마비를 고려. 신경근육 마비는 반드시 마비 약물과 통증/불안 관리를 동시에 해야 한다. 바비튜르산(barbiturate) 요법이 뇌 대사 요구를 최소화할 수도 있다.
호흡 중재 • 흡인/삽관 • PEEP • 비동조 호흡	• 삽관(intubation)과 흡인(suction) 전에 충분한 산소 공급 • 흡인은 필요할 때만 시행하고, 흡인관 통과는 2회 이내로 한다. • 환기기 설정 변경과 중재가 두개내압에 미치는 영향을 감시 • 진정을 고려 • 진정을 이용해서 비동조를 회피 • 환자의 호흡 노력에 맞춰서 앰부(AMBU™)로 산소 공급	과다진정 회피와 효과적인 진정 • RASS 점수를 기준으로 IV 진정제 증감 • 통증 관리와 진정 관리

표 1.12 (이어서) 두개내압 상승 접근법

두개내압 상승 요인	간호 관리	내과적 관리
혈관확장제, 이뇨제	다음을 감시한다: • 15분-1시간 간격으로 활력징후 확인 • 두개내압/뇌 관류압 감시 • 정상 혈액량 유지가 목표, 저혈압과 고혈압을 회피 • 혈액 검사(CBC, 전해질, 혈당)를 주의 깊게 감시하고, 필요하다면 보충/치료해서 정상값을 유지	• 니트로글리세린과 니트로프루시드(nitroprusside)는 가능한 한 피한다. • 마취 가스 사용 시 주의한다. • D_5W나 0.45% NS 같은 저장 IV 수액은 피한다. • 0.9% NS만 사용한다. • 저혈압/고혈압을 피한다. • 뇌 관류압은 50-70 mmHg으로 유지하고, 평균 동맥압은 90 mmHg 이상으로 유지한다. • 뇌부종을 줄이려면 만니톨과 D_5 0.45% NS, D_5 0.225% NS 같은 고장 용액을 투여한다.
자세 • 목 꺾임 • 지나친 굽힘	• 지나친 엉덩관절 굽힘, 엎드린 자세, 비만 복부에 압박을 피한다. • 목은 정중앙에 중립 위치로 유지한다. • 기관내 관은 목을 둘러싸지 않는 기구로 고정한다. • 침대 머리는 30°로 올린다. 그러나, 저혈량 상태에서는 금기다.	
등척 근육 수축 (isometric muscle contraction)	• "가속 페달 밟는" 자세를 피한다. • 가능한 한 떨림, 비정상 자세, 보호대(restrain) 반대 방향으로 당김 등을 피한다.	• 두개내압이 심각한 수준으로 상승한다면, 신경근육 마비제, 근육 이완제, 바비튜르산 요법으로 이러한 움직임을 예방할 수도 있다. • 떨림은 페치딘(pethidine)이나 클로르프로마진(chlorpromazine)으로 관리할 수 있다.
기침, 발살바 수기	• 일상 약물과 필요할 때 투여하는 약물 • 대변 빈도를 주의한다. • 환자가 무리한 운동을 하지 않도록 움직임을 보조한다.	• 대변 연화제 • 진정
해로운 자극	• 통증 관리: 비언어 지표를 관찰한다. • 불안 관리: 모든 시술과 관리 전 환자에게 설명한다. • 항불안제는 과다진정/과소진정을 피해서 사용한다.	• 침습 술기와 일상 관리 전에 통증을 조절한다. • 표준화 통증 척도와 진정 척도를 사용한다.
뇌 대사 증가	• 충분한 안정기를 제공한다. • 크러스터 관리* • 두개내압이 기준선으로 돌아갈 때까지 환자를 자극하지 않고 관찰한다.	• 발열은 즉시 해열제로 조절한다. • 약물에 반응하지 않는다면 냉각 요법을 사용한다. • 두개내압을 감시하면 간호 관리가 두개내압에 미치는 효과를 평가할 수 있다.

*클러스터 관리(cluster care)는 다양한 간호 관리나 일상 관리를 시간 경과에 따라 제공하는 것이 아닌, 일정 간격으로 한 번에 모두 제공하는 것을 의미하며, 환자를 자극하지 않고 쉴 시간을 제공하는 간호 관리 방법을 의미한다.

■ 두개내 출혈(INTRACRANIAL HEMORRHAGE) 두개내압 증가(p. 46), 쿠싱 반사(p. 26), 쿠싱 세 증후(p. 26) 참고

■ 두개내압 항진(INTRACRANIAL HYPERTENSION) 두개내압 증가(p. 46) 참고

■ 두개내압 감시(INTRACRANIAL PRESSURE MONITORING) 뇌 관류압(p. 17), 두개내압 증가(p. 46) 참고

정상 두개내압: 0-15 mmHg, 환자가 누워 있다면 7-15 mmHg
비정상: 15 mmHg 이상
심각한 증가: 5분 이상 20 mmHg 이상
참고: mmHg를 cmH_2O로 환산하려면 mmHg 값에 1.359를 곱한다.

두개내압 증가는 2차 뇌 손상의 직접 원인이므로 바람직하지 않은 변화를 조기에 발견하려면 두개내압을 정확하게 측정해야 한다. 침습 두개내압 감시의 상대 금기에는 응고병증과 감염(삽입 부위나 뇌) 두 가지가 있다.

일반적으로 중환자실에서 두개내압 관리에 사용하는 침습 두개내압 감시 시스템은 뇌척수액 배액 여부와 관계없이 두 종류가 있다.

- 액체-기반 시스템
  - 뇌실외 배액(external ventricular drain, EVD) 또는 뇌실창냄술(ventriculostomy)
  - 거미막밑 나사(subarachnoid screw)
- 삽입형 미세측정기 시스템(implantable microtransducer systems)
  - 광섬유 감지기
  - 공기압 감지기

뇌실외 배액(external ventricular drain, EVD, ventriculostomy)

뇌실외 배액은 두개내압 감시에서 최적 표준이다. 두개내압을 정확하게 측정할 수 있으며, 치료 목적의 배액, 검체 채취, 뇌척수액 검사, 필요할 때 뇌실내에 약물 투여 등을 할 수 있기 때문이다. 도관은 가쪽 뇌실의 앞뿔(anterior horn of lateral ventricle)에 배치하지만 때로는 뒤뿔(posterior horn)에 배치할 수도 있으며, 일반적으로 비우세 대뇌 반구(nondominant hemisphere)에 삽입한다. 그 후 물을 채운 배액 및 감시 시스템과 연결한다. 이 기기는 감염과 출혈 위험이 있으므로 의료진은 이 시스템을 잘 알고 있어야 한다.

뇌실외 배액 관리

- 침대 머리는 항상 20°에서 30° 높이를 유지한다.
- EVD 기기와 환자를 연결하기 전에 멸균식염수(non-bacteriostatic saline)로 전처치를 한다. 기기 내부에 공기 방울(air bubble)이 없는지 확인한다. 시스템에서 전처치 수액(priming fluid)을 분리한다. 도관을 배치하고 환자와 연결했다면, 뇌실내 도관이나 시스템을 절대로 세척하지(flushing) 않는다.
- 측정기 높이를 몬로 구멍(foramen of Monro)과 맞춘다. 몬로 구멍은 바깥쪽 눈구석(outer canthus)과 귀구슬(tragus)의 중간 지점에 있다. 환자가 옆으로 누워있다면, 눈썹 사이로 높이를 맞춘다.
- 환자의 자세를 바꾸면 항상 높이를 다시 맞춘다. 영점은 다시 맞추지 않아도 된다.
- EVD 측정기가 침상 모니터와 제대로 연결되었는지 확인한 다음 영점을 조절한다. 영점 조절은 다음에 나오는 EVD 영점 조절 부분을 참고한다. 근무 교대 시마다 또는 병원별 지침에 정해진 주기마다 영점을 다시 조절한다. 연결된 관을 분리했다면 영점을 다시 맞춘다. 적절한 파형이 나타나는지 확인한다.

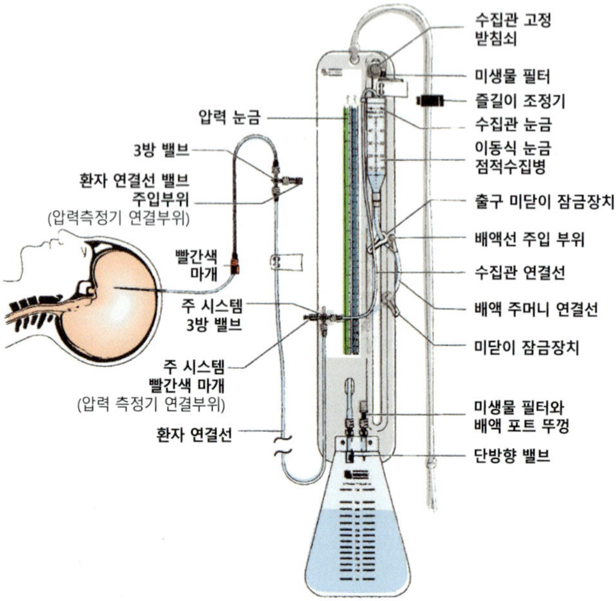

그림 1.29 두개내압 감시와 뇌척수액 배액에 사용하는 베커(Becker) 외부 배액 및 감시 시스템. (Adapted from Medtronic PS Medical, Goleta, CA.)

- 뇌척수액 수집관(collection chamber)을 처방에 따라 특정 높이로 조절하며, 이때 mmHg나 cmH_2O로 높이를 정확하게 조절한다. 두 단위는 값이 다르므로 반드시 처방 단위를 확인한다.
- 수집관을 특정 높이에 배치하고 뇌척수액 배액을 계속 유지하는 처방도 있을 수 있다(그림 1.32).
- 다른 방법으로는 뇌척수액을 일정량만큼 배액 하는 처방도 있을 수 있다. 평소에는 3방 밸브(three-way stopcock)를 닫아 두고 일정 간격으로 열어서 원하는 양만큼 뇌척수액을 배액 한다(그림 1.32). 두개내압을 주의 깊게 감시한다.
- **요점:** 환자의 두개내압이 수집관보다 높다면, 뇌척수액이 수집관으로 배액 된다. 예를 들어, 환자의 ICP가 10 mmHg이고, 수집관의 높이가 측두 파임(temporal notch) 위로 8 mmHg라면 뇌척수액이 배액 된다. 이러한 EVD의 정상 기능 덕분에 환자의 ICP를 미리 설정한 수준으로 유지할 수 있다.

두개내압 파형

두개내압 파형은 다소 약한 동맥파형과 비슷하게 생겼으며, 뇌척수액과 뇌 실질로 동맥과 정맥 파형이 전달되어 만들어진다. 정상 두개내압 파형은 심장 수축에 대응하는 상승곡선으로 시작해서 첫 고점(P1)을 만든 후 점차 진폭이 줄어드는 고점 두개(P2, P3)가 있다.

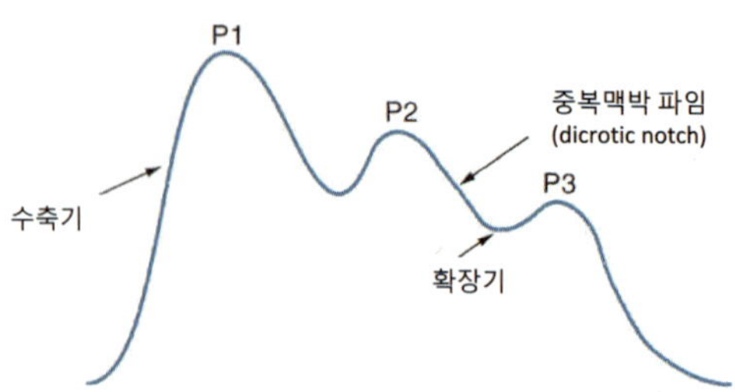

그림 1.30 정상 두개내압 파형

- **A파 또는 고원파**(plateau wave)는 임상적으로 매우 문제가 많다. 두개내압 증가를 보상하지 못할 때 나타나며, 뇌 허혈과 관련이 있다. A파는 5분에서 20분 정도 지속할 수 있으며, 이미 두개내압이 증가해서 기준선(baseline)이 높아진 상태에서 나타난다. 때로는 기준선보다 50-100 mmHg 이상 높아질 수도 있다. 두개내압은 급격하게 증가한 후에 갑자기 떨어지지만, 이전 기준선보다는 높게 유지된다. 뇌탈출로 이어질 수도 있으므로 즉시 주치의에게 알려야 한다.
- **B파** 또는 뚜렷한, 율동적인 톱니파(sawtooth wave)는 여러 번 나타날 수 있으며, 호흡 양상에 따른 두개내압 변동과 관련이 있다. B파는 두개내압 범위가 20-50 mmHg 사이라면 30초에서 2분 마다 나타날 수 있으며, 두개내압 기준선보다 10-20 mmHg 이상 높아질 수도 있다. B파는 두개내 순응도(compliance) 감소를 의미하며, A파의 전단계다.
- **C파**는 작고, 빠르고, 율동적이며 1분에 4-8회 나타난다. C파는 호흡과 혈압에 따른 정상 변동을 의미한다. 임상적으로 중요성은 없지만 20 mmHg 이상 상승한다면 두개내압 증가와 관련이 있을 수도 있다. C파는 두개내압이 정상 범위라도 나타날 수 있다.

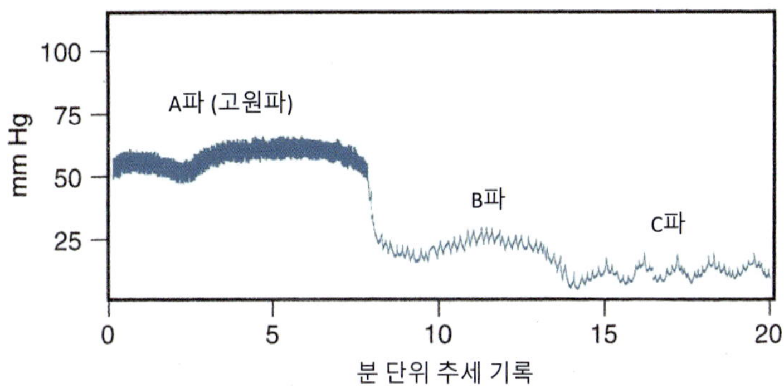

그림 1.31 두개내압 파형. A파, B파, C파를 합성한 그림.

EVD 측정기 영점 설정

영점 설정은 일정 간격으로 시행하거나, 병원별 지침에 따라 시행한다.

- 그림 1.32를 참고한다.
- 측정기(transducer)와 연결된 부분에서 1번 3방 밸브(three-way stopcock, ①)는 항상 12시 방향이나 6시 방향으로 돌려서 닫아둔다. 다른 방법으로 이 밸브를 통풍이 안 되는 마개로 덮어둔다.
- 압력 케이블이 모니터 및 측정기(②)와 제대로 연결되어 있는지 확인한다.
- 2번 3방 밸브(③)를 3시 방향으로 돌려 환자 쪽과 연결을 막는다. 참고: 그림 1.32에는 2번 3방 밸브가 6시 방향에 있어서 환자와 측정기를 연결하고 있다.
- 2번 3방 밸브를 돌린 후 빨간 마개를 열어 측정기를 공기에 노출한다.
- 모니터의 "영점(zero)" 버튼을 누르고, 모니터에 0이 표시되는지 확인한다.
- 2번 3방 밸브(③)를 다시 6시 방향으로 돌리고 빨간 마개를 덮는다.

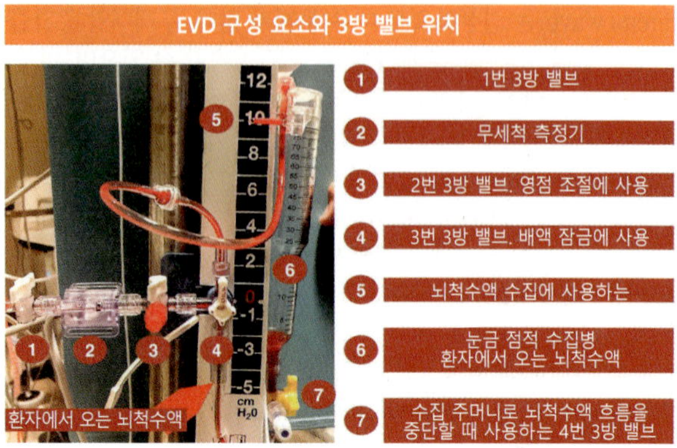

그림 1.32 EVD 기구의 구성요소와 3방 밸브 위치. [Used with permission from Abhijit V. L., et al. (July 2017). Perioperative management of adult patients with external ventricular and lumbar drains: guidelines from the Society for Neuroscience in Anesthesiology and Critical Care. Journal of Neurosurgical Anesthesiology, 29 (3), 191-210. Philadelphia: Wolters Kluwer.]

EVD를 이용한 두개내압 측정

- 그림 1.32를 참고한다.
- 두개내압 측정기(②)가 모니터와 연결되어 있으며 환자의 정확한 해부학적 위치와 같은 높이에 있는지 확인한다.
- EVD 측정기의 영점 설정을 확인한다. 영점 설정을 하지 않았다면 앞서 언급한 영점 설정 부분을 참고해서 영점을 설정한다.
- 2번 3방 밸브(③)가 6시 방향에 있고, 포트가 빨간 마개로 밀봉되어 있는지 확인한다.
- 3번 3방 밸브(④)를 12시 방향으로 돌려 수집관 쪽을 막는다. 이렇게 돌리면 환자와 측정기가 연결되지만, 배액은 잠금 상태가 된다. 이는 정확한 두개내압 측정에 필요한 과정이다. 수집관 쪽으로 향하는 흐름을 막음으로써 간섭 현상을 없앨 수 있으며, 환자와 측정기를 더 정확하게 연결할 수 있다.
- 환자 상태와 두개내압이 허락한다면 1분 정도 기다린 후 두개내압을 측정하고 파형을 분석한다.
- 측정이 끝났다면, 배액이 될 수 있도록 3번 3방 밸브(④)를 다시 9시 방향으로 돌려 수집관 쪽을 연다. 9시 방향으로 돌리면 뇌척수액이 막힘없이 수집관(⑥)으로 배액 된다. 다른 방법으로, 3번 3방 밸브(④)를 3시 방향으로 돌리면 뇌척수액 배액과 두개내압 추세 확인을 동시에 할 수 있다.
- 관류압을 계산한다. 뇌 관류압(CPP)=평균 동맥압(MAP)-두개내압(ICP).

EVD에서 뇌척수액 검체 채취

- 그림 1.32를 참고한다.
- 수집관(⑥) 아래의 포트로 금방 배액 된 뇌척수액을 채취할 수 있다. 다른 방법으로, 제조사별로 만들어 둔 검체 채취부를 사용할 수도 있다. 검체 채취부가 어디인지와는 별개로 뇌척수액 배액은 항상 유지해야 한다.
- 무균 기법을 이용하고, 개인 보호 장비(장갑, 보호 안경을 권장)를 착용한다.
- 병원별 지침에 따라 포트를 철저히 소독한다. 베타딘(betadine)을 추천한다. 알코올과 클로르헥시딘(chlorhexidine)도 가끔 사용하지만 신경 조직에 독성이 있다. 소독한 포트는 완전히 말린다.
- 무균 기법으로 검체 채취 포트에 수집 기구를 연결한다.
- 4번 3방 밸브(⑦)를 6시 방향으로 돌리면 수집관과 연결되어 검체를 채취할 수 있다. 뇌척수액을 수집관 앞에 있는 포트에서 채취한다면, 검체 채취기로 자연히 흘러나오도록 한다. 뇌척수액 흡인(aspiration)은 추천하지 않는다.
- 검체를 채취했다면, 4번 3방 밸브(⑦)를 12시 방향으로 돌려 수집관과 검체 포트의 연결을 막는다.
- 검사를 나가려고 제거한 뇌척수액의 양상과 양을 기록한다. 뇌척수액 배액량을 매시간 기록하고 있다면, 검사를 나가려고 제거한 뇌척수액 양을 잊지 않는다.

EVD가 있는 환자의 이송

환자를 가능한 한 안전하게 이송하려면 환자의 여러 가지 특수 사항을 고려해야 한다. 두개내압과 활력 징후 감시는 이송 중에도 계속 유지한다.

요점

EVD를 잠그고 뇌척수액 배액을 막을 것인지, 잠그지 않고 배액을 계속할 것인지는 환자별로 개별화해서 결정해야 한다.

- 그림 1.32를 참고한다.
  - **잠금**: CSF 배액 방지. 3번 3방 밸브(④)를 12시 방향으로 돌린다.
  - **잠그지 않음**: CSF를 계속 배액. 3번 3방 밸브(④)를 9시 방향으로 돌린다. 또는 3시 방향으로 돌리면 두개내압 추세 확인과 뇌척수액 배액을 동시에 할 수 있다.

다음을 고려한다:

- 뇌척수액을 지속 배액하고 있었다면, 이송 중 EVD를 잠그면 두개내압이 너무 높아질 수도 있다.
- 제거 준비로 EVD를 대부분 잠가 두었다면 이송 중에도 잠글 수 있다.
- 환자의 두개내압 기준선이 낮다면, 이송 중에 잠시 잠글 수 있다.
- 환자의 두개내압 기준선이 높다면, 이송 중에 잠시만 잠가도 위험할 수 있다.
- 시간당 뇌척수액 배액량이나 24시간 배액량을 고려한다. 뇌척수액 배액량이 많다면 EVD를 잠그면 두개내압이 빠르게 상승할 수도 있다.
- 환자를 시술대로 옮기거나, 침대 머리 높이가 측정기 높이와 맞지 않는 짧은 시간 동안은 갑작스러운 뇌척수액 과다 배액을 방지하기 위해 잠글 것을 권장한다. 이 동안에도 두개내압은 주의 깊게 감시한다.

EVD 안전 고려사항

- 뇌척수액 수집관을 갑자기 환자의 두개내압보다 훨씬 낮은 위치로 이동하면, 자발 급속 뇌척수액 과다 배액을 유발한다. 이는 매우 위험하며, 두개내 외상, 뇌탈출, 출혈, 사망으로 이어질 수도 있다.
- 침대 머리 높이 조절을 다른 사람이 하지 못하게 한다. 특히, EVD를 열어 두고 지속해서 배액하고 있다면 더 주의를 기울인다. 침대 머리맡이나 눈에 잘 띄는 곳에 "머리 높이 조절 금지"라고 크게 써서 붙인다. 또한, 환자가 의식이 있다면 환자에게 침대 높이를 바꾸지 말라고 교육한다. 침대 높이 조정기는 잠금 설정을 권장한다.
- EVD 도관에 눈에 잘 보이는 표지를 붙인다. "EVD! 정맥 주사 금지"나 비슷한 내용을 써서 의도치 않게 EVD 도관으로 정맥 주사를 투여하는 사고를 방지한다. 이는 치명상이 될 수도 있다.
- 잠시 자세를 바꾸거나, 발살바 수기(Valsalva's maneuver), 흡인(suction) 같은 처치를 할 때는 항상 3번 3방 밸브(④)를 12시 방향으로 돌려 배액되지 않도록 닫는다(그림 1.32 참고). 이렇게 하면 갑작스러운 CSF 대량 배액을 방지할 수 있다. 처치가 끝났다면 3번 3방 밸브(④)를 다시 열어 배액을 시작한다. 놓치기 쉽지만 중요한 일이다.

거미막밑 나사(Subarachnoid Bolt/Screw)

이 액체 기반 기구는 거미막밑 공간에 감지기 끝부분이 있다. 이 시스템은 뇌척수액을 배액할 수 없으며, 뇌 조직이 감시 기구 쪽으로 탈출할 수 있는 높은 두개내압에서는 신뢰성이 떨어진다. 이 나사는 상처 감염이라는 심각한 위험이 있다.

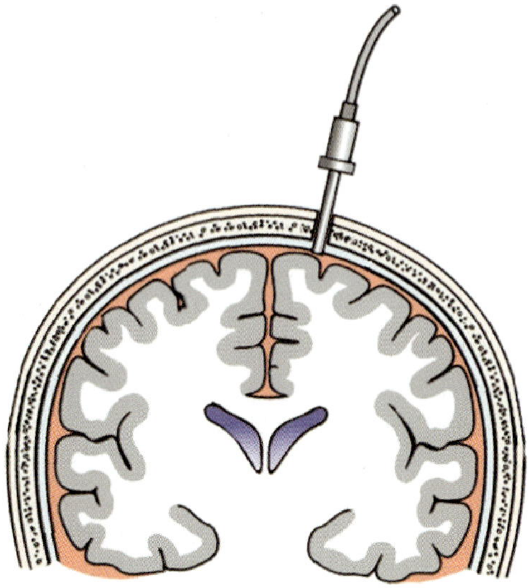

그림 1.33 거미막밑 나사. [Used with permission from Wolters Kluwer. (2018). Lippincott nursing procedures. Philadelphia: Wolters Kluwer.]

삽입형 시스템(Implantable Systems)

미세측정기(microtransducer)는 EVD를 배치할 수 없거나, 뇌척수액 배액이 필요하지 않을 때 사용할 수 있다. 미세측정기는 종류가 매우 다양하며 EVD보다 감염과 출혈 위험이 낮다. 광섬유 도관(fiberoptic catheter)을 비롯한 대다수 기기는 뇌실내(intraventricular), 거미막밑(subarachnoid), 경막외(epidural), 경막밑(subdural) 같은 다양한 장소에 배치할 수 있다. 이 기기는 일반적으로 더 비싸며 배치 후에는 다시 영점을 조절하거나 보정할 수 없지만, 공기압 감지기(pneumatic sensor)는 예외다. 다음 절을 참고한다. 이 점은 시간이 지나면 정확한 두개내압 측정에 영향을 미치며, 5일 뒤에는 교체가 필요할 수도 있다.

공기압 감지기(pneumatic sensor device)는 풍선으로 둘러싸인 압력 감지기며, 공기가 차면 작동하고 배치 후에 스스로 영점 조절을 진행하며, 재사용할 수도 있다. 광섬유 도관 미세측정기는 도관 끝부분에 있으며 때로는 환자에게 안전하게 유지하기가 어려울 수도 있다. 또한, 깨지기 쉬운 광섬유 가닥은 장력(tension)이나 도관 꺾임(crimping)에 쉽게 손상받으므로 시스템이 자주 작동 불능 상태가 된다.

두개내압 감시의 발전

기술이 급속도로 발전하면서 다양한 두개내압 감시 기구와 배액 기구를 사용할 수 있게 되었다. 감염에 대항하는 이중 항생제 코팅 도관이 최근 출시되었다. 실시간 분석이 가능한 라이브 스트리밍(live streaming) 두개내압 데이터 분야는 현재 개발 중이다. 또한, 지속해서 두개내압을 감시하려고 뇌에 삽입하는 삽입형 생체흡수 감지기도 연구 중이며, MRI를 촬영할 수 있다는 점과 제거에 수술이 필요 없다는 점에서 전도유망하다.

수막내 진통(INTRATHECAL ANALGESIA)

척추 진통이라고도 하는 수막내 진통은 뇌척수액이 있는 거미막밑 공간에 직접 주사하는 방법이다. 수막내 진통은 경막외 진통보다 통증 완화가 빠르며, 적은 용량으로 통증을 조절할 수 있으며, 부작용이 적으며, 약물 요법이 간단하다는 장점이 있다.

수막내 진통에 사용하는 약물은 다음과 같다.

- **아편제제**: 수술 후 급성 통증 치료, 일반적으로 모르핀(morphine)을 투여. 암을 비롯한 다양한 만성 통증 증후군의 치료
- **바클로펜(baclofen)**: 뇌성마비, 다발 경화증, 뇌졸중 등과 관련된 경련 증후군
- **클로니딘(clonidine)**: 복합 부위 통증 증후군(CRPS)의 치료

약물이 척수를 따라 영향을 미치는 거리, 즉 효과 범위는 주입 속도로 조절하고, 효과의 깊이는 농도로 조절한다.

약물을 투여할 때는 일반적으로 바클로펜 펌프(baclofen pump)처럼 속도를 조절할 수 있는 기기를 사용하지만, 치료 기간에 따라 다른 임시 펌프나 영구 펌프를 사용할 수도 있다. 영구 펌프는 피부밑에 삽입하며, 펌프에 연결된 작은 도관으로 수막내 공간에 약물을 투여한다. 영구 펌프는 1-3개월 간격으로 약물을 보충해야 한다. 건전지 수명은 5-7년이며, 건전지가 방전되면 펌프를 교체한다. 일부 펌프는 용량도 변경할 수 있다.

부작용으로는 호흡 억제, 가려움, 변비, 소변 정체 등이 있다. 장기간 사용할 때 나타날 수 있는 문제로는 도관 위치이동, 파손, 펌프 삽입부 감염, 도관 삽입부 감염 등이 있다.

케르니그 징후(KERNIG'S SIGN) *브루진스키 징후(p. 15) 참고*

케르니그 징후를 검사하려면 환자의 엉덩관절을 90°로 굽히고 무릎을 편다. 통증이나 경련이 있다면 양성이며, 거미막밑 공간에 출혈이 있음을 의미한다. 수막염(meningitis)에서도 양성을 보인다.

쿠스마울 호흡(KUSSMAUL'S RESPIRATION) *호흡 패턴(p. 261) 참고*

라이콕스 뇌조직 산소 분압 감시(LICOX BRAIN TISSUE OXYGEN MONITOR)

라이콕스 감시 시스템을 이용하면 뇌졸중, 혈관성 부종(vasogenic edema), 외상 뇌 손상 환자의 뇌 조직 산소 분압(PbO_2), 뇌 온도, 두개내압을 지속해서 감시할 수 있다.

- 정상 PbO_2 값은 25-35 mmHg
- 치료 목표는 일반적으로 PbO_2를 20 mmHg 이상으로 유지
- 20 mmHg 이하는 임박 뇌 허혈을 의미
- 10 mmHg 이하는 치명적인 저산소증을 의미

뇌 조직의 백질(white matrer)에 가느다란 도관을 삽입해서 측정한다(그림 1.34). PbO_2 도관은 천두공(burr hole)에 고정하거나 피부 아래에 터널식으로 삽입한 단일 내강 나사(single lumen bolt)나 다중 내강 나사(multiple lumen bolt)로 삽입할 수 있다. 두개내압, 뇌 관류압과 연계해서 뇌 조직의 산소 분압을 감시하면 2차 뇌 손상을 확인하고 예방할 수 있다. 삽입부에 감염이 있거나 응고병증이 있으면 금기다. 탐침기(probe)가 있으면 일반적으로 MRI를 촬영할 수 없으므로, MRI를 촬영해야 하는 환자에게는 신중하게 고려한다.

도관 삽입 후 뇌 조직이 안정화되기까지는 최대 120분이 걸리며, 이후 PbO_2를 정확하게 측정할 수 있다.

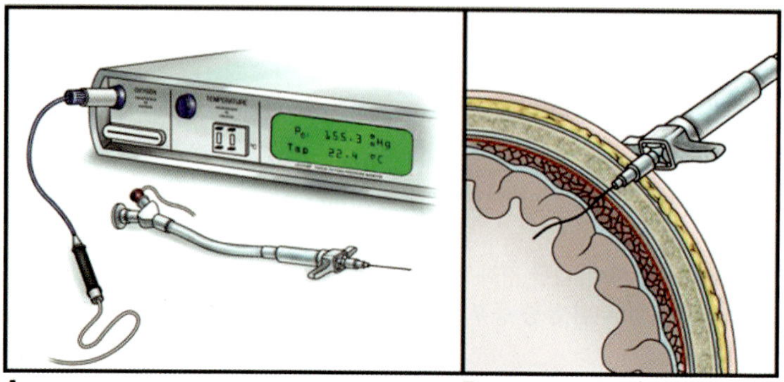

그림 1.34 라이콕스 도관 시스템. A, 뇌 조직 산소 분압 도관과 모니터. B, 뇌 백질에 배치한 도관. [Used with permission from Hinkle, J. L., Cheever, K. H. (2017). Brunner & Suddarth's textbook of medical-surgical nursing. Philadelphia: Wolters Kluwer.]

뇌엽의 기능(LOBE FUNCTION) *구조: 뇌의 구조와 기능(p. 3) 참고*

감금 증후군(LOCKED-IN SYNDROME) *부적절 항이뇨 호르몬 분비 증후군(p. 351), 저소듐혈증(p. 445) 참고*

요추 배액관(LUMBAR DRAIN) *뇌척수액(p. 18), 요추 천자(p. 57), 대동맥류(p. 99), 수막내 진통(p. 55), 두개내압 감시(p. 49) 참고*

요추 배액관은 요추에 배치한 작고 유연한 관이며, 다음과 같은 이유로 삽입한다.

- 뇌 또는 척수의 뇌척수액 누출 치료
- 정상압 수두증(normal pressure hydrocephalus) 평가
- 대동맥류 수술/시술 전후로 신경학적 결핍 예방
- 수막내 약물투여 및/또는 뇌척수액 검체 채취
- 개두술이나 나비굴 경유(transsphenoidal) 수술 중 두개내압 감소

배액관은 수술실, 중재 영상의학과, 침상 등에서 무균 기법으로 삽입할 수 있다. 무균 밀폐 상태의 배액 시스템은 환자의 뇌척수액이나 보존제가 없는(preservative free) 식염수로 전처치(priming) 한다. 배액은 지속적이나 간헐적으로 할 수 있다. 배액 기구는 다음 3가지 프로토콜 중 하나에 따라 기능한다. (1) 정해진 높이에서 배액 (2) 정해진 양을 배액 (3) 정해진 뇌척수액 압력까지 배액.

영점 기준은 의사가 처방하며, 요추 배액관 삽입 부위가 될 수도 있으며 허혈 위험이 있는 척수 부위, 즉 정맥울혈축(phlebostatic axis)이 될 수도 있다. 배액관은 환자의 자세가 변할 때마다 반드시 재조정해야 한다. 불필요한 자세 변경을 없애고 뇌척수액 과다 배액을 피하려면 침대를 잠금으로 설정할 수도 있다. 최근에는 뇌척수액 과다 배액, 빠른 배액 등에서 발생할 수 있는 공기머리증(pneumocephalus), 뇌탈출 증후군, 출혈 등의 위험을 줄이는 배액량 제한 시스템이 출시되었다.

감시는 지속적으로 하면서 배액은 간헐적으로 하면 척수 관류압(spinal cord perfusion pressure, SCPP)을 계산할 수 있으며, 뇌척수액 대량 배액을 방지할 수 있으므로 바람직한 배액 방법이다. 옆으로 누운 환자의 정상 뇌척수액 압력(CSFP)은 8-15 mmHg다. 뇌척수액 압력 목푯값은 의사가 정하며, 일반적으로 15 mmHg 미만이다. 척수 관류압은 60 mmHg 이상으로 유지해야 한다. 다음 공식으로 계산할 수 있다. 척수 관류압(SCPP)=평균 동맥압(MAP)-뇌척수액 압력(CSFP).

하반신 불완전마비(paraparesis)나 신경혈관(neurovascular) 변화가 있다면 최대 20 mL/hr 속도로 공격적인 배액을 할 수도 있지만, 일반적으로 뇌척수액을 배액할 때 10 mL/hr 이상은 권장하지 않는다.

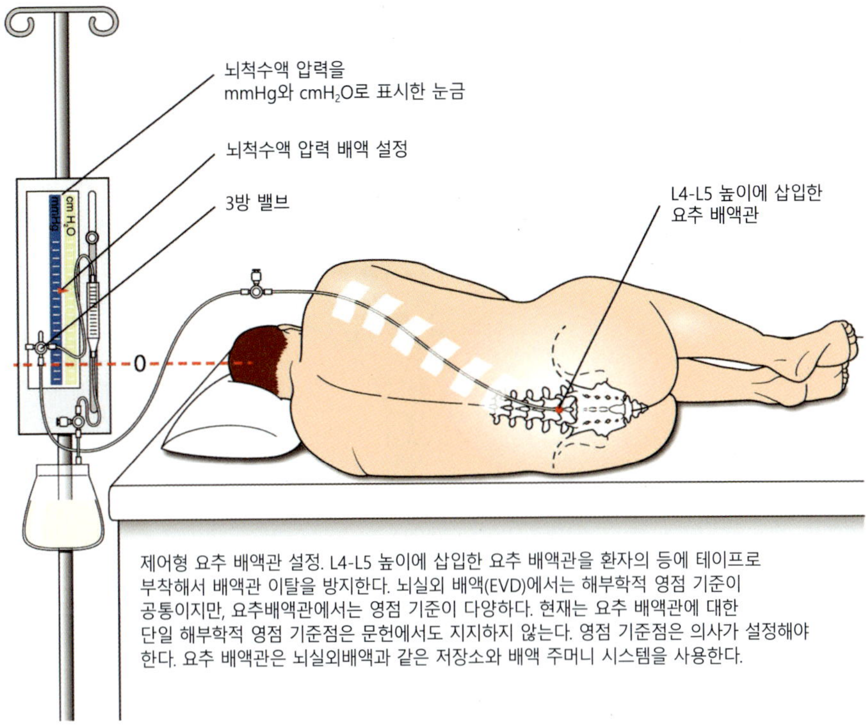

제어형 요추 배액관 설정. L4-L5 높이에 삽입한 요추 배액관을 환자의 등에 테이프로 부착해서 배액관 이탈을 방지한다. 뇌실외 배액(EVD)에서는 해부학적 영점 기준이 공통이지만, 요추배액관에서는 영점 기준이 다양하다. 현재는 요추 배액관에 대한 단일 해부학적 영점 기준점은 문헌에서도 지지하지 않는다. 영점 기준점은 의사가 설정해야 한다. 요추 배액관은 뇌실외배액과 같은 저장소와 배액 주머니 시스템을 사용한다.

그림 1.35 요추 배액관

■ 요추 천자(LUMBAR PUNCTURE) *뇌척수액(p. 18), 오마야 저장소(p. 66), 뇌척수액 검사 값(p. 435), 척추(p. 94) 참고*

요추 천자는 의사가 척추 바늘을 이용해 L3-L5에서 시행한다. 성인은 척수(spinal cord)가 L2에서 끝나므로 L3-L5에서 요추를 천자하면 척수 천자를 피할 수 있다. 환자는 옆으로 누워 무릎을 배 쪽으로 굽히고, 머리는 가슴 쪽으로 굽혀 새우 등 자세를 잡는다. 요추 천자는 진단이나 치료 중재에 필요한 뇌척수액을 채취하려고 시행한다. 또한, 지속 압력 감시, 순차 검체 채취, 뇌척수액 배액에 필요한 배액관 삽입 때문에 시행할 수도 있다. 뇌척수액 검체를 이용하면 균과 염증 반응 같은 감염 여부를 검사할 수 있으며, 다발 경화증, 길랑-바레 증후군(GBS), 중추신경계 종양, 유육종증 같은 신경학적 질환의 진단 검사도 할 수 있다. 타우 단백질(tau protein) 상승과 베타 아밀로이드(beta-amyloid) 감소는 알츠하이머 병(Alzheimer's disease)과 관련이 있다. 뇌척수액에 있는 생물표지자(biomarker)로 다른 신경변성 질환(neurodegenerative disease)을 진단하는 연구도 현재 진행 중이다. 갑작스러운 두개내압 감소는 뇌탈출(herniation)을 유발할 수 있으므로, 두개내 덩이(intracranial mass)가 있으면 요추 천자는 금기다. 상대 금기에는 응고병증, 혈소판감소증이 있다. 천자 부위에 경막외 혈종(epidural hematoma)이 생길 수 있기 때문이다. 비정상 소견을 교정하려면 신선 냉동 혈장(FFP)과 혈소판 수혈을 고려해 볼 수 있다.

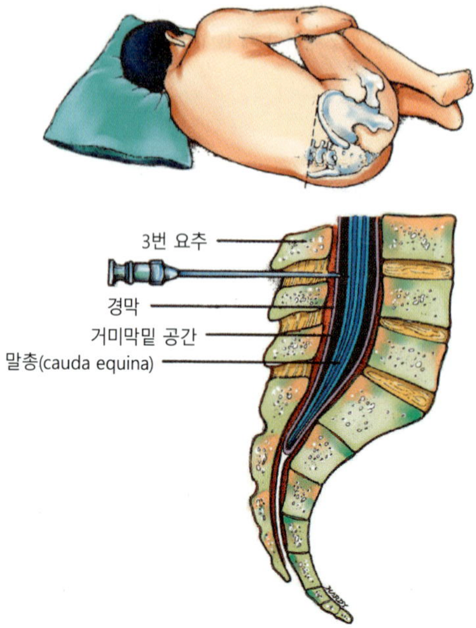

그림 1.36 요추 천자

표 1.13	요추 천자로 획득한 뇌척수액의 정상값	
특징	정상값	비정상 소견의 의미
압력	10-19 cmH_2O 8-14 mmHg	수두증에서 상승
색상	투명, 무색	혼탁: 감염, 백혈구 상승, 단백질 상승 분홍: 출혈, 노란색이나 갈색: 오래된 출혈
총 단백질량	15-50 mg/dL	감염, 종양, 혈종, 다발 경화증, 길랑-바레 증후군이 있으면 증가. 세균 수막염에서 250 이상.
백혈구	0-5 cells/mm^3	10-200: 바이러스 수막염, 다발 경화증, 중추 신경계 종양, 후기 매독 200-500: 결핵 수막염, 중추 신경계 포진(herpes), 수막혈관 매독 (meningovascular syphilis) 500 이상: 급성 세균 수막염
포도당	40-80 mg/dL	바이러스 수막염 또는 무균 수막염: 정상 수막염, 거미막밑 출혈: 감소
면역글로불린G 올리고크론 띠 (oligoclonal band)	음성, 전문 분석 필요	다발 경화증

■ 림프종(LYMPHOMA) *신경기원 종양(p. 91) 참고*

■ 평균 동맥압(MEAN ARTERIAL PRESSURE, MAP) *동맥내압(p. 155) 참고*

정상 MAP는 70-110 mmHg

간단 계산법: (수축기 혈압+확장기 혈압×2)÷3

■ 기계적 혈전제거(MECHANICAL THROMBECTOMY) *혈관내 혈관 재개통 요법(p. 34) 참고*

■ 속질모세포종(MEDULLOBLASTOMA) *신경기원 종양(p. 91) 참고*

■ 수막종(MENINGIOMA) *신경기원 종양(p. 91) 참고*

■ 수막염(MENINGITIS) *브루진스키 징후(p. 15), 뇌 신경(p. 23), 케르니그 징후(p. 55), 요추 천자(p. 57) 참고*

수막염은 혈액 뇌 장벽(blood-brain barrier, BBB)을 통과한 유기체나 관통상으로 인한 직접 오염 때문에 발생하는 수막의 염증이다. 증상과 징후가 수막염을 가리키더라도, 적절한 치료법을 결정하려면 원인 유기체를 확인해야 한다.

표 1.14 수막염 비교표

일반적인 증상과 징후					
• 목 굳음					
• 발열					
• 두통					
• 빛 공포증(photophobia)					
• 의식 수준 저하					
• 구역, 구토, 복통					
	세균	**바이러스**	**곰팡이**	**기생충/아메바**	**비감염/무균**
원인	사람 간 세균 전파 • 나이세리아(Neisseria) • 사슬알균(Streptococcus) • 인플루엔자균(Haemophilus influenzae) • 리스테리아(Listeria)	사람 간 바이러스 전파 • 엔테로바이러스(enterovirus) • 홍역(measle) • 수두(mumps) • 풍진(rubella) • 인플루엔자(influenza) • 포진(herpes)	포자 흡입 • 면역약화 환자에게 영향	드물다. 아메바는 치명적	수술 루푸스 일부 암 머리 외상
고유 증상	일반적으로 매우 중증 급성 발현 수막알균(meningococcus)에서는 인두통(sore throat) 뒤에 발진이 나타난다.	건강한 사람은 중재 없이도 회복 가능 미국에서 가장 흔한 유형			

표 1.14 (이어서) 수막염 비교표

	세균	바이러스	곰팡이	기생충/아메바	비감염/무균
뇌척수액 소견	백혈구 10/mm^3 이상 포도당 45 mg/dL 미만* 단백질 증가* 혼탁: 항체 또는 배양 검사 높은 CSF 압력	세포수 500/mm^3 미만, 림프구 50% 이상 증가 포도당 정상* 단백질 약간 증가 투명, 간혹 혼탁 바이러스 검사			
치료	지지 요법 항생제 스테로이드: 덱사메타손 (dexamethasone)	지지 요법 항바이러스제 스테로이드 사용 금지	지지 요법 항곰팡이 약물 스테로이드 사용 금지		원인균이 없는지 확인
예방	일부 세균에 백신	일부 바이러스에 백신			무균 환경 유지

*__요점__: 세균은 무언가를 먹는 것을 좋아하지만, 바이러스는 그렇지 않다. 따라서, 세균 수막염에서는 배고픈 세균이 포도당을 모두 먹어 치우므로 뇌척수액에서 포도당이 감소하며, 먹고 남은 부산물, 즉 단백질은 상승한다.

몬로-켈리 가설(MONRO-KELLIE HYPOTHESIS) *두개내압 증가(p. 46) 참고*

두개골은 밀봉된 상자 같은 구조로, 3가지 내용물로 구성된다.

- 뇌척수액: 약 10%
- 혈관내 혈액: 약 10%
- 뇌 조직: 약 80%

다른 하나 또는 둘 다 감소하지 않으면서 세 가지 중 하나라도 증가하면 두개내압이 증가한다.

후지산 징후(MOUNT FUJI SIGN) *긴장 공기머리증(p. 86) 참고*

모야모야병(MOYAMOYA DISEASE)

모야모야병은 드문 진행 뇌혈관 질환으로 한쪽 또는 양쪽 속목동맥(internal carotid artery)이 자연히 막히며 그 결과 모야모야 혈관(moyamoya vessels)이라는 곁혈관망(collateral network)이 형성되는 것이 특징이다. 양쪽 속목동맥이 모두 막히는 사례가 더 많다. 모야모야는 일본어로 "연기와 김 등이 서린 모양"을 의미한다. 모야모야병의 첫 진단 시점은 생후 6개월부터 67세까지 다양하지만, 주로 10세 전후로 진단된다. 남자보다 여자가 더 영향을 많이 받는다. 병태생리는 완전히 밝혀지지 않았지만, 일반적으로 두개내 혈관이 좁아지고, 두꺼워진 내막에 지방이 침착된다. 비슷한 혈관 변화가 심장, 신장, 다른 장기에도 나타난다. 따라서, 모야모야병은 전신 혈관 질환이다. 특정 일본 가계에서 발생률이 9%였기에, 연구자들은 유전 연관성을 의심하고 있다. 모야모야 유전자는 이미 염색체에서 찾았고, 후속 연구가 진행 중이다. 완치는 없다. 약물 요법은 결과가 실망스럽다. 치료는 주로 합병증에 중점을 두며, 두개내 출혈을 방지하는 고혈압 관리가 대표적이다. 중증 뇌졸중에서는 항응고제와 항혈소판제를 고려해 볼 수 있다. 수술 치료법은 두개외-두개내 우회술(EC-IC bypass)로 허혈 뇌 조직에 혈관을 재형성하는 방법이나 전두골에 천두공(frontal burr hole)을 만들어 경막과 거미막을 자극해 간접적으로 혈관 재형성을 돕는 방법 등 다양한 방법이 있다. 사망률은 약 30%다.

다발 경화증(MULTIPLE SCLEROSIS) *신경세포(p. 64), 혈장분리교환(p. 374) 참고*

다발 경화증(MS)은 뇌와 척수의 백질에 발생하는 만성 진행 말이집탈락(demyelinating) 질환이다. 다발 경화증은 면역 매개 염증 질환으로 말이집(myelin sheath)을 파괴하고 그 결과 축삭(axon) 손상과 경화판(sclerotic plaque)이 나타난다. 파괴 과정은 뇌 자체의 정보 전달과 뇌에서 신체로 가는 정보 전달을 방해한다. 말이집은 신경 신호의 전달 속도를 높이며, 말이집이 파괴되면 다양한 증상이 나타날 수 있다.

- 시각 장애: 초기 징후일 수도 있다.
- 인식 장애: 기억력 장애, 집중력 소실, 우울증
- 어지러움: 균형 장애, 조정 장애
- 피로: 전신 쇠약감
- 둔한 감각: 감각 이상, 저림, 작열감
- 경직: 근육 경련, 강직
- 방광 기능장애

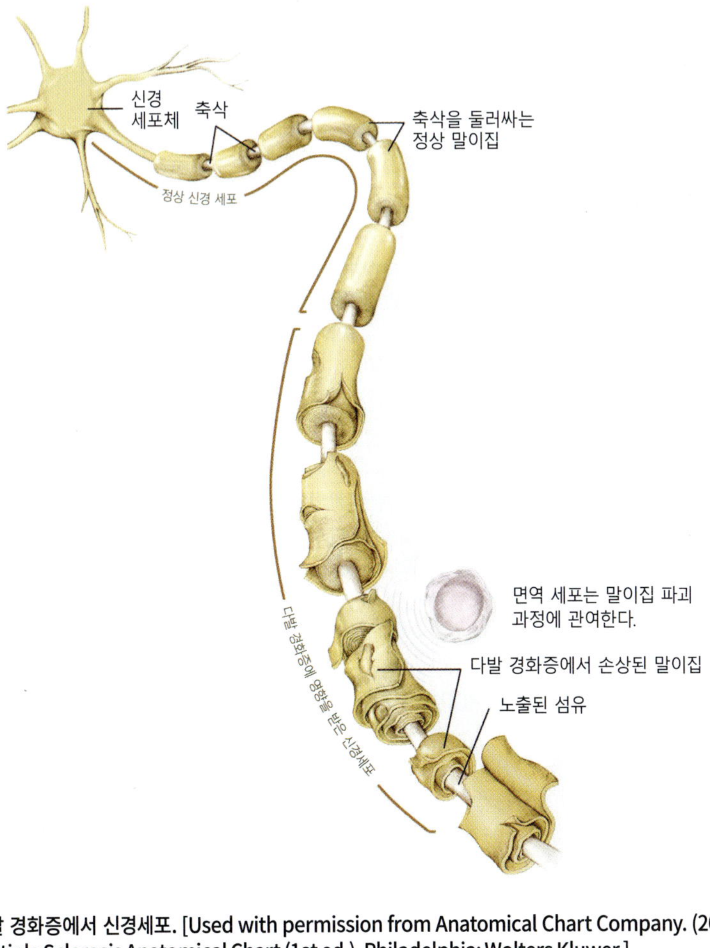

그림 1.37 다발 경화증에서 신경세포. [Used with permission from Anatomical Chart Company. (2006). Understanding Multiple Sclerosis Anatomical Chart (1st ed.). Philadelphia: Wolters Kluwer.]

일부 환자는 오랫동안 지속하는 심각한 악화를 경험하는 반면, 다른 환자는 발병 후 몇 년간 간헐적으로 가벼운 증상만 나타난다. 2017년에 발표된 새로운 지침에서는 편리한 진단 도구로 MRI와 뇌척수액 분석의 조합을 권장한다. 뇌척수액 분석에서는 올리고크론 띠(oligoclonal bands)가 있는지 확인한다. 다발 경화증은 4단계로 진행한다.

- **임상 고립 증후군(clinically isolated syndrome, CIS).** 이 단계는 24시간 지속하는 첫 신경학적 증상이 나타나는 시기다. 뇌 병변은 MRI로 평가할 수 있으며, 다발 경화증이 발생할 가능성이 크다는 것을 의미한다. 첫 단계에서 빠르게 치료를 시작하면 다발 경화증의 발현을 늦출 수 있다.
- **재발-완화 다발 경화증(relapsing-remitting multiple sclerosis, RRMS).** 다발 경화증의 가장 흔한 형태로, 약 85%를 차지한다. "악화"는 알기 쉬우며, 그 후 신경학적 증상의 부분적 또는 완전한 해소가 나타난다. RRMS 환자는 시간이 지나면 결국 SPMS로 진행한다. RRMS는 다음과 같이 단계를 분류한다.
  - 활동
  - 비활동
  - 악화
  - 비악화
- **2차 진행 다발 경화증(secondary-progressive multiple sclerosis, SPMS).** 대다수 환자는 RRPM을 거쳐 이 단계로 진행한다. SPMS의 증상은 환자마다 다르지만, 활동성(MRI에서 확인할 수 있는 재발이나 변화)과 관계없이 시간이 지남에 따라 점차 장애가 늘어난다. 일시적인 재발이나 안정기도 나타날 수 있다. SPMS는 다음과 같이 단계를 분류한다.
  - 활동
  - 비활동
  - 진행
  - 비진행
- **1차 진행 다발 경화증(primary-progressive multiple sclerosis, PPMS).** 이 유형은 다발 경화증 환자 중 15%에서 볼 수 있으며, 재발이나 완화가 없고, 병의 진행이 꾸준하며, 장애가 계속 나빠진다. PPMS는 SPMS와 단계가 같다.

다발 경화증은 완치되지 않지만, 최근에는 전반적인 삶의 질 향상을 목표로 하는 수많은 약물 요법을 사용할 수 있다. 일부 약물은 병의 진행을 늦추고, 증상의 중증도를 줄이고, 인식 능력과 신체 기능을 개선한다. 몇몇 약물은 기형을 유발할 수도 있으므로, 세심한 가족계획과 피임이 필요하다. 약물 요법을 계획할 때는 전문가, 약사, 의사가 협력해야 한다. 몇몇 사례에서는 혈장분리교환(plasmapheresis)도 치료에 사용할 수 있다. 이 방법은 만성 다발 경화증이나 SPMS에는 효과가 없다고 밝혀졌으나, 재발 다발 경화증에서는 2차 요법으로 도움이 될 수도 있다. 기억을 돕는 "수정 이야기 기억법(modified story memory technique)"이라고 하는 신기술이 새로운 장을 열고 있다. 피부에 패치처럼 붙이는 말이집 펩타이드 요법(myelin peptide therapy)도 추가 연구에서 가능성을 보여주었다.

근디스트로피(MUSCULAR DYSTROPHY)

근디스트로피는 근육 약화가 진행하다가 마지막에는 근육이 위축되는 질환이다. 근디스트로피는 유전 근병증 중에서 유전자 결함과 관련이 있는 질환을 가리키는 일반명이다. 대부분 소아에서 발생하며, 환자 중 최소 50% 이상은 가족 중 한 명 이상이 같은 질환을 앓고 있다. 여러 유형이 있지만, 거짓 비대형(pseudohypertrophic form)이 가장 많다. 거짓 비대형은 종아리 근육 비대와 근육 기능 제한이 특징이다. 내과 치료는 효과가 없다. 근디스트로피는 좋아지지 않고 계속 나빠진다. 안타깝게도 시간이 지나면 호흡을 조절하는 근육도 약해지므로 질환이 있는 소아 중 극소수만이 성인이 될 수 있다. 환자는 대부분 호흡 부전, 심부전, 폐렴, 다른 내과적 문제 때문에 사망한다.

■ 중증 근무력증(MYASTHENIA GRAVIS) 혈장분리교환(*p. 374*) 참고

중증 근무력증은 신경근 접합부 질환이며, 활동할 때는 비정상적인 근육 피로가 나타나지만 휴식할 때는 호전되는 것이 특징이다. 원인은 알 수 없지만, 자가면역과의 연관성이 의심된다. 때로는 가슴샘(thymus) 절제가 도움이 될 수도 있다. 네오스티그민(neostigmine) 검사를 기반으로 진단한다. 네오스티그민은 초속효 콜린에스터분해효소 억제제(anticholinesterase)며, 투여하면 증상이 일시적으로 빠르게 호전된다.

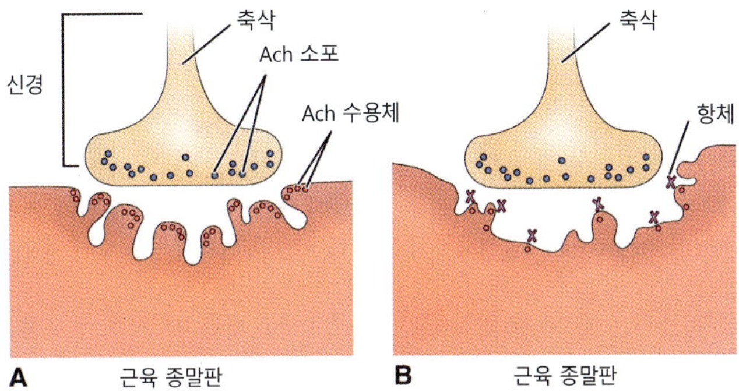

그림 1.38 중증 근무력증. A, 정상. 신경 자극이 발생하면 아세틸콜린(acetylcholine, Ach)이 분비되고 탈분극이 일어나 근육이 수축한다. B, 비정상. 신경 자극이 발생하면 아세틸콜린이 분비되지만, 콜린에스터분해효소(cholinesterase)가 아세틸콜린을 파괴해서 근육 약화가 나타난다.

중증 근무력증 위기(myasthenia crisis)는 신체에 너무 많은 콜린에스터분해효소(cholinesterase)가 있거나 콜린에스터분해효소 억제제에 내성이 생겼을 때 나타난다. 이 때 콜린에스터분해효소 억제제는 효과가 없으며 근육 피로가 지속한다.

콜린성 위기(cholinergic crisis)는 콜린에스터분해효소 억제제(anticholinesterase)를 과다 투여했을 때 나타나며, 호흡 마비를 유발할 수도 있다. 이 상태는 아트로핀(atropine)으로 되돌릴 수 있다. 콜린성 위기를 감별하려면 다음 4가지를 주목한다.

- 혈관 확장: 붉은 피부
- 신경학적 변화
- 중심 체온 상승
- 건조: 침 분비 감소, 땀 없음

치료는 환자 상태 최적화와 질병 악화 예방/최소화가 중심이다. 약물 요법에는 콜린에스터분해효소 억제제(anticholinesterase), 면역억제제, IV 면역글로불린 등이 있다. 프레드니손(prednisone) 같은 당질 부신피질 호르몬(glucocorticoid)은 증상이 나빠지면 사용한다. 다른 중재 요법에는 산소 공급, 연하 곤란이 있을 때 영양 보조, 증상을 악화시키는 약물 투여 금지 등이 있다. 최신 치료법은 www.myasthenia.org에서 확인할 수 있다.

신경 자극기(NERVE STIMULATOR) *말초 신경 자극기(p. 68) 참고*

신경섬유종증(NEUROFIBROMATOSIS, NF)

신경섬유종증은 신경계의 유전 질환으로 폰 레클링하우젠병(von Recklinghausen's disease)이라고도 하며, 신체에 있는 신경이라면 어디든지 종양을 만드는 질환이다. NF1과 NF2 두 가지 유형이 있다.

1형(NF1)은 17번 염색체와 관련이 있다. 이 염색체에 이상이 생기면 종양이 악성으로 변해서 악성 말초 신경집 종양(malignant peripheral nerve sheath tumor)이 발생할 가능성이 커진다. 증상으로는 담갈색 반점(café au lait spot), 피부에 나타나는 부드러운 결절 홍반 등이 있다. 악성 변화가 생겨 뇌로 퍼진다면, 인식 변화도 나타날 수 있다.

2형(NF2)은 22번 염색체와 관련이 있다. 이 염색체에 이상이 생기는 일은 매우 드물다. 거의 항상 제8 뇌 신경 종양인 청신경종(acoustic neuroma)이 발생하며, 증상으로는 난청, 어지럼, 균형 문제 등이 있다.

신경섬유종증이 미치는 영향은 예측할 수 없으며, 양상과 중증도는 매우 다양하다. 두 유형 모두 완치되지 않으며, 종양을 수술로 절제하는 방법 이외에는 특별한 치료법이 없다. 때로는 절제한 종양이 다시 자랄 수도 있다.

신경성 과다환기(NEUROGENIC HYPERVENTILATION) *호흡 패턴(p. 261) 참고*

신경성 폐부종(NEUROGENIC PULMONARY EDEMA) *폐부종(p. 253) 참고*

신경성 쇼크(NEUROGENIC SHOCK) *p. 76 참고*

신경세포(NEURON)

신경세포는 세포체(cell body)와 두 가지 돌기인 축삭(axon)과 가지돌기(dendrite)로 구성된다. 축삭은 세포체로부터 신호를 전달하는 단일 가지다. "나무 같은"이라는 의미를 지닌 가지돌기는 세포체로 신호를 전달하는 돌기다. 축삭은 단 하나만 있으며, 가지돌기는 여러 개가 있다. 신경집 세포(Schwann cell)로 구성된 말이집(myelin sheath)은 축삭을 일부분 둘러싼다. 축삭에서 말이집으로 덮이지 않은 부분을 랑비에 결절(node of Ranvier)이라고 하며, 신경 전달 속도를 빠르게 만든다. 아세틸콜린(acetylcholine)과 에피네프린(epinephrine)이 저장된 연접 마디(synaptic knob)는 신경세포의 마지막 부위다.

NOTES

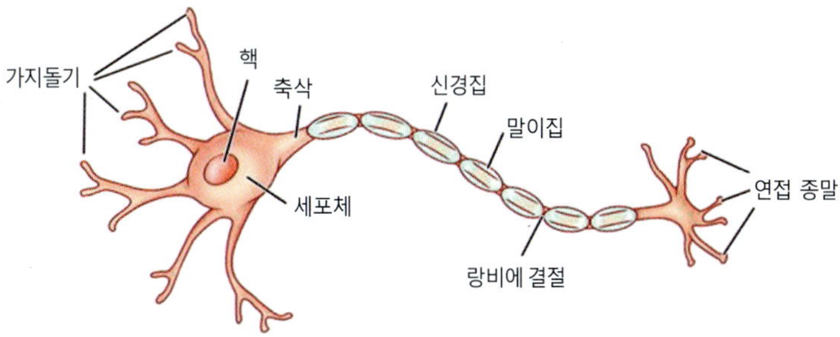

그림 1.39 신경세포. [Used with permission from Hinkle, J. L., Cheever, K. H. (2017). Brunner & Suddarth's textbook of medical-surgical nursing. Philadelphia: Wolters Kluwer.]

기능

위 운동 신경세포(upper motor neurons)는 대뇌 피질(cerebral cortex)의 운동 영역에서 신호를 받아서 뇌줄기(brain stem)와 척수(spinal cord)로 전달한다. 상위 운동 신경세포는 신체 특정 부위의 수의 움직임(voluntary movement)을 관장한다.

아래 운동 신경세포(lower motor neurons)는 뇌줄기나 척수에서 신호를 받아서 특정 근육군으로 전달한다. 아래 운동 신경세포는 위 운동 신경세포의 명령을 "전달"해서 수의 근육 운동을 일으키는 기능을 한다. 이 두 가지 신경세포 경로가 손상되면 표 1.15에 나와 있는 특정 증상이 나타난다.

요점

- *위 운동 신경세포가 손상되면 경직(spasticity)이 나타난다.*
- *아래 운동 신경세포는 손상되면 무기력(flaccidity)이 나타난다.*

표 1.15 위 운동 신경세포/아래 운동 신경세포 손상의 증상

위 운동 신경세포	아래 운동 신경세포
수의 근육(voluntary muscle) 조절 불가	수의 근육 조절 불가
아래 운동 신경세포를 억제하지 않으므로 다음과 같은 증상이 나타난다.	아래 운동 신경세포를 억제하므로 다음과 같은 증상이 나타난다.
• 반사는 보존	• 반사가 없거나 감소
• 근육 경직	• 근육 이완 마비(flaccid paralysis)
• 근 긴장도 증가	• 근 긴장도 감소
• 근위축은 없거나 최소한	• 유의미한 근위축

신경전달물질(NEUROTRANSMITTER) *중증 근무력증(p. 63) 참고*

아세틸콜린(acetylcholine)은 신경근 접합부에서 주요 전달물질이다. 다른 신경전달 물질에는 노르에피네프린(norepinephrine), 도파민(dopamine), 세로토닌(serotonin) 등이 있다.

목 경축(NUCHAL RIGIDITY) *브루진스키 징후(p. 15) 참고*

목 경축은 수막(meninges) 자극이 원인이며 환자가 머리를 가슴 쪽으로 굽힐 때 통증과 강직을 유발한다.

눈머리 반사(OCULOCEPHALIC REFLEX) *인형 눈(p. 30) 참고*

눈안뜰 반사(OCULOVESTIBULAR REFLEX) *온도안진 검사(p. 16) 참고*

희소돌기아교세포종(OLIGODENDROGLIOMA) *신경기원 종양(p. 91) 참고*

오마야 저장소(OMMAYA RESERVOIR) *요추 천자(p. 57) 참고*

오마야 저장소는 두피 아래에 삽입한 포트며, 뇌척수액에 접근할 수 있는 기구다. 저장소는 수술로 삽입한다. 원위부 끝은 뇌실 안에 있으며, 돔 모양의 근위부 끝부분은 피부밑에 심는다. 이 기구로 뇌척수액 검체를 채취하거나 뇌척수액으로 약물을 투여할 수 있다. 주로 중추신경계 암에서 화학요법 약물을 투여할 때 사용하며, 혈액뇌 장벽(blood-brain barrier)을 우회하므로 화학요법 약물의 효과를 높일 수 있다.

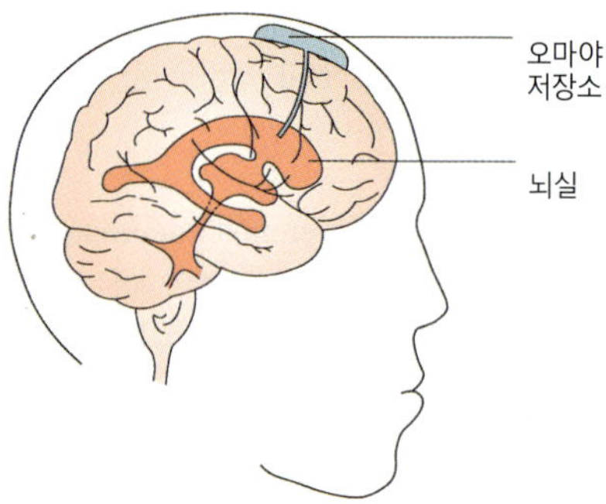

그림 1.40 오마야 저장소 배치. 오마야 저장소로 투여한 약물은 뇌실로 흘러가 뇌척수액으로 들어간다.

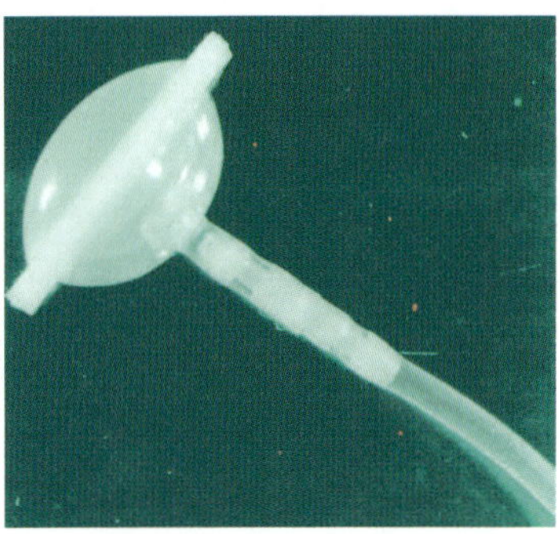

그림 1.41 오마야 저장소

활모양강직(OPISTHOTONOS)

머리를 포함한 몸 전체가 심각하게 신전(extension)되어 활 모양을 이루는 것을 활모양강직이라고 한다. 테타니(tetany)나 뇌줄기(brain stem)에 손상이 있는 환자에게서 볼 수 있다.

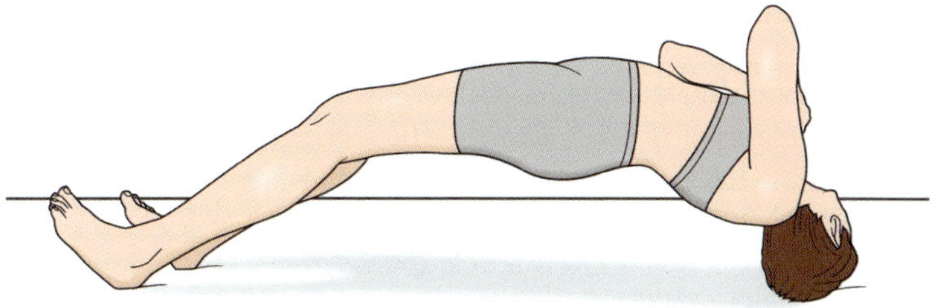

그림 1.42 활모양강직

파킨슨병(PARKINSON'S DISEASE) *정위 방사선수술(p. 80), 깊은 뇌 자극(p. 27) 참고*

파킨슨병은 운동계 장애라는 질병군에 속하며, 바닥핵(basal ganglia)의 도파민(dopamine) 부족과 관련이 있다. 파킨슨병은 떨림, 경축, 느린 움직임과 발을 끌며 걷는 걸음(shuffling gait), 자세 불안정이라는 4가지 주요 증상이 있다. 병의 진행은 환자마다 다르다. 도파민은 혈액 뇌 장벽(blood-brain barrier)을 통과하지 못하므로, 도파민의 전구체인 레보도파(levodopa)를 보충한다. 때로는 정위 방사선수술과 깊은 뇌 자극(DBS)이 도움이 된다.

반음영(PENUMBRA) *뇌졸중(p. 81) 참고*

반음영은 심각한 혈전 뇌졸중이나 색전 뇌졸중이 발생했을 때, 신속하고 정확하게 치료하면 되살릴 수 있는 경색 주변의 중요 부위를 의미한다. 뇌졸중 후 시간이 지나면 반음영 부위는 빠르게 줄어든다. 뇌 혈류가 회복되지 않으면, 확실한 세포사가 나타난다. 따라서, 위험이 있지만, 아직 경색이 발생하지 않은 조직을 살리고 임상 경과를 개선하는 "반음영 구조"가 최우선 과제다. 기계적 혈전제거술로 혈관을 막고 있는 혈전을 직접 제거하면 IV 혈전용해제 단독 투여보다 결과가 훨씬 좋다.

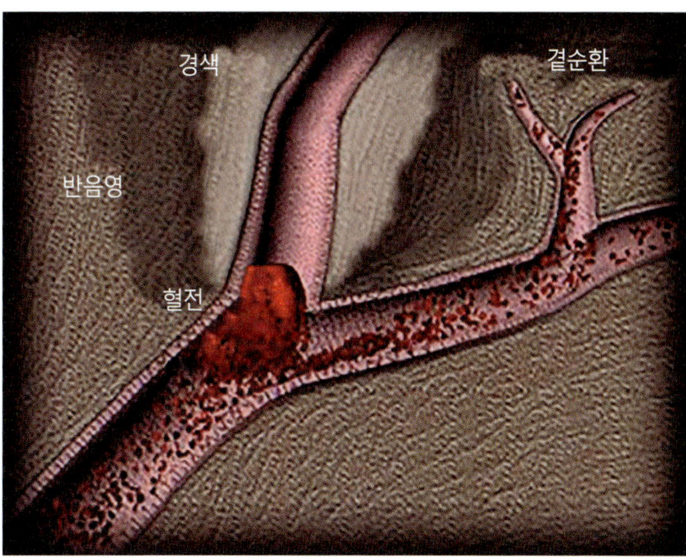

그림 1.43 반음영. (Used with permission from Genentech, USA, Inc.)

말초 신경 자극기(PERIPHERAL NERVE STIMULATOR, PNS)

신경근육 차단제(neuromuscular blocking agent, NMBA)를 투여할 때, 차단 수준 감시에 말초 신경 자극기를 이용한다. 얼굴 신경(facial nerve), 뒤 정강 신경(posterior tibial nerve), 자신경(ulnar nerve)에 자극을 전달할 수 있지만, 주로 자신경을 사용한다. NMBA를 투여하려면, NMBA를 시작하기 전에 반드시 환자에게 충분한 진통과 진정을 제공해야 한다는 것을 항상 기억한다.

- 그림 1.44를 참고한다. 자신경을 따라 전극을 3-5 cm 간격으로 부착한다.
- 전극에 악어 클립을 물린다. 극성 방향은 상관없다.
- 치료를 시작하기 전에 자극기의 출력 다이얼을 4로 돌려 기준선을 설정한다. **요점**: *일부 PNS는 mA로 전류를 표시한다. 출력을 10 mA로 설정하고 5 mA 단위로 높인다.*
- 4연속 반응(train of four, TOF) 버튼을 눌러 가벼운 전기 자극을 네 번 준다. 단일수축(twitch) 네 번이 눈에 보이지 않는다면, 네 번이 모두 보일 때까지 출력을 조금씩 올린다. 자극 사이에는 신경 재분극이 일어날 수 있도록 15초를 기다려야 한다. 단일수축 네 번이 모두 보이는 출력이 자극 문턱값(threshold)이다.
- 치료를 시작한다.

차단제의 차단 수준이 깊어질수록, TOF 버튼을 눌렀을 때 보이는 단일수축이 줄어든다(표 1.16 참고). TOF는 일반적으로 1시간마다 평가하지만, 약물을 증감 중인지 지속 주입 중인지에 따라 빈도는 달라질 수 있다. 주치의의 처방에 따라 NMBA를 증감한다.

표 1.16 차단 정도에 따른 단일수축 반응

TOF 단일수축 반응	차단 정도(%)
4/4	0-75
3/4	75-80
2/4	80-90
1/4	90
0/4	100

NOTES

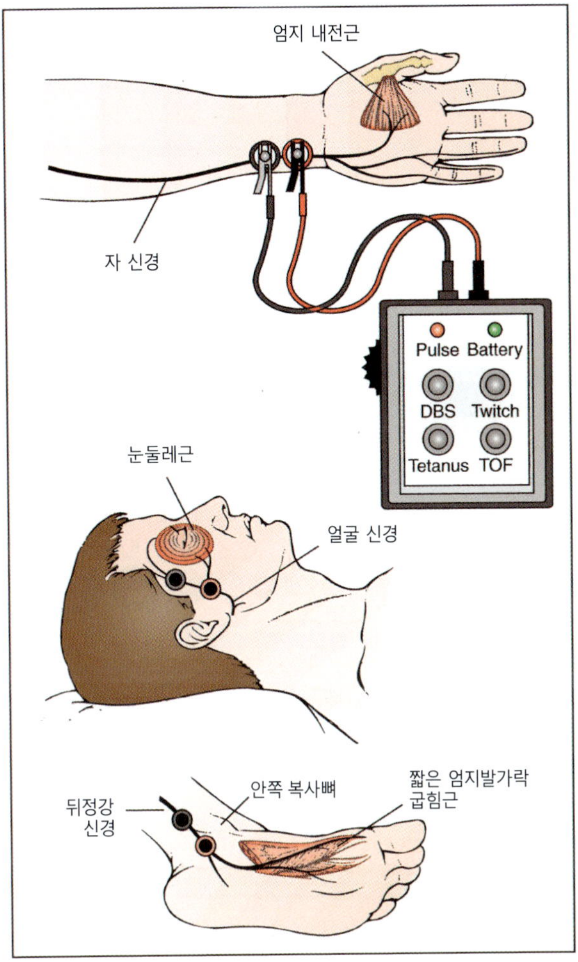

그림 1.44 신경 자극기. (Courtesy of Neuro Technology, Inc., Houston, TX.)

■ 솔방울샘부 종양(PINEAL REGION TUMOR) *신경기원 종양(p. 91) 참고*

■ 뇌하수체 샘종(PITUITARY ADENOMA) *신경기원 종양(p. 91) 참고*

■ 뇌하수체 종양 절제(PITUITARY TUMOR RESECTION) *나비굴 경유 뇌하수체절제(p. 88) 참고*

■ 혈장분리교환(PLASMAPHERESIS) *p. 374 참고*

신경근 질환에서 혈장분리교환은 길랑-바레 증후군(Guillain-Barré syndrome), 중증 근무력증(myasthenia gravis), 다발 경화증(multiple sclerosis), 말이집탈락병(demyelinating diseases) 같은 특정 질환과 관련된 자가면역 항체를 제거할 때 사용한다. 혈장분리교환으로 과다복용한 약물이나 독성을 유발한 약물을 제거하는 방법은 현재 연구 중이다. 자세한 설명은 374쪽을 참고한다.

■ 공기머리증(PNEUMOCEPHALUS) *긴장 공기머리증(p. 86) 참고*

두개강 안에 공기가 있을 때, 이를 공기머리증이라고 한다. 머리나 얼굴 외상, 신경외과 수술/시술, 이비인후과 수술/시술, 뇌척수액 배액 과다, 뇌척수액 누출 등이 원인이 될 수 있다. 공기머리증을 진단하는 가장 좋은 방법은 머리 CT 촬영이다.

■ 다리뇌(PONS)

다리뇌는 대뇌 피질에서 신호를 전달받는 핵과 섬유로 구성되며 뇌 바닥에 있다. 다리뇌에 병변이 있으면 점상동공(pinpoint pupils)과 지속 들숨 호흡(apneustic breathing)이 나타난다.

■ 자세(POSTURING) *대뇌제거 자세(p. 26), 피질제거 자세(p. 27), 활모양강직(p. 66) 참고*

■ 동공 크기(PUPIL GAUGE)

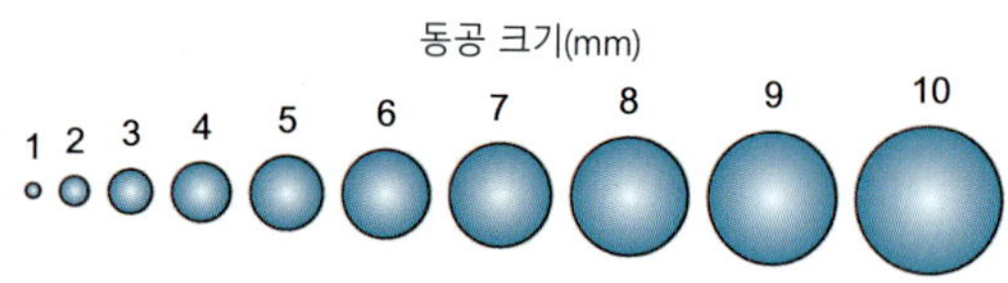

그림 1.45 동공 크기

■ 너구리 눈(RACCOON EYES) *머리뼈 바닥 골절(p. 11) 참고*

■ 램지 척도(RAMSAY SCALE) *이중 분광 지수 감시(p. 11), 세드라인 뇌 기능 감시(p. 72), 라이커 진정-흥분 척도(p. 71), 리치몬드 흥분-진정 척도(p. 71), 중등도 진정(p. 417) 참고*

표 1.17 램지 척도

	진정 수준	임상 상태
중등도 진정을 유지하는 동안 바람직한 수준	1	각성, 불안, 경계선 흥분/안절부절
	2	각성, 협력적, 환기기 적용 가능, 지남력 있음, 평온함
	3	각성, 말로 하는 지시에만 반응
	4	수면 중. 큰 목소리, 가벼운 촉각 자극, 빛에 반응
	5	수면 중. 큰 목소리, 가벼운 촉각 자극, 빛에 약간 반응, 그러나 통증 자극에는 명확하게 반응
	6	수면 중. 어떤 자극에도 반응 없음.

■ RASS *리치몬드 흥분-진정 척도(p. 71) 참고*

■ 망상체 활성계(RETICULAR ACTIVATING SYSTEM)

잠에서 깨어나고, 각성 상태를 유지하고, 주의를 집중하고, 지각한 것을 연상(perceptual association)하려면 망상체 활성계가 필요하다. 위쪽 다리뇌와 중뇌에 심각한 병변이 있으면 혼수가 발생한다.

■ 리치몬드 흥분-진정 척도(RICHMOND AGITATION-SEDATION SCALE, RASS) *이중 분광 지수 감시(p. 11), 세드라인 뇌 기능 감시(p. 72), 램지 척도(p. 70), 라이커 진정-흥분 척도(p. 71), 중등도 진정(p. 417) 참고*

표 1.18 리치몬드 흥분-진정 척도

점수	용어	설명
+4	공격적	전적으로 공격적이거나 파괴적. 의료진에게 직접 위협
+3	매우 흥분	수액선, 도관을 잡아당기거나 제거하려는 행동. 공격적인 행동
+2	흥분	목적 없는 행동을 자주 보이며, 환자-환기기 비동조(fights ventilator)
+1	안절부절	불안해하지만 행동이 공격적이지 않음
0	각성, 차분	
-1	졸음	부르면 깨어나서 10초 이상 눈을 뜨거나 눈을 맞출 수 있음
-2	가벼운 진정	부르면 깨어나지만 10초 미만으로 눈을 뜨거나 눈을 맞출 수 있음
-3	중등도 진정	부르면 움직이거나 눈을 뜨지만, 눈을 맞출 수 없음
-4	깊은 진정	불러도 반응하지 않지만, 물리 자극에는 움직이거나 눈을 뜸
-5	각성 불가	소리나 물리 자극에 반응하지 않음

■ 라이커 진정-흥분 척도(RIKER SEDATION-AGITATION SCALE) *이중 분광 지수 감시(p. 11), 세드라인 뇌 기능 감시(p. 72), 램지 척도(p. 70), 리치몬드 흥분-진정 척도(p. 71), 중등도 진정(p. 417) 참고*

표 1.19 라이커 진정-흥분 척도

점수	의식 수준	임상 양상
7	위험한 초조	기관내 관을 잡아당기려고 하고, 도관을 제거하려고 하고, 침대 난간을 넘으려고 하며, 의료진을 공격하며, 좌우로 몸부림친다.
6	매우 초조	침상 안정을 여러 번 말로 설명해도 진정되지 않으며, 기관내 관을 깨문다. 신체 보호대가 필요하다.
5	초조	불안하거나 약간 초조하며, 앉으려고 하지만, 말로 설명하면 평온한 모습을 보인다.
4	평온	협조적이고, 쉽게 각성하며, 지시에 따른다.
3	진정	각성하기 힘들며, 소리로 자극을 주거나 가볍게 흔들면 깨어나지만, 다시 잠든다. 간단한 지시에 따른다.
2	매우 진정	물리 자극에 각성할 수 있지만, 의사소통을 할 수 없으며 지시에 따를 수 없다. 스스로 움직일 수도 있다.
1	각성 불가	해로운 자극에 반응이 없거나 최소한으로만 반응한다. 의사소통을 할 수 없으며 지시에 따를 수 없다.

■ 린네 검사(RINNE TEST) *온도안진 검사(p. 16), 웨버 검사(p. 95) 참고*

린네 검사는 제8 뇌 신경을 검사해서 중이(middle ear) 질환을 진단하는 데 사용한다. 진동하는 소리굽쇠를 꼭지 돌기(mastoid process)에 댄다. 소리가 들리지 않으면 소리굽쇠를 귀 앞으로 이동한다. 정상이라면 귀 앞에서 소리가 더 크게 들린다. 즉, 뼈로 전도(conduction)될 때보다 공기로 전도될 때 소리가 더 크게 들린다.

■ 롬베르그 검사(ROMBERG'S TEST)

환자에게 양발을 모으고 팔은 가슴에 모은 채로 눈을 감게 한다. 이 자세가 20-30초 정도 유지되어야 한다. 약간 흔들리는 것은 괜찮지만, 흔들림이 심하거나 넘어진다면 양성으로 판단한다. 롬베르그 검사가 양성이면 소뇌 기능장애를 의미한다.

■ 신경집종(SCHWANNOMA) *신경기원 종양(p. 91) 참고*

■ 진정 감시(SEDATION MONITORING) *이중 분광 지수 감시(p. 11), 세드라인 뇌 기능 감시(p. 72) 참고*

■ 세드라인 뇌 기능 감시(SEDLINE BRAIN FUNCTION MONITORING) *이중 분광 지수 감시(p. 11), 램지 척도(p. 70), 리치몬드 흥분-진정 척도(p. 71), 라이커 진정-흥분 척도(p. 71), 통증 관리(p. 481), ABCDE 묶음 치료 (p. 213) 참고*

세드라인 뇌 기능 감시는 환자의 이마에 부착한 감지기로 양쪽 4채널 뇌파도(EEG)를 분석해서 진정 수준을 감시한다. 결과는 화면에 환자 상태 지수(patient state index, PSi)로 표시되며, 마취제의 효과에 따라 값은 0%에서 100% 사이로 표시된다.

- 70-100%: 환자가 깨어 있음
- 50-70%: 진정
- **25-50%: 이상적인 마취 깊이**
- 0-25%: 깊은 마취(deep anesthesia)

감지기 부착과 연결 방법은 다음과 같다.

- 감지기를 부착하기 전에 이마를 알코올로 소독하고 마를 때까지 기다린다.
- 중앙 감지기의 보호 필름을 제거한다
- 중앙 감지기 전극을 이마에 붙인다. CT/CB 감지기는 코 윗부분, 이마 중앙에 붙인다.
- 중앙 감지기 전극을 이마에 눌러 단단하게 고정한다. 젤이 샐 수 있으므로 전극을 직접 누르지 않는다.
- 바깥쪽 R2/L2 전극의 보호 필름을 제거하고 관자놀이 바로 위 머리카락이 없는 부위에 붙인다.
- 환자에게 붙인 세드라인 감지기의 노란색 부분을 모니터와 연결된 케이블의 노란색 접속 부분에 꼭 맞게 밀어 넣는다.
- 세드라인 모니터와 환자 케이블이 제대로 연결되어 있는지 확인하고 모니터를 켠다.
- 모니터에 전극 중 하나라도 빨간색, 노란색, 또는 파란색 경고가 나타나면 녹색 확인 표시가 나타날 때까지 전극 주변의 흰색 부분을 누르거나 살짝 움직인다. 젤이 샐 수 있으므로 전극을 직접 누르지 않는다.

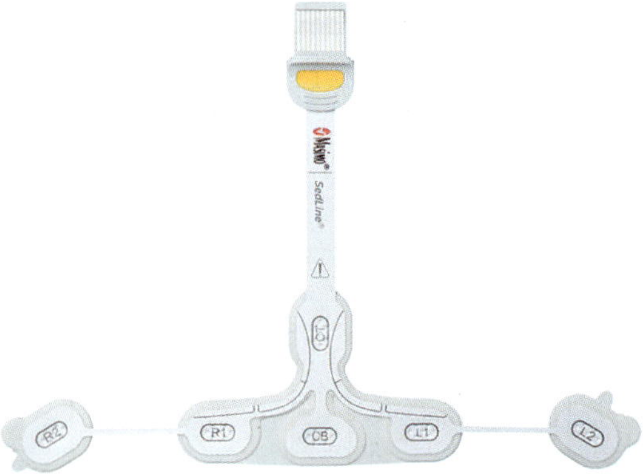

마시모 세드라인

그림 1.46 세드라인 진정 감시 장치. (Used with permission from Masimo.)

발작(SEIZURE) *뇌파도 감시(p. 32) 참고*

발작은 대뇌 피질에 있는 신경세포(neurons), 특히 뇌줄기(brain stem)에 있는 신경세포의 전기 방출(electric discharge)이다. 뇌파도 검사로 확진한다. 원인이나 유발 요인은 다양하며, 유전, 뇌종양, 대사 질환, 뇌의 동정맥 기형(AVM), 감염, 외상, 뇌혈관 질환 등이 있다. 단기간 발작은 5분 미만으로 지속하며 장기간 발작은 5-30분 동안 지속한다.

치료는 발작 중 입을 수 있는 손상 예방과 기도 보호가 우선이다. 환자를 옆으로 눕혀 기도를 유지하고, 침대 난간에 보호 패드를 붙여서 외상을 방지하고, 기도 흡인(suction)을 준비해서 분비물을 관리한다. 발작 사건을 정확하게 기록하려면 발작의 유형, 발현 시간, 발현 부위, 지속 시간, 의식 반응을 기록한다. 이후에는 치료 약물 농도(therapeutic drug level)를 감시하고 유지하는 전문 발작 조절이 필요하다. 치료 약물 농도 부분을 참고한다(p. 448).

발작의 분류

지난 수십 년 동안 발작은 부분/국소 발작(partial/focal seizure)과 전신 발작(generalized seizures)으로만 분류했다. 부분 발작은 다시 의식에 변화가 없는 단순 부분 발작(simple partial seizure)과 의식에 문제가 있는 복합 부분 발작(complex partial seizure)으로 나눴다. 전신 발작은 여러 가지 하위분류로 나눴다. 그러나, 2017년 ILAE (International League Against Epilepsy)는 모든 발작 형태를 더 명확하고 완전하게 보여주는 새로운 분류 체계를 발표했다.

새로운 ILAE 분류 체계에 따르면, 발작은 어디서 시작하는지에 따라 국소(focal onset), 전신(generalized onset), 미상(unknown onset), 미분류(unclassified)라는 4가지 군으로 나뉜다. 각 군은 운동(motor)인지 비운동(nonmotor)인지에 따라 더 나눌 수 있다.

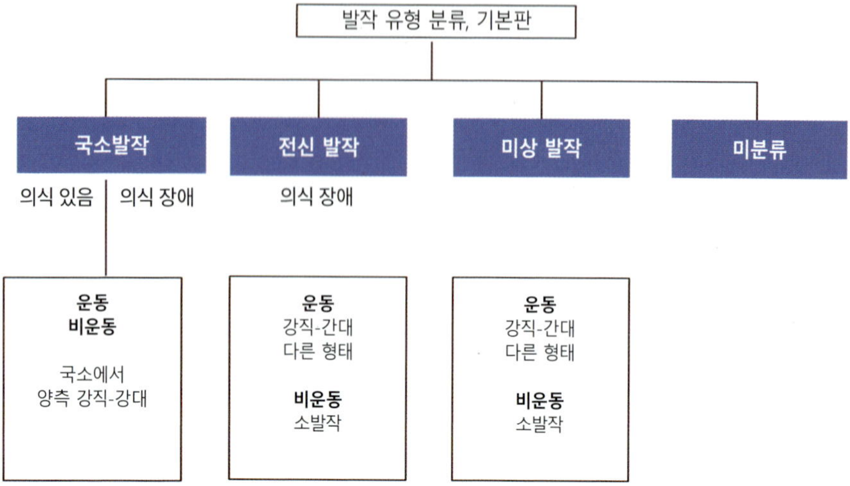

그림 1.47 발작 유형 분류. 기본판. [Adapted from the Epilepsy Foundation. (2017). The International League against epilepsy. Landover: Epilepsy Foundation.]

국소 발작(Focal Onset Seizure)

- **국소 의식 발작(focal awareness seizure).** 이전의 단순 부분 발작(simple partial seizure). 환자는 일반적으로 의식이 있으며 무슨 일이 있었는지 기억한다. 대부분은 발작이 일어난 뒤의 일도 기억할 수 있다. 환자가 말이나 반응을 할 수 없더라도 "의식"이 온전하다면 이 분류에 속한다.
- **국소 의식 이상 발작(focal impaired awareness seizure).** 이전의 복합 부분 발작(complex partial seizure). 의식이 영향을 받으며, 혼란 상태가 될 수도 있다. 다른 사람의 목소리를 들을 수 있지만 완벽하게 이해하거나 반응할 수 없다. 환자가 무슨 일이 생겼는지 희미하게 기억하더라도, "의식에 이상"이 있다면 이 분류에 속한다.
- **국소 운동 발작(focal motor seizure).** 발작 사건 중에 입술을 핥거나, 앓는 소리를 내거나, 침을 삼키거나, 소리를 지르거나, 손을 비비는 행동 같은 움직임이 나타난다.
- **국소 비운동 발작(focal nonmotor seizure).** 발작 중에 감각 변화(청각 문제, 환각), 감정 고조(공포, 불안, 기시감), 비자발 기능(혈압 상승, 심박수 상승, 소장 기능장애, 방관 기능장애) 같은 움직임과 관련이 없는 다른 증상이 먼저 나타난다.

참고로, 국소 의식 발작이나 국소 의식 이상 발작은 다시 운동 발작과 비운동 발작으로 세분할 수 있다.

전신 발작(Generalized Onset Seizures)

전신 발작은 어떤 방식으로든 환자의 의식에 영향을 미친다고 추정되므로, 이 분류에서는 "의식"을 설명하는 별도 명칭을 사용하지 않는다.

- **전신 강직-간대 발작(generalized tonic-clonic seizure).** 이전의 대발작(grand mal). 많은 사람이 "발작"하면 떠올리는 그림이다. 전신이 영향을 받는다. 발작은 근육이 굳는 강직기(tonic phase)에서 시작한다. 이후 주로 팔과 다리가 약 1-3분에 동안 율동적으로 빠르게 움직이는 간대기(clonic phase)가 이어진다.
- **다른 형태의 전신 발작.** 근간대 발작(myoclonic seizure), 무긴장 발작(atonic seizure)처럼 바뀌지 않은 용어도 많다.
- **소발작(absence seizure).** 이전의 소발작(petit mal). 지속 기간이 너무 짧아서 놓치는 일이 많다. 소발작은 정형(typical) 소발작과 비정형(atypical) 소발작으로 분류한다. 정형 소발작이 더 흔하다. 정형 소발작에서는 환자가 갑자기 모든 움직임을 멈추고 약 10초 미만의 짧은 시간 동안 기억도 없고 반응도 하

지 못한다. 비정형 소발작에서는 징후는 비슷하지만, 매우 천천히 시작하며, 발작은 일반적으로 20초 이상 지속한다.

미상 발작(Unknown Onset Seizures)

이 분류는 뇌의 어디에서 발작이 시작했는지 알 수 없는 발작을 설명할 때 사용한다. 그러나 양상이 운동(motor)인지 비운동(nonmotor)인지는 설명할 수 있다.

미분류(Unclassified)

이 분류는 발작 사건의 정보가 충분하지 않거나, 발작의 드문 특성 때문에 알려진 정보가 없을 때 사용할 수 있다. 이 분류는 사건이 분명히 발작이라고 확신할 수 있지만, 구체적으로 분류할 수 없을 때만 사용해야 한다.

뇌전증 지속상태(Status Epilepticus, SE)

뇌전증 지속상태는 30분 이상 지속하는 발작 또는 발작 사이에 의식이 완전히 회복되지 않는 2개 이상의 연속하는 발작으로 정의한다. 뇌전증 지속상태는 내과적 응급 상황이며, 이환율과 사망률이 높다. 성인에서 사망률은 최대 30%다. 조절되지 않고 지속하는 발작은 영구 신경세포 손상, 심폐 문제, 고체온을 유발할 수 있으며, 마지막에는 대사 불균형 때문에 회복 불가능한 뇌사로 이어질 수 있다. 뇌전증 지속상태의 주요 원인은 항뇌전증제(antiepileptic drugs)의 갑작스러운 중단이나 환자 순응도 감소다. 다른 원인으로는 알코올 금단, 진정제, 다른 약물 등이 있다. 임상적으로 뇌전증 지속상태 환자는 경련(convulsive) 발작이 있을 수도 없을 수도 있다. 경련 발작이 없다면 뇌파도(EEG) 검사로 발작이 있는지 확인해야 한다. 치료는 호흡 보조, 심혈관계 안정성 유지, 근본 원인 치료가 중심이다.

NOTES

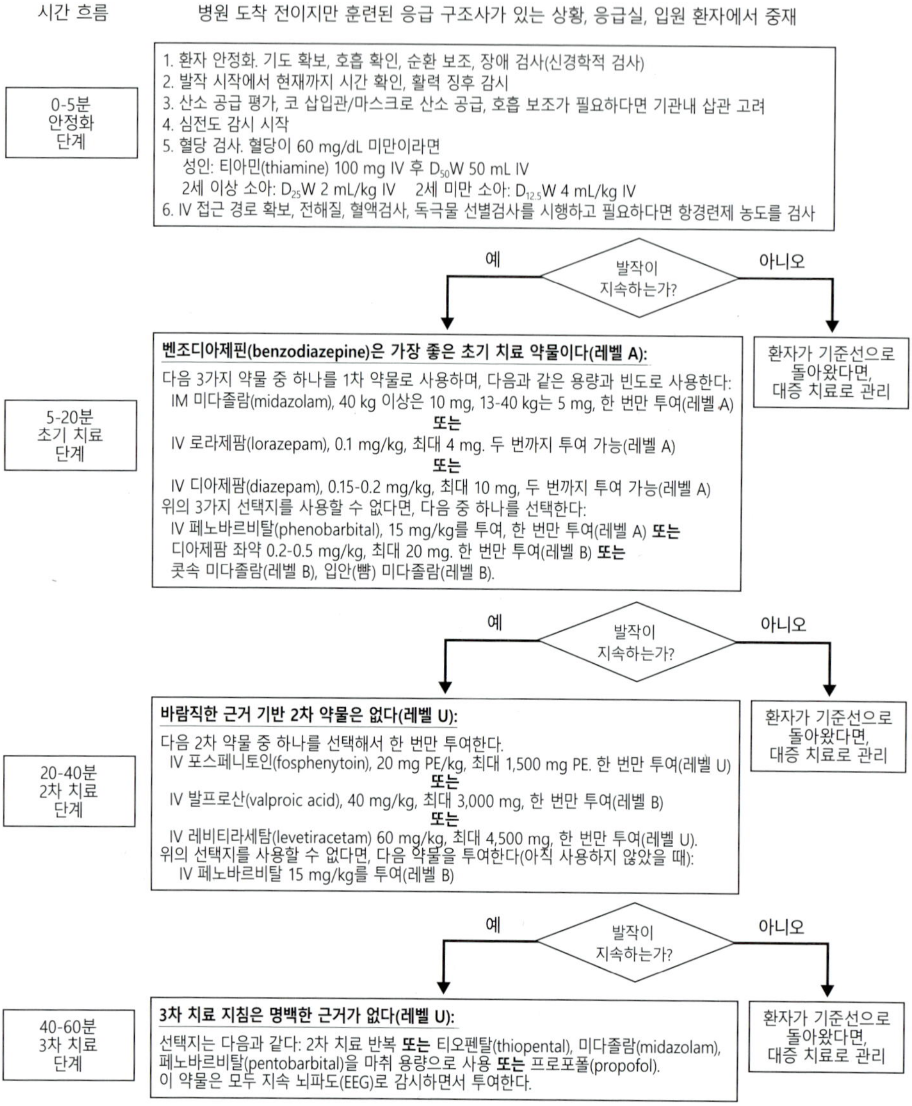

그림 1.48 뇌전증 지속상태 치료 알고리듬

신경성 쇼크(SHOCK, NEUROGENIC) *쇼크 지표(p. 181) 참고*

신경성 쇼크는 심각한 자율신경계 기능장애로 인한 저혈압, 느린 맥, 말초혈관 확장, 저체온이 특징이다. 체온은 혈관계가 확장되면서 자연히 떨어진다. 신경성 쇼크는 처음에는 저혈량 쇼크와 비슷하지만, 보상 빈맥이 나타나지 않는다. 신경성 쇼크에서 느린 맥은 일반적으로 미주신경 긴장도가 떨어지지 않아서 발생한다. 신경성 쇼크는 척수 손상 부위가 T6 이상일 때 더 자주 발생한다. 며칠에서 몇 개월까지 지속할 수도 있다. 급성기에는 혈압과 심박수를 보조하려면 혈압상승제가 필요할 수도 있다. 2차 폐부종을 피하려면 신중한 수액 보충이 필요하다.

신경계 션트(SHUNTS, NEUROLOGIC)

신경계 션트란 수술로 뇌나 척수에 삽입해서 뇌척수액(CSF)을 몸의 다른 곳으로 배액하는 션트 관(shunt tube)

을 의미한다. 주로 수두증(hydrocephalus)에 사용하며, 때로는 막힌 곳을 우회하거나 배액 경로의 치유를 촉진할 때도 사용한다. 삽입은 피부밑에 션트 관을 배치하는 일반적인 수술이다. 시술 후 상처가 아물고 나면 션트는 눈에 보이지 않지만, 목에서 만져질 수도 있다. 션트가 감염되거나 제대로 기능하지 않는다면 외부로 노출할 수도 있다. 션트에는 조정 불가 밸브나 조정 가능 밸브가 들어있다. 조정 불가 밸브는 사전에 배액량을 설정하면 그 후로는 변경할 수 없는 밸브다. 조정 가능 밸브는 필요에 따라 배액량을 변경할 수 있는 밸브다. 조정 가능 밸브는 종류가 매우 다양하며, 일부 밸브에는 MRI 잠금 시스템이 있어 자기장 내에서 원하지 않는 션트 이동을 방지하며, 다른 밸브에는 "닫힘" 스위치가 있어 수술로 션트를 묶지 않고도 션트 기능을 중단할 수 있다. 션트 기능불량은 흔한 합병증이며, 감염, 과다 배액, 뇌 손상, 발작 등으로 이어질 수 있다.

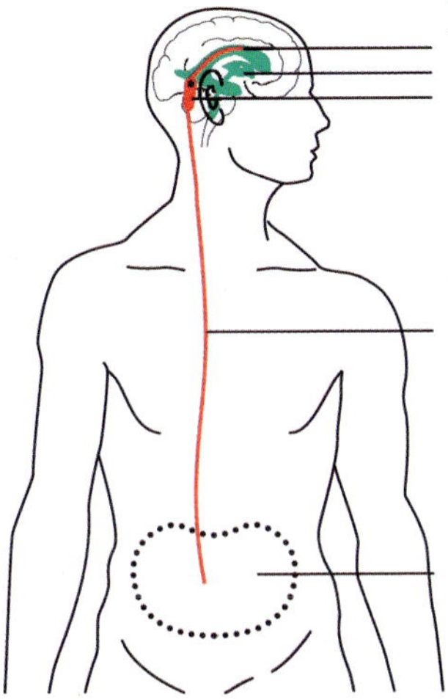

그림 1.49 환자에게 삽입한 빨간색 선으로 표시한 뇌실복막강 션트. 도관의 근위부 끝은 가쪽 뇌실(lateral ventricle) 안에 있다. 일반적으로 귀 높이 정도에 단방향 밸브가 있으며, 녹색으로 표시한 뇌실 높이와 같다. 도관 원위부는 피부밑에 삽입해서 복부까지 이동한 다음, 끝을 복막강에 삽입하면 뇌척수액을 복막강으로 배액할 수 있다. (Used with permission from Dr. Marianne Schmid Daners; Doctoral Thesis, ETH, 2012. DOI: 10.3929/ethz-a-007579157. Zurich, Switzerland.)

션트는 시작 위치와 배액 위치를 순서대로 붙여서 이름을 짓는다.

표 1.20 신경계 션트

션트 유형	시작 위치	배액 위치
뇌실복막강(ventriculoperitoneal, VP)	뇌실	복막강
요추복막강(lumboperitoneal, LP)	요추	복막강
뇌실심방(ventriculoatrial, VA)	뇌실	우심방
뇌실흉막강(ventriculopleural, VPL)	뇌실	흉막강

SIADH *부적절 항이뇨 호르몬 분비 증후군(p. 351) 참고*

머리뼈 골절(SKULL FRACTURE) *머리뼈 바닥 골절(p. 11) 참고*

척수(SPINAL CORD) *요추 천자(p. 57), 척수 손상(p. 78), 척추(p. 94) 참고*

척수는 큰 구멍(foramen magnum)에서부터 제2 요추까지 뻗어 있다. 앞뿔(anterior horn) 또는 앞쪽 회백질 기둥(anterior gray column)에는 날신경섬유(efferent fiber) 또는 운동 섬유가 있다. 뒤뿔(posterior horn) 또는 뒤쪽 회백질 기둥(posterior gray column)에는 들신경섬유(afferent fiber) 또는 감각 섬유의 세포체(cell body)가 있다. 가쪽 기둥(lateral column)은 경추 위쪽, 흉추, 천추 중간부(midsacral)에서 돌출되어 있으며, 이곳에는 자율신경계의 신경절전섬유(preganglionic fiber)가 있다. 백질(white matter)은 앞쪽, 가쪽, 뒤쪽 섬유단(funiculus)이라고 하는 3개의 세로 기둥으로 구성되며 말이집 축삭(myelinated axon)은 대부분 이곳에 있다. 섬유단에는 기능이 구분되는 경로(즉 시작, 주행, 끝이 비슷하거나 같은 경로)가 있으며, 이는 오름(ascending)과 내림(descending)으로 나뉜다.

척수의 주요 오름길(ascending tract), 즉 들신경(afferent), 감각(sensory), 뒤쪽(posterior) 경로는 척추 신경의 뒤뿌리(dorsal root)에서 척수로 들어간 신호가 뇌로 전달되는 경로다

척수의 주요 내림길(descending tract), 즉 날신경(efferent), 운동(motor), 앞쪽(anterior) 경로는 뇌에서 척수의 운동 신경세포로 신호를 전달하는 경로다.

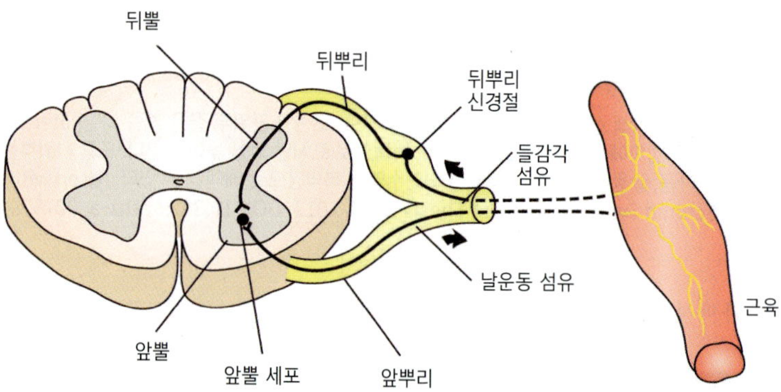

그림 1.50 척수 단면도

척수 손상(SPINAL CORD INJURY) *브라운 세카르 증후군(p. 14), 요추 천자(p. 57), 척수(p. 78), 척추(p. 94) 참고*

척수 손상은 부위와 정도에 따라 장애 범위가 결정된다. 손상이 경추 윗부분이라면, 횡격막 마비 때문에 호흡 부전과 사망에 이를 수 있다. 경막외 진통 부분에서 언급한 피부분절(dermatome)을 참고한다(p. 39).

경추 중간 부분에 손상이 있으면 흉부 위쪽 근육이 마비되므로 횡격막 움직임으로만 호흡한다. 흉추는 갈비뼈가 보호하고 있기에 손상을 입는 일이 거의 없다. 5번, 6번 경추와 1번, 5번 요추는 손상에 취약하기에 손상이 흔하다. 또한, 척수 손상의 정도에 따라서 기능이 얼마나 사라지는지 결정된다. 척수가 완전히 절단되면 손상 높이 아래로는 모든 기능이 영원히 사라진다. 척수 손상이 일부분이라면 일부 기능이 유지될 수 있으며, 때로는 회복될 수도 있다.

표 1.21	척수 손상 부위와 장애
손상 부위	장애
C1, C2, C3	일반적으로 치명적
C4	팔다리마비(quadriplegia), 호흡이 어려움
C5-C8	목, 어깨, 팔 근육의 다양한 기능 손실
T1-T11	하반신 마비(paraplegia). 흉부 위쪽은 갈비사이 근육을 지배하므로 호흡이 주요 관점이다. 혈관운동 긴장도, 미주 신경 반응이 사라진다. 심박수를 조절할 수 없다. 자율신경 자극이 사라진다. 때로는 아래쪽 흉추 손상이 있을 때 다리 보조기(leg brace)가 필요할 수도 있다.
T12-이하	하반신 마비. 운동 기능 손실과 감각 손실이 혼합. 내장과 방광 기능 장애가 혼합. 휠체어가 필요할 수 있으며, 다리 보조기도 필요하다.

ASIA (American Spinal Injury Association) 장애 척도는 척수 손상의 범위와 정도를 평가하는 국제 분류 기준이다. 이상적으로는 첫 수상 후 72시간 이내에 평가해야 한다. 전신을 평가하고 운동과 감각을 모두 평가하므로 광범위한 검사법이다. 운동 검사는 양쪽 팔다리에서 각각 핵심 근육(key muscle) 5개를 검사해서 핵심 근육 총 20개를 평가한다. 감각 검사는 가벼운 촉각 검사와 바늘 따끔 검사(pin prick test)로 나뉘며, 몸 양쪽의 피부분절(dermatome)에 해당하는 부위 28곳을 평가한다. 검사 결과에 따라 ASIA A, B, C, D, E로 등급을 분류하고, 이는 재활 필요성과 회복 여부를 결정하는 데 도움이 된다.

표 1.22	ASIA 장애 척도	
등급	병변	기준
A	완전	S4-S5 천골 구역(sacral segment)에서 운동 기능과 감각 기능이 모두 손실
B	불완전	S4-S5 천골 구역을 포함한 신경학적 손상 높이 아래쪽의 감각 기능은 유지되지만 운동 기능은 유지되지 않는다.
C	불완전	신경학적 손상 높이 아래로 운동 기능이 유지되며, 핵심 근육 중 반 이상이 근력 등급(muscle grade) 3 미만이다.
D	불완전	신경학적 손상 높이 아래로 운동 기능이 유지되며, 핵심 근육 중 최소 반 이상이 근력 등급 3 이상이다.
E	정상	운동 기능과 감각 기능이 정상

척수 쇼크(SPINAL SHOCK)

척수 쇼크는 손상 부위 아래쪽 척수 기능에 일시적인 반사 억제(reflex depression)가 나타나 감각운동(sensorimotor) 기능이 손실된다. 척수 손상 환자에게 가장 먼저 나타나는 양상이다. 척수가 "충격"을 받아서 제대로 작동하지 않는다. 손상 부위 아래는 이완 마비(flaccid paralysis), 무반사(areflexia), 통증 손실, 감각 손실, 내장 기능장애, 방광 기능장애, 땀없음증(anhydrosis) 등이 나타난다. 기간은 며칠이 될 수도, 몇 주에서 몇 개월이 될 수도 있다. 호흡 상태를 주의 깊게 관찰한다. 혈압이 떨어진다면 흉추나 그 위쪽에 손상이 있을 가능성이 있다. 느린 맥(미주 신경과 관련), 체온 저하, 혈중 포타슘 감소도 볼 수 있다.

■ 뇌전증 지속상태(STATUS EPILEPTICUS) *발작(p. 73) 참고*

■ 스텐트 혈전제거기(STENT RETRIEVAL DEVICE) *혈관내 혈관 재개통(p. 35), 거미막밑 출혈(p. 85), 뇌졸중 (p. 81), 혈관연축(p. 94) 참고*

스텐트 혈전제거기는 허혈 뇌졸중을 유발한 큰 혈관 막힘을 치료할 때 동맥 순환계, 주로 넓적다리 천자를 거쳐 뇌 순환계에 삽입하는 긴 도관이다. 이 기구는 혈관조영을 길잡이 삼아 혈전으로 막힌 부위를 통과하고, 스텐트를 펼쳐 혈전을 잡은 다음, 도관과 혈전을 같이 제거해서 허혈 뇌에 혈류를 복구한다. 이 방법은 일반적으로 증상이 발생하고 6시간 이내에 시행할 것을 추천하며, 빠르면 빠를수록 결과가 양호하다. 환자 관리에서 간호사의 역할은 시술 전에는 신속하고 효과적인 평가, 시술 후에는 천자 부위 감시, 신경학적 상태 감시, 재활 교육과 뇌졸중 예방 교육 준비 등이 있다. 허혈 뇌졸중에서 재조합 조직 섬유소분해효소전구체 활성제(recombinant tissue plasminogen activator, tPA) 치료가 실패했다면, 스텐트 삽입이 표준 치료법이라 여겨진다.

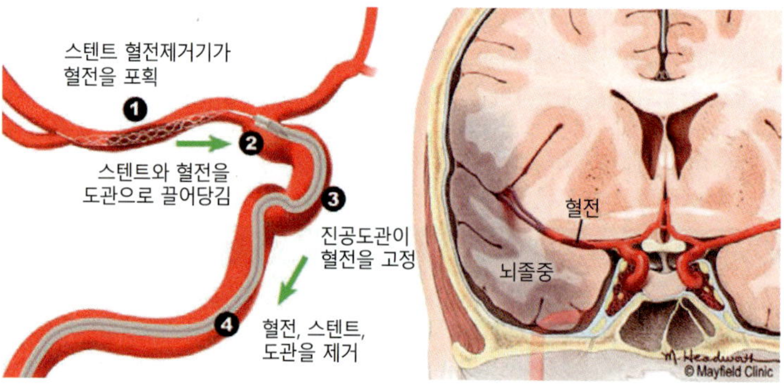

그림 1.51 스텐트 혈전제거기. (Printed with permission from Mayfield Clinic.)

■ 입체 감각 인식(STEREOGNOSIS)

입체 감각 인식은 물체를 만져서 형태와 크기를 인식하는 능력이다. 두정엽(parietal lobe) 기능이 관장한다.

■ 정위 방사선수술(STEREOTACTIC RADIOSURGERY) *사이버 나이프(p. 26), 감마나이프(p. 41) 참고*

정위 방사선수술(SRS)은 비수술 형태의 방사선요법이며, 뇌종양과 전이암뿐만 아니라, 삼차신경통, 동정맥 기형, 청신경종(acoustic neuroma), 뇌전증 같은 많은 질환에 사용한다. 정위 방사선수술은 목표와의 오차가 1 mm 이하인 평행하지 않은 방사선 빔을 여러 개 사용한다. 빔이 통과하는 부위에서는 조직 손상을 최소화하고, 빔이 집중되는 곳에서는 최대 효과가 나타난다. 이 치료법은 종양 세포의 DNA를 파괴해서 종양 크기를 줄이고, 더는 자라지 못하게 하는 것이 목표다. 정위 방사선수술을 진행하기에 앞서, 조영 CT를 촬영해서 하루 전에 촬영해둔 MRI 영상과 통합한다. 이는 목표 부위를 정확하게 설정하는 데 도움이 된다. 핀으로 머리에 부착하는 틀(frame)을 이용하면 머리가 고정되어 방사선 방향을 정확하게 유지할 수 있으며, 추가 뇌 지도도 얻을 수 있다. 그러나, 부위에 따라서는 최첨단 기술의 발전으로 틀 없는 기구도 사용할 수 있다. 수술 중에 정위 방사선요법을 사용하면 신경외과 의사가 뇌의 중요 영역에 손상을 입힐 가능성이 감소한다. 또한, 가능한 한 많은 종양을 제거할 수 있는 가장 효과적인 접근법을 찾는 데도 도움이 된다.

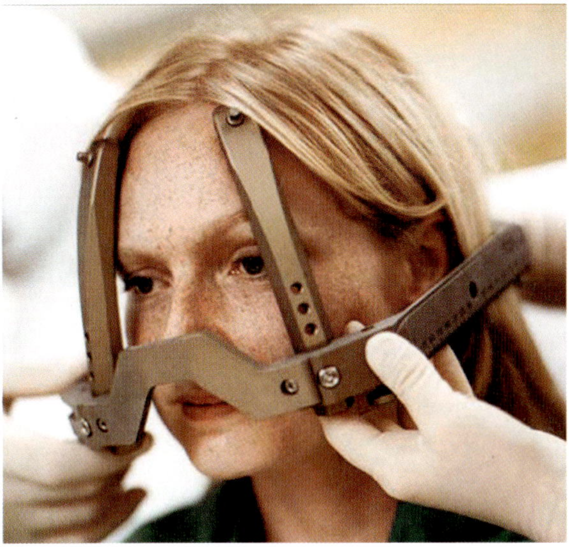

그림 1.52 정위 방사선수술 틀. [Used with permission from Halperin, E. C., Wazer, D. E., Perez, C. A., Brady, L. W. (2018). Perez & Brady's principles and practice of radiation oncology (7th ed.). Philadelphia: Wolters Kluwer.]

뇌졸중(STROKE) *알테플라제(p. 387), 혈관내 혈관 재개통(p. 35), 반음영(p. 67), 거미막밑 출혈(p. 85), 두개내압 증가(p. 46) 참고*

뇌졸중이란 뇌의 중요한 산소 공급원인 혈관이 파열되거나 혈전으로 막혀서 발생하는 질환이다. 뇌에 산소와 영양분이 공급되지 않으면 몇 분 안으로 신경이 죽기에 내과적 응급 상황이다. 뇌졸중은 크게 87%를 차지하는 허혈 뇌졸중과 13%를 차지하는 출혈 뇌졸중으로 나뉜다.

- **허혈 뇌졸중**은 색전(embolic stroke)이나 혈전(thrombotic stroke)이 원인이다. 색전 뇌졸중에서는 몸속 어딘가에서 만들어진 혈전이나 플라크(plaque) 조각이 뇌로 이동해 혈액 흐름을 차단한다. 혈전 뇌졸중에서는 혈관 안에 죽상경화 변화가 나타나 혈관을 굳게 만들어 혈전이 잘 생성되게 한다.
- **출혈 뇌졸중**은 약한 혈관, 동정맥 기형, 동맥류 등이 파열되어 발생한다. 뇌내출혈이나 거미막밑 출혈처럼 뇌 내부와 주변으로 출혈이 생기면 부기(swelling)와 압력이 증가해서 세포 손상이나 세포사를 유발한다. 빠르게 악화하는 최소 증상(minimal symptom)은 일반적으로 출혈의 징후다.

NOTES

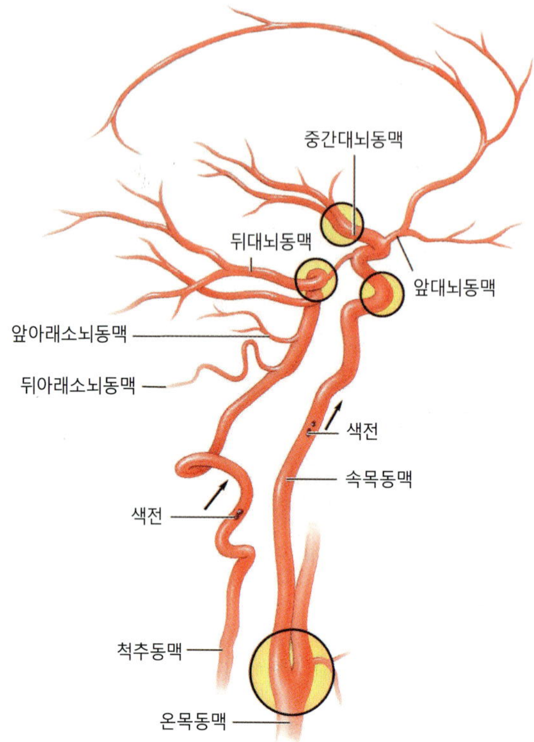

그림 1.53 플라크가 주로 생성되는 부위

치료: 우선 순위는 증상 평가, 마지막으로 정상이라 확인된 시간(last known well time, LKW time) 확인, 비조영 CT 촬영이다. 뇌는 포도당을 저장하지 못하므로 뇌졸중 환자는 저혈당 상태가 되어서는 안 되며, 혈당이 60 mg/dL 미만이라면 치료해야 한다.

CT 영상에 출혈이 있다면 수술 감압이나 뇌실외 배액관(EVD) 삽입과 중환자실 입실이 필요하다. CT 영상에 출혈이 없지만, 뇌졸중 기준에 부합한다면, 알테플라제(alteplase)를 이용한 섬유소용해 요법(fibrinolytic therapy)으로 치료한다. 일반적으로 알테플라제는 마지막으로 정상이라 확인된 시간에서 최대 4.5시간 이내로만 투여할 수 있다. 검사나 시술 때문에 알테플라제 투여가 지연되면 안 된다. 투여 후 24시간 동안은 혈관부종(angioedema)이 나타나지 않는지 주의 깊게 관찰한다. 알테플라제 투여 전 혈압 관리 목표는 185/110 mmHg 미만이다.

섬유소용해 요법이 1차 치료법이지만, 근위부 대혈관에 막힘이 있다면 혈관내 혈관 재개통 요법(ERT)이나 기계적 혈전제거(mechanical thrombectomy)도 고려해 볼 수 있다. 일부 환자는 마지막으로 정상이라 확인된 시간에서 최대 24시간 이내까지도 ERT에 적합할 수 있다. 적합성을 확인하려면 CT 혈관조영이나 MR 혈관조영을 사용할 수 있다. 그러나, 다시 한번 강조하지만, 검사 때문에 알테플라제 투여가 지연되면 안 된다. ERT를 진행하는 동안과 ERT가 끝난 뒤 24시간은 혈압을 180/105 mmHg 미만으로 유지한다.

고혈압 치료에 사용하는 1차 약물로는 라베탈롤(labetalol), 니카르디핀(nicardipine), 클레비디핀(clevidipine) 등이 있으며 IV로 투여한다. 뇌졸중 초기에는 고혈압이 허용되지만(permissive hypertension), 고혈압이 현저하다면 뇌졸중이 발생하고 첫 24시간 동안은 기준선보다 15% 낮게 유지하는 방법이 합리적이다. PO 약물은 복용하기 전에 삼킴곤란(dysphagia) 선별 검사를 끝내야 한다.

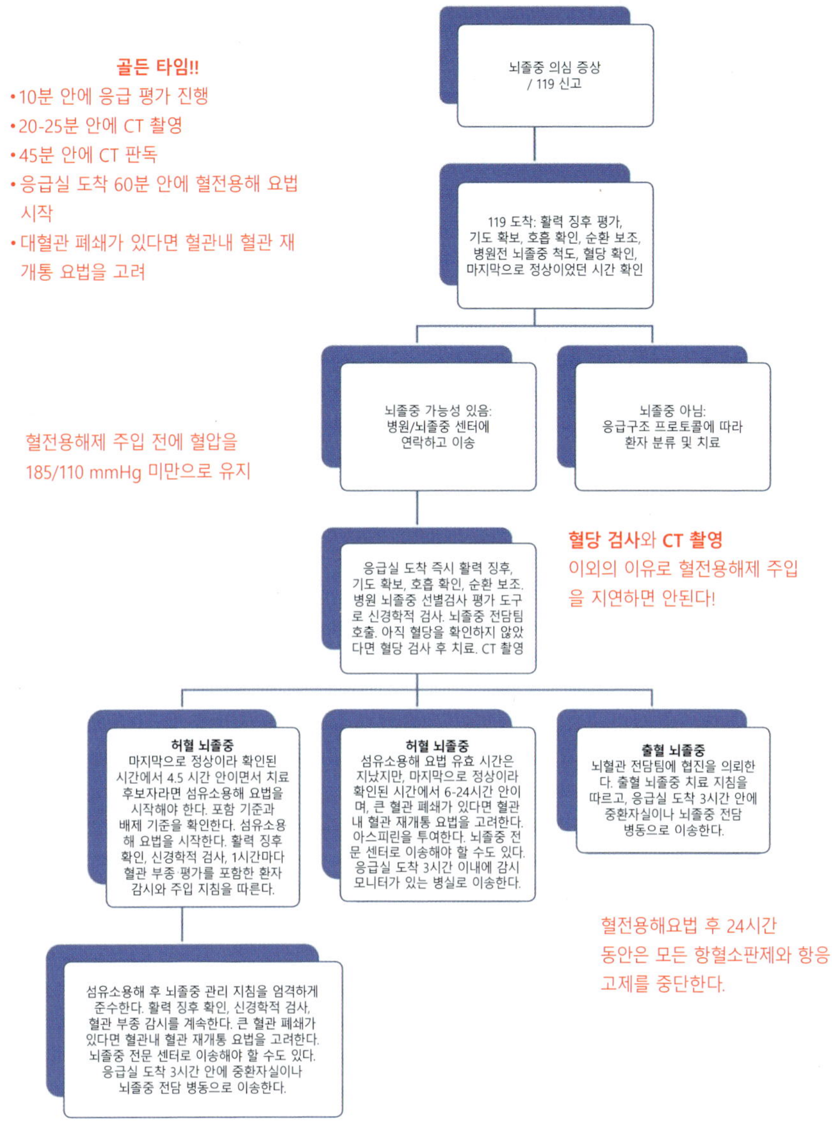

그림 1.54 뇌졸중 관리 알고리듬

미국 국립 보건원 뇌졸중 척도(National Institutes of Health Stroke Scale, NIHSS)는 뇌졸중의 중증도를 빠르게 평가하는 데 사용하는 진단 도구다. NIHSS 점수는 실행 계획 수립, 치료, 예후 예측에 도움이 된다. 점수는 0점에서 42점까지며, 점수가 높을수록 장애가 심하다. 국내에서는 한국형 NIHSS를 사용한다(표 1.23 참고).

표 1.23 한국형 NIHSS 요약

분류	설명	점수
1a. 의식 수준	명료 졸림 혼미 혼수	0 1 2 3
1b. 의식 수준 질문: 월(month), 나이	양쪽을 정확하게 답변 하나만 정확하게 답변 오답	0 1 2
1c. LOC 지시: 눈 떴다 감기, 주먹 쥐었다 펴기	두 가지 지시를 정확하게 수행함 한 가지 지시만 정확하게 수행함 두 가지 지시를 모두 수행하지 못함	0 1 2
2. 최적 주시: 눈을 뜨고 검사자의 손가락이나 얼굴을 따라 눈을 이동	정상 부분 주시 마비 강제 편향	0 1 2
3. 시야: 시각 자극을 유발해서 시야 사분면을 확인	정상 부분 반맹 완전 반맹 양쪽 반맹	0 1 2 3
4. 얼굴 마비: 치아 보이기, 눈썹 올리기, 눈 깜빡이기	정상 경도 부분 완전	0 1 2 3
5. 팔 근력-좌/우: 팔을 90°로 들어올리고 처짐과 움직임을 측정 **참고: 좌우 팔에 각각 점수를 측정한다.**	처짐 없음 처짐 중력을 이기지 못함 중력을 이기려는 노력 없음 움직임 없음	0 1 2 3 4
6. 다리 근력-좌/우: 다리를 30°로 들어올리고 처짐과 움직임을 측정 **참고: 좌우 다리에 각각 점수를 측정한다.**	처짐 없음 처짐 중력을 이기지 못함 중력을 이기려는 노력 없음 움직임 없음	0 1 2 3 4
7. 팔다리 운동 실조: 손가락-코 검사, 발꿈치-정강이 검사	정상 팔다리 하나에만 있음 팔다리 둘 이상에 있음	0 1 2
8. 감각: 얼굴, 팔, 몸통, 다리 좌우를 바늘로 검사	정상 부분 손실 중증 손실	0 1 2
9. 최상 언어 능력: 물건 이름 말하기, 그림 설명, 문장 읽기	정상 경도에서 중등도 실어증 중증 실어증 벙어리	0 1 2 3
10. 조음장애: 나열된 단어를 반복해서 읽게 해서 평가	정상 발음 경도에서 중등도 조음장애 알아들을 수 없는 단어나 틀린 단어	0 1 2
11. 소거(extinction)와 무시(inattention): 이전 검사 정보를 이용해서 소거와 무시를 확인한다.	정상 부분 무시 완전 무시	0 1 2

참고: 한국형 NIHSS의 자세한 내용은 대한 뇌졸중 학회의 뇌졸중 평가도구 교육 인증 프로그램(stroke-edu.or.kr)의 자료실을 참고한다.

신시내티 병원 전 뇌졸중 척도(Cincinnati Prehospital Stroke Scale, CPSS)는 NIHSS의 평가항목 중 3가지를 기반으로 한 척도다. 3가지 매개변수 중 하나라도 비정상이라면, 뇌졸중 가능성이 72%다. 3점은 확실한 대혈관 막힘을 의미한다.

표 1.24 신시내티 병원전 뇌졸중 척도

"FAST"	정상	비정상
얼굴 처짐(**F**acial droop)	양쪽 얼굴을 똑같이 움직일 수 있다.	한쪽 얼굴이 전혀 움직이지 않는다.
팔 처짐(**A**rm drift)	양쪽 팔을 똑같이 움직이거나 움직이지 않을 수 있다.	한쪽 팔이 다른 쪽보다 처진다.
언어(**S**peech)	더듬거리지 않고 올바른 단어를 사용한다.	더듬거리면서 말하거나, 단어가 정확하지 않거나, 말을 하지 않는다.
시간(**T**ime)	위에 나온 3가지 징후 중 하나라도 비정상인 사람은 뇌졸중 가능성이 72%다. 즉시 119에 연락해서 도움을 요청한다.1초마다 뇌세포가 죽는다.	

수정 랭킨 척도(Modified Rankin Scale)는 뇌졸중 후 장애와 의존 정도를 측정하는 데 사용하는 척도다. 뇌졸중 후 발생한 제한 때문에 어떤 일상 활동이 영향을 받는지 평가하는 가장 널리 사용되는 척도다. 점수가 1점 이하면 바람직하다고 판단한다.

표 1.25 수정 랭킨 척도

점수	설명
0	증상 없음
1	유의미한 장애 없음. 이전에 하던 활동을 모두 수행할 수 있다.
2	경도 장애. 이전에 하던 활동을 모두 수행할 수는 없지만, 도움 없이도 자신을 스스로 돌볼 수 있다.
3	중등도 장애. 신체 욕구 해결과 보행에 도움이 약간 필요하다.
4	중등도-중증 장애. 신체 욕구 해결에 도움이 약간 필요하며, 보조기나 도움 없이는 걷을 수 없다.
5	중증 장애. 신체 욕구에 대응할 수 없으며, 도움 없이는 걸을 수 없다.

일과성 허혈 발작(Transient ischemic attacks, TIA)은 일반적으로 뇌졸중과 비슷하지만, 24시간 미만으로 지속하는 일시적인 신경학적 변화다. TIA는 뇌졸중과 증상이 같지만, 환자 중 40%가 72시간 이내에 뇌졸중을 경험하므로 경고 징후로 여겨진다. 신경학적 검사, MRI, MRI를 촬영할 수 없다면 비조영 CT, 뇌파도(EEG) 검사, 기본 검사실 검사(당뇨 등을 확인), 심전도(부정맥 확인), 혈관 영상(목동맥 협착 확인) 등을 검사한다. 검사는 TIA가 발생하고 24시간 이내에 진행해야 한다. 응고항진 상태(hypercoagulable state)도 검사를 고려해 볼 수 있다. 고혈압과 심전도를 주의 깊게 감시한다.

■ 거미막밑 나사(SUBARACHNOID BOLT) *두개내압 감시(p. 49) 참고*

■ 거미막밑 출혈(SUBARACHNOID HEMORRHAGE) *뇌동맥류(p. 5), 동정맥 기형(p. 9), 머리뼈 경유 도플러 검사(p. 88), 혈관연축(p. 94) 참고*

거미막밑 출혈(SAH)은 뇌의 거미막밑 공간에 발생한 출혈이며, 주요 원인은 외상, 뇌동맥류 파열, 동정맥 기형 파열 등이다. 뇌동맥류는 일반적으로 윌리스 고리(circle of Willis)에 많이 발생하며, 이곳에 출혈이 생기면 사망을 비롯한 합병증 위험이 매우 크다. 환자는 "평생 최악의 두통"으로 증상을 이야기하며, 일반적으로 구역, 구토, 의식 소실을 동반한다. 신경학적 결핍은 파열 부위와 직접 관련이 있으므로 추가 결핍은 있을 수도, 없을 수도 있다.

진단은 응급 비조영 CT 촬영으로 할 수 있다. 요추 천자 뒤에는 간혹 CT에서 음성이 나올 수도 있다. 다른 방법으로는 비조영 CT를 촬영한 다음 CT 혈관조영을 촬영하면 민감도 99% 이상으로 SAH를 배제할 수 있다. SAH는 거미막밑 공간에 있는 출혈량을 나타내는 헌트와 헤스 척도(Hunt and Hess scale)로 등급을 분류할 수 있다. 5등급이 가장 중증이며, 혈관연축 가능성이 크다. 이 외에도 WFNS (World Federation of Neurosurgical Societies) 척도와 수정 피셔 척도(modified Fisher scale)도 사용할 수 있다.

합병증에는 환자 중 최대 40-60%에서 나타나는 혈관연축이 있다. 이들 중 20-30%에서는 증상도 나타난다. 혈관연축은 언제든지 나타날 수 있지만, 주로 수술 후가 아닌 출혈 후 5-7일 사이에 나타나며, 일반적으로 21일 이후에는 사라진다. 재출혈은 또 다른 심각한 합병증이다. 주로 첫 출혈 후 7-10일 사이에 많이 발생하며, 4-8일 사이가 발생률이 가장 높다.

다른 합병증에는 수두증, 저소듐혈증을 동반한 저혈량증, 깊은 정맥 혈전증(DVT), 폐 색전증, 지연 뇌 허혈, 부정맥(현저한 U파를 동반한 ST분절 변화) 등이 있다.

치료 접근법은 다양하지만, 모든 병원은 출혈 원인을 복구하는 데 집중한다. 심각한 혈전을 유발하는 SAH는 혈전을 제거하는 머리뼈 절개(craniotomy)가 필요할 수도 있다. 니모디핀(nimodipine)으로 예후를 개선한다. 생명과 기능을 지키려면 공격적인 치료가 필요하다.

사망률은 첫 출혈 시점에 25-50% 사이이다. 생존자 중 30%는 2주 안에 합병증으로 사망한다. SAH를 치료하지 않으면 생존자 중 약 50%에서 6개월 이내에 재출혈이 나타난다.

■ 경막밑 혈종(SUBDURAL HEMATOMA) *두개내압 증가(p. 46), 두개내압 감시(p. 49) 참고*

경막밑 혈종은 일반적으로 정맥 출혈이 원인이며, 경막과 거미막 사이에 혈액이 축적된다. 대부분은 외상이 원인이지만, 간혹 항응고제가 원인일 수도 있다. 환자는 일과성 허혈 발작(TIA)과 비슷하게 의식 수준이 감소하면서 졸려 보인다. 병변 쪽 동공은 일반적으로 확장된다. 증상 발현이 느리며, 급성 출혈에서는 주로 24-72시간 사이에 증상이 나타나며, 아급성 출혈에서는 주로 48-72시간 사이에 증상이 나타난다. 만성, 느린 출혈에서는 외상에서 증상이 나타날 때까지 수주에서 최대 6개월이 걸릴 수도 있다. CT로 진단하며 축적된 혈액을 배액해서 치료한다.

고령 환자는 특히 위험하다. 항응고제 사용이나 고혈압 같은 질환과 함께 뇌 위축이 연결 정맥(bridging vein)에 압력을 가하므로 고령 환자는 경막밑 혈종에 더 취약하다. 고령 환자에게는 혈액이 모일 공간이 더 많을 수도 있으므로 증상 발현이 더 느리다. 모인 혈액을 배액할 때는 추가 정맥 파열이 나타나지 않도록 매우 천천히 배액 해야 한다. 한 손으로 흡인 압력을 조절할 수 있는 잭슨-프랫(Jackson-Pratt, JP) 배액관을 삽입할 수도 있다. 경막밑 혈종은 만성 질환일 수도 있다.

■ 부적절 항이뇨 호르몬 분비 증후군(SYNDROME OF INAPPROPRIATE ANTIDIURETIC HORMONE)

p. 351 참고

■ 긴장 공기머리증(TENSION PNEUMOCEPHALUS) *공기머리증(p. 70) 참고*

긴장 공기머리증은 머리뼈 바닥 골절이나 동 골절(sinus fracture)과 관련된 머리 외상, 경막외 주사, 복잡한 신경외과 수술, 척수 수술, 동 수술(sinus surgery), 머리얼굴 수술 후 발생하는 합병증이다. 긴장 공기머리증은 두개강 안쪽에 있는 공기량이 증가해서 대뇌를 압박할 때 발생한다. 이 현상은 두개강 안으로는 공기가 들어오지만, 밖으로는 나가지 못하게 하는 단방향 판막 기전이 원인이다. 증상에는 두통, 의식 수준 저하, 국소 신경학적 결핍, 발작, 심정지 등이 있다. 즉시 중재가 필요한 신경외과적 응급 상황으로, 두개강 안에 있는 공기를 제거하고, 결손 부위를 교정해서 치료한다. 치료 접근법에는 머리뼈 절개(craniotomy), 천두공(burr hole) 생성,

100% 산소 공급, 뇌실외 배액관(EVD) 삽입 등이 있다.

영상의학 검사에서 후지산 징후(Mount Fuji sign)가 있으면 긴장 공기머리증을 진단할 수 있다. 두개강 안에 있는 공기가 전두엽을 압박하면서 동시에 둘로 나누므로 뇌 반구사이 틈새(interhemispheric fissure)가 넓어진다. 이는 CT 영상에서 대칭 구조를 가진 원뿔 형태로 유명한 후지산처럼 보인다.

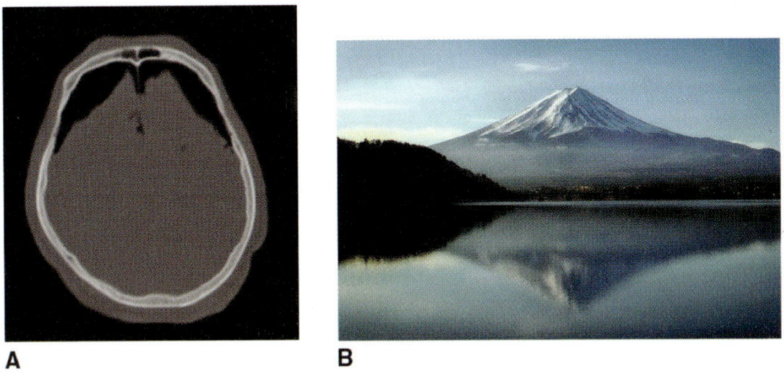

그림 1.55 A, 축방향 CT 영상에서 양쪽에 대량으로 모인 공기가 만든 후지산 징후를 볼 수 있다. B. 일본 후지산. [Figure A used with permission from Zamora, C., Castillo, M. (2011). Neuroradiology companion (4th ed.). Philadelphia: Wolters Kluwer; Figure B from Pixabay.com. public domain.]

■ 소뇌 천막(TENTORIUM CEREBELLI)

천막은 후두엽과 소뇌 사이에서 경막이 접힌 부분이다. 소뇌 천막은 경계선으로 사용한다.

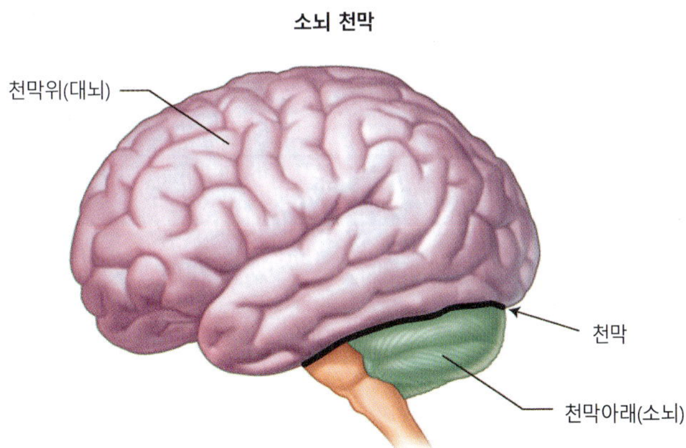

그림 1.56 소뇌 천막

■ 4연속 반응(TRAIN OF FOUR) *말초 신경 자극기(p. 68) 참고*

■ 머리뼈 경유 도플러 검사(TRANSCRANIAL DOPPLER STUDY) *초음파(p. 461) 참고*

혈관으로 향하는 초음파 빔을 활용하는 이 검사법은 적혈구 속도와 혈관내 와류(turbulence)를 평가할 수 있는 비침습적 방법이며, 뇌 혈류에 관한 정보를 제공한다. 주로 혈관연축(vasospasm)을 평가할 때 사용하지만, 뇌 순환과 뇌에 필요한 혈류량에 관한 정보를 얻을 때 언제든지 도움이 된다. 이 검사법은 빠르고, 사용하기 쉬우며, 통증이 없고, 쉽게 반복할 수 있다. 속도가 증가하는 경향을 추적하려면 일반적으로 순차(serial) 머리뼈 경유 도플러 검사 감시가 필요하다.

초음파 탐침을 "창(window)"이라고 하는 머리뼈에서 뼈가 얇은 곳에 대어 검사한다. 주요 창은 3개가 있으며, 각각에서 서로 다른 동맥의 정보를 얻을 수 있다.

- 측두엽 창(temporal window) = 중대뇌동맥(MCA), 앞대뇌동맥(ACA), 뒤대뇌동맥(PCA)
- 눈확 경유 창(transorbital window) = 속목동맥(ICA), 눈동맥(ophthalmic artery)
- 후두밑 창(suboccipital window) = 척추동맥(vertebral artery), 뇌바닥동맥(basilar artery)

요점

MCA, ACA, 척추동맥, 뇌바닥동맥은 뇌동맥 중에서도 크기가 크며, 주요 뇌졸중을 유발할 가능성이 크므로 SAH가 발생한 다음에 가장 먼저 주목해야 한다.

창에서 탐침을 움직이면 초음파가 동맥 안에 있는 적혈구에서 반사된다. 이 신호는 다시 변환기로 돌아오고 기계적 변환을 거쳐 숫자로 산출되며, 이를 다시 혈류속도로 전환한다. 단위는 cm/sec를 사용한다.

정상 속도

- 중대뇌동맥: 55±12 cm/sec
- 앞대뇌동맥: 50±11 cm/sec
- 뒤대뇌동맥: 40±10 cm/sec
- 뇌바닥동맥: 41±10 cm/sec

중대뇌동맥의 혈관연축 중증도 기준

- 120 cm/sec 미만 = 관찰
- 120-149 cm/sec = 경도
- 150-199 cm/sec = 중등도
- 200 cm/sec 이상 = 중증

혈류속도가 변하는 경향을 확인해야 하며, 검사자와 환자에 따라 측정값이 변할 수 있다. 중대뇌동맥 혈류속도가 120 cm/sec 이상이라면 혈관연축에 대한 민감도와 특이도는 80%밖에 되지 않는다. 혈관연축 증상이 있지만, 혈류속도가 150 cm/sec 미만이라면 생존율이 우수하다. 혈류속도가 200 cm/sec 이상이라면 중증 혈관연축으로 여기며 사망 위험이 크다.

■ 일과성 허혈 발작(TRANSIENT ISCHEMIC ATTACK) *뇌졸중(p. 81) 참고*

■ 나비굴 경유 뇌하수체절제(TRANSSPHENOIDAL HYPOPHYSECTOMY) *요붕증(p. 339), 부적절 항이뇨 호르몬 분비 증후군(p. 351), 뇌하수체: 생리(p. 351) 참고*

나비굴 경유 뇌하수체절제는 뇌하수체에 있는 종양(샘종)을 제거하는 수술 방법이다. 종양 크기가 1 cm 미만이라면 미세샘종(microadenoma)이라고 하며, 1 cm 이상이라면 큰샘종(macroadenoma)이라고 한다. 일부

샘종은 뇌하수체 호르몬을 과다생성하고, 다양한 호르몬 연관 증상을 유발할 수 있으므로 "기능"이 있다고 간주한다. 뇌하수체 종양은 두개내 종양 중 약 10-15%를 차지하며, 여기에 추가로 10%는 사후 부검에서 발견된다. 일반적으로 내시경을 이용한 수술로 종양을 절제하며, 윗입술 아래쪽을 절개하거나, 콧구멍으로 접근한다. 이 두 가지 접근법의 금기에는 만성 부비동염, 복잡한 병변, 광범위한 병변, 혈관이 많은 병변, 심각한 뇌척수액 누출 위험 등이 있다. 수술 후 가장 흔한 내분비 관련 합병증은 뇌하수체 저하증(hypopituitarism)이며, 그 외에 수술 관련 합병증도 발생할 수 있다.

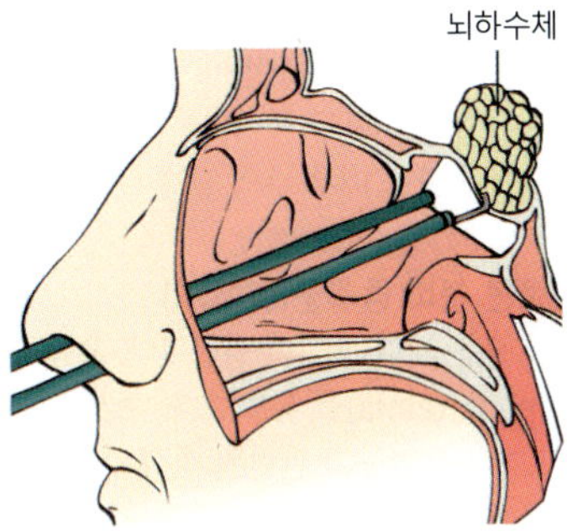

그림 1.57 나비굴 경유 뇌하수체절제

수술 후 관리

병변에 따라 최소 침습 수술이 적절할 수도 있지만, 접근법의 특성 때문에 머리뼈에 약한 지점이 발생하므로 수술 후 환자는 뇌 손상에 취약하다. 간헐 양압 호흡(IPPB) 기구, 빨대, 강화 폐활량계(incentive spirometer) 등을 사용할 때 발생하는 양압 때문에 공기가 약한 지점을 따라 머리뼈안으로 이동할 수 있으며, 치명적인 합병증을 유발할 수도 있다. 따라서, 이러한 기구는 권장하지 않는다.

매시간 신경학적 검사와 시야를 주의 깊게 관찰해야 한다. 뇌하수체는 시신경이 교차하는 시각교차(optic chiasm) 바로 밑에 있으므로, 수술 부위의 출혈과 부기(swelling)가 시신경에 압박을 가해 영구 시야 손실을 유발할 수도 있다. 시력, 시야, 안구 운동에 조금이라도 변화가 나타난다면 즉시 주치의에게 알려야 한다.

뇌척수액 누출과 콧물

콧수염 드레싱(moustache dressing)을 적용하고, 필요에 따라 교체하며, 출혈과 맑은 배액을 주의 깊게 관찰한다. 맑은 배액은 뇌척수액일 수도 있다. 환자에게 몸을 앞으로 숙이지 말고, 기침이나 재채기를 강하게 하지 말라고 교육한다. 코 메우기(nasal packing)와 코중격 부목(septal splint)은 자주 사용하며, 수술 후 최대 1주일까지 유지할 수도 있다. 제거 후에는 몇 주 동안 하루에 여러 번 콧속을 식염수로 세척하면 딱지 형성이나 자극을 줄일 수 있다. 환자가 목 뒤로 무언가 넘어가는 느낌과 짜고 쓴 맛이 난다고 표현할 수 있다. 이는 목 뒤쪽을 타고 내려가는 뇌척수액 누출을 의미할 수도 있다. 뇌척수액이 누출된다면, 복부에서 제거한 지방으로 만든 이식편을 수술 부위에 적용하는 수술 재건, 요추 배액관 삽입, 항생제 등으로 치료한다.

요붕증(Diabetes Insipidus, DI)

수술 후 항이뇨 호르몬(ADH) 결핍 때문에 요붕증이 나타날 위험이 있다. 항이뇨 호르몬이 줄어들면 소변으로 수분이 대량으로 배출되고, 소듐은 정체되어 고소듐혈증(hypernatremia)을 유발할 수 있다.

소듐 정체와 수분 소실이 조합되면 몇 시간 안에 심각한 고소듐혈증이 나타날 수 있다. 과도한 소변 배출을 즉시 확인하고 치료하지 않으면 치명적일 수 있다. 소변 배출량은 주의 깊게 관찰해야 하며, 매시간 확인을 권장한다. 2시간 이상 시간당 소변 배출량이 200-250 cc라면 즉시 주치의에게 알린다. 요붕증은 일반적으로 수술 후 24-72시간 사이에 발생하며, 합성 ADH인 데스모프레신 아세트산염[desmopressin acetate, 미니린(Minirin®)] 같은 보충 호르몬 투여 요법이 필요할 수도 있다. 용량과 빈도는 환자 반응을 기준으로 결정하며, 소변 배출량과 수분 손실량을 모두 줄이려면 일반적으로 하루에 두 번 1-2 mcg을 IV 또는 SC로 투여한다. 용량 조절 중에는 소변 배출량을 매우 주의 깊게 관찰해서 최적 용량을 결정한다.

부적절 항이뇨 호르몬 분비 증후군(SIADH)

SIADH는 항이뇨 호르몬 과다 생성이 원인이다. 요붕증보다 먼저 나타날 수 있으며, 수분 정체와 희석 저소듐혈증(dilutional hyponatremia)을 유발한다. 수분 제한으로 치료한다. 소변 배출량과 소듐 수치를 매우 주의해서 감시해야 한다. 저소듐혈증과 관련된 의식 수준 변화가 나타날 수도 있으므로, 안전 역시 주요 관심사다.

호르몬 과다나 결핍을 관리하려면 도파민(dopamine) 작용제, 옥트레오티드(octreotide), 레보티록신(levothyroxine), 히드로코르티손(hydrocortisone), 테스토스테론, 에스트로겐, 프로게스테론, 성장 호르몬 같은 약물이 필요할 수도 있다.

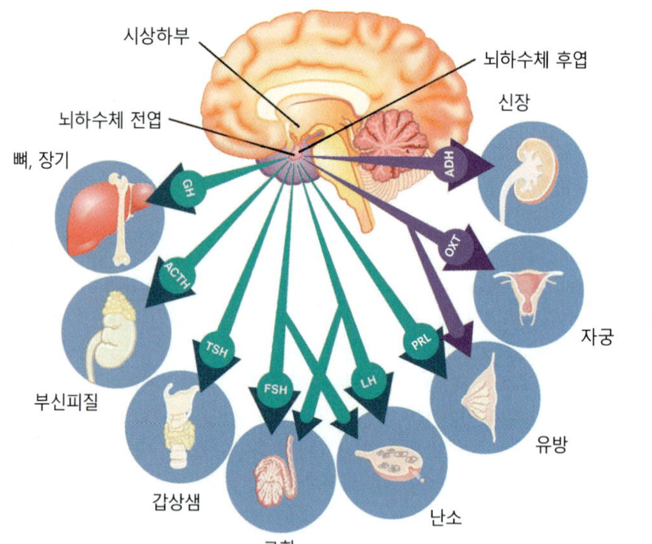

뇌하수체 전엽 호르몬	• 부신피질 자극 호르몬(ACTH) • 갑상샘 자극 호르몬(TSH) • 황체형성호르몬(LH)	• 젖 분비 호르몬(prolactin, PRL) • 성장 호르몬(GH) • 난포 자극 호르몬(FSH)
뇌하수체 후엽 호르몬	• 항이뇨 호르몬(ADH)	• 자궁 수축 호르몬(oxytocin, OXT)

그림 1.58 뇌하수체 호르몬과 표적 장기

안전 정보
수술로 발생한 뼈 결손 부위는 회복까지 최대 6개월이 걸린다. 코위관 삽입, 다른 단단한 물체, 기구 등을 코안에 넣으면, 관이나 기구가 직접 머리뼈안으로 들어가 치명상으로 이어질 수도 있으므로 가능한 한 피해야 한다. 추가로, 간헐 양압 호흡(IPPB), 지속 기도 양압(CPAP), 이상 기도 양압(BPAP), 들숨 기도 양압(IPAP) 등을 사용하면 머리뼈안으로 공기가 들어가서 치명적인 합병증을 유발할 수 있으므로 MRI로 뼈 결손 부위 평가를 마칠 때까지는 이러한 치료는 제한해야 한다.

새로운 치료법
종양이 클 때 수술 전 방사선요법은 환자에 따라 반응이 다양하기에 의견이 분분하지만, 수술 후 잔류 종양에서는 유용할 수도 있다. 다른 선택지로 분할 정위 방사선요법(FSR)을 사용할 수도 있으며, 일반적인 방사선요법 후 발생하는 시신경병증(optic neuropathy) 같은 합병증이 감소한다. 추가로 감마나이프는 쿠싱 증후군(Cushing's syndrome)이나 말단비대증(acromegaly)에서 특히 효과가 좋으며, 감마나이프에서 시신경병증 발생률은 5% 미만이다.

■ 트루소 징후(TROUSSEAU'S SIGN) *흐보스테크 징후(p. 21) 참고*

혈압계 띠(cuff)를 위팔에 감고 노동맥(radial artery)에서 맥박이 느껴지지 않을 때까지 팽창시킨다. 3분 동안 팽창 상태를 유지한다. 아래팔과 손 근육에 경련이 나타나면 양성이며, 저칼슘혈증을 의미한다. 경련이 없다면 음성이다.

■ 신경기원 종양(TUMORS, NEUROGENIC) *구조: 뇌의 구조와 기능(p. 3), 종양의 등급과 병기결정(p. 489) 참고*

종양은 종양에 따라 여러 가지 분류 체계가 있으므로 뇌에 생긴 종양을 단순히 뇌종양으로 부르면 혼란을 초래할 수도 있다. 대다수 기관은 종양의 생물학적 행태(biologic behavior)와 기원 세포를 기반으로 하는 WHO (World Health Organization) 체계를 사용한다. 다음은 알파벳순으로 나열한 주로 볼 수 있는 뇌종양과 척수 종양이다.

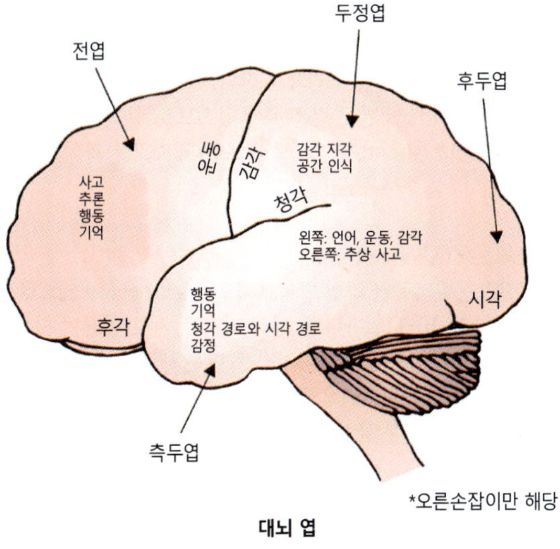

그림 1.59 대뇌 기능과 관련 부위. (Reproduced with permission from the American Brain Tumor Association, Des Plaines, IL.)

청신경종(Acoustic Neuroma)

신경집종(schwannoma)이나 신경종(neuroma)이라고도 한다. 뒤 머리뼈 오목(posterior fossa)에 있는 청각을 담당하는 제8 뇌 신경에 생기는 양성 종양이며, 주로 중년 성인에서 발생한다. 증상은 한쪽 귀의 청력 손실, 귀울림(tinnitus), 때로는 어지럼증(dizziness)이 있을 수 있다. 만약 종양이 근처에 있는 제7 뇌 신경, 즉 얼굴 신경에 영향을 끼친다면 얼굴 마비, 삼킴곤란, 얼굴 감각 손실, 안구 운동 이상, 자세불안(unsteadiness) 등이 나타날 수 있다. 일반적으로 청신경종은 수술로 완전히 절제할 수 있으며 예후도 양호하다. 수술 후 얼굴 신경에 일시 손상이나 영구 손상이 있으면 얼굴 마비가 발생할 수 있다.

별아교세포종(Astrocytoma)

별아교세포종은 별처럼 생겼다고 해서 이름 붙여진 별아교세포(astrocyte)라는 지지세포(support cell)에서 발생한다. 가장 흔한 중추신경계 종양이며, 뇌종양과 척수 종양 중 약 50%를 차지한다. 등급이 낮은 1등급과 2등급 별아교세포종은 침윤이 없으며, 느리게 자라며, 대부분 수술만으로도 완전히 치료할 수 있다. 수술 후 절제하지 못한 종양은 추가 방사선요법으로 치료할 수도 있다. 평균 생존 기간은 6-7년이며, 고등급 종양보다 예후가 양호하다. 3등급 종양인 역형성 별아교세포종(anaplastic astrocytomas)과 4등급 종양인 교모세포종(glioblastoma multiforme)은 악성 종양이다. 아래의 교모세포종 부분을 참고한다. 일반적으로 수술로 부분 또는 완전 절제 후에 방사선요법으로 치료한다. 재발이 흔하며 주변 조직을 침윤하는 경향이 있다.

척삭종(Chordoma)

뇌종양과 척수 종양 중 2%로 매우 드문 종양이며, 머리뼈 바닥 부분이나 척수 끝부분에 발생한다. 척삭종은 양성 경막외 종양이지만 일반적으로 주변의 뼈를 침범한다. 치료는 수술 후 방사선요법이다. 예후는 일반적으로 불량하다.

머리인두종(Craniopharyngioma)

머리인두종은 양성 선천 종양으로, 낭성(cystic)이며, 모든 1차 뇌종양 중 2-3%를 차지하며, 소아 뇌종양 중 5-13%를 차지한다. 주로 뇌하수체(pituitary gland) 근처의 안장(sellar) 부위에 발생한다. 치료법은 수술이며, 종양을 완전하게 절제할 수 있다면 예후는 양호하다. 완전하게 절제하지 못했다면 방사선요법을 추가할 수도 있다. 수술 후 일반적으로 데스모프레신 아세트산염[desmopressin acetate, 미니린(Minirin®)]이 필요하다.

뇌실막세포종(Ependymoma)

뇌실막세포종은 소아 종양으로 주로 뒤 머리뼈 오목(posterior fossa)과 대뇌 반구에 발생한다. 양성이거나 악성일 수 있으며, 대부분 느리게 자란다. 때로는 신경계의 다른 부위에 전이할 수도 있다. 종양이 대부분 제4 뇌실의 바닥이나 대뇌 반구 깊은 곳에 있으므로 수술로 완전하게 제거할 수 없다. 방사선요법과 두개내압 증가를 해소하는 션트(shunt) 삽입으로 치료한다. 때로는 화학요법을 사용할 수도 있다. 악성 종양은 평균 생존 기간이 1개월, 양성 종양은 7-8년이다.

교모세포종(Glioblastoma)

교모세포종은 4등급 악성 별아교세포종(astrocytoma)으로 모든 1차 뇌종양 중 30%, 별아교세포종 중 50%를 차지한다. 10-11일마다 두 배로 커지고, 세포 종류가 다양하므로 치료하기 어려운 뇌종양 중 하나다. 일부 세포는 치료에 반응해서 사라지지만, 다른 세포는 반응하지 않는다. 대부분 수술 후에 방사선요법이 필요하며, 그 후 공격적인 화학요법으로 치료한다. 평균 생존 기간은 수술만 했을 때는 10주, 방사선요법만 사용했을 때는 10개월로 대부분 불량하다.

신경교종(Glioma)

신경교종은 뇌의 지지조직인 신경교 세포(glial cell)에 발생한 다양한 종양을 대표하는 명칭이다. 별아교세포종, 희소돌기아교세포종, 교모세포종을 참고한다.

혈관모세포종(Hemangioblastoma)

혈관모세포종은 혈관에서 자라나는 종양과 비슷한 덩어리며, 대부분 낭성(cystic)이며, 모든 1차 뇌종양 중 약 2%를 차지한다. 주로 소뇌에 발생하며, 느리게 자라며, 전이하지 않는다. 종양이 뇌줄기(brain stem)에 붙어있지 않다면 수술이 가장 좋은 치료법이며, 뇌줄기에 붙어 있다면 방사선요법으로 치료한다. 예후는 양호하다.

림프종(Lymphoma)

림프종은 주로 면역 기능에 장애가 있는 환자에서 발생하는 악성 종양이다. 일반적으로 대뇌 반구에 발생하며, 종양이 여러 개 생길 수도 있다. 전이가 흔하다. 표준 치료는 방사선요법이며, 넓은 범위를 침윤하므로, 뇌 전체에 방사선요법이 필요할 수도 있다. 종양의 위치, 크기, 수에 따라 때로는 수술만 할 수도 있으며, 방사선요법과 화학요법을 같이 사용할 수도 있다. 전반적인 예후는 불량하며, 평균 생존 기간은 2년이다.

속질모세포종(Medulloblastoma)

속질모세포종은 빠르게 자라는 소뇌 악성 종양으로 주로 소아에서 발생하며, 주변 조직을 침윤하며, 뇌척수액을 통한 전이가 흔하다. 가장 좋은 치료법은 수술 절제 후 종양이 있던 부위, 뇌 전체, 척수에 방사선요법을 적용하는 방법이다. 속질모세포종은 방사선에 매우 민감하므로 방사선요법만으로도 치료할 수 있다. 재발 종양은 화학요법으로 치료한다.

수막종(Meningioma)

수막종은 느리게 자라는 양성 종양으로 뇌와 척수의 수막에 발생하며 모든 1차 뇌종양 중 약 15-20%를 차지한다. 종양이 접근 가능한 부위에 있으면 표준 치료는 수술이다. 방사선은 종양을 완전히 제거하지 못할 때 사용할 수 있으며, 생존 기간을 몇 년 연장할 수 있다. 종양을 완전히 절제하면 예후는 양호하다.

희소돌기아교세포종(Oligodendroglioma)

희소돌기아교세포종은 별아교세포종처럼 뇌의 지지세포인 신경교 세포(glial cell)에 생긴 종양이다. 주로 중년 성인에서 발생하며, 대부분 대뇌 반구에 발생한다. 일반적으로 성장이 느리며, 대부분 양성이지만 악성일 수도 있다. 진단 전에 이미 몇 년 동안 있었을 수도 있으며, 생존 기간도 길다. 수술로 가능한 한 많은 종양을 절제하고 그 후 방사선요법으로 치료한다. 재발은 드물다.

솔방울샘 부위 종양(Pineal Region Tumor)

솔방울샘 부위 종양은 대부분 종자세포(germ cell) 종양이며, 발달 이상 때문에 발생하거나 솔방울샘(pineal gland) 자체에서 발생한다. 수두증이 흔하며, 뇌줄기(brain stem)와 소뇌가 압박받는다. 양성이거나 악성일 수 있다. 수술 접근이 매우 어려우므로 일반적인 치료법은 방사선요법이다. 대부분 션트(shunt)를 삽입해서 두개내압 증가를 완화한다. 반응은 양호하다. 그러나, 수술로 종양을 제거한 정도에 따라 예후가 달라지므로 수술도 고려해 볼 만한 선택지다.

뇌하수체 샘종(Pituitary Adenoma)

뇌하수체 종양은 주로 청년이나 중년 성인에서 발생한다. 일반적으로 나비굴 경유 접근법을 이용한 수술 절제로 치료하며, 대부분 치료할 수 있다. 다른 치료법에는 다양한 방사선요법이나 약물 요법이 있다. 나비굴 경유 뇌하수체절제(p. 88) 부분을 참고한다.

갈고리 이랑 뇌탈출(UNCAL HERNIATION) *뇌탈출(p. 44) 참고*

혈관연축(VASOSPASM) *머리뼈 경유 도플러 검사(p. 88), 뇌 관류압(p. 17) 참고*

혈관연축은 거미막밑 출혈 후에 발생하는 좁아진 대뇌 혈관을 의미하며 대뇌 원위부로 가는 혈류가 감소한다. 치료하지 않으면 뇌 허혈이나 뇌경색 같은 심각한 결과로 이어질 수 있다. 혈관연축은 거미막밑 출혈 환자 중 30%에서 발생하며, 장애와 사망 위험은 혈관연축이 없다면 14%이지만, 혈관연축이 발생했다면 36%까지 증가한다. 적혈구가 용해되면서 방출되는 엔도텔린-1 (endothelin-1, ET-1) 때문에 혈관연축이 발생한다고 추정된다. 의식 수준 변화와 국소 신경학적 결핍을 주의 깊게 관찰해서 진단한다. 그러나, 혈관연축이 있어도 항상 증상이 발생하지는 않으므로 일부 사례는 머리뼈 경유 도플러 검사(TCD)나 혈관조영으로만 확인할 수 있다. 환자가 호소하는 특정 결핍은 혈관연축에 영향을 받은 뇌 부위에 따라 다양한 양상으로 나타날 수 있다.

발생 시기

- 첫 출혈 후 3-21일 사이에 시작하며
- 발생률은 첫 출혈 후 7-10일에 가장 높다.

치료

- **혈관성형**: 끝에 풍선이 달린 도관으로 순환을 방해하는 혈관을 넓혀 혈류를 개선한다.
- **칼슘 통로 차단제**: 니모디핀(nimodipine)은 뇌혈관에 특별한 친화력이 있다고 밝혀졌다. 연축의 중증도에는 영향을 미치지 못하지만, 전반적인 예후가 개선된다.
- **동맥내 혈관확장제(Intra-arterial vasodilator)**: 베라파밀(verapamil)이나 니카르디핀(nicardipine) 같은 칼슘 통로 차단제와 밀리논(milrinone) 같은 포스포다이에스터 분해효소(phosphodiesterase, PDE) 억제제는 도움이 된다. 파파베린(papaverine)은 작용 시간이 짧아서 거의 사용하지 않지만, 효과가 있을 수도 있다.
- **정상혈량(normovolemia), 수축촉진약(inotropy), 고혈압 허용(permissive hypertension)**: 뇌 관류압을 유지하고 뇌 혈류를 개선하려고 사용한다. 이 3가지는 이전의 3H 요법을 대체한다. 예전의 3H 요법은 혈액희석(hemodilution), 고혈량증(hypervolemia), 고혈압(hypertension)이며, 현재는 관심에서 멀어졌으며, 검토에 따르면 이 방법을 지지하는 타당한 근거도 없다.

뇌실창냄술(VENTRICULOSTOMY) *두개내압 감시(p. 49) 참고*

척추(VERTEBRA) *요추 천자(p. 57), 척수(p. 78), 척수 손상(p. 78), 피부분절(p. 39) 참고*

성인은 척추가 33개가 아니라 26개며, 위에서 아래 방향으로 번호를 붙인다.

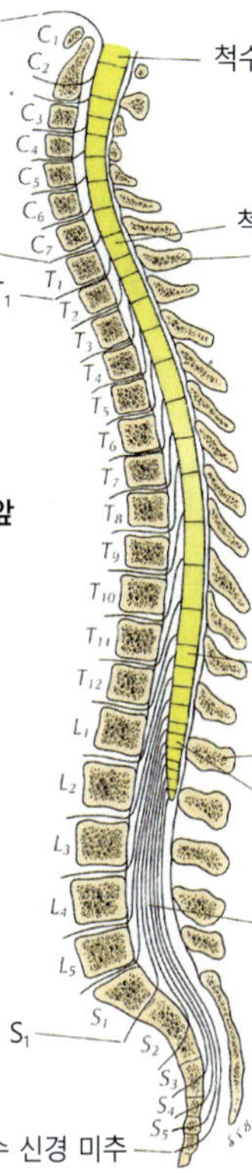

그림 1.60 척추

척추 종류와 개수

- 경추(cervical vertebra): 7개
- 흉추(thoracic vertebra): 12개
- 요추(lumbar vertebra): 5개
- 천추(sacral vertebra): 1개, 성인이 되면 천추 5개가 합쳐져 1개가 된다.
- 미추(coccygeal vertebra): 1개, 성인이 되면 미추 4개가 합쳐져 1개가 된다.

■ 웨버 검사(WEBER'S TEST) *온도안진 검사(p. 16), 린네 검사(p. 72) 참고*

제8 뇌 신경을 검사하는 청각 검사법이다. 진동하는 소리굽쇠를 환자의 이마 중앙에 가져다 댄다. 양쪽 귀에 같은 소리가 들리면 정상이다. 소리가 다르게 들린다면, 달팽이 신경(cochlear nerve) 기능장애를 의심해 볼 수 있다.

■ 베르니케 뇌병증(WERNICKE'S ENCEPHALOPATHY) *바나나 백(p. 396) 참고*

■ 웨스트 나일 바이러스(WEST NILE VIRUS) *뇌염(p. 33) 참고*

■ WFNS 척도(WFNS SCALE) *뇌동맥류(p. 5) 참고*

심혈관계 2

절제(ABLATION) *전기생리 검사(p. 140), 월프-파킨슨-화이트 증후군(p. 210), 미로 수술(p. 160) 참고*

고주파, 냉기, 레이저 에너지 등을 이용한 도관 기반 절제는 다양한 부정맥 치료에 사용할 수 있다. 절제는 전기생리 검사 결과를 기반으로 심장의 전도계에서 부전도로(accessory pathway)를 제거하는 데 사용한다. 특수 제작한 도관을 부전도로 근처에 가져다 대고, 도관으로 고주파 에너지나 냉기를 전달한다. 이후 흉터 조직이 생성되면서 부전도로가 제거되고 따라서 원하지 않던 심장 율동도 사라진다. 또한, 2장 뒷부분에서 다루고 있는 미로 수술(maze procedure)이라는 수술 접근법으로도 치료할 수 있다.

도관 절제는 점차 늘어가는 심방세동 기전에 대한 지식, 치료에 사용할 수 있는 최신 기구, 최신 기술을 발판삼아 계속 진화하고 있다. 현재는 또 다른 치료 선택지가 될 수도 있는 다음과 같은 3가지 새로운 기술을 연구 중이다.

- 절제 후 조직 반응과 도관을 직접 볼 수 있는 MRI 활용법
- 완전 로봇화 외부 방사선요법, 도관을 삽입하지 않고 집속 초음파(focused ultrasound)를 이용한 부전도로 절제
- 전기천공(electroporation), 즉 조절한 전하(electrical charge)를 이용해서 목표 조직의 세포벽에 있는 구멍(pore)을 열어 세포사를 유발하는 방법.

도관 절제는 치료하는 부정맥에 따라 성공률이 매우 다양하다. 돌발 심실위 빈맥(PSVT)은 한 번 시술로도 성공률이 95%지만, 지속하는 심방세동은 약 60%로 낮다. 심지어 부전도로를 성공적으로 제거한 것처럼 보여도 시간이 지나면서 부전도로가 다시 작동할 수도 있으며, 이때는 재시술이 필요하다.

절제는 전기생리 검사실이나 심혈관 조영실에서 진행하며, 최소 침습 시술이므로 회복 기간이 짧다. 절제는 혈전 생성, 뇌졸중, 폐정맥 천공, 심장 천공 등이 발생할 위험이 있지만, 전반적인 합병증 발생률은 매우 낮다.

활동전위(ACTION POTENTIAL)

심근 세포와 신경 세포는 공통점이 많다. 그중 하나는 모두 안정막전위(resting membrane potential)를 마이너스 값에서 약간 플러스 값으로 빠르게 역전하는 능력을 가지고 있다는 점이다. 이를 "활동전위"라 부르며, 특정 이온(ion) 때문에 막투과성(membrane permeability)이 변한다. 수축력과 관련된 심장의 활동전위는 다음과 같이 0에서 4까지 각기 다른 5단계가 있다.

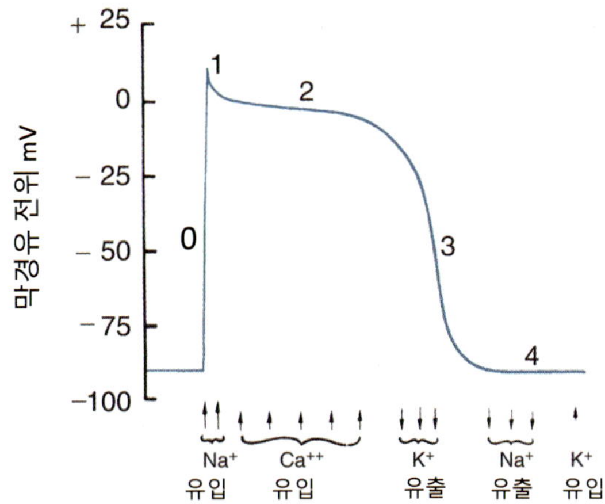

그림 2.1 심실 심근의 활동전위와 단계별로 이동하는 전해질

0단계: 빠른 탈분극(소듐 유입)
탈분극(depolarization)이 일어나면, 세포는 "급속" 통로 덕분에 소듐에 투과성을 가지며, 세포 밖에 있던 소듐이 세포 안으로 빠르게 이동한다. 이 때문에 그래프가 초기에 급상승하고, 전위가 역전된다. 안정 상태의 세포 내부 전위는 마이너스 값이지만 탈분극이 일어나면 플러스 값으로 변한다.

1단계: 초기 재분극(소듐 유입 멈춤, 염소 유입)
재분극(repolarization)이 빠르고 짧게 시작하는 이유는 유입되는 소듐이 비활성화되고 동시에 2차로 염소가 유입되기 때문이라 생각된다.

2단계: 재분극 고원기(칼슘 유입, 포타슘 유출)
칼슘이 세포 안으로 천천히 들어오고 포타슘이 세포 밖으로 천천히 나가는 과정 사이에서 복잡한 상호작용이 일어나 재분극이 느려진다. 1단계와 2단계는 절대 불응기(absolute refractory period)다.

3단계: 재분극 지속(칼슘 유입 멈춤, 포타슘 유출)
칼슘 유입이 멈추지만, 포타슘 유출은 지속한다. 3단계는 상대 불응기다.

4단계: 안정기(소듐/포타슘 펌프)
심장 세포는 안정기 전위가 대부분 -70 mV에서 -90 mV 사이다. 세포 내부 전위는 막을 가로지르는 소듐/포타슘 교환 덕분에 마이너스로 돌아온다. 느린 확장기 탈분극(diastolic depolarization)은 시간이 지남에 따라 밖으로 나가는 포타슘이 줄어들기 때문이다. 이는 소듐 유입 증가와 함께 문턱값(threshold)에 도달하게 한다.

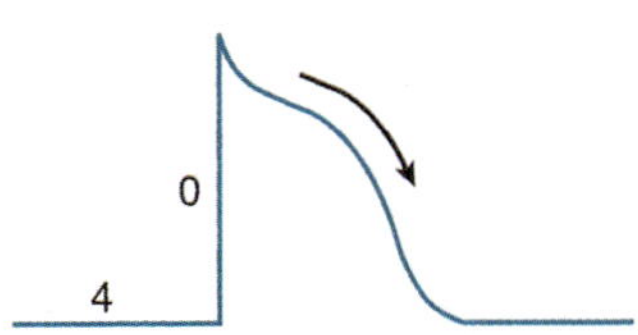

그림 2.2 활동전위 암기법. 나이가 40을 지나면 다음은 내리막길이다!

■ 급성 관상동맥 증후군(ACUTE CORONARY SYNDROME) *심전도: ST 분절 감시(p. 135) 참고*

급성 관상동맥 증후군(ACS)은 심장으로 가는 혈류가 갑자기 감소한 다양한 상태를 설명하는 포괄적 용어다. 초기 진단은 병력, 임상 양상, 혈청 생물표지자(serum biomarker), 연속된 EKG에 나타난 변화 등이 기반이다. 이 증후군은 3가지 다른 임상 양상과 관련이 있으며, 첫 2가지는 다음과 같이 총칭한다.

ST 분절 비상승 급성 관상동맥 증후군(non-ST-segment elevation acute coronary artery syndrome, NSTE ACS). 여기에는 다음 두 가지가 포함된다.

- 불안정 협심증(unstable angina, UA)
- ST 분절 비상승 심근경색(non-ST-segment elevation myocardial infarction, NSTEMI)

이 두 가지 임상 양상은 비슷하지만, 불안정 협심증은 심장 표지자(cardiac biomarker)가 증가하지 않는 점이 NSTEMI와 다르다. 세 번째 양상은 단독이다.

- ST 분절 상승 심근경색(ST-segment elevation myocardial infarction, STEMI)

이 임상 양상에서는 ST 분절 상승이 지속하고, 심장 표지자도 증가한다는 점을 주목해야 한다.

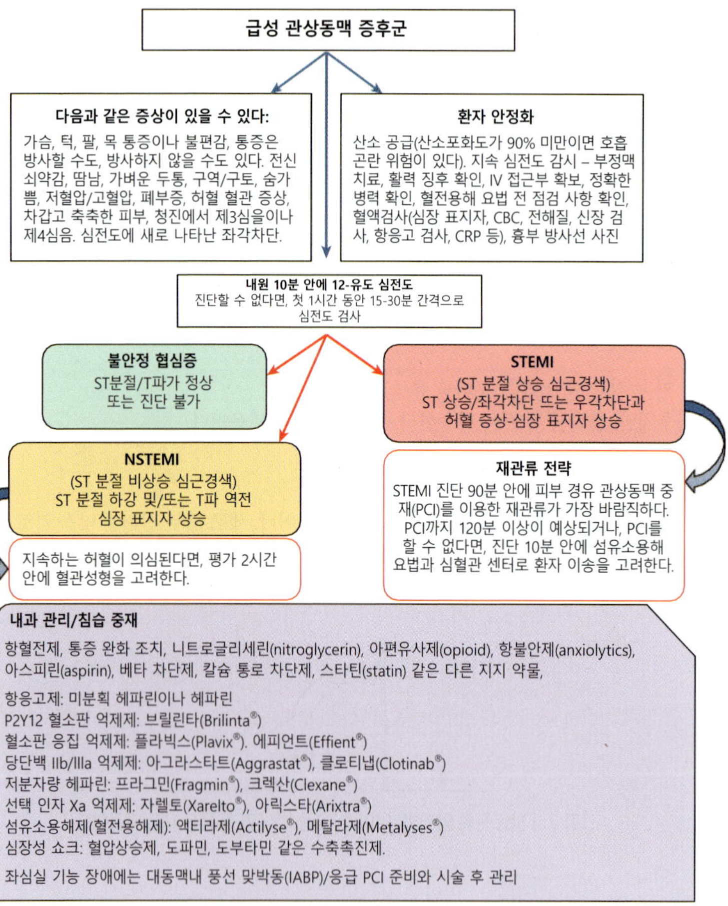

그림 2.3 ACS 환자의 평가와 내과 관리 전략 알고리듬

■ 후부하(AFTERLOAD) *스완-간즈 폐동맥 도관(p. 195) 참고*

■ AICD *삽입형 제세동기(p. 151) 참고*

■ 알렌 검사(ALLEN'S TEST)

알렌 검사는 노동맥(radial artery) 천자 전에 손으로 가는 자동맥(ulnar artery) 순환과 자동맥 개방성(patency)을 평가하는 침상에서도 할 수 있는 간단한 술기다. 환자에게 주먹을 쥐라고 하고 노동맥과 자동맥을 압박해 동맥 순환을 차단한다. 잠시 후 자동맥만 압박을 해제한다. 6초 이내에 손바닥 색깔이 돌아오면 자동맥이 건재하며, 손으로 가는 곁 순환(collateral circulation)이 충분함을 의미한다.

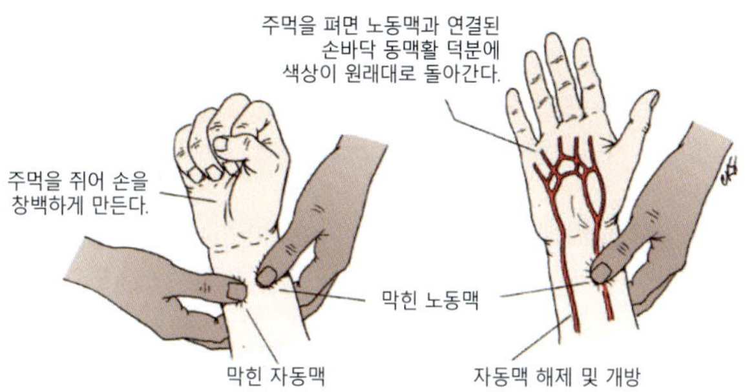

그림 2.4 알렌 검사

■ 알테플라제(ALTEPLASE) *p. 387 참고*

■ 대동맥류(ANEURYSM: AORTIC) *복부 구획 증후군(p. 278) 참고*

대동맥류는 대동맥벽에서 약한 부분이 비정상적으로 늘어난 것이다. 혈관 지름이 정상 크기보다 50% 이상 늘어나거나 3 cm 이상이면 혈관에 동맥류가 있다고 간주한다.

성장: 고혈압, 흡연, 죽상경화증(atherosclerosis), 유전 증후군, 고지혈증(hyperlipidemia) 등은 대동맥 내부 압력을 높이는 요인이다. 대동맥 내부 압력이 증가하면 혈관이 늘어나고, 약해지며, 혈류 속도가 감소한다. 부위에 따라 다르지만, 동맥류는 일반적으로 매년 평균 0.1-1.0 cm씩 커진다. 큰 동맥류는 더 빠르게 커지며, 박리나 파열 가능성이 크다. 이는 응급 상황으로 즉시 스텐트를 삽입하거나 수술로 복구해야 한다. 환자 중 많게는 20%가 병원 도착 전에 사망한다. 응급 중재를 받은 환자 중 35%는 시술 중이나 시술 후에 합병증으로 사망한다.

부위: 대동맥류가 가장 잘 생기는 부위는 복부 대동맥이며, 80%가 신장동맥(renal artery) 분기점 아래에서 발생한다.

증상/징후: 대다수 동맥류는 증상이 없으며, 대부분 초음파 검사 중 우연히 발견된다. 증상이 있다면, 일반적으로 옆구리 통증, 등 통증, 복부에 맥박이 느껴지는 덩어리가 있다고 호소한다. 옆구리 통증은 동맥류가 커지면서 다른 장기에 압력을 가해서 발생하며, 등 통증은 주로 어깨뼈 사이에 발생한다. 박리나 파열의 증상과 징후에는 등과 복부의 극심한/찢어지는 통증, 빠른 맥, 저혈압, 실신, 심장 눌림증(cardiac tamponade), 목정맥 확장, 동맥 맥박 소실 등이 있다. 동맥 맥박 소실은 팔다리 동맥압에 영향을 미칠 수도 있다. 증상은 박리나 파열이 생긴 부위에 따라 다양하다. 복부 초음파는 안정적인 대동맥류 진단에 사용한다. 증상이 있다면 복부 CT를 권장한다.

치료: 동맥류의 지름이 5.5 cm 이상이거나, 6개월 동안 0.5 cm 이상 자랐다면 수술 치료를 고려해야 한다. 혈관내 대동맥 치료(endovascular aortic repair, EVAR)와 흉부 혈관내 대동맥 치료(thoracic endovascular aortic repair, TEVAR)는 최소 침습 시술이다. 고샅(groin) 절개로 동맥에 접근하며, 도관을 정확하게 동맥류가 있는 위치로 보낸다. 투시술(fluoroscopy)로 보조하면서 유도선(guidewire)을 따라 합성 스텐트 이식편을 대동맥 내부로 이동한 다음 스텐트를 확장해서 대동맥류가 생긴 부위로 혈류가 가지 않도록 막는다. EVAR/TEVAR 후 발생하는 주요 합병증은 내부누출(endoleak)이다. 내부누출은 스텐트를 배치한 뒤에도 지속해서 동맥류 부위로 들어가는 혈류를 의미하며, 추가 치료가 필요하다. 시술 후 내부누출 여부를 확인하려면 처음에는 CT나 혈관조영(arteriogram)을 촬영하고 그 후 환자를 계속 감시한다. 보편적인 대동맥류 수술은 위치에 따라 복부나 흉부를 열고 복구할 동맥류를 노출한 다음 재건한다.

수술 후 간호 관리: 내장, 신장, 팔다리, 척수 등에 허혈 손상이 발생하지 않는지 증상과 징후를 감시한다. 심장 감시, 소변 배출량 확인, 활력 징후를 자주 확인해야 한다. 제3 공간 체액 이동(third spacing)이 흔하기에 혈압 안정이 어려울 수 있다. 통증 평가, 고샅 시술 부위 감시, 말초 맥박 확인도 중요하다. TEVAR가 예정된 환자 중 고위험 환자에게는 척수 허혈을 예방하는 요추 배액관(lumbar drain)을 삽입할 수도 있다. 요추 배액관으로 뇌척수액을 배액 하면 거미막밑 공간의 압력이 감소하고, 척수 관류가 증가한다.

박리: 대동맥에 진행하는 파열이 있을 때 발생하며, 대동맥벽의 내막(intima)과 중막(media) 사이에 혈액이 고여 혈종(hematoma)을 형성한다. 박리는 위치와 중증도에 따라 분류하며, 스탠포드(Stanford) 분류와 드베키(DeBakey) 분류 2가지가 있다.

표 2.1 대동맥 박리 분류

	부위	치료
스탠포드(Stanford) 분류		
A형	상행대동맥(ascending aorta)에서 시작해서 대동맥 활(aortic arch)과 흉복부대동맥(thoracoabdominal aorta)까지 진행 가능	**응급 수술** 찢어진 내막을 절제하고 다크론 이식편(Dacron graft)이나 스텐트로 박리 부위를 보강한다. 환자의 건강 상태와 박리가 발생한 부위에 따라 수술 방법이 달라진다.
B형	왼쪽 빗장밑동맥(subclavian artery) 시작부보다 아래쪽에 있는 하행대동맥(descending aorta)에 발생하며, 상행대동맥은 침범하지 않는다.	**내과적 관리** 항고혈압제, 베타 차단제, 진통제가 1차 치료다.
드베키(DeBakey) 분류		
I형	상행 대동맥에서 시작해서 하행 대동맥까지 진행	응급 수술
II형	상행 대동맥만 침범	응급 수술
IIIa형	대동맥 활과 횡격막 사이의 하행대동맥에만 국한	내과 관리
IIIb형	대동맥 활에서 횡격막 아래의 하행대동맥까지 진행	내과 관리

■ 관상동맥 혈관조영(ANGIOGRAPHY, CORONARY) *봉합 기구(p. 117), 관상동맥 스텐트(p. 185) 참고*

심장 도관삽입(cardiac catheterization), 혈관조영(angiogram), 심실조영(ventriculogram)이라고도 하는 관상동맥 조영은 관상동맥에서 막힌 부위를 정확하게 확인하고 중증도를 결정할 때 사용하는 핵심 진단 검사법이다. 진정제를 투여하고 넓적다리동맥(femoral artery)으로 접근한다. 그 후 도관을 삽입해서 대동맥을 따라 위로 이동해서 좌우 관상동맥 입구로 들어간다. 조영제를 주입한 뒤 X선 보조 하에 관상동맥의 움직임으로 플라크(plaque)가 있는 곳을 눈으로 확인할 수 있다. 다른 도관을 삽입해서 좌심실로 이동한 다음 심실조영을 촬영한다. 심실조영으로 심장벽의 움직임, 벽 두께, 심실 크기, 박출률(ejection fraction), 판막 기능을 눈으로 확인할 수 있다. 시술 중에 압력 기울기(pressure gradient)를 확인하려면 심장의 압력 수치들을 감시해야 한다. 분획 혈류 예비력(fractional flow reserve, FFR)은 관상동맥의 특정 부분에 흐르는 혈류를 반영하며, 죽상경화 병변 치료를 결정할 때 참고할 수 있다. 일반적으로 값이 0.75 이상이면 허혈 유발 병변을 제거하는 중재가 필요 없다. 동맥에는 신경 종말(nerve ending)이 없으므로 환자는 검사를 진행하는지 인식하지 못하지만, 조영제를 투여할 때는 따뜻한 느낌이 들 수도 있다. 위험성이 있는 환자에게는 신장 기능 보호에 주의를 기울인다. 당뇨 환자는 시술 전 메트포르민(metformin)을 복용하면 안 되며, 추가 IV 수액 투여가 도움이 될 수도 있다. 시술 후 관리와 도관 삽입기(sheath) 제거 지침은 p. 117의 봉합 기구 부분을 참고한다.

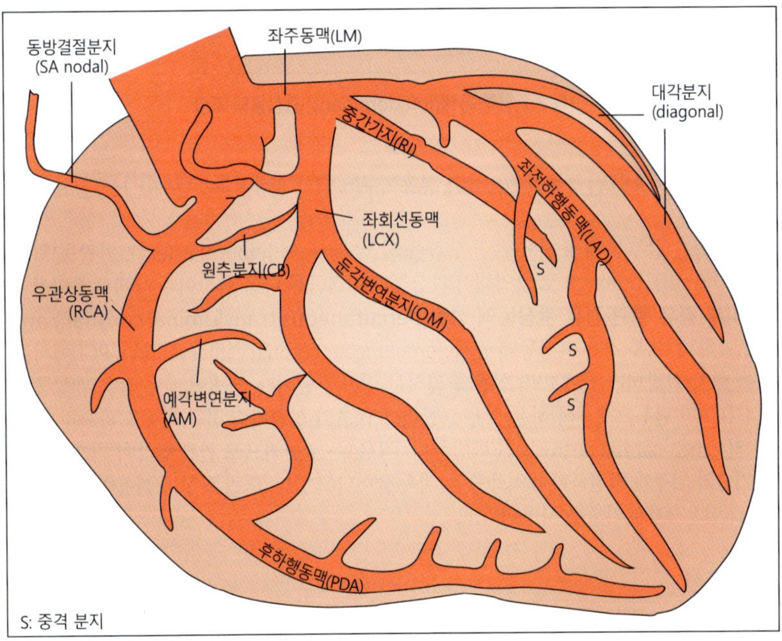

그림 2.5 오른쪽 우세(right dominant) 관상동맥 조영

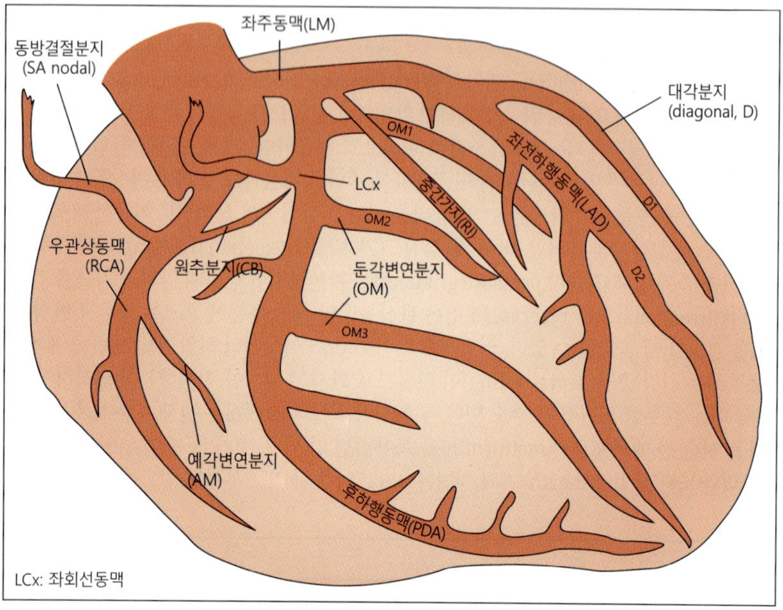

그림 2.6 왼쪽 우세(left dominant) 관상동맥 조영

■ 혈관성형(ANGIOPLASTY) *죽종절제(p. 107), 봉합 기구(p. 117), 관상동맥 스텐트(p. 185) 참고*

관상동맥 혈관성형은 끝부분에 풍선이 달린 도관을 넓적다리동맥(femoral artery), 위팔동맥(brachial artery), 또는 노동맥(radial artery)으로 삽입해서 관상동맥에 접근한 다음 협착이나 폐쇄로 좁아진 혈관을 넓히는 시술이다. **피부 경유 혈관 경유 관상동맥 성형(percutaneous transluminal coronary angioplasty, PTCA)**이라고도 하며, 피부 경유 관상동맥 중재(percutaneous coronary intervention, PCI)에서 관상동맥 내부에 스텐트를 배치/확장하기 전에 미리 혈관을 넓히는 핵심 기술이다. 병변이 매우 작은 관상동맥에 있을 때를 제외하면 PTCA만 단독으로 시행하는 일은 드물다. PTCA가 성공하면 심근 허혈을 완화하고, 협심증을 해소하며, 심근 괴사(myocardial necrosis)를 예방한다. PTCA는 일반적으로 혈관 협착이 최소 50%인 환자에게 시행하지만, 기술과 기구가 발전하면서 적응증은 계속 늘어나고 있다. 혈관 확장에 사용하는 기술은 다양하지만, 주로 다음과 같은 3가지 기술을 사용한다.

조영제/식염수 풍선

일반적으로 외부 지름 6-10 Fr (French) 도관을 넓적다리동맥, 위팔동맥 또는 노동맥으로 삽입해서 관상동맥에 접근한다. 유도 도관은 끝이 곡선 모양이므로 좌우 관상동맥 모두에 쉽게 접근할 수 있다. 유도 도관을 관상동맥 협착 부위로 조심스럽게 진입시킨다. 그 후 식염수와 조영제 혼합액을 주입해서 도관에 달린 풍선을 부풀린다. 이 덕분에 혈관내 지름이 증가하고, 확장된 부분을 따라 혈류가 개선된다. 협착 부위에서 정확한 풍선 확장 위치는 투시술(fluoroscopy)로 확인한다. 시술 후 가장 흔한 합병증은 진입 부위의 말초 동맥 손상이며, 이 때문에 혈전색전증(thromboembolism), 혈종, 동맥 천공, 거짓 동맥류(pseudoaneurysm), 동정맥 샛길(arteriovenous fistula) 등이 발생할 수 있다. 다른 합병증에는 뇌졸중, 심근경색, 조영제 신병증(CIN), 부정맥 등이 있다. 관상동맥 성형은 침습 시술이지만, 이환율이 낮으며, 성공률은 80-95%다. 안타깝게도, 환자 중 30%는 3개월 이내에 확장된 혈관에 장기 재협착(long-term restenosis)이 발생한다. 당뇨병이나 불안정 협심증 같은 병력이 있다면 재협착이 발생할 가능성이 크다.

절삭 풍선

관상동맥 혈관성형에서 또 다른 선택지는 풍선 표면에 미세수술 칼날 3-4개가 세로로 장착된 절삭 풍선을 사용하는 방법이다. 풍선을 병변까지 이동한 다음 부풀리면, 플라크(plaque) 표면에 작은 상처가 생긴다. 풍선에서 공기를 빼고 회전한 다음 다시 부풀린다. 이 과정을 여러 번 반복한다. 플라크에 상처를 냄으로써 풍선을 부풀릴 때 적은 압력으로도 좁아진 혈관을 더 쉽게 넓힐 수 있고, 재협착 가능성도 줄일 수 있다고 생각된다. 이 방법은 일반적인 혈관 성형을 적용하기 어려운 "오래된" 플라크나 재협착에 주로 사용한다.

레이저 보조 혈관성형

풍선 혈관성형과 비슷한 레이저 혈관성형은 끝부분에 풍선 대신에 레이저 장비가 달린 도관으로 병변을 절제한다. 도관을 폐쇄 부위로 이동한 다음 레이저를 작동하면 파동 광선이 방출되고, 플라크가 기체 입자로 "기화"되어 폐쇄 부위가 넓어진다. 시술자의 취향에 따라 레이저 혈관성형을 끝낸 다음 혈관을 더 넓히는 풍선 성형을 추가할 수도 있다. X선 영상에서 혈류 개선이 보이면 도관을 제거한다. 일반적으로 최적의 결과를 위해서 스텐트도 삽입한다.

■ 발목-위팔 지수(ANKLE-BRACHIAL INDEX, ABI)

발목-위팔 지수(ABI)는 비침습 검사법이며, 다리의 혈류 순환에 관한 기본 정보와 말초 동맥 질환(peripheral artery disease, PAD) 진단에 필요한 근거를 확보할 수 있다. 최상의 결과를 얻으려면 초음파를 사용할 수도 있다. 복사뼈(malleolus) 위쪽 발목에 혈압계를 감는다. 도플러 초음파(Doppler ultrasound)로 발등동맥(dorsalis pedis artery)의 맥박을 찾았다면, 도플러 신호가 사라질 때까지 혈압계를 부풀린다. 그 후 혈압계를 천천히 풀어갈 때, 도플러 신호가 다시 들리는 압력이 수축기 혈압이다. 같은 방법으로 뒤정강동맥(posterior tibial artery)의 수축기 혈압도 측정한다. 두 수치 중 큰 쪽을 지수 계산에 사용한다. 같은 방법으로 위팔동맥(brachial artery)의 수축기 혈압도 측정하고, 이를 발목 수축기 혈압으로 나눈다. 오른쪽, 왼쪽 중 낮은 값이 최종 ABI 값이다.

NOTE

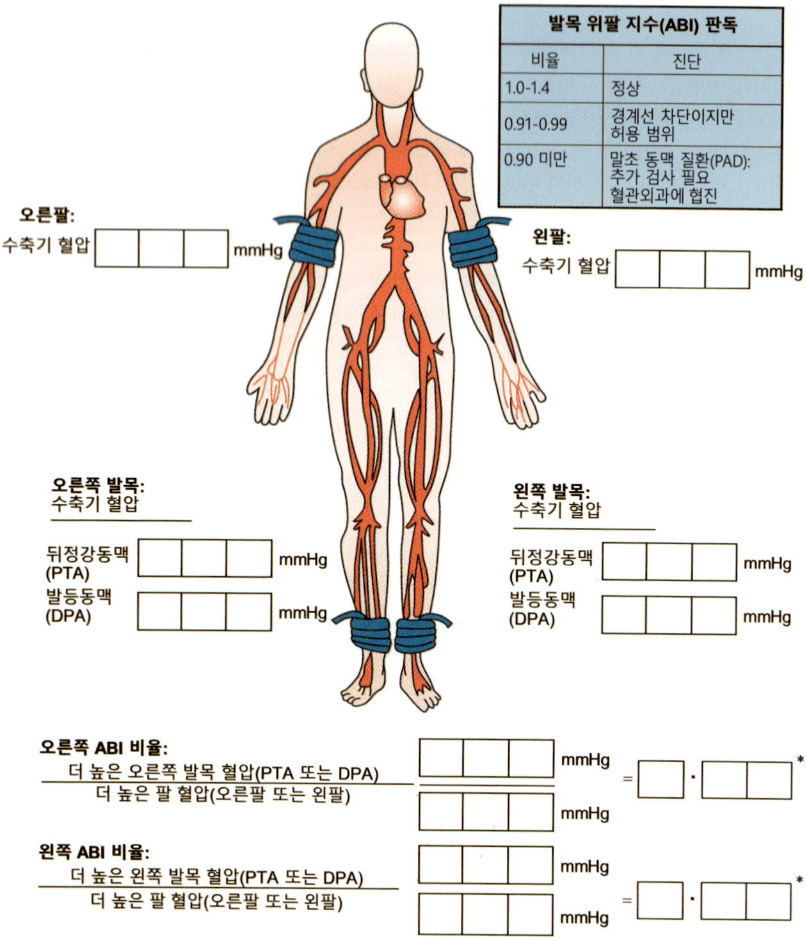

그림 2.7 ABI 기록지의 예시. *오른쪽, 왼쪽 중 낮은 값이 최종 ABI 값.

■ 고리성형(ANNULOPLASTY) *도관 경유 대동맥판 치환(p. 203), 판막 성형(p. 205) 참고*

판막고리(annulus)는 판막이 열리는 부위(valve opening) 주변을 둘러싸는 원형 조직이다. 판막고리가 늘어나면, 판막이 닫힌 뒤에도 틈이 생겨 혈액이 역류한다. 고리성형은 대부분 승모판(mitral valve)에 시행하며, 고리성형 링(annuloplasty ring)을 삽입해서 판막고리를 정상 위치로 되돌리고, 판막 첨판(valve leaflet)이 잘 맞물리도록 하며, 혈액 역류를 제거한다.

■ 대동맥류(AORTIC ANEURYSM) *p. 99 참고*

■ 대동맥판 역류/부전(AORTIC REGURGITATION/INSUFFICIENCY)

대동맥판 역류/부전은 대동맥판이 약해지거나 늘어나고, 이 때문에 대동맥판(aortic valve)이 완전히 닫히지 못해서 좌심실로 혈액이 역류하는 질환이다. 대동맥판 부전이 있으면, 관상동맥을 관류하는 혈액량이 줄어들어 심근 허혈을 유발할 수 있다. 시간이 지나면서 좌심실 확장과 비대도 나타난다.

원인

- 전 세계적으로 가장 흔한 원인은 심내막염이다. 심내막염에서는 첨판(leaflet) 조직이 파괴되어 첨판 천공이나 탈출을 유발한다.
- 류마티스열: 첨판에 섬유 침윤(fibrous infiltrate)이 나타나서 부정 정렬(malalignment)을 유발한다.
- 점액종 변화(myxomatous change): 커지고, 두꺼워지고, 늘어지고, 젤리처럼 변한 첨판.
- 대동맥 기시부 질환(aortic root disease): 대동맥판 고리(annulus)가 너무 커져서 첨판 사이에 공간 생성.
- 선천 기형

평가(병력)

- 이전의 판막 수술
- 마약 남용 여부
- 기저 질환
- 선천 질환
- 관련 증상

신체 검사

- 확장기 잡음: 중증도가 높을수록 더 커지고, 더 길게 들린다.
- 넓은 맥압(pulse pressure): 60 mmHg 이상일 수도 있다.
- 확장기 혈압 감소
- 최대 박동 지점(PMI)이 가쪽으로 이동할 수 있다.
- 퀸키 징후(Quincke's sign): 손톱 바닥을 가볍게 눌렀을 때 볼 수 있는 모세혈관 박동. 손톱 바닥이 맥박에 맞춰 붉어졌다가 창백해지기를 반복한다.
- 드 뮈세 징후(de Musset's sign): 심장이 박동할 때마다 흔들리는 머리
- 코리간 맥박(Corrigan's pulse)/물 망치 맥박(water hammer pulse): 수축기에 가파르게 상승하고 확장기에 급격하게 하강하는 맥박
- 트로베 징후(Traube sign): 넓적다리동맥(femoral artery)에서 들리는 권총 발사음

진단

- 식도 경유 심초음파 검사(TEE): 상행 대동맥과 하행 대동맥을 모두 볼 수 있다.
- 심전도: 유도 I, aVL, V_3-V_6에서 Q파 같은 좌심실 긴장(left ventricular strain) 양상과 좌축 편위(left axis deviation). 비특이 검사지만, 진단 방향이나 다른 질환에 관한 정보를 얻을 수 있다.
- 흉부 방사선 사진(CXR): 울혈 심부전(CHF)의 징후인 좌심실 비대를 볼 수 있다. 비특이 검사
- 심장 도관삽입(cardiac catheterization): 역류 정도를 눈으로 확인할 수 있으며, 판막 수술 계획수립에 도움이 된다.

치료

- 경도라면 경과관찰
- 심부전 증상 관리
    - 안지오텐신 전환효소(ACE) 억제제: 후부하 감소
    - 안지오텐신 수용체 차단제(ARB): 후부하 감소
    - 칼슘 통로 차단제: 후부하 감소
    - 급성 증상이 있는 환자에게는 혈관확장제: 후부하 감소
    - 디곡신(digoxin): 수축력 증가, 전부하 감소
    - 이뇨제: 전부하 감소
    - 급성 증상이 있는 환자에게는 도부타민(dobutamine): 수축력 증가, 후부하 감소
    - 저염식단

  - 심장 재활 운동
- 필요하다면 예방 항생제: 심장 내에 인공물, 이전의 심내막염, 이전의 심장이식, 선천 심장병
- 수술: 개방 심장 수술(open heart surgery)이나 최소 침습 도관 경유 대동맥판 치환/삽입(transcatheter aortic valve replacement/implantation, TAVR/TAVI)

대동맥판 협착증(AORTIC STENOSIS) *도관 경유 대동맥판 치환(p. 203) 참고*

대동맥판 협착증은 대동맥판 입구가 좁아지거나 수축해서 좌심실에서 대동맥으로 향하는 혈류가 줄어드는 질환이다. 좌심실 압력 과부하, 좌심실 수축기압 증가, 좌심실 비대를 유발한다. 좌심실 압력이 증가하면서, 폐 순환계에 울혈이 시작되고, 우심실에도 부전이 나타난다. 대동맥판 협착증이 있으면 일회 박출량이 감소하며, 이를 보상하는 심박수 증가가 없다면, 심장 박출량이 감소하므로 관상동맥 관류량이 줄어든다.

원인

- 나이와 관련된 퇴행 석회화
- 류마티스열: 판막에 상처를 만들어 첨판(leaflet)의 섬유화, 석회화, 유합(fusion)을 유발
- 선천 기형

평가

- 수축 중기 잡음(midsystolic murmur): 오른쪽 두 번째 갈비사이공간에서 가장 크게 들리는, 거칠고, 낮으며, 목으로 방사하는 잡음
- 낮은 수축기 혈압과 정상 확장기 혈압: 맥압이 좁아질 수 있다.
- 좌심실 부전의 지표들: 쐐기압 상승 등

진단

- 2-D 심초음파 검사: 첨판이 두꺼워진 정도를 확인하고, 좌심실 기능과 비대를 평가, 대동맥판의 압력 기울기(pressure gradient) 측정, 좌심방 확장 정도를 판단
- 심전도: 비대와 연관된 QRS 진폭 변화, 좌심실 긴장으로 인한 ST/T파 변화, 후기에는 좌각 차단(LBBB), 좌축 편위(left axis deviation), 심방세동 등이 나타날 수 있다.
- 흉부 방사선 사진(CXR): 좌심실 확장 소견, 심장 끝(apex)이 둥글게 변하며, 약간 뒤로 밀린 심장
- 심장 도관삽입(cardiac catheterization): 협착 정도를 눈으로 확인. 표 2.2 참고

표 2.2 심장 도관삽입 후 대동맥판 평가

질병 정도	대동맥판 면적
정상	3.0–3.5 cm^2
경도 대동맥판 협착증	1.5 cm^2 이상
중등도 대동맥판 협착증	1.0–1.5 cm^2
중증 대동맥판 협착증	1.0 cm^2 미만

관리

- 예방법이 없다. 장기 치료에는 판막 치환만 효과가 있다.
- 경도 협착: 2년마다 심초음파 검사

요점

대동맥판 협착증 환자에게 약물을 투여할 때는 주의한다! 질산염(nitrate) 약물은 가능한 한 사용하지 않는다. 약물 때문에 전부하가 감소할 수 있으며, 좌심실이 충분히 기능하려면 전부하가 매우 중요하다. 만약 전부하가 너무 낮다면, 심장 박출량이 감소해서 유연성이 떨어진 판막을 여는 데 필요한 압력을 생성할 수 없다.

성분채집(APHERESIS) *LDL 성분채집(p. 158), 혈장분리교환(p. 374) 참고*

동맥압(ARTERIAL PRESSURE) *동맥내압(p. 155) 참고*

애쉬만 현상(ASHMAN'S PHENOMENON)

애쉬만 가설에서는 긴 주기(longer cycle) 다음에 짧은 주기(short cycle)가 이어질 때 비정상 전도가 심방세동을 복잡하게 만들 가능성이 크다고 설명한다.

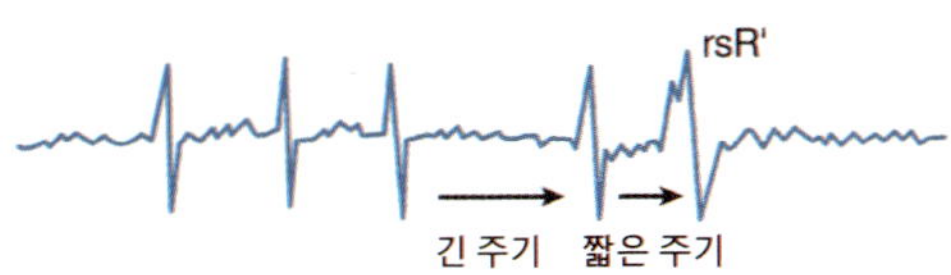

그림 2.8 애쉬만 현상: 긴 주기-짧은 주기-긴 주기가 이어지는 심방세동

이 현상은 동서맥(sinus bradycardia)에 심방 조기 수축(premature atrial contraction, PAC)이 생겼을 때도 볼 수 있다. 동서맥은 주기가 길지만, PAC는 주기가 짧으므로 비정상 전도가 발생한다. 주로 우각차단(right bundle branch block, RBBB) 패턴인 rSR' 모양으로 나타난다.

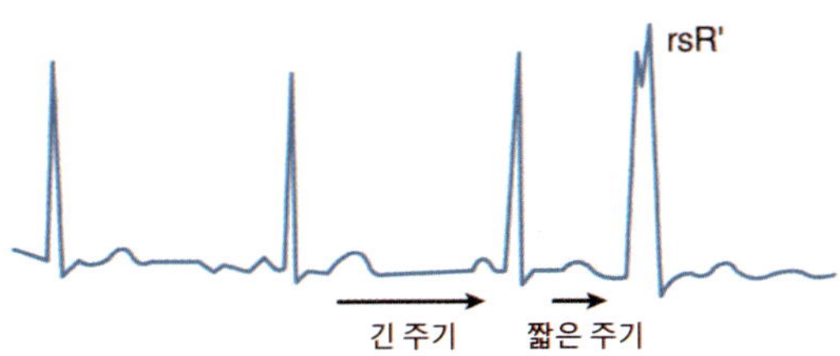

그림 2.9 애쉬만 현상: 심방 조기 수축을 동반한 동서맥

따라서, 애쉬만 가설에 따르면 긴 주기 후에 짧은 주기가 오는 박동에 이상이 나타날 가능성이 크다. 그러나, 이단맥(bigeminy) 법칙에 따르면 긴 주기 또한 심실 이소성 박동(ventricular ectopic beat)을 만드는 경향이 많으므로 항상 적용되는 법칙은 아니다.

죽종절제(ATHERECTOMY) *혈관성형(p. 102), 스텐트(p. 185) 참고*

죽종절제는 관상동맥의 플라크(plaque)가 너무 크거나, 더 이상 평편하게 만들 수 없을 정도로 딱딱하게 굳었을 때처럼 보편적인 혈관성형(angioplasty)으로 치료하기 어려운 상황에 사용할 수 있다. 죽종절제는 혈관내 죽종을 제거함으로써 혈관 내부를 부드럽게 만들며, 일반적으로 죽종절제 후 혈관성형이나 스텐트 배치를 추가한다. 이론적으로 죽종절제는 혈관 손상을 더 세심하게 조절할 수 있으며, 동맥이 늘어나는(arterial stretch) 정도도 최소화할 수 있다.

- **회전 죽종절제(rotational atherectomy, Rotablator™)**는 분당 회전수가 최대 200,000회인 고속 드릴이 장착된 도관으로 플라크를 갈아서 제거한다. 끝부분은 다이아몬드로 코팅되어 있으며, 타원형이며, 크기는 다양하다. 회전 속도는 페달(foot pedal)로 제어하는 공기압으로 조절한다. 죽종은 적혈구보다 작은 수백만 개의 미세 조각으로 파쇄되어 혈류를 타고 모세혈관으로 흘러간다. 이 방법은 특히 칼슘이 침착되어 굳은 플라크를 치료할 때 유용하다.

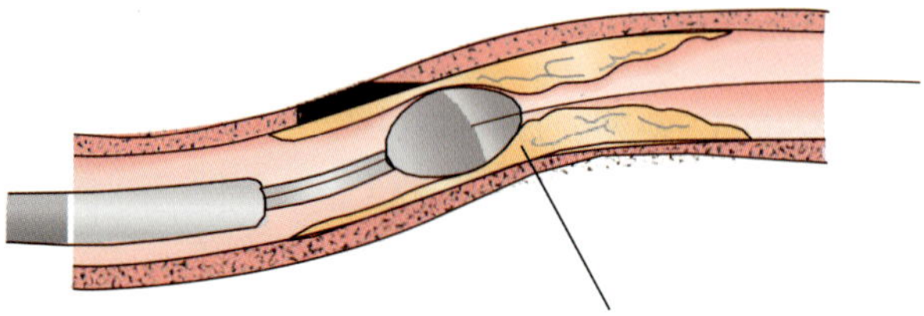

그림 2.10 회전 죽종절제

- **방향 죽종절제(directional atherectomy)**는 미세 절단 기구가 달린 도관으로 플라크를 작은 조각으로 깎는다. 작은 플라크 조각은 도관에 달린 수집관에 모이고, 죽종절제가 끝나면 도관과 같이 몸 밖으로 제거한다. 이 방법은 크기가 크지만, 칼슘이 침착되지 않아 굳지 않은, 한쪽 벽에만 있는 죽종을 치료할 때 특히 유용하다.

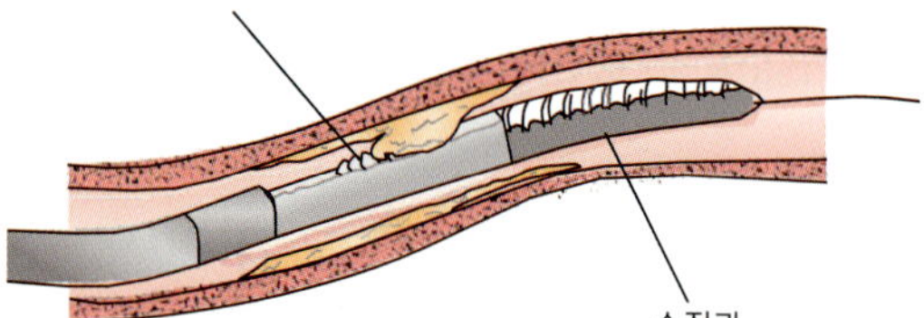

그림 2.11 방향 죽종절제

두 방법은 모두 관상동맥 천공, 병변 원위부에 색전 형성, 심근경색 같은 합병증을 유발할 수 있다. 재협착(restenosis)이나 다른 합병증이 발생할 가능성은 혈관성형과 비슷하다.

삽입형 자동 제세동기(AUTOMATIC IMPLANTABLE CARDIOVERTER-DEFIBRILLATORS) *삽입형 제세동기(p. 151) 참고*

축 편위(AXIS DEVIATION)

축은 심장에 퍼진 전기 활동의 평균 방향, 즉 벡터(vector)를 의미한다. 벡터의 강도는 약한 벡터에 대해서는 작은 편향을, 강한 벡터에 대해서는 큰 편향을 기록해서 표시한다.

정상 축은 학자에 따라 좁게는 +30°에서 +60°로 보는 사람도 있고, 넓게는 0°에서 +90°로 보는 사람도 있다. -30°에서 +110°를 정상으로 설정하면 한쪽 차단(hemiblock)을 쉽게 정의할 수 있다.

빠르게 축을 결정하는 방법

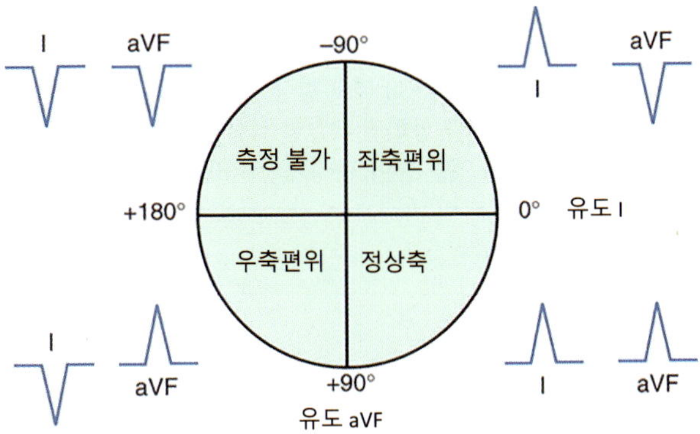

그림 2.12 전기축 결정. [Adapted from Morton, (2017). Critical care nursing. (11th ed.) Philadelphia: Wolters Kluwer Health.}

- 12 유도 심전도(EKG)에서 유도 I, 유도 aVF의 편향(deflection)을 확인한다.
- 편향이 서로를 향한다면, 즉 유도 I은 음성, aVF는 양성이라면, 편위(deviation)는 오른쪽이다. "가까워지면 오른쪽"으로 외우자.
- 편향이 서로에게서 멀어진다면, 즉 유도 I은 양성, aVF는 음성이라면, 편위는 왼쪽이다. "멀어지면 왼쪽"으로 외우자.
- 편향이 둘 다 양성이라면, 축은 정상이다. "위로만 가면 정상"으로 외우자.
- 편향이 둘 다 음성이라면, 축은 측정 불가(indeterminate) 또는 위험 지대(no man's land)다. "아래로만 가면 위험"으로 외우자.

더 정확하게 축을 결정하는 6축 방법

그림 2.13 정확한 축을 결정하는 6축 그림 [Goldman, M. J. Principles of clinical electrocardiography. (12th ed.) Los Altos, CA: Lange Medical Publications.]

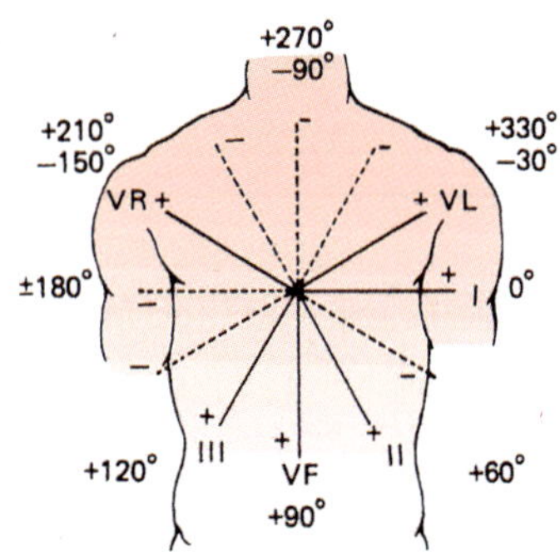

- 유도 I, II, III, aVR, aVL, aVF에서 양성 편향과 음성 편향의 값을 합쳤을 때 0에 가장 가까운 등위상 유도(equiphasic lead)를 찾는다. 유도 V는 사용하지 않는다.
- 등위상 유도와 수직인 유도를 6축 그림에서 찾는다.
- 이 유도의 QRS가 양성 편향인지 음성 편향인지 확인한다. 이 방향이 벡터 방향이다.

사지 유도 6개에 등위상 편향이 없다면

- 유도 I과 aVF를 확인해서 사분면 중 한 곳으로 축을 배치한다.
- 해당 사분면에 있는 다른 두 가지 유도 중 어느 쪽에 더 큰 QRS 복합체가 있는지 확인하고, 해당 유도의 벡터와 같은 방향으로 축을 배치한다.

축 편위 도움말

- 심실빈맥은 대부분 축이 위험 지대(no man's land)에 있으므로 심실 이소성 박동(ventricular ectopic beat)과 전도 이상(aberration)을 감별 진단할 때 단서가 된다.
- 나이가 들면 축이 왼쪽으로 이동한다. 축이 -30°라도 항상 심장 장애를 의미하지는 않는다.
- 유도 V의 모든 QRS 복합체가 위나 아래를 향하면 확실한 심실빈맥이다.
- 축은 각차단이 있는 방향으로 향한다. 예를 들어, 우각차단(RBBB)에서는 우축 편향이 나타난다.
- 축은 심근경색 부위에서 멀어진다.

축 편위의 원인

- **좌축 편위의 원인**
  - 고령, 비만, 임신
  - 좌심실 비대
  - 하벽 심근경색
  - 월프-파킨슨-화이트 증후군(WPW syndrome)
  - 복수, 종양
  - 고혈압
  - 허혈 심장병
- **우축 편위의 원인**
  - 젊고, 키가 크고, 마른 체형
  - 우심실 비대
  - 만성 폐쇄 폐 질환(COPD), 폐 색전(pulmonary emboli), 측벽 심근경색
  - 우심증(dextrocardia)
  - 우각차단(RBBB)

■ 벡 세 증후(BECK'S TRIAD) *심장 눌림증(p. 197) 참고*

보편적으로 심장 눌림증과 관련이 있는 증상과 징후 3가지를 의미한다.

- 혈압 감소
- 중심 정맥압(CVP) 상승: 목정맥 확장
- 심음 감소

■ 벨몬트 급속 주입기(BELMONT RAPID INFUSER) *대량 수혈 프로토콜(p. 367) 참고*

■ BNP *p. 146 참고*

■ 체질량 지수(BODY MASS INDEX) *비만 수술(p. 284) 참고*

■ 브루가다 증후군(BRUGADA SYNDROME) *심전도: 심실위 빈맥과 심실 빈맥(p. 138) 참고*

브루가다 증후군은 정상 구조를 가진 심장에서 심장 돌연사(sudden cardiac death), 특발 심실세동(idiopathic ventricular fibrillation), 자가 종결 다형성 심실빈맥(self-terminating polymorphic ventricular tachycardia) 같은 상황이 발생하는 질환이다. 우각차단(RBBB) 패턴과 유도 V_1, V_2, V_3에서 ST 분절 상승이 특징이다. 특히 아시아에서 많이 발생하며, 여자보다 남자에게 잘 발생한다. 평균 진단 나이는 45세다. 부정맥 사건은 주로 휴식할 때나 열이 있을 때 발생한다. 이 증후군은 염색체 돌연변이와 관련이 있으며, 언제든지 심장 돌연사가 발생할 위험이 있다. 아직 효과적인 약물은 없으며, 유전상담을 권장한다. 특정 증상이 있다면 삽입형 제세동기(ICD)를 사용할 수도 있다.

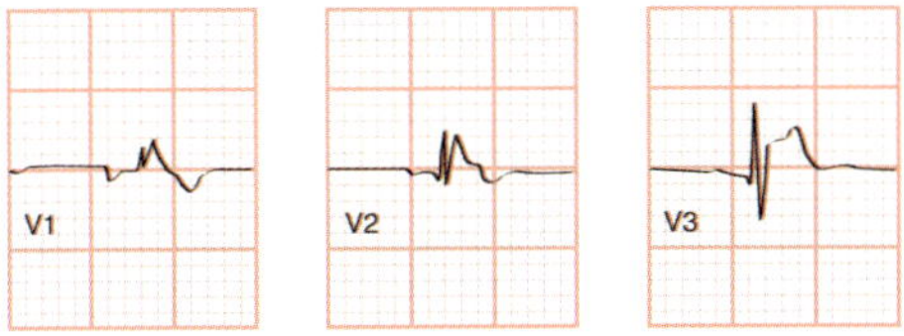

그림 2.14 브루가다 증후군. 우각차단 패턴과 ST 분절 상승을 주목한다.

■ 공기방울 검사(BUBBLE STUDY) *도플러 심초음파 검사(p. 454) 참고*

■ 관상동맥 우회술(CABG) *심장 수술(p. 111) 참고*

■ 칼슘 점수(CALCIUM SCORING) *관상동맥 칼슘 스캔(p. 453) 참고*

■ 심장 표지자(CARDIAC BIOMARKER) *p. 434 참고*

■ 심장 도관삽입(CARDIAC CATHETERIZATION) *관상동맥 혈관조영(p. 101), 혈관내 초음파(p. 457) 참고*

■ 심장 박출 지수(CARDIAC INDEX) *스완-간즈 폐동맥 도관(p. 195) 참고*

정상 심장 박출 지수는 2.5-4.5 L/min/m^2며, 심장 박출량(cardiac output)÷체표면적(body surface area)으로 계산한다.

■ 심장 박출량(CARDIAC OUTPUT) *스완-간즈 폐동맥 도관(p. 194) 참고*

정상 심장 박출량은 4-8 L/min이며, 일회 박출량(stroke volume)×심박수(heart rate)로 계산한다.

■ 심장 재동기화 치료(CARDIAC RESYNCHRONIZATION THERAPY) *영구 박동조율기(p. 165) 참고*

■ 심장 수술(CARDIAC SURGERY)

체외순환을 이용한 관상동맥 우회술(On-Pump Coronary Artery Bypass Graft, CABG)

체외순환을 이용한 관상동맥 우회술은 막힌 관상동맥을 우회해서 심근의 혈류 공급을 개선하는 수술 방법이다. 심정지액(cardioplegic solution)을 사용해서 수술 중에는 심장을 멈추며, 이 덕분에 수술 시야가 잘 보이고 심장이 멈춘 상태에서 수술을 진행할 수 있다. 심정지액은 체외순환기를 가동하는 중에도 계속 진행하는 세포 대사에 필요한 기질(substrate)을 공급해서 심근 허혈을 예방한다. 체온을 낮추므로 대사 요구량도 감소한다.

체외순환 없는 관상동맥 우회술(Off-Pump Coronary Artery Bypass, OPCAB)

OPCAB 중에는 심장이 계속 움직인다. 체외순환기 가동을 위한 삽관(cannulation)이 필요 없으며, 체온도 낮추지 않는다. 대신에 공기흡입 방식을 이용하는 특수 안정기(stabilizer)를 사용해서 문합(anastomosis) 부위 주변의 심장 움직임만 최소화하고 수술을 진행한다. 문합 예정인 관상동맥에는 문합이 끝날 때까지 혈류가 계속 흐를 수 있도록 션트(shunt)를 삽입한다. 션트는 문합을 마무리하기 직전에 제거한다. 수술 중에는 송풍기/분무기(blower/mister)라고 하는 바람이 나오는 작은 관으로 문합 부위에서 혈액을 날려 수술 시야를 확보한다.

최소 침습 직접 관상동맥 우회술(Minimally Invasive Direct Coronary Artery Bypass, MIDCAB)

MIDCAB은 OPCAB과 비슷하지만, 복장뼈절개(sternotomy)를 하지 않으며, 대신에 왼쪽 가슴에 작은 절개를 만들고 수술한다는 점이 다르다. 좌전하행동맥(left anterior descending artery, LAD)과 좌내유동맥(left internal mammary artery, LIMA)을 심장 앞쪽에서 문합한다.

하이브리드 혈관재개통 수술(Hybrid Revascularization Procedure)

다혈관 질환(multivessel disease)에서 MIDCAB과 피부 경유 관상동맥 중재(percutaneous coronary intervention, PCI)를 결합해서 혈관을 완전히 재개통하는 방법이다. 일반적으로 좌전하행동맥(LAD)은 좌내유동맥(LIMA)으로 재개통하며, 다른 혈관은 PCI로 재개통한다. 이 방법은 단계적으로 진행할 수도 있고, 하이브리드 수술실에서 동시에 진행할 수도 있다. 이 방법은 빠른 회복 기간이 필요할 때, 반복 복장뼈 절개가 문제를 유발할 수 있을 때, 세로칸 방사선 치료(mediastinal radiation therapy)의 과거력이 있을 때, 대동맥 석회화가 있거나 대동맥에 광범위한 죽상경화가 있을 때 더 바람직한 방법일 수도 있다.

표 2.3 관상동맥 우회술 유형 비교

특징	CABG	OPCAB	MIDCAB/하이브리드
접근 부위	복장뼈(sternum)를 절개해서 심장에 접근	복장뼈(sternum)를 절개해서 심장에 접근	갈비뼈 사이를 절개해서 심장 앞쪽으로 접근. 뼈는 절단하지 않는다. 하이브리드 수술에서는 넓적다리동맥(femoral artery)으로 접근해서 피부 경유 관상동맥 중재(PCI)를 진행한다.
적응증	다혈관 질환, 모든 관상동맥 질환	다혈관 질환, 모든 관상동맥 질환	좌전하행동맥, 우관상동맥 일부분, 좌회선동맥 분지 같은 심장 앞쪽의 단일 혈관 질환에만 사용 가능. 하이브리드 수술은 다혈관 질환.
이식편 유형	동맥 이식편과 정맥 이식편 조합	동맥 이식편과 정맥 이식편 조합	동맥 이식편(장기 성적이 양호). 하이브리드는 동맥 이식편과 PCI 동시 사용.
합병증	수술 후 합병증 위험이 큼	펌프 CABG보다 혈액 사용량, 율동 문제, 신장 기능 장애가 적음.	혈액 사용량, 합병증이 적다. 가장 회복이 빠르다.
마취 시간	평균 6.4시간	평균 5.8시간	평균 4.8시간
추가 절개	다리 절개로 정맥 이식편 채취. 팔 절개로 자동맥(radial artery) 이식편 채취.	다리 절개로 정맥 이식편 채취. 팔 절개로 자동맥 이식편 채취.	다리 절개가 필요 없음. 팔 절개로 자동맥 이식편 채취.
심폐 기능	기계를 이용해서 심폐 순환을 우회하므로 혈액 세포에 영향을 미칠 수 있다.	약물로 심장을 느리게 만들고, 특수 장비로 수술 부위를 고정한다. 심폐 순환과 전신 순환은 계속 기능한다.	약물로 심장을 느리게 만들고, 특수 장비로 수술 부위를 고정한다. 심폐 순환과 전신 순환은 계속 기능한다.

Adapted from (2008). Visual nursing: A guide to diseases, skills and treatment. Lippincott Williams & Wilkins

전부하

낮을 때 → 혈색소(Hb) 7.0 미만:
- 농축 적혈구
- 전혈

혈색소(Hb) 7.0 이상:
- 교질 용액: 알부민, 볼루벤(Voluven®)
- 결정질 용액: 생리식염수
  젖산 링거 용액

높을 때 → 혈관확장제
- 진통제
- 근이완제
- 산소공급
- 가슴관 개방성 유지
- 흉부 방사선 사진 검사
- 이뇨제(주의해서 사용)

후부하

낮을 때 → 혈관수축제
- 체온 정상화
- 기계 순환 보조 장치

높을 때 → 혈관확장제
- 체온 관리
- 통증 조절
- 알파 차단제
- 칼슘 통로 차단제
- 기계 순환 보조 장치
- 흉부 방사선 사진으로
  폐 이상 확인

수축력

낮을 때 → 수축촉진제
- 박동조율
- 기계 순환 보조 장치
- 칼슘 투여
- 마그네슘 투여
- 산소 투여

높을 때 → 베타 차단제
- 칼슘 통로 차단제

심박수

낮을 때 → 박동조율
- 체온 정상화
- 심박수 변동 약물

높을 때 → 혈액량 보충
- 통증 치료
- 체온 정상화
- 베타 차단제
- 칼슘 통로 차단제
- 디곡신
- 심장율동전환
- 고박동 조율
- 혈색소(Hb) 교정

동맥 산소포화도

낮을 때 → FiO_2 증량
- PEEP, CPAP
- 심장 박출량 증가
- 체온 정상화

높을 때 → FiO_2 감량
- 체온 정상화

그림 2.15 심장 수술 후 알고리듬

개방 심장 수술 후 간호 중재와 관련한 산소 소모량

관상동맥 우회술(CABG) 같은 개방 심장 수술(OHS) 후 환자를 안정화하는 간호 중재는 중재에 따라 산소 소모량이 다양하다. 이상적으로는 산소 요구량이 많은 중재보다 산소 요구량이 적은 중재를 선택해서 산소 소모를 최소화하는 안정화 노력이 바람직하다.

처음에는 단계 1-4에 나열된 중재와 함께 다음과 같은 핵심 중재를 이용한 안정성 향상과 합병증 감소가 최적이다.

- **산소공급**: 산소공급을 최적화하려면 필요에 따라 환기기 설정을 조정한다.
- **체온조절**: 정상 체온을 유지해서 말초혈관 확장과 저혈압을 예방한다.
- **떨림(shivering)**: 신중한 재가온과 적절한 약물 관리로 치료하고 추후 떨림을 예방한다.
- **통증/진정**: 항상 적절한 통증 조절 수준과 진정 수준을 유지한다.
- **산/염기 불균형**: 신속하게 식별하고 교정한다.
- **전해질 불균형**: 칼슘, 포타슘 같은 전해질 불균형은 즉시 교정한다.
- **혈당 조절**: 혈당을 정상으로 유지한다.
- **응고병증**: 응고병증을 확인하고 즉시 치료한다.
- **심장 눌림증(tamponade)**: 즉시 인식하고 중재한다.
- **심장 허혈증**: 수술로 영향을 받은 혈관/영역을 나타내는 유도에 알람을 1 mm로 설정하고 ST 분절을 계속 감시한다. 호흡 변화는 최대 1 mm까지 영향을 미칠 수 있다. 약물 관리, 재수술, 기계 보조를 고려한다.

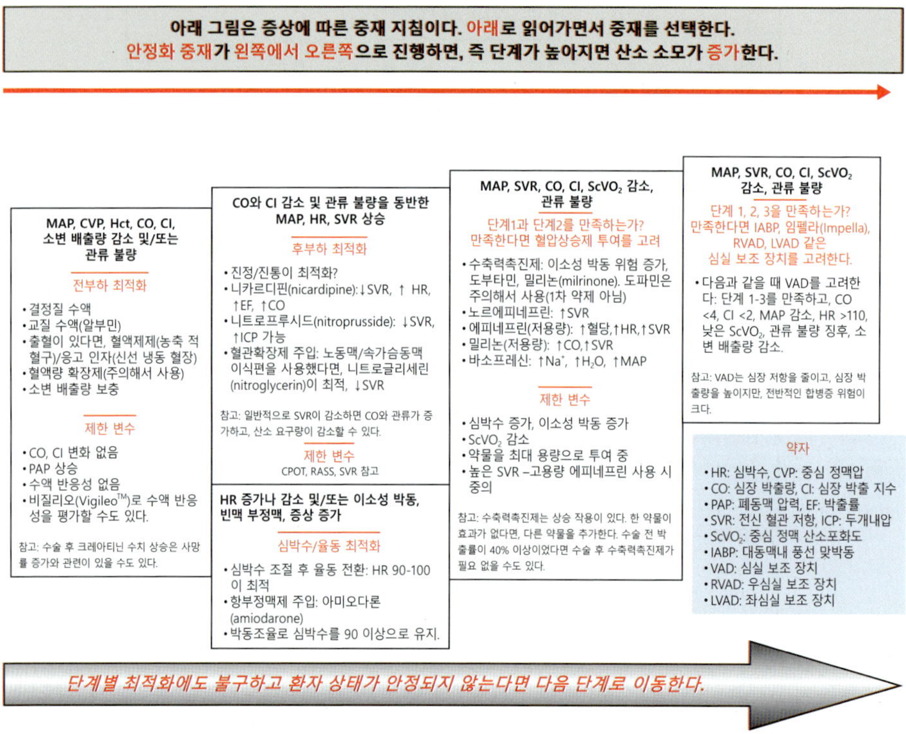

그림 2.16 개방 심장 수술(open-heart surgery) 후 간호 중재와 관련한 산소 소모량

심장 눌림증(CARDIAC TAMPONADE) *p. 197 참고*

심장성 쇼크(CARDIOGENIC SHOCK) *p. 180 참고*

심근병증(CARDIOMYOPATHY)

심근병증은 비가역적인 1차 심근 질환이다. 주로 심근에 영향을 미치지만, 간혹 심내막, 심내막밑, 심장막에도 영향을 미칠 수 있다. 심근병증에는 다음과 같은 4가지 유형이 있다.

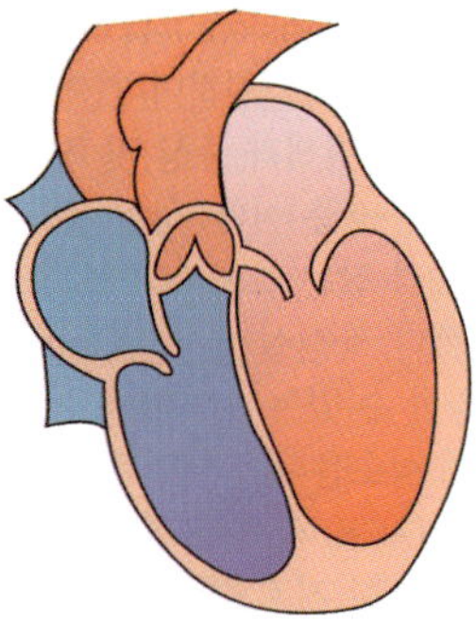

그림 2.17 확장 심근병증. 심근은 가늘고, 심강(chamber)이 크다.

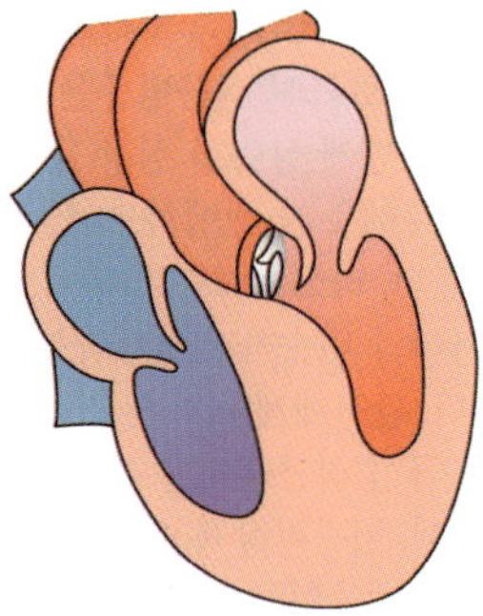

그림 2.18 비대 심근병증. 심근은 두껍고, 심강이 작다.

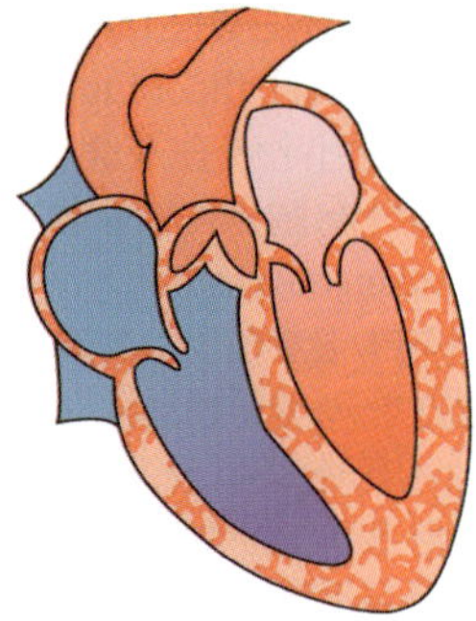

그림 2.19 제한 심근병증. 심근이 단단하게 굳는다.

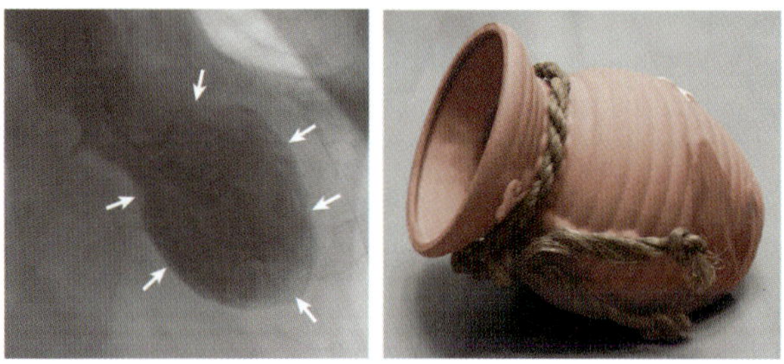

그림 2.20 타코츠보 심근병증. 좌심실이 부풀고 비정상적으로 수축한다. (Courtesy of Dr. Satashi Kurisu, Hiroshima, Japan.)

- **확장 심근병증(dilated cardiomyopathy).** 확장 심근병증은 대부분 원인을 알 수 없지만, 바이러스 감염, 심근염(myocarditis), 유전, 독성 물질 사용 등과 관련이 있을 수도 있다. 심근이 손상을 받아 좌심실과 우심실이 커지는 특징이 있다. 심근이 손상을 받으면 신체가 요구하는 혈액을 충분히 보내지 못하므로 심장은 심실 크기를 늘려 이를 보상하려고 한다. 심실이 커지면 일시적으로는 더 많은 혈액을 공급할 수 있지만, 장기적으로는 늘어난 심실 벽이 약해진다. 그 결과 심장 박출량이 줄어들고 승모판 부전과 삼첨판 부전이 나타난다. 원인을 확인할 수 있다면, 관리는 원인 치료가 중심이다. 원인을 알 수 없다면, 디곡신(digoxin), 도부타민(dobutamine), 혈관확장제, 헤파린, 이뇨제 등을 이용해 심장 기능을 최대화하는 방향으로 치료한다. 사망자 중 50%는 돌연사하며, 가장 많은 원인은 심실 부정맥이며, 두 번째 원인은 혈전이다.
- **비대 심근병증(hypertrophic cardiomyopathy).** 특발 비대 대동맥판밑 협착증(idiopathic hypertrophic subaortic stenosis, IHSS)이라고도 알려진 비대 심근병증은 어떠한 전신 유발 요인 없이도 발생할 수 있다. 원인은 유전이라 추정되며, 60-80%가 상염색체 우성으로 유전된다. 특징은 두꺼워진 좌심실벽과 심실 중격이다. 심실벽이 두꺼워지면서 심강(cardiac chamber) 안에 혈액량이 적어지고, 확장기에도 심근이 굳은 상태로 남는다. 주요 치료 목표는 심장 돌연사 위험을 줄이고 협심증, 피로, 호흡곤란, 실신 같은 증상을 관리하는 것이다.
- **제한 심근병증(restrictive cardiomyopathy).** 미국에서는 매우 드물며, 대부분 아프리카 지역에서 발생한다. 대부분 원인을 알 수 없지만, 간혹 유전과 관련이 있을 수도 있다. 일반적으로 아밀로이드증(amyloidosis), 유육종증(sarcoidosis), 심내막 심근 섬유증(endomyocardial fibrosis), 기타 침윤 질환 등에서 볼 수 있다. 임상 양상은 울혈 심부전과 비슷하지만, 심장은 작거나 약간만 커져 있다. 전신 정맥 압력과 폐정맥 압력이 높으며, 말초 부종과 복수가 있을 수도 있다. 심방세동이 흔하다. 알려진 치료법이 없으므로, 이뇨제, 스테로이드, 항응고제, 수축촉진제, 산소 공급, 수액 제한 등을 이용한 지지요법으로 치료한다.

- **타코츠보 심근병증(takotsubo cardiomyopathy).** 일시적 좌심실 끝부분 팽창(transient left ventricular apical ballooning)이라고도 하는 타코츠보 심근병증은 원인을 알 수 없으며, 일시적이며, 가역적인 질환이다. 가슴 통증, ST 분절 이상, 가볍게 상승한 심장 효소처럼 급성 심근경색과 증상 및 징후가 비슷하다. 일반적으로 급격한 감정 스트레스가 선행하므로, "스트레스 심근병증"이나 "상심 증후군(broken heart syndrome)"이라고도 한다. 타코츠보는 일본어로 문어(타코)를 잡는 항아리(츠보)를 의미하며, 환자의 좌심실 모양이 이 항아리와 비슷하게 생겼다는 데서 유래했다. 좌심실 끝부분(apex)이 팽창하고, 좌심실 바닥은 과다수축한다. 환자에게 이러한 기능장애를 설명할 수 있는 유의미한 관상동맥 질환은 없다. 타코츠보 심근병증과 급성 심근경색을 감별하려면 초기에 심초음파 검사와 관상동맥 조영을 시행해야 한다. 주로 베타 차단제, 혈관확장제, 안지오텐신 전환효소(ACE) 억제제, 혈압상승제, 심실 부정맥을 치료하는 항부정맥 약물, 폐울혈을 치료하는 이뇨제 등을 이용한 지지요법으로 관리한다. 저혈압과 좌심부전에는 대동맥내 풍선 펌프(IABP)를 삽입할 수도 있다. 좌심실 기능은 보통 7-30일 안에 빠르게 호전되며 예후는 양호하다.

동기 심장율동전환(CARDIOVERSION, SYNCHRONIZED) *제세동(p. 121) 참고*

전기 심장율동전환은 전도 패드(conducting pad)를 이용해 흉벽을 지나 심장으로 동기화된 전기 충격을 전달한다. 직류(direct current, DC) 심장율동전환이라고도 한다. 이 시술은 심장 내의 비정상적인 전기 회로를 일시에 차단해서 정상 전기 율동으로 되돌리는 것이 목적이다. 동기 심장율동전환은 일반적으로 맥박이 있는 심실빈맥, 심방세동, 심방조동 같은 부정맥 치료에 사용하며, 합병증이나 증상 때문에 바람직하지 않은 다른 관류 율동(perfusing rhythm) 치료에도 사용한다.

심장율동전환은 동기화된 충격을 전달한다. 즉, 심주기 중 가장 안전한 R파 단계에 있을 때 충격을 전달하므로 제세동과는 다르다. 동기 방식(synchronized mode)으로 설정한 제세동기는 실제로 R파가 감지되기 전에는 충격 전달을 지연하다가 R파가 감지되면 충격을 전달한다. 이 덕분에 전기적으로 취약한 T파의 정점이나 정점 바로 앞에 충격이 전달되는 일을 피해서, 관류 율동이 심각한 무맥박으로 변할 수도 있는 R on T 현상을 예방할 수 있다.

요점

제세동기는 일반적으로 충격을 전달할 때마다 자동으로 비동기 방식(non-synchronized mode)으로 바뀌는 안전장치가 있다. 반복해서 동기 충격을 전달해야 한다면, 매번 동기 방식으로 바꿔야 한다는 점을 주의한다.

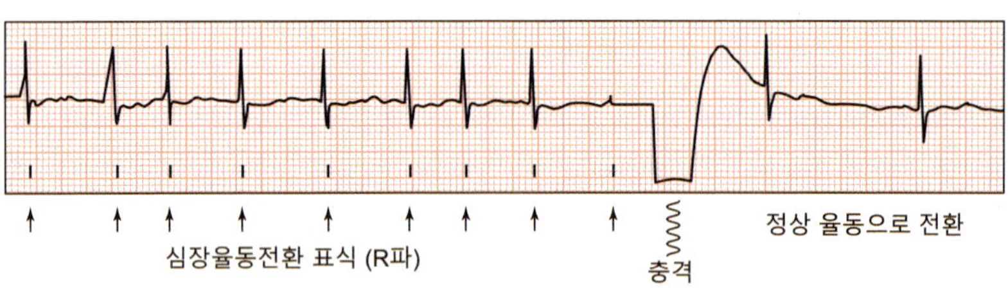

그림 2.21 동기 심장율동전환

■ 중심 정맥선(CENTRAL LINE) *중심 정맥 도관(p. 467) 참고*

■ 중심 정맥압(CENTRAL VENOUS PRESSURE) *스완-간즈 폐동맥 도관(p. 194), 중심 정맥 도관(p. 467) 참고*

■ 봉합 기구(CLOSURE DEVICE) *관상동맥 혈관조영(p. 101), 관상동맥 스텐트(p. 185) 참고*

넓적다리동맥(femoral artery) 천자 후에 지혈은 페모스탑(FemoStop™)이나 클램프이즈(ClampEase)처럼 직접 압박이 가장 좋은 방법이다. 그러나, 최근에는 직접 압박 대신에 지혈 시간을 줄이고, 빠른 보행이 가능하며, 침상 안정 시간을 최소화하고, 환자 불편을 최소화하는 혈관 봉합 기구(vascular closure device, VCD) 사용이 늘어나는 추세다.

유형

VCD는 일반적으로 능동형(active)과 수동형(passive)으로 나뉜다. 두 유형의 효과 차이는 자료가 부족하지만, 시술자는 보편적으로 능동형 봉합 기구를 선호하며, 특히 환자가 항응고요법으로 치료를 받고 있다면 대부분 능동형 봉합 기구를 사용한다.

능동형: 능동형 기구는 지혈에 봉합, 콜라겐 마개(collagen plug), 니티놀 클립(nitinol clip) 같은 여러 가지 다른 기전을 이용한다. 이 기구는 동맥벽을 서로 붙여서 밀봉한다. 그러나, 혈관에 "무언가를 남겨"두므로 혈류를 막거나, 감염을 유발하거나, 나중에 다시 접근할 때 방해가 될 수도 있다. 능동형 기구에는 프로스타 XL (Prostar™ XL), 엑소실(Exoseal®), 피쉬(FISH™, Femoral Introducer Sheath and Hemostasis), 스타클로즈 SE (Starclose SE™), 프로글라이드(Proglide™) 등이 있다.

수동형: 수동형 기구는 동맥벽을 밀봉하는 응고 패치와 밀폐제 같은 새로운 기술과 압박을 보조하는 집게(clamp)로 구성된다. 그러나, 이 기구는 출혈을 빠르게 멈추지 못하며, 환자는 직접 압박과 거의 같은 시간 동안 움직일 수 없다. 이 기구에는 혈관내 구성품이 없으며, 혈관 천자 부위에 고정되지 않는다. 압박 보조 기구에는 페모스탑(FemoStop™), 클램프이즈(ClampEase), 세이프가드(SafeGuard®), C-클램프(C-Clamp), 헤모밴드(HemoBand™), 노동맥(radial artery) 천자에 사용하는 TR 밴드(TR Band™) 등이 있으며, 표면 패드를 사용하는 방법에는 클로슈어 패드(Clo-Sur PAD®), 시벡 패치(Syvek patch), 넵튠 패드(Neptune Pad®), D-스탯 드라이(D-Stat® Dry), 키토실(Chito-Seal) 등이 있다.

능동 수동 혼합형: 일부 기구에는 능동형 기구와 수동형 기구의 특징이 모두 있다. 동맥벽에 붙이지만 30일 이내에 흡수되는 조임 밀폐제(grip sealant)로 혈관을 밖에서 봉합하므로 봉합된 동맥 외에는 영구적으로 남는 것이 없다. 여기에는 안지오씰(Angio-Seal®), 밍스그립(MynxGrip®) 등이 있다.

VCD 시장은 1990년대 이후로 빠르게 성장해 왔다. 최근 추세는 지름이 큰 넓적다리동맥(femoral artery) 절개부를 효과적으로 봉합할 수 있는 기구 개발이 중심이다. 완벽한 기구는 존재하지 않으므로 VCD의 종류와 특성을 잘 알고 있어야 한다.

시술 후 관리

천자 부위 평가

- **출혈**. 출혈이 있으면 드레싱을 확인하고, 출혈 범위를 확인한다. 환자가 강한 기침이나 구토를 한 뒤에는 반드시 천자 부위를 확인한다.
- **혈종**. 부기(swelling)나 발적이 있는지 확인하고, 할 수 있다면 혈종 크기를 기록한다. 혈종은 넓적다리(thigh), 골반, 복막뒤 공간(retroperitoneal space)으로의 내출혈을 의미할 수도 있다.
- **감염**. 열감, 통증, 발적이 있는지 확인한다. 빠른 맥이나 체온 상승 같은 감염의 다른 징후도 평가한다.

혈전 평가

- 환자의 발에서 맥박이 뛰는 곳을 확인한다. 맥박이 잘 만져지지 않으면 도플러를 사용할 수도 있다.
- 다리에서 색, 온도, 모세혈관 재충만 시간(capillary refill time, CRT), 맥박의 강도/느낌을 확인한다.
- 정맥에 혈전이 있다면, 다리는 붉게 변하며, 부으며, 모세혈관 재충만 시간이 연장되고, 통증이 심해진다.
- 동맥에 혈전이 있다면, 다리는 창백하고, 차가우며, 시술 부위에서 먼 곳의 맥박이 약하거나 사라진다. 또한, 감각이 둔해지며, 모세혈관 재충만 시간이 연장된다.

일상 관리

- 병원별 지침에 따라 활력 징후 측정, 부정맥을 평가하는 심전도 검사.
- 침상 안정 기간에는 침대 머리를 30° 이상 올리지 않는다. 침대 머리는 점진적으로 올린다.
- 환자에게 다리를 곧게 펴고, 시술 후 최소 1시간은 다리를 굽히지 말라고 교육한다.
- 처방에 따라 진통제를 투여한다.

도관 삽입기(sheath) 제거

동맥과 정맥 도관 삽입기는 추가적인 지식과 기술이 있으며, 병원별 지침에 따라 역량이 입증된 의사, 전문 간호사, 중환자실 간호사만 제거할 수 있다.

- 환자가 동맥과 정맥 도관 삽입기를 모두 가지고 있다면, 한 번에 다 뽑지 않는다. 동맥 도관 삽입기를 먼저 제거하고 동맥 천자 부위는 정맥 천자 부위보다 더 오래 압박해서 지혈한다.
- 도관 삽입기를 안전하게 제거할 수 있는 시기를 알려주는 표준 지침은 없다. 변수는 범위가 매우 넓으므로 병원별 지침을 참고한다.
- 도관 삽입기를 제거했다면, 고샅 부위를 평가해서 출혈이나 부기(swelling)가 없는지 확인한다. 혈종과 거짓동맥류(pseudoaneurysm)를 감시한다.
- 시술 부위 위에 작은 올리브 크기와 비슷한 매듭(1.5-2.5 cm)이 남아있을 수도 있음을 주의한다. 매듭은 5-7일 동안 유지해야 할 수도 있다.

대동맥 축착(COARCTATION OF THE AORTA)

대동맥 일부에 발생한 협착이며, 일반적으로 왼쪽 빗장밑동맥(left subclavian artery)이 시작하는 부위에서 원위부에 발생하며, 좌심실 후부하를 높이는 원인이다.

그림 2.22 대동맥 축착

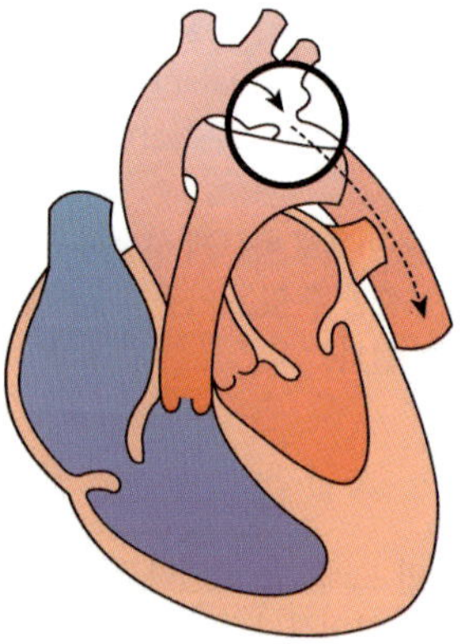

증상과 징후

- 두통, 어지럼, 실신, 운동 불내성(exercise intolerance)
- 다리와 발이 차가우며 운동 후 다리 통증과 경련
- 숨 가쁨과 코피

- 가슴 통증, 두근거림(palpitation)
- 다리보다 팔에서 혈압이 높다. 넓적다리동맥(femoral artery) 맥박이 약하거나 없을 수도 있다.

치료: 일반적으로 도관을 이용한 풍선 확장이나 수술로 교정한다.

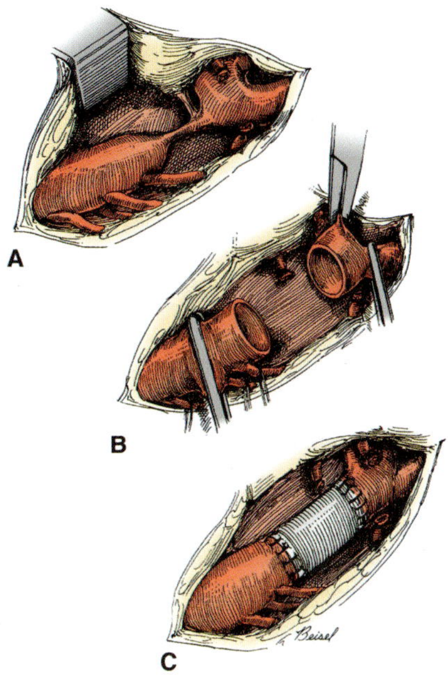

그림 2.23 대동맥 축착에서 인공 이식편(graft prosthesis)을 이용한 수술 재건 방법. A. 왼쪽 가쪽 가슴 절개로 축착 부위를 노출한다. B. 축착 부위 위아래를 혈관 겸자(vascular clamp)로 잡고, 좁아진 부분을 절제한다. C. 대동맥에 인공 이식편을 끝끝연결(end to end anastomosis)해서 결손 부위를 대체한다. [Waldhausen, J. A., Pierce, W. S., & Campbell, D. B. (Eds.). Surgery of the chest (6th ed.). St. Louis: Mosby, Inc. Reprinted with permission.]

울혈 심부전(CONGESTIVE HEART FAILURE) *심부전(p. 145) 참고*

지속 심장 박출량(CONTINUOUS CARDIAC OUTPUT) *일회 박출량 변이(p. 187) 참고*

폐심장증(COR PULMONALE) *심부전(p. 145), 폐 고혈압(p. 255) 참고*

폐심장증은 폐동맥 고혈압을 유발하는 폐 색전증(pulmonary embolism), 만성 폐쇄 폐 질환(COPD), 수술이나 외상으로 발생한 폐 조직 손실 같은 폐 질환 때문에 발생한 우심실 확장이다. 다음과 같은 특징은 우심실이 긴장(strain) 상태에 있음을 의미한다.

- 흉부 방사선 사진(CXR)에서 보이는 우심실과 폐동맥 확장
- 심전도 소견
    - 우축 편위: 30% 이상
    - 유도 V_1, V_2 V_3에서 T파 역전, 이상(biphasic) T파, 편평한 T파
    - 유도 II, III, aVF에서 ST 분절 하강
    - 유도 II, III, aVF에서 P파가 2.5 mm 이상 가파르게 상승
    - 유도 aVL에서 P파 역전
    - 유도 V_1, V_2, V_3에서 날카롭고 뾰족한 P파
    - 일반적으로 높이(voltage)가 낮은 QRS 복합체

■ 관상동맥 조영(CORONARY ANGIOGRAPHY) *관상동맥 혈관조영(p. 101) 참고*

■ 관상동맥(CORONARY ARTERIES)

우관상동맥(RCA)이 관류하는 부위
- 동방 결절(SA node): 모든 사람 중 60%는 RCA가 동방 결절을 관류한다.
- 방실 결절(AV node): 모든 사람 중 80-90%는 RCA가 방실 결절을 관류한다.
- 히스 다발(bundle of His)
- 좌각(left bundle branch) 일부
- 중격 뒤쪽 1/3
- 우심방과 우심실
- 좌심실 하벽

좌전하행동맥(LAD)이 관류하는 부위. 대각 분지(diagonal branch)가 있다.
- 좌심실 전벽
- 중격 앞쪽 2/3
- 우각(right bundle branch)
- 좌각(left bundle branch) 일부
- 동방 결절(SA node): 모든 사람 중 40%는 LAD가 동방 결절을 관류한다.

좌회선동맥(LCx)의 관류 부위. 둔각변연 분지(obtuse marginal branch)가 있다.
- 좌각(left bundle branch) 일부
- 좌심방 측벽과 좌심실 측벽

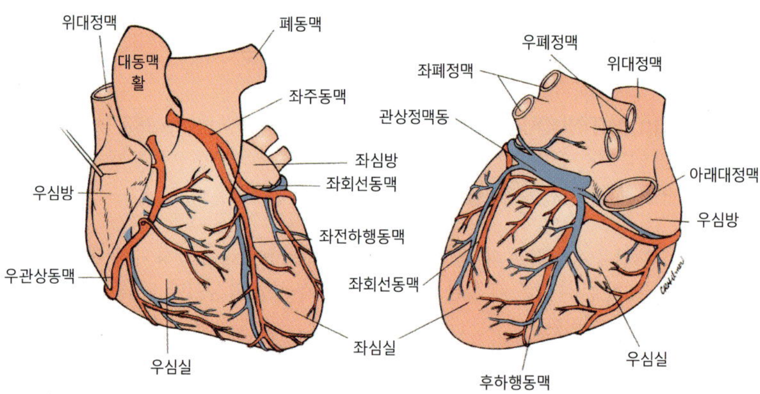

그림 2.24 관상동맥 순환: 관상동맥, 관상정맥동(coronary sinus), 관상정맥(coronary vein)

■ 관상동맥 우회술(CORONARY ARTERY BYPASS GRAFT) *심장 수술(p. 111) 참고*

■ 관상동맥 칼슘 스캔(CORONARY CALCIUM SCAN) *p. 453 참고*

■ 관상동맥 스텐트(CORONARY STENT) *p. 185 참고*

■ **CVP** *스완-간즈 폐동맥 도관(p. 194), 중심 정맥 도관(p. 467) 참고*

■ **제세동(DEFIBRILLATION)** *동기 심장율동전환(p. 116), 삽입형 제세동기(p. 151) 참고*

제세동은 동기 충격(synchronized shock)을 전달하는 심장율동전환(cardioversion)과는 반대로 비동기 충격을 전달하며, 방출하는 에너지 단위는 줄(joule, J)이다. 에너지는 흉부 패들(paddle)이나 패드(pad)로 심장에 전달한다. 일반적으로 심실세동이나 무맥박 심실빈맥(pulseless ventricular tachycardia) 등에서 정상 전기 전도를 다시 만들 때 사용한다.

제세동기 도움말

제세동기에 저장된 에너지는 일정하므로 환자에게 전달하는 전류량에 변화를 주는 요인은 환자 가슴의 교류 저항(impedance)과 시술자 밖에 없다. 이 변화를 최소화하려면

- 손을 써야 하는 패들보다는 손을 쓰지 않아도 되는 부착형 제세동 패드를 사용한다. 제세동 패드는 저항을 줄이고, 안정성을 크게 높이므로 항상 바람직한 방법이다.

요점

제세동 전에 반드시 환자의 가슴에서 피부 경유 약물 패치를 제거한다. 약물 패치 때문에 전기 충격 효과가 감소할 수도 있다.

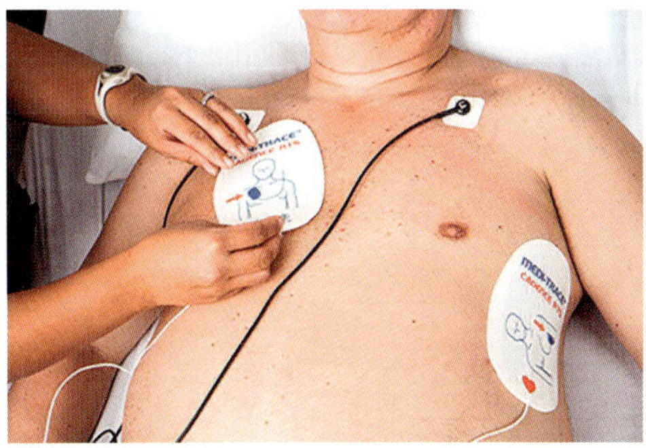

그림 2.25 제세동기 패드 부착 위치. [Used with permission from Gonce Morton, P., & Fontaine, D. K. (2017). Critical care nursing. Philadelphia: Wolters Kluwer.]

복장뼈(sternum)와 끝부분(apex) 조합을 주로 사용하며, 복장뼈 패드는 가슴 오른쪽 윗부분, 복장뼈에서 오른쪽, 빗장뼈(clavicle)의 아래쪽에 부착하며, 끝부분 패드는 가슴 왼쪽 아랫부분, 유두에서 왼쪽, 중간 겨드랑선(midaxillary line)에서 심장 끝을 덮을 수 있는 곳에 부착한다.

삽입형 박동조율기(Implanted Pacemaker)가 있는 환자에서 제세동

패드는 가능한 한 박동조율기를 삽입한 위치에서 먼 곳에 부착한다. 일반적인 복장뼈/끝부분 부착이 가장 편리하지만, 이 방법은 박동조율기의 감지 벡터(sensing vector)와 같은 방향으로 제세동 에너지를 방출하므로, 박동조율기에 손상이 발생할 수도 있다. 패드를 앞/뒤로 부착하면 에너지를 감지 벡터와 수직 방향으로 전달할 수 있다.

삽입형 제세동기(Implanted Defibrillator)가 있는 환자에서 제세동

의식이 없는 환자가 삽입형 제세동기로부터 충격을 받았지만, 심실빈맥이나 심실세동이 지속한다면, 외부 제세동이 필요할 수도 있다. 삽입형 제세동기의 에너지 출력이 부족해서 심장을 제세동하지 못할 수도 있다. 첫 외부 제세동이 실패했다면, 패드 위치를 변경한다. 예를 들어, 복장뼈/끝부분 배치가 실패했다면, 앞/뒤 배치로 다시 시도한다.

단상(monophasic)과 이상(biphasic) 제세동

제세동은 파형에 따라 단상과 이상 두 가지로 나뉜다. 단상 제세동이 먼저 개발되었지만, 현재는 대다수 제세동기가 이상이다. 이상 제세동은 양방향으로 전류를 전달한다. 충격 전달 첫 단계에서는 전류가 한 방향으로 흐르고, 두 번째 단계에서는 전류가 역전되어 되돌아온다. 구형 단상 제세동기에서는 전류가 한 방향으로만 흐른다.

제세동 에너지양

이상 제세동기를 사용할 때, AHA (American Heart Association)는 제조사에서 설정한 에너지양(120-200J) 사용을 권장한다. 시술자가 효과적인 이상 에너지양을 모른다면, 첫 충격은 제세동기에 설정된 최대 에너지를 사용한다. 첫 충격 이후에는 첫 충격과 같거나 더 많은 에너지를 사용한다.

도르 수술법(DOR PROCEDURE) *심실 복원(p. 209) 참고*

도르 수술법은 심근경색 후에 발생한 좌심실 동맥류에 간혹 사용하는 수술 방법이다. 좌심실 재건(left ventricular reconstructive surgery), 또는 심실내 원형 패치 성형(endoventricular circular patch plasty, EVCPP)이라고도 한다. 좌심실을 정상적인 타원형 구조로 복원하면 좌심실의 수축 능력이 향상되고, 따라서 심장 기능이 향상된다.

체외순환기를 적용하고, 좌심실에 작은 절개를 만들어 흉터 조직(scarred tissue)이 있는 부위를 찾는다. 죽은 조직을 제거하고 제거한 경계를 따라 원형 바늘땀(stitch)을 두 줄 이상 만들고 이를 마치 주머니 끈(purse-string)처럼 당겨서 좌심실을 닫는다. 제거해야 할 죽은 조직이 너무 많다면 패치를 사용한다. 마지막으로 심실 외벽을 봉합하고 한 차례 더 봉합해서 보강한다. 일반적으로 관상동맥 우회술(CABG)이나 판막 수술 같은 다른 심장 수술과 같이 시행한다.

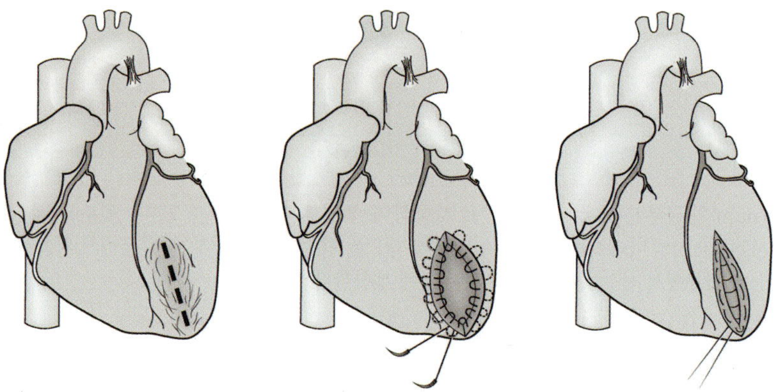

그림 2.26 도르 수술법. (Adapted with permission, Cleveland Clinic.)

드레슬러 증후군(DRESSLER'S SYNDROME) *심장막염(p. 175), 가슴막 삼출(p. 233) 참고*

심근경색을 앓은 후 몇 주에서 몇 개월 뒤에 일부 환자에게 나타나는 현저한 심장막염(pericarditis)이다. 가슴막염 가슴 통증(pleuritic chest pain), 발열, 심장막 마찰음(pericardial friction rub), 경도에서 중등도 가슴막 삼출(pleural effusion)이 특징이다. 드레슬러 증후군은 심각한 경우가 드물지만, 일반적으로 자연히 치유되기 전까지 여러 차례 재발한다.

ECMO *체외막 산소공급(p. 142) 참고*

부종 등급 척도(EDEMA GRADING SCALE) *제3공간 체액 이동(p. 377) 참고*

주로 사용하는 부종 등급 척도는 함몰 깊이(pitting depth)에 따라 분류하는 방법이지만, 때로는 대안으로 부종을 눌렀을 때 돌아오는 시간(rebound time)을 평가하는 방법도 사용할 수 있다.

표 2.4 부종 등급 척도

분류	함몰 깊이		되돌아오는 시간
+1	2 mm 미만	또는	조직이 약간 함몰, 되돌아오는데 1초 미만
+2	2-4 mm	또는	조금 더 깊음, 돌아오는데 1-2초 이내
+3	4-6 mm	또는	눈에 띄게 깊음, 돌아오는데 2-3초 이내
+4	6-8 mm	또는	극도로 심각, 돌아오는데 4초 이상

EECP *개량 체외 맞박동(p. 142) 참고*

박출률(EJECTION FRACTION, EF)

박출률(EF)은 심장이 수축할 때 좌심실 내강에서 대동맥으로 나간 혈액의 비율이다. 질병의 중증도를 결정하고, 치료 후 심장 반응을 평가하는 데 유용한 도구 중 하나다. 박출률은 심실벽 움직임, 확장말기 영상, 수축말기 영상 등을 중심으로 하는 다양한 진단 검사로 측정한다.

- EF는 **55-70%**가 정상이며, 심부전이 있는 환자도 EF가 정상일 수 있다.
- EF가 **36-49%**면 정상보다 낮으며, 환자는 경도 심부전 징후를 보일 수 있지만, 무증상일 수도 있다.
- EF가 **35%** 미만이면 정상보다 심각하게 낮으며, 중등도에서 중증 심부전을 의미한다.

➔ 요점

심장 박출량(cardiac output)과 박출률은 동의어가 아니다. 심장 박출량은 1분 동안 심장에서 나간 혈액량이며, L/min으로 표기한다. 박출률은 심실이 수축할 때 심실에서 대동맥으로 나간 혈액의 비율이다.

심전도: 각차단(EKG: BUNDLE BRANCH BLOCK)

심장에서 우심실과 좌심실은 독립적으로 탈분극(depolarize)할 수 있도록 서로 분리된 특수 전도 경로, 즉 각(bundle branch)을 가지고 있다. 각차단은 전기 자극이 좌각이나 우각으로 내려가지 못할 때 발생한다. 그 결과 두 심실이 동시에 수축하지 못하며, 각이 정상인 심실이 먼저 수축하고 각차단이 있는 심실이 뒤따라 수축한다. 각차단은 심전도에서 QRS 복합체가 0.12초 이상 넓어지는 양상으로 나타난다.

우각차단? 좌각차단?

흉부 유도는 신체의 수평면(horizontal plane)에서 전기 자극의 움직임을 기록하므로 우각차단(RBBB)과 좌각차단(LBBB)은 심전도의 흉부 유도로 진단하고 감별한다. 흉부 유도 중에서 V_1과 V_6는 두 심실 사이를 이동하는 전기 자극을 감지하기에 좋은 위치에 있으므로 특히 유용하다.

- RBBB가 있다면 중격과 좌심실은 활성이 정상이지만, 유도 V_1으로는 전기 자극이 평소보다 느리게 도착하며, 이 때문에 R파가 늦게 나타난다. 따라서, RBBB는 다음과 같은 패턴을 보인다.
  - V_6에서 넓은 S파
  - V_1은 모양이 주로 rSR' 형태다.
  - 2차 T파 변형이 나타날 수 있다.
  - **요약하자면**, RBBB는 유도 V_1에서 주로 양성인 넓은 QRS를 근거로 진단한다.
- LBBB가 있다면, 중격이 오른쪽에서 왼쪽으로 활성화된다. 즉, 좌심실은 우심실의 전류로 활성화된다. 이 때문에 다음과 같은 패턴이 나타난다.
  - V_6에서 R파가 나타나지만 Q파나 S파가 없을 수도 있다.
  - V_1에서 주로 음성인 넓은 QRS가 나타난다.
  - 2차 T파 변형이 나타날 수 있다.
  - **요약하자면**, LBBB는 유도 V_1에서 주로 음성인 넓은 QRS를 근거로 진단한다. 유도 V_6에서 넓은 R파가 나타나지만 Q파나 S파가 없음을 확인한다.

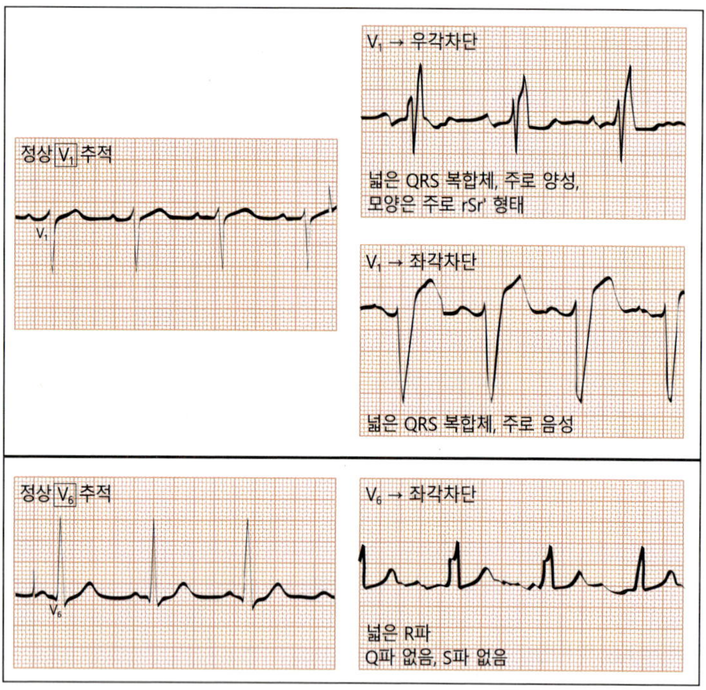

그림 2.27 각차단 진단. (Used with permission from Carter, P. (2019). Lippincott textbook for nursing assistants. Philadelphia: Wolters Kluwer.)

빠른 분석
QRS 복합체가 0.12초 이상이라면, 유도 V_1에서 QRS 복합체의 우세 방향을 확인한다. 주로 기준선 위쪽인 양성인가? 아니면 주로 기준선 아래쪽인 음성인가?

양성 = **우각차단** 음성 = **좌각차단**

치료
각차단 환자는 대부분 증상이 없으며 치료도 필요 없다. 그러나, 각차단이 심각한 심실 근육 손상과 관련이 있다면, 심각한 기저 심장병의 징후일 수도 있다. 고혈압을 조절하는 약을 처방할 수 있으며, 더 심각한 사례에서는 박동조율기를 사용할 수도 있다. 때로는 심실 협동을 개선할 수도 있는 심장 재동기화 요법(cardiac resynchronization therapy)을 사용한다.

■ 심전도: 융합박동(EKG: FUSION BEAT)

융합박동은 두 가지 서로 반대되는 전류가 동시에 같은 강(chamber)에서 만나 충돌할 때 발생한다. 그 결과 심전도에 보이는 복합체는 단독 박동보다 진폭이 좁거나 낮다. 융합박동에서는 P-P 간격, R-R 간격이 일정하고, P파는 QRS 복합체와 관련이 있다. PR 간격은 동율동(sinus rhythm)보다 짧을 수도 있지만, 0.06초 이상 짧지는 않다.

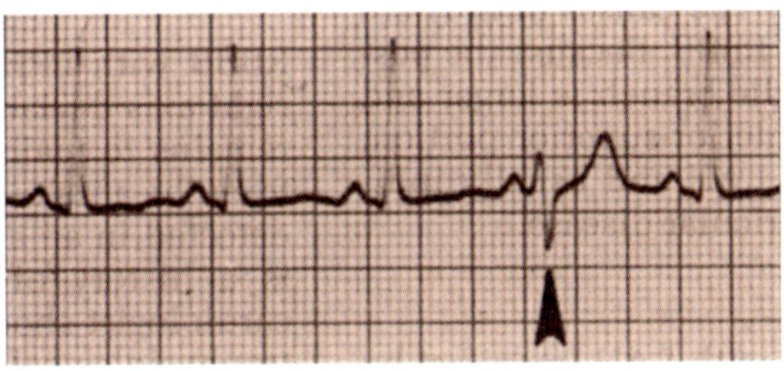

그림 2.28 융합박동

NOTES

심전도: 판독 지표(EKG: INTERPRETATION PARAMETER) *심근경색: 심전도 패턴(p. 162) 참고*

표 2.5 심전도 판독 지표

율동	P파	PR 간격(초)	심박수와 규칙성	설명
동율동	각 QRS 전에 발생	0.12-0.20	60-100: 규칙적	
동부정맥	각 QRS 전에 발생	0.12-0.20	60-100: 호흡에 따라 변화	
동서맥	각 QRS 전에 발생	0.12-0.20	60 미만: 규칙적	일반적으로 40 미만으로는 내려가지 않음
동빈맥	각 QRS 전에 발생	0.12-0.20	100 이상: 규칙적이지만 약간 불규칙할 수도 있음	일반적으로 100-160이지만, 소아에서는 더 높을 수도 있음
동정지		동방 결절 활동이 P-P 간격 두개보다 오랜 시간 멈춤		누락 박동 외에는 R-R 간격이 일정
동차단		동방 결절 활동이 P-P 간격 두개보다 짧은 시간 멈춤		2도나 3도 차단으로 이어질 수 있음
이동 박동조율원(wandering pacemaker)	형태 변화, 보기 어려울 수도 있음	위치가 변하므로 다양함		위치가 변하므로 R-R 간격이 다양함
심방 조기 수축(PAC)	조기 P는 특성이 다양할 수 있으며, T에 가려질 수도 있음	0.12 미만 또는 0.20 이상일 수도 있음	60-100: 불규칙적	**일반적으로 비보상 휴지기**. 빈번한 PAC는 심방세동으로 이어질 수 있음
돌발 심방빈맥(PAT)	각 QRS 전에 발생. 선행 파형이나 T에 가려지거나, P와 T가 융합 가능	0.12 미만 또는 0.20 이상일 수도 있음	160-250: **일반적으로** 완전히 규칙적	**일반적으로 QRS는 정상**, 갑작스러운 시작과 종료, 목동맥을 압박하면 멈출 수도 있음.
심방조동	심방 박동수가 200-300, 심실 박동수는 다양. 톱니 패턴	일정하거나 변할 수 있음	75-300: 방실 차단 정도에 따라 달라지며, 규칙적일 수도 불규칙적일 수도 있음	목동맥을 압박하면 느려질 수도 있음. 색전 주의
심방세동	심방 박동수가 300이상, 심실 박동수는 다양. 불규칙한 물결모양 기준선("F파")	다양. 완전 심장 차단 외에는 R-R 간격이 일정하지 않음	50-250: 방실 차단 정도에 따라 다양. 불규칙적.	F파는 유도 II보다 유도 V_2에서 더 잘 보일 수 있음. 색전 주의
조기 접합부 복합체(PJC)		단일 이소성 조기 박동이 율동을 방해. 다음 박동을 약간 지연		
접합부 율동(junctional)	QRS 전, 후, 내부에 발생. 일반적으로 역전	일반적으로 0.12 미만	40-60 60-100: 빈맥 가속화 >100: 접합부 빈맥	
심실 조기 수축(PVC)	조기 QRS 앞에 선행하지 않음		일반적으로 정상. 모든 심박수에서 발생 가능	**일반적으로 보상 휴지기**. QRS 모양이 다르며, **일반적으로 0.12초 이상**

표 2.5	(이어서) 심전도 판독 지표			
율동	P파	PR 간격(초)	심박수와 규칙성	설명
심실빈맥	일반적으로 보이지 않으며, 있어도 QRS와 관련이 없음	다양	100-220: **일반적으로 규칙적** 또는 거의 규칙적	넓은 QRS, 모양이 다름 0.10초 이상, **휴지기를 동반할 수도 하지 않을 수도 있음.**
심실세동	없음		분명하지 않은 QRS 복합체	촉진할 수 있는 맥박이 없으며, 청진도 할 수 없음
1도 방실 차단	각 QRS 전에 발생	0.21 이상	규칙적	2도나 3도 차단을 의미하는 경고일 수도 있음
2도 방실 차단 (1형, 모비츠 1형, 벤케바흐)	차단된 P파를 제외하면 각 QRS 전에 발생	박동 하나가 사라질 때까지 계속 길어짐. PR 간격은 일반적으로 0.20 이상	정상	분명한 군집 박동, 일반적으로 일시적인 율동
2도 방실 차단 (2형, 모비츠 2형)	차단된 P 파를 제외하면 각 QRS 전에 발생	정상이거나 연장되지만 일정함	차단이 히스 다발에 있다면 정상, 차단이 각(bundle branch)에 있다면 넓어짐.	일반적으로 비가역적이며 3도 차단으로 진행 가능. 박동조율기가 필요할 수도 있음
3도 방실 차단	규칙적으로 발생하지만, QRS와 관련이 없음	다양함	**일반적으로 60 미만: 일반적으로 규칙적**	실신이 흔하며(아담스-스톡스 증후군), 심실이 박동조율을 담당(심실고유 율동)

NOTES

심전도: 유도 배치(EKG: LEAD PLACEMENT) *ST 분절 감시(p. 135) 참고*

감시 체계에 따라 환자에게 붙이는 심전도 전극 숫자가 다르다. 전극 하나가 유도를 의미하지는 않는다는 점을 주의한다. 유도는 하나의 그림이며, 원하는 그림을 얻으려면 전극이 여러 개 필요하다. 예를 들어, 12-유도 심전도를 얻으려면, "흉부" 전극 6개와 "사지" 전극 4개가 필요하다. 이때, 전극은 10개지만 서로 다른 전극을 조합해서 12가지 서로 다른 그림을 얻을 수 있다.

3-유도

3-유도에서는 사지 유도인 I, II, III, aVR, aVL, aVF만 선택할 수 있다.

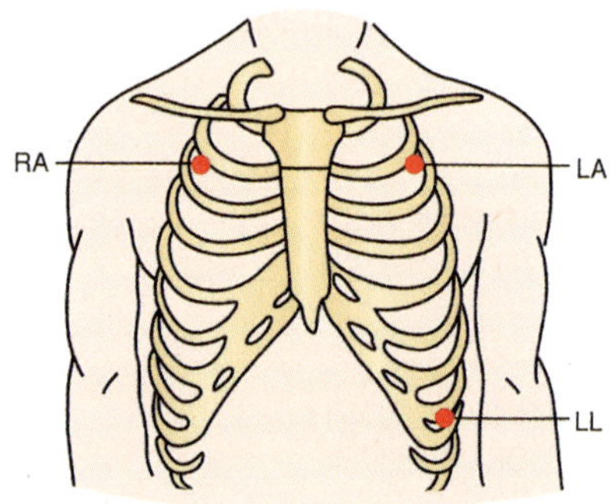

그림 2.29 3-유도 시스템

표 2.6	3-유도 시스템에서 전극 배치
오른손(흰색)	오른쪽 빗장중간선(MCL), 2번째 갈비사이공간(ICS)
왼손(검은색)	왼쪽 빗장중간선, 2번째 갈비사이공간
왼발(빨간색)	왼쪽 빗장중간선, 8번째 갈비사이공간

수정 흉부 유도(Modified Chest Lead, MCL)

3-유도에서는 흉부 유도를 사용할 수 없다. 그러나, 모니터에 표시되는 유도를 유도 III으로 설정하고, 전극 위치를 바꾸면 수정 흉부 유도를 추적할 수 있다.

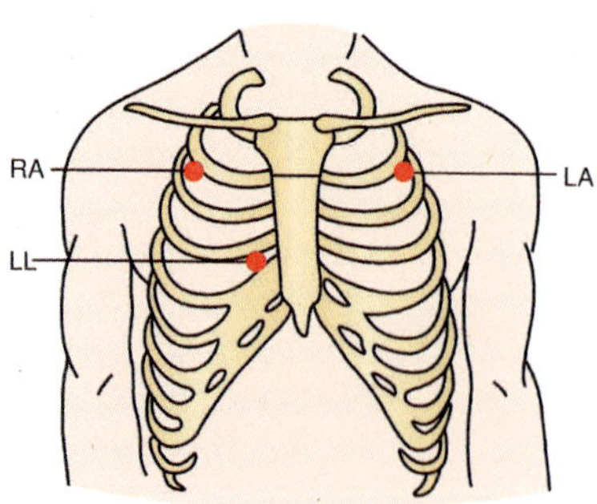

수정 흉부 유도 V_1 (MCL_1)

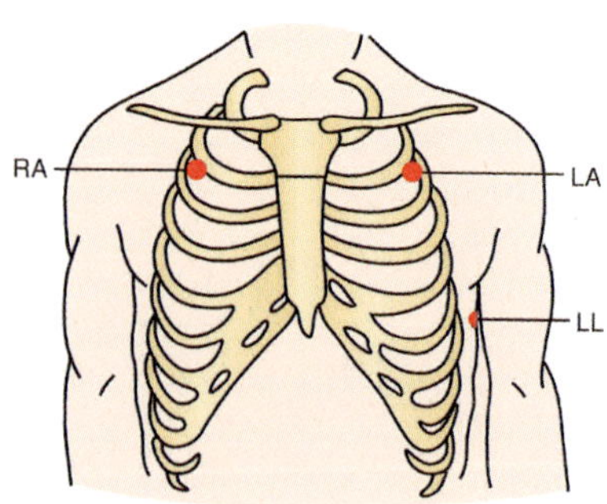

수정 흉부 유도 V_6 (MCL_6)

그림 2.30 수정 흉부 유도

표 2.7	수정 흉부 유도에서 전극 배치
왼발 전극(빨간색)을 다음 중 하나에 배치한다.	
복장뼈(sternum)의 오른쪽 경계에서 4번째 갈비사이공간(ICS)	MCL_1을 감시
왼쪽 중간겨드랑선(midaxillary line)에서 5번째 갈비사이공간	MCL_6을 감시

5-유도

5-유도에서는 사지 유도인 I, II, III, aVR, aVL, aVF를 감시할 수 있다. 모니터의 유도 설정을 변경하면 흉부 유도도 확인할 수 있다.

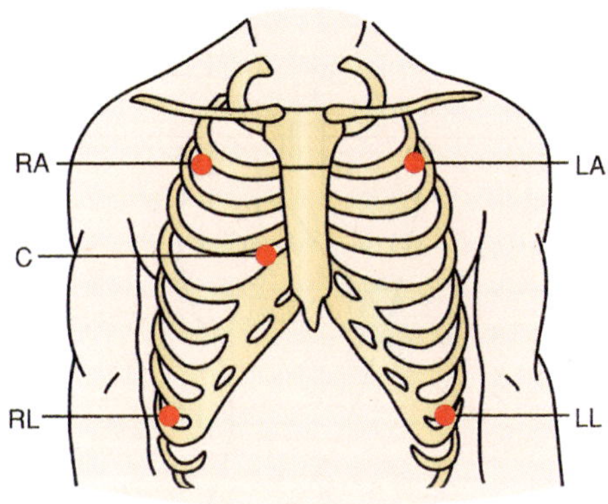

그림 2.31 5-유도 시스템

표 2.8	5-유도 시스템에서 전극 배치
오른손(흰색)	오른쪽 빗장중간선(MCL), 2번째 갈비사이공간(ICS)
오른발(녹색)	오른쪽 빗장중간선, 8번째 갈비사이공간
왼손(검은색)	왼쪽 빗장중간선, 2번째 갈비사이공간
왼발(빨간색)	왼쪽 빗장중간선, 8번째 갈비사이공간
흉부(갈색)	모든 흉부 유도 위치에 부착 가능, 일반적으로 V_1 위치에 부착

12-유도

12-유도 심전도에서는 신체의 관상면(coronal plane)에 있는 사지 유도 6개와 수평면(horizontal plane)에 있는 흉부 유도 6개를 볼 수 있다.

NOTES

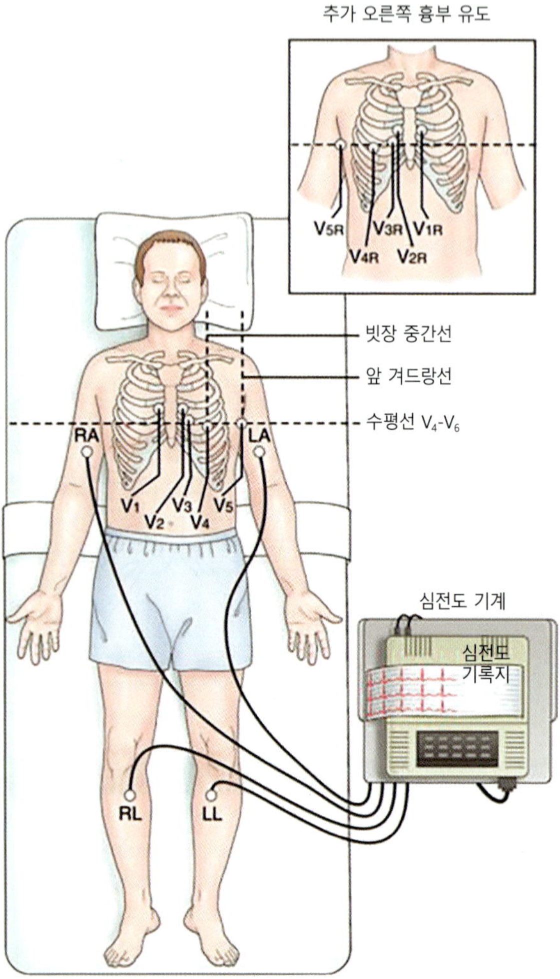

그림 2.32 12-유도 심전도. [Used with permission from Hinkle, J. L., & Cheever, K. H. (2017). Brunner & Suddarth's textbook of medical-surgical nursing. Philadelphia: Wolters Kluwer.]

표 2.9	12-유도 시스템에서 전극 배치
오른손(흰색)	오른손, 어깨 아래
왼손(검은색)	왼손, 어깨 아래
왼발(빨간색)	왼발, 앞쪽으로는 고샅 주름(inguinal fold) 아래, 뒤쪽으로는 볼기 주름(gluteal fold) 아래
오른발(초록색)	오른발, 앞쪽으로는 고샅 주름 아래, 뒤쪽으로는 볼기 주름 아래
V_1 (빨간색)	복장뼈(sternum)의 오른쪽 경계에서 4번째 갈비사이공간(ICS)
V_2 (노란색)	복장뼈의 왼쪽 경계에서 4번째 갈비사이공간
V_3 (초록색)	V_2와 V_4의 중간 지점
V_4 (갈색)	왼쪽 빗장중간선(MCL), 5번째 갈비사이공간
V_5 (검은색)	왼쪽 앞겨드랑선(anterior axillary line), 5번째 갈비사이공간
V_6 (보라색)	왼쪽 중간겨드랑선(midaxillary line), 5번째 갈비사이공간

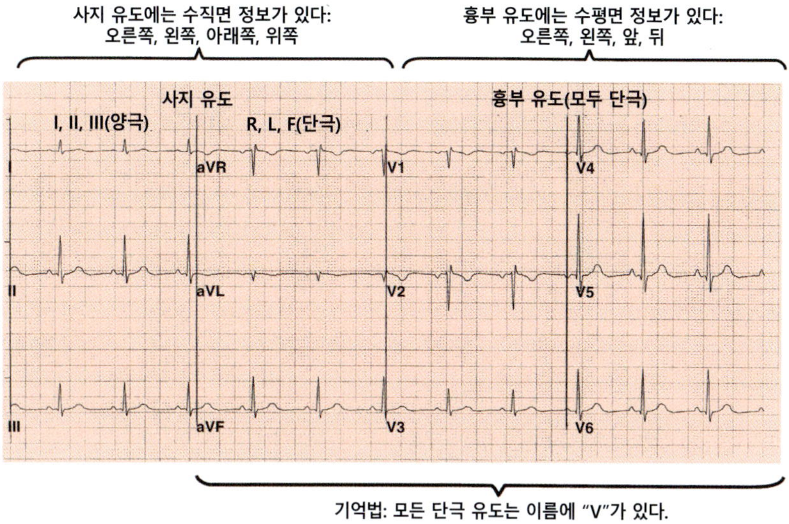

그림 2.33 12-유도 심전도

표 2.10 12-유도 심전도에서 전위(electrical potential) 방향

유도	전위 방향	의미하는 심장 부위
표준 사지 유도. 양극(bipolar) 유도. 아인트호벤 삼각형(Einthoven's triangle)		
I	왼손(+)과 오른손(−) 사이	좌심실 측벽(lateral wall)
II	왼발(+)과 오른손(−) 사이	좌심실 하벽(inferior wall)
III	왼발(+)과 왼손(−) 사이	좌심실 하벽
증폭 사지 유도. 단극(unipolar) 유도		
aVR	오른손에서 심장	좌심실 윗부분(superior aspect)
aVL	왼손에서 심장	좌심실 측벽, 윗부분
aVF	왼발에서 심장	좌심실 하벽
전흉부(precordial) 유도 또는 흉부(chest) 유도. 단극 유도		
V_1	복장뼈(sternum)의 오른쪽 경계, 4번째 갈비사이공간(ICS)에서 심장	좌심실 전중격벽(anteroseptal wall)
V_2	복장뼈(sternum)의 왼쪽 경계, 4번째 갈비사이공간에서 심장	좌심실 전중격벽
V_3	V_2와 V_4의 중간 지점에서 심장	좌심실 전벽(anterior wall)
V_4	왼쪽 빗장중간선(MCL), 5번째 갈비사이공간에서 심장	좌심실 전벽
V_5	왼쪽 앞겨드랑선(anterior axillary line), 5번째 갈비사이공간에서 심장	좌심실 측벽
V_6	왼쪽 중간겨드랑선(midaxillary line), 5번째 갈비사이공간에서 심장	좌심실 측벽

표 2.11 정상 12-유도 심전도, P파, Q파, R파, S파, T파, ST 분절

유도	P파	Q파	R파	S파	T파	ST 분절
I	위쪽	작음	복합체에서 가장 큰 파형	작음 (R파보다 작거나 없음)	위쪽	+1에서 −0.5 mm까지 다양
II	위쪽	작거나 없음	큼(심장의 수직면)	작음 (R파보다 작거나 없음)	위쪽	+1에서 −0.5 mm까지 다양
III	위쪽, 양쪽, 아래쪽	일반적으로 작거나 없음. 큰 Q파가 진단에 도움이 되려면 aVF에도 Q파가 있어야 함.	없거나 큼	없거나 큼 (심장의 수평면)	위쪽, 양쪽, 아래쪽	+1에서 −0.5 mm까지 다양
aVR	아래쪽	작거나, 없거나, 큼	작거나 없음	큼(QS 복합체 형태일 수도 있음)	아래쪽	+1에서 −0.5 mm까지 다양
aVL	위쪽, 양쪽, 아래쪽	일반적으로 작거나 없음. 큰 Q파가 진단에 도움이 되려면 흉부 유도 중 하나에도 Q파가 있어야 함.	작거나, 없거나, 큼 (심장의 수평면)	없거나 큼 (심장의 수직면)	위쪽, 양쪽, 아래쪽	+1에서 −0.5 mm까지 다양
aVF	위쪽	작거나 없음	작거나, 없거나, 큼 (심장의 수직면)	없거나 큼 (심장의 수평면)	위쪽, 양쪽, 아래쪽	+1에서 −0.5 mm까지 다양
V_1	위쪽, 양쪽, 아래쪽	없거나 QS 복합체	S파보다 작거나 없음	큼(QS 복합체 형태일 수도 있음)	위쪽, 양쪽, 아래쪽	+3에서 0 mm까지 다양
V_2	위쪽	없음. QS 복합체는 드묾	S파보다 작거나 없음(V_1보다 큼)	큼(QS 복합체 형태일 수도 있음)	위쪽	+3에서 0 mm까지 다양
V_3	위쪽	작거나 없음	다른 흉부 유도보다 작거나, 크거나, 같음 (V_2보다는 크다)	큼(R파보다 작거나, 크거나, 같음)	위쪽	+3에서 0 mm까지 다양
V_4	위쪽	작거나 없음	S파보다 큼 (V_3보다 큼)	R파보다 작음(V_3 보다 작음)	위쪽	+1에서 −0.5 mm까지 다양
V_5	위쪽	작음	V_4의 R파보다 큼, 26 mm 미만	V_4의 S파보다 작음	위쪽	+1에서 −0.5 mm까지 다양
V_6	위쪽	작음	큼, 26 mm 미만	V_5의 S파보다 작음	위쪽	+1에서 −0.5 mm까지 다양

표 2.12 가장 좋은 유도

이상	가장 좋은 유도
조기 심방 수축	P파와 QRS 복합체가 명확하게 나타난 모든 유도
비정상 동율동 대다수 심장 차단 심방세동	불규칙한 R-R 간격으로 거의 모든 유도에서 인식 가능
넓은 QRS 복합체 감별	V_1과 V_6, 또는 반대편 위치인 MCL_1과 MCL_6
일반적인 부정맥(허혈 감별에는 부적합)	II, V_1
허혈, 경색*	III, V_3
우관상동맥의 ST 분절 변화*	III, aVF, 때로는 II가 유용(표준 12-유도)
좌전하행동맥의 폐쇄나 재폐쇄*	V_2, V_3, 때로는 V_1, V_4가 유용(표준 12-유도)
좌회선동맥의 ST 분절 변화*	심근경색에 영향을 받은 부위에 따라 다양 측벽: V_5, V_6 하벽: II, III, aVF 후벽: V_1, V_2, V_3
폐쇄 부위가 어디인지 확신할 수 없을 때*	주요 관상동맥 3개가 모두 침범되었다면, ST 변화를 볼 수 있는 믿을 만한 유도는 III, aVF다.

*ST 분절 상승은 표준 유도에서는 1 mm, 전흉부 유도에서는 2 mm를 넘지 않아야 한다. ST 분절 하강이 1-2 mm 이상이거나 0.08초 이상 지속한다면 허혈을 의미한다

오른쪽 흉부 유도(Right Chest Lead)

우심실 비대와 우심실 경색이 있다면, 표준 유도인 V_1-V_6보다는 오른쪽 흉부 유도가 심장을 살펴보는 데 더 도움이 된다. V_1R-V_6R로 부르는 이 유도는 표준 왼쪽 흉부 유도의 거울상(mirror image)이며, 오른쪽 심장 이상과 관련한 정보를 제공한다. V_4R, V_5R, V_6R는 표준 V_1과 모양이 비슷하지만 진폭이 작다. V_4R은 오른쪽 심장 이상을 가장 잘 보여주는 유도다. 심전도 기기가 자동으로 “오른쪽 흉부 유도”라고 표기하지 않는다면, 심전도 결과지에 이를 직접 적고 V_1-V_6 유도를 V_1R-V_6R로 수정해야 한다.

NOTES

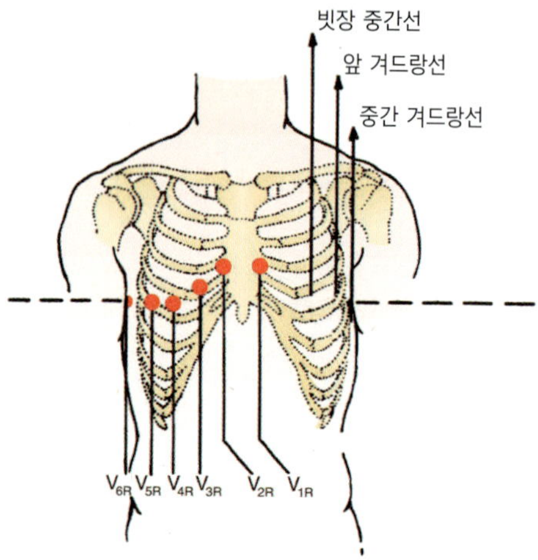

그림 2.34 오른쪽 흉부 유도. [From Woods, S. L., Froelicher, E. S., & Motzer, S. U. (1999). Cardiac nursing (4th ed.). Philadelphia: Lippincott Williams & Wilkins.]

표 2.13	오른쪽 흉부 유도에서 전극 배치
V_1R(빨간색)	복장뼈(sternum)의 왼쪽 경계에서 4번째 갈비사이공간(ICS)
V_2R(노란색)	복장뼈의 오른쪽 경계에서 4번째 갈비사이공간
V_3R(초록색)	V_2R과 V_4R의 중간 지점
V_4R(갈색)	오른쪽 빗장중간선(MCL), 5번째 갈비사이공간
V_5R(검은색)	오른쪽 앞겨드랑선(anterior axillary line), V_4R 및 V_6R과 같은 수평면
V_6R(보라색)	오른쪽 중간겨드랑선(midaxillary line), V_4R 및 V_5R과 같은 수평면

참고: 손과 다리 전극은 표준 12-유도 심전도와 같은 자리에 부착한다.

왼쪽 뒤쪽 흉부 유도(Left Posterior Chest Lead)

거의 사용하지 않지만, 뒤쪽 흉부 유도는 심근경색이 의심되는 환자에서 표준 12-유도 심전도에는 나타나지 않는 후벽 경색을 진단할 수 있다. 왼쪽 뒤쪽 흉부 유도로 심장의 뒤쪽 면을 직접 볼 수 있다.

왼쪽 뒤쪽 흉부 유도에서는 전극과 연결된 유도 V_4, V_5, V_6를 제외한 모든 유도가 전극과 연결되지 않으므로 심전도 결과지에 직선으로 나타난다. 전극과 연결된 유도 V_4, V_5, V_6는 순서대로 V_7, V_8, V_9로 수정해야 한다. 일부 심전도 기기는 모든 전극이 연결되지 않으면 작동하지 않을 수도 있으므로 이럴 때는 사지 유도와 유도 V_1, V_2, V_3를 모두 연결하고 기록하지만 진단에는 도움이 되지 않는다. 심전도 기기가 자동으로 "왼쪽 뒤쪽 흉부 유도"라고 표기하지 않는다면, 심전도 결과지에 이를 직접 접고, 유도 V_4, V_5, V_6는 순서대로 유도 V_7, V_8, V_9로 수정해야 한다.

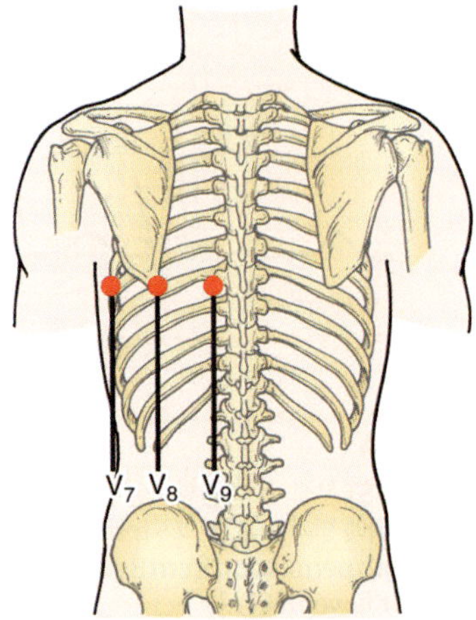

그림 2.35 왼쪽 뒤쪽 흉부 유도. [From Woods, S. L., Froelicher, E. S., & Motzer, S. U. (1999). Cardiac nursing (4th ed.). Philadelphia: Lippincott Williams & Wilkins.]

표 2.14	왼쪽 뒤쪽 흉부 유도에서 전극 배치
V_7 (갈색)	왼쪽 뒤겨드랑선(posterior axillary line), 5번째 갈비사이공간(ICS)
V_8 (검은색)	왼쪽 중간어깨뼈선(midscapular line), 5번째 갈비사이공간
V_9 (보라색)	척추 바로 왼쪽, 5번째 갈비사이공간

참고: V_1, V_2, V_3 전극과 연결선은 표준 12-유도 심전도와 같은 자리에 부착한다.

15-유도와 18-유도

표준 이외의 심전도 추적으로 우심실 경색과 후벽 경색을 더 잘 탐지할 수도 있다. 오른쪽 흉부 유도 V_4R, V_5R, V_6R과 왼쪽 뒤쪽 흉부 유도 V_7, V_8, V_9을 표준 12-유도 심전도와 조합하면 15-유도나 18-유도 심전도를 추적할 수 있다. 앞서 언급한 오른쪽 흉부 유도와 왼쪽 뒤쪽 흉부 유도를 참고한다. 일부 12-유도 심전도 기기는 표준 12-유도 이외에도 추가 유도 3줄을 동시에 기록할 수 있지만, 반드시 이런 기기를 준비할 필요는 없다. 15-유도나 18-유도 심전도는 먼저 표준 12-유도 심전도를 기록한 다음, 전극 위치를 변경하고 두 번째 12-유도 심전도에서 오른쪽 흉부 유도나 왼쪽 뒤쪽 흉부 유도를 기록하는 방법으로 검사한다. 다만, 기기가 자동으로 "오른쪽 흉부 유도"나 "왼쪽 뒤쪽 흉부 유도"라고 표기하지 않는다면, 두 번째 심전도 결과지에 이를 직접 적어야 한다.

심전도: ST 분절 감시(EKG: ST-SEGMENT MONITORING) *심근경색: 심전도 패턴(p. 162), 급성 관상동맥 증후군(p. 98) 참고*

ST 분절은 J점에서 0.6초 뒤에 나타나는 등전위 기준선(isoelectric baseline)이며, 심실 재분극의 초기 단계를 의미한다. 상승이나 하강 같은 ST 분절 변화는 염려스러운 소견이며, 따라서 지속 ST 분절 감시는 심장을 평가할 때 중요한 부분이다.

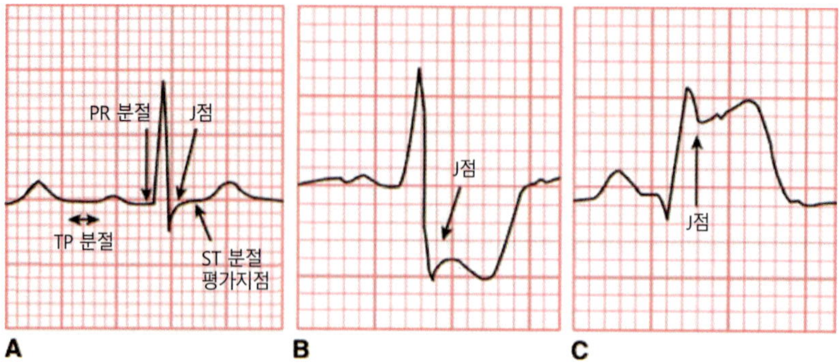

그림 2.36 ST 분절. A. 등전위 기준선을 결정할 때 사용하는 TP 분절과 PR 분절을 보여주는 정상 심전도. ST 분절은 J점에서 0.6초 뒤에 평가한다. B. 약 5 mm 하강한 ST 분절을 보여주는 심전도. C. 약 4 mm 상승한 ST 분절을 보여주는 심전도. [Used with permission from Bell, N. N. (1992). Clinical significance of St-segment monitoring. Philadelphia: Wolters Kluwer/LWW.]

ST 분절 변화

- ST 분절 변화는 일반적으로 심근경색 초기에 발생하며, 증상이 나타나기 전에 발생했다가 몇 분에서 몇 시간 뒤에 다시 등전위선으로 돌아간다. 일부 환자는 ST 분절 상승이 최대 2주까지 지속할 수도 있으며, 돌아오지 않고 평생 남을 수도 있다.
- 급성 관상동맥 경련이 있을 때, 일반적으로 ST 분절 상승이 통증보다 몇 분 먼저 나타난다.
- 급성 심근경색 후 주로 앞쪽 흉부 유도에서 2주 이상 지속하는 ST 분절 상승이 있으면서 여기에 비정상 Q파도 있다면, 일반적으로 심실류(ventricular aneurysm)를 의미한다.

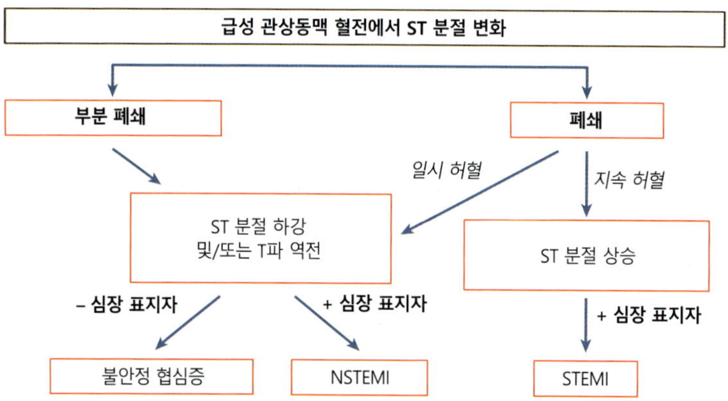

그림 2.37 급성 관상동맥 혈전에서 ST 분절 변화

유도 감시

- 정확한 ST 분절 감시에는 올바른 전극 배치가 필수다. 전극을 올바르게 배치하고 해부학적 일관성을 유지하려면 지워지지 않는 잉크 등으로 피부에 표시를 남긴다. 전극 배치가 달라지면 거짓 ST 분절 변화가 나타날 수도 있다. 심전도 추적의 질을 높이려면 전극을 매일 새 전극으로 교체한다.
- 침상 모니터에 해당 기능이 있다면, 12-유도 전체에서 ST 분절 감시가 가장 이상적이다. 12-유도 전체에서 ST 분절 감시가 힘들다면, 주로 유도 III와 유도 V_3를 사용한다.
- 환자에게 ST 분절 상승 심근경색(STEMI)이나 피부 경유 관상동맥 중재(PCI) 중에 기록한 "ST 분절 기록"이 있다면, 이 ST 분절 기록을 가장 잘 보여주는 유도를 선택해서 감시한다.
- 유도 V_2와 V_3는 좌전하행동맥(left anterior descending artery)의 변화를 잘 나타낸다.
- 유도 V_6는 좌회선동맥(left circumflex artery) 병변이 의심되는 환자에게 적합하다.

- 유도 V_4와 V_5는 심장병이 없는 중환자실 환자에서 요구 관련 허혈(demand-related ischemia)을 판별하는 데 유용하다.
- ST 분절을 감시할 때 일반적으로 유도 II는 선택하지 않는다.

요점
칠상 모니터에 ST 분절 변화가 나타났다면 12-유도 심전도 검사를 권장한다.

감시 도움말

- ST 분절 알람 설정은 허혈 위험이 큰 환자라면 기준선에서 1 mm 위아래로 설정하고, 안정적인 환자라면 2 mm로 설정한다.

  요점: 침상 안정 중에 증상이 있다면, ST 분절이 짧은 기간 동안 0.5 mm만 상승해도 허혈을 발견할 수 있다.

- 오른쪽이나 왼쪽으로 돌아눕는 등 환자 자세가 변하면 ST 분절에 변화가 나타날 수도 있다. 알람이 울린다면, 환자를 바로 눕히고 다시 확인한다.
- 1분 이상 지속하는 ST 분절 상승이나 하강은 임상적으로 중요한 소견이며, 추가 평가가 필요하다.
- 심근경색 증상이 있으면서 2개 이상 연속된 유도에서 ST 분절 상승이 보인다면 즉시 중재가 필요하다.

ST 분절이 상승할 수 있는 원인

- 심장 원인
  - 좌심실 비대
  - 심장막염(pericarditis): 역유도(reciprocal lead)에서 하강
  - 프린츠메탈 협심증(Prinzmetal's angina)
  - 타코츠보 심근병증(takotsubo cardiomyopathy): 광범위할 수도 있다.
  - 브루가다 증후군
- 폐 원인
  - 폐 혈전색전증(thromboembolism): 오른쪽 전흉부 유도
  - 기흉: 전흉부 유도
  - 무기폐
  - 폐 전이암
- 급성 뇌혈관 질환: 뇌졸중, 거미막밑 출혈 등
- 고포타슘혈증: 오른쪽 전흉부 유도
- 저체온증
- 제세동 직후: 몇 분 동안 지속
- 대동맥 박리
- 급성 담낭염
- 크롬친화세포종(pheochromocytoma)
- 코카인 남용
- 감정 스트레스

ST 분절이 하강할 수 있는 원인

- 약물과 독소: 디기탈리스(digitalis) 등
- 기관 흡인(suction)과 과호흡
- 저포타슘혈증

■ 심전도: 심실위 빈맥과 심실 빈맥(EKG: SUPRAVENTRICULAR TACHYCARDIA VERSUS VENTRICULAR TACHYCARDIA) *브루가다 증후군(p. 110), 염전성 심실 빈맥(p. 202), 웰렌스 증후군(p. 209) 참고*

환자 안정이 우선이다. 혈류역학 안정/불안정이나 빠른 심박수만으로는 심실빈맥을 배제하거나 진단할 수 없으므로 두 가지 율동을 감별하려는 시도보다 환자 안정이 훨씬 중요하다. 그러나, QRS 복합체가 넓은 빈맥 중 80%는 심실빈맥이 근본 율동이라는 사실은 알고 있어야 한다.

일반 지침

- QRS 복합체를 정확하게 판독하려면 올바른 전극 배치가 필수다. 전극 배치가 갈비사이공간(intercostals space, ICS)을 하나만 어긋나도 QRS 형태가 변할 수 있으며 오진으로 이어질 수 있다. 정확한 V_1 위치는 4번째 갈비사이공간과 복장뼈(sternum)의 오른쪽 면이 만나는 지점이다.
- 가능하다면 유도는 하나 이상을 감시한다. 유도 II, V_1, V_6이 이상적이다. 5 전극 체계를 사용 중이고, 유도를 하나만 감시할 수 있다면, V_1이 가장 적합하다.
- 12-유도 심전도는 넓은 QRS 복합체 빈맥에서 도움이 되는 진단 도구다. 가능한 한 빠르게 검사한다.

다음과 같다면 심실위 빈맥과 심실빈맥을 고려한다.

- 0.12초 이상으로 넓은 QRS 복합체. 첫 가정은 심실빈맥이어야 한다!
- 심박수가 100회 이상.

다음과 같다면 심실빈맥일 가능성이 더 크다.

- 12-유도 심전도 모양이 그림 2.38에 나와 있는 진단기준과 일치할 때
- 심근경색, 관상동맥 질환, 심부전, 심근병증, 선천 심장병, 최근의 허혈 같은 병력이 있을 때: 이 중 하나라도 있으면 가능성이 4배 상승한다.
- 방실해리(AV dissociation)가 있을 때: 없어도 심실빈맥을 배제할 수 없다.
- V_1-V_6의 QRS 복합체가 모두 같은 방향으로 편향(deflection)될 때
- V_1에 각차단(bundle branch block) 패턴을 지니는 위쪽을 향하는 QRS 복합체가 있으며, 왼쪽 고점이 더 높을 때
- 우각차단(RBBB) 패턴이면서 QRS 복합체가 0.14초 이상일 때
- 좌각차단(LBBB) 패턴이면서 QRS 복합체가 0.16초 이상일 때
- V_6에서 깊은 S파가 나타날 때
- 축 편위(axis deviation)가 측정 불가 방향일 때
- 융합박동(fusion beat)이 있을 때
- aVR에서 초기 R파가 보일 때

추가로 심실빈맥을 고려해야 하는 소견

- 박동할 때마다 변하는 수축기 혈압
- 다양한 제1심음(S_1) 심음 강도
- 불규칙한 목정맥 확장
- 일반적으로 효과가 없는 미주신경 자극(vagal maneuver)

다음과 같을 때 심실빈맥일 가능성이 크다:
- 아래에 나와 있는 유도 V_1이나 V_6의 QRS 복합체가 12-유도 심전도에 있을 때
- 방실 해리가 있을 때
- 동율동의 QRS 복합체보다 좁은 QRS 복합체가 있을 때
- 융합박동이 있을 때

추가 단서:
- V_1에 양성 편향이 있는가? 즉, 우각차단 모양의 QRS 복합체가 있는가?
- QRS 복합체가 0.14초보다 넓은가?
- 좌축편위가 있는가?

그 후 다음과 같은 QRS 복합체 조합을 찾는다.

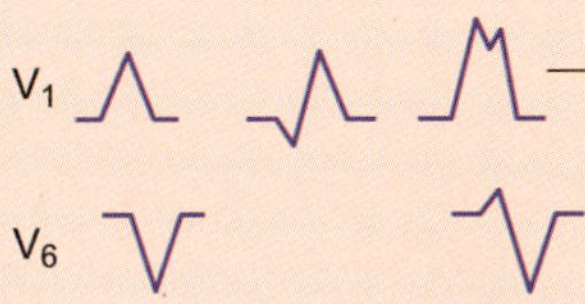

또는

- V_1에 음성 편향이 있는가? 즉, 좌각차단 모양의 QRS 복합체가 있는가?
- QRS 복합체가 0.16초보다 넓은가?
- 우축편위가 있는가?

그 후 다음과 같은 QRS 복합체 조합을 찾는다.

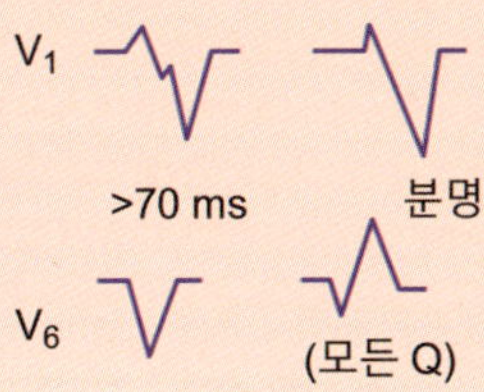

그림 2.38 심실빈맥 기준

다음과 같다면 심실위 빈맥일 가능성이 더 크다.

- 과거력에 월프-파킨슨-화이트 증후군(WPW Syndrome)이 있으면, 율동은 재돌입(reentry) 심실위 빈맥일 가능성이 50% 이상이다.
- V_1에 3상 패턴(triphasic pattern)이 나타난다.
- QRS 복합체가 좁고, 매끄럽고, 아래쪽을 향한다.
- V_5와 V_6에서 QRS가 각차단(bundle branch block) 패턴으로 위쪽을 향하며, 왼쪽 고점이 더 높고, Q파가 없다.
- **주의 사항:** 환자에게 WPW 증후군이 없는지 반드시 확인한다. WPW 증후군이 있다면 방실 결절(AV node)의 전도를 느리게 하는 약물이 실제로는 전도 속도를 높여 심실세동, 심혈관 허탈, 사망을 유발할 수 있다.
- 심전도 검사 후에도 명확하게 판독할 수 없다면, "원인/기원을 알 수 없는 넓은 QRS 복합체 빈맥"으로 기록한다.

전기생리 검사(ELECTROPHYSIOLOGY STUDY, EPS) *절제(P. 96) 참고*

전기생리 검사(EPS)는 특수 장비를 갖춘 검사실에서 부정맥을 진단하거나 이미 부정맥이 있는 환자에게서 부정맥의 전기생리 기전을 찾는 검사다. EPS는 통상적인 12-유도 심전도, 홀터 기록(Holter monitor), 부하 검사 등에 귀중한 추가 정보를 제공한다. EPS 준비 과정은 심장 도관삽입(cardiac catheterization)과 비슷하다. 환자는 금식을 유지하고, 검사 중에는 진정제를 투여한다. 약물을 투여하려면 말초 정맥 접근이 필요하며, 전신 항응고제를 사용할 수도 있다. 시술 중에는 투시검사(fluoroscopy) 유도로 정맥 경유 심장내 도관(transvenous intracardiac catheter)을 심장의 다양한 위치에 배치한다. 이 도관으로 심장내 활동전위(action potential)를 기록하고, 미리 설정한 전기 자극을 전달할 수 있다. 치명적인 부정맥이 발생할 수도 있으므로, EPS는 반드시 소생 장비가 갖춰진 환경에서만 진행해야 한다. 합병증은 드물지만, 혈종, 기흉, 깊은 정맥 혈전증(DVT), 뇌졸중, 돌연사 등이 발생할 수 있다.

심내막염(ENDOCARDITIS)

판막 4개, 심강(chamber) 4개를 비롯한 심장의 모든 안쪽 표면은 심내막이라는 얇은 막이 덮고 있다. 심내막염은 심내막 조직에 발생한 염증이나 감염을 의미한다. 심내막염의 주요 원인은 스트렙토코쿠스 비리단스(Streptococcus viridans)와 황색 포도알균(Staphylococcus aureus)이다. 세균은 심장 판막에 자리를 잡고, 패혈 색전(septic emboli)을 방출한다. 승모판이 영향을 가장 많이 받으며, 그다음으로 대동맥판이 영향을 많이 받는다. 원인은 다음과 같다.

- 류마티스 심장병
- 개방 심장 수술(open heart surgery), 비뇨생식 수술, 부인과 수술
- 선천 심장병
- 치과 시술
- 농양
- 마약 남용
- 바디 피어싱(body piercing)

망막에 하얀 반점이 나타나는 로스 반점(Roth's spot), 손가락의 곤봉증(clubbing), 손톱밑 선상출혈(splinter hemorrhage), 점출혈(petechia), 손바닥과 발바닥의 무통증 출혈 병변인 제인웨이 병변(Janeway lesion) 등이 나타날 수 있다.

심강에 있는 세균과 판막의 세균 증식(vegetation)을 뿌리 뽑으려면 IV 항생제를 장기간 투여해야 한다. 혈액 배양과 감수성 검사를 바탕으로 심내막염의 원인균에 감수성이 있는 항생제를 사용해야 한다. 치료에 최대 6주가 걸리는 일도 흔하다.

말초혈관 혈관내 색전술(ENDOVASCULAR EMBOLIZATION, PERIPHERAL VASCULAR) *신경계 혈관내 색전술 (p. 34) 참고*

혈관내 색전술은 도관을 이용하거나 장기/혈관을 직접 천자(direct puncture)한 다음 목표 지점으로 색전 물질(embolic agent)을 전달해서 동맥이나 정맥을 폐쇄하는 최소 침습 중재 영상의학 술기다.

적응증

- **출혈**. 혈관내 색전술은 내출혈이 있을 때 중요한 치료 선택지며, 다른 이유보다는 주로 출혈 조절 목적으로 사용한다. 위(stomach) 내부로 출혈하는 궤양을 비롯한 위장관 출혈을 멈출 때 사용할 수 있으며, 교통사고 후 복부나 골반 내 출혈을 멈춰야 하는 상황을 비롯한 다양한 외상에도 사용할 수 있다. 출산 후 출혈이나 심각한 코피에도 사용할 수 있다.

- **종양.** 혈관내 색전술은 악성 종양을 제거하거나 종양의 크기를 줄일 때 사용할 수 있으며, 종양의 위치 때문에 수술로 절제가 어려울 때 유용하다. 특히 신장암처럼 혈액을 대량으로 공급받는 특정 종양이나 간 종양에서 의미가 크다.
- **자궁 근종.** 자궁동맥 색전술로 혈류를 차단하면 자궁 근종을 제거하거나 크기를 줄일 수 있다.
- **동맥류.** 뇌를 비롯한 신체 여러 곳에 있는 동맥류를 차단할 수 있다. 팽창된 부분을 막는 방법으로 치료한다.
- **동정맥 기형(arteriovenous malformations, AVM).** 동맥과 정맥 사이의 비정상 연결을 제거하는 데 사용할 수 있다. 동정맥 기형은 짧은 회로처럼 작용해서 완전한 혈액 순환을 방해하며, 산소가 필요한 조직에 산소를 공급할 수 없게 만든다. 주로 신경계 동정맥 기형에 사용하지만, 동정맥 기형이 있다면 부위와 관계없이 사용할 수 있다.

과정

목표 장기에 따라 다르지만, 일반적으로 혈관내 색전술을 진행하는 동안 환자에게 진정제를 거의 또는 전혀 사용하지 않는다. 뇌혈관 색전술에는 일반적으로 전신 마취를 사용한다. 유도선과 도관을 이용해 해당 장기에 접근하며 시간이 오래 걸리는 매우 어려운 기술이다. 투시검사(fluoroscopy)로 보조한다. 목표에 도달한 다음 색전 물질(embolic agent)을 투여한다. 액상 물질(liquid agent), 미립자(particulate), 코일, 풍선, 분리형 마개(detachable plug) 같은 다양한 색전 물질을 사용할 수 있다. 색전 물질은 물질별로 특정 상황에 바람직한 특성이 있으므로 모든 상황에 맞는 색전 물질은 없다. 때로는 혈관을 완전히 막으려면 나중에 색전술을 다시 시행해야 할 수도 있다.

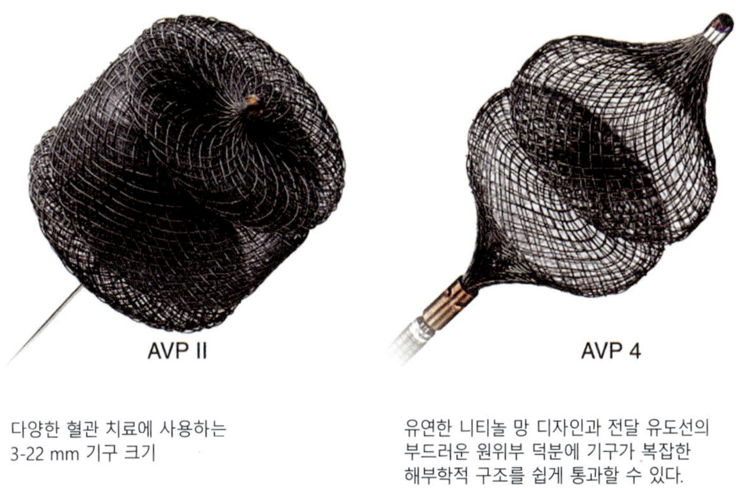

그림 2.39 앰플라쳐 혈관마개(Amplatzer vascular plug, AVP). [Used with permission from Guimaraes, M., Lencioni, R., & Siskin, G. P. (2015). Embolization therapy: Principles and clinical applications. Philadelphia: Wolters Kluwer.]

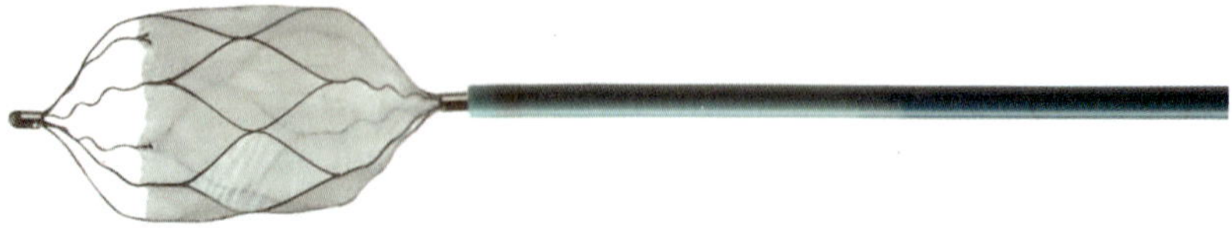

지름 1.5-9.0 mm 혈관에 사용할 수 있으며, 마개 크기는 4종류가 있다.
복잡한 혈관 구조를 지나갈 수 있으며 기구 교체 없이도 빠르게 혈관을 폐쇄할 수 있다.

그림 2.40 미세 혈관마개(Micro Vascular Plug, MVP™). [Used with permission from Guimaraes, M., Lencioni, R., & Siskin, G. P. (2015). Embolization therapy: Principles and clinical applications. Philadelphia: Wolters Kluwer.]

시술 후 관리

시술 후 관리는 혈관조영 후 일상적인 합병증 관리와 같다. 대다수 환자에게 몇 가지 부작용이 나타나며, 통증이 가장 흔하다. 자궁 근종을 색전술로 치료한 환자는 길게는 3-5일 동안 극심한 복통이나 경련을 호소할 수도 있다. 동정맥 기형을 색전술로 치료했다면 가벼운 두통이 있을 수 있다. 혈관내 색전술은 대부분 성공하며 예후도 양호하다. 그러나, 예후는 치료하는 병마다 다르다. 시술 전, 시술 중, 시술 후 출혈 때문에 발생한 뇌 손상은 회복되지 않을 수도 있다. 목표는 손상 예방이지만, 동정맥 기형을 비롯한 다른 기형은 때로는 출혈이 시작되기 전에는 발견되지 않을 수도 있다.

개량 체외 맞박동(ENHANCED EXTERNAL COUNTERPULSATION, EECP)

비침습 협심증 치료는 일반적으로 관상동맥 우회술이나 혈관성형이 불가능한 환자나 이 방법이 실패한 환자에게 사용한다. 주로 외래 환자가 대상이며, 하루에 한 시간씩 최대 7주 동안 치료한다. 심전도 모니터를 연결하고, 공기 팽창 띠(cuff) 3개를 각각 장딴지(calf), 넓적다리(thigh), 엉덩이에 감는다. 이 띠는 심전도 신호를 이용해서 종아리에서 엉덩이 방향으로 차례대로 부풀면서 혈관을 부드럽게 압박해서 혈액을 심장으로 되돌린다. 그 후, 띠 3개는 동시에 원래대로 수축한다. 연구에 따르면 이 치료법은 곁혈관(collateral vessel) 형성을 자극해서 막힌 동맥 주변에 자연 우회로를 만들 수 있다.

심장 효소(ENZYMES, CARDIAC) *심장 표지자(p. 434) 참고*

에르브 점(ERB'S POINT) *심음: 상징물(p. 147) 참고*

체외막 산소공급(EXTRACORPOREAL MEMBRANE OXYGENATION, ECMO) *심실 보조 장치(p. 205), 급성 호흡 곤란 증후군(p. 219) 참고*

체외막 산소공급(ECMO)은 심장과 폐 모두 또는 둘 중 하나가 제대로 기능하지 못하는 치명적인 중증 질환 환자에게 사용하는 치료법이다. 이러한 질환에는 감염으로 인한 심각한 폐 손상, 심장 마비로 인한 쇼크, 중증 폐동맥 고혈압 등이 있으며, 이식을 준비하는 과정에서 가교(bridge)로 사용할 수도 있다. ECMO는 환자의 혈액에 산소를 공급해서 다시 몸으로 보내므로 원인 질환을 치료하는 동안 심장이나 폐가 쉬면서 회복할 수 있다. ECMO는 완치법이 아니며, 일반적으로 다른 통상적인 치료법이 효과가 없을 때만 사용한다. 때로는 ECMO라는 용어를 체외 소생술(extracorporeal life support, ELS)과 같은 의미로 사용한다.

말초 ECMO에는 정맥정맥(venovenous, VV) 방식과 정맥동맥(venoarterial, VA) 방식이라는 두 가지 회로 구성 방식이 있다. 두 방식 모두 정맥에서 혈액을 배액 해서 체외에서 산소를 공급하지만, 혈액을 다시 되돌리는 부위가 다르다.

- **VV ECMO**는 혈액을 정맥계로 되돌린다. 주로 폐 기능을 보조하며, 동맥 순환에 필요한 심장 기능이 정상일 때 사용할 수 있다.
- **VA ECMO**는 혈액을 동맥계로 되돌린다. 심장과 폐 양쪽을 보조한다. ECMO 회로의 펌프 속도로 심장을 보조한다. 펌프가 빠르게 돌수록 혈액이 더 빠르게 동맥 순환계로 돌아가며, 따라서 심장 박출량(cardiac output)이 증가한다. 펌프 속도는 심장 박출량이 안정 수준에 도달할 때까지 높이고, 그 후 필요에 따라 낮춘다.

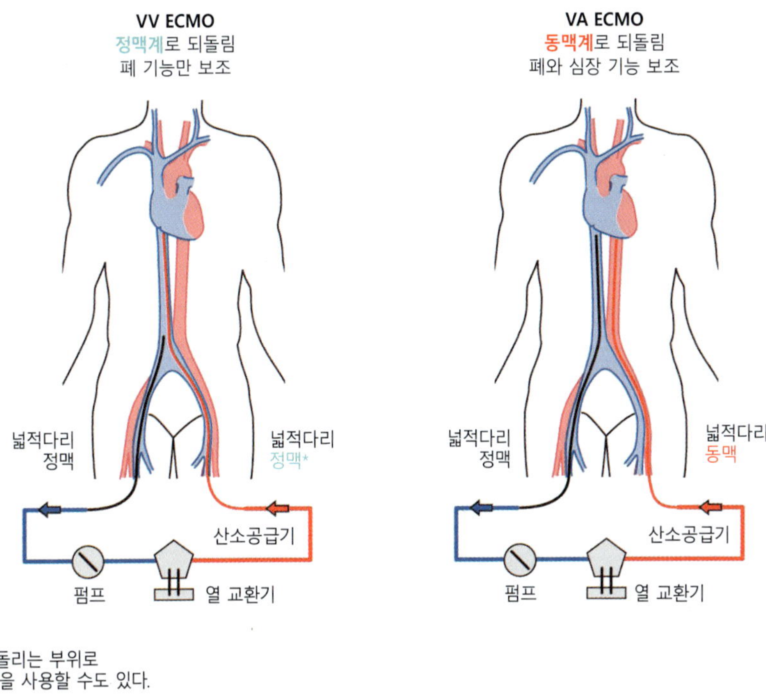

그림 2.41 말초 ECMO 회로. [Used with permission from Gravlee, G. P., Davis, R. F., Hammon, J., & Kussman, B. (2015). Cardiopulmonary bypass and mechanical support. Philadelphia: Wolters Kluwer/LWW.]

중심 VA ECMO는 완전히 다른 방식이다. 일반적으로 생사의 갈림길에 선 환자에게 사용한다. 매우 침습적인 방법이며 복장뼈절개(sternotomy) 후 우심실과 대동맥에 직접 관을 삽입하는(direct cannulation) 수술이 필요하다. 관류가 좋으며, 좌심실 부하를 상당히 줄이지만, 심장과 폐를 완전히 우회한다는 점이 주요 단점이다.

ECMO 사용 중 발생할 수 있는 심각한 부작용에는 출혈, 신부전, 감염, 다리 손상, 뇌경색 등이 있다. ECMO는 가능한 한 빠르게 이탈해야(weaning) 하며, 실제로 일부 환자는 몇 시간 동안만 ECMO 보조가 필요하다. 그러나, 항상 가능한 것은 아니며, 다른 환자는 며칠에서 몇 주까지 보조가 필요할 수도 있다.

ECMO 회로는 전담팀에서 삽입하고 관리한다. ECMO는 침상이나 수술실에서 삽입할 수 있다. 환자가 ECMO가 없는 병원에 있다면, ECMO가 있는 상급 병원으로 이송하거나 ECMO 전담팀이 해당 병원에 가서 환자를 관리할 수도 있다.

표 2.15 ECMO 비교

	보조	적응증
말초 ECMO		
정동맥(VA)	심장과 폐를 우회, 심장과 폐를 보조	• 심근경색 유무와 관계없이 주로 심장성 쇼크에 사용 • 심폐정지 후 안정화 • 심실 보조장치(VAD) 삽입이나 심장 이식까지의 가교 • 급성 심근염
정정맥(VV)	폐를 보조	• 모든 가역적인 급성 호흡 부전 • 바이러스나 세균 폐렴과 관련된 급성 호흡 곤란 증후군 • 폐 이식 실패 • 심장 기능이 온전한 폐 색전증 • 외상: 폐 타박상(pulmonary contusion) 등 • 말기 폐 질환에서 이식까지의 가교
중심 ECMO		
정동맥(VA)	심장과 폐를 우회 최적의 관류를 제공하며 좌심실 부하를 감소	• 심장절개(cardiotomy) 후 발생한 쇼크 • 말초 ECMO로는 장기 기능 유지에 필요한 혈류를 공급할 수 없을 때

넓적다리동맥 우회술(FEMORAL BYPASS SURGERY)

넓적다리동맥 우회술은 동맥이 막혀서 증상을 동반한 심각한 말단 조직 허혈이 생겼을 때 고려해 볼 수 있다. 이 방법은 건강한 혈관이나 인공 이식편으로 혈류 방향을 수정해서 막힌 혈관을 우회한다. 건강한 정맥이나 인공 이식편의 한쪽 끝은 막힌 부위 위쪽에 연결하고 반대편 끝은 막힌 부위 아래쪽에 연결해서, 혈류를 다시 만들어 말초 순환을 복구한다.

넓적다리-넓적다리 우회(FEMoral-FEMoral bypass): 한쪽 다리에 절뚝거림(claudication)이나 허혈이 있는 저위험 환자에게 시행한다. 혈류를 공급하는 동맥의 근위부에 현저한 협착이 없을 때만 시행할 수 있다.

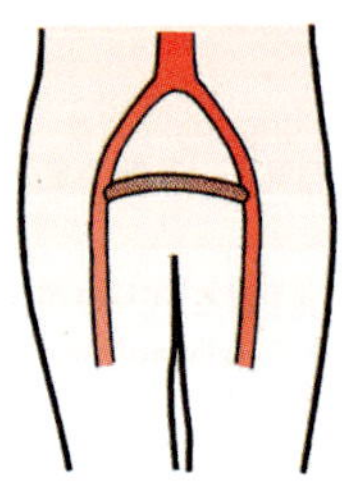

그림 2.42 넓적다리- 넓적다리 우회

넓적다리-오금 우회(FEMoral-POPliteal bypass). 넓적다리동맥과 오금동맥(popliteal artery)의 폐쇄 질환으로 인한 허혈 증상을 해소하는 표준 치료법이다. 환자는 대부분 원위 오금동맥과 정강동맥(tibial artery)에도 병변이 있다.

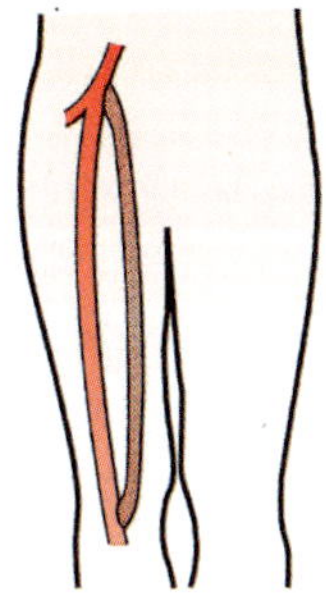

그림 2.43 넓적다리-오금 우회

대동맥엉덩 우회(aortoiliac bypass): 넓적다리동맥과 오금동맥에도 병변이 있지 않은 한, 대동맥과 엉덩동맥(iliac artery) 폐쇄에서는 심각한 다리 허혈은 보기 힘들다. 대동맥과 엉덩동맥 폐쇄 질환에서는 양쪽 엉덩동맥을 포함한 대동맥 원위부가 영향을 받는다.

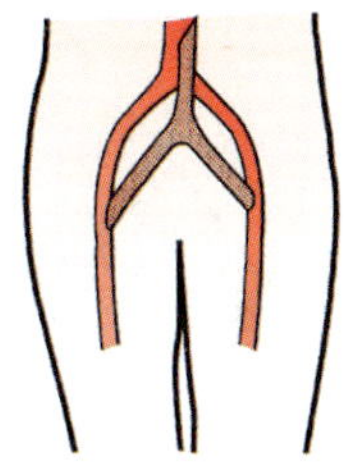

그림 2.44 대동맥-엉덩 우회

수술 후 관리

혈압을 주의한다. 혈압이 너무 낮으면 이식한 혈관이 허탈(collapse)되어 막힐 수 있고, 너무 높으면 봉합선을 따라 파열되거나 이식한 혈관에 손상이 발생할 수 있다. 원위부 맥박과 신경 기능을 매시간 평가한다. 피부와 혈관 봉합선에 부담을 주지 않는 적절한 체위를 유지한다. 통증을 관리해서 환자 순응도와 편안함을 개선한다.

■ 섬유소용해 요법(FIBRINOLYTIC THERAPY) *혈전용해 요법(p. 201) 참고*

■ 플로트랙 지속 심장 박출량 감시(FLOTRAC CONTINUOUS CARDIAC OUTPUT MONITOR) *일회 박출량 변이(p. 187) 참고*

■ 분획 혈류 예비력(FRACTIONAL FLOW RESERVE) *관상동맥 혈관조영(p. 101) 참고*

■ 융합박동(FUSION BEAT) *심전도: 융합박동(p. 125) 참고*

■ 심부전(HEART FAILURE)

심부전은 심장의 구조와 기능 변화로 인한 호흡 곤란과 피로가 특징인 복잡한 임상 증후군이다. 심부전은 좌심실이 충분히 채워지지 않거나(확장기 기능장애), 혈액을 충분히 방출하지 못하는(수축기 기능장애) 모든 심장 장애에서 발생할 수 있다. 심부전은 65세 이상의 입원 환자에서 흔한 진단명이다.

심부전은 주로 NYHA (New York Heart Association) 기능 분류 체계에 따라 중증도를 분류한다. NYHA 기능 분류에서는 신체 활동 제한 정도에 따라 환자를 4가지 등급 중 하나로 분류한다.

AHA (American Heart Association)와 ACC (American College of Cardiology)에서도 심부전 증상의 진행을 평가하는 4등급(A, B, C, D) 분류 체계를 개발했다. 그림 2.45에서 두 가지 분류법을 비교할 수 있다. NYHA 분류와는 반대로, AHA/ACC 분류는 이전 단계로 다시 돌아가지 못한다는 점을 주목한다. 즉, 증상이 나타나면 C 단계 심부전을 의미하며, B 단계로는 다시 돌아갈 수 없다. 반대로, NYHA 분류에서는 매개변수가 증상 밖에 없으므로 I 등급에서 IV 등급 사이를 상대적으로 빠르게 이동할 수 있다.

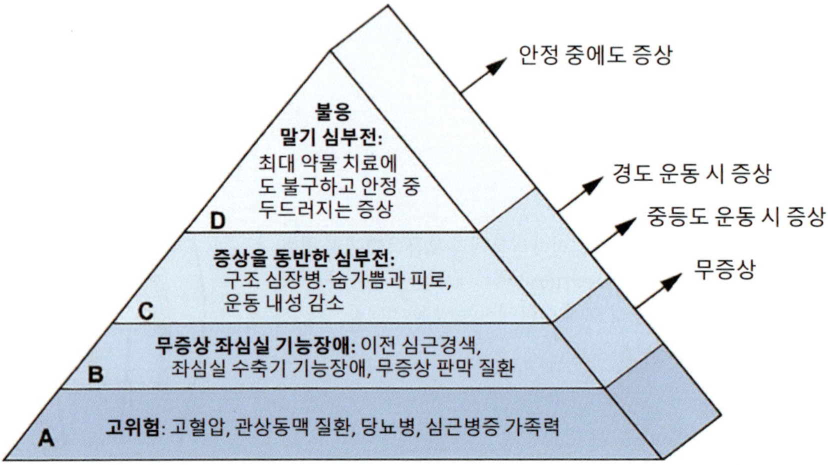

그림 2.45 심부전에서 NYHA 분류와 AHA/ACC 분류 비교. [Used with permission from Zeind, C. S., & Carvalho, M. G. (2017). Applied therapeutics. Philadelphia: Wolters Kluwer.]

B형 소듐 배설 펩타이드(B-type natriuretic peptide, BNP)와 NT-proBNP (n-terminal proBNP)는 심부전 예측 인자로 사용한다. BNP는 심실에서 분비되는 호르몬이며, NT-proBNP도 BNP와 마찬가지로 심실에서 분비되는 비활성 상태의 호르몬 전구체(prohormone)다. 좌심실이 늘어나면 BNP와 NT-proBNP 농도가 현저하게 증가할 수 있다. 이는 심장이 무리하게 일하고 있으며, 신체 요구량을 맞추는 데 문제가 많다는 것을 의미한다. BNP 수치가 100 pg/mL 미만이며, NT-proBNP 수치가 300 pg/mL 미만이라면 심부전은 가능성이 작다. 이전에 심부전을 진단받은 환자라면, 상승 정도를 분석할 때 이전의 검사 수치가 중요한 역할을 한다. 심부전은 오해 소지가 있는 용어라는 점을 기억한다. 심부전은 심장이 움직임을 멈췄다는 의미가 아니라, 정상 심장처럼 효과적으로 펌프 작용을 하지 못한다는 의미다. BNP와 NT-proBNP 수치 증가는 이러한 기능 감소를 반영한다.

포레스터 분류(Forrester classification)를 단순하게 만든 다음 그림은 환자가 속한 심부전 영역에 따라 치료를 조정할 때 도움이 된다.

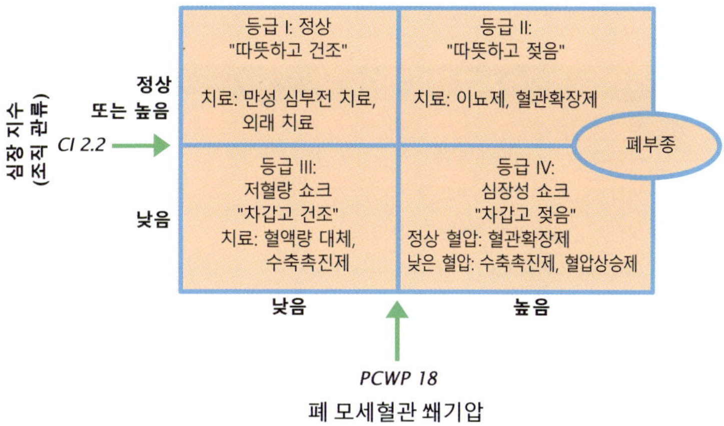

그림 2.46 임상 양상에 따른 급성 보상실패 심부전의 치료 방법. (Adapted from the Forrester Classification.)

심음(HEART SOUND)

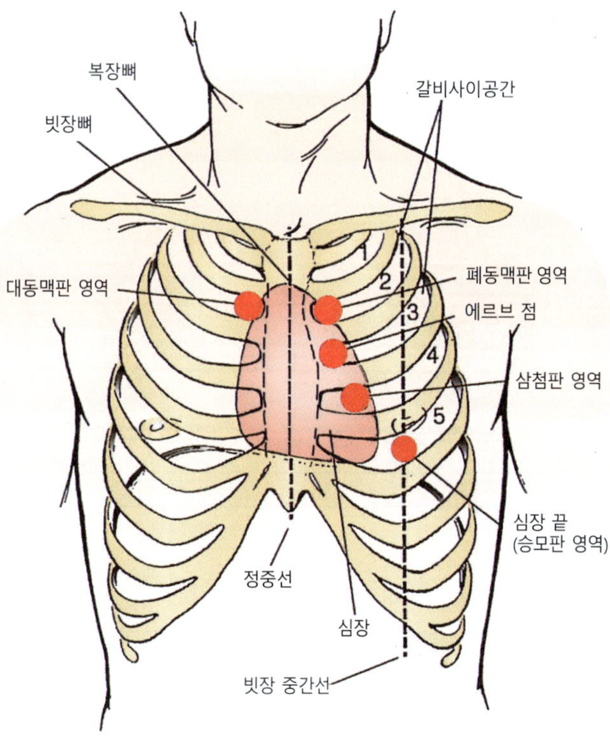

그림 2.47 심음을 청진할 때 상징물. [Adapted from Porth, C. M. Pathophysiology: Concepts of altered health states (4th ed.). Philadelphia: J.B. Lippincott.]

표 2.16을 이용한 논리적이고 체계적인 청진을 권장한다.

표 2.16	체계적인 청진 순서와 청진 위치	
판막	청진 위치	특징
1. 대동맥판	복장뼈(sternum)의 오른쪽 경계, 2번째 갈비사이공간	큰 S_2
2. 폐동맥판	복장뼈의 왼쪽 경계, 3번째 갈비사이공간	S_2 분열은 여기서 가장 잘 들림
3. 삼첨판	복장뼈의 왼쪽 경계, 4번째 갈비사이공간	작은 S_1, 항상 들리지는 않음
4. 승모판	왼쪽 빗장중간선(MCL), 5번째 갈비사이공간	큰 S_1 S_3, S_4가 있다면 여기서 들림

제1심음(S_1: LUB)

- 삼첨판과 승모판이 닫히고(수축기 시작), 대동맥판과 폐동맥판이 열린다.
- 제1심음 분열(T-LUB-DUB)은 삼첨판보다 승모판이 먼저 닫힐 때 나타난다.
- 심전도의 R파와 일치한다.
- 운동 후에는 제1심음이 크게 들린다.
- 심근경색, 심부전 등으로 인해 수축력이 감소하면 제1심음이 작게 들린다.

제2심음(S_2: DUB)

- 대동맥판과 폐동맥판이 닫히며(확장기 시작), 삼첨판과 승모판이 열린다.
- 분열 제2심음(LUB-T-DUB)은 폐동맥판이 대동맥판보다 먼저 닫힐 때 나타난다.
- 심장 바닥(base)에서 가장 크게 들린다.

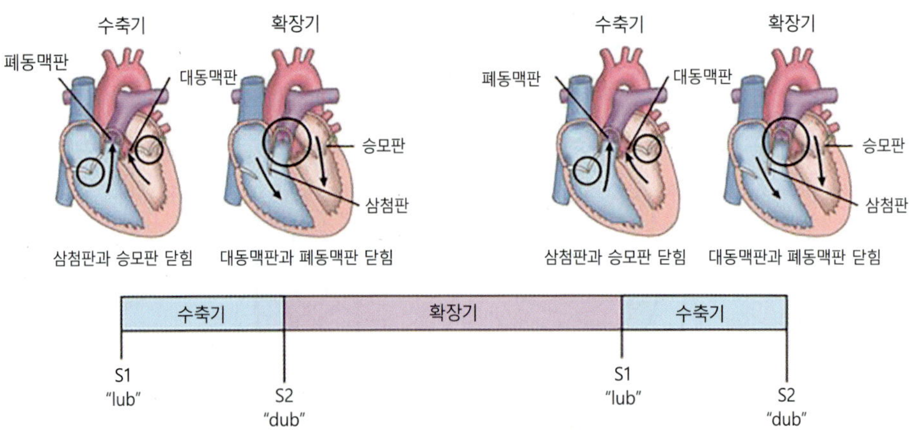

그림 2.48 정상 심음. 제1심음과 제2심음 사이가 수축기며, 제2심음과 제1심음 사이가 확장기다. [Used with permission from Farrell, M. (2016). Smeltzer & Bares textbook of medical-surgical nursing Australia/New Zealand. Philadelphia: Wolters Kluwer.]

제3심음(S_3: LUB-DUB-TA)

- 심실 말굽심음(ventricular gallop)이라고도 한다.
- 확장기 동안의 압력 상승 및 혈액량 증가와 관련이 있다.
- 심음 중 가장 듣기 어렵지만, 촉진으로 느낄 수 있다.
- 좌심실 영역인 복장뼈(sternum) 아래쪽 왼쪽 면에 청진기의 종부분(bell)을 댄다.
- 제3심음이 들려도 10-25세라면 85%가 정상이다. 10세 미만의 소아에서는 듣기 힘들다.
- 30세 이상에서 들리면 비정상이다. 미묘한 심부전 징후일 수 있다.

제4심음(S_4: TA-LUB-DUB)

- 심방 말굽심음(atrial gallop)이나 수축전기 말굽심음(presystolic gallop)이라고도 한다.
- 심실로 들어오는 혈액 때문에 발생하는 진동과 관련이 있으며, 혈액이 심실로 들어오는 데 저항이 있음을 의미한다.
- 주로 협심증에서 발생하며, 심근경색에서도 나타날 수 있다.
- 심장 끝부분(apex)이나 복장뼈(sternum) 왼쪽 가쪽 면에 청진기의 종부분(bell)을 댄다. 환자가 숨을 참으면 더 쉽게 들린다.
- 소아나 유아에서는 정상이지만, 성인에서는 비정상이다. 노인에서는 흔하다.

제1심음 분열(Split S_1: T-LUB-DUB)

제1심음 분열은 삼첨판보다 승모판이 먼저 닫힐 때 들린다.

- 우각차단(RBBB)과 조기 심실수축(PVC)에서 자주 들린다.
- 우심실 영역인 복장뼈(sternum) 왼쪽 면, 4번째 갈비사이공간에서 가장 잘 들린다.
- 날숨(expiration) 중에 잘 들린다.

제2심음 분열(Split S_2: LUB-T-DUB)

제2심음 분열은 생리 현상이다. 정상적으로 대동맥판은 폐동맥판보다 먼저 닫히지만, 귀로는 이 분열을 구분할 수 없다.

- 폐동맥 영역인 복장뼈(sternum)와 가까운 2번째나 3번째 갈비사이공간에서 가장 잘 들린다.
- 들숨(inspiration) 중에 잘 들린다.
- 일반적으로 50세 이상에서는 들리지 않는다. 대부분 대동맥판이 늦게 닫히면서 판막 두 개가 거의 동시에 닫히기 때문이다.

잡음

일반적으로 잡음은 병든 판막에 해당하는 표면 부위에서 가장 잘 들린다. 엄밀하게 말하면 잡음은 심음이 아니라 질병과 관련한 소리다. 다음과 같은 이유로 잡음이 들릴 수 있다.

- 빈혈, 갑상샘 항진(hyperthyroidism) 등에서 혈류 속도 증가
- 종양, 플라크(plaque) 등이 유발하는 혈관 협착
- 혈관에서 늘어난 부분, 즉 동맥류를 향하는 혈류
- 대동맥판 협착증, 승모판 협착증 같은 비정상 판막을 통과하는 혈류
- 심실 중격 결손 같은 결손 부위를 통과하는 혈류

수축기 잡음은 제1심음과 제2심음 사이에 들린다. 이 소리는 심실이 수축할 때 발생한다. 수축기 잡음은 승모판 부전/역류, 삼첨판 부전/역류, 대동맥판 협착증, 폐동맥판 협착증과 관련이 있다.

확장기 잡음은 제2심음과 제1심음 사이에 들린다. 이 소리는 심실로 혈액이 들어올 때 발생한다. 확장기 잡음은 삼첨판 협착증, 승모판 협착증, 대동맥판 부전/역류, 폐동맥판 부전/역류와 관련이 있다. 그림 2.49는 두 가지 잡음을 감별할 때 도움이 된다.

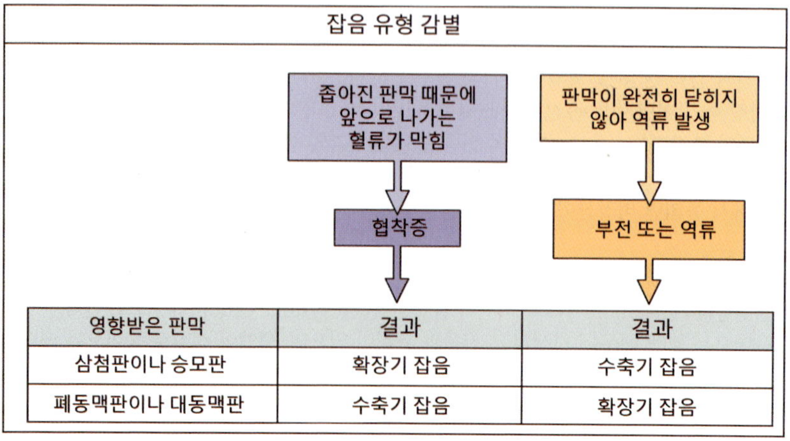

그림 2.49 잡음 유형 감별

잡음의 등급은 4등급이나 6등급 분류 체계를 따르지만, 4등급 체계를 더 많이 사용하며, 더 정확하다.

표 2.17 잡음 등급

등급	4등급 체계	6등급 체계
1등급	희미한 잡음	희미한 잡음
2등급	작은 잡음	희미하지만 쉽게 들을 수 있는 잡음
3등급	큰 잡음	작지만 2등급보다 큰 잡음
4등급	매우 큰 잡음	크지만 5등급보다 작은 잡음
5등급		큰 잡음이지만 청진기를 때면 들리지 않는 잡음
6등급		청진기 없이도 들을 수 있는 매우 큰 잡음

잡음을 4등급 체계로 표기할 때는 1/4, 2/4 등으로 표기하며, 6등급 체계로 표기할 때는 1/6, 2/6 등으로 표기한다.

심장막 마찰음(Pericardial Friction Rub)

심장막 마찰음은 거칠고 삐걱거리는 소리며, 수축기와 확장기 모두에서 들을 수 있으며, 심주기 동안 심장막 표면이 긁히면서 나는 소리다. 잡음과 혼동하기 쉬우므로 청진할 때는 주의해야 한다. 심근경색 환자 중 약 7%는 심근경색이 발생하고 4일 뒤에 마찰음이 나타날 수 있다. 마찰음은 일시적일 수도 있으며, 일부 환자에서는 몇 시간 만에 사라질 수도 있다. 마찰음은 심근경색 환자 중 15% 이상에서 나타나는 심장막염(pericarditis)의 특징 중 하나다. 마찰음은 환자가 똑바로 앉아서 몸을 앞으로 기울이고 숨을 내쉴 때 잘 들린다. 마찰음은 심장막 삼출(pericardial effusion) 유무와 관계없이 나타날 수 있다.

■ 혈류역학(HEMODYNAMICS) *스완-간즈 폐동맥 도관(p. 192), 일회 박출량 변이(p. 187) 참고*

■ 저체온증(HYPOTHERMIA) *목표체온 유지치료(p. 197), 수혈(p. 378) 참고*

■ 저혈량 쇼크(HYPOVOLEMIC SHOCK) *p. 180 참고*

■ 임펠라 심실 보조 장치(IMPELLA VENTRICULAR ASSIST DEVICE) *심실 보조 장치(p. 205) 참고*

■ 삽입형 제세동기(IMPLANTABLE CARDIOVERTER-DEFIBRILLATOR) *제세동(p. 121), 영구 박동조율기 (p. 165) 참고*

삽입형 제세동기(ICD)는 심실빈맥(VT)이나 심실세동(VF) 때문에 급사 가능성이 큰 환자를 치료하는 데 사용하는 기구다. 환자는 이미 이러한 부정맥을 경험했을 수도 있고, 또는 앞으로 이런 일이 발생할 위험성을 크게 만드는 기저 질환이 있을 수도 있다. 약물치료를 최적화해야 하며, 심실빈맥이나 심실세동을 유발할 수 있는 가역적인 원인은 삽입 전에 교정해야 한다.

삽입형 제세동기는 카드 한 벌 크기로 흉부 앞쪽, 빗장뼈 아래쪽의 피부밑에 삽입하며, 제세동기의 전선은 빗장밑정맥(subclavian vein)을 따라 심장까지 이어진다. 국소마취를 하고 간단한 수술로 삽입하므로, 환자는 일반적으로 24시간 이내에 퇴원할 수 있다. 최신형 제세동기는 심방 부정맥을 치료하고 억제하는 기능, 심부전 증상을 관리하는 심실 재동기(resynchronize) 기능, 이중강 박동조율기(dual-chamber pacemaker)의 모든 기능을 이용한 심박수 조절 기능을 겸비하고 있다.

삽입형 제세동기가 있는 환자에서 심폐 소생술

환자에게 치명적인 심장 부정맥이 발생했다면, 즉시 전문 심장 소생술(advanced cardiac life support, ACLS) 프로토콜을 따라야 한다. 흉부 압박은 삽입형 제세동기가 제세동을 시도하는 동안에도 계속해야 한다. 삽입형 제세동기의 제세동에 반응하지 않는 심실빈맥과 심실세동에는 ACLS 프로토콜에 따른 외부 제세동이나 항부정맥 약물 투여가 필요할 수도 있다. 외부 제세동이 필요하다면, 외부 제세동기의 패드는 삽입형 제세동기에서 최소 10 cm 이상 떨어진 곳에 부착해야 한다.

■ 대동맥내 풍선 맞박동(INTRA-AORTIC BALLOON COUNTERPULSATION)

대동맥내 풍선 펌프(IABP)는 맞박동(counterpulsation)의 원리로 후부하를 줄이고, 관상동맥 관류를 개선하고, 심장 박출량(cardiac output)을 개선하는 심장 보조 장치다. 끝부분에 길고 얇은 풍선이 달린 도관을 피부경유 방법으로 넓적다리동맥(femoral artery)을 따라 하행 대동맥에 삽입한다. 도관의 반대편 끝은 심장 주기에 맞춰 풍선을 적절하게 팽창하고 수축하는 단말기와 연결한다.

적응증

IABP는 주로 **심장성 쇼크**에 사용하지만, 다음과 같은 심장 박출량 감소나 심장 기능장애에도 확장해서 사용할 수 있다.

- 급성 승모판 부전/역류, 심실 중격 결손
- 난치 불안정 협심증
- 난치 좌심실 부전
- 난치 심실 부정맥
- 심근병증
- 패혈증
- 관상동맥 우회술 후 순환 보조
- 고위험 심장 도관삽입(cardiac catheterization)에서 보조

- 스텐트 삽입, 풍선 성형, 관상동맥 우회술 같은 관상동맥 혈관재개통(revascularization)까지의 가교

금기

아래에 나와 있는 내용은 일반적인 금기 중 몇 가지 예시다. 그러나, 이 목록이 절대적인 것은 아니며, IABP 삽입은 반드시 사례별로 결정해야 한다.

- **절대 금기.** 맞박동은 대동맥판이 온전하다는 가정하에 진행하므로, 다음 질환에는 IABP를 사용하면 안 된다.
  - 중증 대동맥판 부전/역류 같은 불완전한 대동맥판
  - 흉부나 복부 대동맥류. 약해진 대동맥벽에 압력이 가해지면 파열될 수도 있다.
- **상대 금기**
  - 중증 말초혈관 질환. 혈관이 이리저리 굽어 있고, 죽상경화가 심해서 IABP를 삽입하지 못할 수도 있다.
  - 조절되지 않는 응고병증(coagulopathy)
  - 중증 패혈증
  - 최근의 혈전용해 요법
  - 빠른 맥
  - 회복 가능성이 없는 만성 말기 심장병

풍선 크기 결정 기준

풍선 크기는 25-50 mL며, 도관 지름은 7 Fr (French)와 8 Fr가 있다. 도관 크기는 환자의 키, 몸통 길이, 사용할 풍선 펌프 유형을 참고해서 결정한다. 최신형 도관은 대용량 풍선을 사용해서 더 많은 혈액을 움직이며, 확장기에 관상동맥 관류를 늘리며(diastolic augmentation), 수축기 부담을 줄인다.

표 2.18 IABP 풍선 용량

마퀫 데이타스코프(Maquet DataScope)		
환자 키(cm)	풍선 용량(표준)	풍선 용량(광섬유)
< 152	25 mL 또는 30 mL	
152-162	34 mL	40 mL
162-182	40 mL	50 mL
> 182		50 mL
애로우 오토캣2 웨이브(Arrow AutoCAT 2 Wave)		
환자 키(cm)	풍선 용량(광섬유)	
147-162	30 mL	
162-182	40 mL	
> 182	50 mL	

위치

방사선 영상에서 IABP의 끝부분은 2번째나 3번째 갈비사이공간(ICS)에 있어야 하며, 왼쪽 빗장밑동맥(subclavian artery)에서 2 cm 아래쪽, 신장동맥보다는 위쪽에 있어야 한다.

유발원

자동 방식에서는 IABP가 풍선 펌프를 최적으로 작동할 수 있는 이상적인 유발원(trigger source)을 자동으로 찾는다. 대부분은 심전도의 R파가 가장 신뢰할 수 있는 유발원이다. 일부 IABP 기기는 광섬유 유발 기능이 있어서 펌프가 더 빠르고 효과적으로 심박수와 율동 변화에 대응할 수 있다.

요점: IABP는 심폐 소생술이나 제세동 중에 자동으로 이상적인 유발원을 선택한다. 심폐 소생술로 충분한 혈압이 돌아왔다면, 대다수 사례에서 IABP가 관상동맥 관류를 개선한다. 심폐 소생술로 일관되고 신뢰할 수 있는 유발원을 만들지 못했다면, 자체 유발원을 선택해야 한다. 자체 유발원은 도관의 움직임을 유지하고 혈전 생성 위험을 줄인다. 그러나, 자체 유발원으로는 풍선 움직임이 환자와 동기화되지 않으므로, 환자에게 심전도나 동맥압 같은 유발원이 있다면 절대로 사용하면 안 된다.

팽창/수축 시기

- 풍선은 대동맥판이 닫힌 직후인 확장기에 팽창하게 설정한다. 적절하게 작동하는 풍선 파형을 보면 팽창 지점은 중복맥박 파임(dicrotic notch)이거나 이보다 약간 위에 있다. 풍선이 팽창하면 혈액이 근위부와 원위부 양쪽으로 이동하며, 근위부로 이동한 혈액은 관상동맥 혈류를 높이고 원위부로 이동한 혈액은 전신 순환을 높인다.
- 풍선은 확장기가 끝나고 등용적 수축(isovolumetric contraction)을 거쳐 대동맥판이 열리기 직전에 다시 수축하도록 설정한다. 풍선이 수축하면 혈액이 좌심실에서 저항이 낮아진 곳으로 이동하며, 후부하 감소, 심장 박출량(cardiac output) 증가, 심근 산소 소모량 감소, 일회 박출량(stroke volume) 증가로 이어진다.

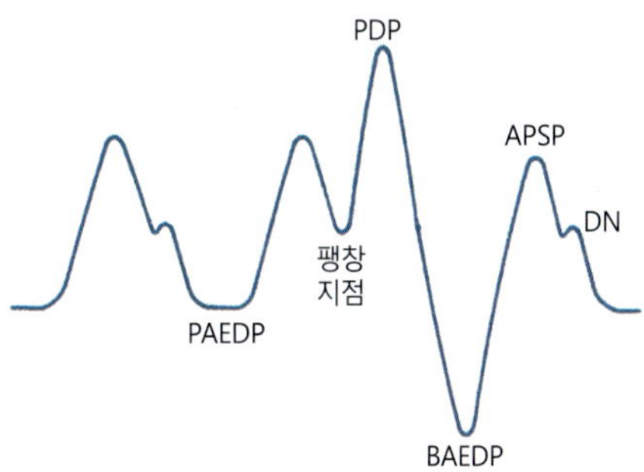

그림 2.50 정확한 IABP 팽창/수축 시기. [Adapted from Hudak, C. M., Gallo, B. M., & Morton, P. B. (1998). Critical care nursing. (7th ed.) Philadelphia: Lippincott-Raven.]

PAEDP (patient aortic end diastolic pressure): 환자의 확장말기 대동맥 압력
BAEDP (balloon aortic end diastolic pressure): 풍선의 확장말기 대동맥 압력
PDP (peak diastolic pressure): 확장기 최대 압력
APSP (assisted peak systolic pressure): 보조 최대 수축기 압력
DN (dicrotic notch): 중복맥박 파임

풍성 압력 파형

IABP 단말기의 풍선 압력 파형으로 실제로 풍선이 어떻게 팽창하고 수축하는지 알 수 있다.

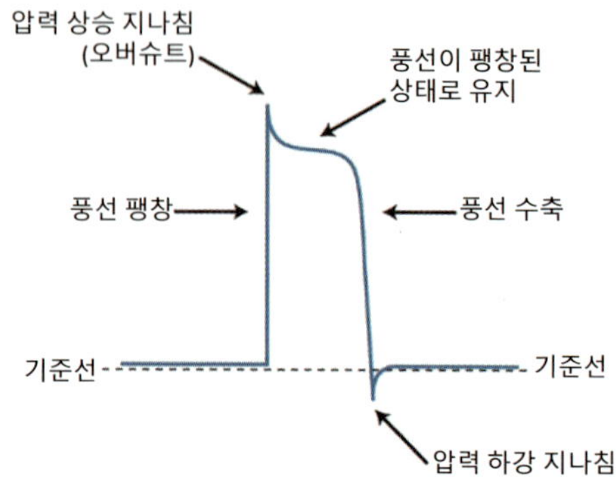

그림 2.51 정상 풍선 압력 파형

일반적인 파형은 교회 의자를 옆에서 본 모양과 비슷하지만, 다음과 같은 문제 해결이 필요한 여러 가지 상황 때문에 파형이 변할 수 있다.

- 풍선 문제
  - 풍선 위치가 너무 낮다: 위치를 다시 확인한다.
  - 풍선 크기가 잘 못 됐다: 도관의 풍선 크기를 확인한다.
  - 풍선이 어디선가 꺾였다: 단말기의 알람을 확인한다.
  - 풍선에서 누출이 있다: 풍선 압력 조절관 안쪽에 혈액이 들어온다.
  - 풍선이 완전히 팽창하지 않는다: 접힌 부위를 편다.
- 환자 문제(주로 혈류역학 문제)
  - 빠른 맥이나 부정맥.
  - 저혈량증과 일회 박출량 감소.
  - 낮은 박출률: 수축촉진제(inotrope)가 도움이 될 수 있다.
  - 평균 동맥압이 50 mmHg 미만인 저혈압.
  - 전신 혈관 저항(SVR)이 너무 높거나 낮다: >1,500 또는 <900 dynes/sec/cm^{-5}.

유지 관리

- 환자 반응을 평가한다. 바람직한 반응에는 가슴 통증 호전, ST 분절 상승 해소(치료 전에 있었을 때), 심장 박출량 증가 등이 있다.
- 매일 흉부 방사선 사진(CXR)을 촬영해서 IABP 위치를 확인한다.
- 일정 간격으로 CBC와 ABGA를 검사하고 헤파린을 사용하고 있다면 PTT도 추가한다.
- 몸 밖에 연결된 풍선 압력 조절관에 혈액이 있는지 감시한다. 혈액이 있다면 풍선 누출을 의미하므로 즉시 펌프를 중단한다.
- 풍선 누출의 징후를 감시한다.
- 압력이 미리 설정된 수준 이하로 떨어지면서 "헬륨 부족" 알람이 울리면 헬륨 실린더를 교체한다.

합병증

IABP 적용 중 발생할 수 있는 합병증을 계속 감시해야 한다.

- 다리 허혈은 가장 흔한 혈관 합병증이다. 맥박을 감시하며, 필요하다면 도플러를 사용한다. 다리의 색상, 감각, 모세혈관 재충만 시간(capillary refill time), 체온 등에 변화가 있는지 관찰한다. 변화가 있으면 즉시 의사에게 알린다.
- 뇌 색전증은 주로 삽입 중에 발생한다. 신경학적 기능을 자주 감시하고, 변화가 있으면 즉시 의사에게 알린다.
- 신장 동맥 막힘. 소변 배출량을 감시하고, 도관 위치를 변경한 다음에는 도관이 제자리에 있는지 평가한다.

- 삽입 부위 출혈. 혈종, 후복막 출혈의 징후, 삽입한 다리의 구획 증후군을 감시한다. 항응고치료 중인 환자는 위험이 크다.
- 감염. 도관은 무균 기법으로 삽입한다. 도관을 유지할 때는 무균 드레싱을 사용하고, 조작할 때는 항상 무균 기법을 적용한다.
- 풍선 파열은 치명적인 응급상황이다. 풍선 압력 조절관에 혈액이 보이거나, 풍선 팽창/수축이 갑자기 멈춘다면 풍선 파열을 의심해야 한다. IABP를 멈추고 의사에게 알린다. IABP를 즉시 제거해야 한다.
- IABP가 오작동을 일으켰다면, 즉시 다른 단말기를 구해서 IABP 도관과 연결한 다음 처방대로 펌프를 유지한다. 새로운 단말기가 도착하기 전까지 60 cc 주사기로 5분마다 풍선을 팽창/수축하면 IABP를 수동으로 작동할 수도 있다. 주입하는 실내 공기량은 도관에 표기된 최대 팽창 용량보다 약 10 cc 적은 용량을 사용한다. 풍선 파열이 의심된다면 절대로 IABP를 수동으로 작동하면 안 된다.

이탈(Weaning)

IABP 유지 기간은 삽입한 이유에 따라 매우 다양하다. 때로는 보조가 하루나 이틀만 필요하므로, 빠른 이탈이 적절할 수도 있다. 그러나, 심장성 쇼크 때문에 보조 중이라면, "기절 심근(stunned myocardium)"은 회복하는 데 시간이 필요하다.

- 이탈 기준은 병원별 지침과 의사 재량에 따라 다르다. 다음은 권장 지침이다.
  - 심장 박출 지수(cardiac index)가 2 L/min/m^3 이상
  - 평균 동맥압(MAP)이 65 mmHg 이상
  - 심박수가 안정적, 치명적인 부정맥이 없음
  - 소변 배출량: 30 cc/hr 이상
  - 의식 호전
- 이탈 방법
  - 빈도 연장 이탈(frequency ratio weaning): 이 방법은 심주기:풍선 팽창 비율을 1:1에서 시작해서 일정 시간 간격으로 늘려가는 방법이며, 기계에 따라 다르지만 최소치인 1:8까지 줄여 나간다. 이 과정 중에 혈류역학 변화를 감시하고 평가한다.
  - 용량 이탈(volume weaning): 이 방법은 풍선 팽창에 필요한 가스 용량을 조금씩 줄여가는 방법이며, 일반적으로 20% 단위로 줄여서 최소치인 20%까지 줄인다. 때로는 빈도 연장 이탈과 용량 이탈을 동시에 사용할 수도 있다.

■ 동맥내압(INTRA-ARTERIAL PRESSURE) *정맥울혈축(p. 176) 참고*

동맥내압 감시는 특정 범위에 순환하는 혈액이 가하는 힘, 즉 동맥 긴장도(arterial tension)를 측정한다. 동맥내압 감시로 수축기 동맥압, 확장기 동맥압, 평균 동맥압을 심장이 한 번 박동할 때마다 계속 측정할 수 있다. 압력 수치는 압력 세척 백(pressurized flush bag), 압력 수액선, 측정기와 연결된 동맥관(arterial cannula)에서 얻는다. 측정기는 모니터와 연결하며, 외장형이며, 일회용이며, 액체-공기 인터페이스(fluid-air interface)로 작동하며, 동맥내압 변화를 감지한다. 측정기는 동맥내 파동을 분석한 다음 침상 모니터에 수치와 파형으로 표시한다.

정상 동맥내압 파형은 그림 2.52와 같은 특징이 있다.

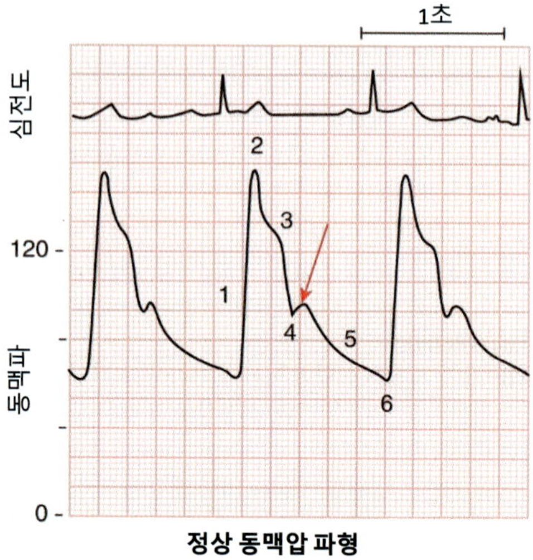

그림 2.52 정상 동맥압 파형

1 초기 급 상승: 수축기 상승
2 둥근 끝: 수축기 최고점
3 수축기 하강
4 중복맥박 파임: 붉은색 화살표가 가리키는 곳이 대동맥판이 닫히는 시점
5 중복맥박 파임 이후 하강: 확장기 지속
6 확장말기 압력.

사각파 검사(Square Wave Test)

동맥압 측정 시스템이 압력 신호에 얼마나 빠르게 반응하는지 평가하는 방법이다. 급속 세척(fast flush)을 하면 측정기는 일시적으로 약 300 mmHg의 압력을 받는다. 이때 파형이 급격하게 상승했다가 최고점에 도달하면 평행선이 나타나며, 급속 세척을 멈추면 다시 급격하게 하강한다. 이 모양이 사각형과 비슷해서 사각파 검사라고 한다. 이 검사는 동맥관이 표시하는 수치의 정확성과 유효성을 확인하는 방법이며, 동맥선(A-line) 시스템의 특징을 나타내는 지표다.

NOTES

사각파 검사에 나타나는 파형은 적절, 과다감쇠, 저감쇠로 3가지가 있다.

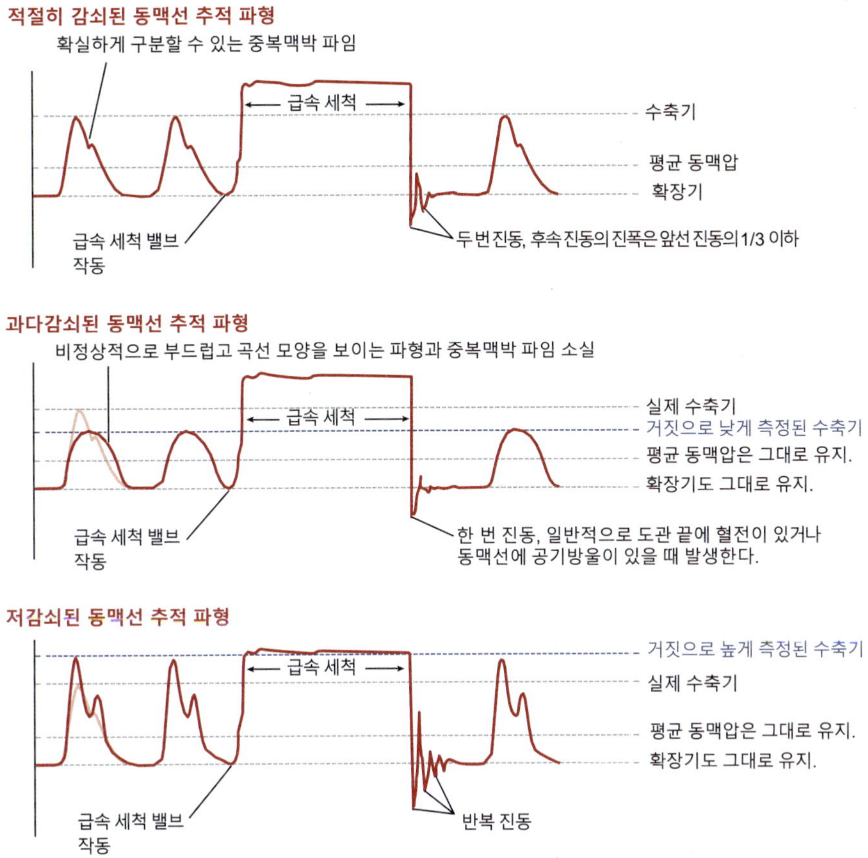

그림 2.53 사각파 검사 방법

적절한 감쇠 파형은 날카롭게 수직으로 상승한 다음 다시 수직으로 하강하며, 진동 패턴이 1-2차례 나타난 다음 빠르게 기준선(baseline)으로 돌아간다. 가장 적절하며 다른 중재가 필요 없다.

과다감쇠(overdamped) 파형은 약간 둔한 상승과 하강이 나타나며, 기준선 위아래로 움직이는 진동 패턴이 나타나지 않는다. 과다감쇠 파형이 있으면 수축기 압력이 낮게 측정되고 확장기 압력은 높게 측정되지만, 평균 동맥압은 변하지 않는다. 과다감쇠 파형은 일반적으로 도관 끝에 혈전이 있거나, 동맥선에 공기 방울이 있거나, 도관이 꺾이거나, 접속 부위가 느슨하거나, 동맥 경련이 있거나, 압력 백에 충분한 압력이 없을 때 나타날 수 있다.

저감쇠(underdamped) 파형은 기준선 위아래로 급격한 상승과 하강이 3차례 이상 나타나는 파형이다. 저감쇠 파형이 있다면 수축기 압력이 높게 측정되고, 확장기 압력은 낮게 측정되지만, 평균 동맥압은 변하지 않는다. 저감쇠 파형은 동맥압 측정 시스템의 연결관이 너무 길거나, 연결관이 굳어서 탄성이 감소했거나, 도관이 혈관 안에서 움직이거나(catheter whip), 저체온이 있거나, 빠른 맥이 있거나, 부정맥이 있거나, 혈관 저항이 증가했을 때 나타날 수 있다.

동맥선 혈압과 혈압 측정 띠 혈압

동맥선 혈압과 노동맥(radial artery) 혈압 측정 띠 혈압 사이의 격차는 중환자실에서 자주 볼 수 있으며, 의료진은 어떤 혈압을 믿을지 결정해야 한다. 먼저, 이 두 혈압이 다른 값이라는 점을 기억하자. 혈압 측정 띠는 동맥벽의 유속 유발 진동을 기반으로 혈압을 측정한다. 동맥선 혈압은 정확한 압력 자체를 측정한다. 따라서, 어느 혈압을 사용할지는 다음 두 가지 요인에 달려있다.

- 환자의 임상 상태: 동맥선은 쇼크나 유속이 느린 상태에서 더 정확할 수 있다. 심방 조기 수축이나 심실 조기 수축이 빈번하다면 혈압 측정 띠로 측정하는 혈압은 왜곡될 수 있다. 고혈압과 죽상경화증은 침습 감시 시스템에 비정상적인 부담을 가하므로, 압력 값이 원래 값보다 더 커지며(overshoot), 그 결과 혈압이 거짓으로 높게 나타날 수 있다.
- 기술 측면: 역동 반응, 정확한 정맥울혈축 참고 값, 혈압 측정 띠의 크기 같은 각 측정법의 유효성과 신뢰성에 영향을 미치는 요인을 고려한다.

두 가지 측정법을 비교한 연구는 많으며, 연구가 많은 만큼 결과도 다양하다. 그러나, 한 가지 확실한 점은 두 측정법 모두에서 평균 동맥압은 같은 의미로 판단할 수 있다는 점이다. 따라서, 많은 연구에서 치료 지침으로 평균 동맥압을 사용하는 것이 가장 좋다고 제안한다. 평균 동맥압은 수축기 혈압과 확장기 혈압의 평균이 아니라, 심장 박출량(CO)×전신 혈관 저항(SVR)을 의미하며 정상은 70-110 mmHg다. 1, 2, 3으로 계산한다. (수축기 혈압×1+확장기혈압×2)÷3.

■ 목정맥 확장(JUGULAR VENOUS DISTENTION)

목정맥 확장은 우심방 압력이 증가할 때 나타나며, 우심부전이나 폐동맥 고혈압의 특징이다. 환자에게 머리를 한쪽으로 돌리고 침대에 30°-45° 각도로 기대게 하면 목정맥 맥박을 눈으로 확인할 수 있다. 정맥 맥박이므로 호흡에 따라 변한다는 점을 기억한다. 이와는 반대로 동맥 맥박은 호흡에 따라 변하지 않는다. 복장뼈위 파임(suprasternal notch)을 기준으로 가상의 수평선을 긋고 여기서부터 목정맥 맥박까지의 높이를 측정한다. 정상 측정값은 약 3 cm이다. 이보다 높으면 정맥압 증가를 의미한다.

■ LDL 성분채집(LDL APHERESIS) *혈장분리교환(p. 374) 참고*

LDL 성분채집은 신장투석과 비슷한 방법이며 "나쁜" 콜레스테롤이 대상이다. 이 방법은 가족성 고콜레스테롤혈증이나 혈액에 콜레스테롤 축적을 유발하는 유전 질환에 주로 사용한다. 식이 요법이 효과가 없고, 최대 약물 요법이 효과가 없거나 최대 약물 요법을 견디지 못하는 고위험 환자가 적용 대상이다.

중심 정맥 도관이나 동정맥 샛길(AVF)이 필요하다. 혈액은 소량씩 서서히 제거하며, 그 후 기계와 라이포소버 필터(Liposorber® filter)를 통과한다. 혈액을 세포와 혈장으로 분리한 다음, 혈장을 LDL 입자에 부착한 다음 안전하게 제거하는 물질이 들어 있는 기둥으로 보낸다. 이때 HDL 콜레스테롤과 다른 혈액 내 중요 성분은 제거되지 않는다. "깨끗해진" 혈장은 세포와 함께 환자에게 주입한다.

일반적으로 치료는 4-6시간이 걸리지만, 다양한 요인에 따라 짧아질 수도 길어질 수도 있다. 연구에 따르면 한 번 치료로 LDL 콜레스테롤을 65-70%까지 줄일 수 있다. 콜레스테롤 수치를 낮게 유지하려면 일반적으로 1-2주마다 반복 치료가 필요하다. 가장 흔한 부작용은 저혈압이지만, 부작용은 드물다.

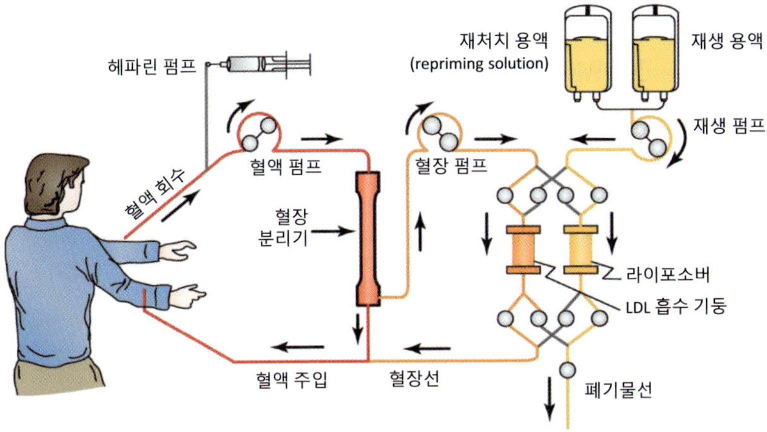

그림 2.54 라이포소버 모식도. (used with permission of Kaneka Pharma America LLC.)

유도 배치(LEAD PLACEMENT) *심전도: 유도 배치(p. 128) 참고*

좌심방 귀 폐색술(LEFT ATRIAL APPENDAGE OCCLUSION)

좌심방 귀(left atrial appendage, LAA)는 심장의 좌심방에 연결된 작은 근육 주머니다. 좌심방 귀는 기능이 명확하지 않다. 심방세동 환자에서 좌심방 귀는 혈전이 주로 형성되는 장소다. 경구 항응고요법을 장기간 유지하기 힘든 환자에게 좌심방 귀 폐색술을 시행하면 심방세동은 제거하지 못하지만, 좌심방에서 혈전이 생성될 위험이 감소하고, 그 결과 뇌졸중 위험이 감소한다.

비판막 심방세동 환자에서 항응고제 이외에 색전을 피하는 방법은 두 가지가 있다.

- 좌심방 귀를 외과적으로 절제하는 방법. 일반적으로 관상동맥 우회술이나 판막 재건/치환술 같은 다른 심장 수술과 같이 시행한다.
- 래리어트 봉합(Lariat® suture), 심장 마개(cardiac plug), 봉합기(stapler) 등을 이용한 좌심방 귀 차단

최신 차단기에는 세인트 쥬드(St. Jude)에서 발매한 암플라처 심장 마개(Amplatzer™ Cardiac Plug, ACP)와 암플라처 애뮬렛(Amplatzer™ Amulet), 보스톤 사이언티픽(Boston Scientific)에서 발매한 와치맨(Watchman) 등이 있다. 시술 중에는 환자가 움직이지 않아야 하므로, 삽입술은 일반적으로 전신 마취로 진행한다. 때로는 식도 경유 심초음파 검사(TEE)를 사용할 수 있는 비침습 환기 마스크를 착용하고 TEE로 계속 관리하면서 국소 마취로도 진행할 수 있다. 폐쇄기는 넓적다리정맥(femoral vein)에 삽입한 지름이 큰 도관을 따라 심방 중격을 가로질러 좌심방 귀까지 이동한다. 시술 중에는 식도 경유 심초음파 검사나 심장내 심초음파 검사(intracardiac echocardiography, ICE)로 심장 안에 혈전이 있는지 확인하고, 중격을 쉽게 천공할 수 있다. 시술 관련 합병증은 적지 않다. 폐쇄기가 내피화(endothelized)되기 전까지는 기구 관련 혈전(device-associated thrombus, DAT)이 발생할 위험이 있으므로, 시술 후에는 2중 항응고요법이 필요할 수도 있다. 그러나, 이 시술이 장기간의 항응고요법과 혈전 형성을 피하려고 고안되었다는 맥락에서 보면 시술 후 항응고요법이 필요하다는 점은 문제가 있다. 결과적으로, 이 시술 자체에 대해서는 의견이 분분하다. 시술 후에는 혈관성형이나 피부 경유 관상동맥 중재에 준하는 일상 관리와 감시가 필요하며, 혈관 봉합 기구나 클립 이탈로 인한 출혈이 없는지 주의 깊게 관찰해야 한다.

좌심실 복원(LEFT VENTRICULAR RESTORATION) 도르 수술법(p. 122), 심실 복원(p. 209) 참고

■ 레벨 1 급속 주입기(LEVEL 1 RAPID INFUSER) *대량 수혈 프로토콜(p. 367) 참고*

■ 로운-가농-레빈 증후군(LOWN-GANONG-LEVINE SYNDROME) *월프-파킨슨-화이트 증후군 (p. 210) 참고*

로운-가농-레빈 증후군(LGL syndrome)은 월프-파킨슨-화이트(WPW) 조기 흥분 증후군의 변형이며, 부섬유(accessory fiber) 때문에 충격이 평소보다 빠르게 자극되는 질환이다. 이 증후군과 관련된 전도로는 심실 심근이 아니라 심방 및 히스 다발(His bundle)과 연결되어 있다고 추정된다. 따라서, 동방결절(SA node)에서 오는 정상 신호가 느린 방실전도(AV conduction)를 우회할 수 있다. WPW 증후군과 비슷하게 재귀 빈맥(reciprocating tachycardia)이 쉽게 나타나므로 치료는 재귀 빈맥이 대상이다.

LGL 증후군의 특징

- 정상 심박수, 율동, QRS 복합체
- PR 간격이 0.12초 미만으로 짧으며, 돌발 심실위 빈맥(PSVT), 심방세동, 심방조동이 발생하는 경향이 있다.

■ 대량 수혈 프로토콜(MASSIVE TRANSFUSION PROTOCOL) *p. 367, 수혈(p. 378) 참고*

■ 미로 수술(MAZE PROCEDURE) *절제(p. 96) 참고*

미로 수술은 심방세동을 수술로 치료할 때 사용하는 방법이다. 과거에는 체외순환기 보조로 좌심방과 우심방에 정확한 절개를 여러 개 만든 후 다시 봉합하는 방법을 사용했다. 절개로 생긴 흉터 조직은 비정상 전도를 영구 차단하며, 이를 바탕으로 부정맥을 제거했다. 그 후로 수술법이 발전해서 현재는 고주파 절제(radiofrequency ablation), 냉동절제(cryoablation), 극초단파 절제(microwave ablation) 등을 사용한다. 때로는 "고주파 미로" 수술이라고도 하며, "절개 후 봉합 미로" 수술보다 쉬우며 시간도 적게 걸린다.

체외순환기가 필요 없는 최소 침습 시술을 이용한 심방세동 치료도 성공적이다. 이 시술은 비디오 보조 흉강경(video-assisted thoracoscopic)으로 심외막 공간(epicardia space)에 접근한다. 오른쪽 폐를 허탈한 다음, 오른쪽 심장을 수술하고 다시 폐를 팽창한다. 왼쪽도 같은 방법으로 진행한다. 이 방법은 돌발 심방세동(paroxysmal AF) 환자에게 가장 성공적이며, 만성 심방세동(chronic AF) 환자에게는 하이브리드 치료법을 사용한다. 하이브리드 치료법에서는 최소 침습 기법으로 심방 바깥쪽에 절제선(ablation line)을 만든다. 그 후, 좌심방 귀(left atrial appendage)를 제거해서 뇌졸중 위험을 줄인다. 약 3개월 뒤에 도관 기반 절제를 진행해서 수술로는 만들 수 없는 절제선을 추가한다.

■ 평균 동맥압(MEAN ARTERIAL PRESSURE) *동맥내압(p. 155) 참고*

■ 기계 순환 보조 장치(MECHANICAL CIRCULATORY ASSIST DEVICE) *체외막 산소 공급(p. 142), 대동맥 내 풍선 맞박동(p. 151), 심실 보조 장치(p. 205) 참고*

■ 대사 증후군(METABOLIC SYNDROME) *p. 349 참고*

■ MIDCAB *심장 수술(p. 111) 참고*

■ 승모판 역류(MITRAL REGURGITATION) *심음: 잡음(p. 149) 참고*

승모판 부전(mitral insufficiency)이라고도 하는 승모판 역류에서는 승모판 변형 때문에 수축기 동안 판막이 완전히 닫히지 않는다. 그 결과 좌심방으로 역류가 발생해서, 일회 박출량(stroke volume)과 심장 박출량(cardiac output)이 감소한다. 좌심방 압력이 상승하므로 폐울혈(pulmonary congestion)이 나타난다.

원인
- 가장 흔한 원인은 류마티스열(rheumatic fever)의 과거력
- 감염 심내막염
- 심근병증
- 힘줄 끈(chordae tendineae) 파열
- 점액종 변화(myxomatous change) 등으로 인한 첨판 탈출(leaflet prolapse)
- 좌심실 확장

평가
- 낮은 심장 박출량 때문에 발생하는 쇠약과 피로
- 좌심실 기능 장애와 관련된 폐울혈
- 급성일 때 폐동맥 고혈압, 부종과 복수를 동반한 우심부전
- 심방세동
- 수축기 잡음이 고음

진단
- 2-D 심초음파 검사: 좌심방과 좌심실 확장을 볼 수 있다.
- 도플러 심초음파 검사: 수축기에 좌심방으로 갑자기 역류하는 혈액을 볼 수 있다.
- 식도 경유 심초음파 검사
- 흉부 방사선 사진(CXR): 심방 확장과 좌심실 비대를 볼 수 있다.
- 심전도: 일반적으로 "M" 모양을 한 P파를 볼 수 있다.

관리
- 내과적으로 울혈 심부전(congestive heart failure)과 많은 부분이 비슷하다. 대동맥으로 더 많은 혈액을 내보낼 수 있도록 후부하(afterload)를 줄이면 심방으로 향하는 역류가 감소한다.
- 수술 치료에는 판막 재건(valve reconstruction)과 판막 치환(valve replacement)이 있다.

승모판 협착증(MITRAL STENOSIS) *심음: 잡음(p. 149) 참고*

승모판 협착증은 승모판 입구(mitral valve opening)의 크기가 심각하게 줄어든 질환을 의미한다. 그 결과 확장기 동안 혈류에 저항이 생겨 혈액이 폐 혈관계로 역류해서 환자에게 심부전의 증상과 징후가 발생한다. 협착이 극도로 심하다면 우심실까지 혈액이 역류해서 결국 우심부전을 유발할 수 있다.

원인
- 가장 흔한 원인은 류마티스열(rheumatic fever)의 과거력
- 선천 결손: 드물다
- 전신 홍반 루푸스(systemic lupus erythematosus)
- 승모판에 큰 세균증식(vegetation)을 동반한 감염 심내막염

평가
- 증상은 협착 정도와 보상 정도에 따라 다르다.
- 환자 중 2/3는 여자며, 2/3는 45세 미만이다.
- 호흡기 증상: 운동 호흡 곤란, 쌕쌕거림(wheezing), 기침
- 심장 끝(apex)에서 만져지는 확장기 떨림(diastolic thrill)
- 제1심음(S_1)이 크게 들리며, 확장기 잡음은 저음

진단

- 2-D 심초음파 검사: 두꺼워지고, 석회화되고, 좁아진 판막과 확장된 좌심방을 볼 수 있다.
- 식도 경유 심초음파 검사: 선명한 영상을 확보할 수 있으며, 좌심방 혈전을 쉽게 찾을 수 있으며, 판막의 세균증식(vegetation)을 확인하는 데 유용하다.
- 도플러 심초음파 검사: 가장 정확한 비침습 검사
- 심전도: 유도 II에서 M 모양을 한 P파를 볼 수 있다. 폐동맥 고혈압이 심각하다면 우축편위(right axis deviation)와 우심실 비대도 볼 수 있다.

관리

- 류마티스 심장병으로 인한 협착이 있으면, 치과 시술 같은 특정 시술 전에 예방 조치를 해야 한다. 일반적으로 페니실린(penicillin)을 사용한다.
- 내과적으로 심방세동이 자주 발생하므로, 베타 차단제, 칼슘 통로 차단제, 항응고제를 이용한 심장 율동 조절이 목표다.
- 수술 치료는 다음과 같다.
  - 판막절개(valvotomy): 넓적다리정맥(femoral vein)에서 심방중격을 지나 풍선을 승모판으로 이동한 다음 풍선을 확장해서 승모판 입구를 넓힌다.
  - 연결부절개(commissurotomy): 개방 심장 수술(open heart surgery)로 심방의 혈전을 제거하고, 승모판 첨판(leaflet)에서 석회화 부위를 제거한다.
  - 판막 치환(valve replacement): 판막을 조직 판막이나 기계 판막으로 교체한다.

MUGA *다중동기 획득 스캔(p. 458) 참고*

잡음(MURMUR) *심음(p. 149) 참고*

심근경색: 심전도 패턴(MYOCARDIAL INFARCTION: EKG PATTERN) *심전도: ST 분절 감시(p. 135), 심장 표지자(p. 434) 참고*

경색 부위

측벽(Lateral wall)

- 관상동맥 차단 부위: 좌회선동맥(left circumflex artery)
- 심전도 패턴: 유도 I, aVL, V_5, V_6에서 비정상 Q파. ST 상승. T파 역전.
- 일시적인 심장 차단(heart block)을 주의한다. 임시 박동조율(temporary pacing)이 필요할 수도 있다. 경색이 발생하고 7-10일 뒤에 나타날 수 있는 합병증인 심실류(ventricular aneurysm)를 주의한다.

하벽(Inferior wall)

- 관상동맥 차단 부위: 우관상동맥
- 심전도 패턴: 유도 II, III, aVF에서 비정상 Q파. ST 상승. T파 역전.
- 주로 벤케바흐 차단(Wenckebach block) 형태로 나타나는 일시적인 방실 차단(AV block)을 주의한다. 임시 박동조율(temporary pacing)이 필요할 수도 있지만, 영구 박동조율이 필요한 경우는 드물다. 목정맥 확장, 간목정맥 역류(hepatojugular reflux), 중심 정맥압 상승, 말초 부종 같은 우심부전 증상에 주의한다. 유두근(papillary muscle) 파열 때문에 새로 발생한 수축기 잡음이 있는지 확인한다.

전벽(Anterior wall)

- 관상동맥 차단 부위: 좌전하행동맥
- 심전도 패턴: 유도 I, aVL, V_1, V_2, V_3, V_4에서 비정상 Q파. R파 진폭 증가(R-wave progression) 소실. ST 상승. T파 역전

- 영구 박동조율이 필요한 모비츠 2형(Mobitz type II) 차단과 우각차단을 주의한다. 차단이 나타났고, 전벽 손상 범위가 넓다면, 완전 심장 차단(complete heart block)이 발생할 가능성이 크다. 심실 중 50% 이상이 손상을 받았다면, 심장성 쇼크가 발생할 수도 있으며, 사망률은 85% 이상이다. 심실 중격 결손이나 심실류 때문에 새로 발생한 수축기 잡음이 있는지 확인한다.

후벽(Posterior wall)
- 단독으로는 잘 발생하지 않는다. 주로 다른 부위에 경색이 있을 때 같이 발생한다.
- 관상동맥 차단 부위: 우관상동맥, 좌회선동맥
- 심전도 패턴: 후벽을 직접 보여주는 유도는 없으므로, 이 부위에 발생한 심근경색은 유도 V_1과 V_2에 나타나는 역변화(reciprocal change)를 기반으로 진단한다. 전벽 심근경색과 반대인 심전도 패턴을 볼 수 있다. R파는 크기가 Q파보다 높으며, ST는 상승이 아니라 하강하며, 높고 대칭 형태의 T파가 나타난다. 표준 12-유도 심전도로 진단하기 힘들 때는 왼쪽 뒤쪽 흉부 유도인 V_7, V_8, V_9로 후벽 경색을 진단할 수도 있다. 심전도: 유도 배치의 왼쪽 뒤쪽 흉부 유도 부분을 참고한다.
- 하벽 경색과 같은 합병증이 나타날 수 있지만, 하벽 경색만큼 심각하지 않다.

중격벽(Septal wall)
- 관상동맥 차단 부위: 좌전하행동맥의 중격 분지(septal branch)
- 심전도 패턴: 유도 V_1, V_2에서 Q파, ST 분절, T파에 변화가 생길 수 있으며, V_3, V_4, V_5에서 Q파가 나타날 수 있다.

전측벽(Anterolateral wall)
- 관상동맥 차단 부위: 좌전하행동맥, 좌회선동맥
- 심전도 패턴: 유도 I, aVL, V_1-V_6에서 Q파, ST 분절, T파에 변화가 생길 수 있다.

전중격벽(Anteroseptal wall)
- 관상동맥 차단 부위: 좌전하행동맥
- 심전도 패턴: 유도 V_1-V_4에서 Q파, ST 분절, T파에 변화가 생길 수 있다. V_1에서 중격 R파(septal R wave)가 사라진다.

심내막밑(Subendocardial)
- 비Q파 경색
- 관상동맥 차단 부위: 부위에 따라 다름. 전층경색(transmural infarction)은 아니다.
- 심전도 패턴: 병적 Q파가 보이지 않으며, R파가 일부 소실되기도 하며, ST 분절 하강, 깊고 대칭 형태의 T파 역전이 나타난다. 효소 수치 상승으로 진단한다.
- Q파 심근경색으로 확장할 수 있으므로 주의한다.

우심실(Right ventricular)
- 30%는 하벽 심근경색을 동반한다.
- 관상동맥 차단 부위: 우관상동맥
- 심전도 패턴:
  V_1에서 Q파, ST 분절, T파에 변화가 나타날 수 있다.
  하벽 심근경색이 있으면 V_4R에서 ST 분절이 상승.
- 유도 II보다 유도 III의 ST 분절 상승이 더 높게 나타난다면 관계가 있을 수도 있다.
- 표준 12-유도 심전도로는 구체적으로 진단할 수 없으며, V_4R, V_5R, V_6R이 필요하다. 심전도: 유도 배치의 오른쪽 흉부 유도 부분을 참고한다.
- 방실 차단, 심방세동, 심방조동이 발생할 수 있다. 폐에는 이상이 없지만, 목정맥 확장이 있을 수 있다. 전부하(preload)가 감소하면 혈압이 감소할 수 있으므로, 모르핀(morphine), 니트로글리세린(nitro-

glycerin), 라식스(Lasix®)를 사용할 때는 주의한다.

ST 분절 상승 심근경색(STEMI)

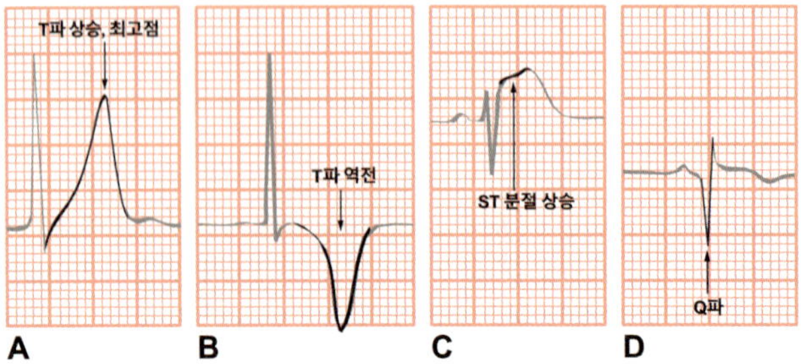

그림 2.55 STEMI와 일치하는 ST 분절 패턴. A, 경색 초기에는 T파가 상승하면서 최고점에 도달한다. B, 몇 시간 뒤에 T파가 역전된다. C, 그 후 ST 분절이 상승하고 몇 시간에서 며칠동안 지속한다. D, 경색을 의미하는 Q파는 일반적으로 경색 후 몇 시간 안에 나타나지만, 일부 환자에서는 24-48시간이 지나기 전에는 나타나지 않는다.

허혈

- ST 분절 하강, T파 하강, T파 역전, 수평 ST 분절(horizontal ST segment), 높고 뾰족한 T파(tall pointed T wave), U파 역전

■ 심근경색: 심전도 역변화(MYOCARDIAL INFARCTION: RECIPROCAL EKG CHANGE) *심전도: ST 분절 감시(p. 135) 참고*

손상 부위 반대쪽에 있는 유도에서 역변화를 관찰할 수 있다. 이 변화는 손상 부위를 보상하려고 심장의 다른 부분이 추가로 기능하고 있음을 의미한다. Q파는 없으며, 높은 T파가 나타나고, R파의 높이가 약간 증가할 수 있다. 급성 심근경색의 역변화와 허혈은 모두 ST 하강을 유발하므로 이 둘은 구분할 수 없다.

표 2.19 심근경색에서 심전도 역변화

1차 심전도 변화	역변화
전벽(V_1, V_2, V_3)	하벽(II, III, aVF)
측벽(I, aVL, V_5, V_6)	하벽(II, III, aVF)
하벽(II, III, aVF)	측벽과 전벽(I, aVL, V_1, V_2, V_3, V_4, V_5, V_6)
후벽(V_7, V_8, V_9)	전벽(V_1, V_2, V_3)

■ 근적외선 분광기(NEAR-INFRARED SPECTROSCOPY) *조직 산소포화도 감시(p. 186) 참고*

■ 비침습 혈압(NONINVASIVE BLOOD PRESSURE, NIBP)

정확도

- NIBP는 최적의 환경에서 ±15 mmHg까지 차이가 날 수 있다.
- NIBP는 혈류량이 낮거나 저혈량증(hypovolemia)이 있으면 정확도가 급격하게 떨어진다. 혈압이 낮다면, NIBP는 실제 혈압보다 높게 측정되는 경향이 있으며, 완전히 틀린 혈압을 반영해서 정상 범위로 측정될 수도 있다. 부정맥이 있으면 정확도는 더 낮아진다.
- NIBP는 실제 혈압보다 낮게 측정될 수도 있으므로, 정확하지 않은 측정값은 고혈압 환자에게서도 임상적으로 중요하다.

가장 좋은 혈압 측정 방법

- 띠(cuff) 크기가 적절해야 한다. 띠가 너무 크면 혈압이 실제보다 낮게 측정되며, 띠가 너무 작으면 혈압이 실제보다 높게 측정된다. 띠 너비는 측정하는 팔다리 둘레의 약 40%여야 한다. 금기가 아니라면 팔에서 측정을 권장한다.
- 권장 사지 둘레는 일반적으로 띠에 표시되어 있다. 띠에는 대부분 지시선(index line)과 범위선(range line)이 있어서 크기를 적절하게 조정할 수 있다. 환자의 팔에 띠를 감았을 때 지시선은 두 개의 범위선 사이에 있어야 한다.
- 혈압 띠의 아래쪽 끝이 팔꿈치나 팔 오금(cubital fossa)에서 약 2 cm 위에 오도록 띠를 감는다.
- 띠는 딱 맞게 감아야 하며, 팔다리의 주요 동맥 위쪽에 배치해야 한다. 띠에는 일반적으로 동맥선(arterial line)이 표시되어 있다.
- 팔과 띠의 높이를 심장과 같게 맞춘다. 팔이 심장보다 아래에 있다면 실제 혈압보다 높게 측정되며, 팔이 심장보다 위에 있다면 실제 혈압보다 낮게 측정된다.
- 자세는 혈압에 영향을 미친다. 환자가 바로 누운 자세로 있다면, 환자가 앉아있을 때보다 혈압이 높게 측정된다.
- 다른 부위에서 측정한 혈압은 서로 바꿔서 표기할 수 없다! 팔목이나 발목 같은 원위부 혈압이 더 높게 측정된다.

OPCAB *심장 수술(p. 111) 참고*

PACS *심방 조기 수축(p. 177) 참고*

영구 박동조율기(PACEMAKER, PERMANENT) *임시 박동조율기(p. 169), 삽입형 제세동기(p. 151) 참고*

영구 박동조율기(Permanent Pacemaker)

영구 박동조율기는 비정상 심장 율동의 조절을 돕는 작은 기구며, 심장이 설정된 속도로 박동할 수 있도록 전기 자극을 이용한다. 수술실, 전기생리 검사실, 심혈관 조영실에서 의식 있는 진정(conscious sedation) 상태로 국소 마취를 하고 삽입한다. 신호 생성기(pulse generator)는 대부분 왼쪽 가슴의 피부밑에 삽입하며, 전선(wire/lead)은 빗장밑정맥(subclavian vein)을 거쳐 심방이나 심실에 배치한다. 신호 생성기는 리튬 건전지로 작동하며, 수명은 5-10년이다. 영구 박동조율이 필요한 임상 상황은 수없이 많지만, 환자의 증상과 전도 이상 부위에 따라 언제 어떤 박동조율기를 삽입할지 결정한다. 박동조율기 삽입의 주요 적응증은 동방결절(SA node) 기능장애와 방실 차단(AV block)이다. 박동조율기는 환자의 자체 심박수가 설정한 심박수보다 아래로 내려가면 설정한 심박수로 박동할 수 있도록 조율한다. 영구 박동조율기는 오작동을 일으킬 수 있으며, 문제는 주로 가장 취약한 부품인 전선에 발생한다.

NOTES

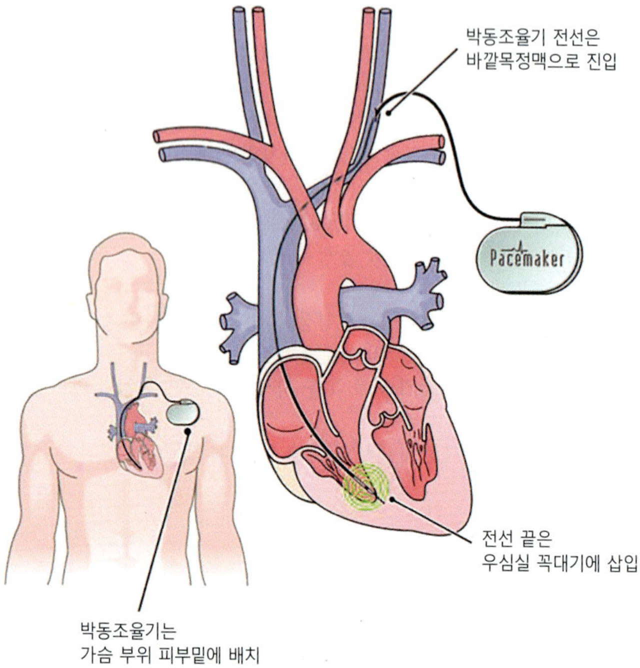

그림 2.56 박동조율기 배치. 전선은 심방이나 심실에 배치하며, 대부분 오른쪽 심장에 배치한다. 이중강 박동조율기(dual-chamber pacemaker)는 심방과 심실에 전선을 배치한다. [Used with permission from Cohen, B. J., & DePetris, A. (2016). Medical terminology. Philadelphia: Wolters Kluwer.]

박동조율 시스템

- **심장 재동기화 치료(CRT)와 양심실 조율(biventricular pacing)**은 좌심실과 우심실을 동시에 조율해서 심실의 전기적 불일치(dysynchrony)를 교정하는 방법이다. 우심실과 좌심실이 동시에 수축하면 심장 박출량(cardiac output) 최적화에 도움이 되므로, 주로 울혈 심부전(CHF) 환자에게 사용한다.
- **좌심실 무선 심장 자극 시스템(Wireless Cardiac Stimulation System for the left ventricle, WiCS-LV)**은 심장 외부에서 초음파 파동으로 심장을 자극할 수 있도록 고안된 무선 시스템이며, 강(chamber) 하나만 자극할 수 있다. 심장 안에 삽입한 작은 수신기는 가슴에 삽입한 박동조율기와 비슷한 기구에서 보내는 초음파 신호를 수신한다. 이 기구에는 수신기를 향해 빔을 내보내는 여러 개의 초음파 변환기(ultrasonic transducer)가 있으며, 수신기는 여기서 보내는 신호를 받아 전기 신호로 변환해서 좌심실을 조율하는 데 사용한다.
- **무선 심내막 자극을 이용한 심장 재동기화 치료(Wireless Stimulation Endocardially for Cardiac Resynchronization Therapy, WiSE-CRT)**는 우심실과 좌심실을 동기화해서 전반적인 혈류를 개선하는 시스템이다. 좁쌀 크기의 매우 작은 무선 박동조율 전극으로 정확한 박동을 조율한다. 박동조율 전극은 최소 침습 기법으로 좌심실의 내벽(endocardial wall)에 직접 삽입한다. 소형 신호 생성기(pulse generator)/신호 전달기(pulse transmitter)와 건전지는 갈비뼈 두 개 사이의 피부밑 공간에 삽입하며, 심장 내부의 수신기 전극에 초음파 기법을 이용해서 에너지를 무선으로 전달한다. 수신기 전극은 초음파 에너지를 전환해서 심장을 조율한다. WiSE-CRT는 같이 삽입한 우심실 조율 시스템과 상호 작용해서 좌심실과 우심실이 동시에 뛰도록 조율한다. 조율에 전선은 필요 없다. 이 방법은 기존의 CRT 치료가 효과가 없었던 심부전 환자에게 유용할 수도 있다.

- **마이크라 도관 경유 조율 시스템(Micra Transcatheter Pacing System, Micra TPS)**은 최소 침습 피부 경유 넓적다리(femoral) 접근으로 우심실에 삽입하는 소형 기기다. 이 무선 박동조율기는 기존 박동조율기의 약 1/10 크기로 매우 작다. 조율에 전선은 필요 없다. 심방 수축을 감지하면 심실을 조율하며, 끝에 있는 양극성 전극(bipolar electrode)으로 전기 신호를 전달한다. 박동조율 방식은 VVIR 또는 VVI다. 건전지 수명은 10-12년이며, 1.5T (Tesla) MRI와 3T MRI를 촬영할 수 있다.
- **심장막 미세박동조율기(Pericardial Micropacemaker)**. 이 신형 기기는 현재 동물 실험에서 연구 중이다. 흉강경으로 심외막 표면과 맞닿아 있는 심장막 공간에 미세기기를 삽입한다. 이 방법은 혈관 접근, 외과적 심장 노출, 조율용 전선이 필요 없다.
- **삽입형 제세동기(Implantable cardioverter-defibrillators, ICD)** 또는 삽입형 자동 제세동기(automatic implantable cardioverter-defibrillators, AICD). 이 기기는 주로 심근병증이나 심부전에서 급사 방지 목적으로 사용한다. 최신 ICD는 필요할 때 심박수를 조율할 수 있을 뿐 아니라, 비정상적이고 빠른 부정맥을 멈출 수 있게 설계되어 있으므로 박동조율기 역할도 할 수 있다. 삽입형 제세동기 (p.151)도 참고한다.

박동조율기 부호(Pacemaker Coding)

범용 다섯 문자 부호를 사용해서 박동조율기의 예상 기능을 표시하지만, 이전의 범용 세 문자 부호도 여전히 자주 사용한다. 세 문자 부호는 다섯 문자 부호의 첫 세 문자만 사용한다.

표 2.20 다섯 문자 박동조율기 부호 체계

	I, II, III은 항상 사용			IV, V는 추가 선택지	
순서	I	II	III	IV	V
기능	**조율하는 곳**	**감지하는 곳**	**감지에 대한 반응**	**심박수 조절**	**여러 부위 조율**
	조율이 일어나는 부위	자체 전기 활동을 감지하는 부위	자체 전기 활동에 대한 반응	조율 비율은 고정되지 않고 다양: 생리적	빠른 부정맥에 대항하는 기능
사용하는 설정	O = 없음	O = 없음	O = 없음	O = 없음	O = 없음
	A = 심방	A = 심방	T = 유발	R = 심박수 조정	A = 심방
	V = 심실	V = 심실	I = 억제		V = 심실
	D = 이중 (심방+심실)	D = 이중 (심방+심실)	D = 이중 (유발+억제)		D = 이중 (심방+심실)

예시:
VOO = 심실 비동기 조율, 감지는 없음
VVI = 심실을 감지해서 심실을 조율; 환자의 QRS를 감지해서 QRS가 있다면 심실 조율을 억제
DDD = 심방과 심실을 감지해서 심방과 심실을 조율, 환자의 P파와 QRS를 감지하면 조율을 억제, QRS 없이 P파만 있다면 심실을 조율

단일강 박동조율(Single-Chamber Pacing)

표 2.20에 나와있는 부호 시스템을 사용하는 다음과 같은 박동조율기 설정을 주로 볼 수 있다.

- **심방 수요 방식(AAI 또는 AAIR)**: 동방결절에 손상이 있지만, 방실 전도는 손상되지 않았을 때 사용한다. 실제로 동방결절 신호를 대체한다. 심방이 수축하며 심실로 혈액을 보내면서, 심방 반동(atrial kick)을 유발하고, 심실 박동조율기를 사용할 때보다 심장 박출량을 5-25% 높인다. QRS 복합체는 환자의 원래 QRS 복합체와 같다.
- **심실 수요 방식(VVI 또는 VVIR)**: 이 방식은 방실결절 전도에 장애가 있을 때 사용하며, 박동조율기가 심실의 움직임을 바탕으로 조율, 감지, 억제를 진행한다. 정해진 시간 동안 QRS 복합체가 감지되지 않으면 조율을 시작하고, 환자의 심장이 제대로 움직이면 조율을 억제한다. VVI 또는 VVIR은 유명한 방식이며, 주로 심방세동에서 심실 반응이 느릴 때나 완전 심장 차단에 사용한다. QRS 복합체는 우심실 유출로 심실빈맥(RVOT VT)과 비슷한 모양이다.

이중강 박동조율(Dual-Chamber Pacing)

- **완전 자동 방식(DDD 또는 DDDR)**: 심방과 심실을 조율하며, 심방과 심실을 감지하며, 감지한 사건에 억제(inhibition)나 유발(trigger)로 반응한다. 가장 흔한 박동조율 방식이다. 미리 설정된 상한선과 하한선 안에서 자발 심방 활동이 있다면, 심실 조율은 심방 활동과 동기화한다. 자발 심방 활동이 미리 설정된 하한선 아래로 내려가면, 심방과 심실을 순서대로 조율한다. 이 방식은 심장 차단 유무와 관계없이 동방결절 기능장애와 방실결절 기능장애가 같이 있는 환자와 심방 활동이 대부분은 정상이지만 주기적으로 심방 조율 지원이 필요한 환자에게 유용하다.
- **방실 순차 방식(DVI)**: 심방을 미리 설정한 심박수로 조율한다. 심방을 조율할 때마다 방실 간격(AV interval)이 발생하며, 이 간격 동안 심실 활동이 없다면 심실을 조율한다. 이 방식은 P파를 감지할 수 없으며, 환자 자신의 심방 활동과 관계없이 미리 설정한 심박수에 맞춰 심방을 조율하므로 경쟁 심방 율동을 유발할 수 있다. 이 방식은 심방세동이나 심방조동이 있을 때는 사용할 수 없다. 심실 사건만 감지할 수 있으며, 이를 감지하면 박동조율기를 억제한다. 이 방식은 심실만 조율할 때보다 심장 박출량을 약 20-50% 더 높이며, 판막 역류 감소에 도움이 된다.
- **방실 동기 방식(VAT)**: 심방을 감지하지만, P파가 보이지 않으면 심실을 조율한다. P파가 있다면, QRS 복합체와 동시에 심실을 조율한다.
- 방식 부호에 R 문자가 있다면 신호 생성기가 특정 활동에 반응하게끔 설정된 심박수를 조절할 수 있다. 심박수 적응 조율(rate-adaptive pacing)이라고도 한다.

비동기 조율(Asynchronous Pacing)

- **심방 고정 심박수 방식(AOO)**: 심방을 조율하지만, 감지하지 않는다. 환자의 율동에 상관없이 미리 설정한 심박수 대로 심방을 조율한다. 거의 사용하지 않는다.
- **심실 고정 심박수 방식(VOO)**: 심실을 조율하지만, 감지하지 않는다. 환자의 율동에 상관없이 미리 설정한 심박수 대로 심실을 조율한다.
- **방실 순차 고정 심박수 방식(DOO)**: 심방과 심실 양쪽을 조율하지만, 어느 쪽도 감지하지 않는다. 환자의 율동에 상관없이 미리 설정한 심박수로 조율한다.

삽입형 전자 기기(Implantable Electronic Device)

삽입형 심장 전자 기기(Cardiac implantable electronic devices, CIED)에는 영구 박동조율기(permanent pacemaker)와 삽입형 자동 제세동기(automatic implantable cardioverter-defibrillator, AICD)가 있다. CIED를 지닌 환자가 입원하면 CIED 모델과 설정이 기록된 의무 기록지를 확인한다. 흉부 CT 영상도 기기 식별에 도움이 될 수 있다. 상표를 확인했다면 제조사에 연락해서 도움을 받을 수 있으며, 일련번호가 있다면 온라인 검색도 도움이 될 수 있다.

자기장 치료

CIED를 지닌 환자가 **자기장 치료**를 받으면 기기 설정이 변할 수 있으므로 충분히 주의를 기울여야 한다. 따라서, 삽입한 기기의 유형/모델을 알고 있어야 안전한 자기장 치료를 할 수 있다. 다음 내용은 모든 모델에 통용되지는 않지만, 일반적인 지침을 제공한다. 기기는 자기장에서 벗어나면 초기 설정으로 돌아가지만, 다음을 확인해야 한다.

- 영구 박동조율기: 자기장이 설정을 비동기 조율로 변경할 수 있다. 자기장 치료 후에 반응이 없거나 예상하지 못한 반응이 있다면, 박동조율기 위치이상이나 건전지 부족을 고려한다.
- 삽입형 자동 제세동기(AICD): 자기장은 일반적으로 제세동기 기능을 끄지만, 박동조율기 설정은 **변경하지 않는다.** AICD는 자기장 간섭에 반응하지 **않도록** 설정할 수 있다. AICD가 작동을 멈췄다면, 외부 제세동을 고려해야 한다.

삽입형 박동조율기는 모델에 따라 다르지만, 고주파 연결, 무선 연결, 전화선, 인터넷 등으로 기기와 연결할 수 있다. 연결은 일반적으로 양방향이며, 박동조율기의 활동 기록을 내려받고 분석한 다음 필요에 따라 설정을 변경한다. 프로그램은 제조사에서 박동조율기에 맞춰 제작한다.

요점: 박동조율기를 사용 중인 환자에게 "정기 교체 필요(elective replacement indicator, ERI)" 알람이 뜬다면, 건전지 수명이 다하기 전에 가능한 한 빠르게 건전지를 교체해야 한다.

임시 박동조율기(PACEMAKERS, TEMPORARY) *영구 박동조율기(P. 165) 참고*

임시 박동조율기는 부정맥이 예상될 때 예방 목적으로 사용하거나, 빈맥 부정맥과 서맥 부정맥(무수축 포함)이 해결되기 전까지 치료용으로 사용하거나, 장기 치료를 시작할 수 있을 때까지 가교로 사용한다. 임시 조율은 심박수와 심장 박출량을 최적화해서 순환계 온전성과 정상 혈류역학을 재확립할 수 있다. 박동조율에는 위험이 따르므로, 의료진은 박동조율 치료를 잘 알고 있어야 한다. 박동조율의 합병증에는 정맥 접근 어려움 같은 침습 조율과 관련한 위험, 치명적인 부정맥, 전선 위치이상, 마이크로쇼크(microshock), 감염/패혈증, 혈전색전증, 기흉, 심장 천공 등이 있다.

임시 조율 유형

- **피부 경유 임시 박동조율기(transcutaneous temporary pacemaker)**는 침습 시술을 준비할 시간이 없거나, 침습 시술이 금기일 때 발생한 응급 상황에 도움이 된다. 가슴 앞면과 뒷면에 큰 표면 전극을 부착하고 전극을 외부 조율 기기와 연결한다. 조율 전류는 피부와 가슴벽 구조물을 지나 심장에 도달하므로, 포획(capture)에는 큰 에너지가 필요하다.
- **정맥 경유 조율(transvenous pacing)**은 빗장밑정맥(subclavian veun)이나 노쪽 피부정맥(cephalic vein), 또는 잘 사용하지 않지만 속목정맥(internal jugular vein), 겨드랑정맥(axillary vein), 넓적다리정맥(femoral vein)을 천공해서 조율 전선을 심장에 삽입한다. 심방 조율은 우심방에, 심실 조율은 우심실에, 이중 조율은 우심방과 우심실 모두에 조율 전선을 배치해야 한다. 정맥 경유 조율 전선은 외부 신호 생성기와 연결한다.
- **심외막 조율(epicardial pacing)**은 심장 수술 중 삽입한 전선을 이용한다. 전선을 심외막 표면에 봉합한 다음 환자의 가슴 앞쪽으로 꺼낸다. 일반적으로 심방 전선은 가슴 오른쪽으로 꺼내고, 심실 전선은 가슴 왼쪽으로 꺼낸다. 심방 조율 전선은 심방 조율 연결 포트에, 심실 전선은 심실 조율 연결 포트에 연결해서 외부 신호 생성기에서 보낸 신호를 심외막 전선으로 전달한다.

임시 박동조율기 방식

조율 "언어"는 작동하는 방식에 따라 다르며, 세 문자나 다섯 문자 부호 시스템으로 박동조율기의 설정/작동을 표시한다. 표 2.20을 참고한다. 일반적으로 임시 조율은 첫 세 문자만 사용한다. 첫 번째 문자는 조율을 받는 곳이며, 두 번째 문자는 감지하는 곳이며, 세 번째 문자는 환자의 율동에 대한 작동 방식(반응)을 의미한다.

요점

감지나 포획(capture)에 문제가 있다면, 신호 생성기의 양극성 전선을 반대로 해서 극성을 바꿔볼 수 있다. 또한, 조율 전선은 신호 생성기와 연결하지 않을 때는 반드시 마개를 닫아서 마찰 충격(friction shock) 등으로 인해 우발적으로 심장 근육에 전기 자극이 전도되는 사고를 방지해야 한다. 이런 사고가 발생하면 이소성 부정맥(ectopic arrhythmia)이나 치명적인 부정맥이 나타날 수 있다.

- **고정/비동기(fixed/asynchronous):** 심박수를 미리 설정한 박동조율기는 환자의 심장 움직임과 관계없이 미리 설정된 심박수 대로 전기 자극을 전달한다. 이 방식은 심주기 중 전기적으로 취약한 기간에 자극이 전달되면 R on T 현상처럼 손쉽게 심실빈맥이나 심실세동을 유발할 수 있으므로, 필요할 때만 선택적으로 사용해야 한다. 이중강(dual chamber) 비동기 방식의 예로는 DOO가 있고, 심실 비동기 방식의 예로는 VOO가 있다.
- **수요/동기(demand/synchronous):** 수요 박동조율기는 심장이 스스로 탈분극을 하지 못할 때처럼 필요할 때만 전기 자극을 전달한다. 조율기는 환자의 P파나 QRS 복합체를 감지하며, 이 중 하나를 감지하면 자극을 보내지 않는다. 이를 억제(inhibition)라고 한다. 반대로, 환자의 박동이 감지되지 않으면, 조율기는 미리 설정된 심박수 대로 자극을 시작하며, 이를 유발(trigger)이라고 한다. 동기 조율 방식에는 VVI, AAI, DDD 등이 있다.

임시 박동조율기의 기본 작동 원리

임시 박동조율기 기능에는 출력(output), 민감도(sensitivity), 심박수(rate)라는 세 가지 기본 개념이 있다.

- **출력(mA)**은 심근을 자극해서 탈분극을 만드는 데 필요한 전압이나 전류다. 그 결과 조율 박동이 발생한다. 이를 '포획(capture)'이라고 한다. 일관된 포획에 필요한 최소 에너지를 조율 문턱값(pacing threshold)이나 자극 문턱값(stimulation threshold)이라고 한다.

  조율/자극 문턱값(mA) 측정법:
  - 표적 강(chamber)에 100% 조율을 할 수 있도록 심박수를 환자의 심박수보다 10회/분 더 높게 설정한다. 설정한 심박수에 맞춰 박동조율기에 있는 조율 표시등(pace light)이 규칙적으로 깜빡인다.
  - A나 V의 출력을 1:1 포획이 사라질 때까지 서서히 줄인다. 출력을 줄이면 QRS 복합체가 조율기 자극과 일치하지 않는다. 조율 표시등과 감지 표시등(sense light)이 간헐적으로 깜빡인다.
  - 출력을 다시 1:1 포획이 일관되게 나타날 때까지 서서히 높인다. 출력을 기록한다. 이 출력이 자극 문턱값이며, 심장을 일관되게 "포획"해서 조율하는 최소 출력이다. 이때 조율 표시등은 깜빡이고, 감지 표시등은 멈춘다.
  - 출력을 기록한 자극 문턱값보다 2-3배 높인다. 예를 들어서, 자극 문턱값이 1.5 mA였다면, 출력을 3-4.5 mA로 설정한다.
  - 신호 발생기(pulse generator)를 원래 조율 속도로 돌려놓는 것을 잊지 말아야 한다.
  - 필요하다면 다른 강(chamber)에도 같은 방법을 반복한다.

요점

- 문턱값을 측정하려면 환자가 자신의 율동으로 안정 상태를 유지할 수 있어야 한다.
- 자극 문턱값은 시간이 지남에 따라 변할 수 있으며, 매일 또는 병원별 지침에 따라 확인해야 한다. 자극 문턱값을 높이는 요인에는 마취제, 산증, 저산소증, 도관 끝 부분의 섬유화(fibrosis), 저혈당, 스테로이드, 카테콜아민(catecholamine), 운동 등이 있다.
- 일부 병원에서는 간호사가 문턱값을 측정할 수 없다.

- **민감도(sensitivity) 또는 밀리볼트(mV).** 민감도는 동기 조율에 필요한 심장의 전기 활동을 "보고/감지하는" 신호 생성기의 능력을 결정한다. 신호 생성기는 자체 율동으로 박동할 때 발생하는 심전도 복합체의 높이, 즉 진폭(amplitude)을 감지하며, 신호 생성기가 감지하는 **최소 높이**(진폭)가 민감도 문턱값(sensitivity threshold)이다. 민감도 설정이 이상적이라면 수요 박동조율기(demand pacemaker)는 가장 좋은 유발(trigger)/억제(inhibition) 시점을 잡을 수 있다. 높이가 낮아졌다가 높아지기를 반복하는 단단한 벽이 있다고 상상해보자. 이 벽의 한쪽에는 환자의 자체 율동으로 박동하는 심장이 있고, 반대편에는 박동조율기가 있다고 가정한다. 이 벽이 가장 낮은 위치, 즉 1 mV에 있다면, 박동조율기는 환자의 박동을 "잘 볼 수 있으며", 필요할 때 조율이나 억제를 할 수 있다. 만약 이 벽이 가장 높은 위치인 20 mV에 있다면, 박동조율기는 벽에 가로막혀 환자의 박동을 "제대로 볼 수 없으므로" 필요할 때에도 조율이나 억제를 할 수 없다. 즉, 민감도가 낮아진다. 환자의 박동이 민감도 문턱값으로 설정한 높이보다 높을 때, 신호 생성기는 이를 "감지"한다.

민감도 문턱값(mV) 설정법:

- 박동조율기가 VVI, AAI, DDD처럼 동기 방식으로 설정되어 있는지 확인한다. 박동조율기의 심박수를 환자의 심박수보다 10회/분 아래로 설정하고 적절한 감지가 나타나는지 관찰한다. 감지 표시등이 규칙적으로 깜빡인다. 이 과정은 환자의 심장이 자발적으로 뛰지 않거나, 증상을 동반한 느린맥(symptomatic bradycardia)이 있다면 금기다.
- 출력을 최솟값인 0.1 mA로 줄이면 경쟁 조율 같은 위험을 피할 수 있다. 출력이 최솟값이라면 포획이 나타나지 않는다는 점을 기억한다.
- 목표로 하는 파(wave)를 감지하지 못하고 박동조율기가 규칙적으로 조율을 시작할 때까지 밀리볼트(mV)를 서서히 높인다. 즉 박동조율기를 덜 민감하게 만든다. 이제 박동조율기는 기본적으로 벽 너머가 "보이지 않는" 상태며, 환자가 무수축 상태라고 인식한다. 이때 감지 표시등이 깜빡임을 멈추고 조율 표시등이 깜빡이기 시작한다.
- 심전도에 감지가 다시 나타날 때까지 천천히 밀리볼트(mV)를 줄여서 민감도를 높인다. 모든 P파나 QRS 복합체가 감지되는지 확인한다. 이때 감지 표시등이 깜빡이기 시작하고, 조율 표시등은 깜빡임을 멈춘다. **이 지점이 민감도 문턱값**이며, 박동조율기가 박동을 인식하고 적절하게 억제(inhibition)나 유발(trigger) 반응을 할 수 있는 가장 낮은 복합체 높이다.
- 밀리볼트(mV)를 민감도 문턱값의 반으로 설정한다. 예를 들어 민감도 문턱값이 5.0 mV라면 민감도를 2.5 mV로 설정한다. 밀리볼트를 반 이상 줄이면, 부적절한 억제를 유발하는 "과다 감지(oversensing)"가 나타날 위험이 있다.
- 필요하다면, 다른 강(chamber)에도 같은 방법을 반복한다.
- 신호 발생기(pulse generator)를 원래 설정한 심박수와 출력(mA)으로 돌려놓는 것을 잊지 말아야 한다.

요점

- 동기 방식에서 심방과 심실 양쪽을 조율한다면, 감지 문턱값도 양쪽을 설정해야 한다.
- 조율기의 mV 설정이 높을수록 민감도는 감소한다.
- 문턱값을 측정하려면 환자가 조율 없이도 자신의 율동으로 얼마간 안정 상태를 유지할 수 있어야 한다.
- 일부 조율기 모델에서는 간단하게 "수요 방식(demand mode)"이라고 표시된 가장 낮은 밀리볼트(mV), 즉 가장 민감도가 높은 설정을 추천한다.

- 일부 병원에서는 간호사가 문턱값을 조절할 수 없다.

- **심박수**는 일반적으로 수요 조율(demand pacing)에서는 환자의 심박수보다 10회/분 아래로 설정하고, 심박수 고정 조율(fixed pacing)에서는 70-100회/분으로 설정한다.

임시 박동조율기 모델

메드트로닉 5388(Medtronic 5388)은 유명한 방실 순차형 박동조율기다.

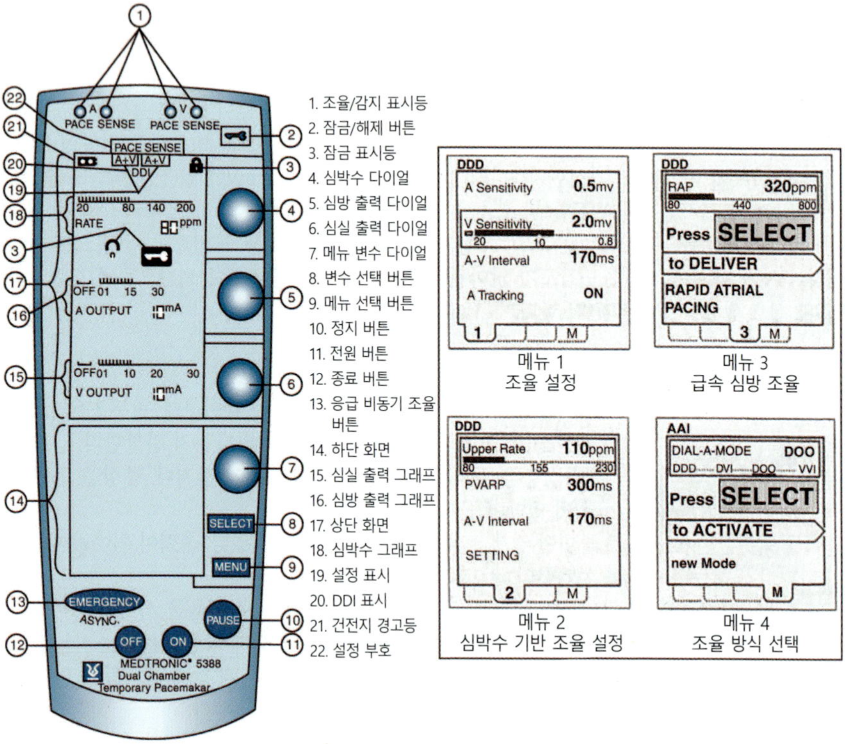

그림 2.57 메드트로닉 5388의 버튼과 표시등

- **전원 켜기:** ON 버튼을 누른다. 스크린에 불이 들어오고, 이중강 수요(dual chamber demand) 조율과 감지가 시작된다. 초기 설정은 80회/분이며, 심방과 심실 출력 설정은 모두 10 mA다.
- **전원 끄기:** 5초 안에 OFF 버튼을 두 번 누른다.
- **잠금/잠금해제:** Lock/Unlock 버튼은 가장 위에 있는 심박수, 심방 출력(mA), 심실 출력(mA) 다이얼을 잠금으로 설정한다. 잠금으로 설정하면 잠금 표시등이 켜진다.
- **심박수와 출력 조정:** 잠금을 해제하고 다이얼을 시계 방향으로 돌리면 설정값을 올릴 수 있고 반시계방향으로 돌리면 설정값을 내릴 수 있다.
- **환자의 자가 율동 확인:** PAUSE 버튼을 누르고 있으면 최대 10초 동안 조율과 감지를 중단한다. 다시 최대 10초 동안 중지하려면 PAUSE 버튼에서 손을 뗀 다음 다시 길게 누른다.
- **응급 조율:** EMERGENCY 버튼을 누르면 고출력 이중강 비동기 조율을 시작한다. 응급 조율을 시작하면 심방 조율을 20 mA로, 심실 조율은 25 mA로, 심박수는 현재 설정대로 시작하며, 만약 전원이 꺼져 있었다면 80회/분으로 시작한다.
- **메뉴:** MENU 버튼을 누르면 4가지 메뉴 중 하나를 선택할 수 있다.
  - **조율 설정:** 심방 민감도, 심실 민감도, 심방 간격, 심방 추적

- **심박수 기반 조율 설정:** 다음 설정값은 심박수를 조절할 때마다 자동으로 설정된다. 그러나, 수동 조정이 필요하다면 이 메뉴에서 설정할 수 있다. (1) 최대 심박수 (2) 심방 간격 (3) 심실 작용 후 심방 불응기(post-ventricular atrial refractory period, PVARP). (3)은 빈맥을 유발할 수도 있는 심방 감지 혼선(cross talk)을 방지한다.
- **급속 심방 조율(Rapid atrial pacing):** 고박동 조율(overdrive pacing)에 사용한다. **주의:** 이 방식은 심방에만 사용해야 한다. 시작하기 전에 전선이 심실이 아닌 심방에 연결되어 있는지 확인해야 한다.
- **조율 방식 선택(Dial-A-Mode):** 조율 방식을 DDD, DVI, DOO, VVI로 변경할 수 있다.

- **건전지 교체:** 기기가 작동하는 중에 건전지 표시등이 켜지면 건전지를 교체한다. 경험에 따르면 2-3일마다 정기적으로 교체하는 것이 좋다. 제조사에서는 건전지 교체 전에 전원을 끄고 환자와 조율기를 분리하라고 권장하지만, 항상 가능한 것은 아니다. 박동조율기가 작동하는 중에 건전지를 교체해도 15초 동안은 정상 작동해서 조율을 유지한다. 건전지 극성을 반대로 삽입해도 박동조율기는 정상 작동한다.
  - 조율기 아래에 있는 버튼을 눌러 건전지 덮개를 연다.
  - 오래된 건전지는 제거하고 폐기한다.
  - 새 건전지를 수납함 안쪽에 그려진 그림을 참고해서 삽입한다.
  - 만약 조율기를 껐다면, ON 버튼을 누르면 전원이 들어오면서 자체 검사를 시작한다. 조율/감지 표시등과 건전지 표시등이 얼마간 깜빡인다.
  - 자체 검사가 끝나면 이중강 수요 조율과 감지를 시작한다.

기능이 갱신된 신형 박동조율기가 있지만, 기본 조율 원칙은 같다. 메드트로닉 5392(그림 2.58)와 메드트로닉 53401 같은 모델이 출시되었다. 메드트로닉 53401은 대체형 단일강 임시 외부 박동조율기(alternative single-chamber temporary external pacemaker)다.

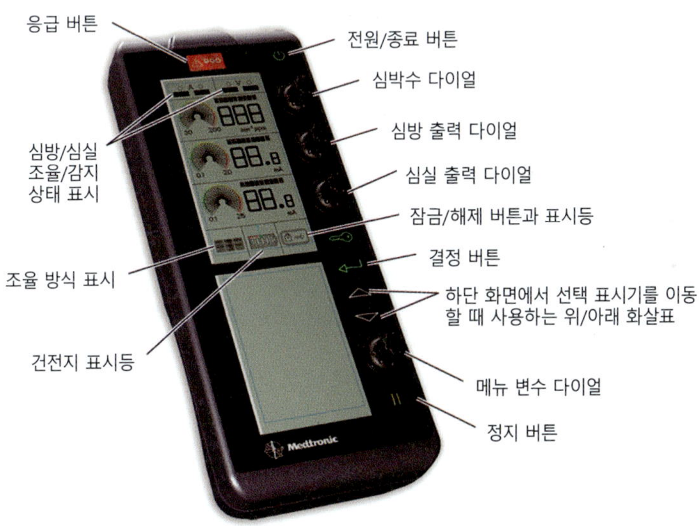

그림 2.58 디지털 이중강 임시 박동조율기, 모델 5392. [Used with permission from Wolters Kluwer. (1996). Pathophysiology: Adaptations and alterations in function (4th ed.) Philadelphia: Author.]

임시 박동조율기는 동시에 우심실과 좌심실을 조율할 수 있도록 진화해 왔다. 조율 전선을 우심실과 좌심실에 각각 삽입하고, 조율 전선 2개를 같은 출력 단자에 연결한다. 양심실 조율은 전반적인 심장 박출량을 개선할 수 있다. 양심실의 문턱값은 각각 평가해야 한다.

간호 관리

- 병원별 지침에 따라 철저한 무균 기법과 시술 부위 드레싱으로 감염을 줄인다.
- 삽입 부위는 깨끗하고 건조한 상태를 유지하며, 감염의 증상과 징후가 있다면 즉시 의사에게 알린다.
- 조율 전선이 있다면 샤워나 목욕은 피한다.
- 조율 전선을 만질 때는 멸균 장갑 같은 전기가 통하지 않는 장갑을 착용한다.
- 마이크로쇼크(microshock)를 방지하려면 병원별 지침에 따라 조율 전선을 보호한다.

요점: 조율 전선은 응급 조율이 필요할 때 바로 사용할 수 있도록 쉽게 접근할 수 있어야 한다.

- 움직이다가 전선이 당겨지거나 끊어지지 않도록 주의한다. 조율 문제나 율동 장애가 발생했을 때 초기에 발견하려면 율동을 주의 깊게 감시한다.
- 다음 내용을 정기적으로 평가한다.
  - 조율기와 안전하게 연결되어 있는지 확인
  - 건전지 교체 표시등이 켜지지 않았는지 확인
  - 처방과 같은 조율 방식으로 설정되어 있는지 확인
  - 병원별 지침에 따라 자극 문턱값(threshold)과 민감도 문턱값을 평가했는지 확인
  - 포획 실패, 감지 실패 같은 조율 문제가 있으면 심전도를 평가한다.
  - 알람이 켜져 있고, 들을 수 있는지 확인
- 심외막 조율 전선을 제거했다면, 드문 합병증인 심장 눌림증(tamponade)의 증상과 징후가 없는지 주의 깊게 관찰한다. 여기에는 호흡 곤란, 땀남, 의식 수준 변화, 저혈압, 어지러움, 가슴 압박감, 출혈 등이 있다.

임시 박동조율기 문제해결

- **출력 없음/조율기가 조율을 하지 못함.** 건전지 방전, 느슨한 조율 전선 접속 부위, 전선 골절 등이 원인일 수 있다. 또한, 환자의 심박수가 조율기에 설정한 심박수보다 빠를 때도 나타날 수 있으며, 이때는 정상이다. 조율기가 환자의 심장 활동 대신에 잡음(artifact)을 감지할 때도 나타날 수 있으며, 이때는 mV 값을 올려서 민감도를 낮추면 해결할 수 있다.
- **포획 실패/조율기가 생성한 자극이 심방이나 심실을 탈분극하지 못함.** 대부분은 낮은 출력(mA)이 원인이므로 출력을 올리면 해결된다. 다른 이유로는 전선 이탈, 전선 파열 등이 있다. 전선이 이탈했다면, 임시방편으로 환자를 왼쪽으로 돌아눕게 하면 중력 때문에 전선이 심실벽에 닿아서 조율이 될 수도 있다. 전선이 파열되었다면 교체해야 한다. 전해질 불균형, 고혈당, 고포타슘혈증, 알칼리증, 산증 등도 조율 문턱값(pacing threshold)을 높일 수 있다.
- **과다 감지/조율기가 무시해야 할 신호를 감지.** 대부분은 조율기의 민감도가 너무 높아서 발생한다. 민감도를 낮추려면 mV 값을 높인다.
- **감지 실패/조율기가 부적절한 심장 신호를 감지.** 주로 심전도 신호의 증폭 모양이 적절하지 못할 때 발생한다. 또한, 전선 이탈, 전선 골절, 전선 섬유화(lead maturation), 약물치료 등에서도 나타날 수 있다. 조율기의 민감도가 충분하지 못할 때도 나타날 수도 있으며, 이때는 mV 값을 줄여 조율기의 민감도를 높이면 해결할 수 있다. 감지 실패는 조율이 환자의 심장 활동과 일치하거나, 조율이 환자의 심장 활동에 너무 가깝게 진행될 때도 나타날 수 있다. 예를 들어 치명적인 부정맥을 유발할 수도 있는 T파에 조율기 자극(pacer spike)이 있을 때 나타날 수 있다.

■ 수동 다리 올림법(PASSIVE LEG RAISE MANEUVER) *패혈 쇼크(p. 183) 참고*

■ 열린 동맥관(PATENT DUCTUS ARTERIOSUS)

태아와 신생아는 폐동맥과 대동맥 사이에 정상 혈류 션트가 있지만, 대부분 출생 후 24-72시간 사이에 자연히 막힌다. 동맥관이 막히지 않으면, 폐 순환계에 압력 부하가 발생하며, 우심실 비대, 좌심실 비대, 폐 세동맥(pulmonary arteriole) 수축으로 이어진다. 동맥관이 수년 동안 그대로 있으면, 폐 순환계의 압력이 점차 상승해서 전신 순환계의 압력과 같아질 수도 있으며, 이때는 "균형 션트(balanced shunt)"가 나타난다. 오른쪽 심장의 압력이 왼쪽 심장의 압력을 넘어설 수도 있으며, 이때는 혈류가 역류해서 환자에게 청색증(cyanosis)이 나타난다. 가장 좋은 치료법은 수술이다.

■ 열린 타원구멍(PATENT FORAMEN OVALE, PFO) *도플러 심초음파 검사(p. 454) 참고*

타원구멍(foramen ovale)은 태아기에 높은 우-좌 심장 혈류 때문에 발생하는 심방중격에 있는 구멍이다. 폐순환을 위해 심장의 혈류와 압력이 변하면서 일반적으로 생후 1개월 안에 자연히 막힌다. 그러나, 성인에서 폐동맥 고혈압(pulmonary hypertension), 우심부전(RV failure), 삼첨판 폐쇄증(tricuspid atresia), 오른쪽 심장의 압력을 증가시키는 상태 등으로 인해 타원구멍이 다시 열릴 수 있다. 대부분은 진단되지 않고 지내다가 다른 수술이나 처치 중 우연히 발견된다. 열린 타원구멍은 공기방울 검사(bubble study)로 확진한다. 공기방울 검사는 미세한 공기방울을 IV로 주입하고 초음파로 공기방울 이동을 관찰하는 방법이다. 열린 타원구멍은 편두통, 허혈 뇌졸중과 관련이 있다. 일반 인구에서 유병률은 25%이며, 밝혀진 원인이 없는 허혈 뇌졸중 환자에서 유병률은 40%다.

■ 피부 경유 혈관 경유 혈관성형(PERCUTANEOUS TRANSLUMINAL ANGIOPLASTY) *혈관성형(p. 102) 참고*

■ 심장막 마찰음(PERICARDIAL FRICTION RUB) *심음(p. 150) 참고*

■ 심장막염(PERICARDITIS)

심장막염은 다음과 같은 원인 때문에 발생하는 심장막의 염증이다.

- 바이러스, 세균, 진균 감염
- 심근경색
- 근처의 폐, 유방, 혈액 등에서 전이된 악성 종양
- 방사선 치료
- 외상, 수술

병태생리

질병 발생 → 섬유소 축적 → 삼출, 심장막 안에 체액 축적 → 심장 움직임 제약 → 확장기 충만 감소 → 정맥압 상승 → 심장 박출량 감소 → 혈압 감소

진단

- 모든 심전도 유도에서 ST 분절 상승. ST 분절이 기준선으로 돌아온 다음에는 T파 역전
- 일반적으로 유도 aVR에서 PR 분절이 아래로 하강
- 들숨 시 통증, 몸을 앞으로 굽히면 통증이 완화
- 심장 마찰음
- 목정맥 확장

오른쪽 심장과 왼쪽 심장의 압력이 같아지면서 심장 박출량이 감소한다. 심장 눌림증(tamponade)을 주의한다. 혈액 검사에서 침강률(sedimentation rate)이 증가하고 백혈구 증가증을 볼 수 있다. 심초음파 검사는 진단에 큰 도움이 된다.

치료

치료는 근본 원인과 중증도에 따라 다르다. 대부분은 경증이며 자연히 회복된다. 비스테로이드 소염제(NSAID)로 통증을 조절하고 심장막 안쪽에 체액 축적을 줄일 수 있다. 재발에는 코르티코스테로이드(corticosteroid)가 효과적이다. 원인이 감염이라면 항생제를 처방한다.

요점: 에녹사파린(enoxaparin)은 심장막에 출혈을 유발해서 심장 눌림증으로 이어질 수도 있으므로 금기다.

합병증

합병증에는 심장 눌림증과 만성 협착 심장막염(chronic constrictive pericarditis) 등이 있다. 가슴벽으로 심장막에 가느다란 바늘을 삽입하는 심장막천자(pericardiocentesis)로 체액 세포 검사(fluid cytology)를 할 수 있으며, 과도한 삼출액도 제거할 수 있다. 만성 협착 심장막염에는 심장막절제(pericardiectomy)가 필요할 수도 있다.

■ 영구 박동조율기(PERMANENT PACEMAKER) *p. 165 참고*

■ 정맥울혈축(PHLEBOSTATIC AXIS) *동맥내압(p. 155) 참고*

정맥울혈축은 좌심방, 우심방, 폐동맥의 정확한 해부학적 위치를 알려주는 외부 지표다. 이 지점을 정확하게 측정하려면

- 복장뼈 경계선(sternal border)에서 4번째 갈비사이공간(intercostals space)을 향해 가상의 수직선을 그린다. 유두선(nipple line)이라고도 한다.
- 그 후, 가슴벽의 옆면을 앞뒤로 양분하는 가상의 수평선을 그린다.
- 이 두 선이 만나는 지점이 정맥울혈축이다.

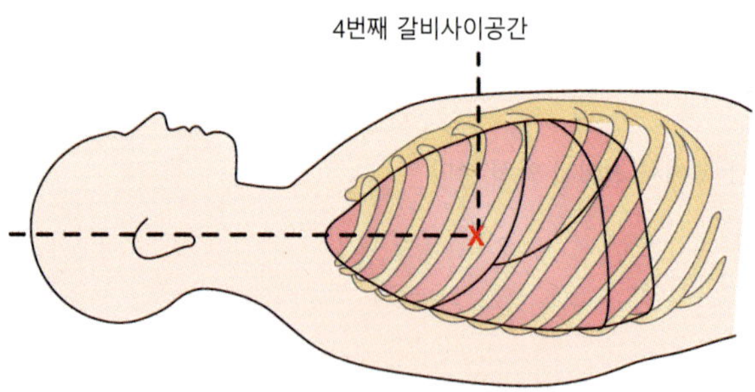

그림 2.59 정맥울혈축 위치

정확하게 측정하려면 측정기(transducer)가 아니라 3방 밸브(three-way stopcock)를 이 축에 맞추고 영점(zeroing)을 설정해야 한다. 영점을 잘못 설정하면 측정 오류가 발생한다.

- 1 cm 높게 설정하면, 결과가 1.86 mmHg 낮게 측정되며
- 1 cm 낮게 설정하면, 결과가 1.86 mmHg 높게 측정된다.

비교하려면 항상 환자 자세를 같게 유지하고 측정한다. 침대 머리는 30° 이하가 바람직하다.

혈장분리교환(PLASMAPHERESIS) *p.69, p. 374, LDL 성분채집(p. 158) 참고*

조기흥분 증후군(PREEXCITATION SYNDROME) *로운-가농-레빈 증후군(p. 160), 월프-화이트-파킨슨 증후군(p. 210) 참고*

전부하(PRELOAD) *스완-간즈 폐동맥 도관(p. 194) 참고*

심방 조기 수축(PREMATURE ATRIAL CONTRACTION, PAC)

조기 수축 후에 따라오는 휴지기 유형(type of pause)을 판단하려면, 조기 수축 직전 QRS 복합체에서 조기 수축 직후 QRS 복합체까지의 거리를 측정한다. 이 거리가 R-R 간격 2개와 같다면, 보상 휴지기(compensatory pause)다. 이 거리가 R-R 간격 2개보다 짧다면, 비보상 휴지기(noncompensatory pause)다. 일반적으로 비보상 휴지기가 있으면 PAC를 진단할 수 있다. 동주기(sinus cycle)가 재설정된다.

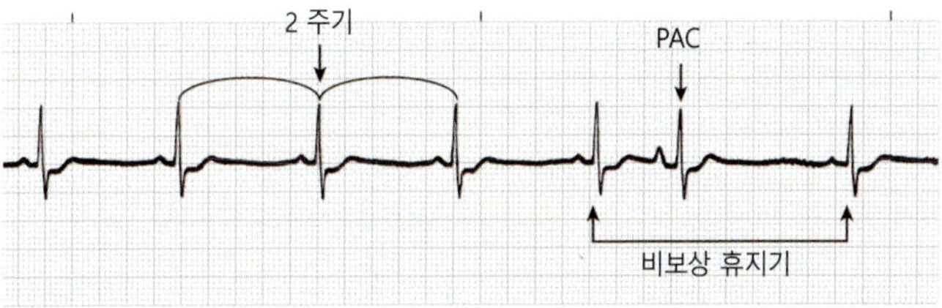

그림 2.60 PAC를 동반한 정상 동율동. [Used with permission from Huff, J. (2016). ECG workout (7th ed.). Philadelphia: Wolters Kluwer.]

심실 조기 수축(PREMATURE VENTRICULAR CONTRACTION, PVC)

PVC는 정상인에게도 간혹 있을 수 있지만, 악영향은 없다. 심근경색을 겪었던 환자 중 약 80%는 PVC가 있다. 일부 PVC는 양성(benign)이지만, 어떤 PVC는 치명적인 부정맥을 유발할 수도 있다. PVC는 일반적으로 마취제, 저산소증, 디기탈리스(digitalis) 등이 원인인 심실 조직의 흥분성 변화나 아드레날린 작용제(adrenergic drug), 정서 스트레스, 암페타민(amphetamine) 등이 원인인 교감신경 자극이 원인이다.

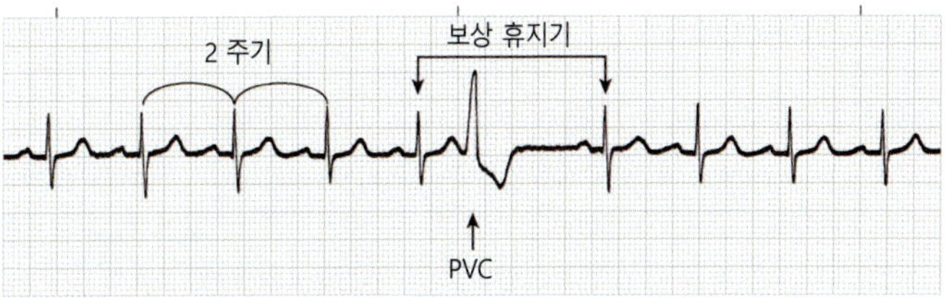

그림 2.61 PVC 1개를 동반한 정상 동율동. [Used with permission from Huff, J. (2016). ECG workout (7th ed.). Philadelphia: Wolters Kluwer.]

일반적으로 완전 보상 휴지기(full compensatory pause)가 있으면 PVC를 진단할 수 있다. 보상 휴지기가 있을 때, PVC 직전 QRS 복합체에서 PVC 직후 QRS 복합체 사이의 거리는 정상 박동 2개의 거리와 같다.

유도 MCL_1에 이소성 박동이 나타났을 때, 왼쪽 "토끼 귀"가 오른쪽 "토끼 귀"보다 높다면, 이상 전도(aberrant conduction)보다는 PVC일 가능성이 90%다.

요점: 반대는 성립하지 않는다. 왼쪽 "토끼 귀"가 오른쪽 "토끼 귀"보다 낮다고 해서 반드시 이상 전도는 아니다.

■ PTCA *혈관성형(p. 102) 참고*

■ 폐동맥 도관(PULMONARY ARTERY CATHETER) *스완-간즈 폐동맥 도관(p. 192) 참고*

■ 폐혈관 저항(PULMONARY VASCULAR RESISTANCE) *p. 258, 스완-간즈 폐동맥 도관(p. 195) 참고*

■ 맥박 강도 분류(PULSE STRENGTH CLASSIFICATION)

- D = 도플러
- 0 = 없음
- 1+ = 만질 수 있지만, 희미하고 약하다
- 2+ = 정상, 쉽게 만질 수 있다.
- 3+ = 정상보다 높은 강도
- 4+ = 최대치, 튀어 오르는 느낌.

■ 교대 맥박(PULSUS ALTERNANS)

교대 맥박은 한 번은 강한 맥이, 한 번은 약한 맥이 같은 길이로 교대로 이어지는 맥박을 의미한다. 전신 순환의 교대 맥박은 수축기 박동의 진폭이 교대로 커졌다 작아지기를 반복하는 동맥압 파형 추적에서 볼 수 있으며, 폐순환의 교대 맥박은 스완-간즈 도관으로 우심실 압력을 추적하면 볼 수 있다. 교대 맥박은 주로 심실 부전의 징후이므로, 항상 추가 검사가 필요하다.

■ 강한 맥박(PULSUS MAGNUS)

강한 맥박이 있으면 맥박이 튀어 오르는 것처럼 느껴지며, 일반적으로 갑상샘 중독증(thyrotoxicosis)과 관련이 있다. 구체적인 정의는 없다.

■ 모순 맥박(PULSUS PARADOXUS)

숨을 들이쉴 때 동맥 수축기압이 10 mmHg 이상 감소하거나 사라지면 이를 모순 맥박이라고 한다. 모순 맥박이 있다면, 폐심장증(cor pulmonale), 심장 눌림증(cardiac tamponade), 쇼크, 기도 폐쇄 질환, 협착 심장막염(constrictive pericarditis), 폐 색전증(pulmonary embolism) 등이 있을 수 있다. 숨을 들이쉴 때 폐 순환계의 혈액 정체(blood pool) 때문에 좌심실 전부하(preload)가 감소하고 이 때문에 심장 박출량(cardiac output)이 감소해서 모순 맥박이 발생한다. 모순 맥박을 검사하려면

- 환자에게 혈압 측정 띠(cuff)를 감고, 최고 혈압보다 15 mmHg 높게 팽창한다.
- 띠를 천천히 풀면서 청진한다. 첫 번째 코로트코프음(Korotkoff sound)이 날숨(expiration)에서 들린다.
- 첫 번째 코로트코프음이 들린 혈압을 기록한다. 띠를 그대로 유지하고 숨을 들이쉬었을 때 코로트코프음이 들리지 않는다면 모순 맥박이 있을 가능성이 크다. 그 후 띠를 계속 확장해서 들숨과 날숨 모두에서 코로트코프음이 들리는 혈압을 기록한다.

• 첫 번째 혈압과 두 번째 혈압의 차이가 10 mmHg 이상이라면 모순 맥박으로 간주한다.

약한 맥박(PULSUS PARVUS)

약한 맥박은 작고 느린 맥박을 의미하며 주로 대동맥판 협착증(aortic stenosis)과 관련이 있다. 정식 명칭은 pulsus tardus et parvus로 맥박이 심장 수축보다 느리고(tardus), 작다(parvus)는 의미다.

PVC *심실 조기 수축(p. 177) 참고*

qSOFA *패혈 쇼크(p. 182) 참고*

QT 간격(QT INTERVAL) *염전성 심실빈맥(p. 202) 참고*

정상 QT 간격은 0.36-0.44초 또는 앞선 R-R 간격의 절반 미만이다. QT 간격의 길이는 심박수와 반비례하므로, 즉 심박수가 증가하면 QT 간격이 짧아지므로, QT의 교정값인 QTc를 이용하면 심실 부정맥이 발생할 위험이 있는 환자를 선별할 수 있다. 대다수 12-유도 심전도는 자동으로 이 값을 계산하지만, QT 간격을 R-R 간격의 제곱근으로 나누면 직접 계산할 수 있다. 이렇게 하면 심박수가 60회/분 일 때의 예상 QTc를 산출할 수 있다. 남자는 0.44초 이상, 여자는 0.46초 이상이라면 QTc가 연장되었다고 판단한다.

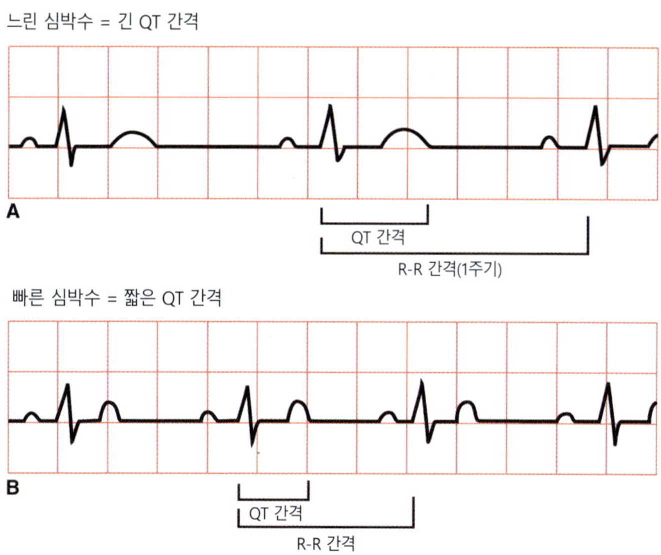

그림 2.62 QT 간격

급속 주입기(RAPID INFUSER) *대량 수혈 프로토콜(p. 367) 참고*

중심 정맥 산소포화도 감시($ScVO_2$ MONITORING) *혼합 정맥 산소포화도 감시(p. 190), 스완-간즈 폐동맥 도관(p. 192) 참고*

$ScVO_2$ 감시를 이용하면 혼합 정맥 산소포화도(SVO_2) 감시와 마찬가지로 조직의 관류 상태를 평가하고, 중재에 대한 임상 반응을 초기에 확인할 수 있다. SVO_2 감시는 폐동맥 도관이 필요하지만, $ScVO_2$ 감시는 위대정맥(superior vena cava, SVC)에 삽입한 광섬유 중심 정맥 도관(fiberoptic central venous catheter)이나 단순 도관으로도 할 수 있다. 위대정맥에 광섬유 중심 정맥 도관을 삽입했다면 지속 감시가 가능하며, 단순 도관에서는

간헐적인 정맥혈 가스 분석으로 $ScVO_2$를 측정할 수 있다. 지속 감시는 전반적인 산소공급 지표(global oxygenation parameter)의 변화를 초기에 관찰할 수 있으며, 일반적으로 중심 정맥압을 감시 중이며, 수축촉진제/혈압상승제를 사용 중이며, 완전 비경구 영양(TPN)을 투여 중인 환자에게 삽입한다. $ScVO_2$ 측정에 사용하는 혈액은 아직 관상정맥동(coronary sinus)에서 나온 혈액과 섞이지 않았으므로, 중환자에서는 통상적으로 SVO_2보다 약 7% 높게 측정된다. 정상 $ScVO_2$ 값은 70%며, 정상 SVO_2 값은 60-80%다. $ScVO_2$와 SVO_2값은 미세하게 다르지만, 두 값은 같은 경향을 보인다. $ScVO_2$는 패혈 쇼크 치료에서 유용하므로, 6시간 패혈증 묶음 치료(6-hour sepsis bundle)의 구성요소 중 하나다. 20 mL/kg의 수액 요법에도 불구하고 젖산이 4 mmol/L 이상이거나 수축기 혈압이 90 mmHg 미만이라면, 중심 정맥압(CVP)은 8 mmHg 이상으로, $ScVO_2$는 70% 이상으로 유지해야 한다.

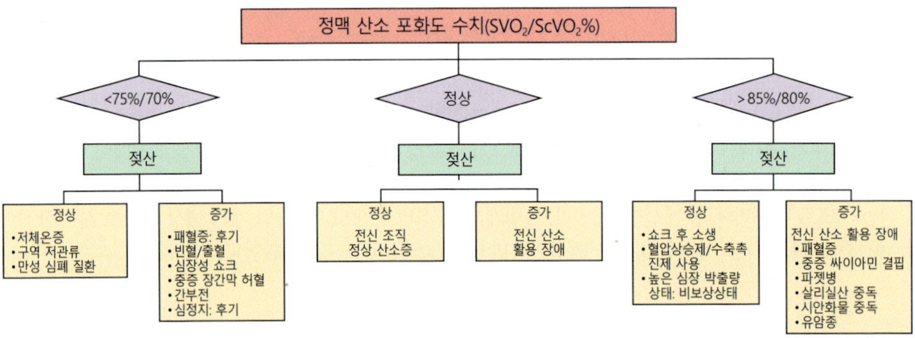

그림 2.63 $ScVO_2$를 이용한 진단 알고리듬. (Used with permission from Layon, A. J., Gabrielli, A., Yu, M., & Wood, K. E. (2017). Civetta, Taylor, & Kirby's critical care medicine. Philadelphia: Wolters Kluwer.)

패혈 쇼크(SEPTIC SHOCK) *p. 181 참고*

순차 장기 부전 평가(SEQUENTIAL ORGAN FAILURE ASSESSMENT) *패혈 쇼크(p. 182) 참고*

급성 중증 과민반응 쇼크(SHOCK, ANAPHYLACTIC) *p. 376 참고*

심장성 쇼크(SHOCK, CARDIOGENIC) *쇼크 지표(p. 181) 참고*

심장성 쇼크는 심근의 수축력 감소와 관련이 있다. "엔진 고장"이라고 생각하면 이해하기 쉽다. 대부분은 심장 충만이 부족한 상태나 심근경색에서 발생한다. 다음과 같은 양상이 나타난다.

- 전부하(preload) 증가. 중심 정맥압(CVP)이 증가하고 목정맥이 확장된다.
- 후부하(afterload) 증가. 전신 혈관 저항(SVR)이 증가한다.
- 수축력 감소
- 혈압 감소: 수축기 혈압 80 mmHg 미만
- 심장 박출량(cardiac output) 감소

치료 목표는 심근 수축력 개선, 전부하 감소, 후부하 감소다. 도부타민(dobutamine), 도파민(dopamine), 디곡신(digoxin) 같은 수축력 촉진제(positive inotropic agent)와 산소를 공급해서 수축력을 높이며, 니트로프루시드(nitroprusside) 같은 혈관확장제와 대동맥내 풍선 맞박동(intra-aortic balloon counterpulsation, IABP)을 사용해서 전부하와 후부하를 줄인다.

저혈량 쇼크(SHOCK, HYPOVOLEMIC) *쇼크 지표(p. 181) 참고*

저혈량 쇼크는 순환 혈액량 감소와 관련이 있다. "연료 부족"이라고 생각하면 이해하기 쉽다. 다음과 같은 양상이 나타난다.
- 전부하(preload) 감소, 중심 정맥압(CVP) 감소
- 후부하(afterload) 증가, 전신 혈관 저항(SVR) 증가
- 수축력 증가
- 모순 맥박(pulsus paradoxus)
- 심장 박출량(cardiac output) 감소

치료 목표는 손실된 체액 보충이다.

신경성 쇼크(SHOCK, NEUROGENIC) *p. 76 참고*

쇼크 지표(SHOCK PARAMETER)

표 2.21 쇼크에서 혈류역학 변화

			분포 쇼크(distributive shock)			
	저혈량	심장성	초기 패혈	후기 패혈	급성 중증 과민반응	신경성
심박수	높음	높음	높음	높음	높음	정상 또는 낮음
혈압	정상 또는 낮음	정상 또는 낮음	정상 또는 낮음	낮음	정상 또는 낮음	정상 또는 낮음
심장 박출량/심장 박출 지수	낮음	낮음	일반적으로 높지만 낮을 수도 있음	낮음	정상 또는 낮음	정상 또는 낮음
중심 정맥압/폐동맥 쐐기압(전부하)	낮음	높음	낮음	높지만 정상이거나 낮을 수도 있음	낮음	낮음
전신 혈관 저항/ 전신 혈관 저항 지수(후부하)	높음	높음	낮음	높음	낮음	낮음
혼합 정맥 산소포화도	낮음	낮음	높음	낮음	낮음	낮음

패혈 쇼크(SHOCK, SEPTIC) *쇼크 지표(p. 181) 참고*

패혈 쇼크는 패혈증이 순환 부전과 대사 부전으로 진행할 때 나타난다. 패혈증은 감염에 대항하는 강력한 반응 때문에 발생한 치명적인 장기 부전으로 정의한다. 임상적으로는 다음과 같은 생리 변화의 최종 단계로 정의한다.
- 대규모 감염과 심각한 혈관 확장을 유발하는 임상 문제
- 장기 부전의 징후: 아래에 나오는 선별 기준(screening criteria)을 참고한다.
- **패혈증**: 확실한 감염 근거가 있으며, SIRS 기준과 SOFA 기준을 만족
- **패혈 쇼크**: 충분한 수액 소생에도 불구하고 지속하는 저혈압이나 혈청 젖산이 2 mmol/L 이상인 패혈증

패혈 쇼크 선별검사

선별검사가 가장 중요하다. 빠른 인식과 적절한 치료는 사망률과 이환율 감소로 이어진다. 선별검사에는 두 가지 요소가 있으며, **선별검사를 양성으로 판단하려면 두 가지 요소를 모두 만족해야 한다.**
- **새로운 감염이나 감염 악화**
  새로운 감염이나 감염 악화를 선별검사할 때는 감염 위험이 큰 환자를 식별하면 도움이 된다.
  - 항생제로 치료 중이지만, 임상적으로 호전이 없는 환자

  - 중심 정맥 도관처럼 잠재적인 감염원이 있는 환자
  - 감염의 임상 징후가 있는 환자
  - 감염 위험을 높이는 질환이 있는 환자
- **장기 부전의 징후**
  - 이 시점을 판별하는 가장 좋은 방법은 아직 밝혀지지 않았지만, 과거에는 전신 염증 반응 증후군(SIRS) 기준을 사용했다. 그러나, 새로운 권장 사항에서는 순차 장기 부전 평가(SOFA) 기준이 더 효과적인 도구일 수도 있다고 제안한다. 병원별 지침을 바탕으로 한 도구 선택을 권장한다.

SIRS, SOFA, qSOFA

- **SIRS** 기준을 만족하려면 다음 항목 중 두 가지 이상이 있어야 한다.
  - 체온 38°C 이상 또는 36°C 이하
  - 심박수 90회/분 이상
  - 호흡수 20회/분 이상
  - 백혈구 12,000 mm^3 이상 또는 4,000 mm^3 미만, 미성숙 중성구나 띠 중성구(band neutrophil)가 10% 이상

SIRS 기준은 패혈증에서 불량한 예후 나타내는 지표이지만, 선별검사에서 거짓 양성(false positive)이 나타날 수도 있다. 가능하다면 SOFA 사용을 권장한다.

- **SOFA 기준**은 지표마다 0점에서 4점을 부여하는 점수 시스템을 사용한다. 입원할 때 한번 측정하고 퇴원할 때까지 24시간마다 측정하며, 24시간 동안 가장 나쁜 점수가 기준이다.
  - PaO_2/FiO_2 수치
  - 크레아티닌 수치
  - 빌리루빈 수치
  - 저혈압
  - 혈소판 수치
  - 글래스고 혼수 점수(GCS)

SOFA가 바람직한 기준으로 부상하고 있지만, 혈액 검사가 필요하며, 검사를 시행하는 빈도와 시기에 대한 합의 부족 같은 제한도 존재한다. SOFA 기준은 치료를 위한 도구가 아니라 중증도와 사망 위험을 예측하는 도구다.

- **qSOFA (quick SOFA) 기준**은 SOFA 기준의 대안이 될 수 있다. qSOFA는 2차 선별검사나 임상적 악화를 판단할 때 사용할 수 있다. 선별검사 결과를 양성으로 판단하려면 다음 3가지 기준 중 2가지를 만족해야 한다.
  - 의식 수준 변화(GCS)
  - 호흡수 22회/분 이상
  - 수축기 혈압 100 mmHg 이하

치료

패혈증과 패혈 쇼크의 치료는 조직 관류 회복과 감염 치료가 중심이다. SSC (Surviving Sepsis Campaign)에서 발표한 치료 지침에는 이환율과 사망률을 개선하는 핵심 중재가 나와 있다. 표 2.22를 참고한다. 이러한 중재를 적절한 시기에 지연하지 않고 제공하는 것이 중요하다. 그러나, 이는 단지 지침일 뿐이며, 의료진의 임상 판단을 대체하지 못한다는 점을 주의한다.

표 2.22 치료 지침: 패혈증과 패혈 쇼크	
목표: 조기 치료와 지연 방지	
치료	**요점**
젖산 수치 확인	• 첫 젖산 수치가 2 mmol/L 이상이라면 6시간 이내에 재검사
항생제 투여 전 혈액 배양 검체 획득	• 서로 다른 2 부위에서 2세트 배양이 이상적이다. • 혈액 배양이 어렵다고 항생제 투여를 지연하지 않는다.
광범위 항생제 투여	• 첫 항생제는 동시에 투여 할 수 있다. • IV 수액선이 하나만 있고, 항생제가 상호 작용이 있다면, 범위가 넓은 항생제에서 범위가 좁은 항생제 순으로 투여한다. • 목표는 1시간 이내에 항생제 투여다. • 배양 결과와 감수성 결과를 사용할 수 있다면, 범위가 좁은 항생제를 투여해서 광범위 항생제에 대한 과다 노출을 줄인다.
평균 동맥압(MAP)이 65 mmHg 미만인 저혈압이거나 젖산 수치가 4 mmol/L 이상이라면 결정질 수액(crystalloid) 30 mL/kg을 급속 투여	• 결정질 수액은 0.9% NS가 바람직하다. • 투여량은 이상 체중(ideal body weight)이 아닌 실제 체중(actual body weight)을 기준으로 결정한다. • 의료진은 체중(중증도 비만 등)이나 기저 질환(울혈 심부전 등)에 따라 수액 투여량을 재량껏 조절할 수 있다.
수액 투여 중이나 투여 후에 저혈압이 있다면 혈압상승제 사용	• 혈압상승제는 노르에피네프린(norepinephrine)이 바람직하다. • 치료 목표는 평균 동맥압을 65 mmHg 이상으로 유지하는 것이다.

지속 관리/추가 치료

- 혈청 혈당(serum glucose)은 180 mg/dL 이하로 유지한다.
- 감염원 조절
- 환자가 견딜 수 있다면, 조기 장관 영양(enteral feeding)
- 노르에피네프린(norepinephrine) 투여와 수액 소생에도 평균 동맥압(MAP)이 65 mmHg 이하인 저혈압이 지속한다면, 바소프레신(vasopressin) 같은 2차 혈관 작용제를 투여한다.
- 심장 박출량이 적다면 수축촉진제(inotrope)를 투여한다.
- 다음과 같다면 추가 수액 투여가 필요할 수도 있다.
  - 혈청 젖산 수치가 2 mmol/L 이상으로 계속 높을 때
  - 일회 박출량 변이(SVV)가 12% 이상이거나 수동 다리 올림법에서 수액 반응성의 근거가 있지만, 계속 저혈압/저관류 상태일 때

요점

기계 환기 중인 환자에서 중심 정맥압(CVP)은 체액 상태(fluid status)를 잘 반영하지 못하므로 주의해서 사용해야 한다.

수동 다리 올림법(Passive Leg Raise Maneuver)

수동 다리 올림법은 수액 반응성을 예측할 수 있는 비침습 검사다. 환자를 바로 눕히고 다리를 몸통(trunk)보다 높여서 검사한다. 혈액 약 300 mL가 다리에서 오른쪽 심장으로 전달되어 전부하(preload)를 높인다. 수축기 혈압, 평균 동맥압, 심장 박출량(cardiac output) 같은 혈류역학이 개선된다면, 추가 수액 투여가 이점이 있을 수 있음을 의미한다.

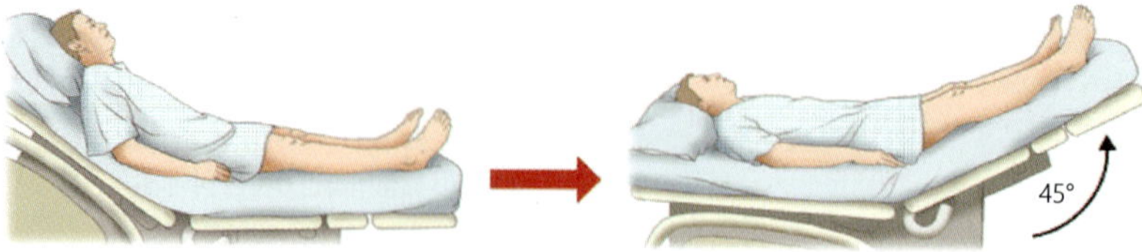

그림 2.64 수동 다리 올림법. 적절한 전부하를 유발하려면 머리는 아래로 두고, 다리만 올린다. [Used with permission from Marini, J. J., & Dries, D. J. (2018). Critical care medicine. Philadelphia: Wolters Kluwer.]

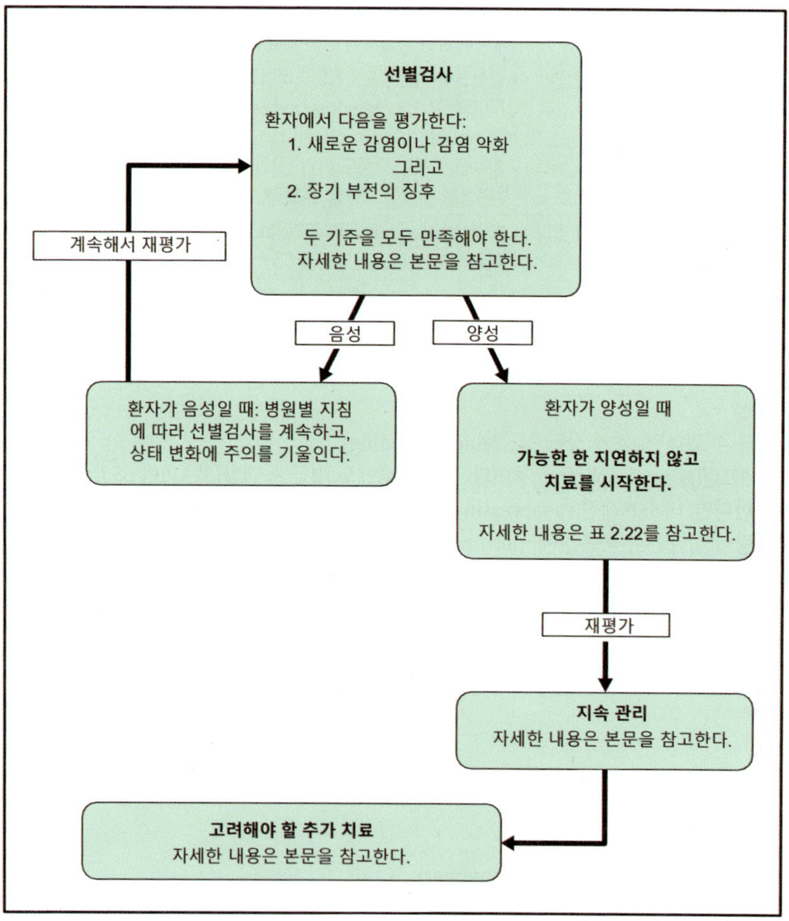

그림 2.65 패혈증/패혈 쇼크에서 목표 지향 치료의 알고리듬

SIRS *패혈 쇼크(p. 182) 참고*

SOFA *패혈 쇼크(p. 182) 참고*

ST 분절 감시(ST-SEGMENT MONITORING) *심전도: ST 분절 감시(p. 135), 심근경색: 심전도 패턴(p. 162) 참고*

스탈링 법칙(STARLING'S LAW)

스탈링 법칙에 따르면 심장 근육이 더 많이 늘어날수록, 심장의 수축력과 박동이 증가한다. 그러나, 심근이 과도하게 늘어나면(overstretch), 수축력은 정상보다 낮아지며 순환 부전을 유발한다. 고무줄을 너무 늘이면 끊어져서 쓸 수 없다는 점을 기억하자.

그림 2.66 스탈링 곡선. 확장말기의 섬유 길이가 증가할수록 심장 박출량도 증가한다. 자체 한계점을 넘어서면 심근이 더 늘어나도 심장 박출량이 감소한다.

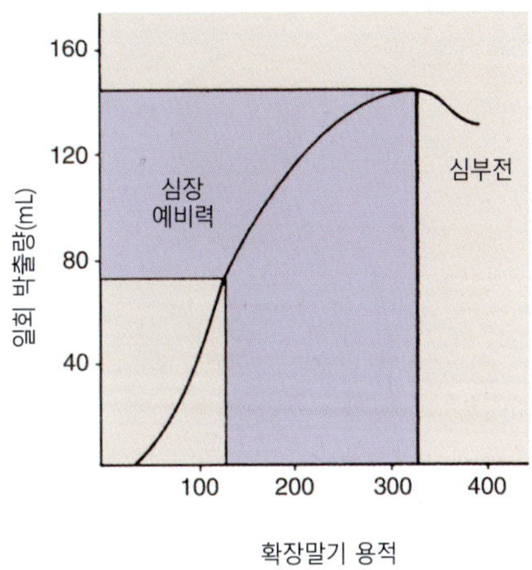

관상동맥 스텐트(STENTS, CORONARY) *관상동맥 혈관조영(p.101), 혈관성형(p.102), 죽종절제(p.107), 봉합기구(p. 117) 참고*

관상동맥 스텐트는 관상동맥이 좁아진 부분을 "넓히는데" 사용하는 속이 빈 관이다. 피부 경유 혈관 경유 관상동맥 성형(PTCA)으로 혈관을 미리 확장한 다음, 풍선 도관에 장착된 스텐트를 유도선을 이용해 병변 부위에 삽입한다. 협착 병변을 통과한 다음 풍선을 확장하면 스텐트가 확장되고 관상동맥 내부에 남는다.

1세대 스텐트는 금속 노출 스텐트(bare-metal stent, BMS)였으며, 특별한 코팅이 없었다. 1세대 스텐트는 동맥이 허탈 될 위험은 제거할 수 있었지만, 일반적으로 약 6개월 이내에 재협착이 자주 발생했다. 이 합병증 때문에 약물 용출 스텐트(drug-eluting stent, DES)가 개발되었다. DES는 재협착을 방지하는 약물과 혈관재개통 부위에 있는 상처 조직의 과도성장을 억제하는 중합체로 코팅되어 있다. 1세대 DES에는 시로리무스(sirolimus) 용출 스텐트(SES), 파클리탁셀(paclitaxel) 용출 스텐트(PES)가 있으며, SES는 생산이 중단되었으며, PES는 더 우수한 2세대 스텐트 덕분에 사용 빈도가 줄었다.

2세대 약물 용출 스텐트는 아래와 같다.
- 조타로리무스(zotarolimus) 용출 스텐트(ZES)
- 에베로리무스(everolimus) 용출 스텐트(EES)
- 리다포로리무스(ridaforolimus) 용출 스텐트(RES)

새로운 2세대 스텐트는 초기 1세대 스텐트보다 더 얇고, 더 배치하기 쉬우며, 생체적합성도 더 뛰어나다. 2세대 스텐트는 염증 반응이 적고, 혈관 치유도 더 빠르다. 이러한 장점이 있지만, 여전히 1세대 DES처럼 6-12개월 동안 항혈소판 요법을 권장한다.

3세대 스텐트 디자인은 현재 임상 시험으로 개발 중이며, 미국 밖에서는 이미 승인되었을 수도 있다. 여기에는 다음과 같은 스텐트가 있다.

- 수개월 동안 협착방지 약물을 전달한 다음 기본적인 금속 노출 스텐트가 되는 스텐트
- 역할을 마치면 몸에 흡수되어 사라지는 스텐트
- 코팅을 이용해서 동맥 안에 얇고 자연스러운 층(all-natural layer)을 빠르게 생성하는 스텐트

새로 스텐트를 삽입한 환자에게는 일상 관리, 천자 부위 평가, 합병증 관리가 필요하다.

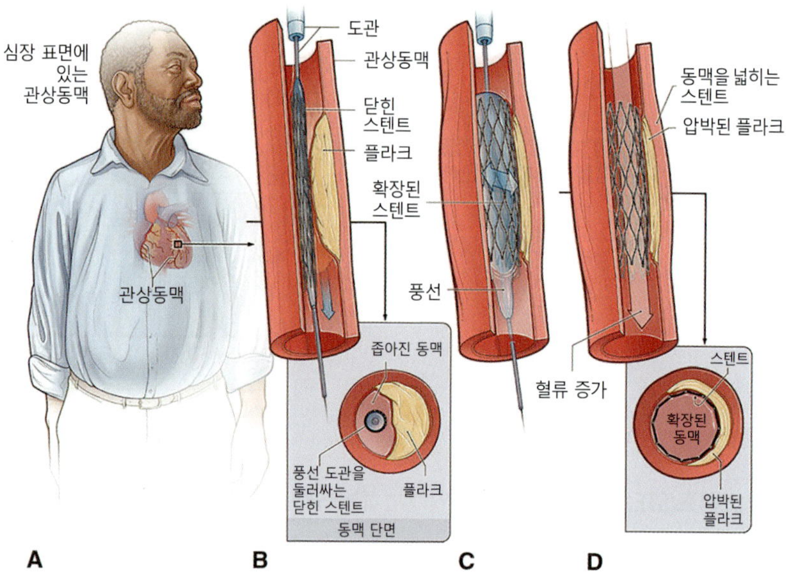

그림 2.67 스텐트 배치. A, 심장 표면을 주행하는 관상동맥. B, 도관을 삽입해서 병변 부위를 통과한다. C, 풍선을 확장하면 스텐트가 확장되어 플라크(plaque)를 압박한다. D, 도관과 확장된 풍선을 제거한다. 시술 전후의 동맥 단면에서 스텐트 배치 결과를 볼 수 있다. [Used with permission from American College of Sports Medicine. (2019). ACSM's clinical exercise physiology.]

조직 산소포화도 감시(StO_2 MONITORING)

근적외선 분광기(near-infrared spectroscopy, NIRS)는 말초 조직에서 산소화된 혈색소의 백분율을 측정하는 비침습 기구다. 혈액의 산소 포화도를 측정하는 맥박 산소측정기와는 다르다. 이 시스템은 모니터, 광학 케이블, 감지기로 구성된다. 감지기는 적외선 빛을 방출하고, 피부 표면 아래에 있는 근육 조직을 비추고 돌아오는 빛을 분석해서 국소 조직 산소 포화도를 측정한다. 감지기는 4초마다 StO_2 값을 생성한다. 건강한 사람은 엄지 아래쪽의 둥근 부위에 감지기를 부착했을 때, 정상 값이 80-93% 사이이다. StO_2는 활성 출혈 같은 급성 쇼크 중에 감소하며, 이를 바탕으로 혈액제제나 대량 수혈 필요성을 예측할 수 있다.

스토크-아담스 증후군(STOKES-ADAMS SYNDROME)

스토크-아담스 증후군에서 실신 사건은 충분하지 못한 뇌혈류 때문에 발생하며, 발작이나 의식 상실이 나타날 수 있다. 실신 사건은 고도 방실 차단, 다양한 간격의 심실 정지, 무수축 등이 유발한다.

부하 검사(STRESS TESTING) *p. 460 참고*

일회 박출량(STROKE VOLUME)

일회 박출량은 심장이 수축할 때마다 전신 순환계로 방출되는 혈액량이다. 정상값은 60-130 mL/beat다. 계산식은 아래와 같다.
- mL로 계산한 심장 박출량(CO)÷심박수(HR)

박출량 지수(STROKE VOLUME INDEX)

박출량 지수는 체표면적으로 조정한 박출량이다. 정상값은 35-60 mL/beat/m^2이다. 두 가지 방법으로 계산할 수 있다.
- mL로 계산한 심장 박출 지수(CI)÷심박수(HR)
- 일회 박출량(SV)÷체표면적(BSA)

일회 박출량 변이(STROKE VOLUME VARIATION) *스완-간즈 폐동맥 도관(p. 192), 중심 정맥 산소포화도 감시(p. 179), 스탈링 법칙(p. 185) 참고*

일회 박출량 변이는 심장이 수축할 때마다 좌심실에서 대동맥으로 분출되는 혈액량 변화를 측정한다. 정확한 측정에는 침상 모니터와 연결된, 노동맥(radial artery)이나 넓적다리동맥(femoral artery)에 삽입한 동맥선(arterial line)에 장착된 변환기가 필요하다. 에드워드(Edwards) EV1000 모니터와 연결된 플로트랙(FloTrac) 감지기(그림 2.68)는 지속 일회 박출량 및/또는 일회 박출량 변이를 측정하는, 따라서 지속 심장 박출량을 측정하는 혈류역학 감시 체계의 예시다.

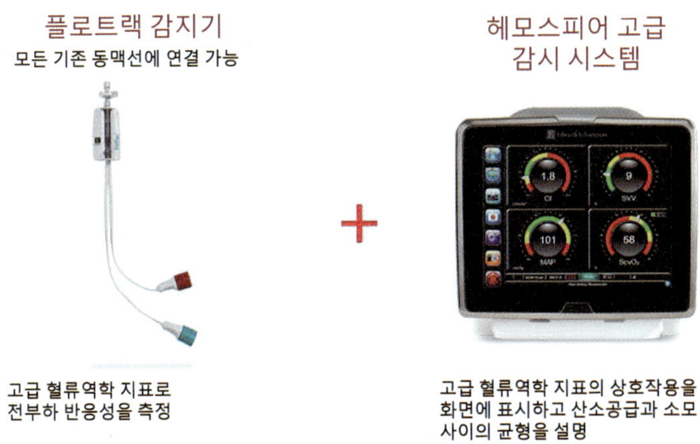
플로트랙 감지기
모든 기존 동맥선에 연결 가능
헤모스피어 고급
감시 시스템
+
1.8
CI
9
SVV
101
MAP
58
고급 혈류역학 지표로
전부하 반응성을 측정
고급 혈류역학 지표의 상호작용을
화면에 표시하고 산소공급과 소모
사이의 균형을 설명

그림 2.68 플로트랙 감지기는 Edwards EV1000 임상 시스템과 통합되어 환자 상태를 한 눈에 볼 수 있다.

순환 혈액량(전부하) 최적화는 조직으로의 산소 전달(DO_2)을 개선하는 1차 요법이다. 기술적으로 일회 박출량(SV) 및/또는 일회 박출량 변이(SVV)의 변화를 감시해서 심장의 "수액 반응성"을 판단한다. 수액 일시 주입으로 전부하 증가를 확인할 수 있다면, 과도한 IV 수액 투여 때문에 발생하는 잠재적인 손상을 줄일 수 있다.

환자 집단이 다르면 이 혈류역학을 측정할 때 접근 방식을 다르게 해야 한다. 그림 2.69에서 일회 박출량을 측정해서, 심장 전부하를 높이는 IV 수액 일시 주입의 효과를 예측하는 알고리듬을 볼 수 있다. 이 알고리듬은 일회 박출량을 감시할 수 있는 모든 환자에게 적합하다. 환자의 일회 박출량이 10% 이상 증가하면 수액 일시 주입으로 전부하가 개선되었음을 의미한다. 스탈링(Starling) 법칙을 이용해서 결과가 10% 미만이 될 때까지 수액 일시 주입을 지속한다.

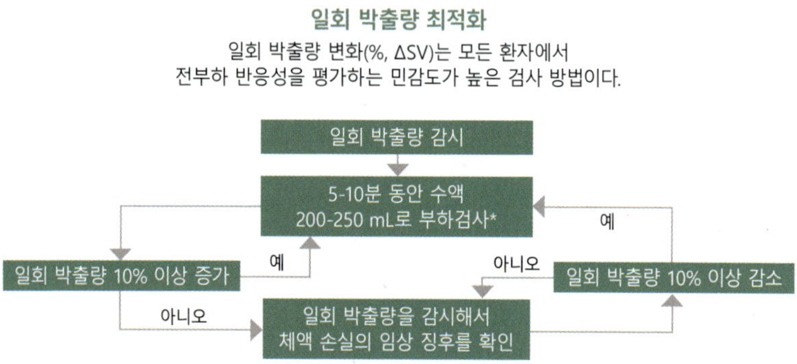

그림 2.69 **일회 박출량 최적화. *1-2분에 걸친 수동 다리 올림법은 수액 반응성을 평가하는 비침습 검사다.**

수액 반응성을 평가하는 일회 박출량 변이는 8 mL/kg(이상 체중)으로 100% 양압 조절 환기 중인 환자에게만 사용할 수 있다(그림 2.70). 동맥 파형의 변이로 일회 박출량 변이를 측정할 수 있으며, 동맥 파형은 환자에게 적용 중인 양압 환기에 영향을 받는다. 양압 환기는 동맥압이 들숨 시 상승하고 날숨 시 하강하는 "역" 모순 맥박(pulsus paradoxus) 효과를 유발한다. 양압 호흡 때마다 흉곽내 압력이 상승해서 동맥압 파형에 변이가 나타난다. 심방 박동에 나타나는 이 패턴을 일회 박출량 변이 측정에 사용한다.

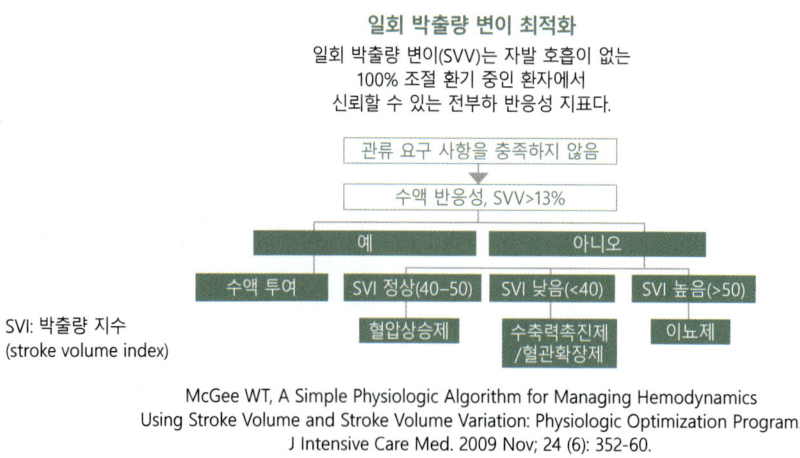

그림 2.70 **조절 환기 중인 환자에서 일회 박출량 최적화. [Used with permission from SAGE Publication, Inc. Journals. Journal of Intensive Care Medicine (1986).]**

일회 박출량 변이는 동맥 파형에서 최대 일회 박출량과 최소 일회 박출량의 차이를 측정해서 계산할 수도 있다. 다음 공식을 이용한다.

$$(SV_{최대}-SV_{최소})\div SV_{평균}$$

환자의 호흡 노력 때문에 발생하는 측정값 왜곡을 방지하려면 진정이 필요할 수도 있다. 일회 박출량 변이는 부정맥, PEEP 증가, 혈관확장 약물에 악영향을 받을 수 있다. 정상 일회 박출량 변이는 10-15% 미만이다. 소생요법은 일회 박출량 변이를 13% 미만으로 유지하는 것이 목표다.

위대정맥 증후군(SUPERIOR VENA CAVA SYNDROME)

위대정맥 증후군(SVCS)은 위대정맥이 외부 구조물에 눌려서 발생하거나, 내부에 혈전(thrombus)이나 피떡(clot)이 있을 때 발생하며, 혈류 장애를 유발한다. 가슴 위쪽에 있는 폐쇄 부위 위쪽의 정맥 배액에 장애가 발생해서, 결국 혈액이 심장으로 돌아오지 못하고 모인다.

원인

가장 흔한 원인은 암이다. 폐 또는 세로칸의 1차 또는 전이 종양이 정맥을 압박할 수 있다. 박동조율기 전선이나 정맥 도관 때문에 정맥 내부에 혈전이 발생할 수도 있다. 드물게는 매독, 결핵, 유육종증 등이 위대정맥 증후군을 유발할 수도 있다.

증상과 징후

- 가슴, 목, 머리 정맥 충혈: 피부 표면, 특히 가슴 부위에 돌출된 정맥이 보일 수도 있으며 바로 누운 자세에서 돌출 정도가 증가한다
- 가슴 통증
- 얼굴, 팔, 손 부종
- 청색증
- 기침, 쉰소리, 삼킴 곤란, 숨가쁨
- 혼란, 두통

치료

폐쇄의 근본 원인 제거가 목표다. 즉각적인 증상 완화에 사용하는 이뇨제는 순환 혈액량을 줄여서 환자를 더 편안하게 할 수 있다. 자세도(45°에서 90°) 호흡 증상을 개선할 수 있다. 종양 크기를 줄이는 응급 화학요법 또는 방사선요법도 사용할 수 있다. 또한, 스테로이드도 부종을 줄여서 종양 크기를 줄일 수 있다. 폐쇄의 원인이 피떡이라면 항응고제를 투여한다.

NOTES

혼합 정맥 산소포화도 감시(SVO$_2$ MONITORING) *중심 정맥 산소포화도 감시(p. 179), 스완-간즈 폐동맥 도관(p. 192), 혈액 가스 검사(p. 217) 참고*

SVO2 값	원인		가능성 있는 병인
감소 SVO$_2$ <60% 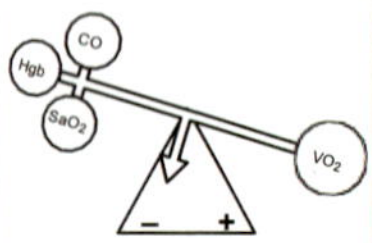	산소 공급 감소	심장 박출량 감소	심부전, PEEP 증가, 부정맥, 쇼크, 억제 약물, 후부하 증가
		동맥혈 산소포화도 감소	호흡 부전, 환기기와 분리, 흡인(suction) 비정상 혈색소, 폐 질환
		혈색소 감소	빈혈, 출혈, 희석
	산소 요구 증가	산소 소비 증가	고체온, 떨림(shivering), 발작, 호흡일 증가, 발열, 운동, 통증, 간호 처치(목욕, 자세 변경, 물리치료 등), 불안
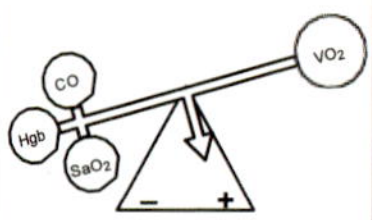 >80% SVO$_2$ 증가	산소 공급 증가	심장 박출량 증가	갑상샘 중독증, 패혈 쇼크, 수축촉진제, 대동맥내 풍선 맞박동(IABP) 보조, 부하 감소제, 중증 간 질환
		동맥혈 산소포화도 증가	고산소증, FiO$_2$ 증가, 고압 산소, 좌-우 션트
		혈색소 증가	수혈·적혈구증가증
			다른 원인: 박힌 도관(wedged catheter)
	산소 요구 감소	산소 소비 감소	저체온, 마비, 마취, 신경근 차단제, 시안화물 중독

정상 SVO$_2$ = 60%에서 80%

그림 2.71 혼합 정맥 산소포화도 변화와 원인

혼합 정맥 산소포화도는 조직 산소 요구량에 따라 적절한 산소를 제공하는 신체 능력을 반영한다. SVO$_2$는 혈색소에 결합되어 오른쪽 심장으로 돌아오는 산소의 비율을 측정한다. 이 값은 조직에 "흡수"되고 "남아" 심장으로 되돌아오는 산소의 양을 반영한다. SVO$_2$는 심장 박출량, 혈색소, 동맥혈 산소 포화도, 산소 전달, 조직의 산소 소모(대사 요구량)에 영향을 받는다. 이 측정값이 정상 범위를 벗어났다면 신체가 예상보다 많은/적은 산소를 사용하는 이유를 찾아야 한다.

SVO$_2$ 결괏값은 특수 폐동맥 도관의 산소 측정 내강(광학 모듈 연결기)에 장착된 광섬유로 측정한다. 광섬유는 반사 분광측광법(흡수, 굴절, 반사)으로 폐동맥에 직접 빛을 방출한다. 도관에서 방출된 빛은 산소화 혈색소와 탈산소화 혈색소를 통과하면서 산란되고 그 결괏값이 숫자로 변환되어 모니터에 표시된다.

일반적으로 SVO$_2$ 값은 중심 정맥 산소포화도(ScVO$_2$) 값보다 크다. ScVO$_2$ 측정에 필요한 혈액은 신체 위쪽의 복귀 정맥, 주로 빗장밑정맥(subclavian vein) 도관이나 속목정맥(internal jugular vein) 도관에서 채취한다. 반대로, SVO$_2$ 측정에 필요한 검체는 전신, 즉 위대정맥, 아래대정맥, 관상정맥에서 복귀하는 정맥이 모이는 폐동맥 도관 끝에서 채취한다.

정상 SVO$_2$ 값은 60-80%다. 빠른 "경험 법칙"에 따르면, SVO$_2$ 값이 낮다면 소모, 요구 또는 양쪽이 모두 증가한다. SVO$_2$ 값이 80% 이상으로 높다면, 패혈증, 간 질환, 갑상샘 항진 같은 고유량 상태(high-flow state)를 의미한다.

SVO_2가 3분 이상 정상보다 낮을 때 나타나는 효과:
- 60% 이하 → 예비 산소를 사용: 심장 보상실패
- 50% 이하 → 예비 산소가 고갈: 무산소 대사(젖산 산증 시작)
- 30% 이하 → 예비 산소가 고갈: 조직 산소 부족, 혼수

SVO_2 감소/낮은 심장 박출량 관리
- 교정 가능한 비심장성 원인을 찾는다. 예로는 산증, 전해질 불균형, 호흡 원인, 통증, 불안, 두려움, 떨림(shivering) 등이 있다.
- 전부하 최적화
- 필요하다면 조율(pacing)을 이용한 심박수 최적화(90-100회/분)
- 부정맥 조절
- 심장 박출량을 평가하고 심장 박출 지수(CI)가 2.0 L/min/m^2 미만이라면 수축촉진제 투여
- 계산한 전신 혈관 저항(SVR)이 1,500 dynes/sec/cm^{-5} 이상이라면 혈관확장제 투여
- 혈색소(Hb)가 7-8 g/dL 미만, 또는 적혈구 용적률(Hct)이 21-24% 미만이라면 수혈

산소측정 보정
산소측정 시스템을 보정하는 특정 절차는 도관과 모니터의 유형/제조사에 따라 다를 수 있다. 일반적으로 산소측정은 생체 외 방법과 생체 내 방법으로 보정할 수 있다.

생체 외 보정(도관 삽입 전)
- **요점**: 도관 내강은 생체 외 보정 전에는 세척(전처치)하지 않는다. 내강에 공기가 있는 상태에서 도관을 보정한다. 생체 외 보정을 완료하고 삽입 전에만 세척(전처치)한다. 도관을 삽입한 후에는 생체 외 보정을 하지 않는다.
- 표시된 연결부로 산소측정기 케이블을 모니터와 연결한다.
- 산소 측정 케이블에 도관의 광학 연결부를 "TOP" 방향이 "위"로 향하게 부드럽게 삽입하고 덮개로 고정한다.
- "산소포화도 보정(oximetry calibration)"을 선택한다.
- SVO_2 또는 $ScVO_2$를 선택하고 모니터의 "생체 외(in vitro)"를 선택한다.
- 표시된 입력란에 가장 최근에 측정한 혈색소 값이나 적혈구 용적률 값을 입력한다.
- "보정(calibrate)"을 누르면 보정 성공 메시지가 표기된다. 이제 도관을 삽입할 수 있다. 도관을 배치하고 "시작(start)"을 눌러 감시를 시작한다.

생체 내 보정(도관 삽입 후)
- 환자에게 이미 도관을 삽입한 상태. 산소 측정 케이블에 도관의 광학 연결부를 아직 연결하지 않았다면, "TOP" 방향이 "위"로 향하게 부드럽게 삽입하고 덮개로 고정한다.
- 신호 품질 지수(signal quality index, SQI)가 1 또는 2로 최적화되었는지 확인한다.
- "산소포화도 보정(oximetry calibration)"을 선택한다.
- SVO_2 또는 $ScVO_2$를 선택하고 모니터의 "생체 내(in vivo)"를 선택한다.
    - 도관 위치 불량 또는 신호 불안정 같은 경고 메시지가 나타날 수 있다. 경고 메시지가 나온다면 문제 해결을 시도한 다음 "재보정(recalibrate)" 또는 "계속(continue)"을 선택해서 채혈 과정을 시작한다.
- "빼기(Draw)" 버튼을 선택하고 원위 접속부에서 채혈한다. 먼저, 일정량을 채혈한 다음 폐기하고, 그 후 천천히 검체용 혈액을 채혈한다(30초 동안 2 mL를 권장). 검체는 즉시 검사실로 보낸다.
- 결과가 나왔다면, 표시된 입력창에 혈색소 값이나 적혈구 용적률 값과 혼합 정맥 산소포화도(정상은 60-80%)를 입력한다. 이를 혼합 정맥 PO_2(정상은 25-40 mmHg)와 혼동하지 않도록 주의한다.
- "보정(calibrate)"을 선택한다.
- **요점**: 최적의 정확도를 위해서 24시간마다 생체 내 보정을 권장한다. 산소측정 케이블 연결부가 환자 위

에 놓여있거나 10분 이상 이불에 덮여 있지 않도록 한다. 연결부의 온도가 상승해서 "온도 한계 초과" 알람이 울릴 수 있다.

환자 이송

- 도관과 광학 모듈은 환자를 이송할 때 모니터에서 분리할 수 있으며, 모니터에 다시 연결하면 이전 자료를 불러올 수 있다. 단, 자료는 24시간 이내의 자료만 불러올 수 있다.
- 환자를 이송한 다음 광학 모듈을 모니터에 연결하고 "산소측정 보정"을 선택한 다음 "산소측정 자료 불러오기"를 선택하고 "예"를 눌러 감시를 재개한다.

요점: "예"를 누르기 전 불러올 자료가 현재 환자의 자료가 맞는지 확인해야 한다.

- 여기서 "아니오"를 누르면 "생체 내" 보정이 필요하다.

스완-간즈 폐동맥 도관(SWAN-GANZ PULMONARY ARTERY CATHETER) *중심 정맥 산소포화도 감시 (p. 179), 혼합 정맥 산소포화도 감시(p, 190), 정맥울혈축(p. 176), 일회 박출량 변이(p. 187) 참고*

스완-간즈(SG) 폐동맥 도관은 우심방, 우심실, 폐동맥 압력을 직접 측정할 수 있을 뿐만 아니라, 좌심방 충만압(filling pressure)도 추정할 수 있는 진단 도구다. SG 도관은 중심 정맥으로 삽입하며, 주로 넓적다리정맥(femoral vein), 목정맥(jugular vein), 빗장밑정맥(subclavian vein)을 이용하지만 드물게는 팔꿈치 오금(cubital fossa) 정맥이나 위팔정맥(brachial vein)을 이용할 수도 있다. SG 도관은 신체 외부에 있는 압력 변환기에 부착된 열희석 감지기와 연결한다. 최근 몇 년 동안 폐동맥 도관의 이점이 논란이 되었고, 많은 의사가 오늘날 최소한으로만 사용한다. 그러나, 폐 고혈압, 심장성 쇼크, 심부전, 설명할 수 없는 호흡 곤란 환자의 평가에 여전히 효과적인 도구임은 틀림없다. 또한, 여전히 심혈관 조영실에서는 일반적으로 사용한다.

기본 특성

스완-간즈 도관은 종류가 다양하다. 지속 심장 박출량을 감시할 수 있는 도관, 혼합 정맥 산소포화도(SVO_2)를 감시할 수 있는 도관, 박동조율 기능을 가진 도관, 약물 투여에 사용하는 추가 접속부가 있는 도관 등 다양한 기능이 있다. 그러나, 모든 도관은 4가지 기본 특성을 공유한다.

- **근위 접속부(CVP port)**. 근위 접속부는 도관 끝에서 30 cm 지점에 있으며 우심방 안에 있다. 수액 주입이나 중심 정맥압 감시에 사용하며 일반적으로 파란색이다.
  - 선택 사항으로 도관 끝에서 31 cm 지점에 다른 접속부가 있는 도관도 있다. 이 접속부는 추가 수액 주입 접속부며 일반적으로 흰색이거나 투명하다.
- **폐동맥 원위 접속부(PA distal port).** 도관 원위 끝부분 근처에 있으며 폐동맥 압력 측정에 사용한다. 혼합 정맥 검체 채취에도 사용하며 일반적으로 노란색이다.
- **서미스터 연결 플러그(thermistor connector plug).** 이 접속부는 도관 말단에서 4 cm 지점에 있으며 주폐동맥 안에 있다. 심장 박출량 모니터와 연결해서 열희석법으로 심장 박출량을 측정할 수 있다. 일반적으로 빨간색/흰색이다.
- **풍선 팽창 접속부**. 침상에서는 거의 사용하지 않지만, 폐쇄가 없다는 가정 하에 좌심실 내부 압력 측정에 사용한다. 일반적으로 빨간색이며 주사기를 연결해서 공기를 주입할 수 있는 "열기/닫기" 슬라이드 밸브가 있다. 공기를 주입하면 도관 끝에 있는 풍선이 팽창하며 도관이 쐐기처럼 폐동맥에 박힌다. 이는 효과적으로 오른쪽 심장을 폐쇄해서 좌심실 압력을 산출할 수 있다. 폐동맥 폐쇄 압력(pulmonary artery occlusive pressure, PAOP)이라고도 하는 쐐기압(wedge pressure)은 질병이 없다면 폐동맥 확장기 압력과 상관관계가 있어야 한다.

A. 우심방에 도관을 삽입하고 풍선을 팽창한다. 압력은 일반적으로 2-5 mmHg로 낮다.

B. 풍선을 팽창한 상태로 도관을 우심실로 이동한다. 파형에서 수축기 압력은 25-30 mmHg로 나타나고, 확장기 압력은 0-5 mmHg로 나타난다.

C. 도관이 폐동맥으로 이동하면 수축기 압력은 그대로 유지되지만, 확장기압력이 10-15 mmHg로 상승한다.

D. 풍선을 수축하고 작은 혈관에 박힐 때까지 도관을 진입한다. 그 후, 풍선을 팽창하면 도관 앞쪽의 압력을 측정할 수 있다. 이는 대략적인 좌심실 확장말기 압력이다.

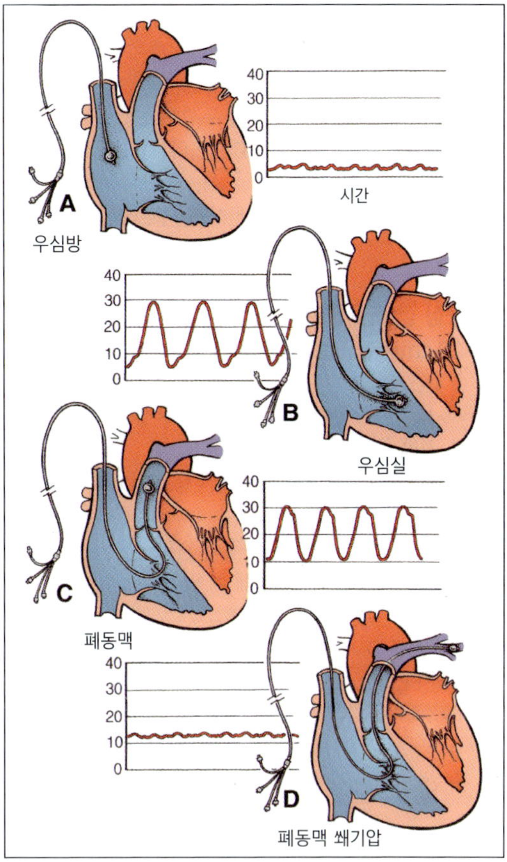

그림 2.72 폐동맥 도관 삽입 중 관찰할 수 있는 압력 파형

NOTES

사양
- 길이: 소아용 60 cm, 성인용 110 cm.
- 굵기: 소아용 4 Fr, 성인용 8 Fr.
- 표시: 10 cm마다 얇은 선, 50 cm마다 두꺼운 선.
- 삽입 부위: 주로 오른쪽 속목정맥(IJV)이나 왼쪽 빗장밑정맥(SCV). 여의치 않다면 왼쪽 속목정맥이나 오른쪽 빗장밑정맥.
- 위치: 최종 삽입 깊이는 환자 체형에 따라 다르다. 일반적으로 속목정맥에서 삽입하면 40-55 cm를 삽입하며, 근위 접속부는 끝에서 30 cm이며 우심방 안에 있다.

우심방 압력(중심 정맥압) 또는 "전부하"
정상 범위: 4-10 cmH_2O 또는 2-6 mmHg

우심실이 혈액을 박출하지 못함을 의미하는 CVP 상승은 다음과 관련이 있다.
- 순환 과부하, 정맥 수액 과다주입
- 심장 눌림증(tamponade), PEEP, 심부전 등에서 나타나는 정맥 울혈
- 중증 승모판 협착증, 좌우 션트
- 경색, 심장막염으로 인한 우심실 수축력 저하
- 높은 폐혈관 저항, 폐부종, 만성 폐쇄 폐 질환

PEEP 수준이 5 cmH_2O보다 높으면 거짓으로 CVP가 상승할 수 있다. CVP를 계산하는 정확한 공식은 없지만, 연구에 따르면 PEEP이 0.368 cmH_2O 상승하면 CVP는 1 cmH_2O 상승한다. 다른 연구에 따르면 PEEP이 5 cmH_2O 증가할 때마다 CVP는 대략 2.5 cmH_2O 증가한다.

정맥 환류가 부족함을 의미하는 CVP 감소는 다음과 관련이 있다.
- 출혈
- 사이질 공간으로 체액 누출
- 쇼크 등으로 인한 심각한 혈관확장

우심실 압력(RVP)
정상 범위: 수축기 25-30 mmHg, 확장기 0-5 mmHg

도관을 삽입할 때 우심실 압력을 측정한다. 이때 말고는 RVP를 측정할 수 없다. 심실 벽을 자극하면 PVC가 발생할 수 있으므로 압력 측정 중에는 주의해야 한다.
- 수축기 압력은 폐 고혈압이나 폐동맥판 협착증 때문에 증가할 수 있다.
- 확장기 압력은 우심실 부전, 심장막염, 심장눌림증 때문에 증가할 수 있다.

폐동맥 압력(PAP)
정상 범위: 수축기 16-32 mmHg, 확장기 8-10 mmHg, 평균 20 mmHg 미만

우심실 압력과 폐동맥 압력은 수축기에는 같을 수도 있지만, 확장기에는 다르다.
- 좌심실 부전이나 폐혈관 질환(폐 고혈압, 폐 색전증, 폐부종 등) 때문에 증가할 수 있다.
- 혈액량 고갈, 약물, 흡인, 폐동맥판 협착증 때문에 감소할 수 있다.

심장 박출량(CO)
정상 범위: 4-8 L/min. CO=일회 박출량(SV)×심박수(HR)
심장 박출량은 전신 순환으로 심장이 매분 박출하는 혈액량이다. 심장 박출량 상승은 다음과 관계가 있다.

- 동정맥 션트
- 폐부종
- 발열, 빈맥, 화상 같은 대사 증가 상태
- 넓은 맥압(wide pulse pressure)을 동반한 경도 고혈압
- 초기 패혈증

심장 박출량 감소는 다음과 관계가 있다.

- 탈수, 이뇨, 경색 등으로 인한 일회 박출량 감소
- 폐혈관 저항 증가
- 판막 질환, 느린 심박수
- 좌심실 충만 불량
- 저혈량증
- 심장눌림증

심장 박출 지수(CI)

정상 범위: 2.5-4.5 L/min/m^2, CI=CO÷BSA

심장 박출 지수는 심장 박출량 및 체표면적(BSA)과 상관관계가 있다.

- 2.0-2.2는 전향 심부전(forward heart failure) 발생을 의미한다.
- 1.5-2.0은 심장성 쇼크와 일치한다.
- 1.5 미만이면 예후가 나쁘다.

폐혈관 저항(PVR)

정상 범위: 37-250 dyne/sec/cm^{-5}, PVR=[(mean PAP–PAOP)÷CO]×80

우심실 후부하를 측정한 값. PVR은 폐혈관계로 혈류를 생성할 때 우심실이 이겨내야 하는 힘이다. 폐혈관은 폐포 산소 분압(alveolar PO_2)이 감소하거나 동맥혈 이산화탄소 분압($PaCO_2$)이 상승하면 수축한다. 따라서, 폐색전 같은 폐쇄 병변이 있다면 PVR이 상승할 수 있다.

전신 혈관 저항(SVR) 또는 "후부하"

정상 범위: 800-1,300 dyne/sec/cm^{-5}, SVR=[(MAP–CVP)÷CO]×80

혈류를 생성할 때 좌심실이 이겨내야 하는 저항의 측정값. 말초혈관 저항(peripheral vascular resistance)이라고도 부르며, 약자가 같은 폐혈관 저항(pulmonary vascular resistance, PVR)과 혼동하지 않아야 한다. SVR은 항상 심장 박출량과 반대로 움직인다.

다음과 같은 상황이 있을 때 말초혈관이 수축해서 상승할 수 있다.

- 저혈량증
- 저체온증
- 카테콜아민
- 고혈압
- 심장성 쇼크
- 대량 폐 색전증
- 심장눌림증

혈관확장 요법이나 초기 패혈 쇼크 때문에 말초혈관이 확장되면 감소할 수 있다.

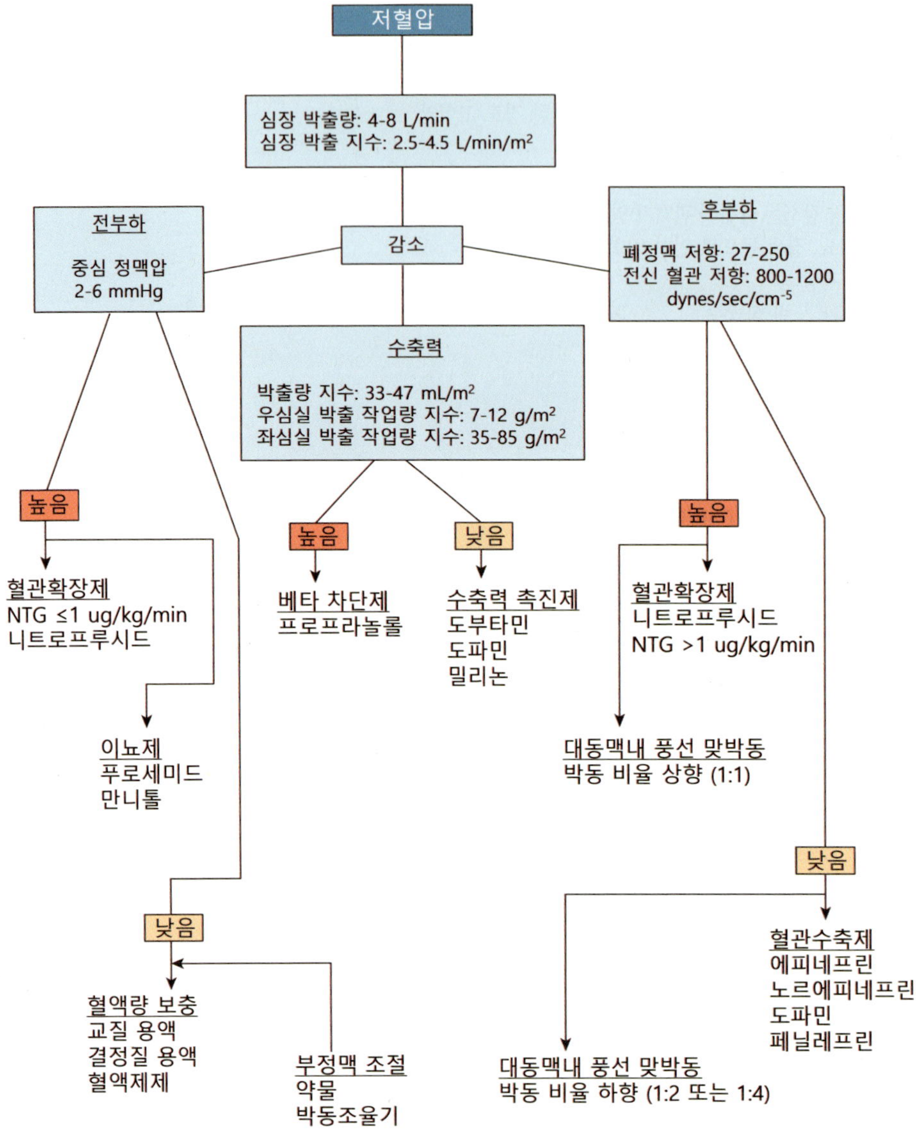

그림 2.73 혈류역학에 따른 저혈압 치료 알고리듬. NTG, 니트로글리세린. [Adapted from Urban, N. (1986). Hemodynamic Parameters for Clinical Decision Making. Critical Care Nurse. 6 (2): 46–61. Reprinted with permission.]

■ 동기 심장율동전환(SYNCHRONIZED CARDIOVERSION) *심장율동전환(p. 116) 참고*

■ 전신 염증 반응 증후군(SYSTEMIC INFLAMMATORY RESPONSE, SIRS) *패혈 쇼크(p. 182) 참고*

■ 전신 혈관 저항(SYSTEMIC VASCULAR RESISTANCE) *스완-간즈 폐동맥 도관(p. 195) 참고*

■ 심장 눌림증(TAMPONADE) *벡 세 증후(p. 110), 모순 맥박(p. 178) 참고*

급성 심장 압박 또는 심장 눌림증은 심장막 주머니(pericardial sac)에 혈액이나 체액이 고인 결과다. 흉부 둔상이나 관통상 후에도 발생할 수 있으며, 심장 파열이나 관상 혈관 파열로 인해 심장막 안으로 출혈이 있어도 발생할 수 있다. 가장 좋은 진단 방법은 심초음파 검사다. 다음과 같은 임상 양상이 나타날 수 있다.

- 좁은 맥압
- 수축기 혈압 감소와 확장기 혈압 상승
- 모순 맥박: 10-15 mmHg 이상 감소, 멀리서 들리거나 약한 심음
- 전부하 증가: 중심 정맥압(CVP) 20 mmHg 이상
- 흉부 방사선 영상에서 넓어진 세로칸(mediastinum) 음영
- 심장 박출량 감소
- 심장 내부 압력 균등화(우심방 압력, 폐동맥 확장기 압력, 좌심방 압력)

상처 직접 봉합, 가슴절개술(thoracotomy), 심장막절개(pericardiotomy), 심장막천자(pericardiocentesis) 등으로 치료한다. 심장막천자는 칼갈비각(xiphocostal angle)으로 18G 바늘을 삽입해서 심장막 주머니에 있는 혈액을 흡인하는 방법이다. 소량(약 10-20 mL)만 제거해도 증상을 완화할 수 있다.

■ 탠덤하트(TANDEMHEART) *심실 보조 장치(p. 205) 참고*

■ 목표체온 유지치료(TARGETED TEMPERATURE MANAGEMENT, TTM)

심정지 후 성공적으로 소생한 환자의 치료에 사용하는 저체온 요법은 좋은 신경학적 결과의 비율을 높이고 사망률을 줄인다고 밝혀졌다. 2015 AHA (American Heart Association) 지침에 따르면, "심정지 후 자발 순환이 회복된(ROSC) 모든 성인 혼수(즉, 구두 명령에 의미 있는 반응이 없는) 환자는 목표 체온을 32°C에서 36°C 사이로 설정한 TTM을 받아야 하며, 목표 체온에 도달했다면 최소한 24시간은 계속 유지해야 한다." 체온이 감소하면 뇌부종, 발작 활동, 대사 요구가 감소한다고 생각되며, 신경학적 기능이 온전한 상태로 회복될 가능성이 더 크다.

적용 기준

저체온 유도는 수상 후 6시간 이내에 시작해야 한다.

- 자발 순환이 회복된 비외상성 심정지
- 이상적으로 수상 후 10분 이내에 심폐 소생술이 이루어졌을 때
- 명령에 목적을 가진 움직임을 보이지 않으며, 글래스고 혼수 점수(GCS)가 6점 미만

배제 기준

- 최근 14일 이내에 큰 수술(감염/출혈 위험)
- 전신 감염/패혈증
- 마약 남용, 약물 중독 같은 다른 원인으로 인한 혼수
- 다른 치료로 인한 출혈 경향, 활성 출혈, 지속 출혈
- 소생술 금지(DNR) 환자/삽관 금지(DNI) 환자

냉각 방법

- **얼음팩, 냉수 욕조, 냉기(표면 냉각: 비침습)**. 머리, 목, 겨드랑, 고샅부위(groin)처럼 해부학적으로 열교환 능력이 큰 부위에 얼음팩을 적용한다. 비용이 저렴하고 대다수 병원에서 빠르게 적용할 수 있지만, 일정한 목표 온도로 체온을 낮추거나 유지할 때는 신뢰성이 떨어진다.
- **일반 냉각 담요(표면 냉각: 비침습)**. 냉각 담요는 피부와 접촉이 좋지 않지만, 얼음팩과 같이 사용한다면 상당히 효과적이다. 환자의 앞뒤에 담요를 적용하며 일반적으로 목표 온도에 도달하면 얼음팩은 제거한다. 대다수 담요에는 방광이나 식도에서 체온을 측정할 수 있는 중심 체온 탐색자가 장착되어 있다. 일정한 온도 되먹임(feedback)은 냉각 담요에 변화를 주어 원하는 설정 온도를 달성할 수 있도록 해주지만, 온도 조절은 어려울 수도 있다.
- **표면 열교환 장치(표면 냉각: 비침습)**. 온도가 조절된 물을 음압으로 순환시키는 수화젤(hydrogel)로 덮인 패드를 환자의 배, 등, 넓적다리에 부착한다. 패드는 피부로 직접 열전도를 제공한다. 패드는 냉각 원천과 피부 사이에 공기가 있어서 대류로 냉각되는 냉각 담요와는 다르다. 가장 일반적으로 사용하는 표면 냉각 장치는 BD 아틱 썬(BD Arctic Sun™) 이며, 1시간에 약 1°C 속도로 냉각할 수 있다.
- **도관 기반 기법을 이용하는 내부 냉각(내부 냉각: 침습)**. 혈관내 체온 관리라고도 하는 이 기법은 넓적다리(femoral), 빗장밑(subclavian), 속목(internal jugular) 정맥으로 중심 정맥계에 삽입한 특수 도관을 활용한다. 도관은 도관 내부로 차가운 식염수를 순환시키는 제어판과 연결되어 있다. 폐쇄 고리로 순환하므로 환자에게 수액은 주입되지 않는다. 도관 근처로 혈류가 흐르면 식염수가 혈액 온도를 낮춰서 전신 체온이 냉각된다. 이 시스템은 원격으로 환자의 체온을 감지하고 자동으로 순환 식염수의 온도를 조절하므로 설정한 목표 체온을 유지할 수 있다. 이 방법은 체온을 엄격하게 제어할 수 있으며 신경근육차단제 사용도 줄일 수 있다.
- **차가운 수액 주입을 이용한 내부 냉각(내부 냉각: 침습)**. 경도에서 중증도 저체온을 유도하는 차가운 수액 주입은 빠르고, 효과적이며, 안전하다고 밝혀졌다. 4°C 0.9% NS나 젖산 링거(LR) 용액은 30 mL/kg를 주입할 수 있으며, 최대 2 L까지 투여할 수 있다. 1시간에 1.24°C를 냉각할 수 있지만, 주입 후에는 낮아진 체온을 유지하려면 다른 냉각 방법을 사용해야 한다.

치료를 위한 저체온증의 4단계

- **시작**은 초기 냉각으로 시작해서 목표 온도인 32-36°C에 도달할 때까지 유지한다. 이상적으로는 수상 후 6시간 이내에 시작해야 한다.
- **유지**는 최소 24시간 동안 중심 체온을 32-36°C로 유지하는 과정이다.
- **재가온(rewarming)**은 시간당 0.25-0.5°C 속도로 중심 체온을 올리는 능동/수동 방법이다. 너무 빠른 속도로 체온을 다시 올리면 저혈압, 전해질 불균형, 뇌부종, 발작으로 이어질 수 있다. 세포내 공간에서 세포외 공간으로 전해질이 이동하므로, 재가온 단계를 시작하기 전에 전해질 주입은 중단해야 한다.
- **정상 체온을 유지**한다. 중심 체온의 능동 조절을 유지해서 수상 후 최소 48시간 동안은 발열을 피한다.

NOTES

부작용

- 심장 전도를 느리게 해서, 부정맥, 느린맥, PR/QT 간격 연장 등을 유발
- 인슐린 내성 증가와 인슐린 분비 감소로 인한 고혈당
- 한랭 이뇨(cold diuresis)로 인한 저혈량증, 저포타슘혈증, 저마그네슘혈증, 저인산염혈증
- 응고 장애
- 백혈구 기능장애 때문에 감염 위험 증가
- 대사가 느려지고, 많은 약물이 느리게 배출

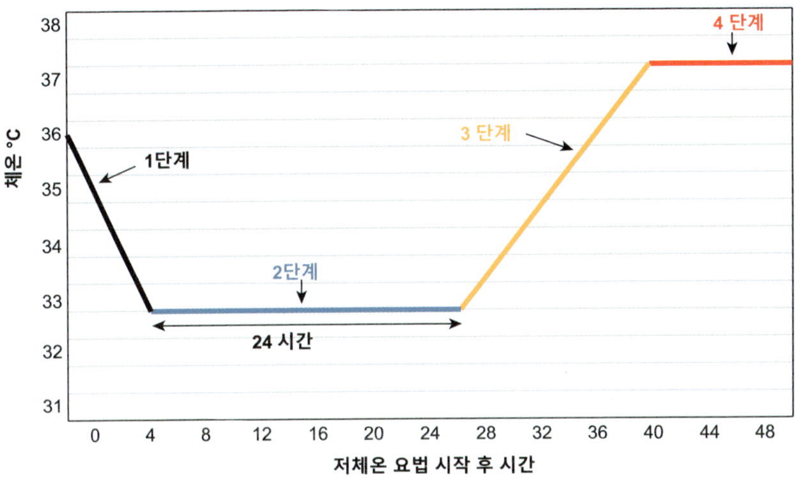

1단계: 시작
- 즉시 냉각 시작
- 진통/진정
- 떨림(shivering)을 확인하고 치료

2단계: 유지
- 혈압, 산소 포화도, 혈액량, 혈당, 포타슘 수치, 발작을 주의 깊게 감시

3단계: 재가온
- 목표 체온에 도달하고 24시간 뒤에 시작
- 시간당 0.25-0.5℃로 체온 상승
- 혈압, 혈당, 포타슘을 감시

4단계: 정상체온 유지
- 발열 회피

그림 2.74 목표체온 유지치료의 4단계

간호 관리

- 수화젤(hydrogel) 패드가 피부에 밀착되지 않을 때는 교체해야 한다. 제조사 지침에 따르면 최소한 5일마다 패드 교체를 권장한다.
- 패드는 피부 손상을 유발할 수 있으므로, 특히 패드 아래 쪽을 주의 깊게 평가해야 한다.
- 환자가 연결선/수액선을 누르지 않도록 주의한다.
- 떨림은 흔하며, 관리해야 한다. 항불안제, 마약 진통제, 신경근육 차단제 등으로 충분한 진정을 유지한다. 아래턱을 촉진해서 윙윙거리는 진동(humming vibration)이 느껴진다면, 떨림을 조기에 확인할 수 있다. 떨림은 눈에 보이는 머리/목의 경련에서 가슴/몸통의 경련, 그 후 전신 떨림으로 진행할 수 있다.
- 지속적인 심장과 혈류역학 감시/최적화
- 주의 깊은 전해질 감시
- 지속적인 체온 감시: 표면 또는 열교환 방법으로 냉각하는 자동화 장치의 유도, 유지, 재가온 중에 사용할 수 있다.
- 흡인을 예방하고 두개내압(ICP)을 줄이려면 침상 머리 높이를 30° 이상으로 유지한다.
- 스트레스 궤양 예방
- 정맥 혈전색전증 예방
- 조기 물리치료와 작업요법
- 혈당 조절

TAVR *도관 경유 대동맥판 치환(p. 203) 참고*

TEE *식도 경유 심초음파 검사(p. 461) 참고*

임시 박동조율기(TEMPORARY PACEMAKER) *p. 169 참고*

팔로 네 증후(TETRALOGY OF FALLOT)

팔로 네 증후는 모든 선천 심장병 중 10%를 차지하지만, 일반적으로 소아기 초기에 수술로 교정을 하므로 성인에서는 드물다. 네 증후의 구성 요소는 다음과 같다.

- 심실 중격 결손(VSD)
- 우심실과 좌심실 모두와 연결되며 심실 중격 결손에 걸치는 대동맥(overriding aorta)
- 우심실 비대(RVH)
- 폐동맥판 협착증(PS)

작고 발달이 더딘 체형, 팔다리 곤봉증, 경도에서 중등도 청색증이 특징이다. 왼쪽 복장뼈(sternum) 경계에서 큰 수축기 잡음이 들린다. 수술로 심실 중격 결손을 막고 우심실 유출로(RVOT)를 확장해서 폐동맥판 협착증을 완화한다. 수술을 받지 않은 성인은 주로 부정맥과 관련된 돌연사, 심부전, 뇌졸중, 뇌농양, 심내막염 등으로 사망한다.

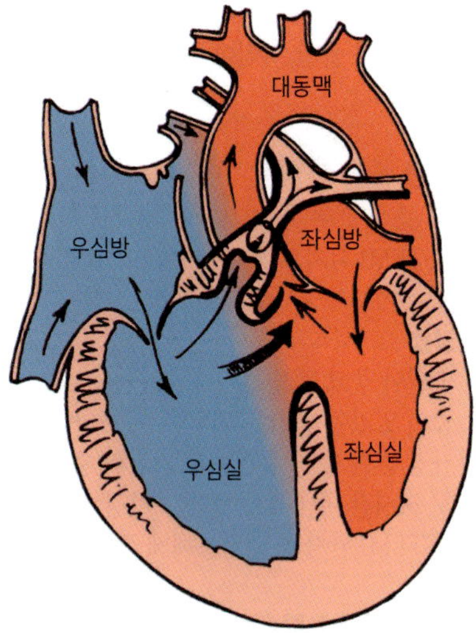

그림 2.75 팔로 네 증후. [From Finklemeier, B. A. (2000). Cardiothoracic surgical nursing (2nd ed.). Philadelphia: Lippincott Williams & Wilkins.]

혈전용해 요법(THROMBOLYTIC THERAPY) *알테플라제(p. 387), 레테플라제(p. 425), 테넥테플라제(p. 426) 참고*

혈전용해제는 섬유소분해효소전구체(plasminogen)를 섬유소분해효소(plasmin)로 전환하기 시작해서 급성 경색을 유발하는 혈전을 녹인다. 섬유소분해효소는 혈전이 서로를 연결하는 섬유소 가닥(fibrin thread)을 분해한다. 혈전용해 요법은 심혈관 조영실이 없는 병원에서 "시간을 버는" 용도로 사용할 수도 있다. 치료 시작까지의 시간 단축, 특히 "내원 후 약물 투여까지의 시간"은 결과 개선에 중요한 목표로 밝혀졌다. 내원 후 30분 이내에 혈전용해 요법을 시작해야 한다. 혈전용해제는 고유한 위험이 있기에 실리를 주의 깊게 평가해야 한다.

금기

- 절대 금기
  - 이전 두개내 출혈
  - 구조적 뇌혈관 병변
  - 악성 두개내 신생물
  - 3개월 내의 허혈 뇌졸중
  - 대동맥 박리가 의심될 때
  - 생리를 제외한 활성 출혈이나 출혈 경향
  - 3개월 이내에 심각한 폐쇄 머리 외상이나 얼굴 외상
- 상대 금기
  - 만성, 중증, 잘 조절되지 않는 고혈압 병력
  - 내원 시 수축기 혈압이 180 mmHg 이상으로 심각한, 조절되지 않는 고혈압
  - 치매
  - 외상, 심폐 소생술 시작 후 10분 이상, 3주 이내의 큰 수술
  - 2-4주 이내의 내출혈
  - 압박할 수 없는 혈관 천자
  - 스트렙토키나제(streptokinase)를 사용한다면, 5일 이전에 이미 사용했을 때 또는 스트렙토키나제에 알레르기 반응이 있을 때
  - 임신
  - 급성 소화 궤양
  - 최근에 와파린(warfarin) 같은 항응고제를 사용해서 INR이 1.7 이상이거나 PT가 15초 이상

- 48시간 이내에 헤파린(heparin)을 사용해서 PTT가 비정상적으로 상승
- 두개내 출혈 위험이 클 때

이점

- 증상 발현 후 3시간 이내에 시작하면 가장 효과가 크지만, 증상 발현 후 6시간 이내에도 투여할 수 있다. 증상 발현 후 12시간이 지나서 투여하면 실리가 위험을 능가하지 못할 수도 있다.
- NSTEMI 환자보다 STEMI 환자에게 효과가 더 크다.

합병증

- 출혈이 주요 합병증이다. 최근에 수술을 받은 환자, 외상 환자, 고혈압 환자, 간 질환 환자, 최근에 뇌졸중이 있었던 환자는 위험이 더 크다.
- 가장 흔한 출혈 합병증은 위장관 출혈이다.
- 첫 24시간 이내에 발생하는 가장 심각한 출혈 합병증은 두개내 출혈이다.
- NSTEMI 환자는 혈전용해제 투여 후 심근이 재관류되면서 부정맥이 발생할 수 있다.

■ 조직 섬유소분해효소전구체 활성제(TISSUE PLASMINOGEN ACTIVATOR) *알테플라제(p. 387) 참고*

■ 염전성 심실빈맥(TORSADE DE POINTES, TdP) *심전도: 심실위 빈맥과 심실 빈맥(p. 138) 참고*

TdP는 심실 복합체의 극성이 양극과 음극 사이로 요동치는 위험한 심실빈맥이다. 문자 그대로 TdP는 "점의 뒤틀림"이다. QT 간격이 연장되고 불응기가 길어질수록 더 다양한 이소성 심실 수축이 발생한다(정상 QT 간격은 0.32-0.40초며, 앞선 R-R 간격의 절반 미만이다). 주로 퀴니딘(quinidine), 프로카인아마이드(procainamide), 디소피라마이드(disopyramide), 아미오다론(amiodarone) 등이 원인이지만, QT 간격을 연장하는 모든 원인은 TdP를 유발할 수 있다. 예로는 저포타슘혈증, 저마그네슘혈증, 저칼슘혈증, 현저하게 느린 맥, 뇌내 병리 변화, 교감신경 긴장도 변화, 정신작용제 등이 있다. 환자는 의식이 있을 수도 있으며, 빈맥은 발작성일 수도 있으며, 멈췄다가 다시 시작할 수도 있다.

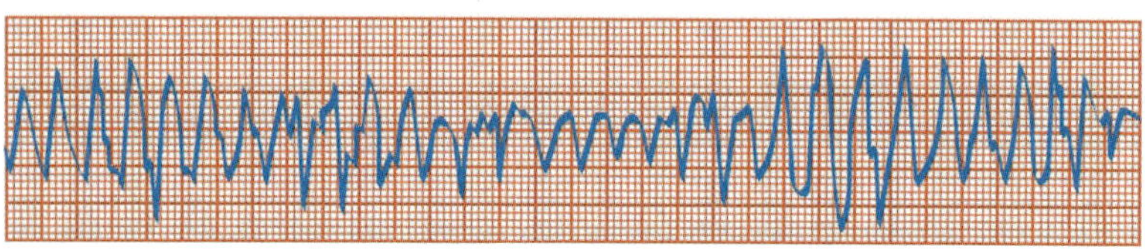

그림 2.76 염전성 심실빈맥. [From Morton, P. G., & Fontaine, D. K. (2018). Critical care nursing: A holistic approach (11th ed., Fig. 17-27B, p. 227). Philadelphia: Wolters Kluwer.]

치료

- 심실빈맥에 대한 ACLS 프로토콜
- 최대 140 회/분에 달하는 고박동 조율(overdrive pacing)이 필요할 수도 있다.
- 저포타슘혈증 치료(유발 요인일 때)
- 먼저 황산마그네슘(magnesium sulfate) 1-4 g을 투여하고 5% 포도당 수액 100 cc에 1-2 g을 혼합해서 1-2분에 걸쳐 주입한다. 필요하다면 깊은 힘줄 반사(deep tendon reflex)를 주의 깊게 감시하면서 4시간마다 반복할 수 있다. **참고**: 임상적으로 중요한 고마그네슘혈증에는 해독제로 10% 글루콘산 칼슘(calcium gluconate) 용액 10-20 mL를 IV로 투여할 수 있다.
- 환자가 불안정하다면 심장율동전환(cardioversion)
- 리도카인/페니토인(lidocaine/phenytoin), 이소프로테레놀(isoproterenol), 속효 베타 차단제를 고려한다.
- QT 간격을 연장하는 약물을 중단한다.
- 순환기 내과에 협진: 예방 목적의 삽입형 제세동기(implantable defibrillator)가 필요할 수도 있다.

t-PA *알테플라제(p. 387) 참고*

도관 경유 대동맥판 치환(TRANSCATHETER AORTIC VALVE REPLACEMENT, TAVR) *대동맥판 협착증(p. 106), 고리성형(p. 104), 판막 성형(p. 205) 참고*

TAVR은 증상이 있는 중증 대동맥판 협착증 환자에게 최소 침습 치료를 가능하게 하는 수술 기법이다. 이제는 고위험 환자와 저위험 환사 모두에서 개방 심장 수술보다 더 좋은 치료법으로 여겨진다. TAVR은 병든 판막을 대체하지 않고 원래 대동맥판이 있던 자리에 대체 판막을 밀어 넣는다. 기존 판막의 첨판(leaflet, cusp)은 동맥에 스텐트를 삽입할 때처럼 새로운 판막이 배치되면서 옆으로 밀려난다.

넓적다리 경유(transfemoral), 대동맥 경유(transaortic), 심장끝 경유(transapical)라는 3가지 서로 다른 도관 기반 기법으로 심폐 우회 없이도 대동맥판을 치환할 수 있다. 넓적다리 경유는 넓적다리 동맥으로 접근하며 대동맥 활(aortic arch)을 지나 판막을 배치한다. 이 방법을 가장 많이 사용한다. 대동맥 경유는 오른쪽 2번째 갈비사이공간에 작은 복장 옆(parasternal) 절개나 정중 복장뼈 절개가 필요하며, 상행 대동맥(ascending aorta)으로 직접 판막을 삽입한다. 마지막으로, 심장끝 경유는 말초 동맥 질환이 있을 때나 상행 대동맥에 중증 석회화가 있어서 뇌졸중 위험이 클 때 가장 적합하다. 작은 앞쪽 가쪽 가슴절개(anterolateral thoracotomy)를 하고 도관으로 좌심실의 꼭대기 부분을 천자해서 판막을 배치한다.

잠재적 합병증

- 판막 곁(paravalvular) 역류: 배치한 판막의 크기가 적당하지 않을 때
- 부정맥: 심장 차단으로 이어질 수도 있는 전도계 손상
- 뇌졸중 또는 일과성 허혈 발작: 시술 중 떨어져 나간 파편과 관련
- 혈액량 변화를 관리하기 어려움: 심실 비대와 관련

식도 경유 심초음파 검사(TRANSESOPHAGEAL ECHOCARDIOGRAPHY) *p. 461 참고*

심근 경유 레이저 혈관재형성(TRANSMYOCARDIAL LASER REVASCULARIZATION, TMR)

TMR은 다른 모든 중재를 사용할 수 없는, 일반적으로 불안정한 중증 협심증 환자에게 사용해볼 수 있는 수술 기법이다. 허혈 부위를 재관류할 수 있는 최고의 기회를 제공하며, 10년 생존율 결과가 가장 좋았으므로 대다수는 관상동맥 우회술과 동시에 시행한다. 그러나, TMR은 작은 왼쪽 가슴 절개나 정중 절개를 이용해 단독으로도 시행할 수 있다. 집도의는 특수 고에너지 컴퓨터 제어 이산화탄소 레이저로 허혈 심근에 약 1 cm 간격으로 혈액 관류 통로를 만든다. TMR이 협심증 통증을 줄이는 데 도움이 되는 이유는 알 수 없다. 일부 학자들은

TMR이 심근에 새로운 작은 혈관이 성장할 수 있도록 돕고, 이 새로운 혈관이 심근에 더 많은 혈액을 수송해서 심장이 자체적으로 혈액을 공급할 수 있기 때문이라 생각한다. 다른 학자들은 TMR 레이저가 심근의 통증 유발 신경 중 일부를 파괴한다고 주장한다. 일반적으로 TMR은 1-2시간이 소요되며, 회복은 빠르다. 대부분 3-7일간 입원이 필요하다.

가슴 경유 심초음파 검사(TRANSTHORACIC ECHOCARDIOGRAPHY) *식도 경유 심초음파 검사(p. 461)* 참고

삼첨판 역류(TRICUSPID REGURGITATION) *심음(p. 147)* 참고

삼첨판 역류는 주로 우심실과 삼첨판 고리가 확장되어 발생하며 구조 문제보다는 "기능" 문제다. 삼첨판이 수축기 동안 문자 그대로 "부풀어 오르고", 첨판(leaflet)이 완전히 닫히지 않아서 우심방으로 상당한 혈액 역류가 발생한다.

원인

- 류마티스열: 첨판과 힘줄 끈(chordae tendineae)에 흉터가 생겨 움직임을 제한한다.
- 선천 이상
- 감염 심내막염
- 우심방 종양
- 삼첨판 탈출증

평가

- 피로, 체중 감소, 종말증(cachexia)
- 간비대
- 오른쪽 심장 부전의 징후: 목정맥 확장과 중심 정맥압(CVP) 파형에서 큰 V파
- 복장뼈(sternum) 왼쪽 경계에서 들을 수 있는 범수축기(holosystolic) 잡음

진단

- 심전도, 흉부 방사선 사진, 심초음파 검사

관리

- 경도 역류는 특히 폐 고혈압이 없다면, 일반적으로 치료가 필요 없다.
- 중증 역류는 고리성형(annuloplasty)이 필요할 수도 있다.

삼첨판 협착증(TRICUSPID STENOSIS) *심음(p. 147)* 참고

삼첨판 협착증의 병태생리는 힘줄 끈(chordae tendineae)이 짧아지고 첨판(leaflet) 가장자리가 융합되어 판막이 열리는 부위(valve opening)가 고정되는 승모판 협착증과 비슷하다. 혈액은 확장기 동안 판막을 가로질러 이동하지 못하며, 그 결과 우심방 압력이 높아지며, 시간이 지나면 우심방이 확장된다. 마지막에는 심벽 비대가 발생한다.

원인
- 대부분은 류마티스열이 원인이다. 환자는 일반적으로 오랜 기간 류마티스열을 앓은 병력이 있으며, 대부분은 승모판 질환도 함께 가지고 있다.

평가
- 피로: 낮은 심장 박출량과 관련
- 간비대
- 오른쪽 심장 부전의 징후: 발작 야간 호흡 곤란, 목정맥 확장, 중심 정맥압(CVP) 파형에서 현저한 A파
- 왼쪽 복장(sternum) 옆에서 들을 수 있는 들숨 시 증가하는 확장기 감소 잡음(decrescendo murmur)

진단
- 심전도, 흉부 방사선 사진
- 판막 정보를 제공하는 2D 심초음파 검사와 식도 경유 심초음파 검사
- 협착을 정량화하는 도플러 심초음파 검사

관리
- 내과적: 집중 식이 염분 제한, 이뇨제
- 외과적: 풍선 판막 성형, 판막 치환, 판막 재건

불안정 협심증(UNSTABLE ANGINA) *급성 관상동맥 증후군(p. 98) 참고*

판막 성형(VALVULOPLASTY) *도관 경유 대동맥판 치환(p. 203), 고리성형(p. 104) 참고*

판막 성형은 굳고 좁아진 심장 판막을 넓히는 심혈관 조영실에서 진행하는 시술이다. 끝부분에 풍선이 장착된 도관을 팔이나 고샅부위(groin)의 혈관으로 삽입한다. 비디오 화면과 X선 유도를 따라 도관을 심장으로 진입하고 판막이 열리는 부위(valve opening)에 배치한다. 그 후 풍선을 반복해서 팽창/수축해서 첨판(leaflet)을 분리한다. 이 방법은 주로 청소년과 젊은 성인에서 효과적이며 대동맥판, 승모판, 폐동맥판 협착증이 적응증이지만, 폐동맥판을 치료할 때 가장 결과가 좋았다. 승모판은 일반적으로 치료 결과가 좋지만, 대동맥판은 치료 성공률이 낮다.

심실 보조 장치(VENTRICULAR ASSIST DEVICES, VAD) *체외막 산소공급(p. 142) 참고*

심장 펌프라고도 알려진 VAD는 진행 심장병이나 말기 심장병 치료에 사용한다. 심장에서 혈액을 빨아들여 자동으로 전신에 공급해서 심장의 부담을 줄이는 역할을 한다. 필요한 환자에 따라 단기, 중기, 장기 보조를 제공하는 다양한 장치가 있다.

- **회복까지 단기 가교(short-term bridge to recovery, BTR)** 장치는 심장이 스스로 치유되도록 돕거나, 예상치 못한 상황을 조절한 후 환자 상태를 재평가할 때까지 "시간"을 버는 목적 같은 특정 심부전에 사용한다. BTR VAD는 심장이 회복되는 동안 임시로 삽입해서 심장을 보조하며, 그 후 제거한다. 필요하다면 수주에서 수개월 동안 유지할 수도 있다.
- **이식까지 장기 가교(long-term bridge to transplant, BTT)** 장치는 심장 이식을 기다리는 환자에게 기증자 심장을 구할 때까지 심장을 보조하려고 사용한다. 일부 BTT VAD는 10년 동안 기능을 유지할 수 있다.
- **장기 최종 치료(long-term destination therapy, DT)** 장치는 나이 또는 다른 의학적 상태 때문에 심장 이식 후보자가 되지 못한 환자에게 사용한다. 이때, VAD는 심부전의 영구 치료법으로 간주한다.

VAD를 **이식**하면 환자가 움직일 수 있고 일상생활을 계속할 수 있으며, 심장성 쇼크 같은 응급 상황에서는 VAD를 **피부 경유로 삽입**할 수도 있다.

이식형 심실 보조 장치(Implantable Ventricular Assist Devices, VAD)

VAD는 좌심실(LVAD), 우심실(RVAD), 또는 양심실(BiVAD)에 이식할 수 있지만, LVAD가 가장 흔하다. VAD는 일반적으로 개방 심장 수술(open heart surgery) 도중에 이식하지만, 때로는 작은 흉벽 절개를 이용한 최소 침습 접근으로 삽입하는 새로운 기법을 사용할 수도 있다. 작은 유입관(inflow tube)을 좌심실이나 좌심실 바로 아래에 삽입해서 좌심실에서 펌프로 혈액이 흐르도록 한다. 펌프는 이 혈액을 대동맥에 삽입된 유출관(outflow tube)으로 밀어내며, 그 후 혈액은 전신으로 이동한다. 또한, 배나 가슴에 작은 구멍을 만들어 펌프와 연결된 구동조절 전선(driveline cable)은 몸 밖으로 빼낸다. 이 전선을 외부 제어장치와 연결하며, 제어장치는 문제가 발생하면 환자에게 경고한다. 마지막으로, 펌프와 제어장치는 환자가 착용할 수 있는 가벼운 주머니에 넣고 다니는 건전지 팩과 연결된 전선에서 전원을 공급받는다.

FDA에서 승인된 이식형 VAD는 박동형과 비박동형(지속형)이라는 2가지 유형이 있다.

- **박동형** VAD는 1세대며, 심장 박동의 자연스러운 율동 동작을 모방하려고 고안되었다. 1세대 장치는 오늘날 거의 사용하지 않는다.
- **비박동형(지속형)** VAD는 일정한 속도로 회전하는 내부 펌프를 이용해서 전신 순환으로 지속해서 혈액을 박출한다. 지속형 VAD는 2가지 범주로 나뉜다.
  - 2세대 VAD: 축류(axial flow)를 제공
    - 하트메이트 II (HeartMate II)
    - 하트 어시스트5(Heart Assist 5): 아직 연구 중
  - 3세대 VAD: 원심류(centrifugal flow)를 제공
    - HVAD
    - 하트메이트3(HeartMate 3)

피부 경유 심실 보조 장치(Percutaneous Ventricular Assist Devices, pVAD)

pVAD는 신체 외부에 펌프와 전원 공급 장치가 있다는 점이 이식형 장치와 다르며, 보편적으로 6일 이내로 단기 보조가 필요한 환자에게 사용한다. 주로 심장성 쇼크가 있는 심근경색 환자, 위험이 매우 큰 피부 경유 중재를 받는 환자, 더 영구적인 순환 보조까지 단기 가교가 필요한 환자에게 사용한다. 이상적으로는 혈관성형, 스텐트 삽입, 이식형 VAD 삽입 같은 다른 생명을 구하는 조치를 사용할 수 있을 때까지 심장 박동을 유지한다.

일반적으로 사용하는 2가지 장치는 임펠라(Impella)와 탠덤하트(TandemHeart)다. 두 장치는 모두 심혈관 조영실에서 표준 도관 삽입술로 삽입할 수 있지만, 혈관 절개(cutdown)가 필요하다면 수술실에서도 삽입할 수 있다.

- **임펠라** 심실 보조 시스템 2.5(혈류 속도 2.5 L/min)는 피부를 거쳐 넓적다리동맥(femoral artery)으로 진입해서, 상행 대동맥(ascending aorta)을 통과한 다음 판막을 가로질러 좌심실에 삽입한다. 임펠라 심실 보조 시스템 5.0(혈류 속도 5.0 L/min)은 겨드랑동맥(axillary artery)이나 넓적다리동맥에 혈관 절개법으로 삽입한다. 이 모델은 작은 2.5 모델보다 2배 많은 보조를 할 수 있으며 환자가 걸어 다닐 수도 있다. 두 모델은 모두 좌심실에서 장치를 안정화하는 "돼지 꼬리(pigtail)" 끝부분이 특징이다(그림 2.77). 소형화된 축류(axial flow) 펌프는 끝부분 근처에 있는 유입구로 좌심실에서 혈액을 끌어당긴 후 유출구를 거쳐 상행 대동맥으로 혈액을 배출한다. 따라서, 좌심실 부하를 효과적으로 줄이며 앞쪽으로 혈류를 촉진한다. 이와 연결된 외부 제어판은 펌프의 분당 회전수를 10단계(P0-P9)로 설정할 수 있으며, 따라서 혈류 속도를 조절할 수 있다.

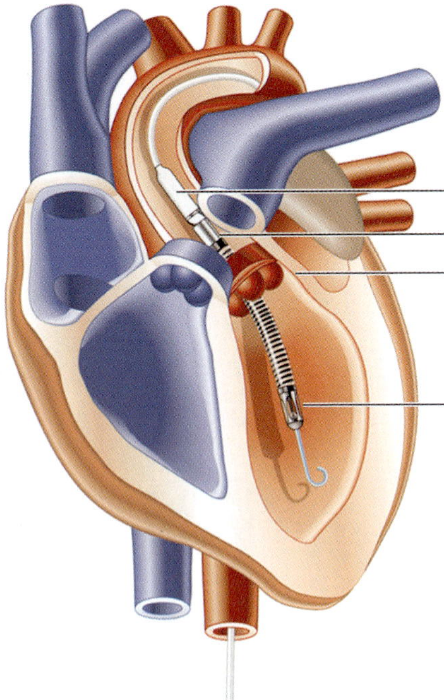

그림 2.77 임펠라 심실 보조 시스템. 임펠라는 넓적다리동맥이나 겨드랑동맥으로 삽입하며 대동맥판을 가로질러 돼지 꼬리 끝부분이 좌심실에 안착할 때까지 전진한다. 임펠라의 전동부(motor drive)는 끝부분 근처에 있는 유입구로 좌심실에서 혈액을 끌어당긴 후 유출구를 거쳐 상행 대동맥으로 혈액을 배출한다.

- **탠덤하트**는 넓적다리동맥(femoral artery)과 넓적다리정맥 접근이 필요하다. 넓적다리정맥에 유입관을 삽입하고 심방 중격을 천자해서 삽입관이 좌심방으로 들어갈 수 있게 만든다(그림 2.78). 유출관은 환자의 다리에 고정한 원심 펌프를 이용해서 넓적다리동맥으로 혈액을 다시 돌려보내며, 좌심방에서 산소를 공급받은 혈액을 복부 대동맥으로 되돌릴 수 있는 순환력을 제공한다. 폴대에 고정한 시스템 제어장치는 펌프에 전원을 공급하며, 자동 감시 시스템과 경고 시스템이 있다. 탠덤하트는 환자 이송 중에 임펠라보다 관리하기 쉽지만, 삽입관이 우심방으로 이동하면 주요 동맥 산소포화도가 감소할 수 있다는 점이 주요 단점이다.

NOTES

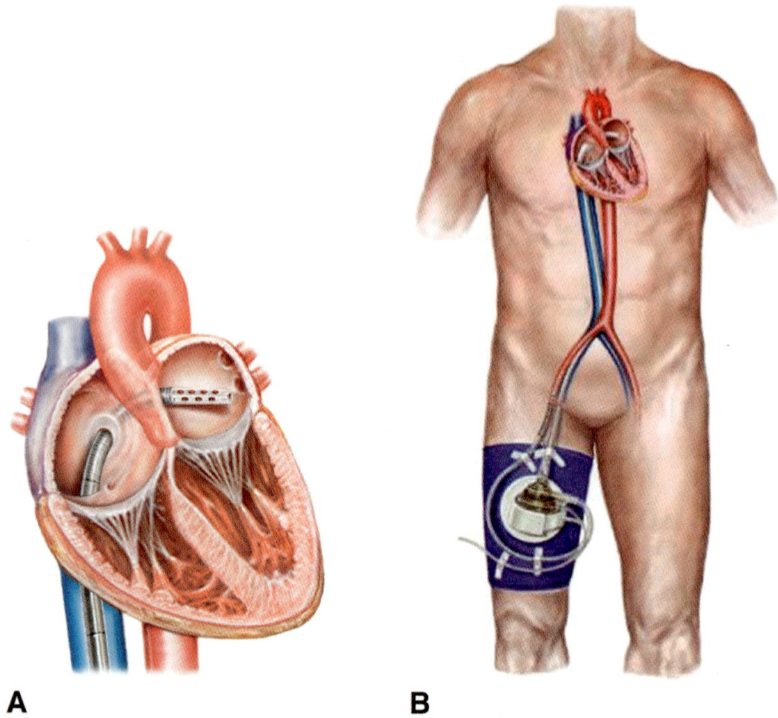

그림 2.78 탠덤하트 피부 경유 심실 보조 장치. A, 넓적다리동맥에서 심방 중격을 가로질러 좌심방에 삽입한 유출관. B, 환자의 허벅지에 고정된 원심 펌프와 삽입관을 보여주는 탠덤하트 모식도.

간호 관리

- 펌프가 제대로 작동하더라도 환자가 깨어 있거나 대화를 하는 도중에 심실세동이나 심실빈맥이 발생할 수 있다. 제세동이나 심장율동전환이 필요하다면, 일반 절차대로 진행하면 되지만, 펌프가 체내에 있다면 펌프 위로는 제세동 패드를 붙이지 말아야 한다. 앞/뒤 배치는 가능하다. 제세동 중에는 절대로 도관, 전선, 자동 제어기를 만지지 않는다.
- 충격(shock)을 전달하기 전에는 절대로 펌프를 멈추지 않는다.
- 관류의 근거가 없는 환자에게는 외부 가슴 압박도 할 수 있지만, 가능하다면 유입관과 유출관이 있는 위치는 피한다. 가슴 압박 때문에 심장에서 VAD가 빠진다는 근거는 부족하지만, 가슴 압박은 마지막 수단으로만 사용해야 한다.
- AHA (American Heart Association)는 평균 동맥압(MAP) 50 mmHg 미만과 날숨끝 이산화탄소 분압($EtCO_2$) 20 mmHg 미만을 압박 시작의 지침으로 권장하지만, 병원별 지침과 의사의 판단을 따라야 한다.
- 지속 혈류 VAD는 후부하에 민감하므로 압박 중 도관 혈류 속도 감소를 고려해볼 수 있다.
- 특히 심폐소생술 중 펌프가 제대로 작동하는지 평가해야 한다. 가슴 앞쪽의 왼쪽 갈비뼈 아래쪽 가장자리에 있는 펌프 위치 위에 청진기를 대고 들어본다. 윙윙거리는 뚜렷한 펌프 회전 소리가 들려야 한다.
- VAD는 지속 혈류 기술을 사용하므로 환자의 맥박이 느껴지지 않을 수도 있다. 도플러 사용을 권장한다. 도플러로 처음 들리는 소리가 평균 동맥압(MAP)과 거의 비슷하다. 60-90 mmHg면 적절하다.
- 산소 포화도 수치는 정확하지 않을 수 있으므로 의식 상태, 피부색, 체온, 모세혈관 재충만, 호흡 같은 다른 평가 지표를 정확하게 평가해서 환자의 전반적인 상태를 판단해야 한다.
- MRI는 촬영할 수 없다. 강한 자기 에너지 때문에 시스템 구성요소가 작동을 멈추고 환자에게 손상이 발생할 수 있다. CT는 촬영할 수 있다.

- VAD 환자에게는 일반적으로 항응고제를 투여하지만, VAD 자체가 원인인 합병증은 대부분 혈전증 때문에 발생한다. 펌프 혈전증 때문에 펌프가 오작동하거나 멈출 수 있다.
- 환자의 가슴/배로 나오는 구동조절 전선을 자르거나, 비틀거나, 구부리지 않는다. 참고로 이 전선이 펌프에 전원을 공급한다.
- 피부 경유 VAD는 장치 오류가 발생할 경우를 대비해서 항상 예비 제어장치, 퍼지 카세트(purge cassette), 연결 케이블, 도관 등을 준비해야 한다.

VAD는 빠르게 변화하는 분야다. 장치는 복잡하며 기술이 발전하면서 계속 진화하고 있다. 최신 갱신 내용에 따른 병원별 지침을 참고한다.

심실 복원(VENTRICULAR RESTORATION) *도르 수술법(p. 122) 참고*

수술 심실 복원은 심근경색 때문에 발생한 울혈 심부전 치료에 사용하는 수술 기법이다. 심근경색 후 흉터 조직이나 동맥류가 발생해서 심장이 커지고 둥근 모양이 될 수 있다. 수술 심실 복원은 심장을 정상에 가까운 크기와 모양으로 복구하고 이를 기반으로 기능을 개선하는 것이 목표다. 수술 과정에서 경색된 근육을 제거하고 동시에 풍선 마네킹(balloon mannequin)을 활용해서 좌심실을 재건한다. 마네킹은 좌심실을 적절한 크기와 모양으로 복구할 때, 그리고 유두근의 위치를 결정할 때 길잡이 역할로 사용한다. 필요하다면 재형성에 다크론 이식편(Dacron patch)을 사용할 수도 있으며 마네킹은 최종 봉합 전에 제거한다. 심실 복원은 일반적으로 CABG와 동시에 진행해서 혈액 공급을 최적화한다. 수술 후 주요 관심사는 유두근 파열이다.

심실 조영(VENTRICULOGRAPHY) *관상동맥 혈관조영(p. 101) 참고*

웰렌스 증후군(WELLENS SYNDROME) *심전도: 심실위 빈맥과 심실 빈맥(p. 138) 참고*

심근경색으로 진행할 가능성이 매우 커서 응급 관상동맥 중재가 필요한 좌전 하행 관상동맥 근위부의 치명적인 협착. 일반적으로 가슴 통증이 있지만, 심전도는 정상이다. 무증상일 때 다음과 같은 특징적인 심전도 변화가 나타날 수 있다.

- 전흉부 유도에서 ST/T파 변화: 일반적으로 V_2와 V_3에 나타나며 간혹 V_1-V_4에 나타난다.
- 심전도는 계속 변화해서 V_2-V_4에서 ST/T파가 역전될 수도 있다. “좌전하행 T파 증후군”이라고도 한다.

내원했을 때 V_1-V_6 유도에 T파 역전이 있다면, 웰렌스 증후군은 진단하기 어렵다. 급성 심근염, 급성 폐 색전증, 비Q파 심근경색 같은 다른 T파 역전 증후군일 가능성도 있기 때문이다. V_1-V_3 유도에 앞쪽 심근경색을 의미하는 명백한 ST 상승이나 하강이 그 후 이어지는 통증 기간에 나타날 수 있다.

NOTES

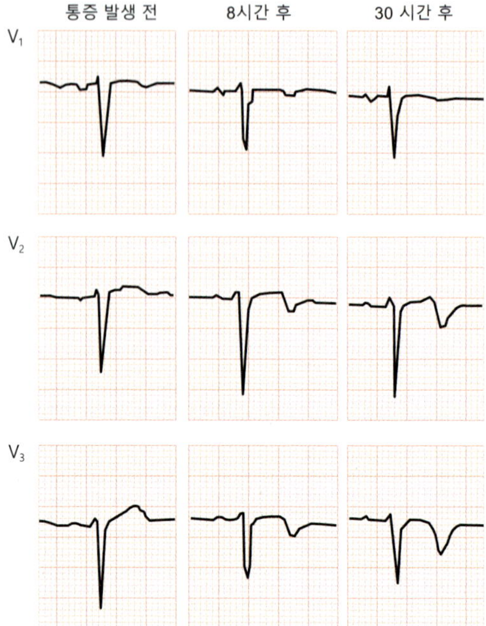

그림 2.79 유도 V_1-V_3에서 시간에 따른 ST 분절과 T파 변화를 보여주는 웰렌스 증후군 환자의 심전도. (Adapted from Jeff Mann, EM Guidemaps.)

■ 월프-파킨슨-화이트 증후군(WOLFF-PARKINSON-WHITE SYNDROME) *절제(p. 96), 로운-가농-레빈 증후군(p. 160) 참고*

월프-파킨슨-화이트(WPW) 증후군은 자극이 켄트 다발(Kent bundle)이나 마하임 섬유(Mahaim fiber)처럼 방실 결절(AV node)을 우회하는 짧은 경로로 전도되고, 동시에 다른 자극이 정상 히스 다발(His bundle) 경로로 전도될 때 발생하는 심실 "조기흥분(preexcitation)" 증후군이다. 그 결과 심실은 두 방향에서 자극을 받는다. 이 때문에 심실위 빈맥이 반복된다. WPW 증후군은 심장 왼쪽에 발생하는 A형과 심장 오른쪽에 발생하는 B형이라는 2가지 유형이 있다. WPW 증후군은 2가지 특징이 있다.

- 일반적으로 0.12초 미만인 PR 간격 단축: 자극이 동방 결절(SA node)에서 방실 결절(AV node)을 우회하는 "지름길"로 전달되기 때문.
- QRS 복합체의 시작부가 완만하게 상승(델타파): 정상 전도계 외부에서 활성화된 심실을 반영.

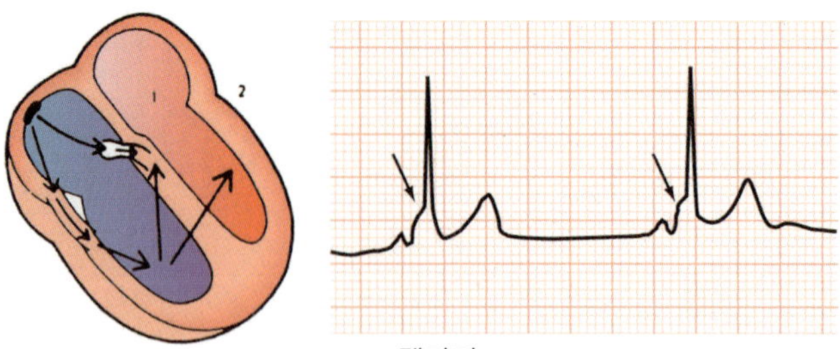

그림 2.80 월프-파킨슨-화이트 증후군

WPW 증후군은 주로 젊은 성인에서 볼 수 있으며 노인에서는 드물다. 율동은 나타났다가 사라지기를 반복할 수 있으며, 완전한 심실위 빈맥이 발생하거나 1-2회 박동으로 그칠 수도 있다. WPW 증후군은 증상이 드물게 나타난다면 일반적으로 치료가 필요 없다. 그러나, 빈맥이 반복되면 미주신경 자극(vagal maneuver) 등으로 적절하게 치료해야 하며, 이 방법이 실패했다면 미주신경 약물로 치료해야 한다. 빈맥이 자주 발생하는 환자는 켄트 다발이나 마하임 섬유 같은 우회 경로를 절단하는 수술이나 도관 중재로 치료한다.

NOTE

호흡계 3

A-a 기울기(A-a GRADIENT)

A-a 기울기는 폐포내 산소 압력(폐포 가스 방정식으로 산출한 PAO_2 값)과 동맥내 산소 압력(ABGA에서 측정한 PaO_2 값)의 차이이다. A-a 기울기는 기본적으로 들숨 공기에서 산소가 얼마나 효과적으로 혈액으로 이동하는지를 보여주는 폐 관류의 "성적표"며, 환자가 저산소혈증에 빠진 이유를 찾는 데 도움이 된다.

원리

구조를 보면 폐포 모세혈관 막은 폐포에 있는 공기와 폐동맥으로 들어오는 탈산소화 혈액을 나누는 하나뿐인 장벽이다. 폐포 모세혈관 막은 너무 얇기에 이 "장벽" 사이로 산소 평형은 쉽게 일어나며, 일반적으로 A-a 기울기는 매우 작다. 그러나, 다음과 같은 이유로 산소가 폐포에서 혈액으로 효과적으로 전달되지 못하면 A-a 기울기가 커질 수 있다.

- 환기/관류 불일치: 폐렴, 폐 색전증, 만성 폐쇄 폐 질환
- 션트: 폐부종, 급성 호흡 곤란 증후군, 울혈 심부전
- 확산 장애: 침윤, 폐 섬유증

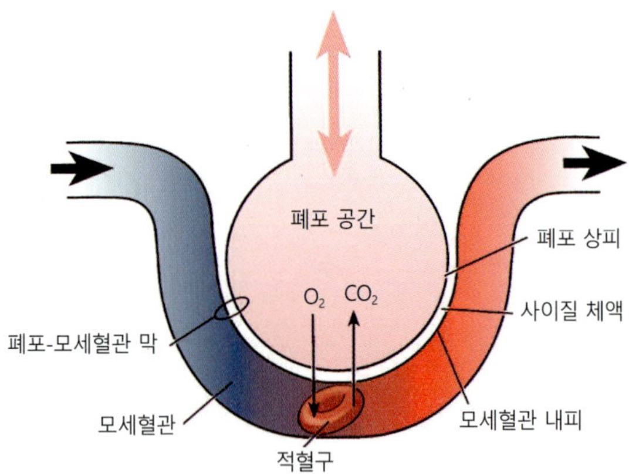

그림 3.1 폐의 가스 교환. A-a 기울기는 폐포 공간(space)과 동맥혈 사이의 산소 압력 차이다. (Used with permission from Rhoades, R. A., & Bell, D. R. (2018). Medical physiology: Principles for clinical medicine (5th ed.). Philadelphia: Wolters Kluwer.)

계산 변수

A-a 기울기는 보편적으로 다음과 같이 계산한다.

$$(나이+10) \div 4$$

실내 공기에서 정상 A-a 기울기는 소아는 7 mmHg, 성인은 10-20 mmHg다. 이 값은 나이와 FiO_2에 따라 변할 수 있다.

예를 들어
- A-a 기울기는 FiO_2가 10% 증가할 때마다 5-7 mmHg 증가한다.
- FiO_2가 100%일 때, A-a 기울기는 60-70 mmHg까지 상승할 수 있다.
- 해수면에서 60세 이상은 A-a 기울기의 범위가 17-41 mmHg까지 넓어지며, 80세 이상은 25-38 mmHg까지 넓어진다. 두 경우는 모두 나이가 들면서 감소하는 확산과 관련이 있다.

A-a 기울기를 더 정확하게 측정하려면 복잡한 계산 방식을 사용할 수도 있다. 그러나, 인터넷과 스마트폰에서 작동하는 수많은 응용 프로그램을 사용하면 이 작업이 한결 수월하다.

■ ABCDE 묶음 치료(ABCDE BUNDLE) *통증 관리(p. 481), 이탈 지표(p. 275) 참고*

ABCDE 묶음 치료는 중환자실 해방 묶음 치료(ICU Liberation Bundle)라고도 하며, 중환자 치료와 관련한 사망률과 이환율을 줄이는 일련의 중재를 의미한다. ABCDE 묶음 치료는 주로 장기간 삽관이나 장기간 중환자실 입실과 관련된 상태에 중점을 둔다. 묶음 치료를 사용하면 입실 기간, 환기기 일수, 진통제와 진정제 사용, 섬망 발생률, 움직이지 못해서 발생하는 상태 저하 등이 감소한다고 밝혀졌다. 병원은 묶음 치료 중재를 중심으로 하는 약속 처방을 구축해서 중재를 권장하고 순응도를 높여야 한다. 묶음 처방의 권장 사항은 의사나 간호사의 판단을 대체할 수 없으며, 환자별로 치료 적정성을 평가해야 한다.

NOTES

요소	핵심
A 통증 평가, 예방, 관리	•타당하고 신뢰할 수 있는 척도로 통증 평가: 최적 표준은 환자의 자가보고다. •자가보고를 할 수 없는 환자에게는 중환자 통증 관리 도구(CPOT)와 행동 통증 척도(BPS)를 권장한다. •권장 평가 간격은 4시간이며, 환자 상태에 따라 간격을 줄인다. 통증 치료 후에는 재평가한다. •예방 전략은 다음과 같다: ·시술 전 약물 투여 ·진정제 투여 전에 통증 치료 ·통증을 자주, 자세하게 평가해서 조기에 치료 •통증 확인 후 30분 이내에 치료해야 한다. •타당한 통증 평가를 기반으로 진통제를 투여한다.
B 자발 각성 시험 (SAT)과 자발 호흡 시험 (SBT)	•리치몬드 흥분 진정 척도(RASS) 같은 타당하고 신뢰할 수 있는 척도로 진정 수준을 평가한다. •근무 교대마다 자발 각성 시험과 자발 호흡 시험을 시행한다. •자발 각성 시험과 자발 호흡 시험 전에 혈류역학 안정성, 급성 저산소증 확인 같은 안전 선별검사를 진행해서 환자 적격성을 결정한다. •자발 각성 시험과 자발 호흡 시험 중에 환자를 계속 감시해서 환자 반응을 평가하고 성패를 확인한다. •자발 각성 시험으로 필요한 진정제 양을 전반적으로 줄일 수 있다. •자발 호흡 시험은 환기기 적용 기간을 줄이고 조기 거동을 촉진한다.
C 진통제와 진정제 선택	•타당하고 신뢰할 수 있는 통증 도구와 진정 도구를 이용한 객관적인 평가를 권장한다. •진정제 투여 전에 통증을 치료해야 한다. •환자 상태에 따라 일시 용량(bolus) 주입과 지속 주입을 결정해야 한다. •지속 주입 용량을 늘리기 전에 일시 용량 사용을 권장한다. •투약 처방에 있는 통증과 진정 척도로 지속 주입 용량이나 일시 용량을 조절한다.
D 섬망: 평가, 예방, 관리	•1장 28쪽에 나와 있는 섬망 부분을 참고한다.
E 조기 거동과 운동	•존스 홉킨스 최대 거동 수준(Johns Hopkins Highest Level of Mobility, JH-HLM) 척도 같은 타당한 도구로 거동 여부를 평가해야 한다. •환자의 거동 목표는 입원 전 거동 정도와 뇌졸중 같은 현재 입원 중 기여 요인을 고려해서 결정한다. •대다수 중환자실 환자에게 조기 거동과 운동이 적합할 수도 있지만, 적합성은 평가해야 한다.
F 가족 참여, 권한 부여	•가족 참여는 다음과 같다: ·환자 보고와 다학제간 협의에 참여 ·일상생활 수행능력(ADL) 보조 ·환자 지지와 교육 •가족 방문은 "개방 병실" 정책을 권장한다. •환자 옆에 가족 상주는 환자 상태, 간호사 재량, 의사 재량에 따라 적절하지 않을 수도 있다.

그림 3.2 ABCDE 묶음 치료

■ 동맥혈 가스 분석(ARTERIAL BLOOD GAS ANALYSIS, ABGA) *동맥혈 가스 분석 값(p. 432), 염기 과잉/결핍(p. 223), 혼합 정맥 산소포화도 감시(p. 190) 참고*

표 3.1 동맥혈 가스 분석 판독 순서

1. pH 확인	7.45 이상: 알칼리증 7.35 이하: 산증 정상: 불균형이나 보상이 없음
2. $PaCO_2$ 확인	45 이상: 다음과 관련한 이산화탄소 정체 • 저환기 • 이산화탄소 생성 증가 • 생리적 사강 증가 35 이하: 다음과 관련한 이산화탄소 감소 • 과다환기 • 호흡 알칼리증 • 대사 산증에 대한 보상 정상: 불균형이나 호흡 요소 없음
3. HCO_3 확인	26 이상: 비휘발성 산(nonvolatile acid) 손실, 즉 HCO_3 증가. 다음을 의미 • 대사 알칼리증 • 호흡 산증에 대한 보상 22 이하: 비휘발성 산 증가, 즉 HCO_3 손실. 다음을 의미 • 대사 산증 • 호흡 알칼리증에 대한 보상 정상: 불균형이나 대사 요소 없음
4. 불균형 확인	
5. 보상 유무 확인	

표 3.2 동맥혈 가스 분석 판독 지표

	pH (7.35-7.45)	$PaCO_2$ (35-45)	HCO_3 (22-26)
호흡 산증	감소	증가	-
호흡 알칼리증	증가	감소	-
대사 산증	감소	-	감소
대사 알칼리증	증가	-	증가
비보상	비정상	하나가 비정상	
	한 체계가 다른 체계를 교정하려는 시도가 없음		
부분 보상	비정상	비정상	비정상
	한 체계가 다른 체계를 교정하려고 했지만, 아직 완전히 교정하지 못함		
완전 보상	비정상	비정상	비정상
	정상 pH는 한 체계가 다른 체계를 보상할 수 있음을 의미		

호흡 산증(↓pH, ↑$PaCO_2$)

호흡 산증(respiratory acidosis)은 뇌졸중, 약물 과다복용, 흡인(aspiration), 폐렴, 급성 호흡 곤란 증후군(ARDS), 심정지, 만성 폐쇄 폐 질환(COPD), 저환기, 신경근육병 등과 관련이 있다.

치료: 공격적인 흉부 물리치료, 흡인(suction). 호흡수를 늘린다. 일회 호흡량을 늘린다.

호흡 알칼리증(↑pH, ↓$PaCO_2$)

호흡 알칼리증(respiratory alkalosis)은 불안, 두려움, 머리 외상, 뇌종양, 간부전, 발열, 과다환기, 폐 색전증, 갑상샘 중독증(thyrotoxicosis) 등과 관련이 있다.

치료: 진정, 지지, 과다환기 발작 시 비닐봉지로 호흡. 호흡수를 줄인다. 일회 호흡량을 줄인다.

대사 산증(↓pH, ↓HCO_3^-)

대사 산증(metabolic acidosis)은 신부전, 설사, 완전 비경구 영양(TPN), 아세타졸아미드(acetazolamide), 케토산증, 젖산 산증 등과 관련이 있다. 아세타졸아미드는 탄산(carbonic acid) 분해를 억제하는 이뇨제며, 탄산수소염(bicarbonate)이 소실되거나 세포외액에 산이 많아지면 젖산 산증이 발생할 수 있다.

치료: 근본 원인 치료, 섭취량/배설량(I/O) 감시, 부정맥 감시, 감염 예방

대사 알칼리증(↑pH, ↑HCO_3^-)

대사 알칼리증은 혈액량 고갈(구토 또는 설사로 인한 H^+, Cl^-, K^+ 소실, 위 내용물 흡인, 이뇨제 치료 등)과 관련이 있다.

치료: 근본 원인 치료, 섭취량/배설량(I/O) 감시, K^+ 보충

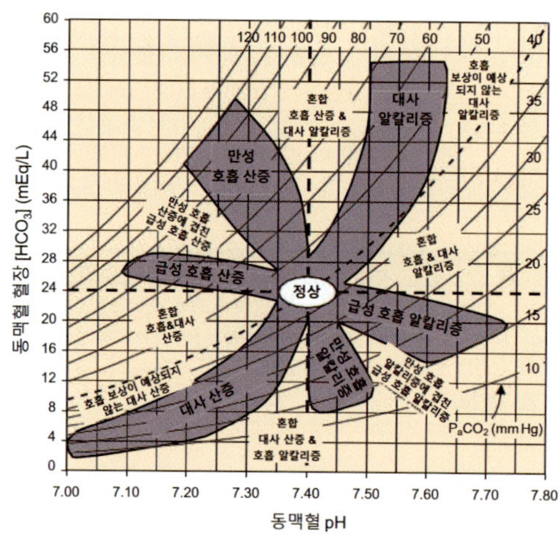

그림 3.3 산-염기 계산 도표. 신뢰도 95%. 1차 산-염기 장애에서 정상적인 호흡 및 대사 보상으로 제한.

급성 보상실패 vs. 만성 보상

ABGA 결과에는 일관된 규칙이 있다.

- pH는 "과다보정" 되지 않는다. 예를 들어, 장애가 1차 산증이라면 신체는 pH를 높여 보정을 시도하지만, 완전하게 보정되더라도 7.40 이상으로는 상승하지 않는다. 반대로, 알칼리증이 문제라면 pH가 7.40까지는 보정되지만, 이 아래로는 내려가지 않는다.
- 장애가 급성이라면 보상 체계가 작동하지 않았으므로 보상 값은 정상이지만 pH는 비정상이다. 예를 들어, 장애가 대사 산증이라면 pH가 낮고, HCO_3^-도 낮으며, $PaCO_2$가 감소해서 보상을 돕지만, 여전히 정상 범위 안에 있다. ABGA는 다음과 같을 수 있다. pH 7.30, HCO_3^- 17, $PaCO_2$ 37
- 장애가 만성이라면 보상 체계가 완전히 작동해서 pH는 정상 범위이지만 보상 값은 정상 범위를 벗어난다. 예를 들어, 만성 COPD 환자의 ABGA는 다음과 같을 수 있다. pH 7.39, HCO_3^- 32, $PaCO_2$ 56

혈액 가스 검사 검체

혈액 가스 검사는 동맥혈, 정맥혈, 혼합혈로 할 수 있다.

- 동맥혈 가스 검체는 동맥 천자나 동맥선(A-line)으로 채취한다. 이 검체는 완전하게 산소화된 혈액을 반영하며, 정맥혈 가스보다 PO_2와 산소포화도가 높다. ABGA는 주로 산소/환기기 치료의 최적화와 산-염기 균형의 추세 확인에 사용한다. 환자에게 동맥선이 없다면 환자 상태에 따라 정맥혈 가스 검사가 더 좋은 선택지일 수도 있다.
- 정맥혈 가스 검체는 정맥 천자나 중심 정맥 도관으로 채취한다. 이 검체는 조직에 산소를 공급하고 심장으로 돌아오는 혈액을 반영한다. 정맥혈 가스 검사는 산-염기 균형을 평가할 때나 신체 능력이 조직의 산소 공급 요구를 충족하는지 평가할 때 사용한다.
- 혼합 정맥혈 검사는 완전히 혼합된 혈액, 즉 전신에서 우심실로 돌아온 혈액을 검사한다. 때로는 중심 정맥 도관에서 채취한, 위대정맥(SVC)이나 우심방에 있는 완전히 혼합되지 않은 혈액을 이용할 수도 있다.

요점

정맥혈 검체와 혼합 정맥혈 검체는 일반적으로 같은 의미로 사용하지만, 진정한 혼합 정맥혈 검체는 폐동맥 도관의 원위 접속부(distal port)에서 채취해야 한다. 혼합 정맥혈 검체는 정맥혈 검체보다 더 정확한 정보를 제공하지만, 추세 값을 감시할 때는 둘 다 유용하다.

표 3.3 혈액 가스 비교와 정상 참조 범위

혈액 가스 유형	동맥혈	정맥혈	혼합 정맥혈
검체 채취 부위	동맥 천자 또는 동맥선(A-line)	중심 정맥 도관 또는 정맥 천자	폐동맥 도관의 원위 내강
pH	7.35-7.45	7.31-7.41*	
PCO_2 (mmHg)	35-45	41-51*	
PO_2 (mmHg)	80-100	35-42*	
산소포화도(%)	95	70-75*	
HCO_3 (mEq/L)	22-26	23-29*	

*혼합 정맥혈과 정맥혈은 참조 범위가 같지만, 혼합 정맥혈이 실제 정맥혈 상태를 더 정확하게 반영한다.

NOTES

■ 급성 폐 손상(ACUTE LUNG INJURY, ALI) *급성 호흡 곤란 증후군(p. 219) 참고*

이제는 ALI보다는 경도 급성 호흡 곤란 증후군(ARDS)이라는 용어를 주로 사용한다. 2012년 베를린 기준은 ARDS를 재정의하고 경도, 중등도, 중증이라는 3가지 범주로 나누었다. 이 정의는 다음을 기반으로 범주를 나눈다.

- PaO_2/FiO_2 비율 (P/F 비율)
- 흉부 방사선 사진에서 좌심방 고혈압과 관련이 없는 양쪽 폐 침윤
- 7일 이내에 발생
- 산소 투여에도 해소되지 않는 저산소증
- 폐동맥 쐐기압은 요구사항에서 제외되었다.

직접(폐렴) 또는 간접(패혈증) 폐 손상이 있으면서 P/F 비율이 300 mmHg 이하라면 ALI 또는 경도 ARDS를 진단할 수 있다.

■ 급성 호흡 부전(ACUTE RESPIRATORY FAILURE)

급성 호흡 부전은 호흡기가 적절한 가스 교환, 즉 충분한 산소공급, 이산화탄소 제거 또는 둘 다를 할 수 없는 상태다. 따라서, 저산소혈증 또는 고이산화탄소혈증으로 분류할 수 있다.

임상에서는 다음 4가지 중 2가지가 있으면 진단할 수 있다.

- 빠른 호흡: 35회/분 이상
- PaO_2가 실내 공기에서 50 mmHg 미만 또는 50% 산소 마스크에서 70 mmHg 미만
- $PaCO_2$가 50 mmHg 이상
- pH 7.3 미만: 상당한 호흡 산증을 의미

추가 기준은 다음과 같다.

- 의식 수준 변화
- 폐활량(VC)이 15 mL/kg 미만
- 들숨힘(inspiratory force)이 25 cmH_2O 미만
- PaO_2/FiO_2 비율이 250 mmHg 미만

■ 적응 압력 조절(ADAPTIVE PRESSURE CONTROL) *환기기 방식(p. 273) 참고*

■ 기도압 해제 환기(AIRWAY PRESSURE RELEASE VENTILATION) *환기기 방식(p. 273) 참고*

■ 아미노필린(AMINOPHYLLINE) *p. 390 참고*

구조: 폐(ANATOMY: PULMONARY)

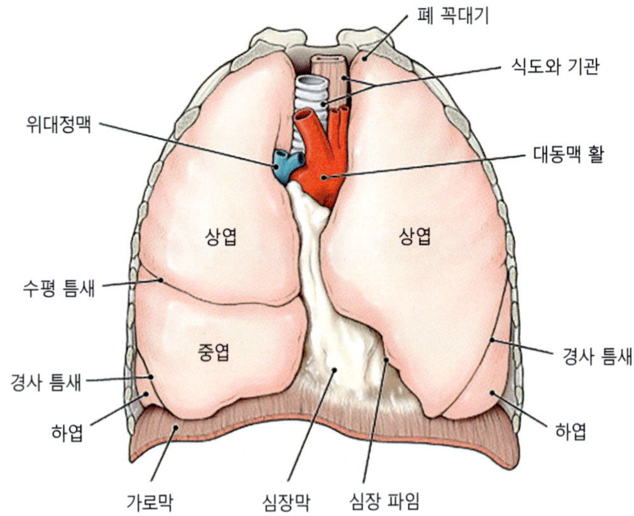

그림 3.4 폐 – 앞쪽 시야

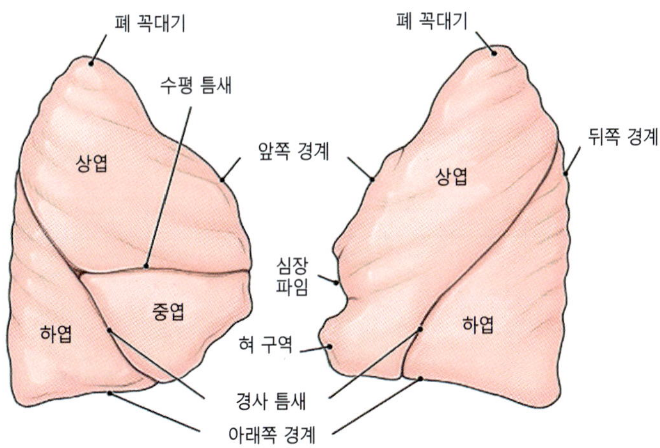

그림 3.5 폐 – 가쪽 시야

음이온 차이(ANION GAP) *p. 326 참고*

급성 호흡 곤란 증후군(ARDS) *급성 폐 손상(p. 218), 엎드린 자세(p. 252), 체외막 산소공급(p. 142) 참고*

ARDS는 측정 가능한 폐 순응도 감소, 중증 저산소혈증, 고이산화탄소혈증을 동반한 갑자기 발생한 중증 호흡 부전으로 설명할 수 있다. ARDS 사례는 대부분 다른 질병으로 입원한 환자에게 병원 안에서 발생한다. ARDS 사례 중 최대 40%는 초기에 진단되지 않아서 치료가 지연된다. 따라서 1차 예방이 중요하다.

ARDS의 특징은 다음과 같다.

- 직접 또는 간접 폐 손상 후 7일 이내에 발생
  - **직접 폐 손상**의 원인에는 익사 직전, 흡인(aspiration), 산소 독성, 바이러스와 세균 폐렴, 연기 흡입 등이 있다.
  - **간접 폐 손상**의 원인에는 전신 패혈증(가장 흔한 원인), 대량 수혈, 지방 색전, 머리 손상 같은 외상, 큰 수술, 화학요법 제제, 췌장염, 저혈량 쇼크 등이 있다.
- 흉부 방사선 사진에서 광범위한 양쪽 폐 침윤
- 좌심방 고혈압이나 심부전의 임상 근거가 없음

이러한 원인으로 인한 폐 조직의 염증은 폐포-모세혈관 막에 손상을 일으켜 체액 축적을 유발하고, 가스 교환을 방해하며, 가스 교환이 일어나지 않는 사강(dead space)을 생성한다. 실제로 ARDS에서는 체액량 과부하나 좌심실 기능 억제가 없음에도 폐부종이 발생한다.

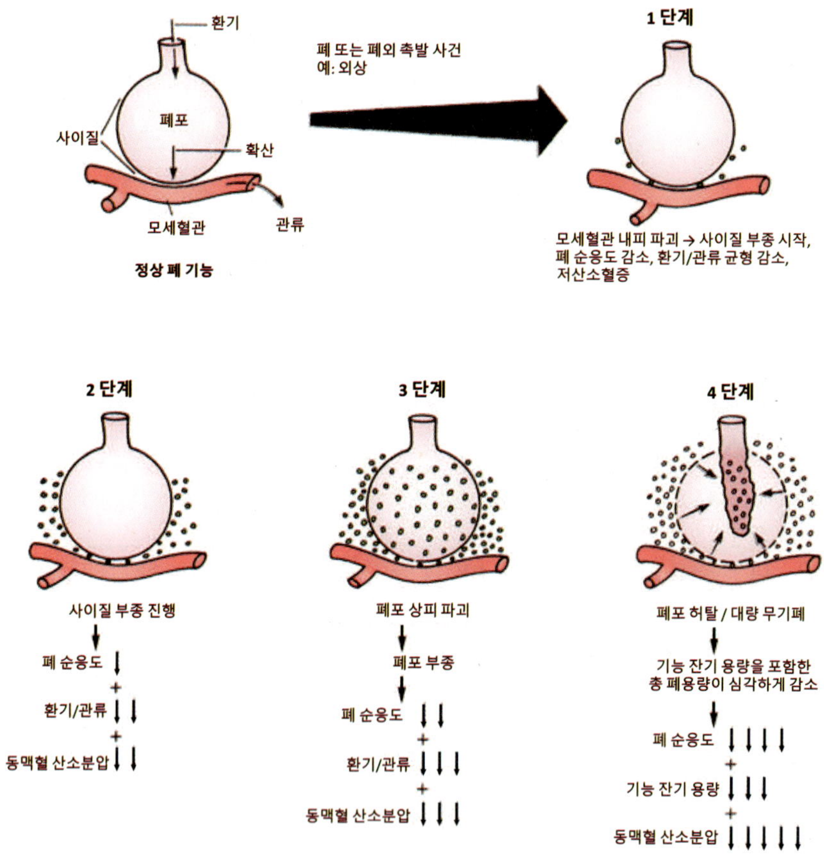

그림 3.6 ARDS의 병태생리

현재는 ARDS의 "베를린 정의"가 표준이 되었으며, PaO_2/FiO_2 비율로 결정하는 저산소혈증의 정도에 따라 단계를 분류한다. 이 비율은 환기기의 날숨끝 양압(PEEP)이나 지속 기도 양압(CPAP)을 5 cmH_2O 이상으로 설정하고 측정한다.

- 경도 ARDS: P/F 비율 ≤ 300 mmHg
- 중등도 ARDS: P/F 비율 ≤ 200 mmHg
- 중증 ARDS: P/F 비율 ≤ 100 mmHg. 사망률 45%

ARDS는 주로 다음과 같은 지지요법으로 관리한다.

- ARDS의 저산소증은 보편적인 산소 요법에 반응하지 않으므로 **기계 환기**가 일반적인 중재다. 이미 손상된 폐 조직에 압력손상을 주지 않도록 세심한 환기기 설정이 필요하다. 권장하는 방법은 다음과 같다.
  - 낮은 일회 호흡량: 8 mL/kg로 시작하고 빠르게 6 mL/kg로 감량한다.
  - 고원압(plateau pressure)은 30 cmH_2O 이하로 유지한다.
  - 고이산화탄소혈증 허용
  - 압력 조절 환기
  - 역비율 환기(inverse ratio ventilation)
  - 중증 ARDS 사례에서는 PEEP을 높게 설정해서 폐 "스트레스"와 "긴장"을 줄이고 이전에 허탈된 폐포를 개방해서 "폐포를 보충"한다.
- **혈류역학 감시**: 활력 징후와 수액 조절을 계속해서 평가
- ARDS의 근본 원인에 따라 **당질부신피질호르몬(glucocorticoid)** 제제: 모든 사례에 권장하지는 않는다.
- ARDS 치료에서 **엎드린 자세**는 산소화를 개선하며 생존을 향상한다고 밝혀졌다. 지속 IV 주입 형태의 신경근육 차단제와 함께 치료 초기에 적용해야 하며, 진정제와 진통제도 함께 사용해야 한다.
- 장관 영양으로 **영양 보조**
- **체외막 산소공급(extracorporeal membrane oxygenation, ECMO)**은 혈액을 신체 외부에서 기계로 순환시키며, 기계에서 CO_2를 제거하고 O_2를 추가한 다음 혈액을 재가온해서 다시 몸으로 보내는 치료법이다. 개방 심장 수술에 사용하는 체외순환기(cardiopulmonary bypass machine)와 비슷하다. ECMO는 중증 심부전이나 중증 호흡 부전에 사용하며, 장기가 일시적으로 쉬면서 회복할 수 있는 시간을 제공한다. ECMO는 다른 모든 치료법이 실패했을 때 사용하는 극단적인 방법이며, 전문팀과 장비가 필요하므로 ECMO를 적용할 수 있는 병원으로 환자를 전원해야 할 수도 있다.

동맥혈 가스(ARTERIAL BLOOD GASES) *동맥혈 가스 분석(p. 215) 참고*

동맥혈 산소 함유량(ARTERIAL O_2 CONTENT, CaO_2)

동맥혈 산소 함유량은 혈액에서 혈색소와 결합한 산소량(아래 공식의 첫 번째 부분)과 혈장에 녹아 있는 산소량(아래 공식의 두 번째 부분)을 더한 값이다.

$$CaO_2 = (Hgb \times 1.36^{*} \times SaO_2) + (0.003 \times PaO_2)$$

* 이 상수의 정확한 값은 1.34에서 1.39 사이이며, 참고 값과 유도 방식에 따라 다르다.

정상 값은 혈색소가 12-15 mg/dL일 때 16-20 mL O_2/dL이다.

보조/조절 환기(ASSIST/CONTROL VENTILATION) *환기기 방식(p. 273) 참고*

천식(ASTHMA) *만성 폐쇄 폐 질환(p. 231) 참고*

천식은 "숨가쁨"을 의미하는 그리스어에서 유래했다. 특징은 끈적한 가래와 가역적인 기도 폐쇄다. 빠른 호흡과 관련한 탈수가 발생할 수 있으며, 가슴이 과다확장되고 가슴벽 운동이 줄어들며 폐포 호흡음이 감소한다. 중증 기도 폐쇄와 호흡 산증이 나타난다. 천식 발작이 심하지 않으면 과다호흡과 관련된 PCO_2 감소와 호흡 알칼리증이 나타날 수도 있다.

천식 지속상태(status asthmaticus)는 기관지 확장제를 이용한 초기 치료에 반응하지 않는 급성 천식 악화를 의미하며 내과적 응급 상황이다. 호흡 부전, 의식 상실, 심폐 정지로 이어질 수 있다. 계속 진행하면 극도의 호흡 곤란, 기침, 쌕쌕거림(wheezing) 같은 증상이 나타날 수 있다. 호흡음이 거의 없거나 전혀 없을 수도 있으며, 말을 하지 못할 수도 있다. 청색증, 땀남 등도 나타날 수 있다.

치료: 기관지 확장제(흡입기 또는 연무기), 경구 또는 IV 스테로이드, 수분공급. 기계 환기로 산소 공급을 고려해야 할 수도 있다. 아미노필린(aminophylline)은 거의 사용하지 않지만, 다른 치료가 실패했거나 이전에 효과가 있었다면 고려해 볼 수도 있다.

무기폐(ATELECTASIS)

무기폐는 폐 전체 또는 일부분의 용량 감소를 의미한다. 4가지 기본 유형이 있다.

- **폐쇄**. 가장 흔한 유형이며 원인은 종양, 이물질, 점액 마개(mucous plug) 등이 있다. 흡수 무기폐는 폐포로 이어지는 기도를 차단하는 폐쇄가 있을 때 발생할 수 있으며, 폐쇄가 없더라도 FiO_2가 높다면 발생할 수 있다. 정상 대기압에서 공기 중 약 78%는 질소다. 질소는 폐에서 흡수되지 않으며, 같은 양이 들어오고 나가므로 폐포 허탈을 방지한다. 그러나, FiO_2가 높아지면 질소가 "세척(washout)"되고 전달된 가스로 대체된다. 이 가스가 완전히 흡수되면 폐포가 허탈되어 무기폐가 발생한다.
- **비폐쇄**. 압박, 내장 가슴막과 벽 가슴막이 접촉, 표면활성물질(surfactant) 손실, 흉터, 침윤 등이 원인이다. 압박 무기폐는 비폐쇄 무기폐의 일종으로 가슴 병변이 폐를 압박해서 발생한다. 수술 후 무기폐가 여기에 속한다.
- **원형**. 폐 조직이 섬유띠(fibrous band)에 접힐 때 발생하며 내장 가슴막과 유착된다. 일반적으로 만성 석면 노출에서 볼 수 있다.
- **중엽 증후군 무기폐**는 림프절이나 기관지 폐쇄가 우중엽을 압박해서 발생한다. 유전적 원인이 있을 수도 있으며, 수분 생성 샘(gland)을 공격하고 손상을 입히는 만성 자가면역 질환인 쇠그렌 증후군(Sjögren syndrome)의 징후일 수도 있다. 중엽 증후군 무기폐는 스테로이드 치료에 반응한다.

무기폐는 예방이 더 바람직한 치료법이다. 심호흡, 강화 폐활량계(incentive spirometry) 사용, 강한 기침 등을 할 수 있게 만드는 신중한 마취와 적절한 통증 관리가 바람직하다. 이미 무기폐가 발생했다면, 원인에 따라 치료가 다르다. 치료는 일반적으로 폐쇄 제거, 산소 공급 유지, 폐 재확장이다. 기관지 내시경, 흉부 물리치료, 양압 환기, 흡인(suction), 점액용해제, 특정 병원균을 치료하는 항생제 등도 고려해 볼 수 있다.

■ 자가 날숨끝 양압, 내인 날숨끝 양압(AUTOPEEP, INTRINSIC PEEP)

일반적으로 날숨끝은 "기류가 없는" 상태며, 폐포 압력과 입안 압력이 같다. 그러나, 자가 PEEP이 있다면 날숨끝에 가슴막 압력과 폐포 압력이 입안 압력보다 양압이 되며, 폐포에 공기가 "갇힌다." 그 후 다음 호흡에서 기도 압력이 상승하고 이러한 호흡이 "중첩"된다. 자가 PEEP은 호흡일을 증가시키고 가스 교환을 나쁘게 할 수 있으며, 심장 박출량을 감소시킬 수 있다.

자가 PEEP의 기계적 원인은 다음과 같다.
- 날숨 시 저항 증가: 만성 폐쇄 폐 질환(COPD), 천식
- 짧은 날숨 시간
- 환기기로 많은 공기를 전달

자가 PEEP이 있는지 어떻게 확인하는가? 기계 환기 중인 환자라면 날숨 기류를 보면 쉽게 확인할 수 있다. 환기기의 그래프를 이용한다면, 다음 들숨 주기가 시작될 때까지 날숨 흐름이 계속되며, 기류 사이에 압력 기울기가 있다면, 정의에 따라 자가 PEEP이 존재한다.

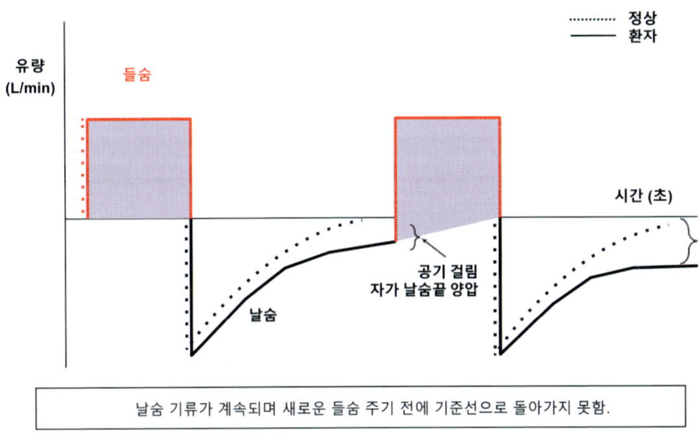

그림 3.7 자가 날숨끝 양압

다음과 같은 방법으로 자가 PEEP을 관리한다.
- 환기기 설정 변경: 호흡수를 줄여 더 긴 날숨 시간을 제공, 일회 호흡량 감소
- 환기 요구 감소: 불안을 줄이고, 진정을 늘리고, 신경근육 차단제를 투여한다.
- 기류 저항 최소화: 최적 크기의 기관내 관 사용, 기관지 확장제 사용, 흡인(suction)

■ 염기 과잉/결핍(BASE EXCESS/DEFICIT) *동맥혈 가스 분석(p. 215) 참고*

염기 과잉/결핍은 혈액의 pH를 정상값인 7.4로 되돌릴 때 추가해야 하는 염기의 양을 나타내는 계산 값이다. 정상 범위는 +2 mEq/L에서 -2 mEq/L 사이이다.

염기 결핍(산증) ← pH 7.4 → 염기 과잉(알칼리증)

때로는 결핍과 과잉이 같은 의미로 사용된다는 점에서 이 매개변수는 혼란스럽다. 정확하게 하려면, 대사 알칼리증을 의미하는 과잉은 양수로 보고해야 하고, 대사 산증을 의미하는 결핍은 음수로 보고해야 한다.

소기포(BLEB) *큰 공기집(p. 225) 참고*

소기포(bleb)는 작은 공기집(small bulla)이며 일반적으로 가슴막과 접하는 폐의 가슴막밑 구역에서 볼 수 있다.

혈액 가스(BLOOD GAS) *동맥혈 가스 분석(p. 215), 혼합 정맥 산소포화도 감시(p. 190) 참고*

보일의 법칙(BOYLE'S LAW)

온도가 일정할 때 기체의 압력이 두 배가 되면 기체의 부피는 반이 된다. 온도(T)가 일정할 때, 기체의 부피(V)는 압력(P)에 반비례한다. 온도가 변하지 않으면 압력과 부피의 곱은 일정하다. 공식은 다음과 같다. $P_1V = P_2V_2$.

예시: 10cc 주사기를 생각해보자. 주사기 끝을 막고 엄지누름대를 누를수록 주사기 내부의 공기 부피가 줄어든다. 부피를 더 줄이려면 더 강한 압력으로 눌러야 한다. "기체의 압력과 부피는 반비례한다."

이상 기도 양압 환기기 보조(BPAP VENTILATOR SUPPORT) *환기기 방식(p. 273) 참고*

비정상 호흡음(BREATH SOUNDS, ABNORMAL)

- **거품 소리(crackle/rale)**는 흡인, 만성 기관지염, 폐렴, 초기 왼쪽 심부전(거품 소리가 들리는 정도는 심부전의 정도와 일치)에서 들을 수 있다. 기침을 해도 남아있는 거품 소리는 폐부종, 심부전, 급성 호흡곤란 증후군(ARDS)을 의미한다. 거품 소리는 들숨 및/또는 날숨에서 들을 수 있으며, 고운(fine) 소리와 거친(coarse) 소리로 분류한다.
  - **고운 거품 소리**는 작은 기도에서 발생하며, 염증, 체액, 분비물 등으로 좁아진 기도를 공기가 힘으로 개방할 때 발생한다. 손가락으로 머리카락을 잡고 귀 옆에서 비빌 때 나는 소리와 비슷하며 폐 바닥 부위에서 가장 잘 들린다.
  - **거친 거품 소리**는 대부분 날숨에서 들리며 큰 기도의 분비물과 관련이 있다. 거친 거품 소리는 찍찍이(velcro)를 뗄 때 나는 소리와 비슷하다.
- **쌕쌕거림(wheeze)**은 공기가 좁아지거나 허탈된 기도로 지나갈 때 발생하는 소리다. 일반적으로 날숨에서 들리지만, 들숨과 날숨 모두에서 들린다면 더 심한 기도 수축을 의미한다. 쌕쌕거림은 기도 수축이 있는 부위에 따라 "음높이(pitch)"가 달라지며, 음악적이라고 묘사한다. 쌕쌕거림은 만성 폐쇄 폐 질환, 천식, 심부전 등이 있을 때 들을 수 있으며, 기침을 해도 사라지지 않는다.
- **가슴막 마찰음(pleural friction rub)**은 호흡 주기 동안 내장 가슴막과 벽 가슴막이 마찰을 일으켜 나는 소리다. 염증은 가슴막 층을 거칠게 만들고, 호흡 움직임(들숨/날숨)이 마찰음을 생성한다. 마찰음은 눈 위를 걸을 때 나는 소리와 비슷하며 기침을 해도 사라지지 않는다. 환자는 호흡 중 국소 가슴 통증을 호소하며, 숨을 멈추면 마찰음도 사라진다.
- **호흡음이 없거나 감소**했다면 무기폐를 의미할 수 있다. 기흉이나 심각한 기도 폐쇄(천식) 같은 더 중증 질환을 의미할 수도 있다. 추가 평가가 필요하다.

정상 호흡음(BREATH SOUNDS, NORMAL)

- **기관지 호흡음(bronchial breath sound)**은 관 소리(tubular sound)라고도 하며 오른쪽 폐 꼭대기와 기관 위에서 정상적으로 들리는 소리다. 이 소리는 기관기관지 가지(tracheobronchial tree)에서 나는 소리다. 이 부위 이외에 다른 곳에서 들린다면 비정상이다. 날숨소리가 들숨소리보다 더 길며, 들숨과 날숨 중에는 소리가 멈춘다. 기관지 호흡음은 소리가 크며 고음이다.
- **기관지폐포 호흡음(bronchovesicular breath sound)**은 앞쪽으로는 가슴의 위쪽 1/3 구역과 뒤쪽으로는 어깨뼈(scapula) 사이에서 들리는 소리다. 이 부위 이외에 다른 곳에서 들린다면 부분 무기폐나 폐 경화가 원인이다. 들숨소리와 날숨소리가 같으며, 들숨과 날숨 사이에는 소리가 멈춘다. 기관지폐포 호흡음은 음높이가 중간이며 공기가 큰 기도에서 작은 기도로 이동할 때 발생한다.
- **폐포 호흡음(vesicular breath sound)**은 모든 폐야(lung field)에서 들을 수 있지만, 뒤쪽에서 가장 잘 들린다. 들숨소리가 날숨소리보다 길게 들리며, 들숨과 날숨 사이에도 소리가 멈추지 않는다. 폐포 호흡음은 부드럽고 저음이며 공기가 작은 기도와 폐포를 통과하는 소리다.

호흡 패턴(BREATHING PATTERN) *p. 261 참고*

만성 기관지염(BRONCHITIS, CHRONIC) *만성 폐쇄 폐 질환(p. 231) 참고*

만성 기관지염 환자는 반복되는 과도한 기관지 점액 분비가 있으며, 그 결과 젖은 기침(productive cough)이 흔하다. 증가한 분비물은 일반적으로 세균이 자라기에 완벽한 환경을 제공한다. 청색증을 유발하는 저산소혈증과 부종 경향 때문에 외국에서는 "푸른 훈제 청어(blue bloater)"라는 표현을 사용한다. 치료 목표는 공격적인 폐 위생(pulmonary toilet), 체위 배액, 간헐 양압 호흡(IPPB), 기관지 확장제, 점액용해제 등을 이용한 저산소혈증 해소와 폐포 환기 개선이다.

큰 공기집(BULLA)

큰 공기집은 폐 조직에 발생한 벽이 얇은, 국소 공기주머니다. 큰 공기집은 흉부 방사선 사진에서 거의 보이지 않는 작은 크기부터 지름이 수 센티미터에 이르기까지 크기가 다양하다. 정상 폐에도 발생할 수 있으며 1차 폐기종 때문에 발생할 수도 있다. 2차 감염이 흔하다.

날숨끝 이산화탄소 분압 측정(CAPNOGRAPHY) *이탈 지표(p. 275) 참고*

날숨끝 이산화탄소 분압 측정은 $EtCO_2$ (end-tidal CO_2)라고도 하며 환자 상태, 특히 호흡 곤란, 심정지, 쇼크 등에 관한 중요한 정보를 제공한다.

날숨끝 이산화탄소 분압 측정 기구는 주류(mainstream) 배열과 측류(sidestream) 배열로 나뉜다.

- **측류 배열**은 CO_2 감지기가 환자와 떨어진 감시 기구 내부에 있다. 날숨 CO_2는 환자의 호흡 회로에 부착한 약 2 m 길이의 검체 채취관을 따라 기도에서 기구로 이동한다. 측류 배열 기구는 기관내 삽관 환자와 자발호흡 환자 모두에서 CO_2를 감시할 수 있다.
- **주류 배열**은 CO_2 감지기와 검체 채집구가 작은 기구에 통합되어 있으며, 이 기구를 호흡 회로와 기관내 관 사이에 직접 연결한다. 주류 배열은 비용이 비싸며, 주로 환기기를 적용 중인 환자에게 사용한다.

요점

이 기구를 기관내 관의 위치가 적절한지 확인할 때 사용하는 보조 기구인 색채(colorimetric) CO_2 감지기와 혼동하면 안 된다. 색채 CO_2 감지기는 날숨 CO_2에 빠르게 반응해서 장치에 따라 다르지만, 일반적으로 보라색/파란색에서 노란색/금색으로 색상이 변한다. 사용하기 쉬워서 대다수 응급 카트에 준비되어 있지만, 특정 수치나 파형을 보여주기보다는 날숨 CO_2의 범위만 제공한다.

CO_2는 모든 호흡 주기에 존재한다. 정상 $EtCO_2$ 값은 35-45 mmHg며, 파형은 직사각형 모양이다. 파형이나 값이 변한다면 이를 분석해서 환자의 임상 상태에 관한 단서를 얻을 수 있다. 경험에 따르면 $EtCO_2$ 값은 $PaCO_2$ 값보다 약간 낮다.

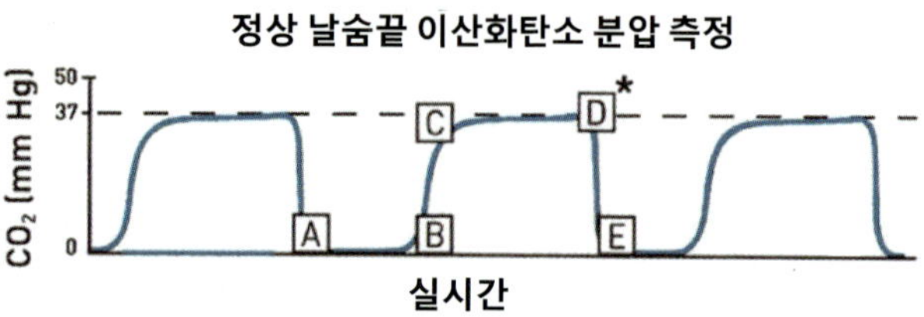

구간	단계	특징
A-B	호흡 기준선	대부분 이산화탄소가 없는 사강이며, 측정 값은 0일 수도 있다.
B-C	날숨 시작	분석기에 날숨 이산화탄소가 도달하기 시작한다.
C-D	날숨 진행(호흡 고원)	폐포 이산화탄소는 이 구간에서 측정한다. 직선이거나 직선에 가깝다.
D*	**날숨끝**	**날숨끝 이산화탄소 분압은 이 지점에서 측정한다.** 정상 $EtCO_2$=35-45 mmHg
D-E	들숨 시작	신선한 공기 흡입. 수직에 가깝게 하락한다.

그림 3.8 정상 날숨끝 이산화탄소 분압 측정 그래프

$EtCO_2$로 다양한 호흡기 평가를 할 수 있다.

- 환기기 이탈 과정에서 환자 감시
- 심폐 소생술 동안 생존 예측
- 환기기 이탈
- 신경근육 차단제 투여 중 환자의 호흡 노력 확인
- 폐 색전증 가능성 진단

비정상 날숨끝 이산화탄소 분압 측정 그래프는 다양한 원인으로 발생한다(표 3.4).

표 3.4	비정상 $EtCO_2$ 파형
파형 특징	
$EtCO_2$가 빠르게 감소하거나 없음	진정제, 아편유사제(opioid), 다른 호흡 억제 약물 과다. 측정기 위치 이상이나 꺾임. 기관내 관(ETT) 위치 이동이나 꺾임. 환기기에서 분리. 완전 기도 폐쇄. 식도 삽관.
$EtCO_2$ 상승	충분하지 못한 호흡수/호흡량(저환기). 진정제, 아편유사제, 다른 호흡 억제 약물 때문에 발생 가능. 적절하지 못한 환기기 이탈.
$EtCO_2$ 감소	호흡수/호흡량 증가(과다환기). 통증, 불안, 과도한 일회 호흡량 때문에 발생 가능.
기준선 $EtCO_2$ 상승	일반적으로 재호흡, 충분하지 못한 산소 흐름, 얕은 호흡, 사강을 제거하지 못할 때, 환기기 오작동 등에서 발생
$EtCO_2$ 파형이 고원에 도달하지 못함	작은 기도 폐쇄, 기관지연축, 만성 폐쇄 폐 질환, 폐기종, 기도 분비물 증가. 기관내 관 위치 이동이나 꺾임. 기낭이 없는(uncuffed) 기관내 관에서 공기 누출.
$EtCO_2$ 고원에 갈라짐(curare cleft)	기계 환기 중인 환자에서 자발 호흡 노력을 의미

■ 일산화탄소 중독(CARBON MONOXIDE POISONING) *고압 산소(p. 238), 산소혈색소 해리 곡선(p. 246) 참고*

일산화탄소는 혈색소에 대한 친화력이 산소보다 210배 높으며 혈색소와 결합하면 일산화탄소 혈색소(COHb)를 형성한다. 일산화탄소는 조직 수준에서 산소 공급을 방해하며, 산소혈색소 해리 곡선을 왼쪽으로 이동시킨다. 그 결과 조직에서 이용할 수 있는 산소량이 감소하고 뇌 저산소증이 발생한다. 환자는 두통, 구역, 구토, 피로, 쇠약 같은 독감과 비슷한 증상이 있으며, 중독이 심하다면 특징적인 선홍색 피부(cherry red skin)를 볼 수도 있다. 증상이 있는 환자 중 약 2-3%에서 선홍색 피부가 나타난다. 치료는 100% 산소 공급이며, 모든 증상과 징후가 사라질 때까지 유지한다. 고압산소 요법으로 반감기를 줄일 수 있지만, 고압산소실이 갖춰진 곳이 한정적이기에 사용은 제한된다. 정상 일산화탄소 혈색소 값은 0-5%다. 값이 15-40%가 되면 어느 정도 혼란이나 두통이 나타날 수 있으며, 40-60%가 되면 의식 상실과 체인-스톡스(Cheyne-Stokes) 호흡이 나타날 수 있다. 50-70%가 되면 사망률이 50% 이상이다.

■ 샤를의 법칙(CHARLES'S LAW)

부피의 법칙이라고도 하는 샤를의 법칙에 따르면, 압력이 일정할 때 온도가 올라가면 기체의 부피가 팽창하며, 온도가 내려가면 부피가 수축한다. 공식은 다음과 같다. $V_1T_2 = V_2T_1$

예시: 찌그러진 탁구공을 생각해보자. 탁구공을 뜨거운 물에 넣으면 탁구공 안의 기체가 팽창하면서 탁구공이 펴진다. "기체는 온도가 올라가면 팽창한다."

■ 가슴관(CHEST TUBE) *삼출(p. 233), 하임리히 밸브(p. 237), 플루르엑스 배액 시스템(p. 249), 기흉(p. 250) 참고*

가슴관은 가슴막 공간이나 세로칸 공간에서 공기, 혈액, 체액을 배액 할 때 사용한다. 크기는 프렌치(French, Fr) 단위를 사용한다. 크기가 작은 16-20 Fr 가슴관은 주로 공기를 제거할 때 사용하며, 크기가 큰 22-40 Fr 가슴관은 주로 혈액이나 끈적한 체액을 배액 할 때 사용한다. 가슴관의 근위부 끝에는 공기나 체액을 배액하는 구멍이 있으며, 원위부 끝은 배액 시스템과 연결한다. 배액 시스템에는 5가지 기본 구성요소가 있다.

- **수집병**
  사용하는 모델에 따라 용량은 2,000-2,500 mL다. 시간당 200 mL 이상이 배액된다면 일반적으로 출혈 합병증을 의미한다. 배액된 체액은 한 구획을 가득 채우면 수집병의 다른 구획으로 넘어간다. 배액량을 측정할 때는 배액된 체액이 다음 구획으로 넘친 후 표면 장력 "축적" 때문에 이전 구획의 원래 부피가 감소할 수도 있다는 점을 유의한다. 총 배액량이 중요하다면 이전 구획의 실제 배액량을 정확하게 확인한다.
- **흡인병**
  처방에 따라 가슴관 배액 시스템에 흡인을 적용할 수 있으며 일반적인 압력은 -20 cmH_2O다. 흡인 압력이 -20 cmH_2O가 되려면 흡인기 압력은 일반적으로 80 mmHg로 설정해야 한다. 흡인기 하나가 가슴관 시스템 여러 개와 연결되어 있다면, 모든 가슴관 시스템에 처방받은 압력을 유지하려면 흡인기의 압력을 높여야 할 수도 있다. 건식 흡인 시스템은 흡인을 할 때 물을 추가하지 않아도 된다. 흡인 조절 손잡이를 원하는 만큼 돌리고 앞서 언급한 것처럼 흡인기를 적용하면 흡인이 시작된다. 부표(float), 풀무(bellows), 디지털 화면 같은 다양한 가슴관 흡인 표시기가 여러 모델에 적용되어 있지만, 이는 모두 흡인을 적용하면 "활성화"되어 시스템이 작동하고 있음을 표시한다.
- **수밀봉병 또는 단방향 밸브**
  가슴관 배액 시스템에는 수밀봉을 위한 물이나 단방향 밸브가 필요하다. 단방향 밸브는 공기가 가슴막 공간에서 배출되지만, 가슴막 공간으로 되돌아가는 것을 방지해서 음압 시스템을 유지한다. 배액 시스템에 물이 필요하다면, 최소 2 cm 표시선까지는 물을 채워야 한다.
- **공기 누출 계량기**
  일부 배액 시스템에는 공기 누출을 감지할 수 있는 공기 누출 계량기가 장착되어 있다. 수밀봉 시스템과 혼동하지 않도록 한다. 공기 누출병은 반드시 배액 모델에 표시된 선까지 물을 채워야 하며, 일반적으로 30 mL를 채운다. 대다수 모델에서 계량기는 1부터 7까지 숫자가 표기되어 있다. 숫자가 높은 기둥에서 공기 방울이 나올수록 공기 누출 정도가 심하다. 공기 누출 계량기 옆에 있는 기둥은 일반적으로 호흡에 따라 오르내리며, 정상 호흡을 의미한다. 이 기둥에 음압이 걸릴 수도 있으며, 기둥을 따라 물이 올라가면 확인할 수 있다. 공기 방울이 계속 나온다면 배액 시스템에 누출이 있을 수 있으므로 연결부를 확인해야 한다. 반면, 호흡에 맞춰 오르내리는 간헐적인 공기 방울은 대부분 원인이 폐 쪽에 있다.
- **높은 음압 해제 밸브**
  많은 가슴관 배액 시스템에는 수동 또는 자동 해제 밸브가 있다. 두 밸브는 모두 과도한 음압을 해제한다. 수동 해제 밸브를 누르면 여과된 공기가 배액 시스템 내부로 들어간다. 사용할 때는 주의한다! 흡인이 작동하지 않을 때, 즉 중력으로 배액 할 때 이 밸브를 누르면 수집병 압력이 음압에서 0(대기압)으로 줄어들고, 기흉이 발생할 수 있다. 이 밸브가 필요한 경우는 드물다. 가슴관을 훑거나(stripping) 짜내면(milking) 과도한 음압이 발생할 수 있으며, 이때 이 밸브를 사용하면 기존 압력으로 되돌릴 수 있다. 대다수 사례에서 자동 해제 밸브만 있으면 음압을 약 -50 cmH_2O로 유지할 수 있다. 일부 시스템은 야자수 그림으로 음압을 표시하며 또는 적절한 음압이 있을 때 "예(YES)"라는 단어가 표시되는 시스템도 있다. 이 아이콘은 환자에게 흡인을 유지 중이라면 계속 나타나야 하지만, 중력 배액 중에는 간헐적으로 나타날 수도 있다.

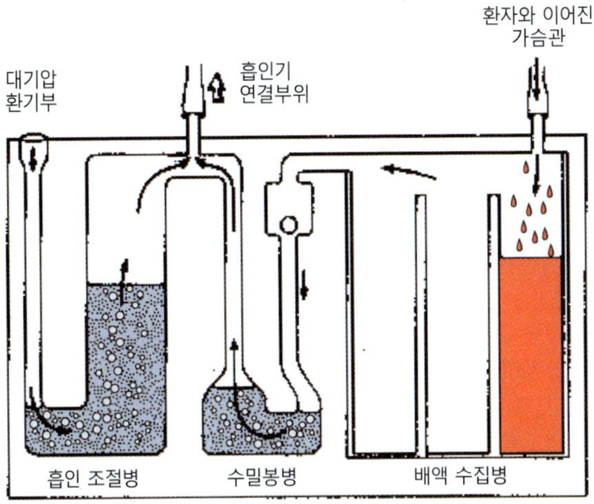

그림 3.9 가슴관 배액 시스템. 근위부 공간은 가슴막 배액에 사용하며, 가운데 공간은 수밀봉 시스템이 있어서 공기나 체액이 가슴막으로 들어가는 것을 방지하며, 원위부 공간은 흡인 수준 조절에 사용한다. [Used with permission from Pino, R. (2015). Clinical anesthesia procedures of the Massachusetts General Hospital. Philadelphia: Wolters Kluwer.]

최신 가슴관 배액 기구는 전자 장비를 채택해 공기 누출과 배액량을 디지털 기록으로 표시한다. 일부 기구에는 가슴관을 가진 채로 보행과 퇴원할 수 있도록 휴대용 흡인 장치가 내장되어 있다.

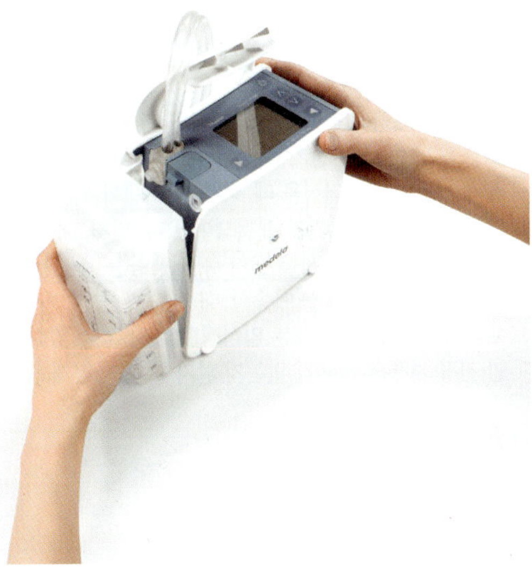

그림 3.10 토파즈(Thopaz) 디지털 휴대용 가슴관 배액 시스템은 조기 거동을 가능하게 하며, 가슴관 관리를 돕는 실시간 추적 자료와 그래픽 배액 추적 자료를 제공한다. [Used with permission from LoCicero, J. (2018). Shields' general thoracic surgery. Philadelphia: Wolters Kluwer.]

가슴관 관리

- **조기 전환.** 최근 연구에 따르면 조기에 흡입(suction)에서 수밀봉으로 전환해야 한다. 흡인 적용 12시간 뒤에 수밀봉으로 전환하는 방법은 개방 심장 수술 환자에게 효과적이고 안전한 방법이다.
- **삽입 부위**는 거즈로 드레싱하고, 병원별 지침에 따라 1-3일마다 교체하며, 실리콘 폼 드레싱은 3일마다 교체한다.
- **검체 채취.** 표준 루어락(Luer-lock) 주사기를 사용해서 가슴관 연결부에 있는 자체 밀봉 검체 채취부에서 검체를 획득한다. 검체 채취를 쉽게 할 수 있도록 연결부와 주사기를 뒤집을 수도 있다. **요점:** 가슴관 자체에서 검체를 채취하지 않는다. 가슴관은 자체 밀봉이 되지 않으므로 바늘 천자 부위는 공기 누출의 원인이 될 수 있다.
- **배액 시스템이 가득 차면 교체한다.** 새 배액 시스템을 준비하고 가슴관과 연결된 고무 부위를 반으로 접는다. 기구(지혈 겸자, 켈리 겸자 등)를 이용해서 접은 부위를 꽉 잡아 공기가 통하지 않게 막고 기존 배액 시스템을 분리한다. 그 후 새 배액 시스템을 연결하고 잡았던 가슴관을 푼다.
- **연결 부위가 빠지지 않도록 테이프로 고정.** H 모양의 고정 방법을 사용한다. 가슴관과 배액 시스템의 연결관에 길이 방향으로 테이프를 한 줄 붙인다. 이 줄의 양쪽 끝에 지름 방향으로 테이프를 감아 고정한다. 이렇게 하면 연결 부위를 눈으로 확인할 수 있다.
- **정확한 배액량 기록.** 배액량이 이유 없이 갑자기 증가하면 의사에게 알린다. 체위를 변경하면 어느 정도 배액량이 늘어날 수 있다.
- **가슴관 제거.** 일반적으로 가슴관은 의사가 제거하지만, 특정 상황에서는 능력을 입증받고, 병원별 기준을 충족한 간호사도 가슴관을 제거할 수 있다. 봉합을 제거하고 환자에게 숨을 참으라고 한 다음 가슴관을 제거한다. 바셀린(Vaseline®) 거즈를 바르고 4×4 멸균 압박 드레싱으로 마무리한다.

문제 해결

- **가슴관이 빠졌을 때.** 삽입 부위를 마른 멸균 거즈로 덮는다. 삽입 부위에서 공기 새는 소리가 들린다면, 공기가 빠져나올 수 있도록 세 방향에만 테이프를 붙여 긴장 기흉을 예방한다. 의사에게 알리고 새 가슴관 삽입을 준비한다.
- **가슴관이 배액 시스템과 분리되었을 때.** 새 배액 시스템이 준비될 때까지 0.9% 생리식염수에 가슴관 끝부분을 약 2-3 cm 잠기게 해서 임시 수밀봉을 만든다. **요점:** 가슴관을 막지 않는다.
- **배액 시스템이 넘어졌을 때.** 배액 시스템이 넘어지면 배액된 체액이나 혈액이 수집병의 다른 구획으로 넘어갈 수 있다. 두 가지 해결책이 있다. 먼저, 새 배액 시스템으로 교체하는 방법이 있으며, 다음으로 각 구획에 정확하게 표시를 남겨 총 배액량을 측정할 때 모두 더하는 방법을 사용할 수도 있다.
- **잠금(clamp).** 환자를 이송할 때 가슴관을 잠그지 않는다. 가슴관은 배액 시스템을 교체할 때나 공기 누출의 원인을 찾을 때는 일시적으로 잠글 수 있다. 이 밖에는 의사 처방이 있어야 하며, 가슴관을 잠그면 긴장 기흉의 징후가 없는지 환자를 주의 깊게 감시해야 한다.

NOTES

흉부 방사선 사진(CHEST X-RAY) *p. 451 참고*

만성 폐쇄 폐 질환(CHRONIC OBSTRUCTIVE PULMONARY DISEASE) *천식(p. 222), 만성 기관지염 (p. 225), 폐기종(p. 235) 참고*

만성 폐쇄 폐 질환(COPD)은 기도 연축, 점액 분비, 기도 및/또는 폐포의 형태병리 변화 때문에 정상적인 폐포 환기 경로가 차단되는 호흡기 질환군이다. 환자는 쉽게 숨을 들이쉬지만 내쉬기는 어려워한다. COPD에 기여하는 3가지 주요 질환은 (1) 만성 기관지염, (2) 폐기종, (3) 기관지 천식이다.

COPD 증상은 심각한 폐 손상이 발생하기 전에는 잘 나타나지 않는다. 만성 기관지염에서 주요 증상은 2년 연속으로 1년에 3개월 이상 매일 나오는 기침과 가래다.

COPD의 징후는 다음과 같다(그러나, COPD에서만 볼 수 있는 것은 아니다.)
- 숨가쁨, 특히 신체 활동 중
- 빈번한 호흡기 감염
- 피로
- 다리와 발목 부기(swelling)
- 폐동맥 압력 상승
- 심전도에서 뾰족한 P파: 폐 고혈압으로 인한 우심방 확장
- 불완전 우각차단
- 기능 잔기 용량(FRC) 증가와 술통 가슴(barrel chest)
- 다초점 심방 빈맥: 우심실 긴장과 저산소증
- 보상 적혈구증가증: 적혈구를 늘려 적혈구 용적률을 증가

먼저 철저한 폐 위생을 유지하고 저산소증을 치료한다. 간헐 양압 호흡(IPPB) 요법은 폐포를 보충하고 CO_2를 제거할 때 사용할 수 있다. 기관지 확장제, 점액용해제, 항생제, 몇 가지 스테로이드 제제를 처방한다. 산소 요법이 필요한 환자에게 벤츄리 마스크(venturi mask)를 사용하면 O_2를 정확하게 공급할 수 있다. COPD는 치료할 수 있는 병이며, 적절한 관리로 대다수 환자의 증상을 잘 조절할 수 있다.

폐쇄 기흉(CLOSED PNEUMOTHORAX) *기흉(p. 250) 참고*

이산화탄소 감시(CO_2 MONITORING) *날숨끝 이산화탄소 분압 측정(p. 225) 참고*

순응도(COMPLIANCE)

순응도는 폐가 늘어나고 확장하는 능력을 의미한다. 많은 요인이 순응도에 영향을 미친다.
- 폐용적: 폐가 클수록 순응도도 높다.
- 폐 혈류: 모든 원인으로 인한 폐정맥 울혈은 순응도를 줄인다.
- 나이: 나이가 들수록 순응도가 증가하지만 영향은 최소한이며, 이는 나이가 들면서 폐 탄력소 섬유의 구조가 변하기 때문이다.
- 흉부 확장 압박: 일시적인 변화만 유발
- 최근에 환기기 치료를 받은 병력
- 질병

순응도는 정적 순응도와 동적 순응도로 나눌 수 있다.

정적 순응도는 공기 흐름이 없는 상태에서 측정한 압력 변화에 따른 용적 변화로 정의하며, 대부분은 기계 환

혈흉(HEMOTHORAX) *기흉(p. 250) 참고*

헨더슨-하셀바흐 방정식(HENDERSON-HASSELBALCH EQUATION)

헨더슨-하셀바흐 방정식은 완충계(buffer system)의 pH를 계산하는 방법이다. 의학에서는 산-염기 균형의 3가지 매개변수인 pH, $PaCO_2$, 탄산수소(bicarbonate) 중 하나를 계산하는 데 사용한다. 탄산(carbonic acid, H_2CO_3)과 탄산수소(HCO_3^-)의 비율이 약 1:20이면 혈액 pH는 정상이다. 혈액 pH는 각 매개변수의 절댓값이 아니라 이 비율이 결정한다.

헨리의 법칙(HENRY'S LAW)

간단하게 말하면, 헨리의 법칙은 일정한 온도에서 액체에 녹는 기체의 질량은 액체에 대한 기체의 압력에 정비례한다는 물리 화학 법칙이다.

예시: 샴페인 병을 생각해보자. 개봉 전에는 병 안의 CO_2 압력이 대기압보다 약간 높은 상태다. 그러나, 코르크를 열면 CO_2가 빠져나가면서 병 안에 있는 샴페인 위로 가해지는 압력이 감소한다. 그 후 샴페인에 녹아 있던 CO_2가 빠져나오면서 거품이 생긴다. 코르크를 열어놓으면 병 안의 CO_2 농도는 공기 중 CO_2 농도와 평형을 이루고, 샴페인 거품이 가라앉는다.

고유량 산소(HIGH-FLOW OXYGEN) *산소 전달 체계(p. 244) 참고*

물가슴증(HYDROTHORAX) *삼출(p. 233) 참고*

고압 산소(HYPERBARIC OXYGEN)

고압 산소요법은 저산소증 부위에 산소를 공급하는 치료법이다. 환자는 밀폐된 고압 산소실로 들어가고, 그 후 대기압을 높이고 100% 산소를 공급한다. 주로 스쿠버 다이빙 중에 발생할 수 있는 감압병 치료에 사용한다. 적용 가능한 다른 질환에는 만성 다리 궤양(또는 당뇨병이나 방사선 손상 때문에 치유되지 않는 상처), 기체 괴저(gas gangrene), 공기 색전증 등이 있다. 때로는 치명적인 일산화탄소 중독에서 일산화탄소가 혈색소에서 제거되는 동안 용존 산소를 늘려 생명을 유지하는 용도로도 사용한다.

안타깝게도, 고압 산소요법은 부작용과 합병증이 발생할 가능성이 있으며, 가장 흔한 합병증은 귀의 압력 손상이다. 압력을 받는 동안 중이(middle ear) 압력이 외부 압력과 평형을 이루지 못한다면 고막이 안쪽으로 휘어 파열과 청력 소실을 유발할 수 있다. 다른 부작용에는 폐 손상, 부비동 손상, 산소 중독, 일시적인 근시 등이 있다. 그러나, 치료 시간이 2시간을 넘지 않고 고압 산소실 내부 기압이 정상 대기압보다 3배 이상 높지 않다면, 일반적으로 부작용은 가볍다.

고이산화탄소혈증(HYPERCAPNIA)

고이산화탄소혈증은 혈액 내 이산화탄소 농도가 증가한 상태를 의미하며, 호흡근 약화, 신경계 질환, 비만 관련 호흡 변화, 약물 등으로 인한 저환기가 원인이다. 이산화탄소 생성이 증가하면 이산화탄소는 혈액으로 빠르게 확산한다. pH가 감소하고, 호흡수가 증가하며, 호흡 산증이 발생한다. 치료는 폐포 환기 증가가 중심이다.

저이산화탄소혈증(HYPOCAPNIA)

저이산화탄소혈증은 통증, 불안, 간 질환, 중추 신경계 문제 등으로 인한 과다환기가 원인이다. 폐포 환기가 증가하면서 CO_2가 감소하고 pH가 증가한다. 호흡수를 줄이고, 일회 호흡량이 많다면 일회 호흡량을 줄이는 방법으로 치료한다.

저산소혈증(HYPOXEMIA)

저산소혈증은 동맥혈 내 산소 장력 감소를 의미하며, 조직 산소화를 방해한다. 그러나, 저산소혈증이 있더라도 다음과 같은 보상 기전이 있으면 정상 조직 산소화가 가능하다.
- 산소혈색소 해리 곡선이 오른쪽으로 이동
- 혈색소 증가
- 심장 박출량 증가

저산소증(HYPOXIA) *저산소혈증(p. 239), 일산화탄소 중독(p. 227) 참고*

저산소증은 심장 박출량 감소, 동맥혈 저산소혈증, 중증 빈혈 등으로 인한 세포 수준의 산소 결핍이다. 그 결과 구역 또는 전신 무산소 대사와 젖산 산증이 발생한다. 보충 산소로 산소 결핍을 복구하는 방법으로 치료한다.

중환자실 해방 묶음 치료(ICU LIBERATION BUNDLE) *ABCDE 묶음 치료(p. 213) 참고*

강화 폐활량계(INCENTIVE SPIROMETRY)

강화 폐활량계는 고위험 환자에서 호흡기 합병증을 예방하는 효과적인 운동법이다. 수술 전 사용법을 훈련한다면 강화 폐활량계 이용법에 대한 기억력이 증가한다.

무기폐는 수술 후 1시간 이내에도 발생할 수 있으므로 강화 폐활량계는 가능한 한 빠르게 시작해야 한다. 1시간마다 강화 폐활량계를 이용하고, 연속해서 5-10차례 반복한다. 환자에게 최대한 힘을 줘서 숨을 들이쉬고 최대 들숨 후 3-5초 동안 숨을 참으라고 교육한다. 폐활량계 이용 후 기침을 할 때는 수술 부위를 손으로 눌러 움직임을 최소화해서 통증을 줄일 수 있도록 교육한다.

표 3.6 강화 폐활량계 계산 도표

키	147 cm	154 cm	168 cm	183 cm	193 cm
나이	예상 들숨 능력 (mL)*				
20	2,350 (2,250)	2,700 (2,550)	3,050 (2,900)	3,550 (3,350)	3,900 (N/A)
40	2,200 (1,950)	2,550 (2,250)	2,900 (2,600)	3,400 (3,050)	3,750 (N/A)
60	2,050 (1,650)	2,400 (1,950)	2,750 (2,300)	3,250 (2,750)	3,600 (N/A)
80	1,900 (1,350)	2,200 (1,650)	2,550 (2,000)	3,100 (2,450)	3,450 (N/A)

*괄호 밖은 남자, 괄호 안은 여자. N/A: 해당 사항 없음

아래대정맥 필터(INFERIOR VENA CAVA FILTER)

아래대정맥(IVC) 필터는 혈전이 폐로 이동하기 전에 가두는 역할을 하는 작은 금속 기구로 주로 아래대정맥에 삽입하지만, 때로는 위대정맥(SVC)에도 삽입할 수 있다. 필터에 걸린 혈전은 결국 자연적인 용해 과정을 거쳐 용해된다. 대다수 아래대정맥 필터는 깊은 정맥 혈전증(DVT) 때문에 삽입하지만, 그 외에도 폐 색전증의 위험이 큰 환자, 항응고요법이 실패한 환자, 항응고요법이 금기인 환자 등도 적응증이 된다. 아래대정맥 필터에는

일반적으로 영구형과 회수가능형이라는 2가지 유형이 있다. 이 두 유형 사이에는 중요한 차이점이 있으며, 다학제 접근으로 환자에게 적합한 장치를 선택한다. 회수가능형 필터도 영구 거치할 수 있지만, 영구형 필터와 비교하면 장기적으로 기구 관련 합병증이 발생할 가능성이 더 크다. 따라서, 회수가능형 필터를 사용한다면, 근거에 따르면 대다수 환자에서 항응고요법을 시작하고 빠르면 2-3주 후 필터 제거가 합리적이다. 필터는 일반적으로 투시검사(fluoroscopy)로 중재 영상의학과에서 삽입하며, 삽입 완료까지 1시간 미만이 걸린다.

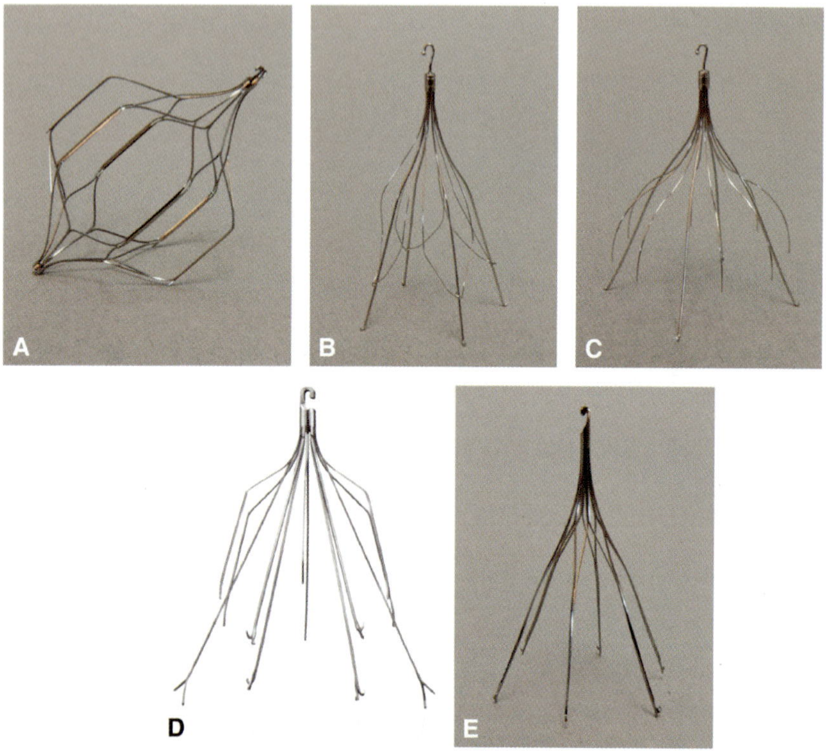

그림 3.14 회수가능형 아래대정맥 필터의 예시. (A) 옵티즈(OptEase), (B) 군터 튤립(Günther Tulip), (C) 셀렉트(Celect), (D) 데날리(Denali), (E) 옵션(Option). (Used with permission from Fischer, J. (2018). Fischer's mastery of surgery. Philadelphia: Wolters Kluwer.)

요점

- 필터는 엉덩관절(hip), 무릎관절, 심장 판막 같은 외과용 삽입물을 만드는 데 수년간 사용해 온 금속으로 만든다. 필터는 신체에 거부반응을 유발하지 않는다.
- 일반적으로 필터에 사용된 금속은 MRI와 호환된다. 그러나, 방사선사는 이러한 금속이 존재함을 알고 있어야 한다.
- 필터는 금속 탐지기에 반응하지 않는다.

아래대정맥 필터는 명확한 위험을 수반하며, 크게 3가지 범주로 나눌 수 있다.

- 정맥 접근 및 필터 배치와 관련된 시술 합병증
- 지연 합병증: 아래대정맥 혈전증, 폐 색전증 재발, 필터 골절 및 이동 등
- 필터 회수와 관련된 합병증

간헐 필수 환기(INTERMITTENT MANDATORY VENTILATION) *환기기 방식(p. 273) 참고*

역비율 환기(INVERSE RATIO VENTILATION) *환기기 방식(p. 273) 참고*

IVC 필터(IVC FILTER) *아래대정맥 필터(p. 239) 참고*

젖산(LACTATE) *p. 447 참고*

후두절제(LARYNGECTOMY)

후두절제는 후두의 부분 또는 완전 절제를 의미하며, 일반적으로 암 때문에 절제한다. 후두는 성대로 공기를 이동시켜 환자가 숨 쉬고 말할 수 있게 만든다. 완전 후두 절제를 받은 환자의 상기도는 더는 폐와 이어지지 않는다.

후두 절제 후 간호 관리의 중점은 적절한 기도 유지다. 공기를 가습해서 분비물 건조, 딱지 형성(crusting), 기관 출혈을 예방해야 한다. 침상에 항상 흡인 도관과 흡인 장비를 갖춰야 한다. 또한, 후두절제 후 구토는 치명적일 수 있으므로 수술 후 구역은 반드시 조절해야 한다. 후두 절제는 드물지만 목동맥 파열(carotid blowout)과 사망을 유발할 수 있다.

구멍(stoma)이 후두절제 구멍임을 알리기 위해 환자의 침대 머리 부분에 표지판 설치를 권장한다. 후두 절제를 받은 환자는 입인두로 삽관할 수 없다. 구조 호흡은 소아용 안면 마스크나 후두 마스크 기도유지기(laryngeal mask airway, LMA)를 이용해서 구멍(stoma)으로 해야 한다. 안면 마스크, 코 삽입관, 코 기도, 입인두 기도 등을 입이나 코에 대면 아무런 효과가 없다. 환기를 위한 2차 선택지인 기관절개 관을 삽입한다면, 주 기관지 삽관으로 이어질 수 있으므로 기관절개 관을 너무 깊게 넣지 않는다. 피부 구멍에서 용골까지는 약 6 cm다.

부분 후두절제 환자는 여전히 입, 코, 폐가 연결되어 있다. 따라서, 공기가 입 및/또는 코로 빠져나와 환기 효율이 감소할 수 있다. 부분 후두절제 환자도 구멍(stoma)으로 구조 호흡을 하지만 공기가 새지 않도록 입과 코를 막아야 한다.

폐음(LUNG SOUND) *비정상 호흡음(p. 224), 정상 호흡음(p. 225) 참고*

폐용적(LUNG VOLUME) *환기기 관리(p. 272), 환기기 방식(p. 272), 이탈 지표(p. 275) 참고*

폐용적은 4가지 개별 매개변수인 일회 호흡량, 날숨 예비량, 잔기량, 들숨 예비량과 이들의 합으로 계산하는 4가지 합산 매개변수인 폐활량, 기능 잔기 용량, 들숨 용량, 총 폐용량으로 나뉜다. 적절한 가스 교환에 중요한 매개변수는 다음과 같다.

- 들숨 예비량
- 일회 호흡량
- 기능 잔기 용량

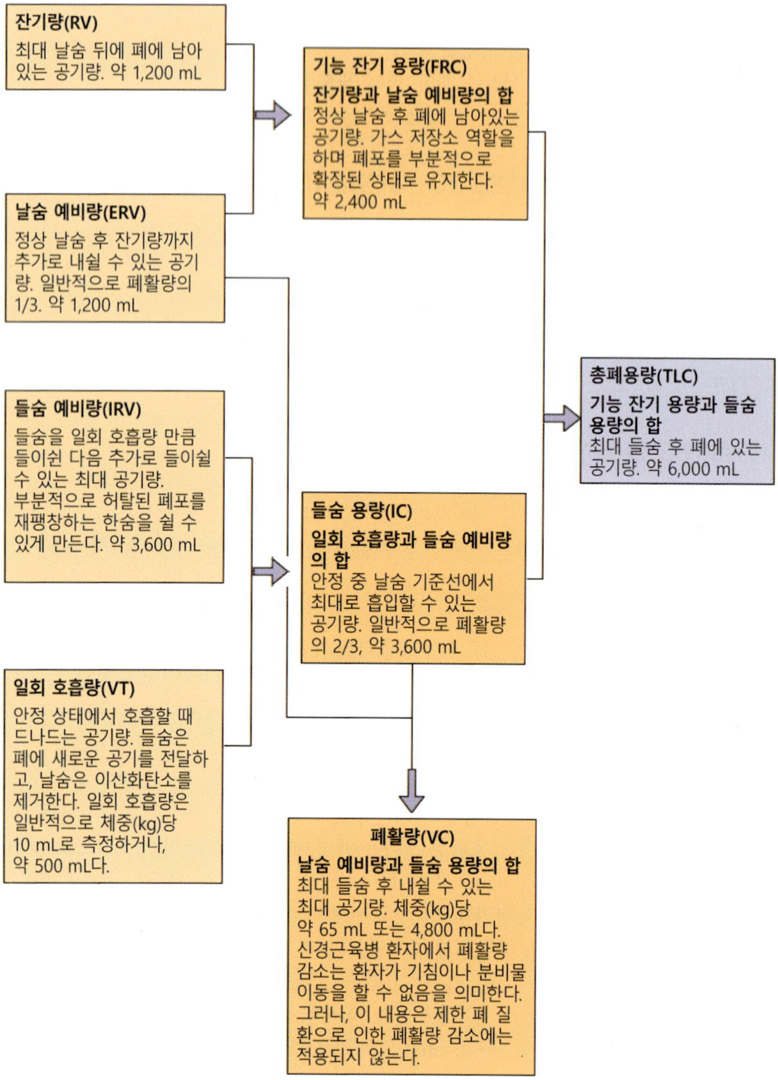

그림 3.15 폐용적

NOTES

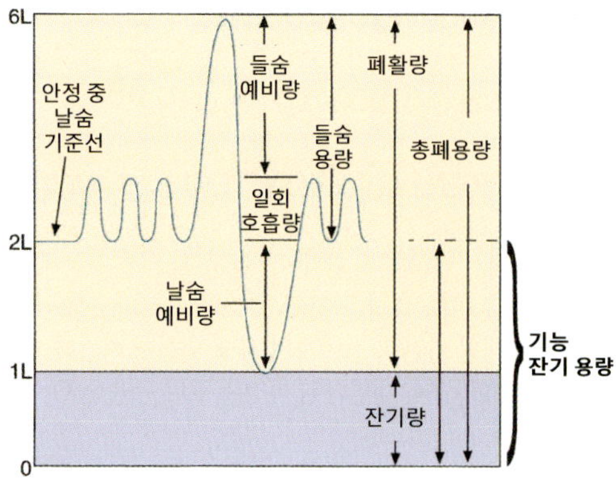

그림 3.16 폐용적 세분화

필수 분당 환기(MANDATORY MINUTE VENTILATION) *환기기 방식(p. 273) 참고*

기계 환기(MECHANICAL VENTILATION) *환기기 방식(p. 272), 폐용적(p. 241), 환기기 관리(p. 272), 이탈 지표(p. 275) 참고*

혼합 정맥혈 가스검사(MIXED VENOUS BLOOD ANALYSIS) *혈액 가스 검사(p. 217), 혼합 정맥 산소포화도 감시(p. 190) 참고*

신경 조절 환기 보조(NEURALLY ADJUSTED VENTILATORY ASSIST) *환기기 방식(p. 273) 참고*

질소 세척(NITROGEN WASHOUT) *무기폐(p. 222) 참고*

비만 저환기 증후군(OBESITY HYPOVENTILATION SYNDROME)

체질량지수(BMI) 30 이상을 비만이라 정의한다. 비만 저환기 증후군에서 나타나는 생리 변화는 환자를 호흡 부전에 매우 취약하게 만든다. 중환자실 입원율이 높으며, 기관절개술을 받을 가능성이 더 크며, 수술 후 합병증과 사망이 더 많다. 피크윅 증후군(Pickwickian syndrome)이라고도 한다.

비만 저환기 증후군에 기여하는 생리 변화는 다음과 같다.
- 복부 내용물이 눈에 띄게 증가해서 가로막이 상승
- 가슴벽 중량 및 복부 둘레 증가와 가슴벽 순응도 감소
- 가로막과 갈비사이 근육에 지방이 축적되어 호흡 노력의 강도가 감소
- 만성 고이산화탄소혈증: $PaCO_2$ 45 mmHg 이상
- 수면 무호흡: 환자 중 약 90%에서 발생
- 혈액량, 섬유소원(fibrinogen), 점성이 증가하고 섬유소용해가 감소해서 확연한 적혈구증가증이 발생. 이는 정맥 혈전증과 폐 색전증 위험으로 이어진다.
- 만성 폐포 저환기와 저산소혈증: 중증 폐 고혈압, 폐심장증, 판막 부전, 급성 간 충혈, 대량 말초 부종, 부정맥 등을 유발한다.

비만 저환기 증후군 환자는 호흡일이 증가한다. 렙틴(leptin) 부족이나 저항이 저환기를 부추길 수 있다. 몇몇 환자는 중추 호흡 조절에 변화가 생기며, CO_2 증가와 O_2 감소에 대한 반응이 눈에 띄게 감소한다. 호흡 부전을 예방하는 비침습 양압 환기로 혜택을 볼 수 있다.

■ 폐쇄 폐 질환(OBSTRUCTIVE LUNG DISEASE) *만성 폐쇄 폐 질환(p. 231) 참고*

■ 개방 기흉(OPEN PNEUMOTHORAX) *기흉(p. 250) 참고*

■ 산소 전달 체계(OXYGEN DELIVERY SYSTEM) *산소혈색소 해리 곡선(p. 246) 참고*

산소는 급성 치료 환경에서 널리 사용되지만, "약물"로 무분별하게 사용하면 심각한 손상을 유발한다. 중환자는 숨가쁨이나 다른 호흡 곤란 증상을 자주 호소하므로 산소를 "자동으로" 공급하는 일이 많다. 요구량보다 높은 산소를 투여하면 재원 기간이 늘어나며 사망 위험이 커진다. 산소는 정확한 수준으로 투여해야 하며, 주의 깊은 감시가 동반되어야 하며, 개별화된 특정 목표나 목표 SpO_2에 맞게 조절해야 한다.

산소를 공급할 때 다음과 같은 고이산화탄소혈증을 유발할 수 있는 특정 기저 질환이 존재한다면 SpO_2는 88-92%를 권장한다.

- 만성 폐쇄 폐 질환
- 폐쇄 수면 무호흡
- 신경근육병
- 낭성 섬유증
- 모든 제한 가슴벽 변형
- 병적 비만
- 아편유사제(opioid), 벤조디아제핀(benzodiazepine) 같은 호흡 억제 약물을 투여 중인 환자

이러한 "위험"이 없는 환자는 SpO_2 수준을 92-98%로 유지할 수 있다.

요점

산소 → 많이 투여한다고 항상 좋은 것은 아니다!

NOTES

표 3.7 산소 공급 방법

산소 공급 기구	기구 분류	산소 공급량 (FiO_2)	일반적인 용도/고려 사항
코 삽입관 (cannular, prong)	저유량	1 LPM=24% 2 LPM=28% 3 LPM=32% 4 LPM=36% 5 LPM=40% 6 LPM=44%	안정적인 환자. 3 LPM 이상을 적용한다면 가습기로 건조를 방지
단순 얼굴 마스크	저유량	5-6 LPM=40% 6-7 LPM=50% 7-8 LPM=60%	짧은 기간 사용. 마스크에서 CO_2를 제거하려면 최소한 5 LPM 이상을 적용.
산소 저장소: 삽입관	저유량	4 LPM=22-35%	외래 환자
공기 유입 마스크(AEM): 벤츄리(Venturi) 마스크	고유량	4 LPM=24% 6 LPM=28% 8 LPM=35% 10 LPM=40% 교체할 수 있는 색상 접속부로 산소 농도 조절	공기가 유입되는 작은 진입점에 고압 산소를 적용. 진입점이 클수록 FiO_2가 상승. 정확한 산소량이 필요한 환자에게 이상적.
산소 저장소: 부분 재호흡 마스크	저유량	6 LPM=35% 8 LPM=50% 10 LPM=60-75% 호흡 주기 동안 산소 저장 주머니가 허탈 되지 않도록 주의	짧은 기간 사용. 응급 상황에 사용. 열린 곁 구멍으로 실내 공기가 유입되고 날숨 공기를 배출할 수 있다.
산소 저장소: 재호흡 불가 마스크	저유량	10-15 LPM=70-90% 호흡 주기 동안 산소 저장 주머니가 허탈 되지 않도록 주의	짧은 기간 사용. 응급 상황에 사용. 닫힌 곁 구멍 덕분에 실내 공기가 마스크로 유입되지 않는다.
고유량 산소 요법(HFOT): 코 삽입관이나 기관절개관 연결 기구	고유량	10-60 LPM=30-100% 병원별 지침에 따라, 또는 환자가 잘 견딘다면 1-2시간 간격으로 5-10 L/min 단위로 감량. 고유량 산소 혼합기, 가습기, 가열관이 필요.	코 안에 고농도 산소 저장소를 생성. 코로 숨을 쉬는 환자와 입으로 숨을 쉬는 환자 모두에게 중등도 CPAP을 생성 가능. 호흡일을 줄임.

참고: 표에서 언급한 FiO_2 수치는 대략적인 값이며, 유속, 유입되는 공기, 밀착 정도, 개별 저장소 구조, 분당 환기량(MV), 입/코로 유입되어 산소와 혼합되는 실내 공기량에 따라 변할 수 있다.

LMP, liter per minute; CPAP (continuous positive airway pressure), 지속 기도 양압; AEM, air entrainment mask; HFOT, high flow oxygen therapy.

산소 독성(OXYGEN TOXICITY)

산소 독성은 전신에 영향을 미치는 산소의 유독한 효과로 여겨진다. 100% 산소로 12시간 이상 호흡한 다음 발생한다. FiO_2가 100% 미만이어도 발생할 수 있지만, 시간이 더 오래 걸린다. FiO_2가 60% 미만이면 몇 주 동안은 안전할 수 있다. 그러나, 독성을 피하려면 PaO_2는 가능한 한 가장 낮은 농도로 유지해야 하며, PEEP 사용을 고려해야 한다. 빈혈이 있으면 적혈구를 수혈한다.

산소 독성의 증상에는 호흡 곤란, 순응도 감소, A-a 기울기 증가, 팔다리의 감각 이상 등이 있다. 일부 환자는 100% 산소를 적게는 6시간만 투여해도 복장뒤 통증(retrosternal pain)을 호소한다. 간혹 부종과 급성 호흡 곤란 증후군이 발생할 수도 있지만, 현대의 정교한 환기 체계 덕분에 산소 독성으로 인한 합병증은 감소하고 있다.

산소혈색소 해리 곡선(OXYHEMOGLOBIN DISSOCIATION CURVE)

산소혈색소 해리 곡선은 혈색소의 산소 포화도(SaO_2)와 동맥혈 산소 분압(PaO_2) 사이의 관계를 보여주는 생리학적으로 매우 중요한 도구다. 곡선은 직선이 아니라 S자 모양이다.

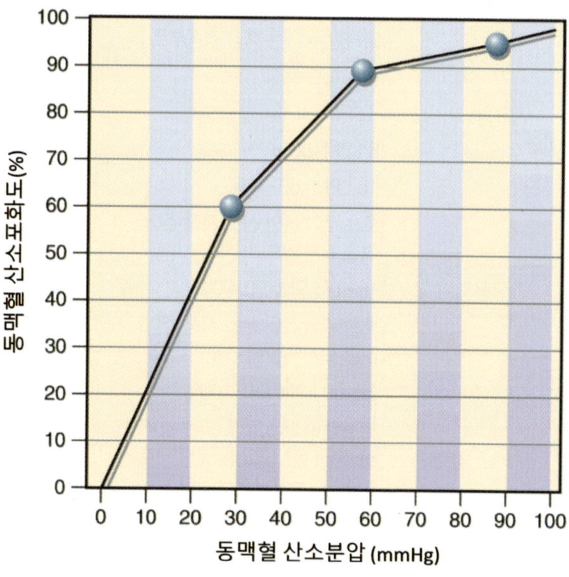

그림 3.17 산소혈색소 해리 곡선. [Used with permission from Weinstein, S. M., & Hagle, M. E. (2014). Plumer's principles and practice of infusion therapy. Philadelphia: Wolters Kluwer.]

정상 산소혈색소 해리 곡선

- 곡선의 가로축은 동맥혈 가스로 측정한 산소 분압(PaO_2)값이며, 이용할 수 있는 산소량을 나타낸다.
- 곡선의 세로축은 동맥혈에서 측정한 동맥혈 산소포화도(SaO_2) 값이며, 산소로 포화된 혈색소량을 나타낸다. 맥박 산소 측정으로 얻은 값인 SpO_2와 혼동하지 않도록 주의한다.
- 일반적으로 PaO_2와 SaO_2는 밀접한 관련이 있다. PaO_2가 약간 감소하면, SaO_2도 약간 감소한다.
- 그러나, PaO_2가 60 mmHg 아래로 내려가면 밀접한 관계가 사라지고, 이러한 영향이 산소혈색소 해리 곡선의 모양에 반영된다.
- 해리 곡선은 30-60-90 규칙으로 알려진 PaO_2와 SaO_2의 관계를 보여준다. PaO_2가 30 mmHg라면 SaO_2는 일반적으로 60%이며, PaO_2가 60 mmHg라면 SaO_2는 일반적으로 90%다.

요점

- 산소는 혈액을 통해 조직으로 전달되지만, 조직으로 가는 산소 중 2-3%만 혈장에 용해된다. 나머지 97%는 혈색소 분자와 결합해서 조직으로 이동한다.
- 혈색소 분자에 부착하는 산소량을 결정하는 가장 중요한 요인은 동맥혈 산소 분압(PaO_2)이다. PaO_2가 높을수록 산소가 혈색소와 쉽게 결합한다.
- 정상 PaO_2 값은 80-100 mmHg이며, 정상 SaO_2 값은 93-97%다.
- PaO_2가 약 60 mmHg가 되면 곡선은 거의 평평하게 변하며 폐에서 혈색소와 결합하는 산소를 나타낸다. 이 지점 이후로는 PaO_2가 상당히 변해도 SaO_2는 조금만 변한다. 따라서, PaO_2는 60 mmHg 이상이면 충분하다고 간주하며, 이 이후로는 포화도 변화가 거의 없음을 의미한다. 환자의 산소공급 상태는 이 지점에서 가장 잘 보호된다.
- PaO_2가 60 mmHg 아래로 내려가면 곡선이 가파르게 변하며, 산소 요구량 증가 때문에 혈색소에서 조직으로 방출되는 산소를 나타낸다. 곡선의 이 부위에서는 PaO_2가 조금만 변해도 SaO_2가 크게 변한다.

이동

산소혈색소 해리 곡선은 일정하지 않으며, 산소에 대한 혈색소의 친화력을 변화시키는 요인에 반응해서 변한다. 이러한 요인은 다음과 같다.

- pH 변화
- CO_2
- 체온
- 2,3-DPG: 결합 부위를 놓고 O_2와 경쟁하는 대사 부산물

보편적으로 곡선은 다음을 기준으로 시작하며, 이 값이 변하면 곡선이 오른쪽이나 왼쪽으로 "이동"한다.

- pH 7.4
- $PaCO_2$ 40 mmHg
- 체온 37°C

왼쪽 이동은 혈색소가 산소와 친화력이 매우 높음을 의미하며, 혈색소가 산소와 결합하면 혈색소는 산소와 잘 분리되지 않는다. 정상보다 많은 산소가 혈색소와 결합해서 조직에서 사용되지 않고 폐로 다시 이동한다. 그 결과, 저산소증이 발생한다. 원인에는 알칼리증, $PaCO_2$ 감소, 저체온증, 2,3-DPG 감소 등이 있다.

NOTES

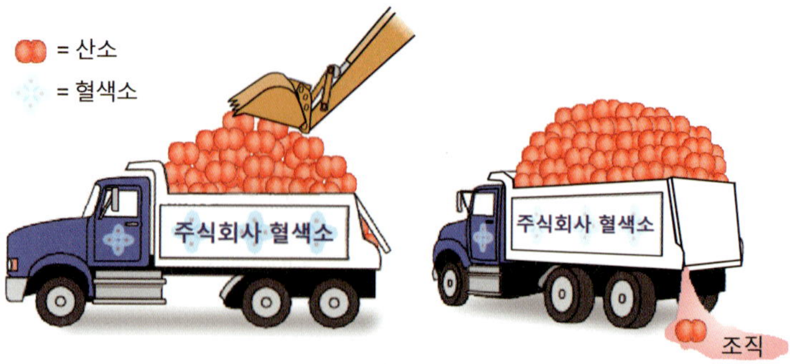

혈색소는 산소와 친화력이 매우 높으며, 계속 산소와 결합 상태를 유지한다.

그림 3.18 왼쪽 이동

오른쪽 이동은 혈색소가 산소와 친화력이 매우 낮음을 의미한다. 혈색소와 결합한 산소는 적은 양이라도 매우 빠르게 분리된다. 그 결과 조직 수준에서 더 많은 산소가 전달되지만, 처음에 폐에서 운반되는 산소는 더 적다. 원인에는 산증, $PaCO_2$ 증가, 발열, 2,3-DPG 증가 등이 있다.

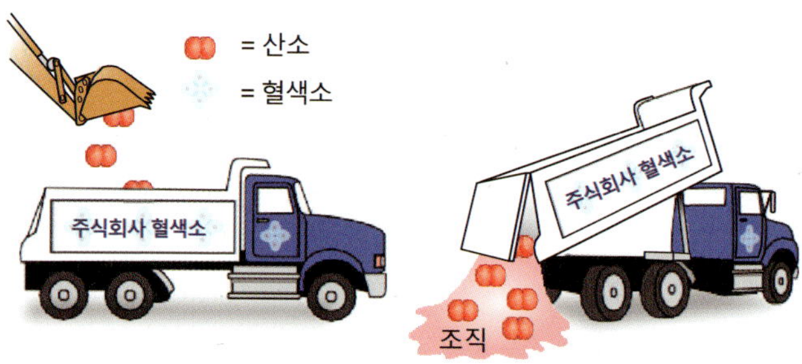

혈색소는 산소와 친화력이 낮으며, 결합한 산소를 조직으로 쉽게 방출한다.

그림 3.19 오른쪽 이동

■ P/F 비율(P/F RATIO) *급성 폐 손상(p. 218), 급성 호흡 곤란 증후군(p. 221) 참고*

■ 날숨끝 양압(PEEP) *환기기 방식(p. 274), 자가 날숨끝 양압(p. 223) 참고*

■ 피크윅 증후군(PICKWICKIAN SYNDROME) *비만 저환기 증후군(p. 243) 참고*

■ 가슴막 삼출(PLEURAL EFFUSION) *삼출(p. 233) 참고*

■ 가슴막 유착(PLEURODESIS) *가슴관(p. 227), 삼출(p. 233) 참고*

주로 암과 관련한 중증, 재발 가슴막 삼출이 있을 때, 벽 가슴막과 내장 가슴막을 "붙이는" 화학 가슴막 유착으로 체액 재축적을 막는다. 먼저 가슴관을 삽입하고 2-5일에 걸쳐 모든 체액을 배액 한다. 그 후 가슴관을 이용해서 경화제를 가슴막 공간으로 투여하고 가슴관을 막는다. 경화제에는 테트라사이클린(tetracycline), 독시사이클린(doxycycline), 블레오마이신(bleomycin) 같은 항생제, 코리네박테륨 파붐(Corynebacterium parvum), OK432 같은 세균 제제, 자극 물질인 활석 등이 있다. 활석은 효과가 좋은 제제다. 가슴막이 자극되고, 염증이 발생하며, 결국 "서로가 붙는다." 그 후 가슴관을 다시 열고 경화제를 제거한다. 며칠 동안 가슴관을 유지해서 모든 체액이 배액 되었는지 확인할 수도 있다. 배액이 멈추면 가슴관을 제거하고 상처를 봉합한다. 가슴막 유착은 통증이 심하므로 일반적으로 시술 전에 진정제와 진통제를 투여한다. 작은 가슴관을 사용하면 환자 불편이 감소한다. 때로는 국소 마취제를 가슴막 공간에 투여하거나 경막외 도관을 삽입할 수도 있다. 가슴막 유착이 성공하면 가슴막 삼출 환자의 증상을 완화하고 삶의 질을 향상할 수 있다.

■ 플루르엑스 배액 시스템(PLEURX DRAINAGE SYSTEM) 삼출(*p. 233*) 참고

플루르엑스는 외래에서 가슴막 삼출이나 악성 복수를 관리할 때 사용하는 배액 시스템이다. 시스템은 체액 축적 부위에 삽입하는 영구 유치 도관과 일회용 꾸러미(packet) 여러 개로 구성되며, 꾸러미에는 배액병과 드레싱 세트가 들어 있다. 환자나 보호자에게 가정 관리에 필요한 플루르엑스 시스템 사용법을 교육해야 한다.

플루르엑스를 이용 중인 환자가 입원한다면, 다음 내용에 유의한다.

요점
- 플루르엑스 도관은 띠(cuff)가 있는 터널형 도관이다. 숙달된 사람만 제거할 수 있다.
- 의사가 플루르엑스 시스템을 이용한 배액이나 드레싱 교체를 처방한다면, www.bd.com를 방문해서 단계별 지침을 참고한다. 배액과 드레싱 교체는 무균기법을 이용한다.
- 플루르엑스 도관은 약물 주입에도 사용할 수 있지만, 병원별 지침을 참고한다. 약물은 일반적으로 의사가 주입한다.

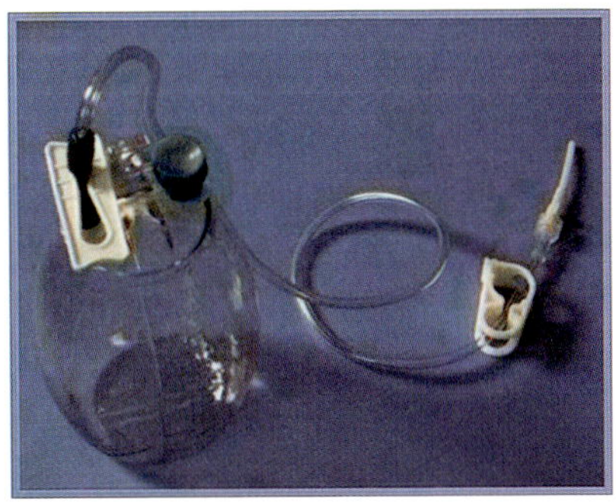

그림 3.20 플루르엑스 배액 시스템. 배액 시스템은 터널형 유치 도관의 바깥쪽 끝에 있는 단방향 밸브와 연결한다. [Used with permission from Pass, H. (2010). Antiangiogenic agents pocket reference. Philadelphia: Wolters Kluwer.]

■ 폐렴(PNEUMONIA) 삼출(*p. 233*) 참고

폐렴은 호흡기 감염으로 인한 폐의 급성 염증이다.

병태생리: 폐포 염증은 폐 경화로 이어진다. 삼출물이 폐포를 채운다. 환기/관류 불일치와 션트가 발생할 수 있으며, 가슴막 삼출이 나타날 수 있다.

진단: 뒤앞(PA) 및 가쪽 흉부 방사선 사진이 바람직하다. 흉부 방사선 사진에서 폐렴은 밀도가 증가한 폐 이상으로 나타난다. 이러한 소견에는 공간 음영(airspace opacity), 폐엽 경화, 사이질 음영 등이 있다. 폐포 경화는 특징적으로 주변부 공간(airspace)에서 시작하며, 대부분 폐엽 패턴이나 구역 패턴을 만든다. 폐렴은 용적 소실이 없는 공간 점유 병변(space-occupying lesion)이며, 일반적으로 눈에 띄는 이동(shift)은 보이지 않는다.

치료: 항생제(내원 후 6시간 이내에 시작이 바람직), 인플루엔자(Influenza)나 수두(Varicella)에 대한 항바이러스 약물, 항곰팡이 약물, 지지요법 등. 지지요법에는 산소 공급, 수분 공급, 해열제, 진통제 등이 있다. 가장 좋은 자세는 건강한 폐가 아래쪽으로 향하는 자세다.

병원 내 폐렴은 이환율과 사망률이 30%가 넘는다. 연구에 따르면 녹농균(Pseudomonas aeruginosa)과 황색포도알균(Staphylococcus aureus)으로 인한 폐렴 환자는 치료 실패 위험이 크다. 따라서, 조기 발견이 점점 더 중요해지고 있으며, 예방이 우선이다.

기흉(PNEUMOTHORAX) *가슴관(p. 227), 삼출(p. 233), 하임리히 밸브(p. 237), 가슴막천자(p. 265) 참고*

기흉은 가슴막 공간에 공기가 축적된 것을 의미하며 음압을 방해한다. 다양한 형태가 있다.

폐쇄 기흉은 자발 기흉이라고도 하며 가슴벽 외부에는 손상이 없지만, 손상된 내장 가슴막을 따라 공기가 빠져나갈 곳 없는 가슴막 공간으로 들어간다. 일반적으로 폐 표면의 소기포(bleb) 파열, 폐포의 과잉확장, 병든 폐의 파열, 중심 정맥 도관 삽입 중 발생한 외상 등이 원인이다. 초기 공기 누출이 소량이며 그 후 추가 누출이 없다면 기흉은 일반적으로 며칠 안에 자연히 사라진다. 그러나, 누출이 지속한다면 구경이 작은 가슴관 배치가 바람직하다. 폐쇄 기흉은 긴장 기흉으로 진행하지 않는 한 생명을 위협하지 않는다.

개방 기흉은 가슴벽 외부에 손상이 있을 때 발생하며, 일반적으로 총상, 찔린 상처(stab wound) 같은 관통 외상이 원인이다. 공기는 상처를 통해 가슴안으로 드나들 수 있다. 가슴벽의 상처 크기가 기관(trachea)보다 상당히 작다면, 환자가 짧은 기간은 견딜 수 있다. 그러나, 상처를 통해 드나드는 공기는 가스 교환에는 전혀 기여하지 않으므로 폐 확장을 방해하며 호흡일이 증가한다. 가슴관을 삽입할 수 있을 때까지는 폐쇄 드레싱으로 밀봉을 유지한다. 폐쇄 드레싱은 세 방향만 밀봉하고 한 방향은 밀봉하지 않는다. 따라서, 숨을 들이쉴 때 외부 공기가 내부로 진입하는 것을 막고, 숨을 내쉴 때 가슴막 공간에 있는 공기는 밖으로 나올 수 있게 만들어 긴장 기흉을 예방할 수 있다.

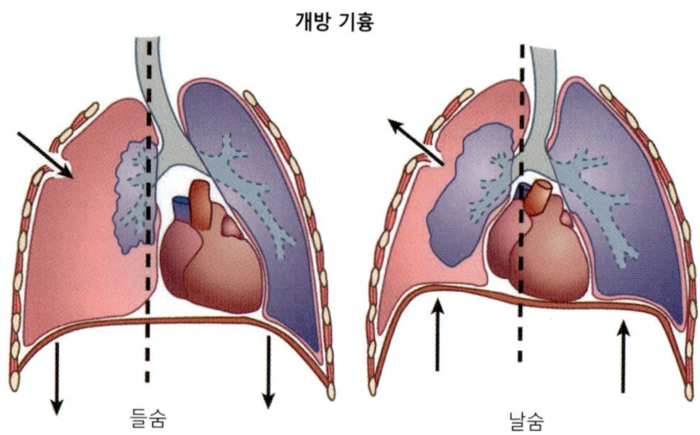

그림 3.21 개방 기흉. 공기는 숨을 들이쉴 때 상처를 따라 가슴막 공간으로 들어가고, 숨을 내쉴 때 가슴막 공간에서 나온다. [Used with permission from Hawkins, S. C. (2017). Wilderness EMS. Philadelphia: Wolters Kluwer.]

긴장 기흉은 가슴막에서 공기가 빠져나가지 못할 때 발생하며, 손상된 조직이 "단방향 밸브"를 형성해서 공기가 가슴막 공간으로 들어갈 수 있지만 나오지는 못한다. 세로칸은 반대편으로 이동하며, 때로는 반대편 폐의 허탈을 유발할 수도 있다. 긴장 기흉은 빠르게 호흡/심혈관 허탈과 사망으로 진행할 수 있으며, 내과적 응급 상황이다. 1차 치료는 즉각적인 바늘 감압이다. 크기가 큰 바늘(14-16 G)을 빗장 중간선(midclavicular line)의 2번째 갈비사이공간에 삽입한다. 공기가 빠져나오는 소리를 들을 수 있다. 가슴관을 삽입할 수 있을 때까지 바늘은 그대로 둔다. 환기기를 적용 중인 환자는 PEEP이 15 cmH_2O 이상이거나 너무 많은 일회 호흡량을 적용하면 긴장 기흉이 발생할 수도 있다.

혈흉은 기흉과 유사하지만, 공기 대신 혈액이 축적된다.

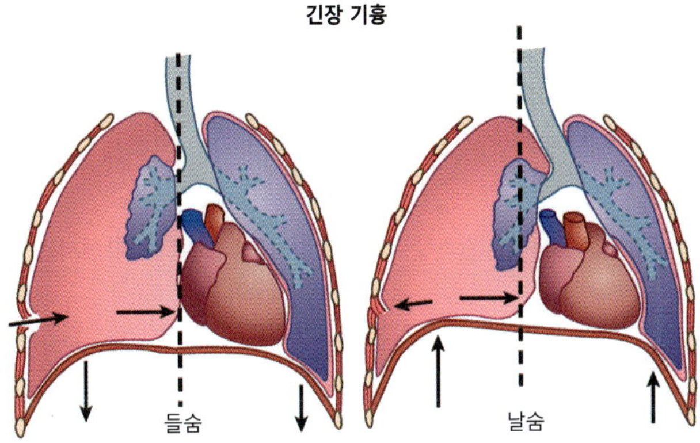

그림 3.22 긴장 기흉. 숨을 들이쉴 때 공기가 가슴막 공간으로 들어가지만, 빠져나갈 수 없어서 흉강 내압이 증가하고 세로칸이 이동한다. [Used with permission from Hawkins, S. C. (2017). Wilderness EMS. Philadelphia: Wolters Kluwer.]

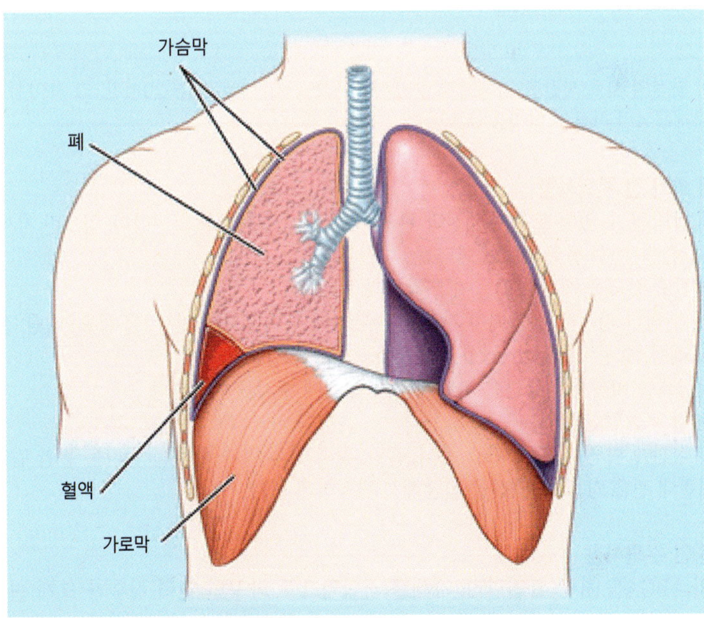

그림 3.23 오른쪽 가슴막 공간의 혈흉. [Used with permission from Moore, K. L., Dalley, A. F., & Agur, A. M. R. (2017). Clinically oriented anatomy. Philadelphia: Wolters Kluwer.]

압력 조절(PRESSURE CONTROL) *환기기 방식(p. 274) 참고*

압력 보조(PRESSURE SUPPORT) *환기기 방식(p. 274) 참고*

엎드린 자세(PRONE POSITIONING) *급성 호흡 곤란 증후군(p. 219), 급성 폐 손상(p. 218) 참고*

엎드린 자세는 배가 바닥을 향하고 얼굴을 아래로 한 체위다. 이 방법은 기계 환기 중인 급성 호흡 곤란 증후군(ARDS) 환자의 산소 공급을 개선하려고 사용하는 추가 전략이다. 의료진 4-6명이 모여 수동으로 또는 로토프론(RotoProne®) 같은 기계 침대를 사용해서 엎드린 자세로 만들 수 있다.

엎드린 자세는 다음과 같은 기전으로 환기/관류 불일치를 개선한다.

- 산소를 공급받은 혈액이 건강한 폐포에 도달하도록 보조
- 배쪽-등쪽(ventral-dorsal) 폐내외 압력 차 감소
- 폐의 생리적 압력 감소
- 폐포 개방 개선

엎드린 자세가 ARDS 환자에게 긍정적인 결과를 가져오지만, 다음과 같은 상황에서는 엎드린 자세를 적용하지 않아야 한다.

- 두개내압 증가
- 가슴 또는 배 수술(개방 상처)
- 임신
- 골절 또는 뼈 불안정성(bone instability)
- 혈류역학 불안정

이 목록은 완전하지 않으며, 의사가 개별 환자를 평가하고 상황을 고려해서 최종적으로 엎드린 자세의 적용 여부를 결정한다.

시기

하루 시간 대비 최적의 치료 시간은 정해지지 않았지만, 엎드린 자세에서 16-20시간, 그 사이사이에 1시간 동안 바로 누운 자세를 4번 취하는 일정을 추천한다.

엎드린 자세를 하기 전 주의사항

- 엎드렸을 때 압박될 수 있는 모든 수액선과 관의 개방성 및 안정성을 확인한다. 엎드린 자세에서 압박될 수 있는 드레싱, 관, 전선 등은 재조정한다.
- 가슴에서 심전도 전극을 제거하고 등에 부착한다.
- 뼈가 돌출된 부위나 지속해서 압력이 가해지는 부위에 주의를 기울인다. 젤 패드, 패딩, 폼 블록, 베개, 피부 보호 드레싱, 수성교질(hydrocolloid) 드레싱 등을 추천한다.
- 진통제와 진정제를 비롯한 신경근육 차단제는 지속 정맥 주입을 권장한다.
- 장관 영양은 잠시 중단한다.
- 엎드린 자세 직전에 확인: 동맥혈 가스 분석, 흡인, 활력 징후 평가. 환자를 돌리는 동안 팀원 중 한 명을 지정해서 기관내 관(ETT)과 수액선을 전담해서 관리하게 한다.

엎드린 자세 동안 주의사항

- 활력 징후와 ABGA를 자주 확인한다. 자세를 극단적으로 바꾸면 활력 징후가 크게 변할 수 있지만 1-2분 후에는 정상으로 돌아온다. 느린 맥, 저혈압, 맥박 산소측정기 산소포화도가 85% 미만, 부정맥, 입이나 코에서 출혈 등이 계속되거나 환자가 엎드린 자세를 견디지 못한다는 징후가 나타난다면 환자를 바로 누운 자세로 되돌린다.

- 양쪽 팔과 다리가 압박을 받지 않는지, 수액선과 관이 온전한지 눈으로 확인한다.
- 엎드린 자세에서는 항상 역 트렌델렌부르크 자세(reverse Trendelenburg position)를 유지한다. 수동으로 엎드리게 한 환자는 2시간마다 머리와 팔다리를 약간씩 재조정해서 피부 온전성을 최적화해야 한다. 기계 침대는 옆으로 회전하게 설정할 수도 있으며, 움직이지 못해서 발생하는 합병증 예방에 도움이 된다.
- 환자가 자세에 적응했다면 영양 보조를 다시 시작한다.
- **심폐 소생술(CPR)이 필요한 상황**일 때 환자가 기계 침대에 있다면, 다른 직원과 힘을 합쳐 즉시 침대를 바로 누운 자세로 되돌리고 CPR을 진행한다. 환자를 수동으로 돌려야 한다면, 즉시 환자의 등 쪽에서 CPR을 시행하며, 도와줄 사람이 올 때까지 어깨뼈(scapula)끝 높이(T7)에서 척추와 어깨뼈 사이를 압박한다.

엎드린 자세 후 주의사항

- 환자의 얼굴에 중등도에서 중증 부종이 발생할 수 있다.
- 앞쪽 영역을 모두 확인해서 피부 손상, 압력 관련 문제 등이 있는지 확인하고, 다음 회전 시 조정한다.
- 엎드린 자세에 대한 환자의 긍정적 반응과 부정적 반응을 평가하고 기록으로 남긴다. 이 기록은 치료를 계속/중단하는 결정에 도움이 될 수 있다.

합병증

엎드린 자세의 합병증에는 욕창, 기관내 관(ETT) 폐쇄 또는 빠짐(가장 흔함), IV 부위 손실, 엎드린 자세 중 장관 영양 불내성 등이 있다.

비례 보조 환기(PROPORTIONAL ASSIST VENTILATION) *환기기 방식(p. 274) 참고*

폐부종(PULMONARY EDEMA)

폐부종은 폐의 사이질 공간(interstitial space)이나 공간(airspace)에 체액이 축적되어 발생하며, 가스 교환 장애를 유발한다.

고압력 폐부종, 즉 심장성 또는 정수압 폐부종은 폐 혈관계의 용적/압력 과부하가 원인이다. 폐포 내부로 체액 누출이 발생하며 교질 삼투압(colloid osmotic pressure)이 증가한다. 모세혈관 압력 증가의 원인 중 하나는 혈액이 좌심실에서 폐순환으로 되돌아오는 댐 효과(dam effect)며, 주로 좌심실 부전과 심장막 질환에서 발생한다. 치료의 초석은 100% 산소 공급, 푸로세미드[furosemide, 라식스(Lasix®)], 모르핀(morphine)이다.

저압력 폐부종, 즉 신경성 또는 비심장성 폐부종은 폐 모세혈관 막의 투과성 증가와 관련 있으며, 주로 급성 호흡 곤란 증후군, 두개내압 증가, 출혈, 외상, 뇌졸중 등이 원인이다. 일반적으로 확연한 신경학적 손상 후 몇 시간 이내에 발생한다. 비록 병태생리는 완전히 알려지지 않았지만, 가장 흔한 신경학적 사건이 두개내압 증가이기에 두개내압 증가가 주요 병인이라 여겨진다. 치료 전략은 모르핀(morphine)이나 라식스(Lasix®)보다는 근본 원인에 중점을 둔다. 일부 병원에서는 알파 아드레날린 대항제, 베타 아드레날린 차단제, 도부타민(dobutamine), 클로르프로마진(chlorpromazine) 같은 약물을 사용하지만, 이러한 약물은 효과를 평가하기 어렵다. 대다수 환자에서 신경성 폐부종은 일반적으로 48-72시간 이내에 자연히 사라지기 때문이다.

두 가지 폐부종은 모두 호흡 곤란, 기침, 앉아숨쉬기(orthopnea), 불안, 청색증, 땀남, 분홍색 거품 가래 등이 특징이며 가슴 압박감이 매우 자주 나타난다.

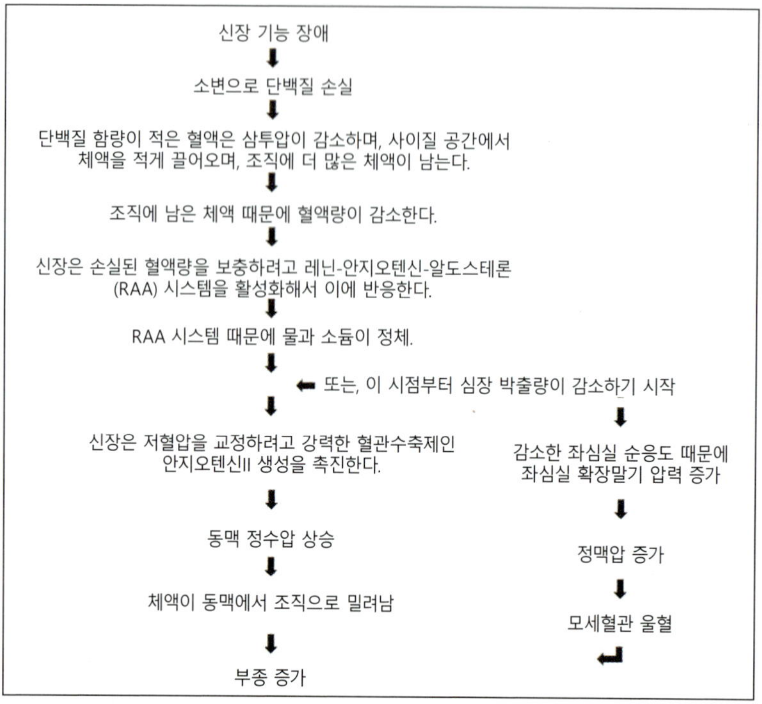

그림 3.24 축약한 폐부종 발생 과정

폐 색전증(PULMONARY EMBOLISM) *환기/관류 비율(p. 270), 아래대정맥 필터(p. 239), 알테플라제(p. 387), 깊은 정맥 혈전증(p. 361), 체외막 산소공급(p. 142) 참고*

폐 색전증은 폐동맥 체계에 갑자기 발생한 기계적 폐쇄를 의미하며, 환기/관류 불일치와 션트로 이어진다. 50%가 폐쇄되면 대량 폐 색전증이라고 하며, 폐경색으로 발전하는 경우가 많으며 나아가서는 무맥박 전기활동(PEA)을 유발할 수도 있다. 폐 색전 중 약 90%는 엉덩정맥(iliac vein), 넓적다리정맥(femoral vein), 대정맥 등에 발생한 깊은 정맥 혈전증(DVT)이 원인이다. 이러한 크고 깊이 자리잡은 정맥 중 하나에서 형성된 혈전이 떨어져 나가 폐로 이동하면 색전이라고 부른다.

증상과 징후

- 갑자기 발생한 중등도에서 중증 숨가쁨
- 빠른 호흡 및/또는 빠른 맥
- 숨을 들이쉴 때 심해지는 다양한 정도의 가슴막염 가슴 통증
- 죽을 것 같은 느낌
- 저산소증 증상: 의식 수준 변화, 혼란
- 마른기침, 객혈: 혈전이 대량일 때
- 가슴막 마찰음

진단

- **ABGA:** PaO_2 감소, 호흡 알칼리증, PCO_2 감소. PaO_2가 정상이어도 진단을 배제할 수 없다
- **흉부 방사선 사진:** 가슴막 삼출과 갈비가로막 각(costophrenic angle) 둔화
- **심전도:** ST 분절 역전 또는 하강, 우축 편위, 심방세동, 우각차단
- **D-이합체(dimer):** 500 mg/L 미만이면 음성 예측치가 90%

- **나선형 CT 영상**: 주 폐동맥과 폐엽 폐동맥에 있는 색전 감지에 높은 정확도
- **심초음파 검사**: 새롭게 발생한 중증 삼첨판 역류와 우심실의 압력 과부하
- **환기/관류(V/Q) 영상**: 판단 불가일 때는 다학제 토론이 필요

치료

치료는 색전 예방/해소, 산소 보조, 심폐 보상실패 방지 등이 중심이다. 치료 지침은 다음과 같다. 환자 상태가 나빠지면, 더 공격적인 중재를 사용한다는 점을 유의한다.

- 필요하다면 기계 환기를 포함한 산소 공급. 중증 불응 저산소혈증 및/또는 갑자기 발생한 우심부전 환자에게는 체외막 산소 공급(ECMO)이 필요할 수도 있다.
- 항응고요법. 입원 환자에서 최적 표준은 체중을 기반으로 한 헤파린 주입이다. 그 후 잔류 색전 치료를 지속하고 예방 목적의 가정 기반 약물로 전환한다. 이러한 약물에는 와파린(warfarin), 에녹사파린[enoxaparin, 크렉산(Clexane®)], 리바록사반[rivaroxaban, 자렐토(Xarelto®)], 에독사반[Edoxaban, 릭시아나(Lixiana®)], 다비가트란[dabigatran, 프라닥사(Pradaxa®)], 아픽사반[apixaban, 엘리퀴스(Eliquis®)] 등이 있다.
- 알테플라제(alteplase) 같은 혈전용해제는 전신으로 투여할 수도 있으며, 혈전에 직접 투여할 수도 있다. 일반적으로 대량 폐 색전증에 사용한다. 중증 폐 색전과 오른쪽 심장 긴장이 있는 환자에게는 이코스 도관(EKOS catheter)이 유용할 수 있다. 이코스 도관은 초음파 응용프로그램을 사용해서 섬유소용해 과정을 가속하는 도관 유도 혈전용해 시스템이다.
- 수술 색전제거는 희귀 사례에 사용한다.
- 아래대정맥 필터는 항응고제나 혈전용해 요법이 금기인 환자에게 사용할 수 있다.
- 혈류역학이 안정적인 환자는 조기 보행을 장려해서 추가 혈전 생성을 예방한다.
- IV나 입으로 적절한 수분을 보충해서 혈액 점도 상승을 예방한다.

폐 섬유증(PULMONARY FIBROSIS)

폐 섬유증은 사이질 폐 질환이다. 원인은 대부분 알 수 없지만, 만성 염증이 섬유증과 흉터 형성을 유발하며, 이는 결국 폐포의 구조 장애와 기능 장애로 이어진다. 환자는 처음에는 마른기침으로 내원하지만, 숨가쁨, 피로, 저산소증 등으로 증상이 진행한다. 코르티코스테로이드(corticosteroid)와 면역억제 세포독성 제제(immunosuppressive cytotoxic agent)를 이용한 치료가 시도되었지만, 약물치료는 의견이 분분하며 대부분 성공하지 못했다. 산소 요법은 초기 단계에서 숨가쁨과 조직 저산소증을 해소할 수 있다. 폐 섬유증 이외에 다른 질환이 없는 젊은 사람은 폐 이식이 선택지가 될 수도 있다. 안타깝게도, 폐 섬유증을 진단받은 환자 중 약 50%는 5년 이내에 사망한다.

폐 고혈압(PULMONARY HYPERTENSION) 심부전(*p. 145*) 참고

의료 분야에서 자주 과소진단되는 질병 중 하나로 부상하고 있는 폐 고혈압은 폐동맥 압력 증가가 특징이다. 폐 고혈압이 진행하면 폐동맥 내강벽에 협착과 강직이 나타나며, 혈류 폐쇄를 유발한다. 시간이 흐르면 우심부전이 발생한다. 증상에는 호흡 곤란, 피로, 가슴 통증, 빠른 맥, 실신, 말초 부종, 청색증 등이 있다.

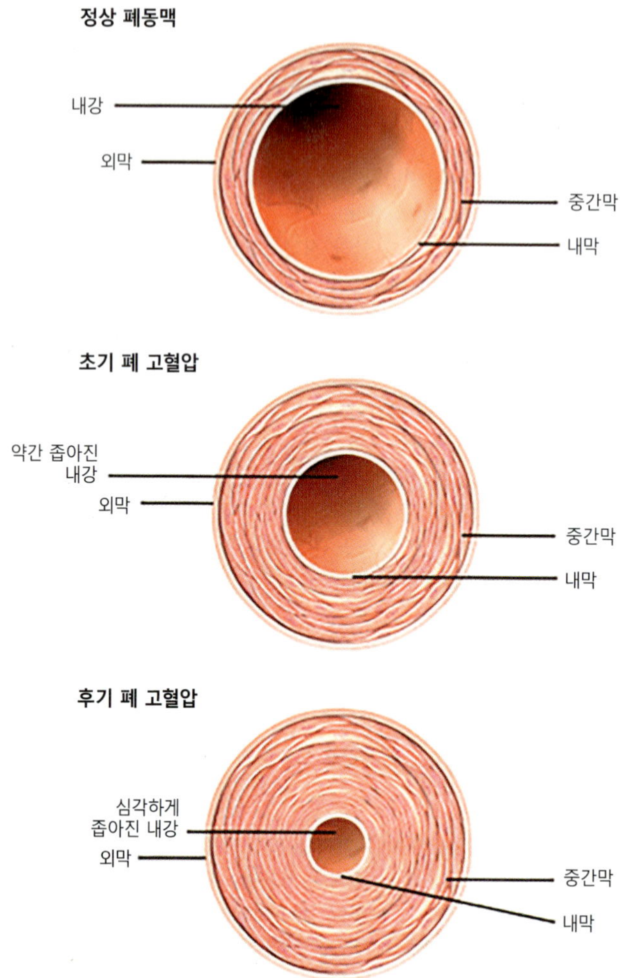

그림 3.25 폐 고혈압에서 나타나는 폐동맥 변화. [Used with permission from Atchison, B., & Dirette, D. (2016). Conditions in occupational therapy. Philadelphia: Wolters Kluwer.]

진단

모든 폐 고혈압이 같은 질환은 아니다. 폐 고혈압은 다양한 원인으로 인한 높은 폐 혈압을 설명하는 일반 용어다. 폐 고혈압에 속하는 다섯 군 모두를 종합적으로 알고 있어야 폐 고혈압이라는 용어를 올바르게 사용할 수 있다. 그러나, 모든 폐 고혈압이 폐동맥 고혈압은 아니다. 세계 보건 기구(WHO)는 폐 고혈압을 아래와 같이 다섯 군으로 분류했다.

- **1군**: 유전 성향, 결합 조직 질환, 약물 등으로 인한 폐동맥 고혈압. 폐동맥이 두꺼워지고, 좁아지고, 강직되며, 좁아진 동맥으로 충분한 혈액을 순환시키려고 심장 부하가 커진다. 추가 부하는 결국 심장이 신체 요구에 맞춰 충분한 혈액을 내보내는 능력을 잃게 한다.
- **2군**: 왼쪽 심장 질환으로 인한 폐 고혈압. 폐 고혈압 중 가장 흔한 형태다.
- **3군**: 만성 폐 질환과 저산소혈증으로 인한 폐 고혈압
- **4군**: 폐의 만성 혈전색전으로 인한 폐 고혈압
- **5군**: 기전이 불확실한 폐 고혈압

6차 세계 폐 고혈압 심포지엄에서 갱신된 지침에서는 진단 기준에 두 가지 중요한 변화가 생겼다.

- 폐 고혈압은 혈류역학에서 평균 폐동맥 압력이 20 mmHg 이상으로 수정되었다. 이전에는 25 mmHg 이상이었다.
- 모세혈관전 폐 고혈압 환자를 구분할 수 있도록 새롭게 폐혈관 저항 3 Wood unit 이상이 포함되었다. Wood unit은 폐혈관 저항을 측정하는 단순화한 시스템이다. 평균 폐동맥 압력에서 폐 모세혈관 쐐기 압력을 빼고, 이 값을 심장 박출량으로 나누면 폐혈관 저항을 측정할 수 있다. 폐혈관 저항이 0.25-1.6 Wood unit이면 정상으로 간주한다.

정확한 진단은 어렵지만, 확인을 위한 "최적 표준"은 오른쪽 심장 도관삽입(catheterization)이다.

치료

치료 목표는 폐동맥으로 혈액이 더 쉽게 흐를 수 있도록 해서 질병 진행을 늦추고 심장의 부하를 줄이는 것이다. 대다수 환자는 다음과 같이 세 가지 군으로 분류되는 약물을 복용하고 있다.

- **포스포다이에스터 분해효소(phosphodiesterase, PDE)-5 억제제**는 폐혈관 평활근에 혈관 확장 및 항증식 효과를 나타낸다. 일반적으로 입으로 투여한다. 주요 약물은 레바티오(비아그라)와 애드서카(시알리스)다. 레바티오(Revatio®)와 비아그라(Viagra®)는 같은 실데나필(sildenafil) 제제다. 애드서카(Adcirca®)와 시알리스(Cialis®)는 같은 타다라필(tadalafil) 제제다. 약물 이름이 바뀌면서 보험 적용이 가능해졌고, 여자 환자가 받던 오해도 사라졌다.
- **프로스타사이클린(prostacyclin) 유사체**는 폐혈관 평활근에 혈관 확장 효과만 나타낸다. 이 약물은 다양한 경로로 투여할 수 있으며, 중심 정맥 도관을 이용한 IV 주입, 피부밑, 흡입 등으로 투여할 수 있다. 주요 약물은 에포프로스테놀(epoprostenol*), 트레프로스티닐[treprostinil, 레모둘린(Remodulin®)], 일로프로스트[iloprost, 벤타비스(Ventavis®)] 등이다. 벤타비스는 흡입으로 투여하며 하루에 6-12회 흡입한다. 에포프로스테놀은 중증 폐 고혈압인 3-4 등급 환자에게 가장 좋은 1차 치료제다. 에포프로스테놀은 주입 펌프를 이용해 중심 정맥 도관으로 투여하는 지속 주입 약물이다. 에포프로스테놀은 반감기가 5분 미만으로 매우 짧다. **요점:** 에포프로스테놀은 중단하거나 세척하지(flushing) 않는다. 치명적인 부작용이 발생할 수 있으며, 치료를 중단하면 생명이 위험할 수 있다. 평생 유지해야 한다.
- **엔도텔린(endothelin) 수용체 대항제**는 폐동맥 평활근을 이완하며, 따라서 폐혈관 저항을 줄인다. 주요 약물은 트라클리어(Traclear®)와 볼리브리스(Volibris®)며, 둘 다 3등급 폐 고혈압에 주로 사용하는 1차 치료제다.

폐동맥 고혈압이 의심되는 환자는 전문 센터에 의뢰해서 평가해야 한다. NYHA (New York Heart Association) 분류 시스템은 심부전의 정도를 결과에 따라 4가지 등급으로 분류하였으며, 이 정보는 예후 추정과 임상 시험의 적격성 결정에 자주 사용된다.

* 역주: 해외에는 플로란(Floan®), 베레트리(Veletri®)라는 상표로 판매 중이지만, 2022년을 기준으로 식품의약품안전처에 등록되지 않아서 국내에서는 아직 에포프로스테놀 제제를 사용할 수 없다.

폐혈관 저항(PULMONARY VASCULAR RESISTANCE, PVR) 스완-간즈 폐동맥 도관(p. 195) 참고

우심실이 폐 혈관계로 혈류를 생성하는 데 필요한 힘을 폐혈관 저항이라고 한다. 정상값은 37-250 dynes/sec/cm^{-5}다. 폐혈관은 폐포 PO_2가 감소하거나 동맥혈 PCO_2가 증가하면 수축한다. 또한, 폐 색전 등으로 폐쇄가 발생하면 PVR이 상승한다.

급속 기관내 삽관(RAPID SEQUENCE INTUBATION, RSI)

RSI는 시술 전 투여하는 약물의 효과를 기다리지 않고 빠르게 진정, 마비, 삽관하는 기법이다. 일반적으로 외상 환자, 폐로 위 내용물이 흡인될 위험이 큰 환자에게 사용한다. 병원에 따라 프로토콜이 다르므로 소속 병원의 프로토콜을 참고한다. 일반적인 개요는 다음과 같다.

사전투약

- 보편적으로 RSI 환자에게는 사전 투약을 하지 않는다. 삽관에 실패하더라도, 마취제 효과가 일반적으로 5분 이내에 사라지므로 기도가 위험하지 않기 때문이다. 그러나 머리에 둔기 손상(blunt injury)을 입은 환자는 예외다. 삽관 중 발생할 수 있는 두개내압 증가를 줄이기 위해 리도카인(lidocaine) 1 mg/kg을 투여할 수 있다.
- 구토와 흡인을 예방하려면 윤상갑상 연골을 압박하는 셀릭법(Sellick maneuver)을 시작한다.

진정

환자는 IV 유도 약물을 투여하면 잠든다. 주로 사용하는 IV 유도 약물은 프로포폴(propofol), 미다졸람(midazolam), 티오펜탈(thiopental), 케타민(ketamine), 에토미데이트(etomidate), 디아제팜(diazepam) 등이다.

유도

- 빠르게 삽관하려면 빠르고 높은 수준의 이완이 가장 중요하다. 석시콜린(Succicholine®, 1-1.5 mg/kg IV)은 가장 좋은 약물이며, 전신 근육을 수축하게 한 다음 이완한다. 경련과 비슷한 광범위한 근육 수축이 일어나며, 환자가 다음날 근육통을 호소하는 일이 많다. 다만, 석시콜린은 혈류로 갑작스러운 포타슘 방출을 유발하므로 고포타슘혈증 환자에게는 금기다. 다른 금기에는 화상(투여 24시간 이전부터 2년 사이에 입은 화상), 뇌졸중, 척수 손상(수상 후 1주-6개월), 악성 고열(MH) 병력, 다발 경화증, 근위축 측삭 경화증(ALS), 근육 으깸 손상(수상 후 7-90일) 등이 있다.
- 또는 로쿠로늄(rocuronium, 0.6-1.2 mg/kg IV)이나 베쿠로늄(vecuronium, 0.10 mg/kg IV)을 사용할 수도 있다. 두 약물은 모두 심장 독성을 유발하지 않는 비탈분극성 약물(nondepolarizing agent)이다.

삽관

- 삽관이 어려울 수도 있으므로 기관내 관을 유도할 탄력부지(elastic bougie)를 준비한다.
- 예방산소를 투여(preoxygenation)해서 폐에서 질소를 씻어내고 산소 저장소(O_2 reservoir)를 만든다.
- 관을 삽입하고 띠(cuff)를 팽창한다. 위치를 평가하고, 필요하다면 진정을 유지한다.

금기

- 얼굴 또는 후두 외상
- 상기도 폐쇄
- 목의 관통 외상(총상, 찔린 상처 등)

■ 레닌-안지오텐신 계(RENIN-ANGIOTENSIN SYSTEM) *p. 336 참고*

■ 호흡 부전(RESPIRATORY FAILURE) *급성 호흡 부전(p. 218) 참고*

■ 호흡기 흡입 약물(RESPIRATORY INHALATION MEDICATIONS)

호흡기 흡입 약물은 일반적으로 연무기(nebulizer)나 가압 정량 흡입기(pressurized metered dose inhaler) 같은 공기입자(aerosol) 기구로 투여한다. 연무기는 제트형, 그물망형, 초음파형으로 나뉜다.

- 제트 연무기(jet nebulizer, atomizer)는 공기를 직접 압축해서 약물통에 고속으로 분사해서 액체 약물을 공기입자로 변환한다. 제트 연무기는 소리가 상당히 크다. 가장 많이 사용되는 기구다.
- 그물망 연무기(mesh nebulizer)는 초음파 주파수를 이용하며, 그물망을 진동시켜 이를 통과하는 약물을 공기입자로 만들어 흡입할 수 있게 만든다.
- 초음파 연무기(ultrasonic nebulizer)도 고주파 음파를 생성하지만, 그물망은 이용하지 않는다. 그 대신 액체 약물에 직접 초음파를 가해서 흡입할 수 있는 공기입자를 생성한다. 공기 압축이 필요 없으므로 약물을 조용하게 전달할 수 있다.

환기기 회로로 투여하는 공기입자화 약물은 필터를 막고, 환기기 감지기를 울리며, 주변으로 빠져나갈 수도 있다. 날숨 회로에 공기입자 배출량을 줄이는 헤파(high-efficiency particular air, HEPA) 필터 장착을 권장한다. **요점**: 일부 공기입자화 약물은 개인 보호 장비(PPE)가 필요할 수도 있다.

현재 판매 중인 모든 흡입 약물에 대한 설명은 이 책의 범위를 벗어난다. 아래에 알파벳 순으로 나열된 약물은 자주 사용되는 약물 중 일부며, 임상적 중요성을 함께 다루고 있다.

살부타몰[salbutamol, 벤토린네뷸(Ventolin Nebule®)]

살부타몰은 기관지연축에 사용하는 속효 베타-2 작용제다. 연무기용 용량은 일반적으로 6-8시간마다 2.5 mg이며, 식염수 3 mL에 0.25-0.5% 용액을 섞어 5-15분 동안 투여한다. 효과는 5분 안에 나타나며, 30분-2시간에 최고에 달하며, 3-6시간 동안 유지된다. 만성 폐쇄 폐 질환 환자에게 유용하지만, 빠른 맥, 두근거림, 불면증을 유발할 수 있다. 신장 장애가 있을 때는 주의해서 사용한다.

에포프로스테놀(epoprostenol*)

폐 고혈압 치료에 투여하는 프로스타글란딘(prostaglandin) 성분의 혈관확장제로 혈관 확장을 촉진하고 혈소판 응집을 억제한다. 일반적으로 IV 경로로 투여한다. FDA에서 승인을 받지는 못했지만, 연구에서는 공기입자 경로로도 투여한다. 공기입자로 투여하면 폐동맥 압력과 폐혈관 저항이 효과적으로 감소한다. 환기기를 통한 지속 연무(50 ng/kg/min 미만)와 점진적인 용량 감소를 고려해볼 수 있다. 이 용량은 일반적으로 전신 효과를 유발하지 않는다. 용량을 갑자기 줄이거나 중단하면 반동 폐 고혈압이 나타난다고 알려져 있다. 반감기는 약 6분이다. 제한된 연구에 따르면 급성 호흡 곤란 증후군과 관련한 저산소증에 효과가 있었다. 병원에 따라 지침이 다르다.

레바부테롤[levalbuterol, 조페넥스(Xopenex®*)]

지속하는 기관지연축에 사용하는 기관지 확장제며, 연무기 용량은 일반적으로 6-8시간마다 0.63 mg이다. 필요하다면 용량은 8시간마다 1.25 mg까지 증량할 수 있지만, 부작용을 감시해야 한다. 효과는 10-17분 후에 나타나며, 90분에 최고에 달하며, 5-8시간 동안 유지된다. 허가 범위 밖: 급성 천식 악화에서 20분마다 1.25-2.5 mg을 3번 투여하고, 그 후 필요에 따라 1-4시간마다 1.25-5 mg을 투여한다. 과도하게 사용하면 사망할 수 있다. 주의 깊은 감시가 필요하다. 레바부테롤은 살부타몰(salbutamol) 만큼 심박수를 증가시키지 않으므로 반응 기도 질환이 있는 허혈 심장병 환자에게 효과적이다.

---

* 역주: 2022년을 기준으로 식품의약품안전처에 등록되지 않아서 국내에서는 사용할 수 없다.

메타프로테레놀 황산염[metaproterenol sulfate, 알루펜트(Alupent®*)]

입으로 흡입하면 1분 안에 효과가 나타나며, 연무기를 이용하면 최대 5-30분 후 효과가 나타나는 기관지 확장제. 최대 효과는 1시간 후에 나타나며 4시간 동안 유지된다. 0.4-0.6% 바이알(vial)을 연무하며 4시간마다 기관지연축 해소가 필요할 때 투여한다. 일반적으로 메타프로테레놀보다는 살부타몰(salbutamol)이나 레바부테롤(levalbuterol)이 바람직하다.

아세틸시스테인[acetylcysteine, 뮤코미스트(Mucomyst®)]

아세틸시스테인은 끈적한 분비물에 사용하는 점액용해제다. 용해는 투여 후 1분 안에 나타나며, 최대 효과는 5-10분 안에 나타난다. 기관지수축을 유발할 수 있다. 연무기 용량은 20% 용액 3-5 mL 또는 10% 용액 6-10 mL이며, 하루에 최대 4회 투여할 수 있으며, 2시간 간격으로 투여할 수 있다. 기관내 주입은 10% 또는 20% 용액 1-2 mL이며, 1시간 간격으로 투여할 수 있다.

산화질소(nitric oxide)

산화질소는 폐동맥 내피에서 생성되며 선택적으로 폐혈관 확장을 촉진한다. 압력 조절 기계 환기 중인 환자에서 기체 형태로 투여하면 원하는 유속을 달성할 수 있다. 자발 호흡 환자에게는 산소마스크나 얼굴 텐트(face tent)로 산화질소를 투여할 수 있다. 산화질소는 세포 독성 효과와 항혈소판 효과가 있으므로 정확한 용량이 중요하다. 용량은 기저 질환에 따라 다르며 일반적으로 PaO_2가 10% 이상 상승하면 효과가 있다고 판단한다.

펜타미딘(pentamidine)

사람 폐포자충(pneumocystis jiroveci)을 예방하고 치료할 때 투여하는 항곰팡이 약물. 레스피가드 II (Respirgard II) 제트 연무기로 투여하며, 유속 5-7 L/min으로 20 psi 이상의 산소 또는 공기 공급원과 함께 투여한다. 치료 시간은 30-45분이다. 용량은 치료하는 질환에 따라 다르다. 전신 흡수는 최소한이며, 흡입 분포는 다양하지만, 일반적으로 투여 중 환자가 바로 누우면 개선된다. 급성 췌장염 같은 부작용을 신중하게 감시해야 한다.

라세믹 에피네프린(racemic epinephrine)

라세믹 에피네프린은 강력한 베타-1 기관지 확장제며, 소아에서 후두 연축과 발관 직후에 유용하다. 효과는 3-5분에 나타나며, 5-20분에 최고에 달하며, 1-3시간 동안 유지된다. 공기입자 형태로 투여할 때 일반적으로 0.125-0.5 mL를 0.9% NS 2.5 mL에 혼합한다.

리바비린[ribavirin, 바이라졸(Virazole®*)]

리바비린은 중증 고위험 호흡기 세포 융합 바이러스(RSV) 감염 사례에 공기입자 형태로 사용하는 항바이러스 약물이다. 특수 훈련을 받은 의료진만 투여할 수 있으며, SPAG (Small-Particle Aerosol Generator)-2로만 투여할 수 있다. 최종 희석 농도는 20 mg/mL다. 관리 구역에 들어가기 전 특별한 고려 사항을 검토/관찰해야 한다. 리바비린은 투여 기구에서 침전되고 일부는 공기입자가 되어 기구 표면에 모일 수 있다. 콘택트렌즈를 착용했거나 임신 중이라면 관리 구역에 들어가면 안 된다. 개인 보호 장비가 필요하다.

---

* 역주: 2022년을 기준으로 식품의약품안전처에 등록되지 않아서 국내에서는 사용할 수 없다.

호흡 패턴(RESPIRATORY PATTERN)

지속 들숨 호흡(Apneustic Breathing)

지속 들숨 호흡은 지속하는 들숨 멈춤이 특징이다. 날숨 멈춤도 나타날 수 있다. 일반적으로 호흡 횟수가 매우 느리다. 중뇌(midbrain)나 아래쪽 다리뇌(lower pons)와 관련이 있다.

그림 3.26 지속 들숨 호흡

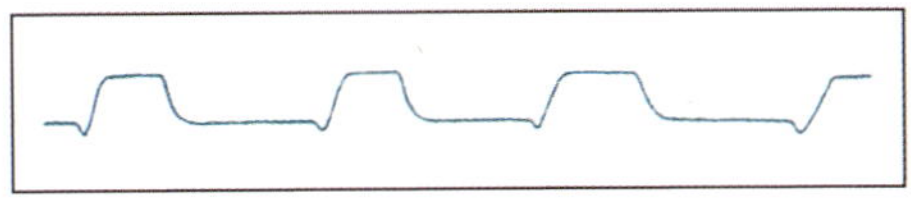

비오 호흡(Biot Respiration), 실조 호흡(Ataxic Breathing)

비오 호흡은 불규칙하며 패턴이 없다. 같은 깊이로 짧은 호흡을 여러 번 반복한 다음 길고 불규칙한 무호흡 기간이 이어진다. 중뇌(midbrain)나 숨뇌(medulla) 수준의 병변과 관련이 있다.

그림 3.27 비오 호흡, 실조 호흡

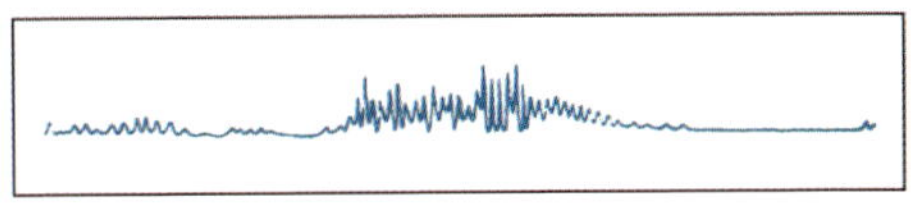

중추 신경성 과다환기(Central Neurogenic Hyperventilation)

중추 신경성 과다환기는 딸꾹질처럼 보인다. 호흡수가 분당 60회 이상이며, 강제 들숨과 날숨을 동반한 지속적이고, 규칙적이고, 빠른 호흡을 보인다. 아래쪽 중뇌(lower midbrain)와 다리뇌(pons)의 병변과 관련이 있다.

그림 3.28 중추 신경성 과다환기

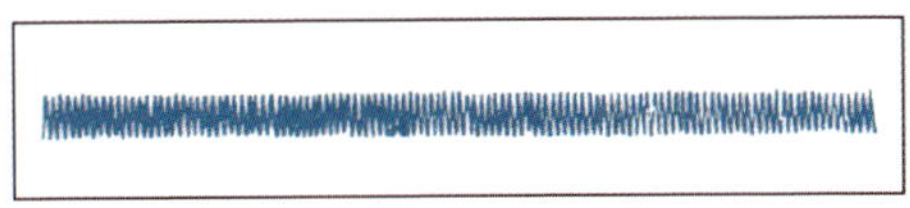

중추 수면 무호흡(Central Sleep Apnea)

중추 수면 무호흡은 수면 중 반복해서 멈췄다가 다시 시작하는 호흡이 특징이며, 뇌가 호흡을 조절하는 근육에 적절한 신호를 보내지 않아서 발생한다. 모든 들숨 노력이 중단된 결과로 완전히 멈추는 기류가 특징이다. 대부분은 뇌줄기(brain stem)에 영향을 미치는 질환 때문에 발생하며 "기계적" 문제라기보다는 "신호전달" 문제로 여겨진다. 폐쇄 수면 무호흡보다는 드물다.

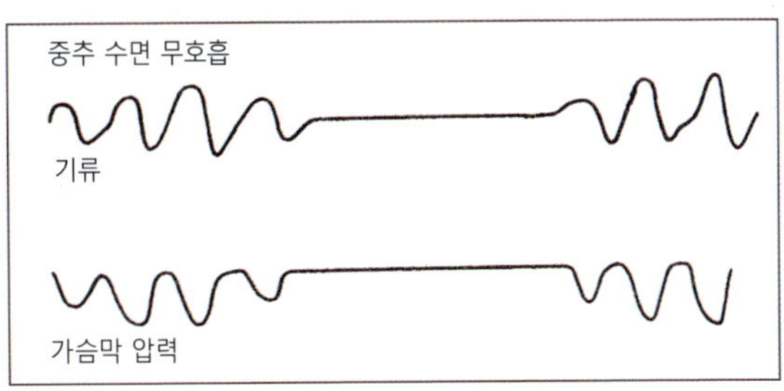

그림 3.29 중추 수면 무호흡. [Used with permission from Flood, P., Rathmell, J. P., & Shafer, S. (2014). Stoelting's pharmacology & physiology in anesthetic practice. Philadelphia: Wolters Kluwer.]

체인-스톡스 호흡(Cheyne-Stokes Respiration)

체인-스톡스 호흡은 얕은 호흡으로 시작해서 갈수록 깊이가 증가하다가 정점에 도달한 다음 깊이가 점점 얕아지는 특징이 있다. 그 후 무호흡 기간이 따라오며, 이 주기를 반복한다. 무호흡은 PCO_2가 빠른 호흡으로 제거된 후 다시 쌓일 시간을 제공하며, 이렇게 쌓인 PCO_2는 체인-스톡스 호흡을 다시 시작하는 계기가 된다. 체인-스톡스 호흡은 위쪽 뇌줄기(upper brain stem) 병변과 관련이 있다.

그림 3.30 체인-스톡스 호흡

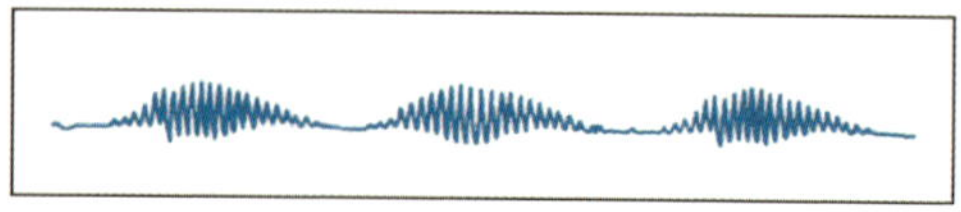

군집 호흡(Cluster Breathing)

군집 호흡은 아래쪽 다리뇌(lower pons) 병변을 의미한다. 불규칙 호흡과 무호흡이 번갈아 나타난다.

그림 3.31 군집 호흡

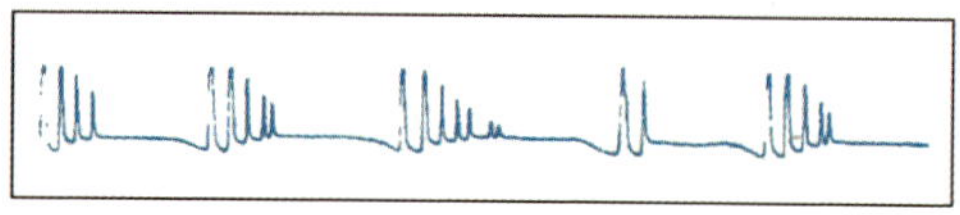

쿠스마울 호흡(Kussmaul's Respiration)

쿠스마울 호흡은 호흡수가 증가하면서 깊고, 규칙적이며, 한숨 쉬는 호흡이 특징이다. 대사 산증이 원인이다.

그림 3.32 쿠스마울 호흡

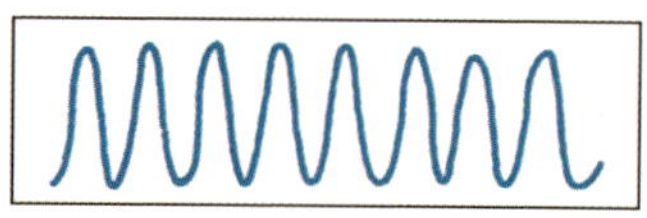

폐쇄 수면 무호흡(Obstructive Sleep Apnea)

폐쇄 수면 무호흡은 지속하는 호흡 노력에도 불구하고 수면 중 중단되는 기류가 특징이다. 호흡 노력은 가슴막 압력 변화로 확인할 수 있다. 수면 중 근육이 이완해서 발생하며, 인두 뒤에 있는 연부 조직이 허탈되어 상기도를 차단한다. 이 과정은 질병의 중증도에 따라 하룻밤에 몇 차례만 나타날 수도 있고, 수백 번 넘게 나타날 수도 있다. 폐쇄 수면 무호흡은 중추 수면 무호흡보다 훨씬 흔하다.

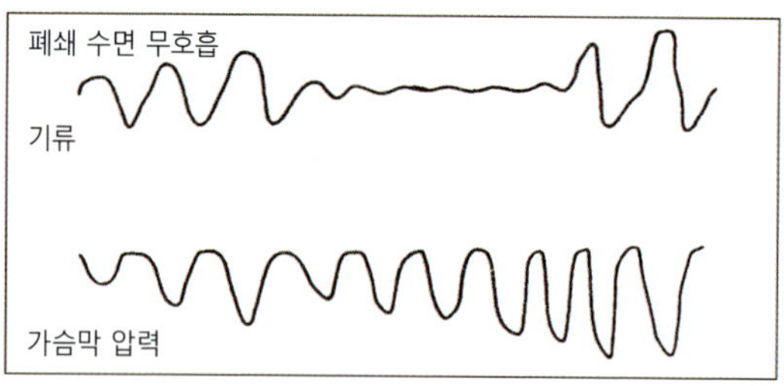

그림 3.33 폐쇄 수면 무호흡

호흡 생리 용어(RESPIRATORY PHYSIOLOGY TERMS)

일반

PaO_2	동맥혈 산소 분압
$PaCO_2$	동맥혈 이산화탄소 분압
PAO_2	들숨 공기의 산소 분압
Pb	기압
Vt	일회 호흡량
Vd	사강 용적
VE	시간당 날숨 가스 용적 (분당 환기)
VA	시간당 폐포 가스 용적 (폐포 환기)

폐용적

VC	폐활량
IC	들숨 용량
IRV	들숨 예비량
ERV	날숨 예비량
FRC	기능 잔기 용량
RV	잔기량
TV	일회 호흡량
TLC	총 폐용량

폐 역학

MEFR	최대 날숨 유속(maximal expiratory flow rate)
MMEFR	최대 중간 날숨 유속(maximal mid expiratory flow rate)
MIFR	최대 들숨 유속(maximal inspiratory flow rate)
MVV	최대 환기량(maximal voluntary ventilation)
FEV	노력 날숨량(forced expiratory volume)
CV	폐쇄량(closing volume)
CC	폐쇄 용량(closing capacity)
FVC	노력 폐활량(forced vital capacity)
IE	들숨/날숨 비율(inspiratory/expiratory ratio)
FEF	노력 날숨 유속(forced expiratory flow rate)
ECMO	체외막 산소공급(extracorporeal membrane oxygenation)
NIF	들숨 음력(negative inspiratory force)
IRV	역비율 환기(inverse ratio ventilation)
EEP	날숨끝 압력(end-expiratory pressure)
EPAP	날숨 기도 양압(expiratory-positive airway pressure)
PIP	최고 들숨 압력(peak inspiratory pressure)

호흡계 구조(RESPIRATORY SYSTEM ANATOMY) *구조: 폐(p. 219) 참고*

제한 폐 질환(RESTRICTIVE LUNG DISEASES)

제한 폐 질환은 가슴 및/또는 폐의 움직임을 제한해서 가슴 확장이 감소하고, 그 결과 들숨량과 날숨량이 줄어드는 호흡기 질환이다. 중증 근무력증, 다발 경화증, 길랑-바레 증후군(Guillain-Barré sysdrome) 같은 신경학적 요인, 사이질 섬유증, 가슴 변형 등이 원인이다.

역 I:E 비율(REVERSE I:E RATIO) *환기기 방식(p. 273) 참고*

■ 횡문근융해증(RHABDOMYOLYSIS) *p. 337 참고*

■ 자발 각성/호흡 시험(SPONTANEOUS AWAKENING/BREATHING TRIAL, SAT/SBT) *이탈 지표(p. 275) 참고*

■ 자발 기흉(SPONTANEOUS PNEUMOTHORAX) *기흉(p. 250), 동요 가슴(p. 236) 참고*

■ 정적 순응도(STATIC COMPLIANCE) *순응도(p. 231) 참고*

■ 천식 지속상태(STATUS ASTHMATICUS)

기관지 확장제를 이용한 초기 치료에 반응하지 않는 급성 천식 악화를 의미하며, 호흡 부전, 의식 상실, 심폐 정지까지 이어질 수 있다. 내과적 응급 상황으로 간주한다.

증상: 극도의 호흡 곤란, 안절부절, 불안 등이 나타날 수 있으며, 기류가 충분하다면 기침이나 쌕쌕거림도 나타날 수 있다. 진행하면 호흡음이 거의 들리지 않거나 없어지며, 말을 할 수 없으며, 청색증, 땀남 등이 나타난다. 기관지 평활근 수축(기관지 연축), 혈관 누출, 기도 염증 증가, 점액 분비는 모두 기도 폐쇄를 유발할 수 있으며 결국 호흡 부전이 발생한다.

치료: 기관지 확장제(흡입기 또는 연무기), 코르티코스테로이드, 항콜린제, 헬리옥스 요법, 케타민(ketamine), 베타 작용제, 수분 공급, 산소 공급, 황산마그네슘(magnesium sulfate) 등이 있다. 기계 환기를 고려해야 할 수도 있다. 아미노필린(aminophylline)은 거의 사용하지 않지만, 다른 요법과 병행은 고려해볼 수 있다.

■ 피부밑 공기증(SUBCUTANEOUS EMPHYSEMA) *가슴관(p. 227) 참고*

피부밑 공기증은 자유 공기가 피부밑 조직에 들어가면 나타난다. 비빔소리(crepitus)가 특징적인 징후며, 검사자는 촉진 시 피부 아래에서 갈라지거나 터지는 감각을 느낄 수 있다. 피부밑 공기증은 주로 얼굴, 가슴, 목에서 관찰된다. 기관을 압박할 수 있으며, 이 때문에 기도 폐쇄와 손상이 발생하면 인공 기도를 배치해야 할 수도 있다. 환자가 가슴관을 가지고 있다면, 비빔소리를 평가할 때 관을 둘러싸고 있는 가슴벽도 촉진해야 한다. 만약, 비빔소리가 느껴진다면, 가슴관을 가슴부터 배액병까지 점검해서 폐쇄가 없는지 확인해야 한다. 흡인 처방이 있다면, 흡인이 제대로 작동하는지 확인한다. 가슴관의 곁구멍(side hole)이나 끝부분(eyelet)이 가슴막 밖으로 이동했을 수도 있다.

피부밑 공기증의 주요 원인은 다음과 같다.

- 기흉
- 세로칸공기증(pneumomediastinum)
- 눈확 골절(orbital fracture)
- 식도 파열
- 가슴의 관통 외상

피부밑 공기증이 대량으로 발생했다면, 환자의 모습이 충격적일 수 있으므로 환자 가족에게 미리 교육해야 한다. 피부밑 공기증은 일반적으로 자가 한정(self-limiting) 과정이며 특별한 치료는 필요 없다.

■ 혼합 정맥 산소포화도 감시(SVO$_2$ MONITORING) *p. 190 참고*

■ 동조 간헐 필수 환기(SYNCHRONIZED INTERMITTENT MANDATORY VENTILATION) *환기기 방식(p. 274) 참고*

■ 긴장 기흉(TENSION PNEUMOTHORAX) *기흉(p. 250) 참고*

가슴막천자(THORACENTESIS) *삼출(p. 233), 플루르엑스 배액 시스템(p. 249), 기흉(p. 250) 참고*

가슴막천자는 가슴막 공간(가슴벽과 폐 사이의 공간)에 축적된 체액을 제거하는 시술이며, 진단 목적이나 호흡곤란 완화에 사용한다. 가슴막 삼출이라고도 하는 가슴막 체액 축적은 울혈 심부전, 폐 감염, 폐 색전, 암, 간경화, 췌장염, 신장병, 종양 같은 다양한 원인 때문에 발생할 수 있다. 환자는 앉거나 옆으로 누운 자세를 취하고, 등 쪽에서 가는 바늘을 가슴막 공간으로 삽입해서 가슴막 체액을 진공관으로 흡인한다. 시술 후 흉부 방사선 사진을 촬영해서 기흉이 없는지 확인한다.

일회 호흡량(TIDAL VOLUME) *폐용적(p. 241), 이탈 지표(p. 275) 참고*

기관절개(TRACHEOSTOMY)

기관절개는 호흡을 쉽게 할 수 있도록 기관에 구멍을 만드는 수술 방법이지만, 일반적으로 이 구멍 자체를 기관절개라고 부른다. 이 구멍으로 삽입하는 관은 기관절개 관이라고 한다.

보편적 기관절개 관

기관절개 관은 다양한 유형과 재질이 있으며, 환자에게 필요한 유형을 사용한다. 보편적 기관절개 관은 크게 3부분으로 구성된다.

- **바깥쪽 삽입관(outer cannula)**은 기관 구멍의 개방성을 유지하고 이음매 테두리(flange, neck plate)와 연결된다. 이음매 테두리에 표기된 약자 OD는 삽입관의 바깥지름을 의미한다.
- **안쪽 삽입관(inner cannula)**은 바깥쪽 삽입관의 내부에 딱 맞는 크기며, 고정을 위한 잠금장치가 있다. 안쪽 삽입관은 청소할 때 제거한다. 이음매 테두리에 표기된 약자 ID는 삽입관의 안쪽 지름을 의미한다.
- **밀폐장치(obturator)**는 기관절개 관을 처음 삽입할 때 "길잡이" 역할을 하며 삽입에 사용할 수 있도록 끝부분이 부드럽다. 일반적으로 기관절개 관이 빠질 때를 대비해서 사용 후 침대 옆에 보관한다.

기낭이 있는 관(cuffed tube)

기낭(cuff)이 있는 기관절개 관은 바깥쪽 삽입관 끝부분에 기낭 또는 풍선이 있으며, 관 주변으로 공기 흐름을 차단해서 폐쇄 시스템을 만들며, 기도를 분비물로부터 보호한다. 돼지 꼬리(pigtail) 또는 조절관(pilot tube)은 기낭을 팽창/수축할 수 있도록 기낭과 연결되어 있다. 기계 환기가 필요한 환자는 반드시 기낭이 있는 기관절개 관을 사용해야 한다. 환기기를 사용할 때는 항상 기낭을 팽창한 상태로 유지해야 하지만, 환자가 "말하기 밸브(speaking valve)"를 사용할 때는 수축해야 한다. 비보나(Bivona®) 관은 기낭이 거품고무(foam) 재질로 만들어져 있어서 기관에 딱 맞게 고정되며 기관의 점막 손상을 예방한다. 기관절개 관은 대부분 기낭 압력을 20-25 cmH_2O로 조절한다.

표 3.8 기관절개 관 지름과 단위 변환

바깥 지름(mm)	프렌치(French)	잭슨(Jackson)	대략적인 안 지름(mm)
6.0	18.0	2	4.0
7.0	21.0	3	4.5-5.0
8.0	24.0	4	5.5
9.0	27.0	5	6.0-6.5
10.0	30.0	6	7.0

기낭이 없는 관(cuffless tube)

기낭이 없는 기관절개 관은 관 주변, 기관, 후두로 공기가 흐를 수 있으며 환자가 말하거나 기침할 수 있다. 주로 환기기를 사용하지 않으며, 삼킴 곤란이 없으며, 흡인 위험이 없거나 매우 낮은 환자에게 사용한다. 기낭이 없는 관은 기관절개 구멍의 개방성을 유지하며, 폐 분비물을 흡인할 때 사용할 수 있다.

구멍이 뚫린 관(fenestrated tube)

구멍이 뚫린 관을 사용하면 환자가 말을 할 수 있지만, 구멍이 뚫린 기낭이 있는 관에 마개를 덮을 때는 기낭을 수축하고 안쪽 삽입관을 제거해야 한다. 이렇게 하면 기관절개 구멍 대신에 후두로 공기가 통과하며, 따라서 환자가 말을 할 수 있다. 이 관은 분비물이 흡인될 위험이 크며, 적절한 환기기 사용이 어려울 수 있다.

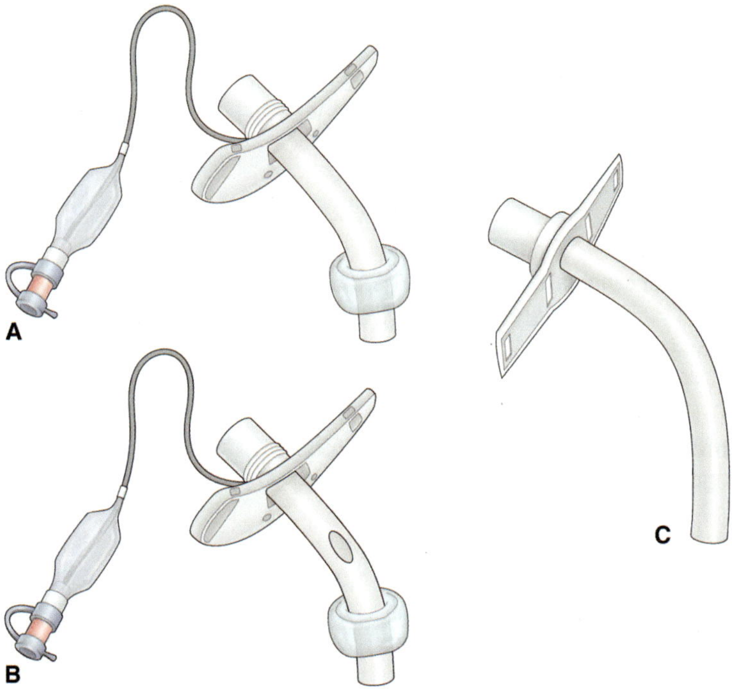

그림 3.34 기관절개 관. A, 기낭이 있는 관. 기계 환기 중인 환자에게 사용한다. B, 기낭이 있는 구멍이 뚫린 관. 환자가 말을 할 수 있다. C, 기낭이 없는 관. 기계 환기 중인 성인에게는 사용하지 않으며, 주로 환기기에 의존하지 않는 영구 기관절개 환자에게 사용한다. [Used with permission from Honan, L. (2018). Focus on adult health. Philadelphia: Wolters Kluwer.]

말하기 밸브(speaking valve)

주로 사용하는 세 가지 말하기 밸브는 패시-뮤어(Passy-Muir), 쉴리(Shiley), 몽고메리(Montgomery)다. 말하기 밸브는 기관절개 관에 딱 맞는 단방향 밸브로 환자가 목소리를 낼 수 있게 만든다. 숨을 들이쉬면 밸브가 열리며 공기가 기관절개 관을 따라 폐로 들어간다. 숨을 내쉴 때는 밸브가 닫히며 공기는 폐에서 나와 관을 지나 성대로 이동한다. 이 공기 움직임 덕분에 소리를 낼 수 있다. 밸브가 있으면 호흡일이 증가하기에 일부 환자는 이 밸브에 적응하기 힘들어한다. 이럴 때는 사용 기간을 연장하는 이탈 프로그램이 필요할 수도 있다. 말하기 밸브를 기낭이 있는 기관절개 관과 같이 사용한다면, 기낭은 반드시 수축해야 한다. 그렇지 않으면 환자가 숨을 내쉴 수 없다.

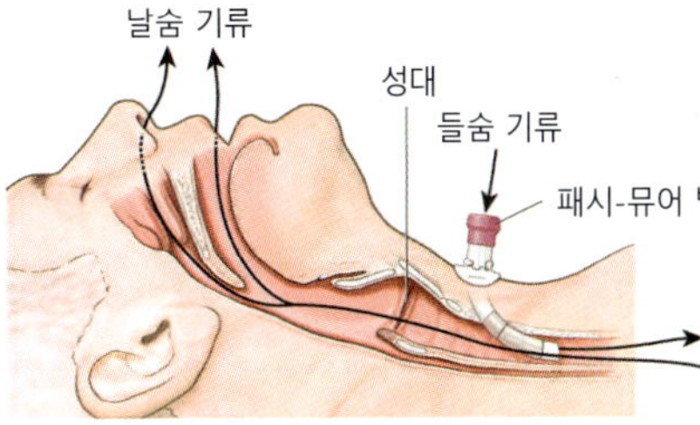

그림 3.35 패시-뮤어(Passy-Muir) 말하기 밸브. [Used with permission from Gregory, D., Stephens, T., Raymond-Seniuk, C., & Patrick, L. (2019). Fundamentals: Perspectives on the art and science of Canadian nursing. Philadelphia: Wolters Kluwer.]

표준 기관절개 관리

- 기낭은 흡인 위험이 크거나 기계 환기 중일 때만 팽창해야 한다.
- 기관절개 관이 빠졌을 때 교체에 사용할 수 있도록 예비 기관절개 관, 흡인 도관, 밀폐장치 등을 침대 옆에 항상 보관해야 한다.
- 첫 기관절개 관은 의사가 교체한다.
- 표준 기관절개 관리 지침을 준수하고, 퇴원 전에 환자와 가족에게 표준 관리와 응급 관리 방법을 교육한다.
- 봉합사는 퇴원 전에 제거한다.
- 급성 폐쇄는 일반적으로 점액 마개(안쪽 삽입관 제거로 해결), 육아종(관을 제거하고 기관내 삽관으로 해결), 잘못된 경로(false track)로 삽입한 관(기관내 삽관으로 해결) 때문에 발생한다.
- 환자 자세를 변경하면 관이 제자리에 있는지 확인한다.

간호 관리

- 근무 교대 시 최소 1번은 관을 평가하고 드레싱해서 개방성을 유지한다.
- 기관절개 구멍을 4-8시간마다 드레싱한다.
  - 이 부위의 피부는 습기 때문에 손상되기 쉽다. 식염수로 피부를 씻고 말린다. 필요할 때마다 드레싱을 교체해서 피부를 건조한 상태로 유지한다.
- 기관절개 관을 고정한 끈은 필요하면 교체한다.
  - 두 명이 같이 교체해야 하며, 한 명은 관을 고정하고 다른 사람은 끈을 교체한다. 끈 아래쪽의 피부를 주의 깊게 평가한다. 새로 교체한 끈은 목과 끈 사이에 손가락 하나 정도 공간을 비워서 고정한다.
- 관은 중립 위치로 유지한다.
  - 이렇게 하면 안쪽 구조물의 미란(erosion)과 샛길 형성을 예방할 수 있다.
  - 압력 손상을 입을 수 있는 이음매 테두리(flange, neck plate) 아래 부위에 특히 주의한다.
- 기도를 흡인해서 분비물을 제거하고 개방성을 유지한다.
  - 봉합 부위가 치유될 때까지(1-2주)는 얕게 흡인해서 봉합상처 터짐을 피한다.

응급 관리

- 출혈
  - 기관절개 후에는 출혈이 소량 있을 수 있다.
  - 매우 드물지만 가능한 상황: 기관-무명동맥 샛길(tracheoinnominate fistula)은 대량 출혈을 유발하며, 기낭으로 인한 압박 괴사(pressure necrosis), 적절하지 못한 삽입관 위치, 방사선요법, 스테로이드 등이 원인이다. 대부분 수술 후 3-4주에 발생한다. 기낭을 팽창해서 샛길을 압박하고 응급 수술로 치료한다.
- 기관절개 관 빠짐
  - 기관절개 후 절개 상처가 완전히 치유될 때까지 첫 1주일 동안은 관을 잘 고정하고 위치를 조정할 때는 특히 주의를 기울여야 한다. 이 기간에는 구멍이 빠르게 막혀서 관 교체가 어려울 수도 있다.
  - 기관절개 관이 빠졌다면, 일단 흡인 도관을 구멍에 넣어두면 경로를 개방하고 기도로 이어지는 통

로를 확보하는 데 도움이 될 수 있다.
  - 관을 교체할 때 조직층으로 잘못된 경로를 만들거나 공기가 조직으로 들어가 피부밑 공기증을 유발할 수도 있으므로 주의한다.
  - 빠진 기관절개 관은 같은 크기나 크기가 하나 작은 관으로 교체해야 한다.
  - 빠진 기관절개 관을 다시 넣기 어렵다면 기관내 삽관(intubation)으로 기도를 확보한다.
- 관 막힘
  - 안쪽 삽입관을 빼고 분비물을 제거한다.
  - 호흡 곤란이 지속한다면 흡인 도관을 삽입해 본다. 도관이 들어가지 않는다면 도움을 요청한다.
  - 기낭을 수축하고 앰부(air mask bag unit, AMBU) 주머니로 산소를 공급한다.
  - 기관내 삽관을 계획하고 보조한다.

수혈 관련 급성 폐 손상(TRANSFUSION RELATED ACUTE LUNG INJURY, TRALI) *p. 380* 참고

기관지 경유 바늘 흡인(TRANSBRONCHIAL NEEDLE ASPIRATION) *p. 461* 참고

결핵(TUBERCULOSIS)

전세계적으로 치명적인 질병 중 하나인 결핵은 유산소균인 결핵균(Mycobacterium tuberculosis)이 원인인 감염병이다. 결핵균은 독특한 지질층(lipid layer) 덕분에 항생제와 숙주 면역 체계에 내성이 있다. 활동 결핵 환자가 기침, 재채기, 대화, 노래 같은 형태로 생성하는 공기 중 비말로 전파된다. 비말은 몇 분에서 몇 시간 동안 공기 중에 남아있을 수 있으며, 폐에서 신체 다른 기관으로도 이동할 수 있다. 결핵균에 노출되고 2-12주 후 망투 검사(Mantoux test)라고도 알려진 투베르쿨린 피부 검사(TST)에 양성이면 감염을 확인할 수 있다.

투베르쿨린 피부 검사 방법

- 투베르쿨린 정제 단백질 유도체(PPD) 0.1 mL를 아래팔 안쪽 면의 진피층에 주입한다.
- 투베르쿨린 주사기로 투여하며 주사바늘 경사는 위를 향해서 주사한다. 정확하게 주입하면 지름이 6-10 mm 정도 되는 창백한 융기 또는 두드러기가 피부에 나타난다.
- 주입 후 48-72시간 사이에 결과를 확인한다. 이 시간을 초과한다면 검사를 다시 해야 한다.
- 경화(촉진할 수 있는, 솟아오른, 단단하게 변한 부위 또는 부기가 있는 부위) 부위의 크기를 아래팔의 길이 방향이 아닌 가로지르는 방향으로 측정한다. 홍반(erythema, redness) 크기를 측정하지 않게 주의한다.

검사 결과 판독

- **경화 크기가 15 mm 이상**이면 모든 사람에서 양성으로 간주한다.
- **경화 크기가 10 mm 이상**이면서 아래에 해당하면 양성으로 간주한다.
  - 고위험 집단 환경에 있는 사람(장기 요양 시설, 노숙자 보호소, 교정 시설 등)
  - IV 마약 남용
  - 결핵균 검사실 직원
  - 결핵 위험을 높이는 임상 질환이 있는 사람
  - 최근에 고위험 국가에서 이주한 사람
  - 4세 이하 소아
  - 고위험 집단에 속한 성인과 접촉한 유아와 소아
- **경화 크기가 5 mm 이상**이면서 아래에 해당하면 양성으로 간주한다.
  - 결핵 감염 환자와 최근에 접촉한 사람
  - 면역억제 환자
  - 결핵과 일치하는 흉부 방사선 사진 변화가 있는 사람
  - HIV 감염 환자

- ○ 장기 이식 환자

결핵의 단계

- **잠복 결핵**. 결핵균에 감염되었지만, 활동 결핵이 아닌 상태. 결핵균은 살아있지만, 활성이 없다. 환자는 다른 사람에게 균을 전파하지 않으며 증상도 없지만, 결핵 피부 검사에는 양성 반응을 보인다. 그러나, 양성 결과는 단지 결핵균에 감염되었다는 사실만 알려준다는 점을 유의한다. 양성 결과만으로는 활동 결핵으로 진행했는지 알 수 없다. 활동 결핵인지 확인하려면 흉부 방사선 사진이나 가래 검사 같은 추가 검사가 필요하다.
- **활동 결핵**. 결핵균에 노출된 환자 중 약 5-10%는 활동 결핵으로 진행한다. 이 과정은 감염 직후에 나타날 수도 있으며, 오랜 시간 뒤에 나타날 수도 있다. 특히 면역억제가 있을 때 활동 결핵으로 진행할 수 있다. 환자는 감염력이 있으며 결핵균을 다른 사람에게 전파할 수 있다.

전파 방지 지침

- 음압 격리실. 음압 덕분에 문이 열리면 공기가 실내로 유입된다.
- 의료진은 항상 N95 호흡기 마스크를 착용한다. 방문자에게 호흡기 보호구를 제공하고 사용 지침을 교육한다.
- 자외선 살균 조사(UVGI)와 실내 공기 재순환 장치
- 병실 문은 항상 닫아 둔다.
- 가능하다면 진단 및 치료 술기는 병실에서 진행한다. 환자를 다른 곳으로 이송해야 한다면, 이송 중 환자에게 수술 마스크를 착용하게 하고 대기실은 우회한다. 환자를 이송하는 사람에게도 이송 중 마스크 착용을 권장한다.

N95 마스크 지침

- 잘 고정되었는지 확인한다.
- 수염 난 남자는 사용할 수 없다. 전동 공기 정화 호흡기(PAPR)를 착용해야 한다.
- 환자 한 명을 볼 때마다 교체해야 하며, 구조적 무결성이 유지되는 동안만 사용한다.
- 잠시 벗을 때는 마스크를 깨끗하고 건조한 플라스틱 가방에 보관한다.
- 의료진 1인당 마스크 1개. 마스크를 공유하지 않는다.
- 환자는 N95 마스크를 착용하지 않는다.
- 방에 들어가기 전에 마스크를 확인한다. 양손으로 마스크 위쪽을 완전히 잡고 위치를 바꾸지 않고 숨을 길게 내쉰다. 코 주변으로 공기가 샌다면, 코 조절부(nose piece)를 조인다. 마스크 가장자리로 공기가 샌다면, 공기가 새지 않을 때까지 고정 끈을 조절한다.

NOTES

■ 환기/관류 비율(V/Q RATIO) *환기/관류 영상(p. 462) 참고*

혈액과 폐포 사이에 발생하는 가스 교환 비율. 환기(ventilation)와 관류(perfusion)가 같은 수준일 때 가장 가스 교환이 잘 된다. 건강한 사람은 일반적으로 환기가 4 L/min, 관류는 5 L/min이며, 따라서 환기/관류 비율은 0.8:1이다. 환기가 충분하지 못하거나, 관류가 충분하지 못하거나, 또는 둘 다 충분하지 못하면 환기 관류 불일치가 발생한다. 환기를 방해하는 요인(기관지연축, 폐기종, 천식 등)이 있으면 환기 관류 비율이 감소하며, 관류를 방해하는 요인(폐 색전, 폐동맥 압력 변화 등)이 있으면 환기 관류 비율이 증가한다.

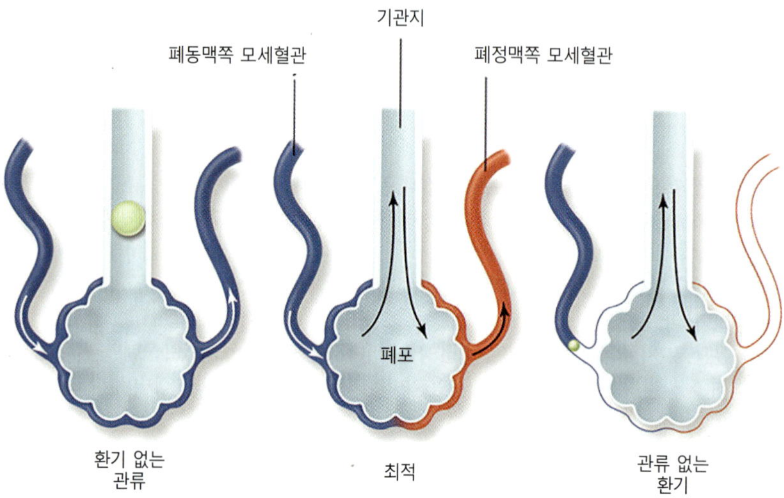

그림 3.36 환기/관류 일치와 불일치

■ 대정맥 필터(VENA CAVA FILTER) *아래대정맥 필터(p. 239) 참고*

■ 정맥혈 가스(VENOUS BLOOD GASE) *혈액 가스 검사(p. 217) 참고*

■ 정맥혈 산소 함유량(VENOUS O_2 CONTENT) *동맥혈 산소 함유량(p. 221) 참고*

정맥혈 산소 함유량($C\bar{v}O_2$)은 주로 정맥혈에 있는 산소로 포화된 혈색소 양이 결정한다. 정상값은 12-16 mL O_2/dL다. 다음과 같이 계산할 수 있다. $C\bar{v}O_2=(Hgb\times1.36^*\times S\bar{v}O_2)+0.003\times P\bar{v}O_2$

빠른 근사치를 위한 간단 계산식은 다음과 같다: $C\bar{v}O_2=(Hgb\times1.36^*\times S\bar{v}O_2)$

*이 상수의 정확한 값은 1.34에서 1.39 사이며, 참고 값과 유도 방식에 따라 다르다.

■ 환기/관류 비율(VENTILATION/PERFUSION RATIO) *환기/관류 비율(p. 270) 참고*

■ 환기기 관련 폐렴(VENTILATOR-ASSOCIATED PNEUMONIA)

환기기 관련 폐렴(VAP)은 중환자실에서 병원 감염의 주요 원인이며, 삽관과 그 후 이어지는 기계 환기 때문에 발생한다. 상당한 사망률과 이환율을 유발하며, 따라서 다음 표에 설명된 바와 같이 수정 가능한 위험 요인을 목표로 하는 예방이 중심이다.

표 3.9	환기기 관련 폐렴(VAP)
VAP의 위험 요인	**VAP를 예방/최소화하는 간호 중재**
기계 환기/삽관 24시간 미만: VAP 위험 3배 감소 24시간 이상: VAP 위험 6-21배 증가	• 코기관 삽관보다는 입기관 삽관 • 공격적인 환기기 이탈: "빠른" 이탈 프로토콜 생성, 가능한 한 빠르게 CPAP 또는 이탈 시도. • 기관내 관(ETT) 기낭 압력은 20 mmHg 이상으로 유지 • 기관내 관 위치를 변경하거나 제거할 때는 기낭(cuff)에서 공기를 빼기 전에 기낭 위에 있는 분비물을 흡인하거나 제거
침대 머리가 평평하거나 30° 미만	• 침대 머리 높이는 금기가 아니라면 항상 30-45°를 유지 • 침대 머리 높이를 30-45°로 유지하면 VAP가 매우 감소
성대문밑 부위에 기관/상기도 분비물 고임	• 기낭 위에 흡인 내강이 장착된 기관내 관을 사용하고 지속 흡인으로 고인 분비물을 배액 한다. • 이 방법만으로도 VAP 발생률이 45-50% 감소한다.
의식 수준 저하/진정/섬망	• 24시간 동안 적어도 한 번은 진정제를 중단한다. • 벤조디아제핀(benzodiazepine)/진정제 사용 제한 • 필요할 때 진통제를 투여해서 통증을 조절 • 가능한 한 자주 완전 각성 상태를 유도 **참고**: 각성은 VAP의 다른 위험 요인인 섬망 발생률과 중증도를 낮춘다.
입안 위생 불량	• 공격적인/정기적인 입안 관리 • 발관 후 24시간까지 0.12% 클로르헥시딘(chlorhexidine) 입안 용액 15 mL로 하루에 두 번 소독하는 입안 관리를 고려할 수도 있다.
열악한 감염 관리 관행	• 비누나 알코올 소독제로 규칙적인 손 위생 • 환기기 장비를 다룰 때, 기관내 관/기도와 관련한 처지를 할 때, 호흡기 약물을 다룰 때 장갑 착용
진단이나 치료 처치 때문에 중환자실 밖으로 이동	• 중환자실 외부 이송은 최소화 • 이송 중 침대 머리 높이를 30-45°로 유지 • 바로 누운 자세를 하기 전에 입과 입인두를 흡인 • 바로 누운 자세는 가능한 한 짧게 유지
오염된 호흡기 기구, 약물 등	• 회로 개방 빈도를 줄인다. • 회로는 사용 기간을 기준으로 교체하고, 일상적으로 교체하지 않는다.
신경근육 차단제	• 사용을 제한한다. • 4연속 반응(TOF, 1장 신경계 p. 68 참고) 검사로 효과를 정확하게 평가한다.
위 자극, 위나 소장 관, 위 팽만, 흡인(aspiration)	• 위 pH 조절제, H_2-대항제, 제산제 • 급식관 위치를 정기적으로 확인 • 일정 간격으로 위 잔류량을 확인하고 환자가 급식을 잘 견디지 못하거나 위 잔류량이 많다면 의사에게 알린다. • 부비동염 같은 상기도 감염의 증상과 징후를 감시

요점

VAP 묶음 치료라고도 하는 기존 기계 환기 약속 처방에 포함된 VAP 예방 전략은 VAP 감소 전략의 순응도를 개선한다. VAP 묶음 치료 사용은 가장 중요한 치료 권장 사항으로 여겨진다. 임상적으로 적응증이 된다면, 빠른 발관이 VAP를 예방하는 가장 좋은 방법이다.

환기기 관리(VENTILATOR MANAGEMENT) *ABCDE 묶음 치료(p. 213), 폐용적(p. 241), 환기기 방식(p. 272), 이탈 지표(p. 275) 참고*

표 3.10	간단한 환기기 관리 규칙
낮은 PO_2: 산소 문제	• 마취 깊이나 기흉 같은 환자 문제, 환기기 오작동, 회로 분리 등을 고려한다. • 환자를 평가하고 다른 해결책을 찾는 동안 FiO_2를 증량한다. • PEEP을 조금씩 단계적으로 높인다. • 때로는 I:E 비율 조절이 도움이 될 수도 있다. • 환자의 비정상적인 폐 순응도를 보상하려면 최고 들숨 압력(PIP)을 높여야 할 수도 있다.
높은 PCO_2: 환기 문제	• 기관내 관 막힘, 과도한 사강, 기흉 같은 환자 문제와 환기기 오작동을 고려한다. • 일회 호흡량 및/또는 호흡수를 늘려 분당 환기량을 높인다. • 흡인(suction) • 기관지 확장제
높은 최고 압력과 높은 고원 압력: 폐 순응도 감소	
가능한 원인:	• 급성 호흡 곤란 증후군 • 폐부종 • 무기폐 • 긴장 기흉 • 가슴벽 순응도 감소 • 경화 악화 • 주기관지 삽관
높은 최고 압력과 낮은/정상 고원 압력: 기도 문제	
가능한 원인:	• 기관지연축 • 환자가 기관내 관을 깨묾 • 점액 마개 • 분비물 • 기관내 관 막힘
낮은 최고 압력과 낮은 고원 압력: 분리 문제	
가능한 원인:	• 회로 분리 • 기도 손실

환기기 방식(VENTILATOR MODES) *폐용적(p. 241), 환기기 관리(p. 272), 이탈 지표(p. 275) 참고*

과거에는 환기기 방식이 조절 방식과 보조 방식밖에 없었으므로 분류하기 쉬웠다. 그러나 현대에는 이야기가 달라졌다. 현재는 최첨단 기술이 급속도로 발전해서 사용할 수 있는 환기기 방식은 그 수가 기하급수적으로 증가했다. 제조사가 실제로는 유사하지만, 명칭만 다른 방식을 상표로도 등록해서 여기에 혼란을 더한다. 현재 사용할 수 있는 모든 방식에 대한 설명은 이 책의 범위를 벗어난다. 앞으로 언급할 알파벳 순으로 나열된 환기기 방식은 일반적인 방식이며, 임상 적응증도 간략하게 다룰 예정이다.

적응 압력 조절(Adaptive Pressure Control, APC). 이 방식은 호흡량을 목표로 하는 압력 조절 호흡과 압력 보조 호흡 사이를 전환한다. 환기기는 환자의 역학에 맞춰 자동으로 호흡량과 호흡수를 조정한다. 보조는 환자의 노력에 비례한다. 환기기를 유발하지 못하는 환자에게는 압력 조절 호흡을 제공한다. 환기기를 유발할 수 있는 환자에게는 압력 보조 호흡을 제공한다.

기도압 해제 환기(Airway Pressure Release Ventilation, APRV). 압력 조절, 자발 호흡 방식이며, 고압제한, 저압제한, 시간제한을 사용하는 CPAP의 변형이다. APRV는 높은 기도압을 사용하며, 폐포 보충을 이용해서 동맥혈 산소공급을 높인다. 날숨 중 압력이 낮아지면 CO_2가 "방출"된다. APRV는 급성 폐 손상(ALI)이나 급성 호흡 곤란 증후군(ARDS)처럼 폐 순응도가 낮은 환자에게 좋은 선택지다. APRV는 압력 해제에 짧은 날숨 시간을 이용하므로 I:E 비율이 반대다.

보조 조절(Assist Control, AC). 환자가 모든 호흡을 시작하며, 환기기는 호흡이 시작되면 사전에 설정한 일회 호흡량이나 최고 압력에 도달하는지 확인한다. 환자가 호흡수를 조절하지만, 항상 완전한 기계 호흡을 받는다. 환자가 무호흡이 되지 않도록 일반적으로 최소 "예비" 호흡수를 설정하며, 잘 설정하지는 않지만 환자가 숨을 너무 빠르게 쉴 경우를 대비해서 최대 호흡수도 설정할 수 있다.

이상 기도 양압(Bilevel Positive Airway Pressure, BPAP). 비침습 환기 중에 들숨과 날숨 양쪽에 독립적인 기도 양압을 전달하려고 사용한다. 이 방식은 말기 만성 폐쇄 폐 질환(COPD) 환자의 삽관 예방과 만성 환기 부전 환자의 보조에 도움이 된다. BPAP은 BiPAP이라고 잘못 사용하는 경우가 많다. BiPAP은 BPAP을 전달할 수 있는 수많은 환기기 중 하나인 레스피로닉스(Respironics)에서 제조한 이동식 환기기의 이름이다.

지속 기도 양압(Continuous Positive Airway Pressure, CPAP). 자발 호흡 중 들숨과 날숨 동안 압력을 유지하며, 일반적으로 5-15 cmH_2O로 설정한다. 환자는 호흡수와 일회 호흡량을 생성할 수 있다. 따라서 CPAP은 단독으로 사용할 수 있으며, 또는 환기기를 이탈할 때 속도를 낮춘 다른 방식(주로 IMV)과 같이 사용할 수도 있다. CPAP은 순응도를 개선하고 무기폐를 예방해서 호흡일을 줄인다.

조절 필수 환기(Controlled Mandatory Ventilation, CMV). 호흡수를 환기기가 단독으로 결정하며, 환자에게는 선택지가 없다. 의식이 있는 환자에게는 불편한 방식이며, 따라서 신경학적 사건이 있었거나 계속해서 진정제를 투여 중인 의식이 없거나 신경근육 차단제를 투여 중인 환자에게만 사용한다.

간헐 필수 환기(Intermittent Mandatory Ventilation, IMV). 환기기가 미리 설정된 호흡수와 일회 호흡량을 전달한다. 기계 호흡 사이에 환자가 자발 호흡을 할 수 있지만, 환자는 자신의 자발 일회 호흡량만 받는다. 환자가 숨을 내쉴 때도 환기기는 항상 호흡을 전달하므로 호흡 누적(breath stacking)이 문제가 될 수 있다.

역비율 환기(Inverse Ratio Ventilation, IRV). 정상 들숨/날숨 환기 비율(I:E ratio)은 대다수 환기기에서 1:1.5에서 1:3 사이며, 들숨 시간이 짧고 날숨 시간이 길다. 이렇게 하면 우심방 충만과 정맥혈 복귀가 증가하고 폐에서 공기를 내보낼 시간을 벌 수 있다. IRV는 이 비율을 반대로 해서 들숨 시간을 날숨 시간과 같거나 더 길게 만들며 최대 4:1까지 길게 만든다. 굳은 폐포를 천천히 확장하고 짧은 날숨 시간을 이용해 폐포 허탈을 방지하므로 급성 호흡 곤란 증후군(ARDS)에는 유용하지만, 이 방식은 자연스러운 방식이 아니며 환자에게 깊은 진정이나 신경근육 차단제를 이용한 마비가 필요하다. 진정보다는 마비를 더 자주 사용한다.

필수 분당 환기(Mandatory Minute Ventilation, MMV). 환자는 자발 호흡을 할 수 있지만, 환기기는 자발 호흡량과 기계 호흡량의 합이 미리 설정한 분당 환기량과 같도록 계속해서 기계 호흡수를 조절한다.

신경 조절 환기 보조(Neurally Adjusted Ventilatory Assist, NAVA). 환자의 뇌에 있는 호흡 중추가 식도에서 가로막 높이에 자리 잡은 코위관(NG tube)에 장착된 전극으로 환기기를 조절할 수 있게 하는 양압 방식의 기계 환기. 가로막의 전기 활동을 포착해서 컴퓨터를 거쳐 환기기에 전달하고 이를 환자의 호흡 보조에 사용한다. 자발 호흡과 보조 호흡 모두에서 작동한다. 환자의 호흡 중추가 환기기를 직접 제어하며, 호흡 요구 변화에 즉시 반응할 수 있다. 이 방법은 환자의 편안함을 높이고 의인 과다팽창, 호흡 알칼리증, 혈류역학 장애 등이 발생할 위험을 줄일 수 있다. 전극 배치, 유발 수준 조절, 환기기 보조 수준 설정을 습득하려면 훈련이 필요하다.

날숨끝 양압(Positive End-Expiratory Pressure, PEEP). 단독 방식이 아니며 다른 방식과 같이 사용한다. 날숨끝에 양압을 추가하면 폐포 폐쇄를 예방하고 산소 교환을 촉진한다. 일반적으로 5-20 cmH_2O로 설정한다. PEEP을 높은 수준으로 설정하면 약한 폐에 압력 손상을 유발할 수 있으며, 긴장 기흉, 흉곽내압 상승으로 인한 심장 박출량 감소, 심장 압박, 정맥혈 복귀 감소 등으로 이어질 수 있다. 자가 날숨끝 양압(내인 날숨끝 양압)은 환자가 숨을 내쉴 시간이 충분하지 않을 때 발생할 수 있으며, 일반적으로 다음 호흡이 전달되기 전에 날숨끝 기류가 계속되는 것으로 확인할 수 있다. 이 부분은 자가 날숨끝 양압(p. 223) 부분을 참고한다.

압력 조절 환기(Pressure Control Ventilation, PCV). 압력과 호흡수를 미리 설정한다. 환기기는 미리 설정한 압력에 도달할 때까지 기류를 전달한다. 이 방식은 역비율 환기와 같이 사용해서 폐포의 양압 팽창 기간을 연장할 수도 있다. 날숨 시간을 줄이고 환자의 일회 호흡량 손실을 예방한다.

압력 규제 용량 조절(Pressure-Regulated Volume Control, PRVC). 이 방식은 미리 호흡수, FiO_2, 압력 제한을 설정한다. 환자는 자발 호흡을 할 수 있다. 호흡 중 환기기가 압력 제한을 넘지 않고는 일회 호흡량을 완전히 전달할 수 없음을 감지하면, 일회 호흡량을 완전하게 전달할 수 있게 유량을 변경한다. 환기기는 호흡마다 용량/압력 관계의 변화를 바탕으로 계속해서 들숨 압력을 조정한다. 이 방식은 처음에는 닫힌 폐 구획을 여는 높은 유속이 필요한 환자, 불필요한 높은 기도압을 피해야 하는 환자, 천식, 만성 폐쇄 기관지염, 폐 손상 같은 폐 질환 환자에게 적합하다.

압력 보조 환기(Pressure Support Ventilation, PSV). 전적으로 자발 방식이다. 환기기는 환자의 자발 호흡에 반응해서 미리 설정된 압력만큼 들숨을 보조한다. 환자가 호흡 길이와 유량을 조절할 수 있으며, 따라서 유연한 환기 보조를 할 수 있다.

비례 보조 환기(Proportional Assist Ventilation, PAV). 환자의 호흡 노력에 비례해서 기도압을 조절한다. 환자는 들숨 용량과 호흡수를 조절하며, 보조는 환자의 노력과 폐 역학에 따라 호흡마다 달라진다. PAV가 전달할 압력 보조 정도를 결정하려면 저항과 순응도를 계속 측정해야 한다. PAV는 호흡일을 줄이고 환기기 동조를 개선하려고 고안되었다.

동조 간헐 필수 환기(Synchronized Intermittent Mandatory Ventilation, SIMV). 시간 유발 방식이며, 기본적으로는 IMV와 같지만, 이 방식에서는 환기기가 환자에게 동조해서 환자가 호흡을 시작하면 환기기는 동시에 호흡을 전달하지 않는다. 환자가 필수 호흡 사이에 자발 호흡을 하고, 환기기 유발 호흡 직전에 들숨을 시작한다면, 필수 호흡은 환자 유발 호흡을 보조하는 방식으로 전달된다. 이 방식은 IMV보다 환자에게 편안한 방식이며 일반적으로 압력 보조와 같이 사용한다.

용량 보증 압력 보조(Volume-Assured Pressure Support, VAPS). 압력 보조를 자동으로 조정해서 규칙적인 호흡 중 일정한 일회 호흡량을 제공하는 보조 방식. 압력 조절과 용량 조절의 조합이다. BPAP에 최적 이하의 반응을 보이는 비만 저환기 증후군 환자, 신경근육병 환자에게 주로 사용한다.

■ 폐활량(VITAL CAPACITY) *폐용적(p. 241) 참고*

■ 용량 보증 압력 보조(VOLUME-ASSURED PRESSURE SUPPORT) *환기기 방식(p. 274) 참고*

■ 이탈 지표(WEANING PARAMETER) *날숨끝 이산화탄소 분압 측정(p. 225), 폐용적(p. 241), 환기기 관리 (p. 272), 환기기 방식(p. 272) 참고*

너무 빠른 발관과 장기간 삽관은 모두 환자를 위험에 빠뜨린다. 장기간 삽관은 스트레스와 섬망뿐만 아니라 환기기 관련 폐 손상, 정맥 혈전색전증, 폐렴, 가로막 위축/기능장애 같은 다른 합병증도 유발할 수 있다. 너무 빠른 발관은 기도 소실, 호흡 부전, 및/또는 흡인으로 이어진다. 기계 환기가 필요한 환자에서 주요 목표는 최적의 지점에서 빠른 발관이며, 이를 바탕으로 앞서 언급한 위험을 관리하는 데 사용하는 시간을 줄일 수 있다.

자발 각성 시험(Spontaneous Awakening Trial, SAT)과 자발 호흡 시험(Spontaneous Breathing Trial, SBT)

매일 SAT와 SBT를 모두 사용해서 발관 준비 상태를 평가할 수 있으며, SAT와 SBT를 조합하면 기계 환기 시간과 전체 입원 기간이 감소한다는 사실이 입증되었다. "각성과 호흡 프로토콜"로도 알려진 이 시험은 적시에 발관하려면 매일 반드시 거쳐야 하는 첫 번째 단계다.

NOTES

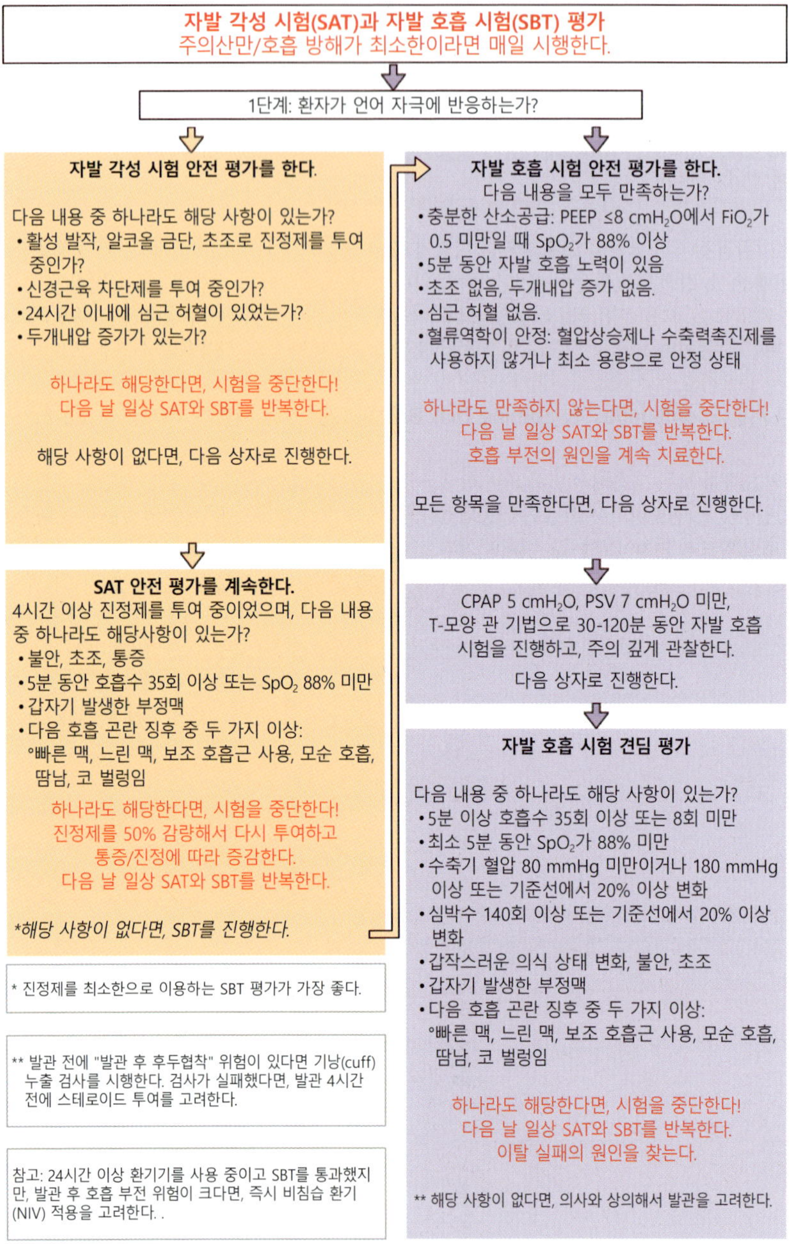

그림 3.37 SAT와 SBT 평가(Used with permission from the Agency for Healthcare Research and Quality, AHRQ).

다른 지표

- 처음에 삽관을 한 이유가 개선됨
- 분당 환기량: 10 L/min 미만
- 사강: 50% 미만
- 들숨 음력(negative inspiratory force, NIF) -20 cmH_2O 미만

토빈 지수(Tobin index)

빠르고 얕은 호흡 지수(Rapid Shallow Breathing Index, RSBI)라고도 하는 토빈 지수는 발관 성공 여부를 예측할 때 도움이 되는 추가 도구다. 그러나, **토빈 지수가 발관의 유일한 결정 요인이 되어서는 안 되며, 토빈 지수로는 환자가 발관 준비가 되었는지를 판단할 수 없다.** 토빈 지수는 발관 후 결과 예측에 도움이 될 수 있도록 고안되었으며, 추가 보조 자료로 사용한다. 토빈 지수는 다른 임상 기준을 충족해서 임상적으로 발관 준비가 된 환자에게만 적용할 수 있다.

RSBI는 다음 공식으로 계산한다: 호흡수÷일회 호흡량(단위는 L)
<105회/분/L(양성): 발관이 성공할 가능성이 크다.
>105회/분/L(음성): 발관이 실패할 가능성이 크다.

날숨끝 이산화탄소 분압($EtCO_2$) 측정

날숨끝 이산화탄소는 이탈 중 폐포 환기의 적절성 결정에 도움이 되는 추가 지표를 제공한다. 자료에 따르면 $EtCO_2$는 이탈과 관련한 합리적인 $PaCO_2$ 추정치를 제공하며, 저환기로 인한 고이산화탄소혈증이나 과다환기로 인한 저이산화탄소혈증 감지에 유용하다. $EtCO_2$는 환기와 관류의 경향과 효율성에 대한 정보를 제공하지만, 폐기종 같은 폐 실질 질환이 있는 환자에서는 민감도가 떨어지므로 사용이 제한된다. 목표 $EtCO_2$는 35-45 mmHg다.

표 3.11 환기기 이탈 실패 시 확인 사항
체액 균형이 최적화되었는가? 이뇨제가 필요할 수도 있다. BNP를 평가한다.
기도는 문제가 없는가? 빈혈은 없는가? 부신 부전은 없는가? 산-염기 불균형은 없는가? 후부하 감소가 필요한가?
감염은 없는가? 가능한 원인을 확인하고 제한한다.
심장이나 폐 부하를 최적화해야 하는가?
진정제나 진통제 영향은 없는가? 진정제를 감량하고 통증, 불안, 수면 박탈을 관리한다.
체위 변경이 도움이 되는가? 금기가 아니라면 침대 머리를 높인다.
영양 공급은 충분한가?
약물 독성이나 갑상샘 문제는 없는가?
특히 발관 전에 산소 공급은 최적화되었는가?
쌕쌕거림(wheezing)은 없는가? 약물을 투여하고 기도 저항을 줄인다. 기관내 관 개방성을 확인한다.
전해질(K, PO_4, Mg, Ca 등)은 모두 정상 범위에 있는가? 가능하다면 교정한다.
소염제가 필요한가? 특히 기낭 누출 검사가 실패했다면, 발관 4-6시간 전에 스테로이드 투여를 고려한다.
환자의 신경학적 상태가 적절한가? 기도를 보호할 정도로 각성하고 있는가? 근력이 충분한가?

위장관계와 비뇨기계 4

■ 복부 구획 증후군(ABDOMINAL COMPARTMENT SYNDROME) *구획 증후군(p. 473) 참고*

복부 구획 증후군(ACS)은 지지 요법으로 치료해도 장기 기능장애나 장기 부전이 시작되고, 복강 내압(IAP)이 계속해서 20 mmHg 이상일 때로 정의한다. 내과적 응급 상황이다. **요점:** 복강 내 고혈압(IAH)은 복강 내압이 12 mmHg 이상일 때로 정의한다. ACS는 높은 IAH 때문에 발생하며, 두 단어는 같은 의미가 아니다. ACS의 위험 요인은 크게 3가지로 분류한다.

- 1차 원인. 복강 자체 문제
  - 복부 관통 외상이나 복부 둔기 외상
  - 복강 내 출혈이나 복막 출혈: 복부 대동맥류 파열 등
  - 간 이식
  - 췌장염
  - 복막염
  - 복부 수술: 소화 궤양 천공 등
  - 골반 골절: 이 때는 방광에서 측정한 압력이 정확하지 않을 수도 있다.
  - 장 팽창
- 2차 원인
  - 쇼크: 패혈증 등
  - 대용량 급속 수액 소생: 3 L 이상
  - 신체 표면의 30%를 초과하는 화상
  - 특별한 손상이 없는 둔기 외상 또는 관통 외상
  - 메우기(packing): 복부 수술 후 근막층을 봉합하면 발생률이 증가한다.
- 만성 원인
  - 복막 투석
  - 간경화를 동반한 간부전
  - 병적 비만
  - 복강 내 덩이(mass)

중환자는 다른 원인으로 인한 장기 부전도 동반하고 있으므로 ACS를 진단하기 힘들다. 그러나, 환자가 수축기 압력과 확장기 압력이 광범위하게 변하고, 충만압이 상승하면서 급성 순환 부전에 빠진다면 항상 ACS도 고려해야 한다. 복부 팽만, 복통, 호흡 곤란, 소변 감소 등이 나타날 수 있다.

ACS는 영향을 미치는 범위가 넓으며 다른 체계에도 문제를 유발할 수 있다.
- 심장: 정맥혈 복귀 감소, 심장 박출량 감소, 저혈압, 중심 정맥압(CVP) 상승, 빠른 맥
- 폐: 저산소증, 고이산화탄소혈증, 호흡 부전, 평균 폐동맥 압력 상승, 폐용적 감소, 환기 곤란
- 신장: 신장정맥 압박, 신장동맥 수축. **요점:** 소변 감소는 IAP가 15 mmHg면 시작될 수 있으며, 무뇨증은 IAP가 30 mmHg면 발생한다.
- 위장관: 장 허혈증, 세균이 혈류로 전위(translocation), 다장기 부전으로 이어지는 패혈증, 위장관 출혈
- 간: 젖산 산증으로 이어지는 간 대사 감소

- 신경계: 두개내압 증가
- 순환: 정맥 수액, 혈액제제, 혈압상승제 등을 이용한 소생에 대부분 반응하지 않는다.

복강 내압 측정(방광 압력)

복강 내압 측정은 복강 내압뿐만 아니라 최종적으로 생명 유지에 중요한 장기의 관류를 판단하는 중요한 술기다. 다음과 같이 복강 내압을 측정한다.

- 환자를 바로 눕게 한다. 측정마다 같은 자세를 유지한다.
- 도뇨관에 연결된 소변 배액관을 검체 흡인/주입부 높이와 비슷한 수준에서 잠근다. 모식도를 참고한다.
- 검체 흡인/주입부를 철저히 소독한다. 소독이 마르면 식염수를 채운 멸균 압력 변환기 끝에 3방 밸브(three-way stopcock)를 부착한 다음 루어락(Luer-lock) 방식(바늘 없이 연결)으로 배뇨관의 검체 흡인/주입부에 연결한다.
- **참고**: 안전 문제를 생각하면, 압력 변환기와 도뇨관 사이의 연결은 바늘 없는 연결이 바늘을 이용한 연결보다 바람직하다. 또한, 3방 밸브를 사용하면 무균 식염수를 20-25 mL 채운 루어락 주사기와 연결해서 방광으로 무균 식염수를 바로 주입할 수 있다.
- 중간 겨드랑선에서 압력 변환기의 0점을 조절한다. 압력 변환기를 복부에 테이프로 붙일 필요는 없다.
- 침대 옆 화면에 변환기 압력 추적 창을 지정한다.
- 배뇨관의 검체 흡인/주입부에 연결된 3방 밸브를 이용해서 무균 기법으로 무균 생리식염수 20-25 mL를 방광에 주입한다. 공기가 있으면 결과가 변하므로 도관을 수액으로 채워야 한다. 날숨끝에 복강 내압을 측정한다. 복부 근육의 수축 및/또는 경련이 없는 상태에서 측정하면 가장 좋은 측정값을 얻을 수 있다. 측정이 끝나면 잠긴 도관을 열어서 무균 식염수를 배액 한다.
- 중환자에서 정상 복강 내압은 5-7 mmHg다. 이 값이 12 mmHg 이상이면 복강 내 고혈압을 의미하며, 다음과 같이 압력에 따라 등급을 결정한다.
  - 등급 I: 12-15 mmHg
  - 등급 II: 16-20 mmHg
  - 등급 III: 21-25 mmHg
  - 등급 IV: 25 mmHg 이상
- 복강 내압을 측정하면 복부 관류압(abdominal perfusion pressure, APP)을 계산할 수 있다. 이 값은 복부에 있는 생명 유지에 중요한 장기로 향하는 전반적인 관류를 의미한다. APP가 60 mmHg 이상이면 생존율이 더 좋다. 이 값은 평균 동맥압(mean arterial pressure, MAP)에서 복강 내압을 빼서 계산한다: MAP-IAP=APP.

치료

오랜 기간 외과적 복부 감압술(decompressive laparotomy)은 특히 ACS가 1차일 때, ACS에 대한 최종 치료로 여겨져 왔다. 그러나, 2차 ACS에서는 더 이상 외과적 중재가 가장 좋은 치료법이 아니다. WSACS (The World Society of the Abdominal Compartment Syndrome)는 최근에 관류 보조, 수액 관리 최적화, 코위관(NG tube)을 통한 감압, 축적된 체액의 피부 경유 배액 같은 내과적 치료 선택지를 권장했다. 이러한 선택지가 IAP를 낮추지 못하고 장기 부전이 지속할 때만 감압 개복술을 권장한다.

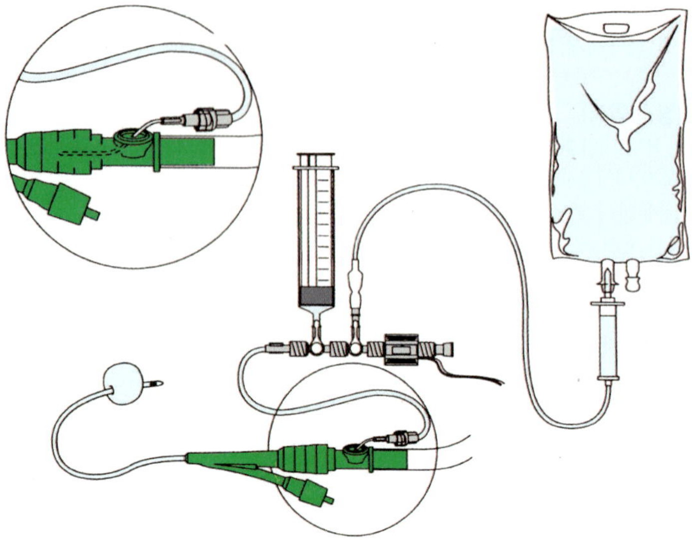

그림 4.1 복강 내압 감시. [Used with permission from Barash, P., Cullen, B., & Stoelting, R. (2005). Clinical anesthesia (5th ed.). Philadelphia: Wolters Kluwer.]

급성 간부전(ACUTE LIVER FAILURE) *빌리루빈(p. 283, p 432), 간 뇌병증(p. 302), 아세트아미노펜 독성(p. 386), HELLP 증후군(p. 302) 참고*

전격 간부전(fulminant hepatic failure, FHF)이라고도 하는 급성 간부전은 뇌병증, 응고병증, 황달을 동반한 최근 8주 이내에 발생한 급성 간 손상으로 정의한다. FHF에서 주요 사망 원인은 뇌부종과 뇌탈출증이므로 FHF 환자에게는 중추 신경계(CNS) 평가가 중요하다.

간부전을 유발할 수 있는 원인

- 약물 관련 독성: 가장 흔한 원인
- 대사 질환
- 급성 허혈 손상: 간 쇼크
- 심정지 후 또는 다른 저관류 상태
- 자가면역 질환
- HELLP [hemolysis, elevated liver (enzymes), low platelets] 증후군
- 암
- 버드-키아리 증후군(Budd-Chiari syndrome): 급성 간정맥 혈전증
- 약초나 영양보조제와 관련한 독소, 버섯 중독

표 4.1 급성 간부전에서 비정상 혈액 검사	
혈소판	감소
PT/INR	증가
AST, ALT, ALP, GGT	증가
직접 빌리루빈과 간접 빌리루빈	증가
혈청 암모니아: 현저하게 증가할 수 있음. 정맥혈보다 동맥혈에서 수치가 높으므로 가능하면 동맥혈로 검사	증가
혈당: 매우 낮을 수도 있으므로 주의 깊게 감시	증가 또는 감소
인, 마그네슘, 기타 전해질	감소
파종 혈관내 응고(DIC)	흔히 있음
젖산	증가
동맥혈 가스 검사: PO_2	감소
혈청 크레아티닌/BUN	증가

치료

- 락툴로스(lactulose): 암모니아 수치를 감소
- H_2-차단제나 양성자 펌프 억제제(PPI): 위장관 출혈 조절
- 응고병증 관리: 침습 술기 전에 비타민 K, 신선 냉동 혈장, 재조합 활성 응고인자 VII 투여
- 혈류역학과 체액 상태 조절
- 호흡 보조
- 전해질 조절과 영양 보조
- 마지막에는 간 이식이 하나뿐인 효과적인 치료 선택지일 수도 있다. 급성 간부전 환자는 빠르게 이식 센터로 이송해서 평가해야 한다. CT 영상에 뇌부종이 있다면, 비가역 뇌손상이 발생할 가능성이 크므로 이식이 금기다.

고려해 볼 수 있는 추가 검사

- 해당하면 임신 검사
- 약물 남용이 의심되면 약물 선별검사
- 아세트아미노펜(acetaminophen) 복용 가능성이 있다면, 아세트아미노펜 농도 측정: 즉시 해독 치료 시작
- 간염 바이러스 감염이 의심되면 간염 바이러스 혈청 검사
- 간 이식을 고려 중이라면 HIV 검사
- 윌슨병(Wilson's disease): 세룰로플라스민(ceruloplasmin) 수치 확인, 홍채 주변의 카이저-플라이셔 고리(Kayser-Fleischer ring)
- 녹말분해효소(amylase)와 지방분해효소(lipase)
- 자가면역 과정이 의심되면 항핵항체(ANA), 항평활근항체(ASMA), 면역글로불린 수치 등을 검사
- 비조영 복부 CT와 MRI, 간 도플러 검사
- 간 생검: 응고병증이 있을 때는 주의
- 뇌 CT 촬영

구조: 소화계(ANATOMY: DIGESTIVE SYSTEM)

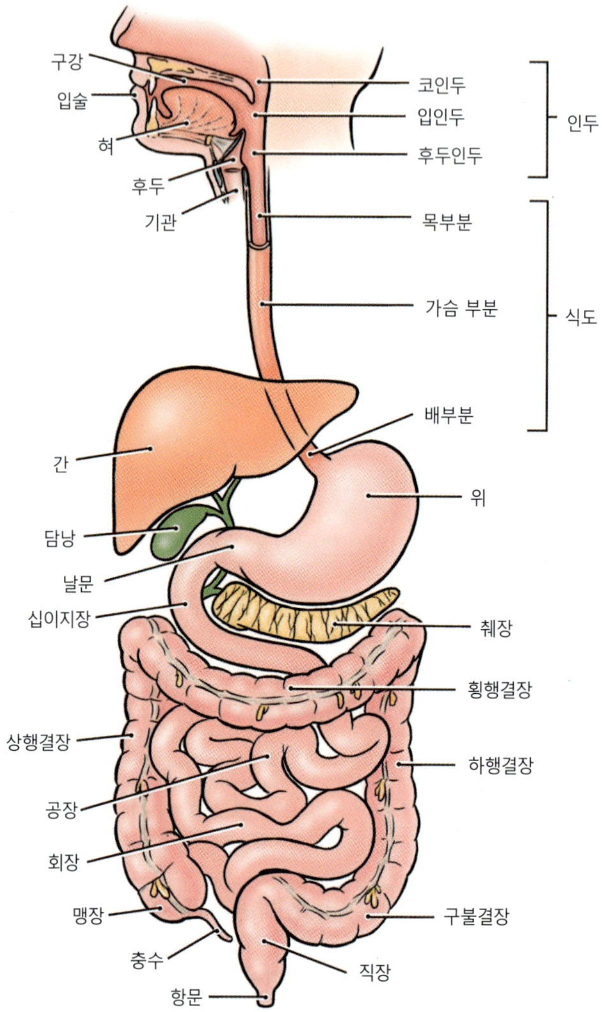

그림 4.2 소화계 구조

구조: 간 기능(ANATOMY: LIVER FUNCTION) *간 뇌병증(p. 302), 급성 간부전(p. 280), 빌리루빈(p. 432) 참고*

간은 가장 큰 장기다. 간은 지용성 비타민을 저장하고, 빌리루빈을 결합하며 수용성으로 만들어 신장으로 배설한다. 간부전이 있으면 간은 빌리루빈을 결합하지 못하므로 직접 빌리루빈과 간접 빌리루빈이 모두 상승하며, 암모니아가 축적된다.

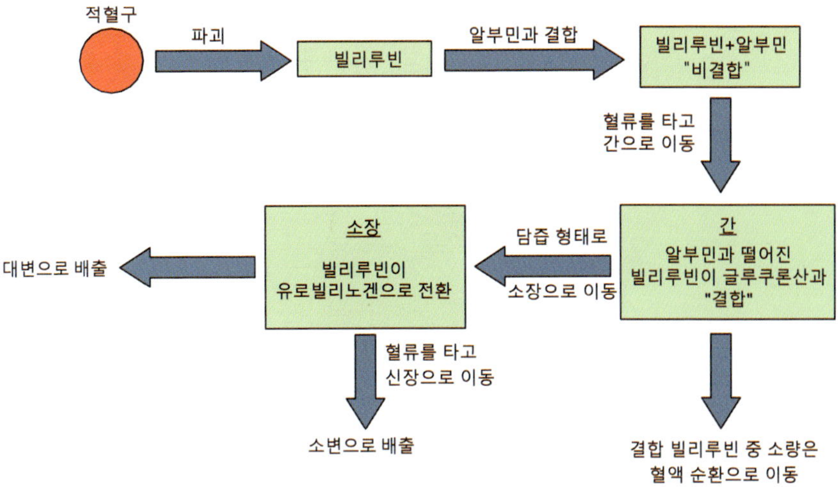

그림 4.3 빌리루빈 결합 과정

인공 요도 조임근(ARTIFICIAL URETHRAL SPHINCTER)

보편적인 요실금 관리 방법이 실패했을 때 인공 요도 조임근 삽입을 고려해 볼 수 있다. 수술로 삽입하는 인공 요도 조임근에는 요도나 방광 목 주변에 삽입하는, 팽창하고 수축할 수 있는 띠(cuff)가 있다. 방광 근처에는 압력-풍선 저장소가 있다. 기구의 일부인 소형 제어 펌프는 남자는 음낭에 여자는 음순에 배치한다. 배뇨할 때는 인공 조임근 조절 펌프를 3-4차례 수동으로 눌러서 인공 조임근을 열어야 한다. 내부 액체가 조절 펌프에서 풍선 저장소로 이동하고, 조절 펌프가 재팽창하면서 요도 띠에서 액체를 끌어당기면, 요도 압력이 해제되어 소변이 막히지 않고 나올 수 있다. 약 3-5분 후 자동으로 방광 근처에 있는 풍선 저장소에서 액체가 이동해서 요도 띠를 다시 채우며, 요도 띠가 재팽창해서 요도를 막으므로 다시 소변을 참을 수 있다.

안전 정보

인공 요도 조임근이 있어도 간헐적으로 배뇨 도관을 삽입할 수 있다. 약 12 Fr 크기까지는 삽입할 수 있지만, 이보다 크면 삽입할 수 없다. **배뇨 도관을 삽입하기 전에 요도 띠가 열려 있는지(수축) 확인한다.** 힘으로 삽입하지 않는다! 배뇨 도관 유치가 길어지거나 띠가 닫힌(팽창) 상태로 도관을 삽입하면 띠 손상을 유발할 수 있으며, 띠가 손상되면 수술로 인공 요도 조임근 전체를 교체해야 할 수도 있다.

NOTES

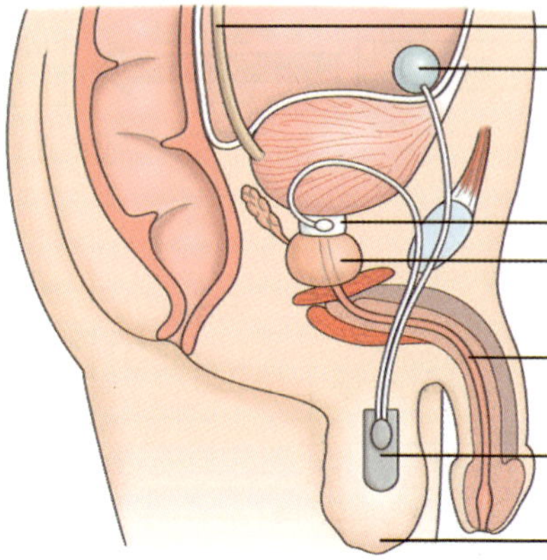

그림 4.4 남자 인공 요도 조임근

■ 복수(ASCITE) *천자(p. 311), 목정맥 경유 간내 문맥전신순환 션트(p. 315) 참고*

복강에 축적된 체액을 의미하는 복수는 단백질 함량 감소와 오스몰농도(osmolarity) 상승이 원인이다. 진행간 질환에서 흔한 합병증이다. 복수로 인한 압박은 주로 호흡 곤란을 유발한다. 치료는 염분 제한과 이뇨제가 중심이다. 천자(복강 안에서 체액 제거)는 간성 혼수, 쇼크, 저혈량증 등을 유발할 수 있으므로 주의해서 사용해야 한다.

■ 비만 수술(BARIATRIC SURGERY)

비만 수술은 체중 감량을 보조하는 위 및/또는 창자에 시행하는 다양한 수술 과정을 의미한다. 비만 수술은 주로 체질량 지수(BMI)가 49 이상인 초고도 비만(일반적으로 권장 체중보다 45 kg 이상 초과) 환자나, BMI가 35 이상이면서 심장병, 2형 당뇨병, 고혈압 및/또는 수면 무호흡 같은 여러 가지 동반 질환이 있는 환자가 대상이다.

표 4.2	체질량 지수 계산
계산식:	체중(kg)÷키^2(m^2)
분류	
<18.5	저체중
18.5-24.9	건강 체중
25.0-29.9	과체중(비만 전 단계)
30.0-34.9	비만(I등급)
35.0-39.9	비만(II등급)
>40	병적 비만(III등급)

열량 섭취를 줄이는 비만 수술은 두 가지 분류로 나뉜다.

- **열량만 제한**. 수술 중 위를 작게 만든다. 환자는 포만감을 더 빨리 느끼며, 먹는 양을 줄이는 방법을 교육받는다.
- **흡수 억제와 열량 제한 병용**. 위를 작게 만들 뿐만 아니라 위 및/또는 창자 일부를 우회해서 열량이 덜 흡수되게 만든다. 안타깝게도 영양소도 덜 흡수된다.

수술 선택지는 다음과 같다.

- **복강경 조절형 위 밴드술(laparoscopic adjustable gastric banding): 열량 제한**.
  이 수술은 위의 상단 끝을 둘러싸는 속이 빈 밴드를 복강경으로 삽입해서 위의 나머지 부분과 이어지는 작은 주머니와 좁은 통로를 만든다. 이렇게 만들어진 작은 통로는 음식물 배출을 지연하고 포만감을 유발한다. 밴드와 연결된 포트는 복벽 피부밑 조직에 배치하며, 밴드를 조이거나 풀어서 통로 크기를 바꿀 수 있다. 처음에는 주머니에 음식물을 약 30 g 정도 담을 수 있으며, 나중에는 확장되어 60–90 g을 담을 수 있다. 이 수술은 소화와 흡수를 방해하지 않으므로 대사에 영향을 거의 미치지 않는다.

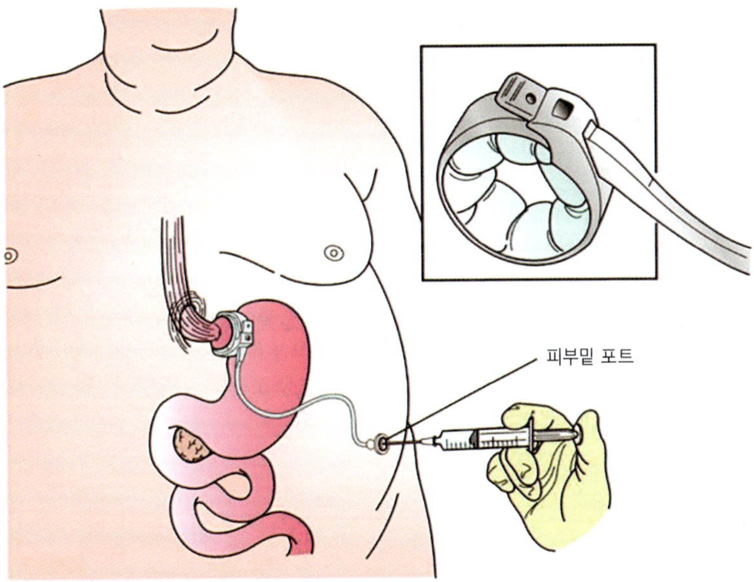

그림 4.5 위 밴드술. [Used with permission from Mulholland, M. W. (2016). Greenfield's surgery (6th ed.). Philadelphia: Wolters Kluwer.]

- **루Y 모양 위 우회술(roux-en-Y gastric bypass): 열량 제한과 흡수 억제.**
  미국에서 주로 시행하는 비만 수술이다. 위에 작은 주머니(지갑 정도 크기)를 만들고, 이 주머니와 소장을 직접 연결한다. 그 결과, 삼킨 음식물은 대부분이 위를 우회해서 소장으로 이동한다.

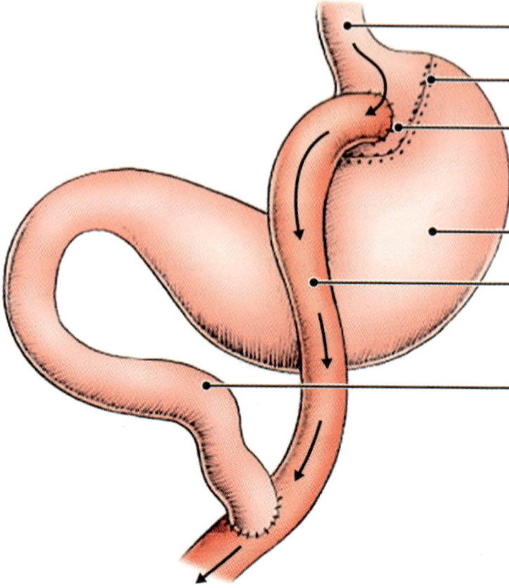

그림 4.6 루Y 모양 위 우회술. [Used with permission from Cohen, B. J., & Hull, K. L. (2018). Memmler's the human body in health and disease. Philadelphia: Wolters Kluwer.]

- **수직 밴드 위성형: 열량 제한**
  이 수술은 침습이 적고 더 안전한 대체법인 복강경 조절형 위 밴드술이 발전하면서 관심에서 멀어졌다. 식도 근처에 있는 위의 상부를 수직으로 봉합해서 위의 작은 굽이(lesser curvature)를 따라 작은 주머니를 만든다. 주머니에서 위의 나머지 부분으로 이어지는 부분을 밴드로 고정한다. 이 밴드는 주머니에서 음식물 배출을 지연하며 포만감을 만든다. 이 수술은 정상 소화 과정을 방해하지 않으므로 부실 음식(junk food)을 계속 먹는다면 체중 감량에 성공할 수 없다.

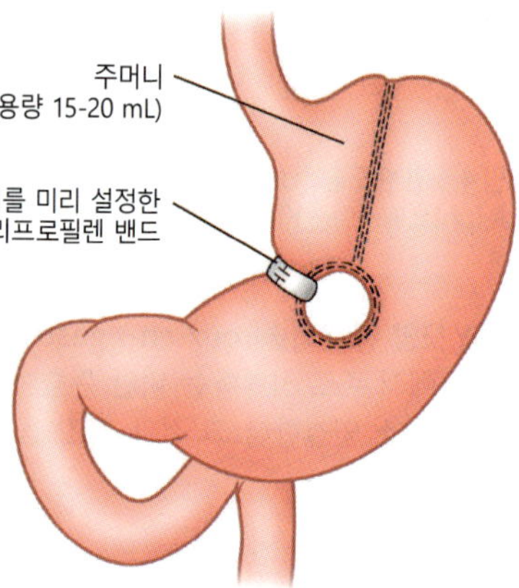

그림 4.7 수직 밴드 위성형술

- **소매 위절제술: 열량 제한**
  복강경 수술로 위를 약 80% 절제한다. 절제 후 남은 부분으로 주머니를 만들며, 이 주머니는 모양과 크기가 바나나와 비슷하다. 현재까지 가장 많이 시행된 비만 수술이며, 재수술과 재중재 비율이 낮다.

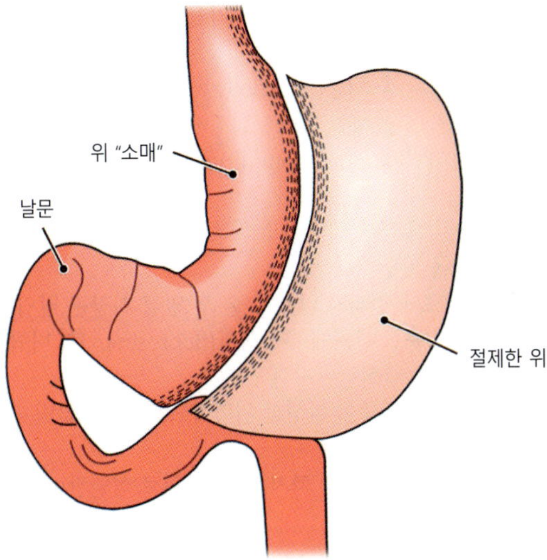

그림 4.8 소매 위절제술. [Used with permission from Cohen, B. J., & Hull, K. L. (2018). Memmler's the human body in health and disease. Philadelphia: Wolters Kluwer.]

합병증

- **봉합 부위 누출**은 주요 위험이다. 빠른 맥, 빠른 호흡, 체온 상승, 호흡 곤란, 소변 감소, 복통 같은 징후가 나타난다. 이러한 징후는 수술 후 폐렴이나 폐 색전증으로 쉽게 오해할 수 있으며, 정확한 진단 전에 환자가 패혈증에 빠질 수도 있다. CT 영상은 누출 확인에 항상 민감도가 높지는 않으며, 상부 위장관 조영검사가 가장 일반적인 진단 도구다. 누출이 있으면 즉시 복부 배액관 삽입에서 누출 부위 재봉합에 이르는 수술 중재가 필요하다. 중요한 조치로는 진통제, 항생제, 소생 IV 수액 등이 있으며, 장을 쉬게 하면서도 영양소를 공급할 수 있는 공장창냄술(jejunostomy)이 필요할 수도 있다.
- **가장자리 궤양(marginal ulcer)**은 봉합 부위에 발생한 점막 미란(erosion)이다. 일반적으로 양성자 펌프 억제제(PPI)를 투여한다.
- **소장이나 장루(stoma) 폐쇄(협착)**는 초기 또는 후기 합병증이다. 증상에는 구역, 구토, 복통 등이 있다. 진단에는 복부 CT 영상이 필요할 수도 있다.
- **위장관 출혈**은 수술 복구가 필요할 수도 있다. 증상에는 저혈압, 빠른 맥, 소변 감소, 토혈, 혈변 등이 있다.

수술 후 관리

비만 수술 환자는 여러 가지 합병증이 발생할 경우를 대비해 중환자실 입실이 필요할 수도 있다. 이 환자군에서 특별히 고려해야 할 내용은 다음과 같다.

- IV 접근이 힘들기에 말초 삽입 중심 정맥 도관(PICC)이 필요할 수도 있다.
- 위치 조정 장비, 특수 침대, 욕창 방지 받침 같은 안정 장치를 사용해야 한다.
- 영양 보조, 수분 공급, 혈당 조절은 가능한 한 빨리 해결해야 한다.
- 초대형 혈압측정 띠(BP cuff)가 있어야 하며, 측정 결과가 의심스럽다면 동맥선(arterial line)을 이용한 정확한 감시도 고려해 볼 수 있다.
- 비만 중환자는 심부전과 심근경색이 흔하므로 혈류역학 감시가 필요할 수 있다.
- 환자는 병력에 비만 저환기 증후군이 있을 가능성이 크며, 가정용 지속 기도 양압(CPAP) 기구가 필요할

수 있다.

- 환기기를 적용 중이라면 체중으로 인한 낮은 폐 순응도 때문에 관리가 힘들 수 있다. 무기폐를 예방하려면 PEEP (10 cmH_2O)을 사용하고 이상 체중(ideal body weight)을 기반으로 일회 호흡량을 적용해서 압력 손상을 예방해야 한다.
- 지방 제외 체질량(lean body mass) 비율이 낮으며 약물은 친유성(lipophilic)과 친수성(hydrophilic)을 가지므로 약물 용량 결정이 복잡하다.
  - 항생제 용량은 이상 체중이나 총 체중(total body weight)으로 결정해야 한다.
  - 아편유사제(opioid) 용량은 이상 체중만으로 결정해야 하며, 소량을 자주 투여해야 한다. 프로포폴(propofol)과 덱스메데토미딘[dexmedetomidine, 프리세덱스(Precedex®)]은 단기 작용 진정제이므로 바람직하다.
  - 헤파린과 저분자량 헤파린 용량은 일반적으로 총 체중으로 결정한다. 그러나, 병원마다 지침이 다르므로 소속 병원의 지침을 확인한다.
  - 알약이 새로 만든 소화 경로에 걸리지 않게 수술 후 일정 기간은 알약을 분쇄해서 처방한다.
- 급식관 삽입은 달라진 소화계 구조 때문에 투시검사(fluoroscopy)가 바람직한 삽입 방법일 수 있다. 삽입 전에 코위관이나 지름이 작은 급식관인지 확인한다.
- 비만 환자는 수술 후 정맥 혈전색전증이 발생할 위험이 크다. 간헐 압박 기구, 항응고요법, 조기 보행 같은 예방 조치가 필요하다.
- 폐 색전증은 수술 후 사망 원인 중 50%를 차지하며, 그 뒤로 심혈관 사건, 급성 호흡 부전, 패혈증 등이 뒤따른다.

기초 대사율(BASAL METABOLIC RATE)

기초 대사율은 안정 상태에 있는 사람에서 생명 유지에 필요한 최소 열량을 의미하는 계산 값이며 단위는 Kcal이다. 간단하게는 24시간 동안 잠만 잔다고 가정할 때 필요한 열량이다.

- 일반적인 계산 방법: 체중(파운드)×10 kcal/파운드
- 해리스-베네딕트 공식(Harris-Benedict equation):

  남자: 66+[13.7×체중(kg)]+[5×키(cm)]−[6.8×나이(년)]

  여자: 655+[9.6×체중(kg)]+[1.7×키(cm)]−[4.7×나이(년)]

빌리루빈(BILIRUBIN) *p. 283, p. 432* 참고

빌로스 수술법(BILLROTH PROCEDURE) *궤양(p. 316)* 참고

BISAP 체계(BISAP SYSTEM) *췌장염(p. 310)* 참고

방광 압력(BLADDER PRESSURE) 복부 구획 증후군*(p. 278)* 참고

블레이크모어 관(BLAKEMORE TUBE) *미네소타 관(p. 307) 참고*

배변 관리 시스템(BOWEL MANAGEMENT SYSTEM)

배변을 모으고 저장해서 피부 온전성을 보존하는 다양한 배변 저장 시스템을 사용할 수 있다. 배변 저장 시스템은 크게 외부형과 내부형으로 나뉜다. 외부형은 항문 주위 피부에 직접 연결된 중력 배액 주머니 형태며, 내부형은 부드러운 도관을 항문직장 공간(anorectal cavity)에 삽입하고 도관을 중력 배액관과 연결한다. 내부 도관을 사용할 때는 윤활액을 충분히 바르고 주의해서 직장에 삽입한다. 삽입 후에는 관이 고정되었는지 확인한다. 풍선이 팽창된 상태에서 예상치 못한 당김 같은 갑작스러운 사고로 도관이 빠지면 외상이나 위장관 출혈을 유발할 수 있다. 일부 내부 시스템에는 세척 및/또는 관장 접근부가 있다. 클로스트리디오이데스 디피실(Clostridioides difficile), 반코마이신 내성 장알균(vancomycin-resistant enterococci, VRE) 같은 유기체가 있으면 대변 격리가 더 중요하다.

일반적인 고려 사항은 다음과 같다.

- 대다수 제조사는 묽은 변이 지속하거나, 24시간 동안 4번 이상 대변을 볼 때 배변 관리 시스템을 사용해야 한다고 권장한다.
- 최대 유치 기간은 일반적으로 29일이다.
- 직장 원위부에 수술을 했다면 효과가 없을 수도 있다.
- 조임근 긴장도가 약하면 도관이 빠지거나 대변 누출이 증가할 수 있다.
- 대변 매복(fecal impaction)이 있다면 사용하지 않는다.
- 도관을 장기간, 과도하게 견인하면 조임근 기능장애를 유발할 수 있다.
- 약물 주입은 제조사 권장 사항에 따라야 한다.
- 막힌 대변을 빼내는 도관 세척은 병원별 지침을 따른다.
- 풍선 팽창에 사용하는 식염수는 45 mL 이상 주입하지 않는다. 일부 제조사는 40 mL 이하 주입을 권장한다. 제조사 권장 사항을 확인한다.
- 누출을 조절할 때는 풍선 용량 조정을 고려한다. 때로는 용량을 줄이면 누출이 조절될 수도 있다. 용량을 늘리면 실제로는 문제가 더 나빠질 수도 있다.
- 도관과 관련한 피부 손상을 일상적으로 평가한다. 환자가 도관을 누르지 않게 한다.

창자 막힘(BOWEL OBSTRUCTION) *결장창냄술(p. 291), 회장창냄술(p. 305)*

창자 막힘은 기계적 원인, 신경성 원인, 혈관 이상 때문에 창자 내용물이 창자 내강을 통과할 수 없을 때 발생한다.

유형

- 단순: 혈액 공급에 이상 없음
- 조임(strangulated): 막힌 구역에 혈액 공급 감소. 허혈 발생. 괴사와 괴저로 진행 가능
- 감돈(incarcerated): 혈액 공급이 상당히 감소. 괴사와 괴저(gangrene) 발생

표 4.3 큰 창자 막힘과 작은 창자 막힘 비교

특징	큰 창자	작은 창자
대변	없음	창자가 빌 때까지 간헐적, 그 뒤로는 없음
복부 팽만	확연	최소
구토	드물다	회장에서 근위부가 막히면 발생
통증	경도, 지속	상복부 부위에 경련

맹장창냄술(CECOSTOMY) *결장창냄술(p. 291) 참고*

중심 비경구 영양(CENTRAL PARENTERAL NUTRITION) *비경구 영양(p. 311) 참고*

간 경화증(CIRRHOSIS) *빌리루빈(p. 283, p. 432), 비알코올 지방간 질환(p. 309) 참고*

간 경화증은 간 손상 후 흉터가 생기는 질환이다. 섬유 조직이 형성되어 혈관, 림프관, 담관을 압박한다. 다양한 간 손상에서 이어지는 최종 단계다.

- **문맥 간 경화증 또는 라에넥 간 경화증(Laennec cirrhosis)**: 알코올중독과 관련. 가장 흔한 유형. 3가지 구성 요소가 있다. (1) 간 조직 파괴, (2) 광범위한 섬유 조직 증가, (3) 무질서한 재생. 간이 커지고 단단하게 변한다. 중요한 2차 요인은 문맥 고혈압과 식도 정맥류/위 정맥류 발생이다. 식도 정맥류(p. 301) 참고
- **간염 후 간 경화증**: 바이러스 감염이나 독성 간염과 관련. 간이 수축하고 불규칙하게 변하며, 큰 재생 결절과 섬유 조직이 나타난다.
- **담관성 간 경화증**: 간내 담즙 정체와 관련. 담관과 간엽 주변에 흉터가 발생하며, 면역 기전에 장애가 발생한다.

클로스트리디오이데스 디피실(CLOSTRIDIOIDES DIFFICILE) *배변 관리 시스템(p. 289) 참고*

예전에는 클로스트리듐 디피실(Clostridium difficile)이라고 불렀던 클로스트리디오이데스 디피실은 그람 양성, 무산소 균이며, 독소를 생성할 수 있는 포자(spore)를 만든다. 정상 결장 균무리다. 클로스트리디오이데스 디피실 감염(Clostridioides difficile infection, CDI)의 고위험 요인에는 항생제 치료, 고령, 병원 입원, 다른 요양소 입원 등이 있다. 항생제 치료는 정상 균무리에 변화를 유발해서 클로스트리디오이데스 디피실이 과도증식한다. CDI 전염은 대변-구강 경로로 감염된 사람 또는 오염된 환경과 직접 접촉 후 발생하며, 일반적으로 더러운 손이 원인이다. CDI가 발생하면 독소가 방출되어 심각한 설사, 결장염, 패혈증 등을 유발한다. 그러나, 일부는 증상이 없을 수도 있으며, 설사 없이 복통 및/또는 패혈증만 나타날 수도 있다. CDI는 중증도가 경도에서 중증까지 다양하며 재발할 수도 있다. CDI는 빈도(위장관 감염의 주요 원인)와 중증도(고병원성 내성 균주가 출현)가 증가하는 추세다. 클로스트리디오이데스 디피실이 원인인 사망은 90%가 65세 이상에서 발생하지만, 클로스트리디오이데스 디피실은 나이와 상관없이 발생할 수 있는 주요 보건 문제다. 빠른 진단으로 즉시 치료하고, 전파를 제한해야 한다.

CDI 검사

CDI가 의심될 때, 지침에서는 최소 1-2일 동안 24시간에 3차례 이상 무른 변이 있어야 한다고 제안한다. 또한, 설사를 유발할 수 있는 설사약, 관 급식, 부분 창자 막힘 같은 다른 원인을 배제해야 한다.

그 후 검사를 고려한다면 2단계로 접근한다. 클로스트리디오이데스 디피실은 글루탐산염 탈수소효소(glutamate dehydrogenase, GDH)라는 효소와 두 가지 독소를 방출한다. 독소 A는 대변을 무르게 만들며, 독소 B는 결장에 염증을 유발한다. 처음에는 대변으로 이 세 가지를 모두 검사한다. 검사 결과가 의문스럽다면, 독소 B 유전자 감지에 민감도가 매우 높은 검사인 중합 효소 사슬반응(PCR) 검사를 진행한다.

요점

검사만으로는 클로스트리디오이데스 디피실을 진단할 수 없다. 검사는 예측값만 제공하며 검사 결과를 임상 양상이 뒷받침할 때 진단할 수 있다. 대변 검사는 6주 이상 양성으로 나올 수 있으므로 반복 검사를 이용한 완치 확인은 권장하지 않는다.

대변 검체 채집 지침

- 검사는 무른 변으로만 나가야 하며 대변을 채변통에 담으면 쉽게 채변통 모양이 되어야 한다. 즉, 무른 형태나 완전한 액체면서 고형 부분이 없어야 한다.

- 검체는 최소 1 mL가 필요하다. 2 mL가 바람직하다.
- 보존제가 없는 채변통을 사용한다.
- 검체가 소변으로 오염되지 않게 주의한다.
- 검체는 수집 후 가능한 한 빠르게 검사실로 보낸다.

격리/소독

- **격리**: CDI가 의심된다면, 즉시 표준 격리와 접촉 격리(보호복, 장갑, 철저한 손 소독)를 적용한다. CDI를 확진했다면, 설사가 멈춰도 최소 48시간 동안은 계속 격리해야 한다.
- **철저한 손 소독**: 알코올 성분으로 된 손 소독제는 문제가 되는 포자를 박멸할 수 없다는 점이 입증되었으므로 사용하지 않는다. 비누와 물을 권장하며, 적어도 15-20초 동안 손을 씻는다.
- **주변 소독**: 포자는 최대 3개월 동안 주변 표면에서 생존할 수 있으므로 매일 하이포아염소산염(hypochlorite) 기반 소독제 또는 1:10으로 희석한 표백제로 청소해야 한다.

내과적 관리

- 유익생균제(probiotics)는 초기에 CDI 예방 목적으로 사용할 수 있다.
- CDI가 의심된다면 "항생제 주의! 현명한 사용! 최선의 관리!"를 명심한다. 의심되는 원인 항생제를 즉시 중단하고 신속하게 평가한다.
- 아편유사제(opioid) 사용과 CDI 중증도 사이에는 강한 연관성이 입증되었으므로, 아편유사제는 사용을 제한해야 한다.
- 약물 치료는 중증도에 따라 다르다.
  - *경도: 경구 메트로니다졸(metronidazole)을 5-7일간 투여한다.*
  - *중등도: 경구 반코마이신(vancomycin)과 필요하다면 반코마이신 관장을 추가한다. IV는 효과가 없다. 재발 CDI에는 반코마이신 충격 요법(pulse therapy)이 필요할 수도 있다.*
  - *중증: 패혈 쇼크를 관리하고 병든 조직을 제거하려면 수술이 필요할 수도 있다.*
  - *보조 요법으로 피닥소마이신[fidaxomicin, 디피시드(Dificid®*)], 베즐로톡수맙[bezlotoxumab, 진플라바(Zinplava®*)]등도 사용할 수 있다.*
- 대변 미생물무리 이식(fecal microbiota transplantation, FMT)은 CDI를 박멸하고, 정상 장 균무리를 회복하는 저비용, 저위험, 고효율 치료법이며, 성공률은 90% 이상이다. 검사를 거친 기증자(일반적으로 친밀한 가족 구성원)에게서 대변을 채집해서 식염수나 다른 용액과 혼합한 다음 내시경, 결장내시경, 구불결장내시경(sigmoidoscopy), 정체 관장(retension enema) 등으로 환자에게 이식한다.
  - CDI 치료에 사용 중인 모든 약물은 FMT 24-48시간 전에 중단한다.
  - 냉동건조 FMT는 살아있는 세균을 걸러낸 멸균 대변 여과액을 사용한다. 이 방법은 매우 효과적인 방법으로 입증되었지만, 계속해서 임상 시험 중이다.

결장창냄술(COLOSTOMY) *창자 막힘(p. 289), 회장창냄술(p. 305)*

결장창냄술은 특정 결장 부위에서 복부 표면으로 구멍을 만드는 수술이다. 결장창냄술은 결장을 기준으로 어디에 있는지에 따라 종류가 다양하며, 영구형일 수도 임시형일 수도 있다.

구불결장창냄술과 하행결장창냄술

하행결장창냄술은 장루(stoma)가 좌하복부에 있으며, 구불결장창냄술(sigmoid colostomy)은 장루가 이보다 몇 센티미터 더 아래에 있다. 구불결장창냄술이 모든 결장창냄술 중에서 가장 흔하다. 직장, 항문, 손상된 결장 부위는 절제한다.

배출물: 기능하는 결장이 충분히 남아 있으므로 배출물은 대변이며, 규칙적으로 생성될 수 있다.

---

* 역주: 2022년을 기준으로 식품의약품안전처에 등록되지 않아서 국내에서는 사용할 수 없다.

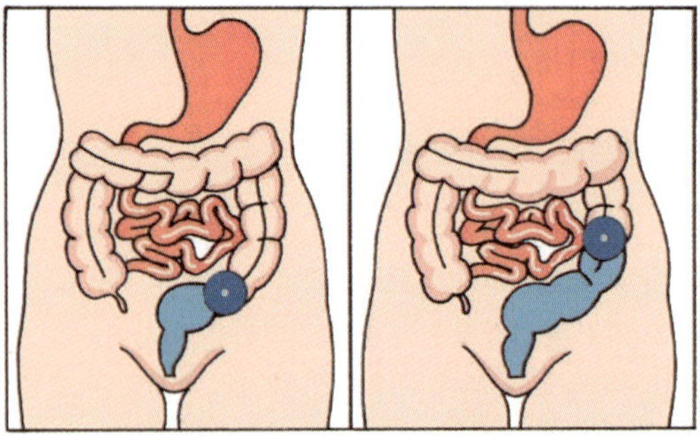

그림 4.9 구불결장창냄술과 하행결장창냄술. 파란색으로 표시한 부분은 절제한 창자를 나타낸다.

횡행 결장창냄술

횡행결장창냄술(transverse colostomy)에서 장루는 상복부에 있으며 신체 중앙에 있거나 오른쪽으로 치우쳐 있다. 횡행결장창냄술은 아래쪽 결장에 문제가 있을 때 사용한다. 대변이 아래쪽 결장에 있는 염증 부위나 병든 부위에 도달하기 전에 몸 밖으로 나오므로 영향을 받은 부위가 쉬면서 회복할 시간을 벌 수 있다. 횡행결장창냄술은 대부분 임시형이다. 몇 주, 몇 개월, 심지어는 몇 년이 걸릴 수도 있지만, 완전하게 치유되면 장루를 제거하고 정상장 기능을 되살릴 수 있다. 그러나, 결장 일부를 제거해야 하거나 병든 부분에 영구 휴식이 필요하다면 영구 횡행결장창냄술을 시행할 수도 있다. 횡행결장창냄술은 이중 원통(double-barrel) 방식과 고리(loop) 방식이 있다.

- **이중 원통 횡행결장창냄술**

  이중 원통 결장창냄술에서 결장은 완전히 두 부분으로 나뉘어 각 부분은 서로 다른 장루를 따라 복부 표면으로 나온다. 필요하다면 결장을 약간 제거할 수도 있다. 장루 두 개는 피부로 분리할 수도, 분리하지 않을 수도 있다. 한쪽 장루는 대변을 배출하고 다른 장루는 점액을 배출한다. 때로는 비활성 부분은 끝을 봉합해서 복강 안에 남겨두고 장루를 하나만 만들 수도 있다.

  배출물: 반고형(semisolid), 예측 불가. 일부 소화 효소가 포함.

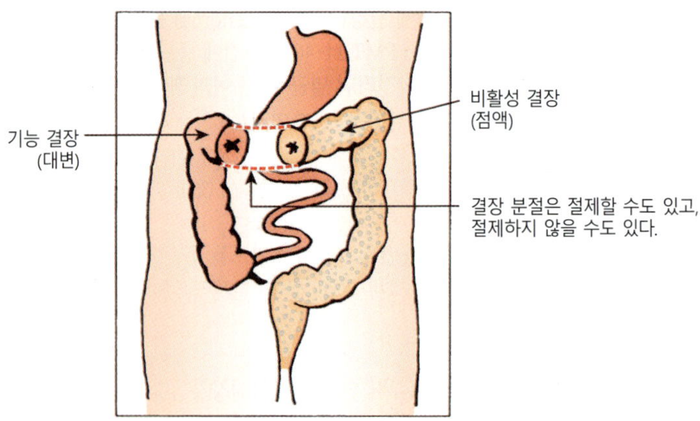

그림 4.10 이중 원통 횡행결장창냄술

- **고리 횡행결장창냄술**
  고리 횡행결장창냄술에서는 온전한 결장 고리를 배 밖으로 꺼내고 플라스틱 받침대나 고정기로 고정한다. 큰 장루 하나가 있는 것처럼 보이지만, 실제로는 매우 가까우며 일부가 연결된 장루 두 개가 있다. 이 중 원통 횡행결장창냄술과 마찬가지로 한쪽 장루는 대변을 배출하고 다른 장루는 점액을 배출한다. 고리 결장창냄술은 일반적으로 임시 목적으로 생성하며, 짧게는 10일 길게는 9개월 동안 사용한다.

  배출물: 반고형, 예측 불가. 일부 소화 효소가 포함.

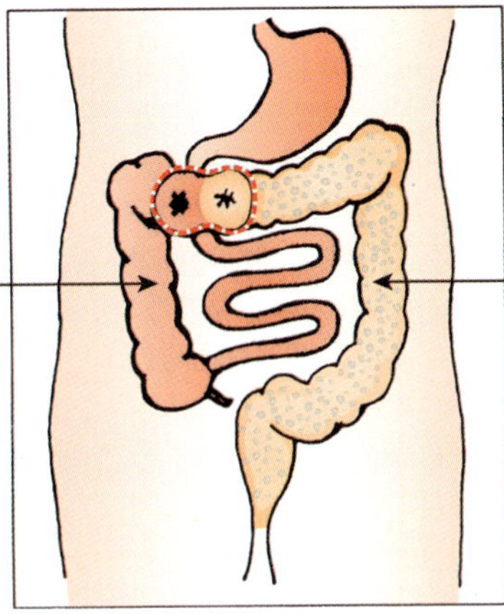

그림 4.11 고리 횡행결장창냄술

상행결장창냄술(맹장창냄술)

일반적으로 회장창냄술(ileostomy)이 더 나은 선택이므로 상행결장창냄술(ascending colostomy)이나 맹장창냄술(cecostomy)은 드물게 사용한다. 장루는 우하복부에 있다. 영구형이므로 평생 장루 주머니가 필요하다.

배출물: 배출물은 묽으며 위액이 많다.

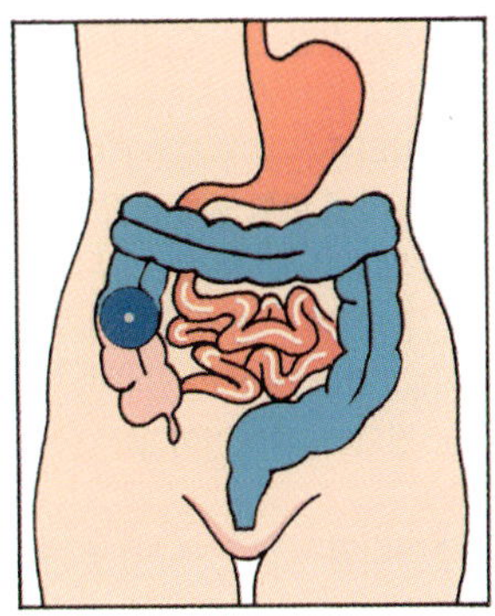

그림 4.12 상행결장창냄술(맹장창냄술).
파란색으로 표시한 부분은 절제한 창자를 나타낸다.

장루 정보

- 장루는 점액으로 덮인 내부 표면이며, 점액을 계속 생성해서 내부를 깨끗하게 만든다.
- 점액은 "달걀 흰자"처럼 투명한 점액에서 "끈적한 접착제"처럼 두꺼운 점액까지 농도가 다양하다. 모두 정상이다.
- 점액이 소량이라면 깨끗이 닦거나 물로 씻을 수 있다.

- 장루가 있는 환자 중 일부는 직장에서 점액 분비물이 나올 수 있다.
- 혈관이 풍부한 영역이므로 장루를 문지르거나 자극을 주면 출혈이 소량 있을 수 있다. 이는 정상이며, 건강한 장루를 의미한다.
- 장루에는 감각 신경 말단이 없으므로 장루 자체에서는 통증을 느낄 수 없다.
- 장루로 배출되는 가스나 대변은 스스로 조절할 수 없다.

장루 평가

- 체계적으로 평가한다. 장루 중심에서 시작해서 주변 조직을 향해 바깥쪽으로 평가한다.
- 정상 장루는 원형이거나 타원형이다.
- 회장창냄술 장루는 피부에서 약 2-3 cm 돌출해 있지만, 결장창냄술 장루는 이보다 평평하다.
- 정상 장루는 짙은 붉은색에서 분홍색 사이이며 뺨 안쪽 점막과 색상이 비슷하다. 색상이 갈색, 보라색, 검은색이라면, 특히 검은색이라면 의사에게 알려야 한다. 색상 변화는 장루 주머니가 너무 조이거나 안쪽에 문제가 있음을 의미할 수도 있다. 짙은 붉은색에서 분홍색 사이에 해당하지 않는 색상은 장루에 혈액 공급이 충분하지 못함을 의미할 수 있으며, 중재가 없다면 장루가 괴사할 수 있다.
- 새로 만든 장루는 부어 보이지만, 약 6-8주가 지나면 부기가 가라앉고 장루 크기는 그대로 유지된다.
- 장루 주변 피부는 자주 확인해야 한다. 장루 주위에는 평평한 표면이 5-7 cm 정도 있어야 한다.

CPN *비경구 영양(p. 311) 참고*

크론병(CROHN'S DISEASE) *염증 장 질환(p. 306) 참고*

쿨렌 징후(CULLEN'S SIGN) *췌장염(p. 310) 참고*

배꼽 주변 반상출혈(ecchymosis)인 쿨렌 징후는 심각한 복강내 출혈을 의미한다. 주로 출혈 췌장염에서 볼 수 있다.

방광창냄술(CYSTOSTOMY) *요로 전환술(p. 319) 참고*

곁주머니 질환(DIVERTICULAR DISEASE)

곁주머니 질환은 곁주머니증(diverticulosis)과 곁주머니염(diverticulitis)이라는 두 가지 유형이 있다.

곁주머니증은 대부분 60세 이상에서 발생하며 일반적으로 무증상이다. 창자 벽에 곁주머니라고 부르는 불룩한 주머니가 발달해서 결장 근육층에서 약한 지점으로 돌출한다. 일반적으로 지속하는 비정상적으로 높은 결장 내 압력이 원인이다. 곁주머니는 식도에서 결장에 이르는 위장관 전체에 발생할 수 있지만, 직장에는 발생하지 않는다. 작은 결장 주머니가 많으면 곁주머니증을 진단할 수 있다. 곁주머니증은 무증상이라면 치료가 필요 없다. 그러나, 증상이 있다면 내과 치료가 필요할 수도 있다. 곁주머니증 발생에는 음식이 중요한 역할을 한다고 추정되며, 섬유질이 많은 음식을 먹는 사람은 곁주머니증이 발생할 위험이 작다.

곁주머니염은 곁주머니에 염증이나 감염이 생겼을 때 진단할 수 있다. 증상에는 좌하복부 통증, 등으로 방사하는 복부 가운데 통증, 뱃속 가스 증가, 구역, 구토, 오한을 동반한 미열, 변비 등이 있다. 합병증에는 위장관 출혈, 창자 천공, 고름집(abscess) 형성 등이 있다. 파열은 곁주머니염 환자 중 20%에서 발생하며, 대변이 파열 부위에서 새어 나와 감염을 유발해서 복막염으로 이어진다. 치료는 항생제, 진통제, 식이 변경 등이 있으며 일부 사례는 수술이 필요할 수도 있다. 때로는 영향을 받은 창자 중 일부를 절제하고 결장에 장루를 만든다.

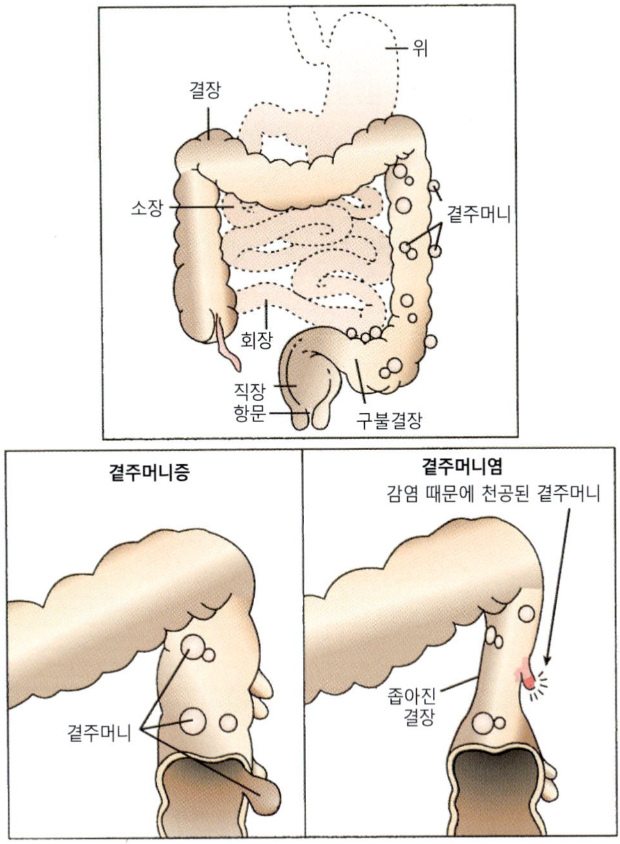

그림 4.13
(위) 구불결장에 있는 곁주머니
(왼쪽 아래) 곁주머니증
(오른쪽 아래) 곁주머니염

■ 돕호프 급식관(DOBHOFF FEEDING TUBE) *장관 영양(p. 295) 참고*

■ 십이지장 궤양(DUODENAL ULCER) *궤양(p. 316) 참고*

■ 뇌병증(ENCEPHALOPATHY) *간 뇌병증(p. 302) 참고*

■ 장관 영양(ENTERAL NUTRITION) *비경구 영양(p. 311) 참고*

장관 영양(EN)은 위장관이 기능하지만, 경구 섭취로는 영양 요구를 충족할 수 없는 안정적인 환자를 보조하는 방법이다. 위장관 기능 확인에 장음은 필요하지 않다.

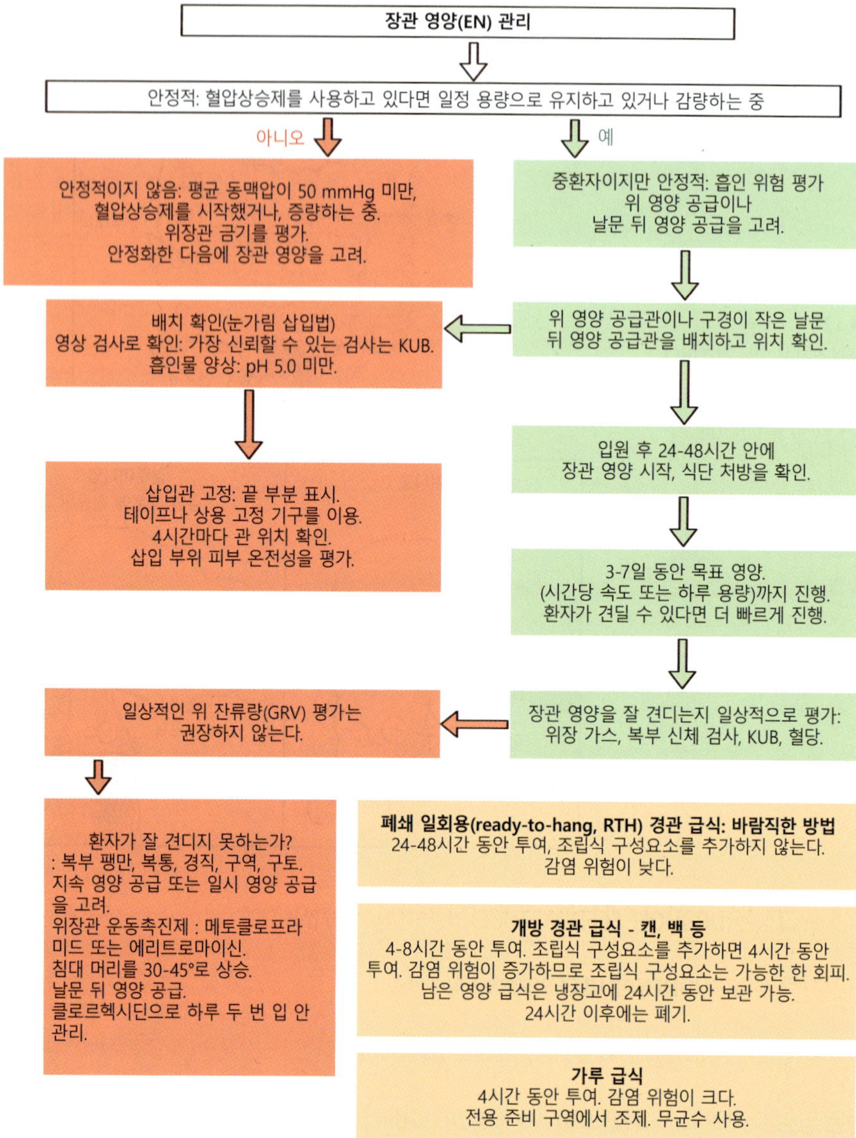

그림 4.14 장관 영양 관리 알고리듬

급식관은 위나 소장에 배치하며, 피부 경유로 삽입할 수도 있다. 환자에게 필요한 방법과 예상 사용 기간을 고려해서 결정한다.

코위관과 작은 창자 관: 단기 사용, 4-6주

- 코위관(NG tube)
  위에 배치. 관 급식이 6주 미만으로 필요하다고 예상되면 일반적으로 12-14 Fr 크기를 사용한다. 코끝에서 귓불(ear lobe), 그리고 귓불에서 검상돌기(xiphoid process)까지의 거리로 삽입 길이를 미리 측정하며, 일반적으로 55-65 cm다.
- 돕호프(Dobhoff), 엔트리플렉스(Entriflex), 코르트랙(Cortrak) 관
  날문(pylorus)을 지나서 소장에 배치. 일부 병원에서는 속심(stylet)이 필요한 급식관은 간호사가 삽입

할 수 없다. 병원별 지침을 참고한다. 삽입할 수 있다면, 삽입 전에 관에 따뜻한 물을 주입해서 내부 윤활제를 활성 상태로 만든다. 삽입 길이는 미리 측정한 거리로 결정하며 일반적으로 55-65 cm이다. 코위관과 같은 방법으로 측정하며, 소장에 배치하려면 약 25 cm을 더한다.

피부 경유 급식관: 장기 사용, 4-6주 이상

- **위창냄술(gastrostomy)/공장창냄술(jejunostomy) 관: G/J 관**

  G/J 관은 관 두 개를 하나로 합친 형태다. 한쪽 내강(lumen)은 위에서 끝나며, 다른 내강은 공장에서 끝난다. 내강 두 개는 구별하기 쉽게 표시가 붙어있다. 위로 이어지는 내강은 공장으로 이어지는 내강보다 지름이 크다. 위 내강에 흡인기를 연결하거나 중력으로 배액 하면 위를 감압할 수 있으며, 동시에 공장 내강으로는 장관 급식을 계속할 수도 있다.

  요점: G/J 관을 이용할 때 개방성을 유지하려면 약물은 항상 위 주입구를 사용하고, 공장 주입구는 물과 관 급식에만 사용한다. 약물도 가능한 한 액체형태가 바람직하다.

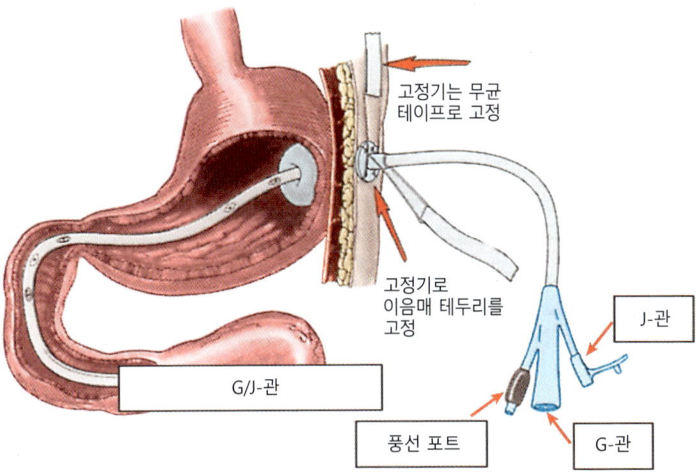

그림 4.15 G/J 관. (Used with permission from Irwin, R. S., Lilly, C. M., Mayo, P. H., & Rippe, J. M. (2017). Irwin and Rippe's intensive care medicine (8th ed.). Philadelphia: Wolters Kluwer.)

- **피부 경유 내시경 위창냄술(PEG) 관**

  "범퍼(bumper)"는 위 내벽에 고정되어 관 위치를 유지하는 데 사용하는 구조물이다. 범퍼 증후군은 범퍼가 위 내벽에 묻히면 발생할 수 있으며, 미란(erosion)을 유발한다. 조직 손상을 예방하려면 PEG 관은 매일 최소한 1/4씩 회전해야 하며, 관을 회전할 수 없다면 의사에게 알려야 한다. PEG 관은 삽입 후 4시간 뒤에 사용할 수 있으며, PEG를 삽입했다면 PEG 위치를 확인한다. PEG 관이 위에서 빠져 끝부분이 복막강에 들어갈 수도 있으며, 이는 응급 상황이다. 이러한 상황이 발생하면 위치를 평가하는 빠른 진단 방법으로 조영제를 PEG 관으로 주입해볼 수 있다.

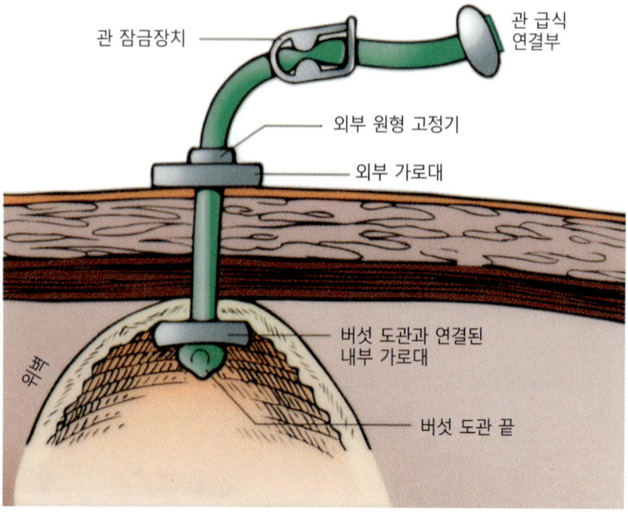

그림 4.16 피부 경유 내시경 위창냄술(PEG) 관

- **공장창냄술 관: J관**
  공장 급식은 날문(pylorus)을 지나 직접 소장으로 전달한다. 공장 급식은 흡인 위험이 클 때 이상적이다. 즉, 위 기능장애로 잔류물이 많거나 환자에게 기도를 보호하는 구역 반사가 없을 때 이상적이다. J 관은 자주 막히며, 일단 막히면 뚫기가 어렵기에 교체해야 한다. 따라서, 중요한 예방 조치로 급식이 끝날 때마다 일상적인 막힘 예방과 세척이 필수다. 만약 관이 막혔다면 압력으로 제거를 시도하지 않는다. 압력을 가하면 관이 찢어져 주변 조직에 외상을 유발할 수 있다. 따뜻한 물을 이용한 부드러운 피스톤 동작이 도움이 될 수 있다. 세척과 관 막힘 제거 부분을 참고한다.

위치 평가

영상 유도 없이 삽입한 코위관이나 구경이 작은 급식관은 초기 위치를 확인할 때 신장 요관 방광 단순촬영(KUB)이 최적 표준이다. 이전에 사용하던 확인 방법은 효율성이 부족하고 환자에게 해가 될 수도 있으므로 사용하지 않는다. 그림 4.14를 참고한다.

관 세척

- 4시간마다 마시는 물 30 mL로 일상적으로 세척하며, 약물을 투여했거나, 장관 급식이 끝났거나, 장관 급식을 잠시 중단할 때도 세척한다. 환자가 면역약화 환자라면 무균수를 사용한다.
- 지속 급식을 하고 있다면 4-8시간마다 물 20-200 mL로 세척한다.
- 장관 영양을 일시 용량으로 주입하기 전과 후에 물 10-100 mL로 세척한다.

급식 멈춤

일상적인 처치, 발관, 자세 변경, 설사 때문에 장관 영양을 멈출 필요는 없다. 이렇게 급식을 멈추거나 시작하려면 매번 침대 높이를 조정해야 하며, 이 시간이 24시간 동안 누적되면 급식 시간이 줄어든다.

관 막힘 제거

30-60 mL 주사기에 따뜻한 물을 넣어 피스톤 동작으로 관이 막힌 부분을 뚫는다. 효과가 없다면 분쇄한 췌장 효소 알약과 325 mg 탄산수소 소듐(sodium bicarbonate) 알약을 물 5 mL에 섞는다. 관에 주입하고 30분 동안 잠근다. 필요하다면 한 차례 더 시행할 수 있다. 판매 중인 막힘 제거 제품도 사용할 수 있다.

급식 처방/첨가제 고려사항: 표 4.4 참고

- 설사 예방과 배변 활동 촉진 목적으로 식이섬유를 처방하지 않는다. 그러나, 지속하는 설사에는 유용할 수도 있다.
- 심각한 창자 운동장애나 허혈 위험이 큰 환자에게는 식이섬유를 피한다.
- 유익생균제(probiotic)는 일반적으로 권장하지 않으며, 글루타민(glutamine)도 일상적으로 사용하지 않는다.

약물과 검사실 검사

- 혈압상승제를 투여 중이며 용량을 유지하거나 줄이고 있다면 장관 영양을 시작할 수 있지만, 창자 허혈이 발생할 수도 있으므로 위장관을 철저하게 평가해야 한다. 대변/가스 감소, 장음 감소, 대사 산-염기 불균형 악화, 복부 팽만, 높은 위 잔류량(GRV) 등을 확인하고 평가한다. 창자 허혈이 의심된다면 환자가 안정될 때까지 장관 영양은 중단해야 한다.
- 혈당 목표는 140-180 mg/dL를 권장한다. 이 값을 넘어서면 사망률이 증가한다.
- 인산염(phosphate) 수치는 주의 깊게 감시한다.

흡인위험 예방: 그림 4.14 참고

- 위 잔류량(GRV)은 흡인(aspiration) 위험과 관련이 없으므로* 일상적인 확인은 권장하지 않는다. 위 잔류량이 500 mL 이하며, 환자가 잘 견딘다면 장관 영양을 계속할 수 있다. 잔류량을 측정하려고 흡인한 위 내용물을 다시 주입하고 급식을 계속한다.
- 침대 머리 높이를 낮추기 전에 입안을 흡인한다.
- 흡인을 확인하려고 급식에 파란색 염료(식용색소 청색 1호)를 소량 첨가하는 방법은 권장하지 않는다.

표 4.4 일반적인 장관 영양 처방*

대다수 중환자는 일반적으로 내약성이 좋은 표준 고분자 등장 처방 또는 등장에 가까운 처방(1-1.5 kcal/mL)으로도 충분한 영양을 보조할 수 있다. 특수 처방/질병 특이 처방은 치료 결과에 명확한 이점이 없으므로 사례별 고려를 권장한다. 예: 신장 환자에게 총량 제한, 전해질 균형 등

		제품 특징		
분류	제품	성분	처방 예시	주의 사항
기본 균형식	뉴케어 300TF	균형식 식이섬유 있음	소화기관 문제	용량: 200 cc/캔 적응도 관찰
	메디푸드 LD	균형식 식이섬유 있음	일반 환자	용량: 200 cc/캔 적응도 관찰
농축식	메디웰 프로틴 1.5	1.5 kcal/cc 농축 식이섬유 포함	수분, 용량 제한	용량: 200 cc/팩 수분 균형 관찰 적응도 관찰
RTH[1] 균형식	뉴케어 인텐시브 AF (고단백)	멸균팩 고단백 식이섬유 포함	중환자 면역력 저하 수술 후 단백질 영양불량	용량: 500 cc/팩 적응도 관찰
	엔커버	멸균팩 균형식 식이섬유 없음	중환자 면역력 저하 소화기관 문제	용량: 400 cc/팩 비타민K가 와파린 작용에 대항

* 참고 논문: Gastric residual volume and aspiration in critically ill patients receiving gastric feedings. Metheny NA, Schallom L, Oliver DA, Clouse RE. Am J Crit Care. 2008;17:512–519.

표 4.4	(이어서) 일반적인 장관 영양 처방*			
		제품 특징		
분류	제품	성분	처방 예시	주의 사항
RTH[1] 균형식	케어웰 인텐시브 FL	멸균팩 균형식 식이섬유 없음	중환자 면역력 저하 수술 후 소화기관 문제	용량: 500 cc/팩 적응도 관찰
	하모닐란	멸균팩 균형식 식이섬유 없음	중환자 면역력 저하	용량: 500 cc/팩 비타민D, 비타민K, 구리, 망간, 셀레늄 등이 없음
저FODMAP식[2]	그린비아 장 솔루션	저포드맵 식이섬유 포함	설사	용량: 200 cc/캔 적응도 관찰
저탄수화물식	뉴케어 당뇨	저탄수화물 식이섬유 포함	고혈당 탄수화물 제한	적응도 관찰 혈당 관찰
고단백식	그린비아 고단백 솔루션	고단백식 식이섬유 없음	수술 후 단백질 영양불량	적응도 관찰
저포타슘식	그린비아 RD	인, 포타슘, 소듐 함량 낮음	고포타슘혈증 혈액투석	인, 포타슘, 소듐 수치 관찰
	그린비아 RD+	2 Kcal/cc 농축 인, 포타슘, 소듐 함량 낮음	고포타슘혈증 혈액투석	인, 포타슘, 소듐 수치 관찰
저단백식	뉴케어 KD	단백질, 인, 포타슘, 소듐 함량 낮음	단백질 제한 만성 신부전	인, 포타슘, 소듐 수치 관찰
	뉴케어 KD+	2 Kcal/cc 농축 단백질, 인, 포타슘, 소듐 함량 낮음	단백질 제한 수분 제한 만성 신부전	인, 포타슘, 소듐 수치 관찰
저LCT식[3]	MCT[4] 처방	저LCT MCT 대체	암죽가슴증 암죽복막증 지방 흡수장애	적응도 관찰
짧은장 증후군식	조제미음	쌀미음	소화기관 수술 후 이행기	불균형식으로 장기 공급 금지

* 2021, AMC 영양집중치료 3판, 서울아산병원 영양집중지원팀, 군자출판사. 일부 용어 수정
[1] RTH (Ready to Hang): 밀봉된 제품에 급식 관을 바로 연결해서 사용하는 제품
[2] FODMAP (Fermentable Oligosaccharides, Disaccharides, Monosaccharides, And Polyols): 잘 흡수되지 않는 당류
[3] LCT (Long Chain Triglyceride): 긴 사슬 중성지방
[4] MCT (Medium Chain Triglyceride): 중간 사슬 중성지방

ERCP *내시경 역행 담췌관 조영(p. 456) 참고*

식도 정맥류(ESOPHAGEAL VARIX) *간 경화증(p. 290), 위장관 출혈(p. 301), 미네소타 관(p. 307), 션트(p. 315) 참고*

간 경화증에서 간내 정맥이 압박받아 혈액이 문맥과 식도 주변에 있는 우회 경로로 역류하면 치명적인 합병증인 식도 정맥류를 유발할 수 있다. 식도 정맥류 파열에서는 농축 적혈구(packed RBC)를 이용한 혈액량 복구가 최우선이다. 응고 상태 평가 후에는 신선 냉동 혈장(FFP)과 혈소판도 사용할 수 있다.

지혈 관리
- 옥트레오티드[octreotide, 산도스타틴(Sandostatin®)]는 반감기가 더 긴 합성 성장호르몬억제인자(somatostatin) 유사체다. 옥트레오티드를 투여하면 문맥 압력이 줄어들며, 수혈 요구량이 50% 감소한다. 일반적으로 50 mcg를 IV 일시 용량(bolus)으로 주입하고 25 mcg/hr 속도로 투여한다.
- 바소프레신(vasopressin) 0.1-0.4 units/min도 간혹 사용할 수 있지만, 옥트레오티드가 부작용이 더 적어서 바람직하다.

환자 상태가 안정되었다면, 바람직한 치료법은 다음과 같다.
- **내시경 경화요법:** 내시경에 있는 특수 통로로 경화제를 주입하고 정맥류 내부나 주변에 주사해서 정맥류를 밀봉한다.
- **밴드술:** 내시경에 흡인기를 연결하고 정맥을 흡인한 다음 정맥류를 둘러싸는 작은 탄력 밴드를 삽입해서 정맥류를 밀봉한다.

출혈을 압박하는 응급 조치
셍스테이큰-블레이크모어 관(Sengstaken-Blakemore tube)이나 미네소타 관(Minnesota tube)

식도위 압박 관(ESOPHAGOGASTRIC TAMPONADE TUBE) *미네소타 관(p. 307) 참고*

배변 전환(FECAL DIVERSION) *배변 관리 시스템(p. 289) 참고*

대변 이식(FECAL TRANSPLANT) *클로스트리디오이데스 디피실(p. 290) 참고*

급식관(FEEDING TUBE) *장관 영양(p. 295) 참고*

위 밴드술(GASTRIC BANDING) *비만 수술(p. 284) 참고*

위 급식관(GASTRIC FEEDING TUBE) *장관 영양(p. 295) 참고*

위궤양(GASTRIC ULCER) *궤양(p. 316) 참고*

위장관 출혈(GASTROINTESTINAL BLEEDING) *간 경화증(p. 290), 식도 정맥류(p. 301), 미네소타 관(p. 307), 션트(p. 315) 참고*

상부 위장관 출혈의 원인은 다음과 같다:
- 십이지장 궤양, 위궤양, 미란 위염
- 식도 정맥류, 식도염, 식도 열상
- 종양(가끔)

하부 위장관 출혈의 원인은 다음과 같다:
- 결주머니 파열
- 창자 허혈
- 용종과 종양(가끔)
- 궤양 결장염
- 침식 대동맥류(eroding aortic aneurysm)

세척, 위식도 압박 관, IV 바소프레신(vasopressin) 등을 이용한 지혈과 손실된 체액 보충 등으로 치료한다. 작은 정맥류에는 경화요법이나 정맥류 밴드술을 사용할 수 있으며, 큰 정맥류에는 목정맥 경유 간내 문맥전신순환 션트(transjugular intrahepatic portosystemic shunt, TIPS)를 사용할 수 있다. **요점**: 일반적으로 실혈량보다는 출혈 속도가 더 중요하다.

■ 위공장창냄술(GASTROJEJUNOSTOMY) *궤양(p. 316) 참고*

■ 위창냄술 관(GASTROSTOMY TUBE) *장관 영양(p. 295) 참고*

■ 그레이 터너 징후(GREY TURNER'S SIGN) *췌장염(p. 310) 참고*

후복막 출혈 때문에 파랗게 변한 옆구리를 그레이 터너 징후라고 하며, 일반적으로 급성 췌장염과 관련이 있다.

■ 해리스-베네딕트 공식(HARRIS-BENEDICT EQUATION) *기초 대사율(p. 288) 참고*

■ HELLP 증후군(HELLP SYNDROME) *급성 간부전(p. 280) 참고*

HELLP는 이 증후군을 이루는 3가지 주요 구성 요소의 약자다.
- 용혈(**H**emolysis)
- 간 효소 상승(**E**levated **L**iver enzyme)
- 혈소판 감소(**L**ow **P**latelet count)

HELLP 증후군은 급성 간부전을 동반한 급성 지방 간으로 정의하며, 임신 후기에 볼 수 있다. 주로 황달, 응고병증, 혈소판감소, 저혈당, 고혈압, 단백뇨 등이 나타난다. 지지요법으로 치료하며 상대적으로 회복이 빠르다. 드물지만 이식이 필요할 수도 있다.

■ 간 뇌병증(HEPATIC ENCEPHALOPATHY)

간 뇌병증은 상당한 간 기능장애가 있을 때만 발생하는 이상과 관련이 있는 질환이다. 혈중 암모니아 수치 상승이 특징이다. 간은 더는 암모니아를 요소로 전환해서 제거할 수 없다. 암모니아 수치가 상승하면 뇌에 독성 효과를 나타내며, 의식 수준 변화, 정신 활동 장애, 신경근육 장애 등이 발생한다.

표 4.5 간 뇌병증 단계

단계	장애
I	가벼운 성격 변화, 정신 장애
II	정신 혼란, 자세 고정 불능(asterixis): 손 펄럭임
III	기면(lethargy)
IV	무반응(높은 사망률)

치료

- 식이 단백질 제한
- 경구 네오마이신(neomycin) 투여: 혈액이 분해되지 않고 암모니아로 바뀌지 않도록 장 균무리를 변화.
- 락툴로스(lactulose) 투여: 암모니아 분비 촉진
- 복막 투석이나 간 이식이 필요할 수도 있다.
- 포타슘 수치 감시: 신장은 포타슘 이온과 암모니아 이온 사이에 균형을 유지한다.
- IV로 젖산 링거 용액(lactated Ringer's solution)을 주입하지 않는다: 병든 간은 이를 젖산으로 전환하며 추가 암모니아를 생성한다.

간부전(HEPATIC FAILURE) *급성 간부전(p. 280) 참고*

간염(HEPATITIS)

간염은 간 세포에 염증과 그 결과인 부종이 발생해서 문맥 순환 압력이 증가하고 간 소엽 모양이 왜곡되는 질환이다. 간은 비대해지고, 촉진 시 가장자리가 매끄러우며, 압통이 있다. 간염은 거대 세포 바이러스(CMV)를 비롯한 다양한 바이러스와 단핵구증(mononucleosis) 때문에 발생할 수도 있지만, 간염 환자 중 절반 이상은 아래에 나와 있는 특이하게 간만 공격하는 다섯 가지 바이러스 때문에 간염이 발생한다.

- A (HAV/감염 간염)
- B (HBV/혈청 간염)
- C (HCV)
- D (HDV/델타 바이러스)
- E (HEV)

A형, B형, C형 간염이 주요 유형이다. 모든 유형이 급성 간염을 유발할 수 있지만, A형 간염은 만성 간염을 유발하지 않는다. 간 특이 바이러스 감염은 일반적으로 "바이러스 간염"으로 부른다. 급성 바이러스 간염은 증상이 경도에서 중증까지 다양하며, 환자는 다음과 같은 증상을 호소한다.

- 독감 유사 증상
- 구역, 식욕부진, 복부 불편감
- 피로, 발열
- 짙은 소변색, 밝은 대변색, 황달

A형 간염과 B형 간염에는 백신이 있다.

A형 간염: 감염 간염, HAV

A형 간염은 대변-구강 경로로 전염될 수 있다. A형 간염은 음식과 물로도 전파되므로 일반적으로 갑각류도 전파와 관련이 있다. 임상 경과는 대부분 1-3개월 이상이며 완전하게 회복된다. 감염이 사라지면 면역력이 생긴다. 황달이 사라지면 더는 전염성이 없지만, 장 예방조치는 유지해야 한다.

B형 간염: 혈청 간염, HBV

B형 간염은 혈액이나 혈액제제와 접촉하면 전염될 수 있으며, 수혈, 더러운 주사침 재사용(IV 마약 남용, 문신, 피어싱 등), 성적 접촉으로도 전염될 수 있다. 또한, 임신, 출산, 모유 수유 중에 산모에서 아기로도 전염될 수 있다. B형 간염은 만성 간염을 유발할 수 있으며, 전격 간부전의 주요 원인이다. 만성 B형 간염은 성인보다 유아나 소아에서 더 자주 발생한다. 혈액이나 체액 노출을 방지하려면 표준 및/또는 접촉 예방조치를 해야 한다. 혈청에서 항원이 검출되는 한 전염성이 있다고 간주한다. B형 간염에서 회복된 환자 중 약 4%는 6개월 후에도 전염성이 있다. 감염이 사라지면 면역력이 생긴다. 그 후 환자는 보균자로 간주한다. B형 간염에 사용할 수 있는 1차 약물에는 엔테카비르(entecavir)와 테노포비르(tenofovir)가 있으며, 2차 약물에는 라미부딘(lamivudine)이 있다. 혈청 검사와 바이러스 검사는 적절한 치료 결정에 도움이 된다.

검사실 소견

- AST와 ALT 수치는 황달이 발생하기 전 단계에 상승하기 시작하며, 황달이 나타나면 500 U/L 이상으로 최고점에 달하고 그 후 며칠에 걸쳐 빠르게 감소한다. 두 수치는 모두 황달이 발생하고 2-5주 뒤에 정상으로 돌아간다.
- AST와 ALT는 급성 간염과 활동 만성 간염에서 증가한다.
- 알부민은 약간 감소한다.
- 혈청 글로불린은 증가한다.
- 담즙 색소가 변한다. 빌리루빈(p. 283, p. 432) 참고

장기간 휴식, 암모니아 배출을 촉진하는 락툴로스, 식이 단백질 감량(단백질은 위장관에서 암모니아로 분해) 등으로 치료한다.

C형 간염: HCV

C형 간염 바이러스는 간을 공격해서 염증을 유발한다. 전 세계인 중 약 3%가 감염되었고, 1억 7천만 명이 만성 보균자로 추정된다. HCV에 감염되면 간암(11-19%), 간 경화증(20-50%), 간부전 위험이 증가한다. 이 위험은 수혈 때문에 HCV에 감염된 환자에서 2배로 증가한다.

C형 간염은 혈액 노출과 체액 노출로 전파되며 산모에서 태아로도 전파된다. 의료진이 바늘 찔림 손상으로 HCV에 감염될 위험은 3%다. C형 간염은 B형 간염보다 예후가 양호하다. C형 간염 항체는 면역력을 부여하지 못하며, 감염된 환자 중 70-80%는 만성으로 진행한다. HCV-RNA는 만성 감염 상태를 나타내는 지표다. 만성 C형 간염 치료에 승인된 약물은 페그 인터페론(pegylated interferon)과 항바이러스 제제다. 연구에 따르면 환자 중 90% 이상이 8-12주 내에 바이러스학적 반응을 보인다. 현재는 피브렌타스비르(pibrentasvir), 소포스부비르(sofosbuvir), 벨파타스비르(velpatasvir)를 1차 치료제로 사용한다.

D형 간염: 델타 바이러스, HDV

D형 간염 바이러스는 존재하려면 B형 간염 바이러스가 필요한, 결함이 있는 바이러스다. 사람에서는 B형 간염에 걸렸을 때만 발생한다. B형 간염과 마찬가지로 D형 간염도 혈액과 혈액제제로 전염되며, B형 간염과 위험 요인이 같다. 주로 IV 마약 남용자에게 영향을 미친다.

환자는 B형 간염 바이러스와 동시에 D형 간염 바이러스에 감염될 수 있다. 이를 "동시감염(coinfection)"이라고 한다. 또는 급성 B형 간염 바이러스에 감염된 뒤에 D형 간염 바이러스에 감염될 수도 있다. 이를 "중복감염(superinfection)"이라고 한다.

B형 간염 환자가 갑자기 상태가 나빠지면 D형 간염 바이러스 중복감염을 고려해야 한다. 두 바이러스가 모두 있다면 간 경화증이 일찍 발생한다. D형 간염 바이러스 항체가 있으면 진단할 수 있다. 면역글로불린 M (IgM) 항체는 급성 감염을 의미한다.

치료는 인터페론 알파(interferon-α)며, 일부 연구에 따르면 B형 간염에 사용하는 용량보다 고용량을 투여하면 이점이 있지만, 결국 D형 간염은 치료가 극도로 어렵다.

E형 간염: HEV

E형 간염은 A형 간염과 거의 같은 경로로 전염되며, 주로 대변-구강 경로와 대변에 오염된 식수로 전염된다. 그러나 A형 간염과는 다르게 사람 간 접촉으로는 전염되지 않는 것 같지만 간혹 병원 감염이 보고된다. E형 간염은 미국에서는 드물다. 미국에서 발생하는 몇몇 사례는 대부분 E형 간염이 유행하는 아시아 등지를 여행한 사람에서 볼 수 있다.

E형 간염은 전형적인 임상 징후와 증상이 다른 간염과 비슷하다. 잠복기는 15-60일(평균 40일)이며, 확실하게 입증되지는 않았지만, 급성 감염 후 감염력이 있는 기간은 발병 후 14일까지로 추정된다.

E형 간염을 예방할 수 있는 제품은 없다. 예방은 주로 깨끗한 물과 철저한 위생에 달려있다.

고영양(HYPERALIMENTATION) *비경구 영양(p. 311) 참고*

요관회장 연결(ILEAL CONDUIT) *요로 전환술(p. 319) 참고*

회맹장 주머니(ILEOCECAL POUCH) *요로 전환술(p. 319) 참고*

회장창냄술(ILEOSTOMY) *창자 막힘(p. 289), 결장창냄술(p. 291) 참고*

회장창냄술은 복부 표면에 회장 출구를 만드는 수술이며, 일반적으로 궤양 결장염(ulcerative colitis) 때문에 시행하지만, 때로는 크론병(Crohn's disease)이나 암 때문에 시행할 수도 있다. 결장 전체와 직장은 절제한다. 배출액은 지속해서 나온다. 장루 크기는 1-2 cm이며, 일반적으로 배출액이 피부에 직접 닿지 않게 돌출형으로 만든다.

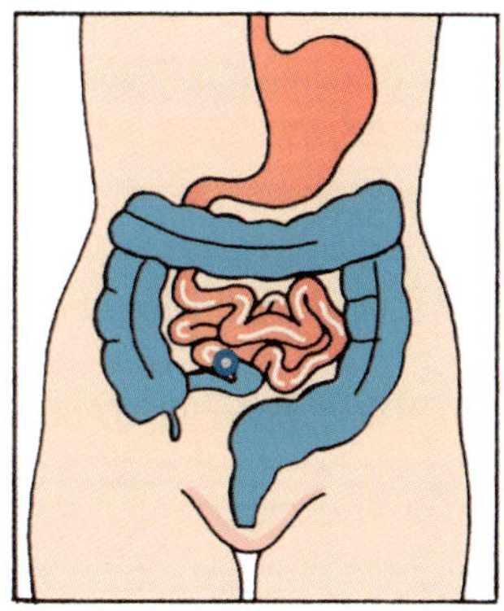

회장창냄술

그림 4.17 회장창냄술. 파란색으로 표시한 부분은 절제한 창자를 나타낸다.

장폐색증(ILEUS)

원인은 다양하지만, 장폐색증은 주로 복부 수술 후 발생하며, 마비 또는 적어도 창자 내용물 이동을 막을 정도로 충분한 비활동성 때문에 발생한 창자 막힘이 특징이다. 청진에서 장음이 없으며, 복부 팽만감, 복통, 변비를 호소할 수 있다. 복부 CT 영상이나 위장관 조영술로 진단한다. 치료 목표는 코위관 삽입을 이용한 복부 감압과 연동운동 복원이다. 폐쇄가 심각하다면 창자 감염과 괴저가 발생할 수 있으며 수술이 필요할 수도 있다.

실금(INCONTINENCE) *배변 관리 시스템(p. 289), 도뇨관(p. 318) 참고*

인디애나 주머니(INDIANA POUCH) *요로 전환술(p. 319) 참고*

염증 장 질환(INFLAMMATORY BOWEL DISEASE)

염증 장 질환은 장에 염증을 유발하는 두 가지 만성 질환인 크론병(Crohn's disease)과 궤양 결장염(ulcerative colitis)을 총칭하는 용어다. 과민 대장 증후군(irritable bowel syndrome)과 혼동하지 않아야 한다. 과민 대장 증후군은 결장 운동성에 영향을 미치며, 훨씬 가벼운 질환이며, 크론병이나 궤양 결장염과 관련이 없다.

- **궤양 결장염**은 결장에만 영향을 미치는 염증 질환이다. 염증은 직장 전체를 침범하고 결장을 따라 이어지는 방식으로 확장한다. 병든 창자 사이에 정상 부위는 없다. 결장의 가장 안쪽 층에만 발생하는 궤양이 특징이며, 출혈, 고름 생성, 점액 생성을 유발한다. 설사가 흔하다. 증상이 심해지고 약물이 효과가 없을 정도로 진행하면 수술로 결장을 제거해야 할 수도 있다.
- **크론병**은 입에서 항문까지 이어지는 모든 소화관에 염증을 유발할 수 있지만, 주로 회장 말단에 영향을 미친다. 창자의 모든 층에 영향을 미치며, 병든 창자 사이에 정상 창자가 있을 수 있다. 공격적인 수술은 영양소 흡수 능력이 감소하는 짧은 장 증후군(short bowel syndrome) 같은 추가 합병증으로 이어질 수 있으므로 수술을 피하는 치료를 시도한다.

이 두 질환은 증상이 설사, 복통 등으로 비슷하다. 내시경 검사, 결장내시경 검사, 바륨 검사(barium study), 생검 등으로 진단한다. 두 질환은 완화와 악화가 특징인 만성 질환이므로 증상 완화가 치료 목표다. 항염증 약물은 염증 감소에 사용하며, 면역억제제는 자가 조직을 공격해서 추가 염증을 유발하는 면역계를 억제할 때 사용한다.

복강 내 고혈압(INTRA-ABDOMINAL HYPERTENSION) *복부 구획 증후군(p. 278) 참고*

과민 대장 증후군(IRRITABLE BOWEL SYNDROME)

과민 대장 증후군은 결장 운동성에 영향을 미치는 만성 질환이다. 염증 장 질환보다 훨씬 가벼운 병이며, 크론병이나 궤양 대장염과는 관계가 없다. 증상으로는 재발하는 복통, 복부 불편감, 복부 경련, 복부 팽만, 장 기능 변화(설사, 변비, 또는 둘 다) 등이 있다. 원인은 알 수 없지만, 특정 음식, 스트레스, 호르몬 변화, 일부 항생제 등이 증상을 유발할 수 있다. 치료는 생활습관 변화가 중심이다.

NOTES

케르 징후(KEHR'S SIGN)

비장 파열이 있을 때 가로막이 자극되어 발생하는 왼쪽 어깨 통증을 케르 징후라고 한다. 백혈구 상승이 흔하다.

콕 주머니(KOCK POUCH) *요로 전환술(p. 319) 참고*

지질(LIPIDS) *비경구 영양(p. 311) 참고*

간 뇌병증(LIVER ENCEPHALOPATHY) *p. 302 참고*

간부전(LIVER FAILURE) *급성 간부전(p. 280) 참고*

말로리-바이스 증후군(MALLORY-WEISS SYNDROM)

말로리-바이스 증후군은 기침, 구토, 기타 복압 상승 등으로 손상 받은 약해진 식도 벽과 관련한 통증이 없는 위장관 출혈이다. 말로리-바이스 열상(tear)이라고도 하는 식도 벽 열상이 있다면, 상당한 출혈이 발생할 수 있다.

맥버니점(MCBURNEY'S POINT)

맥버니점은 오른쪽 앞위 엉덩뼈 가시(anterior superior iliac spine, ASIS)에서 배꼽을 향하는 가상선에서 첫 1/3 지점이다. 대개는 이 지점 아래에 충수가 있다. 이 지점에 압통이 있을 때 이를 맥버니 징후라고 하며 급성 충수염과 관련이 있다.

대정맥 장간막정맥 션트(MESOCAVAL SHUNT) *션트(p. 315) 참고*

미네소타 관(MINNESOTA TUBE)

식도위 압박관은 위 및/또는 식도 정맥류 출혈을 조절할 수 있는 복잡한 임시 기구다. 3가지 압박관이 시중에 나와 있다.

- **셍스테이큰-블레이크모어 관(Sengstaken-Blakemore tube, SB tube)**
  - 250 cc 위 풍선 및 식도 풍선
  - 단일 위 흡인 접속부: 세일럼-섬프 관(Salem-sump™ tube)이 필요
- **미네소타 관**
  - 500 cc 위 풍선 및 식도 풍선
  - 위 흡인 접속부와 식도 흡인 접속부
- **린턴-나클라스 관(Linton-Nachlas tube)**
  - 600 cc 위 풍선
  - 단일 위 흡인 접속부

일반적으로 모든 원칙은 위에서 언급한 모든 압박관에 적용할 수 있지만, **미네소타 관**을 예시로 들어 정보를 전달하고자 한다.

요점

풍선 압박을 시도하기 전에 기도를 확보하는 삽관을 고려해볼 수 있다. 관 삽입, 풍선 팽창/수축, 견인 조절, 관 제거는 숙련된 의사가 한다.

삽입

- 코나 입으로 관을 삽입해서 위까지 진행한 다음, 공기 50-100 cc로 위 풍선을 팽창시킨다. 흉부 방사선 사진을 촬영해서 가로막 아래에 있는지 확인한다. 위치를 확인했다면, 총 용량이 350-500 cc가 되도록 추가로 공기를 주입한 다음 위 풍선을 잠근다. 주입한 공기량과 환자 상태를 기록한다.
- 그 후 위 풍선을 위 상단의 좁은 부위(식도위 경계)에 닿을 때까지 뒤로 당긴 다음 견인 줄을 고정한다. 고정할 때는 침대에 고정할 수 있는 수액 걸이(T-bar)나 미식축구 헬멧을 이용한다. 관이 코나 입에서 나오는 지점(일반적으로 50 cm 표기 근처)에 테이프를 감아 위치를 표시한다.
- 출혈이 조절되지 않는다면, 식도 풍선을 20-40 mmHg 압력으로 팽창시켜 식도 정맥류 출혈 부위를 압박한다. 주입한 공기량과 환자 상태를 기록한다.
- 관 삽입을 마쳤다면, 위 흡인 접속부로 큰 피딱지가 나오지 않을 때까지 위를 세척한다. 그 후 처방에 따라 위와 식도 접속부에 지속 흡인이나 간헐 흡인을 연결한다.

간호 관리

- 관은 짧은 기간(24-48시간)만 사용한다.
- 반좌위자세(semi-Fowler position)를 유지한다. "환자가 움직이면 견인 조절"이라는 문구를 잘 보이는 곳에 붙여 의료진이 견인을 조절할 수 있게 한다.
- 풍선 접속부를 빠르게 자르거나 감압할 수 있게 항상 침대 옆에 가위 및/또는 60 cc 주사기를 준비한다. 위 풍선이 자발 파열하면, 관이 코인두로 올라와 기도를 막는다. 이러한 상황에서 식도 접속부를 자르면 기도 폐쇄를 막을 수 있다.
- 식도 풍선을 팽창시켰다면, 적어도 한 시간에 한 번은 압력을 확인해야 한다. 과다팽창은 식도 괴사를 유발할 수 있으므로 주의한다. 압력이 갑자기 사라지면 풍선 파열이나 식도 파열을 의미할 수 있다.
- 12시간마다 위 풍선과 식도 풍선(사용한 경우)을 완전히 수축시켜 출혈을 확인해야 한다. 출혈이 멈췄다면, 필요할 때 빠르게 재팽창시킬 수 있도록 풍선을 수축시키고 관은 그대로 유지할 수 있다.
- 기구 관련 손상이 발생하지 않도록 피부를 자주 확인하고 입안도 자주 관리한다.
- 실혈과 관련된 혈류역학 불안정의 징후, 즉 빠른 맥, 저혈압, 부정맥, 저산소증, 관류 저하 등에 주의한다.

치료 종료

- 식도 풍선을 먼저 수축시킨다. **요점**: 결코, 절대, 식도 풍선이 팽창된 상태에서 위 풍선을 수축시키지 않는다.
- 출혈 여부를 확인한다. 때로는 24시간을 기다려야 할 수도 있다. 견인을 지속할지 평가한다.
- 출혈이 없다면 흡인을 중단한다. 위 풍선을 수축시키고 관을 제거한다.

NOTES

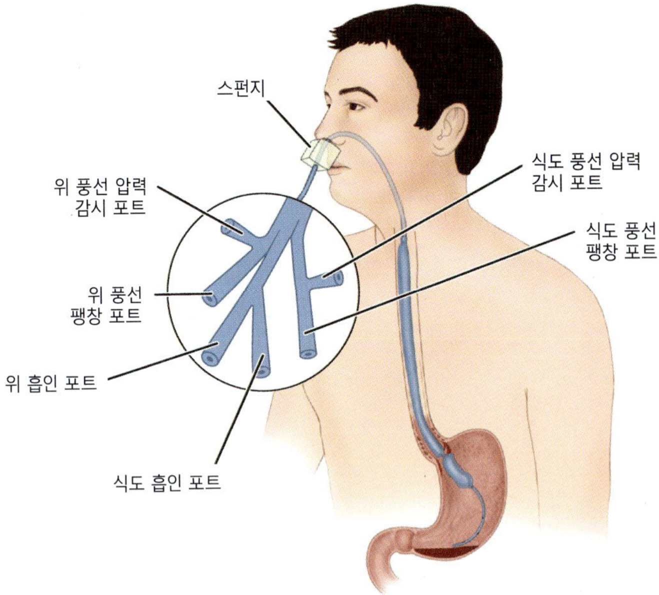

그림 4.18 미네소타 관

머피 징후(MURPHY'S SIGN)

머피 징후는 우상복부를 누른 상태에서 숨을 들이쉬면 심한 통증이 나타나, 더는 숨을 들이쉴 수 없는 현상이며, 담낭염을 의미한다.

NASH *비알코올 지방간 질환(p. 309) 참고*

코위관(NASOGASTRIC TUBE) *장관 영양(p. 295) 참고*

신방광(NEOBLADDER) *요로 전환술(p. 319) 참고*

신장창냄술(NEPHROSTOMY) *요로 전환술(p. 319) 참고*

비알코올 지방간 질환(NONALCOHOLIC FATTY LIVER DISEASE, NAFLD) *간 경화증(p. 290) 참고*

NAFLD는 간에 지방이 과도하게 축적되는 질환이며 과도한 알코올 섭취는 원인이 **아니다.** 두 가지 아형이 있다.

- **단순 지방간:** 임상적으로 의미 없는 간 염증이 나타나며 세포 손상은 없다. 일반적으로 간 경화증이나 간부전으로 진행하지 않는다.
- **비알코올 지방간염(nonalcoholic steatohepatitis, NASH):** 간에 상당한 염증이 나타나며, 간 경화증이나 간암을 유발할 수 있는 섬유증으로 진행한다.

NAFLD 발생의 위험 요인에는 비만, 2형 당뇨병, 가족력 등이 있다. 왜 환자 중 일부는 단순 지방간이 발생하며 일부는 NASH가 발생하는지는 알 수 없다.

NASH는 비만 관리와 혈당 조절로 치료한다. NASH를 치료하는 특정 약물은 없지만, 간 경화증이나 간암 치료에 사용하는 보편적인 방법을 사용한다. 심각한 간부전이 있다면 간 이식을 고려해볼 수 있다.

췌장염(PANCREATITIS) *복부 구획 증후군(p. 278) 참고*

췌장염은 세엽 세포(acinar cell)에서 누출된 활성 효소와 관련한 자가소화 질환이다. 사례 중 약 60%는 알코올중독, 20%는 담도 질환, 10% 미만은 췌장의 외상 후 손상이나 담석과 관련이 있다. 췌장염은 급성과 만성으로 나뉜다.

- **급성** 췌장염은 갑자기 발생하며 생명을 위협하는 합병증을 유발할 수 있다. 그러나, 환자 중 80%에 이르는 대다수는 완전히 회복된다.
- **만성** 췌장염은 일반적으로 장기간에 걸친 췌장 손상이 원인이며, 심한 통증과 췌장 기능 상실이 주요 특징이다.

증상

- 등으로 방사하는 심한 명치 통증
- 복부 팽만, 구역, 구토
- 장음 소실
- 고약한 냄새가 나는 지방변
- 혈청 녹말분해효소(amylase) 증가: 2-3일경
- 소변 녹말분해효소 증가: 5-7일경
- 지방분해효소(lipase) 증가
- 반동 압통(rebound tenderness) 없음

단일수축(twitching)과 발작으로 이어지는 저칼슘혈증, 고삼투질 고혈당 상태(HHS), 양쪽 폐에서 거품소리(rale), 왼쪽 폐 아래쪽의 무기폐, 가슴막 삼출 등이 나타날 수 있다. 췌장에서 분비되는 효소가 표면활성물질(surfactant) 소실을 유발하므로, 때로는 마지막에 급성 호흡 곤란 증후군(ARDS)이 발생할 수도 있다.

출혈 췌장염이 있으면 후복막에 혈액이 고여 옆구리가 푸른색으로 변하는 그레이 터너 징후(Grey Turner sign)나 배꼽 주변이 푸른색으로 변하는 쿨렌 징후(Cullen sign)가 나타날 수 있다.

치료

- 연구에 따르면 통증 조절에는 페치딘(pethidine)보다 모르핀(morphine)이나 히드로모르폰(hydromorphone)이 더 나은 선택이다.
- 수액 보충: 구토 때문에 발생한 수액 손실을 보충
- 위산 분비를 줄여 췌장 자극 감소: 시메티딘(cimetidine), 라니티딘(ranitidine), 수산화 알루미늄겔(aluminum hydroxide gel). 금식
- 코위관 흡인
- 필요하다면 복막 세척
- 휘플 수술(Whipple operation): 담낭, 위의 원위부, 십이지장, 췌장 머리를 절제하고, 남은 부분을 문합하며 총담관(common bile duct)은 공장에 문합한다.
- 장기 치료: 인슐린 의존
- 췌장염에서 흔한 합병증은 호흡 부전과 급성 호흡 곤란 증후군이다.

과거에는 급성 췌장염의 중증도 결정에 랜슨 기준(Ranson's criteria)을 사용했다. 그러나, 이 기준은 결과를 얻기까지 48시간을 기다려야 했기에 평이 나빴다. BISAP (Bedside Index for Severity in Acute Pancreatitis) 체계는 구성 요소가 임상과 관련이 있다고 밝혀졌으며, 검사에 시간이 걸리지 않아서 평이 좋다.

표 4.6	BISAP 점수 체계: 내원 후 24시간 안에 측정한 점수
1점	BUN: 25 mg/dL 이상
1점	글래스고 혼수 점수(GCS) 15점 미만인 정신 상태 장애
1점	다음 중 두 가지 이상을 포함하는 전신 염증 반응 증후군(SIRS) • 체온: 38°C 이상 또는 36°C 이하 • 심박수: 90회/분 이상 • 호흡수: 20회/분 이상 또는 PaO_2 32 mmHg 이하 • 백혈구: 12,000 mm^3 이상 또는 4,000 mm^3 미만, 미성숙 중성구나 띠 중성구(band neutrophil)가 10% 이상
1점	나이: 60세 이상
1점	영상 검사에서 가슴막 삼출 확인

점수 계산
0–2점: 사망률 낮음(2% 미만)
3–5점: 사망률 높음(15% 이상), 합병증 위험 높음

천자(PARACENTESIS) *복수(p. 284) 참고*

천자는 속이 빈 바늘이나 뚫개(trocar)로 복강에 있는 체액을 배액 하는 방법이다. 진단 목적(검사에 필요한 복막 체액 획득)이나 치료 목적(복막 체액 제거로 불편해소)으로 사용한다. 일반적으로 원하는 결과를 얻을 정도로만 제거하지만, 이 양이 많게는 11 L까지 늘어날 수도 있다. 일반적으로 5 L 이상을 배액 한다면 알부민(albumin)을 투여해서 손실을 상쇄한다. 합병증에는 저혈량증과 조직 관류 감소가 있다. 저혈량증은 배액 된 양을 대체하려고 복막강으로 체액이 빠르게 이동하기 때문에 나타나며, 조직 관류가 감소하면 전신 순환 감소, 신장 부전, 간성 혼수 등으로 이어질 수 있다.

비경구 영양(PARENTERAL NUTRITION) *장관 영양(p. 295) 참고*

완전 비경구 영양(total parenteral nutrition, TPN)과 중심 비경구 영양(central parenteral nutrition, CPN)을 총칭해서 고영양(hyperalimentation)이라고 한다. IV 기반 영양의 한 형태며, 위장관으로 영양소를 흡수할 수 없는 환자에게 완전한 영양 보조를 제공한다. TPN과 CPN은 고장 용액(hypertonic solution)이므로 중심 정맥으로만 주입해야 하며, 고위험 약물로 간주한다. TPN이나 CPN은 고위험 영양실조 환자에게 조기에 시작해야 하며, 가능하다면 장관 영양과 같이 투여해야 한다.

말초 비경구 영양(peripheral parenteral nutrition, PPN)은 말초 정맥 영양(peripheral venous nutrition, PVN)이라고도 하며 부분 영양 보조를 제공한다. 등장 용액(isotonic solution)이며, 말초 혈관으로 투여해도 말초 정맥을 자극하지 않는다.

TPN/CPN 용액에는 일반적으로 다음 내용물이 들어있다.
- 포도당: 탄수화물 공급, 50%
- 아미노산: 단백질 공급, 3-5%
- 필수 비타민, 무기질, 전해질, 미량 원소: 신체 기능 보조

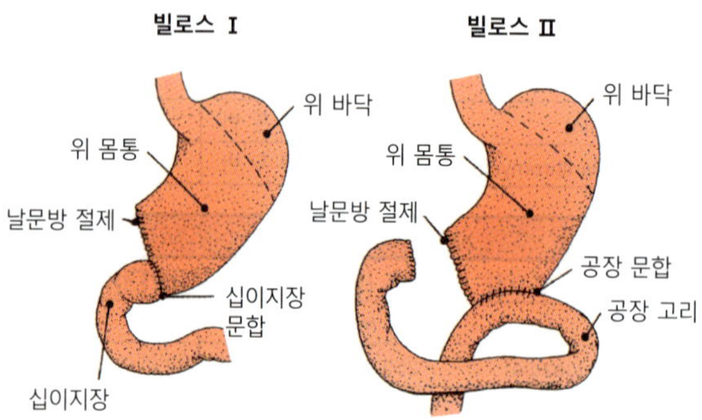

그림 4.21 빌로스 I 수술법과 빌로스 II 수술법

요관 스텐트(URETERAL STENT) *비뇨기 스텐트(p. 315) 참고*

요관창냄술(URETEROSTOMY) *요로 전환술(p. 319) 참고*

도뇨관(URINARY CATHETER)

도뇨관은 자가 고정식과 비자가 고정식으로 나눌 수 있다. 자가 고정식은 자체적으로 빠지지 않고 방광에 남아 있으며, 비자가 고정식은 테이프나 고정 장치를 이용해야 방광에 유치할 수 있다. 크기는 작은 14 Fr부터 큰 22 Fr까지 다양하며, 모양도 다양하다. 끝이 휘어진 도뇨관(coude catheter)은 주로 남자에게 사용하며 끝이 곧은 도뇨관은 여자에게 사용한다. 말레콧 도뇨관(Malecot catheter)이나 드 페저 도뇨관(de Pezzer catheter)은 끝에 자가 고정 돌기가 있으며, 삽입 전에 내강에 속심(stylet)을 넣어 돌기를 펴야 한다. 도뇨관 삽입 후 속심을 제거하면 돌기가 도뇨관을 방광에 고정한다. 직선 도뇨관은 안쪽 끝부분에 구멍이 하나만 있을 수도, 여러 개가 있을 수도 있으며, 끝부분 모양은 둥근 형태도 있고 호루라기 형태도 있다.

끝이 휘어진 도뇨관은 삽입할 때 끝부분이 위쪽, 즉 바닥이 아닌 천장을 향해야 한다. 그 외에 삽입 단계는 표준 도뇨관과 같다. 끝이 휘어진 도뇨관은 특히 전립선 비대가 있는 남자에서 도뇨관 삽입 때문에 발생할 수 있는 외상을 줄인다. 삽입 전에 마취 젤(numbing gel)을 요도에 미리 주입하면 불편 완화에 도움이 될 수 있다.

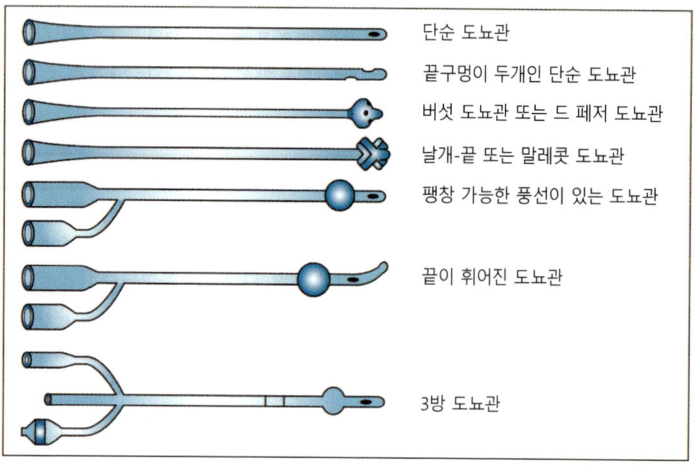

그림 4.22 일반적으로 사용하는 다양한 도뇨관

관리 도움말

- 흐름이 막히지 않도록 유지한다. 연결관이 소변 주머니보다 아래로 내려가서 고리를 만들지 않게 한다! 소변 주머니(urine bag)는 항상 방광보다 낮게 유지하되 바닥에 두지 않는다.
- 도뇨관과 소변 주머니는 일정 간격으로 교체하지 않는다. 임상 적응증에 따라 감염, 막힘, 폐쇄 체계가 손상되었을 때만 변경한다.
- 도뇨관이 있는 상태에서 도관 관련 요로감염(CAUTI)을 예방하려고 요도 주변을 소독하지 않는다. 매일 목욕이나 샤워 중에 요도 출구 표면 세척 같은 일상적인 위생이면 충분하다. 도뇨관을 잡고 요도 출구에서 시작해서 몸에서 먼 쪽 방향으로 닦는다.
- 전립선 수술이나 방광 수술 후처럼 막힘이 예상되지 않는다면 세척은 권장하지 않는다.
- 제거 전에 도관을 잠그는 방광 훈련은 필요하지 않다.
- 도관은 가능한 한 빨리 제거한다. 의료팀과 매일 논의한다.

이제는 임상 연구 결과가 지지하지 않는 도관 관리 관행을 다룬 최신 정보가 발표되었다. 이러한 관행은 다음과 같다.

- 소변 주머니에 항생제나 다른 추가물을 주사
- 요도 출구 소독
- 요도 출구 세척에 특정 제제 사용
- 크랜베리(cranberry) 주스로 도관 관련 요로 감염(CAUTI) 예방. 그러나, 도관이 없는 환자에서는 요로 감염(UTI) 예방에 도움이 될 수도 있다.

요로 전환술(URINARY DIVERSION)

요로 전환술은 소변이 몸 밖으로 나오는 경로를 변경하는 다양한 수술법을 총칭하는 용어다. 실금형(incontinent)과 비실금형(continent)으로 나뉜다.

실금형 전환술에서는 소변이 계속해서 흐르며, 소변 주머니나 수집 기구가 필요하다. 반대로 비실금형 전환술은 도관을 삽입해서 배액 할 때까지 소변을 몸 안에 저장할 수 있는 새로운 수술 방식이다.

비뇨계 창냄술 유형

실금형 전환술

- 방광창냄술
- 요관회장 연결/요로창냄술
- 신장창냄술
- 요관창냄술

비실금형 전환술

- 인디애나 주머니
- 회맹장 주머니
- 콕 주머니
- 신방광

방광창냄술(cystostomy)

방광창냄술은 방광에서 복벽으로 소변 흐름을 전환한다. 복벽을 통과해서 방광으로 이어지는 관을 배치한다. 일반적으로 요도 막힘이나 협착 때문에 시행하며, 일시적일 수도 영구적일 수도 있다.

요관회장 연결(ileal conduit)/요로창냄술(urostomy)

요관회장 연결에서는 회장을 길이가 15-20 cm인 도관 또는 "수송관"으로 전환한다. 먼저, 회장을 일부 절제하고 장은 다시 연결해서 장 기능을 유지한다. 회장으로 만든 관은 한쪽 끝에 요관을 연결하고 반대편 끝은 복벽을 가로질러 밖으로 꺼내서 요루(stoma)를 만든다. 요루(stoma)로 소변이 배출된다. 배뇨는 조절할 수 없다. 소변이 10-20초마다 조금씩 나온다.

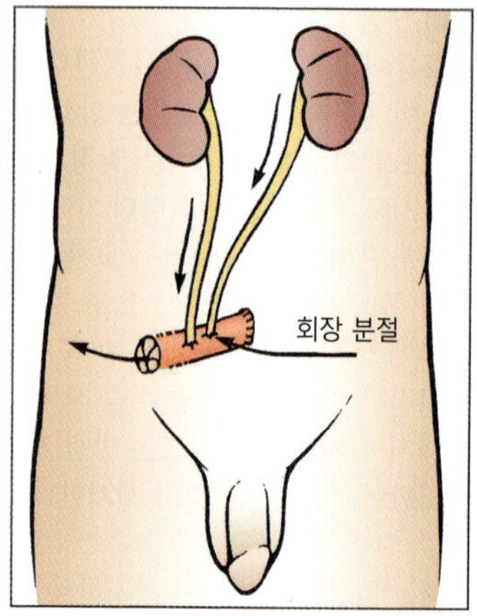

그림 4.23 요관회장 연결/요로창냄술

신장창냄술(nephrostomy)

신장창냄술은 신장에서 직접 복벽으로 소변 흐름을 전환한다. 신장에 관을 삽입해서 소변을 수집하고 지속해서 배출한다. 신장창냄술은 일반적으로 요관 막힘 때문에 시행하며, 대부분 일시적이다. 그러나 암이 있다면 영구적으로 사용할 수도 있다.

요관창냄술(ureterostomy)

요관창냄술은 요관을 방광과 분리하고 허리 높이에서 복벽으로 꺼내는 방법이다. 일반적으로 오른쪽과 왼쪽에 요루(stoma)를 하나씩 만든다. 또는 한쪽 요관을 복강에서 다른 쪽과 연결해서 피부 표면에는 요루를 하나만 만들 수도 있다. 소변은 계속 나온다.

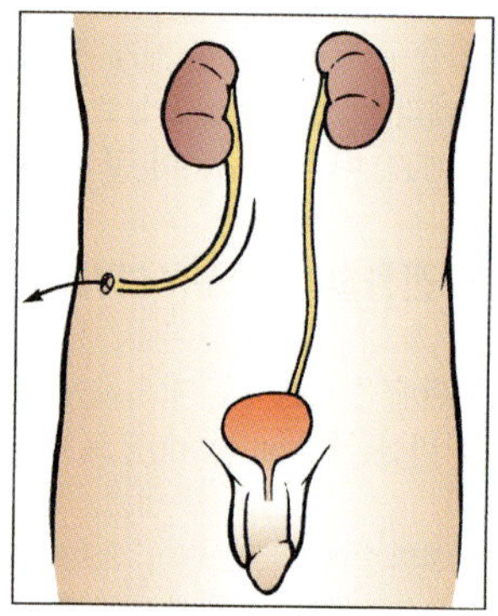

그림 4.24 요관창냄술

인디애나 주머니(Indiana pouch)

인디애나 주머니는 결장을 30 cm 정도 잘라 소변 저장 공간으로 이용한다. 또한, 소장을 15-20 cm 정도 잘라 복벽에 요루(stoma)를 만든다. 수술 중 요루와 저장 공간 사이에 있는 소장을 좁게 만들어 소변이 요루로 누출되는 실금을 방지한다. 요관은 저장 공간 벽에 터널식으로 연결해서 소변이 신장으로 역류하지 않게 만든다. 요루에 도관을 삽입해서 저장소를 비운다.

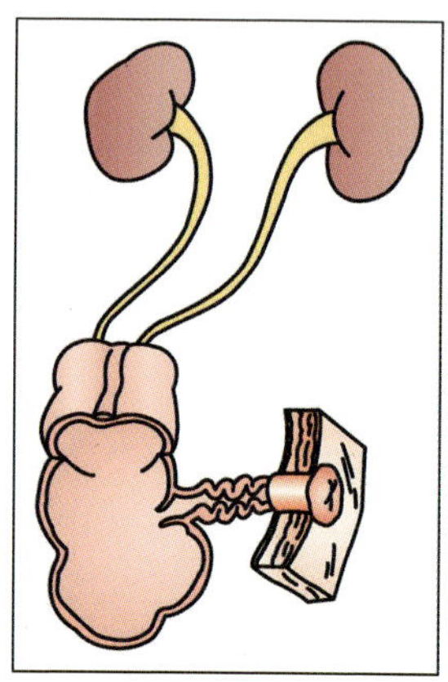

그림 4.25 인디애나 주머니

회맹장 주머니(ileocecal pouch)

회맹장 주머니는 인디애나 주머니(Indiana pouch)와 같은 방식으로 만들지만, 수술 중 소장을 좁히는 방식이 아니라 요루(stoma) 뒤쪽에 유두 판막(nipple valve)을 만들어 실금을 방지한다는 점이 다르다. 요루와 유두 판막에 도관을 삽입해서 저장소를 비운다.

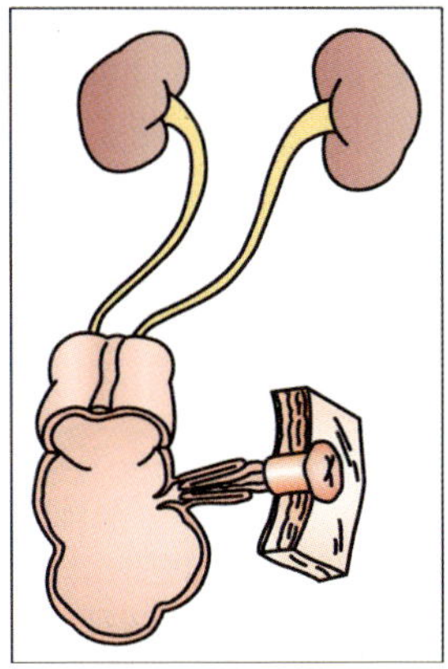

그림 4.26 회맹장 주머니

콕 주머니(Kock pouch)

콕 주머니에서는 요관을 소장으로 만든 소변 저장소에 연결한다. 복벽에 요루(stoma)와 유두 판막(nipple valve)을 만들고 저장소와 연결한다. 소변이 신장으로 역류하지 않도록 요관이 저장소와 연결되는 부위에 두 번째 유두 판막을 만든다. 요루와 유두 판막에 도관을 삽입해서 저장소를 비운다.

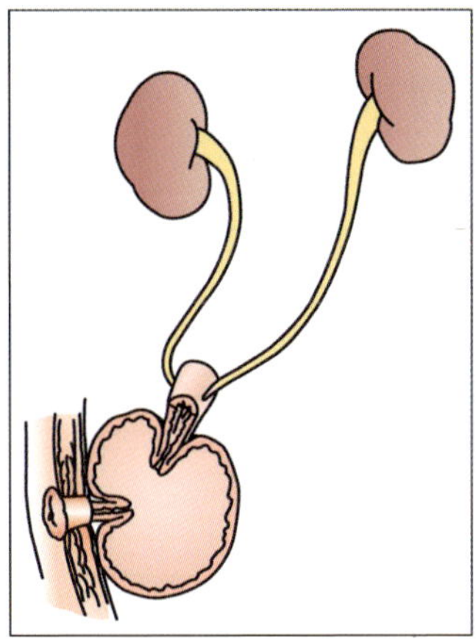

그림 4.27 콕 주머니

신방광(neobladder)

같은 자리 신방광(orthotopic neobladder) 수술은 소장 일부를 재형성해서 병든 방광을 대체할 새로운 저압 저장소를 만든다. 먼저, 소장을 일부 절제하고 장은 다시 연결해서 장 기능을 유지한다. 그 후 절제한 소장을 잘라서 "주머니" 모양으로 만들고, 한쪽 끝에 요관을 연결하고 다른 쪽 끝에는 요도를 연결한다. 이렇게 하면 소변이 정상적인 요도 경로로 배출된다. 소변을 저장할 수 있으므로 환자는 소변을 참을 수 있다. 그러나, 신방광은 소변을 저장하고 늘어날 수는 있지만, 수축 능력이 없으므로 소변은 약간 다른 방식으로 배출해야 한다. 신방광은 요도 조임근을 이완하고 복근을 수축해서 비운다. 복근이 수축하면 방광에 압력이 가해지고 소변이 나온다. 신방광을 완전히 비울 수 없다면, 요도에 도뇨관을 삽입해서 남아있는 소변을 비울 수도 있다.

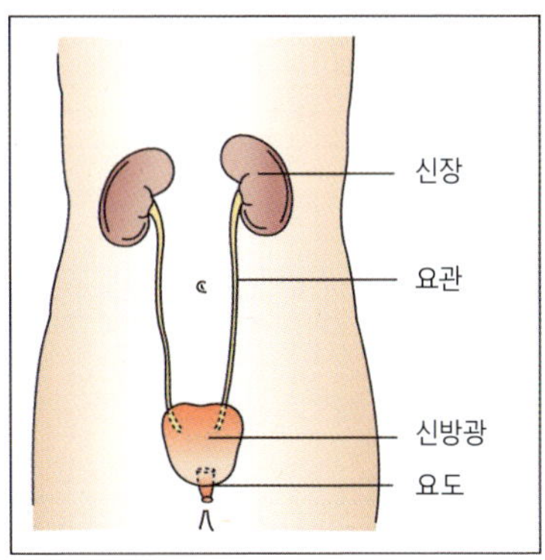

그림 4.28 신방광

일반적으로 신방광은 회장을 이용해서 만들므로 정상 장에서 볼 수 있는 세균 균무리가 영구적으로 집락을 형성하며, 점액도 생성된다. 또한, 소변이 원래는 영양소와 전해질을 "흡수"하는 조직으로 만들어진 주머니에 저장되므로, 전해질과 산-염기 균형을 주의 깊게 감시해야 한다.

- 회장을 이용한다면, 저포타슘혈증을 동반한/동반하지 않은 고염소혈증(hyperchloremic) 대사 산증을 주의한다.
- 공장을 이용한다면, 고포타슘혈증 대사 산증, 저염소혈증, 저소듐혈증 등을 주의한다.

신방광 파열 예방

탈수가 있으면 점액이 두꺼워질 수 있으며, 소변을 배출하기 힘들다. 소변 흐름이 장기간 막히면 신방광이 파열될 수도 있다. 신방광은 늘어나는 능력이 제한적이므로 최소한 4시간마다 비우지 않으면 파열될 수 있다. 신방광이 가득 차면 배 안에서 **"경련"**이 느껴지고, 이를 넘어서면 복통으로 진행한다. **요점**: 같은 자리 신방광 수술을 받은 환자는 평생 4시간마다 방광을 비워서 파열을 방지해야 한다.

■ 요도 조임근(URINARY SPHINCTER) *인공 요도 조임근(p. 283) 참고*

■ 요로 패혈증(UROSEPSIS) *패혈 쇼크(p. 181) 참고*

요로 패혈증은 요로 감염(UTI)이 요로에서 혈류로 전파된 상태를 의미하며, 전신을 순환하는 전신 감염을 유발한다. 심각한 합병증이며 즉시 조치가 필요하다.

■ 요로창냄술(UROSTOMY) *요로 전환술(p. 319) 참고*

■ 휘플 수술(WHIPPLE PROCEDURE) *췌장염(p. 310) 참고*

NOTES

5 신장계

급성 신장 손상(ACUTE KIDNEY INJURY, AKI)

급성 신장 손상이 발생하면 신장 기능이 급격히 감소해서 신장에 구조적 손상이나 신장 기능 장애를 유발할 수 있다. 명백한 장기 부전으로 이어지지 않는 미미한 신장 기능 장애도 사망률과 이환율 증가와 관련이 있다는 사실을 인정하게 되면서, AKI라는 용어가 급성 신부전(acute renal failure, ARF)이라는 용어를 대체했다.

KDIGO (Kidney Disease: Improving Global Outcomes) 임상 진료 지침은 다음 중 하나가 있을 때 AKI가 있다고 명시한다.

- 혈청 크레아티닌 값이 48시간 동안 0.3 mg/dL 이상 증가
- 혈청 크레아티닌 값이 앞선 7일 동안의 기준선에서 1.5배 이상 증가
- 6시간 동안 소변량이 0.5 mg/kg/hr 이하

신장 손상에는 신장전(prerenal), 신장내(intrarenal), 신장후(postrenal)라는 세 가지 주요 범주가 있다.

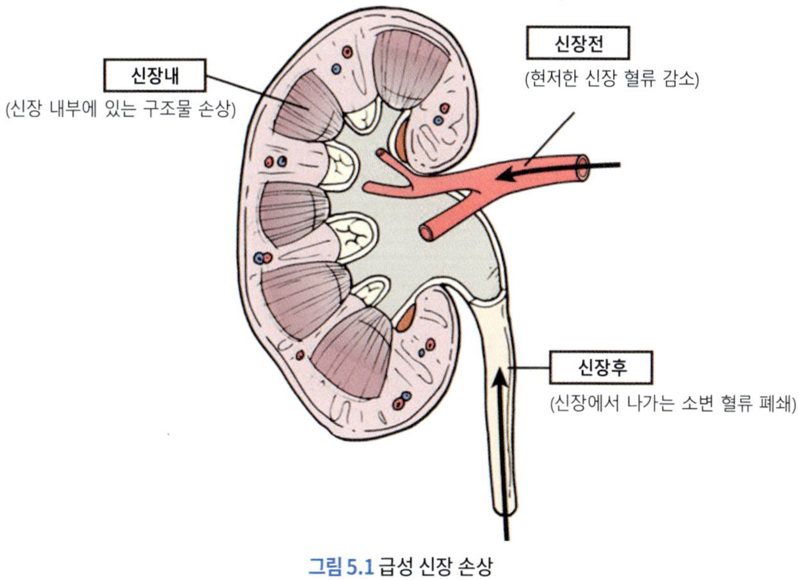

그림 5.1 급성 신장 손상

신장전: 저관류 신장

신장전 손상은 혈압이나 신장으로 향하는 혈류를 감소시키는 상태가 원인이다. 적절한 혈액량이 적절한 압력으로 신장에 도달하지 못하므로 노폐물 여과가 느려지거나 중단되며, 소변이 만들어지지 않는다. 크레아티닌과 질소가 혈액에 축적되는 질소혈증(azotemia)이 발생한다. 신장 관류와 사구체 여과율을 줄일 수 있는 상태는 다음과 같다.

- 심부전, 급성 심근경색, 심장성 쇼크
- 모든 원인으로 인한 저혈압
- 저혈량증
- 화상, 패혈증, 기타 쇼크 상태에서 볼 수 있는 체액 이동(fluid shift)
- 급성 출혈
- 신장동맥 막힘이나 색전증

주요 치료 목표는 신장 손상이 진행하기 전에 신장 관류 저하를 유발하는 근본 원인을 파악하고 이를 빠르게 해결하는 것이다. 신장전 질소혈증은 발생 24시간 안에 치료하면 되돌릴 가능성이 크다. 그러나, 빠르고 효과적으로 치료하지 못한다면, 급성 세뇨관 괴사(acute tubular necrosis, ATN)로 진행해서 결국 신부전이 나타난다.

신장내: 병든 신장

신장내 부전은 신장 자체에 발생한 손상이 원인이다. 두 가지 유형이 있다.

- **사구체신염(glomerulonephritis)**은 면역 문제가 원인이며, 사구체막 및/또는 세포 구조에 변화를 유발한다. 사구체는 반투과 능력을 잃어버리고, 단백질과 적혈구가 소변으로 들어가서 단백뇨와 혈뇨가 나타난다.
- **급성 세뇨관 괴사**는 두 가지 원인이 있다.
    - 허혈 괴사는 수술, 심장성 쇼크, 패혈 쇼크, 외상, 출혈 같은 다양한 원인 때문에 발생하는 심각한 저혈압과 관련이 있다. 허혈 괴사는 신장독성 괴사보다 더 심각하다. 바닥막(basement membrane)이라고 하는 재생되지 않는 층에 있는 세포가 파괴되기 때문이다. 소변량이 감소한다.
    - 신장독성 괴사(nephrotoxic necrosis)는 겐타마이신(gentamicin)이나 아미카신(amikacin) 같은 약물을 고용량으로 사용할 때처럼 환경이나 직업 손상과 관련이 있다. 손상이 재생 가능한 세뇨관 상피 세포층에만 발생하므로 회복될 가능성이 크다. 소변량이 감소하지 않는다.

신장후: 막힌 신장

신장후 부전은 요로 흐름이 막혀 소변이 역류해서 발생한다. 막힘은 신장 결석, 방광 덩이(mass), 전립선 비대, 피딱지(blood clot), 소변 정체, 신경성 방광 등이 원인이며, 이외에도 요관에서 방광으로, 방광에서 요도를 거쳐 몸 밖으로 소변이 흐르는 과정을 막는 모든 상태는 신장후 부전을 유발할 수 있다.

치료

치료는 AKI를 유발한 되돌릴 수 있는 근본 원인 교정이 중심이다. 여기에는 저혈압 교정, 수액 요법으로 신장 관류 개선, 막힘 제거 등이 있다. 약물은 신장 용량으로 투여하거나 신장독성 약물은 중단한다. 신장 기능은 충분한 수액 소생과 이뇨제 사용으로 자극할 수 있다. 환자가 체액 과부하 상태이거나 전해질 관리가 되지 않는다면, 신대체 요법을 고려해볼 수 있다. AKI의 중증도가 치료의 공격성과 장기 예후를 결정한다.

표 5.1	검사실 검사를 이용한 급성 세뇨관 괴사와 신장 혈류 감소 감별	
	급성 세뇨관 괴사	신장 혈류 감소
소변		
배출량	24시간 동안 400 mL 이하	24시간 동안 400 mL 이하
소듐	40 mEq/L 이상	20 mEq/L 미만
비중	1.01	일반적으로 1.020 이상
무게 삼투질농도(Osmolality)	250–350 mOsm/L	일반적으로 400 mOsm/L 이상
요소	200–300 mg/dL	일반적으로 600 mg/dL 이상
크레아티닌 청소율	60 mg/min 미만	일반적으로 150 mg/min 이상
소듐 분획 배설률(Fe_{Na})	3.0% 이상	1.0% 미만
혈액		
BUN/Cr 비율	10:1	일반적으로 20:1 이상
약물에 반응		
만니톨(mannitol)	없음	없거나 소변량이 40 mL/hr 이상으로 증가
푸로세미드(furosemide)	없음	소변량이 40 mL/hr 이상으로 증가

■ 급성 세뇨관 괴사(ACUTE TUBULAR NECROSIS) *급성 신장 손상, 신장내(p. 324) 참고*

■ 항이뇨 호르몬(ANTIDIURETIC HORMONE, ADH) *알도스테론(p. 325), 레닌-안지오텐신 계(p. 336), 바소프레신(p. 429) 참고*

ADH는 삼투압 변화를 감지하는 삼투수용기(osmoreceptor)와 압력 변화를 감지하는 압력수용기(baroreceptor)가 조절한다. 시상하부에 있는 삼투수용기는 혈청 삼투압 상승에 반응해서, 즉 수분 소실에 반응해서 뇌하수체 후엽을 자극하며, 뇌하수체 후엽은 ADH를 분비한다. 그 후 ADH는 신장 세뇨관에 작용해서 수분 투과성을 높여 수분이 재흡수 된다. 반대도 성립한다. 혈청 삼투압이 감소하면, 즉 수분이 정체되면 과도한 수분은 신장에서 배출된다.

압력수용기는 병적 상태에서 ADH 분비에 영향을 미친다. 혈액량이 약 10% 감소하거나 혈압이 감소하면, 심장과 다양한 혈관에 있는 압력수용기가 수축해서 ADH 분비를 자극하기 시작한다. 그 후 신장에서 수분이 정체된다. 반대도 성립한다. 압력수용기가 정상 이상으로 신전하면, 예를 들어 혈액량이 늘어나면 수분이 배출된다.

압력수용기는 삼투수용기보다 우선한다. 예를 들어, 혈액량이 적으면 삼투압이 낮아도 수분이 정체된다. 이 기전은 혈액이 희석되더라도 혈액량을 유지하려는 신체 보호 기전이다.

■ 알도스테론(ALDOSTERON) *항이뇨 호르몬(p. 325), 레닌-안지오텐신 계(p. 336) 참고*

알도스테론은 안지오텐신 II에 반응해서 부신 피질에서 분비되며, 소듐과 물을 재흡수하고 포타슘과 수소를 배출한다. **요점**: 알도스테론은 소듐과 물을 재흡수하므로, 실제 소듐 농도는 변하지 않고 세포외액량(extracellular volume)만 변한다.

다음과 같을 때 알도스테론이 분비된다.
- 포타슘 증가
- 소듐 감소
- 저혈량증

다음과 같을 때 알도스테론이 분비되지 않는다.
- 소듐 증가
- 포타슘 감소

구조: 신장(ANATOMY: KIDNEY)

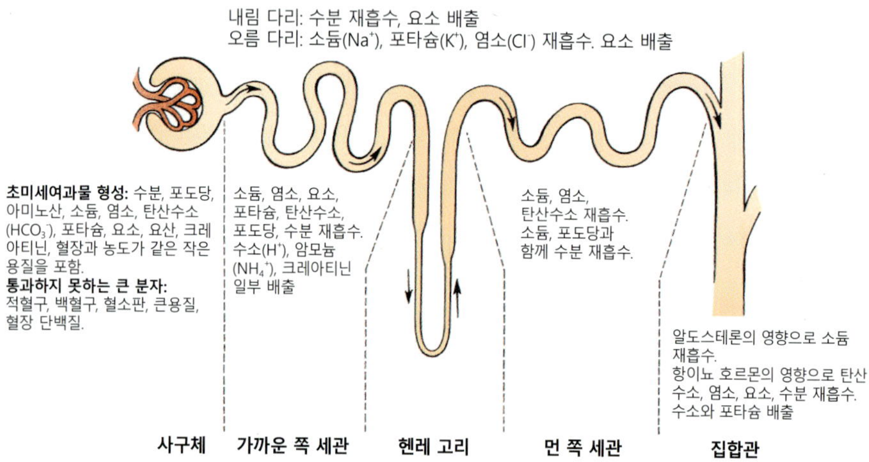

그림 5.2 신장단위(nephron)의 부위별 기능

음이온 차이(ANION GAP)

음이온 차이는 대사 산증을 확인하고, 원인을 구별하며, 다른 결과를 확인하는 데 사용하는 공식이다. 혈액과 기타 체액에 있는 양이온과 음이온은 총 농도가 같아서 화학적 중성을 유지한다. 소듐(Na^+)은 양이온 중 95%를 차지하며, 염소(Cl^-)와 탄산수소(HCO_3^-)는 음이온 중 85%를 차지한다. 혈액 화학검사를 "패널"로 보고하기 시작하면서 음이온 "차이"라는 개념이 등장했다. 이 패널에는 주요 양이온과 음이온 값만 나오므로, **정상적으로 8-16 mEq/L 정도 "차이"**가 나며, 이는 계산되지 않은 양이온과 음이온을 반영한다. 음이온 차이를 계산하는 공식은 $Na^+-(Cl^-+HCO_3^-)$다.

음이온 차이가 16 mEq/L 이상이면 측정되지 않은 음이온이 증가했음을 의미한다. 이러한 측정되지 않은 음이온은 대부분 산이므로, 음이온 차이 증가는 항상 대사 산증을 반영한다. 감별 진단에는 당뇨병 케토산증, 신부전으로 인한 요독증, 패혈증으로 인한 젖산 산증, 허혈 창자(ischemic bowel) 등이 있으며, 아스피린(aspirin), 이소니아지드(isoniazid), 에탄올, 부동액 등으로 인한 중독도 감별해야 한다.

음이온 차이 감소는 드물지만, 임상적 중요성은 같다. 저소듐혈증, 고마그네슘혈증, 다발 경화증, 저알부민혈증 등이 있으면 나타날 수 있다. 알부민이 1 g/dL 감소하면 음이온 차이는 2.5-3 mEq/L 감소한다.
요점: 알부민 수치가 낮은 환자에게 실제로는 높은 음이온 차이, 즉 산증이 있다면, 음이온 차이는 거짓 정상값이 나올 수도 있다.

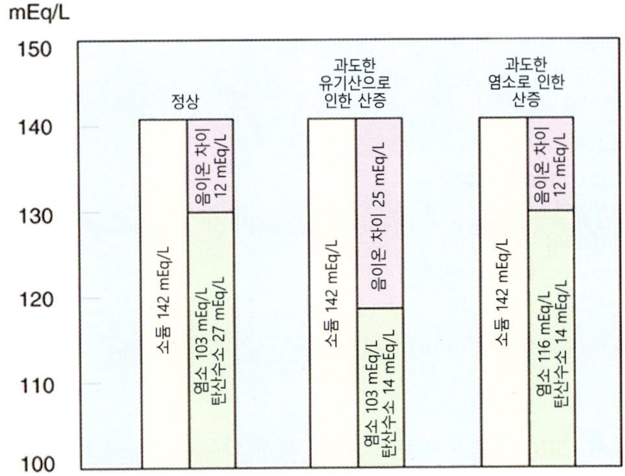

그림 5.3 음이온 차이. 음이온 차이가 증가한 대사 산증에서는 과도한 유기산이 탄산수소를 대체한다. 음이온 차이가 정상인 고염소혈증 산증에서 염소 증가는 탄산수소 감소로 상쇄된다.

질소혈증(AZOTEMIA) *급성 신장 손상, 신장전(p. 324) 참고*

지속 신대체 요법(CONTINUOUS RENAL REPLACEMENT THERAPY) *혈액 투석(p. 331), 복막 투석 (p. 334) 참고*

지속 신대체 요법(CRRT)은 혈류역학이 불안정하고 혈액 투석에 동반하는 빠른 체액 이동과 용질 이동을 견딜 수 없는 환자에서 신장 기능을 대체하는 체외 혈액 정화 방법이다. CRRT에는 다양한 방식이 있으며, 중환자실 환경에서 하루에 24시간 동안 며칠에서 몇 주 동안 계속해서 사용한다. CRRT는 처방에 따른 투석액으로 전처치(priming)를 한 특수한 관과 혈액 펌프를 이용한다. 이중 내강(dual lumen) 정맥-정맥 도관으로 환자에게서 혈액을 회수해서 기계에 있는 인공 신장, 즉 혈액여과기로 보낸다. 이 혈액여과기에는 혈액이 통과하는 섬유 관이 있으며, 투석액은 낮은 압력으로 이 관 주변을 혈액과 반대 방향으로 이동한다. 이때 발생하는 압력차를 "막경유 압력"이라고 한다. 혈액과 투석액은 절대 만나지 않지만, 반투과막 덕분에 흡착, 대류, 확산, 초여과(ultrafiltration) 과정을 거쳐 체액과 용질이 제거된다. 유출물, 즉 소변이 만들어지고 제거되며, 정화된 혈액은 다시 몸으로 돌아간다.

- **흡착**은 혈액 안에 있는 용질이 막과 결합하는 현상이다.
- **대류**는 "용매 끌기(solvent drag)"라고도 하며, 체액이 대량으로 막을 이동할 때 크기가 작은 분자와 중간인 분자가 체액을 따라 이동하는 현상이다.
- **확산**은 농도가 높은 곳에서 낮은 곳으로 용질이 수동 이동하는 현상이다.
- **초여과**는 혈액과 투석액 사이에 압력 경사를 만들어 반투과막으로 과도한 수분을 제거하는 과정이다. 초여과에서 구동력은 막경유 압력이다.

CRRT는 과도한 체액과 노폐물 제거를 도울 방법을 제공하고, 동시에 급성 신장 손상이나 기타 확인된 질환에서 혈류역학 안정성을 유지하는 것이 목표다. 중환자실에 입원한 환자 중 많게는 70%가 급성 신장 손상이 있음이 확인되었으며, 이 중 최대 20%는 CRRT가 필요할 수 있다. CRRT는 환자가 영양 보조를 견딜 수 있게 하고, pH 균형 유지를 돕고, 신장 회복과 치유를 촉진한다.

급성 신장 손상에서 CRRT의 적응증

- 손상 후 24시간 이내에 혈청 크레아티닌이 0.3 mg/dL 이상 증가
- 소변량 감소: 6시간 동안 0.5 mL/kg/hr 미만

CRRT의 다른 적응증

- 급성 고포타슘혈증: 6 mEq/L 이상
- 대사 산증: pH 7.15 미만
- 급성 폐부종과 체액 과잉
- 진행하는 질소혈증
- 요독 증상과 징후
- 횡문근융해증
- 고체온
- 두개내압 증가
- 약물 독성/과량투여: CRRT는 큰 분자 독소, "반동" 독성, 약물 제거 등에 효과가 있지만, 혈액 내 모든 독성 약물을 빠르게 제거할 수 없다는 점을 유의해야 한다. 여건이 된다면 간헐 혈액 투석이 더 효과가 클 수도 있다.

CRRT의 금기

- 심각한 혈관 질환
- 적혈구 용적률(Hct) 45% 초과
- 출혈 질환, 응고 질환

바람직한 접근 경로(바람직한 순서대로)

CRRT가 성공하려면 혈관 접근이 중요하다. 정맥-정맥 접근이 바람직하며, 동맥-정맥 접근은 다른 선택지가 없을 때만 사용한다.

- 오른쪽 속목정맥(internal jugular vein). 위대정맥까지 직선 경로로 진입한다. 권장하는 도관 길이는 12-15 cm이다.
- 넓적다리정맥(femoral vein). 아래대정맥 원위부에 배치한다. 권장하는 도관 길이는 19-24 cm이다.
- 왼쪽 속목정맥. 이 접근법은 직선으로 위대정맥에 들어가지 않으며 위치가 어긋날 가능성이 크다. 권장하는 도관 길이는 15-20 cm이다.
- 빗장정맥(subclavian vein)은 마지막 선택지다. 오른손잡이는 오른쪽에, 왼손잡이는 왼쪽이 바람직하다. 빗장정맥 접근은 혈관 협착을 유발할 수 있으므로 추후 접근, 예를 들면 동정맥 샛길 생성 등에 사용하지 못할 수도 있기 때문이다.

CRRT 전용 도관

일반적으로 빨간색 접속부는 "동맥"으로 파란색 접속부는 "정맥"으로 기능하는 이중 내강 도관을 사용한다. 실제로, 빨간색 포트로는 몸에서 혈액을 회수하고 파란색 포트로는 혈액을 몸으로 되돌린다.

CRRT 처방

중환자실 간호사가 처방받은 CRRT 용량으로 침상에서 CRRT 기기를 관리해서 치료를 시작한다. 지침을 이용해서 CRRT 시스템을 설정하고 조정해서 시간당 체액 제거 목표를 달성한다. CRRT 처방은 의사가 결정해야 하며 다음 내용이 포함된다.

- **방식**: 그림 5.4 참고
- **항응고제**: p. 330 참고
- **여과 분율**: 초여과로 혈액에서 제거되는 혈장량. 20% 미만으로 유지
- **유속**: 항응고요법을 사용한다면 200 ml/min, 사용하지 않는다면 250-300 mL/min
- **대체액과 유량**: 대체액은 직접 혈액에 추가하며, 초여과 동안 소실된 체액을 대체한다. 대체액은 여과

전에 투여할 수도 있으며(전희석), 여과 후에 투여할 수도 있다(후희석).

- **투석액과 유량:** 투석액은 전해질 수준이 정상 범위이므로 치료 중 정상 균형을 유지하지만, 때로는 인슐린 치료 같은 다른 요인 때문에 포타슘을 추가해야 할 수도 있다. 유량은 15-60 mL/min이다.
- **CRRT 용량 또는 배출량:** 20-25 mL/kg/hr. 배출량은 유출 포트에서 측정한다. 배출량은 CVVH에서는 초여과량과 같으며, CVVHD에서는 초여과량과 사용한 투석액의 합이다.
- **환자 체액 제거량:** 시간당 제거량은 0에서 -250 mL 범위다.

저속 지속 초여과(Slow Continuous Ultrafiltration, SCUF)

주요 용도: 체액 제거
기전: 초여과
투석액: 없음
대체액: 없음
초여과 속도: 2-8 mL/min
체액량 과다에 사용.
하루에 최대 8L 제거 가능

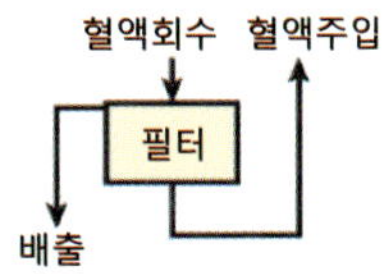

지속 정맥정맥 혈액여과(Continuous Venovenous Hemofiltration, CVVH)

주요 용도: 체액과 용질 제거
기전: 대류(convection)
투석액: 없음
대체액: 있음. 대체액 속도 = 총 체액 제거량
초여과 속도: 20-25 mL/kg/hr
모든 크기의 용질과 체액 제거
주로 요독증에 사용하며, pH나 전해질 수준이 변했을 때도 사용한다.

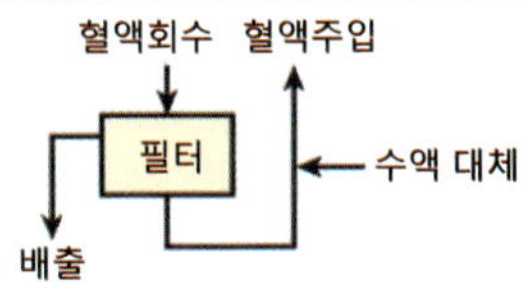

지속 정맥정맥 혈액투석(Continuous Venovenous Hemodialysis, CVVHD)

주요 용도: 체액과 일부 용질 제거
기전: 확산(diffusion)
투석액: 있음, 유속 15-45 mL/min,
유속을 낮추면 작은 용질이 평형을 이룰 수 있다.
대체액: 없음

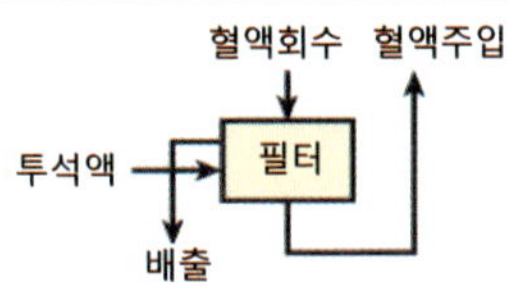

지속 정맥정맥 혈액투석여과(Continuous Venovenous Hemodiafiltration, CVVHDF)

주요 용도: 체액과 모든 용질을 최대로 제거
기전: 대류와 확산
투석액: 있음, 유속 15-45 mL/min
대체액: 있음.
CVVH의 대류를 이용한 용질 제거와
CVVHD의 확산을 이용한 용질 제거를 결합한 형태

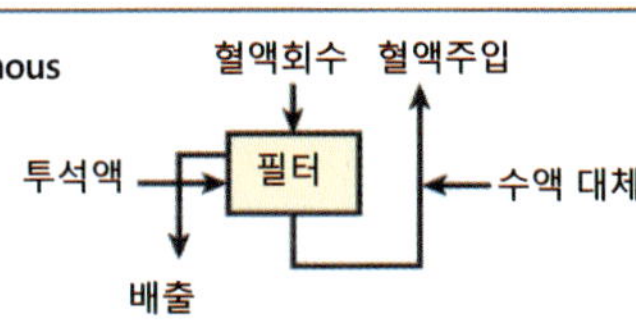

그림 5.4 CRRT 방식 비교

항응고제

항응고제를 사용하면 혈액여과기 내부의 혈전 형성을 예방하고, 여과기 수명을 늘리고, 효율을 높일 수 있다. 혈전이 생성되면 회로를 교체해야 하며, 이는 시간당 실제 치료 시간 감소로 이어진다. 또한, 혈전으로 여과기가 막히면 환자에게 돌아갈 혈액 중 많게는 150 mL가 희생된다. 항응고제 종류는 다음과 같다.

- **국소 구연산염(citrate) 항응고요법**. CRRT 회로의 유입부로 투여하며, 혈액 안에 있는 칼슘과 결합해서 혈액 응고를 억제한다. 구연산염은 대부분 혈액여과기에서 제거된다. 항응고요법에 구연산염을 사용한다면 별도로 칼슘을 투여해야 하며, 2-5시간 간격으로 검사한 이온화 칼슘 수치에 따라 증감한다.
- **미분획 헤파린**. 주사기 펌프나 일반 주입기로 투여하며 PTT 수치를 자주 확인해서 감시한다.

CRRT의 합병증

- **전해질과 pH 불균형**. 전해질과 pH 수준을 감시하는 검사를 자주 해야 한다. 낮은 Mg^{2+}, K^{+}, PO_4^{3-}, Ca^{2+}은 일반적으로 보충이 필요하며, 투석액을 조절할 수도 있다. 구연산염 항응고요법을 이용하면 대사 산증이나 알칼리증이 발생할 수 있다.
- 장기간 체외 순환, 대체액, 투석액 때문에 **저체온증**이 발생할 수 있다. 혈액 가온기를 이용한다.
- 체액 이동 때문에 **저혈압**이 발생할 수 있으며, 시간당 체액 균형을 주의 깊게 감시하고 필요하다면 체액 제거량과 대체량을 조절한다.
- **감염**. 중심 정맥을 이용할 때는 무균 기법이 필수다. 수액선과 수액을 변경할 때는 세심한 주의를 기울인다.
- 항응고제 때문에 발생할 수 있는 **출혈**을 면밀히 감시한다.

표 5.2 CRRT와 혈액투석 비교

	CRRT	혈액 투석
접근	임시: 일반적으로 정맥-정맥	임시 또는 영구: 주로 동맥-정맥
치료 시간	지속: 하루 24시간	일주일에 3-6번, 한 번에 3-4시간
항응고제	일반적으로 필요함	필요 없음
혈류 속도	100-300 mL/min	300-500 mL/min
투석액 속도	17-40 mL/min	500 mL/min 이상
비용	높음	낮음
효율	낮음-중간	높음
치료 장소	중환자실	외래 또는 입원
합병증	항응고제 문제, 필터 막힘, 전해질 불균형 등	급속 체액 이동: 저혈압, 두개내압 증가 등

NOTES

크레아티닌 청소율(CREATININE CLEARANCE)

크레아티닌 청소율은 사구체가 혈장을 여과하는 효율이다.

정상
남자: 107-139 mL/min
여자: 87-107 mL/min

$$\text{크레아티닌 청소율} = \frac{(140 - \text{나이}) \times \text{체중(kg)}}{72 \times \text{혈장 크레아티닌(mg/dL)}}$$

여자는 이 값에 0.85를 곱한다.

투석(DIALYSIS) *지속 신대체 요법(p. 327), 혈액 투석(p. 331), 복막 투석(p. 334) 참고*

적혈구형성 호르몬(ERYTHROPOIETIN)

적혈구형성 호르몬은 골수에서 적혈구 생성을 자극하고 적혈구 수명을 연장한다. 신장도 적혈구형성 호르몬을 생성하고 적혈구형성 호르몬 생성을 촉진하는 효소를 합성한다. 생성을 자극하는 요인은 신장으로의 산소 공급 저하로 추정된다. 적혈구형성 호르몬 결핍은 만성 신부전 환자에서 빈혈을 유발하는 주요 원인이다. 결핍은 일반적으로 합성 재조합 사람 적혈구형성 호르몬인 에포에틴베타(epoetin beta)로 치료하며, 2주에 한 번 0.6 μg/kg를 IV나 SC로 투여한다.

사구체 여과율(GLOMERULAR FILTRATION RATE)

사구체 여과율은 신장 기능 평가에 이용하는 임상 평가 도구다. 사구체는 모세혈관 체계며, 막을 이용해서 매분 120-125 mL, 하루에는 180 L를 여과한다. 그 결과인 여과액은 소변을 구성하는 주요 요소다. 정상 소변량은 하루에 약 1 L며, 이는 여과액 중 99% 이상이 재흡수됨을 의미한다. 사구체 여과율은 신장 기능 정도를 측정하는 데 도움이 된다. 크레아티닌 수치와 반비례한다.

표 5.3	사구체 여과율
정상	125 mL/min
신장 부전	100 mL/min 이하
신부전의 증상과 징후	20 mL/min 이하
치명적인 신부전	10 mL/min 이하

사구체신염(GLOMERULONEPHRITIS) *급성 신장 손상, 신장내(p. 324) 참고*

혈액 투석(HEMODIALYSIS) *지속 신대체 요법(p. 327), 복막 투석(p. 334) 참고*

혈액 투석은 샛길(fistula), 이식편(graft), 션트(shunt) 등을 이용해 전신 순환에서 노폐물이나 독성 물질을 제거하는 체외 기법이다. 보편적으로 이러한 접근 경로는 수술로 만들었으며, 진정, 절개, 봉합이 필요했다. 수술은 수술실이나 영상의학 중재실에서 진행했다. 그러나, 최근에는 수술 절개나 봉합 없이도 혈관내 동정맥 샛길을 만들 수 있는 두 가지 최소 침습 기구인 웨이브링크(WavelinQ™)와 엘립시스(Ellipsys™)가 등장했다. 위팔로 동맥 도관과 정맥 도관을 삽입해서 아래팔 혈관까지 진입한다. 두 도관은 자성이 반대이므로 두 도관을 자기력으로 붙인 다음 고주파 돌발파(radiofrequency burst)를 적용하면 샛길이 형성된다. 그 후 도관을 제거하면 도관이 진입한 바늘 상처만 남는다. 연구에 따르면, 이 새로운 기구는 미적 장점 외에도 수술로 만든 샛길은 성숙에 길게는 4개월이 걸리지만, 혈관내 샛길은 성숙에 짧게는 1개월밖에 걸리지 않으므로 빠르게 투석에 사용할 수 있다. 이 차세대 기법은 전도유망하지만, 현재는 어떤 환자군에게 언제 사용해야 하는지는 지침이 없다.

샛길: 동맥과 정맥 연결

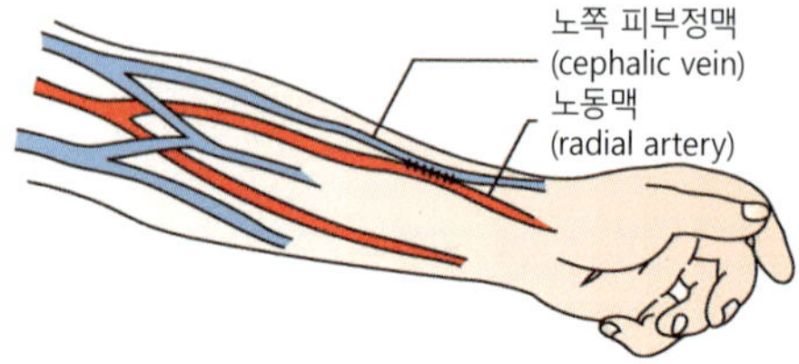

그림 5.5 동맥과 정맥을 옆옆 연결(side-to-side anastomosis)해서 만든 내부 동정맥 샛길

이식편: 자가 정맥, 고어텍스(Gore-Tex) 이식편, 소(bovine) 이식편 등으로 만든 동정맥 연결. 자가 정맥은 일반적으로 두렁 정맥(saphenous vein)을 이용한다.

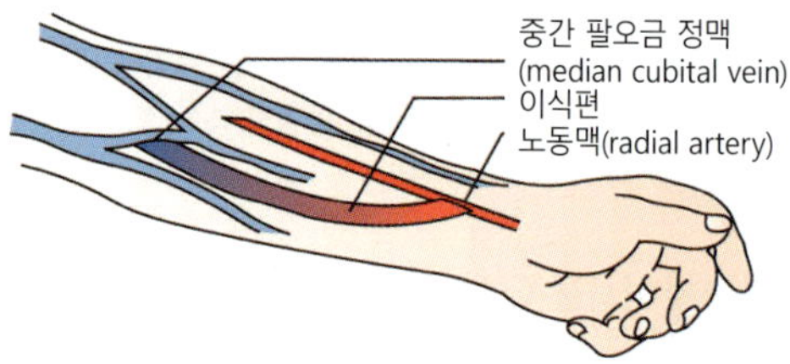

그림 5.6 동맥과 정맥 사이에 삽입한 이식편

션트: 오래된 이식편 형태. 실리콘 테플론으로 만든 연결부로 동맥과 정맥을 몸 밖에서 연결한다. 주요 단점(위험)은 션트가 빠져 출혈을 유발할 수 있다는 점이다. 따라서, 거의 사용하지 않는다.

이식편과 샛길 관리

- 잡음(bruit)을 청진하거나 떨림(thrill)을 촉진해서 개방성을 평가한다.
- 해당하는 팔에서 정맥 천자, IV 주입, 약물 투여, 혈압 측정을 하지 않는다.

도관

- **퀸톤(Quinton)** 도관은 구경이 큰 이중 내강 도관이며, 유량은 350-400 mL/min이다. 샛길이 성숙하는 동안 임시로 이용하거나, 말초 IV 접근이 어려울 때는 장기간 중심 정맥 도관으로 혈액 투석, 성분채집(apheresis), 약물 투여 등에 이용한다.
- **펌캐스(Permcath)**는 몇 주 이상 접근이 필요한 환자에게 사용한다. 속목정맥(internal jugular)을 이용해서 중심 정맥에 접근하며, 피부밑에 터널을 만들어 중심 정맥 도관을 삽입한다. 일반적으로 영상의학 중재실에서 삽입한다.

도관 관리

도관 관리는 병원별로 다르며 다음은 일반 지침이다. 근무하는 병원의 지침을 참고한다.

- 도관은 엄격한 무균 기법을 적용하고 세심하게 준비해서 다뤄야 한다.
- 다른 치료 전에 드레싱을 교환하지 않으며, 다른 상처 드레싱 교환과 같이하지 않는다.
- 드레싱을 할 때는 도관 진입 부위를 둘러싸는 2-5 cm 영역을 밀봉해야 한다.
- 도관 내강은 색으로 구분된다. 빨간색 내강(동맥선)은 투석 접근용이며, 파란색 내강(정맥선)은 반환용이다.
- 사용하지 않을 때는 헤파린(5,000 unit/cc)을 도관 표면에 표시된 도관 내강 용량과 같은 양만큼 주입해서 도관을 밀봉한다. 헤파린 알레르기나 헤파린 유발 혈소판감소증(HIT)이 있다면 처방된 용액으로 도관을 밀봉한다.
- 헤파린 주입 전 내강에 혈액이 있다면, 20 mL 생리식염수로 부드럽게 세척한다. 박동 세척법(주입-멈춤-주입)을 이용하면 혈액 잔류물을 효과적으로 제거할 수 있으며, 내강 안쪽에 혈전이 생성되는 일도 효과적으로 방지할 수 있다.
- 사용하지 않을 때는 일반적으로 매주 한 번만 세척하면 내강 개방성을 유지할 수 있다.
- 내강이 헤파린으로 잠겨있음을 알 수 있도록 표지를 붙인다.
- 소독된 포트 보호기나 마개를 사용한다면 보호기나 마개를 연결부에서 제거한 다음 적절한 용기에 버린다. **요점**: 노출 가능 시간은 제품마다 다르다. 제조사 지침을 참고한다.
- 도관을 사용하기 전에 헤파린을 제거(흡인)한다. 내강마다 10 mL를 흡인하면 충분하다.
- **신장 내과에서 처방이 있을 때만** 도관을 IV 수액 요법이나 약물 투여에 사용할 수 있다. 투석이나 성분채집(apheresis) 전용 접속부를 이용하면 내강과 선 조작이 줄어들며, 따라서 감염 위험 감소에 이상적이다.
- IV 선으로 이용한다면(파란색 포트만 사용), 무균 기법을 사용하고, 마개는 1-2분 이상 클로르헥시딘(CHG)으로 닦은 다음 완전히 건조한다.
- 마개를 제거하고 내강을 공기에 노출할 때는 엄격한 손 위생, 멸균 장갑, 멸균 필드, 의료진과 환자 모두 마스크 착용 등을 권장한다.

헤파린 처리

일반적으로 투석 전 투석기에서 "국소" 헤파린 처리를 해서 혈액을 항응고 상태로 유지한다. 헤파린 반동(heparin rebound)은 헤파린을 중단하고 최대 10시간 동안 나타날 수 있다. 출혈을 주의 깊게 감시한다.

혈액 투석과 CRRT

혈액 투석과 CRRT는 같은 원리를 사용하지만, CRRT는 계속 유지하는 반면 혈액 투석은 간헐적이라는 점이 다르다. 혈액 투석은 일반적으로 하루에 4시간, 매주 3-4회 시행한다. 표 5.2를 참고한다.

혈액여과(HEMOFILTRATION) *지속 신대체 요법(p. 327) 참고*

무게 삼투질농도(OSMOLALITY)

임상에서는 부피 삼투질농도(osmolarity)보다 무게 삼투질농도를 더 자주 사용한다. 무게 삼투질농도는 mOsm/kg, 즉 물 kg당 밀리오스몰(milliosmole)로 나타내며, 혈액과 소변 kg 당 용질 농도를 반영한다. 주로 신체 안쪽에 있는 체액을 언급할 때 사용한다.

- 정상: 280-295 mOsm/kg
- 체액 과다: 275 mOsm/kg 미만. 수분이나 세포내액(ICF) 과다
- 탈수: 295 mOsm/kg 초과. 수분이나 세포내액 부족

요점

소듐은 무게 삼투질농도 중 거의 절반을 차지하므로, 무게 삼투질농도를 계산할 때 어림값을 빠르게 계산하려면 환자의 Na^+ 값에 2를 곱한다.

더 정확한 공식은 다음과 같다.

$$Na^+ \times 2 + \frac{\text{혈청 포도당}}{18} + \frac{BUN}{2.8}$$

무게 삼투질농도는 삼투 기전으로 작동하며, 입자 농도가 같아질 때까지 농도가 높은 용액(세포)으로 물을 끌어당긴다. 세포 내부 무게 삼투질농도와 세포 외부 무게 삼투질농도는 항상 같다. 이 값은 전반적인 신체 수분 공급이나 탈수 정도를 나타낸다.

무게 삼투질농도에 영향을 미치는 다른 요인은 다음과 같다.

- 혈장 안에 있는 요소
- 혈장 안에 있는 포도당
- 혈장 안에 있는 혈장 단백질: 섬유소원(fibrinogen), 알부민, 글로불린(globulin) 등

부피 삼투질농도(OSMOLARITY)

부피 삼투질농도는 용액 L 당 밀리오스몰(milliosmole)로 나타내며, 용액 안에 녹아 있는 입자 수를 설명할 때 사용한다. 일반적으로 신체 바깥쪽에 있는 체액을 언급할 때 사용한다. 그러나, 물 1 L는 1 kg이므로 부피 삼투질농도는 일반적으로 무게 삼투질농도와 같은 의미로 사용한다.

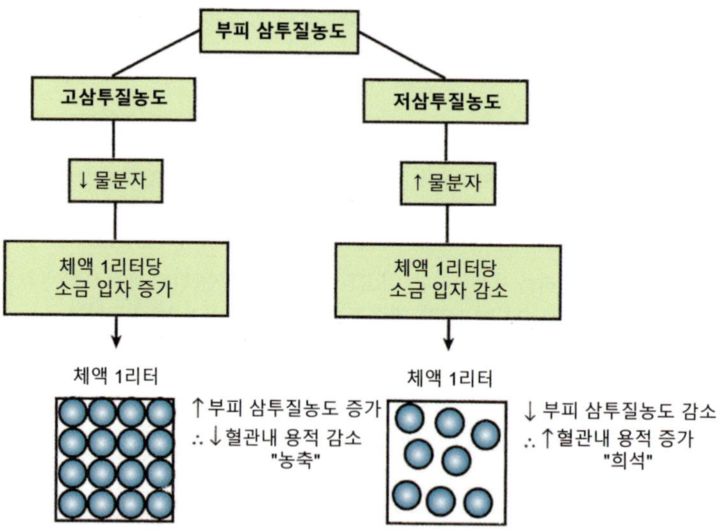

그림 5.7 부피 삼투질농도

복막 투석(PERITONEAL DIALYSIS)

복막 투석에서는 복막강으로 투석액을 주입하며 복막이 투석막 역할을 한다. 복막 투석은 혈액 투석보다 체액 제거가 빠르지 못하며 혈장 청소 양도 많지 않다. 주요 단점은 단백질 소모와 환기에 영향을 미치는 가로막 상승이지만, 단순성 덕분에 몇몇 환자에게는 유용한 방법이다. 투석 방법에는 수동 투석과 기계를 이용한 자동

복막 투석(PD cycler)이 있다. 수동 투석은 주입, 유치, 배액을 수동으로 하는 방법이며, 자동 복막 투석은 기계가 미리 설정된 값만큼 주입, 유치, 배액 하는 방법이다. 자동 복막 투석은 손실량과 증가량을 정확하게 측정할 수 있다는 장점이 있으며, 필요하다면 치료 시간을 일반적인 야간 시간에서 24시간 지속 투석으로 수정할 수도 있다. 자동 복막 투석은 수동 복막 투석보다 손이 덜 가지만, 치료 중에는 환자를 기계와 연결해야 하므로 움직임이 제한된다는 점이 주요 단점이다.

투석 과정

- 항상 무균 기법을 사용한다.
- 방광을 비운다.
- 투석액을 체온과 같은 온도로 가온한다. 자동 복막 투석 기계는 이를 자동으로 수행한다. 온도가 너무 낮으면 복통과 경련을 유발하며, 온도가 너무 높으면 복부 장기에 손상을 유발할 수 있다.
- 투석 전후로 체중을 측정한다. 복부 중앙에 펜으로 표시를 하고 매일 복부 둘레도 측정한다.
- 투석액을 관으로 흘려서 모든 공기를 제거한다. 가장 많이 사용하는 용액은 1.5% 용액이며, 그다음으로 많이 사용하는 용액은 4.25% 용액이다. 때로는 이 두 용액을 번갈아 사용할 수도 있다.
- 조제실에서는 처방에 따라 투석액에 헤파린, 염화포타슘(KCl), 항생제, 리도카인(lidocaine) 같은 약물을 추가할 수 있다. 환자가 견딜 수 있는 한도 내에서 투석액은 가능한 한 빠르게, 일반적으로 15분에 2-6 L를 주입한다. 자동 복막 투석 기계는 이를 자동으로 수행한다.
- 투석액을 주입할 때마다 반드시 바로 배액해서 도관이 개방 상태인지 확인한다. 그 뒤에는 처방에 따라 유지하며 일반적으로 20-45분 동안 유지한다. 자동 복막 투석 기계는 이를 자동으로 수행한다.
- 유지 시간 후에는 수동으로 배액 하며, 배출액의 특성과 양을 확인한다.
    - 정상 = 투명, 약간 노란 색
    - 혼탁 = 감염, 복막염
    - 갈색 = 창자 천공
    - 호박색 = 방광 천공
    - 혈액 = 첫 투석에서 네 번째 투석까지는 나올 수 있다. 그 후에도 계속 나오면 복부 출혈을 의미할 수도 있다.
- 교환할 때마다 주입량, 유지 시간, 총 배액량을 기록하고, 환자의 체액 균형 증감과 누적 균형을 기록한다. 자동 복막 투석 기계는 이를 자동으로 수행한다.

다이아닐 용액(Dianeal Fluid)

- 다이아닐 용액은 농도가 높을수록 더 많은 물을 끌어당긴다.
    - 1.5% = 가장 낮은 농도. 물을 끌어당기지 않는다.
    - 2.5% = 중간 농도
    - 4.5% = 가장 높은 농도. 물을 많이 끌어당긴다.
- 용액을 많이 주입할수록 확산량이 증가한다. 전장에 더 많은 병사를 투입하는 것과 같다.

문제 해결

- **유출이 멈추거나 느려진다면** 잠금장치가 열려 있는지 확인한다. 관이 꺾이지 않았는지 확인하고 환자를 좌우로 돌려보거나 배를 부드럽게 누르면 배액에 도움이 된다.
- **갑작스러운 혈압 강하나 빠른 맥**이 나타난다면 투석을 중단하고 의사에게 알린다.
- 관이 꺾이면 복막 투석관 **삽입 부위로 누출**이 있을 수 있다. 관에 이상이 없다면, 드레싱을 교환하고 다음 투석 때 다시 확인한다. 누출이 계속 있다면, 드레싱에 흡수된 양을 확인하고 의사에게 알린다. 도관이 빠졌을 수도 있다.
- **급성 복통이나 요통**은 용액 온도가 원인일 수도 있다. 투석 시스템에 공기가 없는지 확인하고 주입 속도를 감시한다.
- **음낭 부기(scrotal swelling)**는 도관 이동이 원인일 가능성이 가장 크다. 의사에게 알린다.
- **근육 경련과 위약감 증가**는 전해질 불균형 때문에 발생할 수 있다. 전해질을 검사한다.

■ **퀸톤 도관(QUINTON CATHETER)** *혈액 투석(p. 331) 참고*

■ **신부전(RENAL FAILURE)** *급성 신장 손상(p. 323) 참고*

■ **신장 교감신경 차단(RENAL SYMPATHETIC DENERVATION)** *p. 460 참고*

■ **레닌-안지오텐신 계(RENIN-ANGIOTENSIN SYSTEM, RAS)** *알도스테론(p. 325), 항이뇨 호르몬(p. 325) 참고*

RAS는 혈액량과 전신 혈관 저항을 조절하는 중요한 호르몬 체계다. 레닌, 안지오텐신 II, 알도스테론이라는 3가지 주요 요소로 구성된다.

신장동맥 협착 때문에 신장 관류가 줄어들면 이에 반응해서 신장에 있는 사구체옆 장치(juxtaglomerular apparatus)가 레닌을 분비하며, 레닌은 간에서 생성되는 안지오텐시노젠(angiotensinogen)을 안지오텐신 I으로 전환한다. 폐에서 안지오텐신 전환 효소(ACE)는 안지오텐신 I을 강력한 정맥 및 동맥 혈관수축제인 안지오텐신 II로 대사해서 고혈압을 유발한다. 또한, 안지오텐신 II는 부신에서 알도스테론 분비를 자극해서 신장 세뇨관에서 수분 흡수를 늘려서 혈압을 더욱 높인다. 안티오텐신 II는 뇌하수체 전엽에서 부신피질자극호르몬(corticotropin) 분비를 자극하고 뇌하수체 후엽에서 항이뇨 호르몬, 즉 바소프레신(vasopressin) 분비도 자극한다. RAS 활성 때문에 발생하는 전반적인 보상 효과는 혈관수축, 소듐과 수분 정체, 혈관내 용적 증가다.

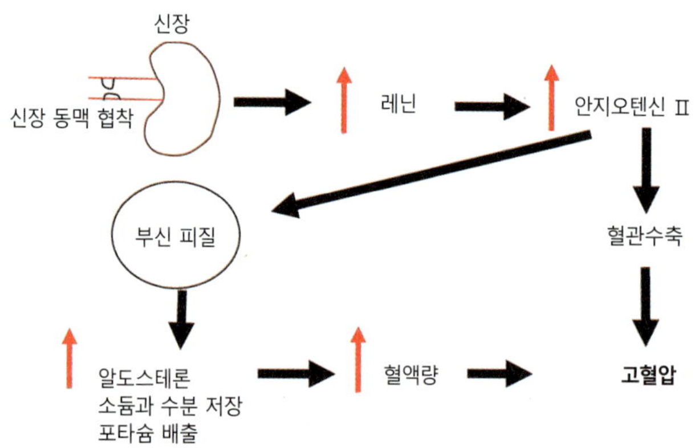

그림 5.8 신장동맥 협착에서 활성화되는 레닌-안지오텐신 계

횡문근융해증(RHABDOMYOLYSIS)

횡문근융해증은 뼈대근육(skeletal muscle) 손상 후에 발생하며, 근육 세포에 들어있던 크레아틴 인산화효소(CK), 젖산 탈수소효소(LDH), 근색소(myoglobin), 요산, K^+, PO_4^{3-}, 유기산, 크레아티닌 등이 세포외액으로 방출된다. 이러한 물질 중 대다수는 농도가 높으면 독성을 유발하며, 신장을 막고 신부전을 유발한다. 외상이 가장 흔한 원인이지만, 뇌전증 지속상태(status epilepticus), 화상에서도 흔히 볼 수 있으며, 코카인을 사용하거나 무리하게 운동한 건강한 사람에서도 나타날 수 있다. 검사실 소견으로는 혈장 CK가 상승하며, 소변 검사에서 잠혈은 양성이지만, 적혈구는 거의 없거나 전혀 없다. 치료는 먼저 대용량 수액 보충으로 신장을 씻어주고, 때로는 이뇨 작용을 돕고 혈청 삼투압을 높이는 만니톨(mannitol)이나 라식스(Lasix®)를 동시에 사용한다. 입원 후 첫 4시간 동안 가장 심각한 문제는 고포타슘혈증이다.

SCUF *지속 신대체 요법(p. 327) 참고*

신장 스텐트(STENTS, RENAL)

신장동맥 협착은 원인이 다양하지만, 가장 흔한 원인은 죽상경화증(atherosclerosis)이다. 플라크(plaque)가 축적되면 신장동맥이 좁아지며, 다음과 같은 이상을 유발한다.

- 조절되지 않는 고혈압: 일반적으로 수축기 혈압이 140 mmHg 이상이며 이뇨제를 포함한 3가지 이상의 고혈압 약물을 사용 중으로 정의
- 신부전: 정상보다 낮은 크레아티닌 청소율

신장동맥 협착은 임상 검사와 영상 검사(흉부 방사선 사진, MRA, CT 영상, 이중 도플러 초음파 검사, 혈관조영), 심전도, 검사실 검사 등을 기반으로 진단한다. 신장동맥 스텐트는 이러한 상태를 완화할 때 가장 많이 사용한 방법이었다. 그러나, 최근 연구 결과에 따르면 약물 요법보다 장점이 없었기에 그 인기가 떨어지는 중이며, 현재는 의견이 분분한 방법이다. 신장동맥이 4 mm 이상이어야 스텐트를 삽입할 수 있다. 위팔동맥(brachial artery)이나 넓적다리동맥(femoral artery)을 천공하거나 작은 절개를 만들어 혈관에 접근하고, 혈관을 따라 도관을 신장동맥까지 삽입한다. 도관에는 팽창/수축할 수 있는 작은 풍선이 있어서 동맥벽에 있는 플라크를 압박할 수 있다. 그 후 관상동맥 스텐트 삽입과 같은 방법으로 스텐트를 삽입해서 동맥을 개방 상태로 유지한다. 관상동맥 스텐트(p. 185)를 참고한다. 스텐트 삽입은 일반적으로 하루만 입원하면 되며, 그 후 3개월마다 정기적으로 추적 관찰한다.

요독증(UREMIA)

요독증은 신장이 소변을 배설하지 못해서 소변 성분이 혈액에 정체되는 상태다. 구역, 구토, 혼수 등이 나타날 수 있다. 출혈 이상, 심장막염, 가슴막염 등도 발생할 수 있다. 현재는 투석을 할 수 있게 되면서, 요독증으로 인한 임상 양상은 일반적으로 보기 어렵다.

6 내분비계

애디슨병(ADDISON'S DISEASE) 알도스테론(p. 325) 참고

애디슨병은 부신피질 기능 저하가 원인이며, 알도스테론과 코티솔(cortisol) 수치가 심각하게 감소해서 체액과 전해질 불균형으로 이어지며, 단백질, 지방, 탄수화물 대사에 장애가 발생하며, 마지막에는 순환 허탈이 나타난다. 스테로이드를 갑자기 중단할 때도 발생하지만, 사례 중 약 70%는 원인을 알 수 없다. 애디슨병은 당질부신피질 호르몬(glucocorticoid hormone)이 과다 분비되는 쿠싱병(Cushing's disease)과 반대다. **요점**: 애디슨병 환자에게는 절대로 인슐린을 투여하지 않는다. 저혈당으로 사망할 수도 있다.

뇌하수체는 부신피질자극 호르몬(ACTH)을 분비해서 부신피질이 부신피질 호르몬을 분비하게 자극한다. 애디슨병은 테트라코삭티드[tetracosactide, 시낙텐(Cynacten®)] 자극 검사라고도 하는 ACTH 자극 검사로 진단할 수 있다. 이 검사로 뇌하수체와 부신 중 어디에 문제가 있는지 확인할 수 있다. 환자의 기준선 코티솔 수치를 측정하고 합성 ACTH인 테트라코삭티드를 투여한다. 30-60분 후, 혈액을 다시 채취해서 코티솔 수치를 확인한다. 채혈 시간은 정확해야 한다. 투여한 테트라코삭티드 양과 검사실 참조 값에 따라 변할 수 있지만, 일반적으로 18-20 mcg/dL이 증가하면 정상 반응으로 판단한다. 코티솔 수치가 기준선보다 증가했다면, 이는 예상되는 반응이므로 부신은 문제가 없다. 따라서, 부신을 자극할 정도로 충분한 ACTH를 생성하지 못하는 뇌하수체에 문제가 있다고 결론 내릴 수 있다. 반대로, 테트라코삭티드를 투여하면 부신을 자극해서 혈청 코티솔 수치가 증가해야 하지만 코티솔 수치가 기준선에서 증가하지 않는다면 부신에 문제가 있다고 결론 내릴 수 있다.

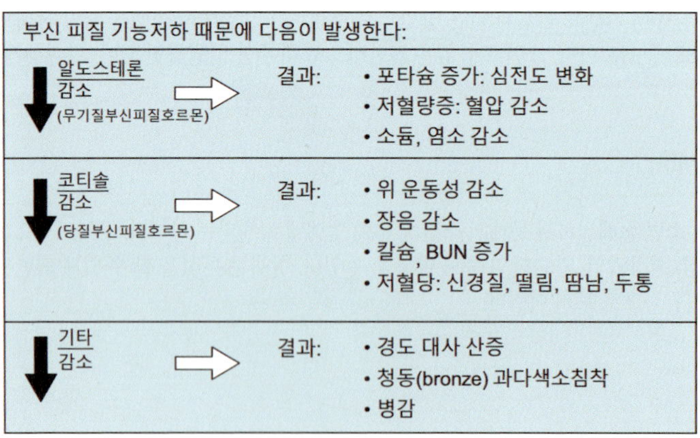

그림 6.1 애디슨병의 증상과 징후

또한, 혈액에서 호산구 수치를 검사한다. ACTH 투여 후 60-90%가 감소하면 정상이지만, 애디슨병이 있으면 거의 감소하지 않는다.

애디슨병 위기(Addisonian crisis)는 심각한 저혈압, 쇼크, 혼수, 혈관운동 허탈(vasomotor collapse)을 동반한 치명적인 질병 악화다. 치료는 D_5S를 이용한 수액 보충과 IV 코르티코스테로이드 투여다.

부신 부전(ADRENAL INSUFFICIENCY) *애디슨병(p. 338), 쿠싱병(p. 339) 참고*

쿠싱병(CUSHING'S DISEASE)

쿠싱병은 뇌하수체나 부신 호염기 종양(adrenal basophilic tumor) 때문에 발생하는 ACTH 과다분비가 원인이지만, 천식, 루푸스, 류마티스 관절염, 다른 염증 질환, 이식 후 면역 억제 등에 이르는 다양한 상황에 사용하는 스테로이드가 원인일 수도 있다.

소변이나 혈장에 높은 당질부신피질 호르몬(glucocorticoid hormone) 대사물이 있으면 진단할 수 있으며, 부신 과다활동을 의미한다. 알도스테론과 코티솔이 심각하게 감소하는 애디슨병(Addison's disease)과는 반대다.

증상과 징후

- 지속하는 고혈당
- 단백질 조직 소모: 위약감, 골다공증
- 포타슘 고갈: 부정맥, 신장 질환
- 소듐과 수분 정체: 부종, 고혈압, 울혈 심부전
- 비정상 지방 분포: 가슴 선(striae), 겨드랑 선, 다리 선, 달덩이 얼굴, 물소 혹(buffalo hump)
- 감염 취약성 증가
- 기분 변화

원인 종양을 수술로 제거해서 치료한다. 약물은 수술을 할 수 없는 암에서 완화요법으로만 사용한다.

요붕증(DIABETES INSIPIDUS, DI) *부적절 항이뇨 호르몬 분비 증후군(p. 351), 뇌성 염분 소모(p. 17) 참고*

요붕증은 항이뇨 호르몬(antidiuretic hormone, ADH) 결핍이 원인이며, 신장 세관에서 수분이 재흡수되지 않아 희석된 소변이 대량으로 배출된다. 요붕증은 느리게 나타날 수도, 갑자기 발생할 수도 있다. 손상이나 감염병과 관련이 있을 수도 있다.

요붕증의 원인은 두 가지 범주로 나뉜다.
- **바소프레신(vasopressin) 결핍**: 뇌하수체 종양, 감염 과정, 뇌졸중, 신경계 수술 같은 특발 원인 때문에 뇌하수체 자체에 결함이 있다.
- **신장기원**: 유전 결함 때문에 신장 세관이 물을 재흡수할 수 없다.

증상과 징후

원인과 관계없이 일반적으로 다음과 같은 증상과 징후가 나타난다.
- 다음증(polydipsia)과 다뇨(polyuria): 하루에 수분을 5-40 L 섭취하고 마찬가지로 5-40 L를 배출한다. 환자가 계속해서 수분을 섭취하지 않으면, 항상 탈수와 저혈량 쇼크가 발생할 위험이 있다.
- 소변 무게 삼투질농도(osmolality) 감소
- 요비중 감소: 1.005 미만
- 혈청 무게 삼투질농도 증가

- 혈청 소듐 증가

치료

요붕증은 보충 ADH로 치료한다. 데스모프레신(desmopressin acetate, DDAVP)은 합성 ADH이며, 응급 상황에서는 IV로 투여하고 장기 요법에서는 코 분무기(nasal spray)로 투여한다.

바소프레신(vasopressin)은 일시적 요붕증이나 중증 요붕증에 때때로 사용하며, IV나 SC로 투여할 수 있다. 작용 기간이 짧으며, 협심증이나 고혈압을 유발할 수 있다. 탈수와 전해질 불균형도 주의해야 하며, 일반적으로 0.45% NS 같은 저장 용액(hypotonic solution)을 이용한 IV 수액 보충 요법으로 시간당 소변 배출량을 조절한다.

표 6.1 소듐 불균형 비교

	부적절 항이뇨 호르몬 분비 증후군	뇌성 염분 소모	요붕증
혈청 소듐	낮음(특징) 과도한 수분을 배출하지 못해서 희석 <135 mmol/L	낮음 신체에서 소듐 손실	높음 자유 수분이 손실되면서 농축
혈청 무게 삼투질농도 (osmolality)	감소 (특징) <280 mOsm/kg	감소 <280 mOsm/kg	증가 >305 mOsm/kg
소변 무게 삼투질농도	증가 (특징)	증가	감소
소변 소듐	높음	높음 또는 정상	낮음
혈장량	증가 수분 정체	감소 소듐과 수분 손실	감소 수분 손실
세포외액량 (세포 밖에 존재하는 모든 체액, 총체액량의 1/3)	증가 수분 정체	감소 소듐과 수분 손실	감소 총 체액량 손실
체중	증가 총 체액량 증가	감소 또는 변화 없음 소듐 고갈과 수분 손실	감소 총 체액량 감소
BUN	감소	증가	증가 또는 정상
요비중	높음	증가 또는 정상	낮음. 1.005 미만 매우 희석된 소변
치료	수분 제한	소듐 보충 정상 혈액량 유지 탈수 방지가 핵심	항이뇨 호르몬 보충 자유 수분 손실 보충
참고:		뇌성 염분 소모와 요붕증에서 주요 관심사는 탈수와 치료하지 않았을 때 발생할 수 있는 합병증이다.	

당뇨병(DIABETES MELLITUS) *당뇨병 케톤산증(p. 342), 고삼투질 고혈당 상태(p. 345), 인슐린(p. 410), 인슐린 내성(p. 348), 대사 증후군(p. 349) 참고*

당뇨병은 기본적으로 1형과 2형이라는 두 가지 유형이 있으며, 원인과 치료법이 다르다.

1형 당뇨병

1형 당뇨병은 췌장의 섬 조직(islet tissue) 안에 있는 베타 세포가 자가면역 반응 때문에 파괴되어 발생한다고 추정된다. 인슐린을 생성하지 못하므로 혈당이 신체에 안전한 수준 이상으로 상승한다. **요점:** 인슐린은 세포 잠금을 해제해서 포도당이 세포로 들어갈 수 있게 만드는 "열쇠"다. 인슐린 없음 = 열쇠 없음 = 포도당이 세포로 들어가지 못하고 혈액에 남음 = 고혈당.

시간이 지나면서 이러한 고혈당이 신체 전체에 있는 혈관과 신경에 손상을 입히므로, 눈, 심장, 혈관, 신경, 신장 등에 질병이 발생할 위험이 커진다. 1형 당뇨병 환자가 생존하려면 인슐린이 필요하다. 그렇기에 1형 당뇨병은 한때 인슐린 의존 당뇨병(insulin-dependent diabetes mellitus, IDDM)이라고 불렸으며, 주로 소아기와 10대에 발병하기에 소아 당뇨병이라고도 불렸다. 증상에는 배뇨 증가, 갈증 증가, 식욕 증가, 체중 감소 등이 있다.

2형 당뇨병

2형 당뇨병은 가장 흔한 유형이며, 모든 당뇨병 환자 중 약 90-95%가 2형 당뇨병이다. 췌장이 인슐린을 만들지만, 신체 요구량을 충족하지 못할 때 발생한다. 일부 사례에서는 충분한 인슐린이 만들어지지만, 신체가 이를 이용하지 못한다. 2형 당뇨병은 주로 비만에 영향을 받으며, 때로는 적절한 체중 유지, 식이, 운동 등으로 조절될 수도 있다. 한때 인슐린 비의존 당뇨병(non-insulin-dependent diabetes mellitus, NIDDM)이라고도 불렸다. 2형 당뇨병에 항상 약물이 필요하지는 않지만, 이는 질병이 경증이라는 의미는 아니다. 1형 당뇨병처럼 해로운 효과를 유발한다.

2형 당뇨병에서는 고혈당이 서서히 발생하므로, 질병 초기에는 증상이 없을 수도 있으며, 앞서 언급한 당뇨병 특이 증상이 간과될 수도 있다.

식사 전 이상적인 혈당은 100 mg/dL 이하다. 당화혈색소(HbA1c) 검사는 지난 2-3개월 동안 혈당이 얼마나 잘 관리되었는지를 보여준다. 대다수 사람에게서 HbA1c 수치가 6-7%면 양호하다고 판단한다.

입원 환자 관리

입원 중인 환자에게서 180 mg/dL 이상으로 지속하는 고혈당은 인슐린으로 치료해서 이와 관련된 이환과 사망을 예방해야 한다. 목표 범위는 140-180 mg/dL 사이다. 지속 IV 주입은 중환자실 환경에서 목표 혈당에 도달하는 가장 좋은 방법이다. 용량은 혈당 수치를 기반으로 조절해야 한다. IV 인슐린을 중단하기 2-4시간 전에 SC 인슐린으로 전환하며, 일반적으로 기준 용량은 매일 IV 용량의 60-80% 수준으로 설정하면 효과적이다.

모든 중환자에서, 특히 인슐린을 투여 중인 환자에서 저혈당을 예방하고 관리하는 데 주의를 기울여야 한다. 한 번의 저혈당 사건 때문에 다른 사건이 일어나기 쉽다. 혈당이 70 mg/dL 미만이었던 모든 사건을 기록하고 의사에게 알려서 원인을 확인하고 치료한다. 저혈당을 유발할 수 있는 사건은 다음과 같다.

- 갑작스러운 스테로이드 감량
- 구토, 금식 상태, 영양 중단 같은 섭취/배설 변화
- 식사와 맞지 않는 속효 인슐린 투여
- IV 포도당 주입 감소
- 증상을 알리는 환자 능력 변화

당뇨병 전단계(Prediabetes)

혈당이 정상보다 높지만, 당뇨병을 진단할 정도로 매우 높지는 않은 상태로 정의하며, 당뇨병 전단계에 있으면 일반적으로 10년 이내에 2형 당뇨병으로 진행할 위험이 크다고 입증되었다. 증상은 없지만, 대부분은 과체중이거나 비만이다. 치료는 식이 요법과 운동이 중심이며, 총 체중에서 5-10% 감량이 목표다. 다음과 같은 두 가지 방법 중 한 가지로 확진한다.

- **공복 혈당 검사**: 밤 동안 금식을 유지하고 아침 식사 전에 혈당을 확인한다.
  - 정상: 100 mg/dL 미만
  - 당뇨병 전단계: 100-125 mg/dL
  - 당뇨병: 126 mg/dL 이상
- **경구 포도당 내성 검사**: 밤 동안 금식을 유지하고 포도당이 많은 음료를 섭취한다. 2시간 후 혈당을 검사한다.
  - 정상: 140 mg/dL 미만
  - 당뇨병 전단계: 140-199 mg/dL
  - 당뇨병: 200 mg/dL 이상

여러 약물이 다양한 정도로 당뇨병 위험을 줄인다고 확인되었지만, FDA에서 승인된 약물은 없다. ADA (American Diabetes Association)는 당뇨병 예방에 사용을 고려해볼 수 있는 유일한 약물은 메트포르민(metformin)이지만, 체질량 지수(BMI)가 최소 35 이상이며, 60세 미만인 매우 위험이 큰 환자에게만 고려해야 한다고 권장한다.

당뇨병 케톤산증(DIABETIC KETOACIDOSIS, DKA) *고삼투질 고혈당 상태(p. 345) 참고*

DKA는 생명을 위협하는 내과적 응급 상황이며, 대부분 1형 당뇨병 환자에게 나타난다. 포도당을 대사할 인슐린이 부족할 때 발생하며, 탈수, 고혈당, 전해질 장애, 케톤증, 산증으로 이어진다.

증상과 징후

DKA의 증상과 징후는 3가지 요인과 직접 관련이 있을 수 있다.

- **심각한 탈수** 때문에 점막 건조, 갈증, 피부 긴장도 감소, 건조한 피부, 땀 감소, 의식 상태 변화, 빠른 맥, 저혈압, 혈청 부피 삼투질농도(osmolarity) 증가 등이 나타난다.
- **필수 전해질 소실**: 고혈당, 대사 산증, 심한 이뇨, 부피 삼투질농도 증가 등이 유발. 세포내액/세포외액 이동과 소변 손실 때문에 저포타슘혈증, 희석 저소듐혈증, 염소 손실 등이 발생
- **케톤산증** 때문에 쿠스마울 호흡(Kussmaul respiration), 호흡 곤란, 아세톤(케톤/과일) 냄새, 구역/구토, 음이온 차이가 10 이상, 케톤뇨증, 케톤혈증 등이 나타난다.

치료

치료 목표는 다음과 같다.

- 순환 혈액량 회복
- 혈당과 혈청 부피 삼투질농도를 정상 범위로 회복
- 산증 해결: 케톤을 생성하는 지방 분해를 중단
- 전해질 불균형을 교정
- 동시감염(coinfection)이 있다면 치료
- 지지와 안정: 뇌부종, 패혈증, 호흡 부전, 혈압상승제가 필요한 심혈관 허탈, 뇌졸중, 심근경색, 깊은 정맥 혈전증 같은 합병증 관리

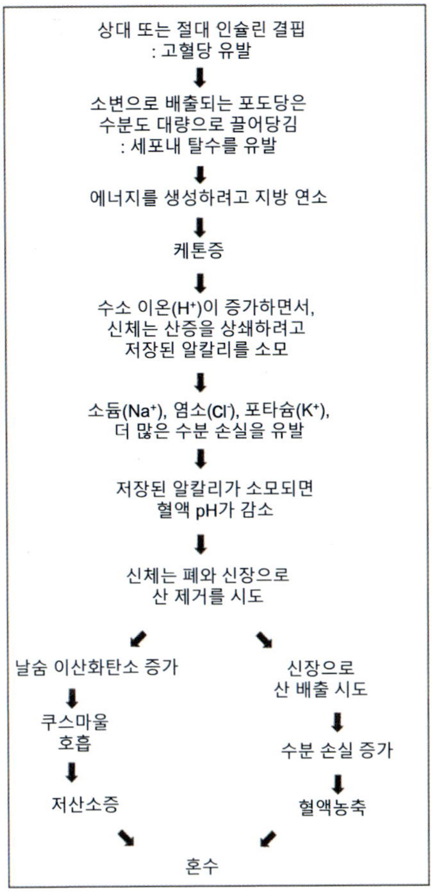

그림 6.2 당뇨병 케톤산증

DKA 관리는 일반 원칙에 따라 진행하지만, 병원이나 의사에 따라 세부 사항은 달라질 수 있다. 혈액량을 회복하려면 처음에는 0.9% NS를 투여하고, 그 후 유지 수액으로는 염화포타슘(KCl)을 혼합한 0.45% NS를 투여한다. 초기 수액 소생은 첫 4시간 동안 총 용량이 40-50 mL/kg에 달할 수도 있다. 혈당이 250 mg/dL 미만이 되었다면, IV 수액은 D_5 0.45% NS로 변경한다. 동시에 인슐린 주입을 시작한다. 그러나, 저포타슘혈증 악화를 피하려면 포타슘 수치를 확인하기 전에는 보류한다. 인슐린 주입을 시작했다면, 속효 인슐린 0.15 unit/kg를 IV 일시 용량(bolus)으로 투여하고, 그 후 0.1 unit/kg/hr 속도로 주입한다. 목표 혈당 수치에 도달할 때까지 주입을 지속한다. 1시간에 100 mg/dL 이상으로 빠른 고혈당 교정은 뇌부종 위험이 있으므로 피해야 한다. 또한, 치료 시작 후 첫 4-5시간은 혈당을 200 mg/dL 이상으로 유지를 권장한다. 혈당이 정상으로 돌아와도 케톤산증이 해결되고, pH가 7.4로 정상화되고, 음이온 차이가 12 미만으로 줄어들고, HCO_3^-가 18 mEq/L 이상이 되기 전에는 인슐린 치료를 멈추지 않는다. 그 후 IV 요법을 중단할 수 있으며, 인슐린은 SC로 투여한다. 또한, 감염 유무를 평가하고 즉시 치료한다.

요점

인슐린이 실제로는 고혈당을 유발하는 소모기 효과(Somogyi effect)를 주의 깊게 감시한다. 이 효과는 인슐린을 투여하고 혈당이 내려간 다음에 발생한다. 혈당이 지나치게 낮으면 스트레스 호르몬이 생성되어 당원(glycogen) 분해를 촉진한다. 당원은 신체가 포도당을 저장하려고 사용하는 화합물이며 당원이 분해되면 혈당이 증가한다. 최종 결과는 "반동" 또는 "인슐린 유발" 고혈당이다.

표 6.2 고삼투질 고혈당 상태와 당뇨병 케톤산증 비교

고삼투질 고혈당 상태(HHS)	당뇨병 케톤산증(DKA)
환자는 대부분 2형 당뇨병이 있으며, 식단 조절 단독, 식단과 경구 혈당강하제, 식단과 인슐린 요법으로 치료할 수 있다.	환자는 대부분 1형, 즉 인슐린 의존 당뇨병이 있다.
환자는 일반적으로 40세 이상이다.	환자는 일반적으로 40세 미만이다.
느리게 발현	일반적으로 빠르게 발현
다음과 같은 증상이 나타난다.	다음과 같은 증상이 나타난다.
1. 경미하거나 현저한 졸음, 정신 상태 변화, 서서히 혼미와 혼수로 진행(환자 중 20% 미만)	1. 피로, 전신 위약감, 졸음, 경도 지남력 장애, 혼란, 혼수(드묾)
2. 임상 양상 발현 2일-2주 전에 다뇨	2. 임상 양상 발현 1-3일 전에 다뇨
3. 과다호흡 없음, 입 냄새 없음	3. 쿠스마울 호흡 패턴을 동반한 과다환기, "과일향" 입 냄새
4. 심한 체액 고갈: 탈수, 저혈량증	4. 심한 체액 고갈: 탈수, 저혈량증
5. 혈당 600 mg/dL 이상	5. 혈당 250 mg/dL 이상
6. 간혹 위장관 증상 발현	6. 복통, 구역, 구토, 설사
7. 저소듐혈증/고소듐혈증	7. 저소듐혈증
8. 갈증 기전 장애 때문에 충분하지 못한 수분 섭취	8. 1-3일 동안 다음증
9. 높은 혈청 무게 삼투질농도: 320 mOsm/kg 이상	9. 높은 혈청 무게 삼투질농도: 290 mOsm/kg 이상
10. 신장 기능 장애	10. 신장 기능 장애
11. HCO_3: 정상 또는 15 mEq/L 이상	11. HCO_3: 15 mEq/L 미만
12. CO_2: 정상	12. CO_2: 10 mmHg 미만
13. 음이온 차이 정상	13. 음이온 차이: 10 mmol/L 이상
14. 초기에는 고포타슘혈증, 그 후 저포타슘혈증	14. 초기에는 고포타슘혈증이나 정상, 그 후 저포타슘혈증
15. 케톤혈증은 최소한이거나 없음	15. 케톤혈증 있음
16. 산증 없음: pH가 7.30 이상	16. 중등도에서 중증 산증: pH 7.30 이하
17. 높은 사망률	17. 높은 회복률

DKA *당뇨병 케톤산증(p. 342) 참고*

그레이브스병(GRAVES' DISEASE) *갑상샘 중독증(p. 353) 참고*

그레이브스병에서는 아드레날린 자극에 민감도가 높아져 갑상샘 호르몬이 과도하게 분비된다. 이 때문에 모든 신체 과정이 문자 그대로 "빨라진다." 기초 대사율 측정(basal metabolic rate determination, BMRD) 검사, 단백질 결합 아이오딘(protein-bound iodine, PBI) 검사, 혈청 T_3와 T_4 측정, 24시간 소변 검체가 필요한 ^{131}I 소변 배출 검사 등으로 진단한다. 특징적인 임상 양상이 이미 분명하므로 진단에 필요하지는 않지만, 갑상샘 자극 면역글로불린(thyroid-stimulating immunoglobulin, TSI) 값이 130% 이상이면 확진할 수 있다. 이 값이 클수록 중증도도 높다.

땀남, 빠른 맥, 열 과민증 등이 나타난다. 일반적으로 감정은 부정적인 영향을 받는다. 예를 들면 과다활동 후에 극심한 피로감이 뒤따른다. 특징적으로 눈이 부풀어 오르고(안구돌출), 갑상샘 세포의 비대와 증식 때문에 갑상샘종(goiter)이 있을 수도 있다.

프로필티오우라실(propylthiouracil)이나 메티마졸(methimazole) 같은 항갑상샘 약물과 방사성 아이오딘(radioiodine) 요법으로 치료한다. 약물에 반응을 보이지 않는다면 때로는 수술이 필요하며, 아전 갑상샘절제(subtotal thyroidectomy)로 갑상샘의 5/6을 절제한다.

고삼투질 고혈당 상태(HYPEROSMOLAR HYPERGLYCEMIC STATE, HHS) *당뇨병 케톤산증(p. 342) 참고*

HHS는 당뇨병 케톤산증(DKA)보다 사망률이 더 높은 치명적인 응급 상황이다. HHS는 탈수, 고혈당, 고삼투질농도라는 세 가지 특징으로 구별할 수 있다. 케톤 생성을 방지하기에 충분한 인슐린이 남아있으므로 케톤산증은 최소한이거나 없다. 뇌졸중, 심근경색, 의식 상태 변화, 고령에서 감염처럼 수분 섭취를 막거나 줄이는 다른 기저 질환을 동반한 2형 당뇨병 환자에서 주로 볼 수 있다.

HHS는 완전이 아닌 상대적인 인슐린 결핍과 이에 따른 반대 조절 호르몬(글루카곤, 아드레날린, 코티솔, 성장 호르몬) 증가가 원인이며 고혈당이 발생한다. 삼투 이뇨 때문에 세포외액의 무게 삼투질농도(osmolality)가 증가하고 세포 탈수가 발생하며, 이는 수분 섭취 감소와 고혈당 때문에 더 악화한다. HHS는 포타슘과 소듐 손실, 저혈압, 소변 감소, 신장 손상으로 이어질 수 있다. HHS와 DKA는 임상 양상이 겹칠 수 있다. 표 6.2를 참고한다.

증상과 징후

- 혈청 포도당: 600 mg/dL 이상, 일반적으로 1,000 mg/dL 이상
- pH: 7.3 이상
- HCO_3^-: 15 mEq/L 이상
- 혈청 무게 삼투질농도: 320 mOsm/kg 이상
- 심각한 탈수
- 케톤뇨/케톤혈증: 없거나 최소한
- 쿠스마울 호흡(Kussmaul respiration) 없음: 얕은 호흡만 존재
- 대사 산증 없음: 정상 음이온 차이
- 국소 또는 전신 신경학적 변화를 동반한 의식 상태 변화

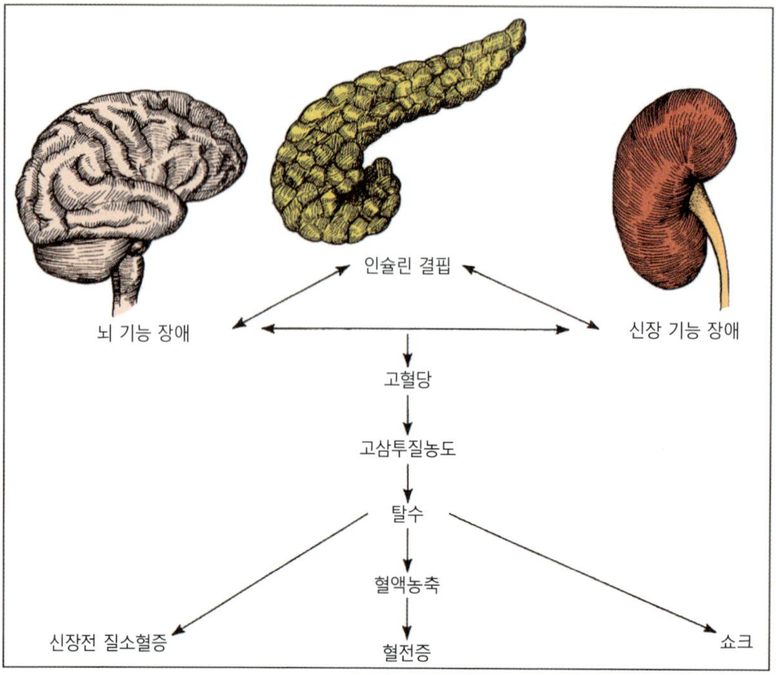

그림 6.3 HHS의 발생 과정. 3가지 서로 연관된 요인이 HHS를 유발한다. 인슐린이 부족하면 고혈당과 당뇨가 발생하고, 신장 기능이 손상되면 삼투질농도가 증가하고 고혈당이 악화하며, 인식 장애 때문에 수분 섭취가 감소한다. 이러한 요인이 모여 탈수와 HHS로 이어진다. [Used with permission from Irwin, R. S., Lilly, C. M., Mayo, P. H., & Rippe, J. M. (2017). Irwin and Rippe's intensive care medicine. Philadelphia: Lippincott Williams & Wilkins.]

치료

주요 목표는 다음과 같다

- 공격적인 수분 공급. 신체 수분 중 많게는 9-12 L가 고갈될 수 있으므로 결핍 보충이 중심이다.
  - 처음에는 활력 징후가 회복될 때까지 2시간에 걸쳐 0.9% NS를 2-3 L 투여. 투여 속도는 15-20 mL/kg/hr로 하되 처음 1시간은 더 빠르게 줄 수도 있다.
  - 그 후 염화포타슘(KCl)을 추가한 0.45% NS로 수액을 교체하고 10 mL/kg/hr 속도로 투여한다. 염화포타슘 추가 여부는 전해질 상태와 무게 삼투질농도(osmolality)에 따라 결정한다.
  - 보충량은 소생 첫 4시간 동안 50 mL/kg를 넘지 않아야 한다. 첫 18-24시간 동안 수분 결핍량 50% 보충이 목표다.
- 고혈당과 전해질 불균형 정상화
  - 현저한 고혈당을 교정하려면 IV 인슐린이 필요할 수도 있지만, 부정맥이나 순환 허탈을 예방하려면 인슐린 투여 전에 저포타슘혈증 교정과 수액 보충이 먼저 이루어져야 한다는 점을 유의한다.
  - 인슐린 0.15 unit/kg를 IV 일시 용량(bolus)으로 투여하고 그 후 0.1 unit/kg/hr 속도로 지속 주입한다.
  - IV 수액은 혈당이 250 mg/dL로 교정되면 D_5 0.45% NS로 교체할 수 있다. 혈당을 너무 빠르게 교정하면 뇌부종을 유발할 수 있다.
- 근본 내과 문제를 치료한다.
- 지지 요법을 진행하면서 심근경색, 뇌졸중 같은 합병증을 감시한다.

■ 갑상샘 항진증(HYPERTHYROIDISM) *그레이브스병(p. 345), 갑상샘 중독증(p. 353) 참고*

■ 저알도스테론증(HYPOALDOSTERONISM) *애디슨병(p. 338), 알도스테론(p. 325) 참고*

■ 부갑상샘 저하증(HYPOPARATHYROIDISM) *저칼슘혈증(p. 443) 참고*

부갑상샘 저하증은 부갑상샘에서 부갑상샘 호르몬 분비가 충분하지 않아서 칼슘 수치가 감소하고 인산염 수치가 증가하는 임상 상태다. 갑상샘 수술, 갑상샘 방사선 손상, 췌장염 등과 관련이 있다.

증상과 징후

칼슘 수치 감소(일반적으로 8.5 mg/dL 이하)와 인산염 수치 증가와 관련이 있다.

- 손가락과 발가락에 무감각, 저림
- 흐보스테크 징후(Chvostek's sign) 양성: p. 21 참고
- 트루소 징후(Trousseau's sign) 양성: p. 91 참고
- 후두 그렁거림(stridor), 호흡 곤란, 청색증
- 혼란, 발작
- 심전도에서 QT 간격 연장

치료

목표는 보충제를 이용한 칼슘 보충이다. 하루에 세 번 1-5 g을 경구 섭취하거나 10% 용액 10-20 mL를 IV로 주입한다. 주입 속도는 0.5 mL/min을 넘지 않아야 한다. NS는 칼슘 배출을 유발하므로 NS에 혼합하지 않는다. 동시에 비타민 D 보충제도 투여해서 칼슘 흡수를 높인다.

■ 갑상샘 저하증(HYPOTHYROIDISM) *점액부종(p. 349) 참고*

■ 인슐린 펌프(INSULIN PUMP) *당뇨병(p. 341), 인슐린(p. 410) 참고*

지속 피부밑 인슐린 주입(continuous subcutaneous insulin infusion, CSII) 펌프는 하루에 24시간 동안 계속해서 인슐린을 피부밑으로 주입할 수 있는 건전지로 작동하는 작은 기구다. 과거에는 1형 당뇨병 환자에게 주로 사용했지만, 현재는 기술이 발전함에 따라 2형 당뇨병 환자에게도 사용하고 있으며, 특히 보편적인 방법으로는 혈당을 적절하게 조절할 수 없는 환자에게 사용한다.

인슐린 펌프는 두 가지 주요 부분으로 구성된다.

- **펌프**는 스마트폰과 비슷한 크기며, 몸 바깥쪽에 착용한다. 주로 허리에 묶거나 바지 주머니에 넣는다. 펌프에는 주입 조절기와 교체할 수 있는 인슐린 저장소(카트리지)가 들어있다. 또한, 식사 시 인슐린 전달, 특정한 기본 속도, 필요에 따른 주입 중단 등을 설정할 수 있는 버튼도 있다.
- **주입 장치**는 신체, 일반적으로 위(stomach) 부위에 직접 부착하는 뒷면 접착 패치로 구성된다. 패치 아래에는 내부에 바늘이 들어 있는 짧고 얇은 삽입관이 있다. 이 관을 이용해서 지방 조직으로 인슐린을 전달한다. 분리할 수 있는 관이 주입 장치에서 펌프까지 이어지며, 펌프와는 루어락(Luer-lock)으로 연결한다. 주입 장치는 제조사에 따라 다르지만, 일반적으로 3-10일마다 교체해야 한다.

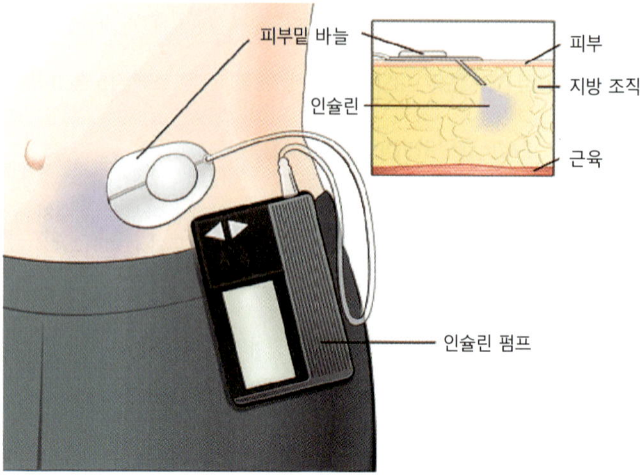

그림 6.4 **지속 피부밑 인슐린 주입 펌프**

중환자실에서는 인슐린 펌프를 보기 힘들다. 의사는 일반적으로 환자가 안정될 때까지 펌프 사용을 중단하지만, 퇴원할 때는 기존 펌프 설정을 다시 사용한다. 입원 중 CSII를 중단한다면 IV 인슐린 주입이나 일시적인 SC 인슐린 주입 프로토콜로 대체해야 한다. 일반적으로 치료에 참여할 수 있고, 기꺼이 참여하며, 상대적으로 혈당이 조절되는 환자라면, 간혹 의사가 CSII 유지를 처방할 수도 있다. 때로는 환자가 독립적으로 펌프 설정을 변경할 수도 있으며, 의사는 이를 반영해서 처방을 작성해야 한다. 간호사는 다음 내용을 포함하는 의무 기록을 작성한다.

- 설정한 인슐린 유형과 양
- 기본 속도
- 인슐린 일시 투여 용량: 투여 횟수와 단위
- 주사로 투여한 추가 인슐린
- 혈당 수치: 자가 감시에서 확인한 수치를 포함
- 주입 부위 상태
- 주입 부위 변화
- 인슐린 펌프 제조사와 모델명
- 샤워나 시술처럼 인슐린 펌프를 중단하거나 제거한 이유. 제거한 시간과 중단한 시간 동안 인슐린 펌프를 보관한 위치

■ 인슐린 내성(INSULIN RESISTANCE) *당뇨병(p. 341), 인슐린(p. 410), 대사 증후군(p. 349) 참고*

인슐린은 세포내 대사에 사용할 포도당을 세포 내부로 운반하는 데 필요하다. 인슐린 내성이 있으면, 세포의 포도당 흡수가 감소해서 혈당이 증가한다. 췌장은 높아진 혈당에 반응해서 이를 보상하려고 더 많은 인슐린을 생성해서 혈당을 낮춘다. 결국, 췌장은 혈당을 정상 범위로 낮출 수 있을 정도로 인슐린을 생성하지 못할 수 있으며, "당뇨병 전단계"로 이어진다. 인슐린 내성이 심해질수록, 같은 혈당 강하 효과를 달성하려면 인슐린 생성량 및/또는 인슐린 투여량을 계속해서 늘려야 한다. 시간이 지나면, 인슐린 내성은 결국 2형 당뇨병으로 이어질 수도 있다.

인슐린 내성이 발생할 수 있는 위험 요인에는 과체중, 비만, 고령, 당뇨병 가족력, 특정 인종 집단, 다낭 난소 증후군(polycystic ovary syndrome), 신체 활동 없음, 고혈압, 비정상 콜레스테롤 수치, 임신 당뇨병 병력, 뇌혈관 질환 병력, 뇌졸중 등이 있다.

■ 감금 증후군(LOCKED-IN SYNDROME) *부적절 항이뇨 호르몬 분비 증후군(p. 351), 저소듐혈증(p. 445) 참고*

■ 대사 증후군(METABOLIC SYNDROME) *인슐린(p. 410), 당뇨병(p. 341), 인슐린 내성(p. 348) 참고*

대사 증후군은 때로는 증후군 X라고 부르기도 하며, 심장 질환, 뇌졸중, 2형 당뇨병 위험이 증가하는 위험 요인군을 의미한다. 이 증후군은 매우 흔하며, 미국 성인 중 최대 1/3이 앓고 있다. 왜 발생하는지는 알 수 없지만, 질병이 아니라 위험 요인군이므로, 여러 가지 원인이 있다고 추정된다. AHA (American Heart Association)와 NHLBI (National Heart, Lung, and Blood Institute)는 다음에 나오는 5가지 상태 중 3가지 이상이 있는 사람 또는 이러한 상태 때문에 약물치료 중인 사람은 대사 증후군이 발생할 가능성이 매우 크다고 명시한다.

- 혈압: 130/85 mmHg 이상
- HDL 콜레스테롤: 남자는 40 mg/dL 미만, 여자는 50 mg/dL 미만
- 중성지방(triglyceride): 150 mg/dL 이상
- 공복 혈당: 100 mg/dL 이상
- 복부 비만, 다음과 같이 정의
  - 허리 둘레(성인 남자): 40 인치(102 cm) 이상
  - 허리 둘레(성인 여자): 35 인치(88 cm) 이상
  - 아시아계 미국인(성인 남자): 35 인치(90 cm) 이상
  - 아시아계 미국인(성인 여자): 32 인치(80 cm) 이상

치료는 신체 활동 증가, 체중 감소, 건강한 식단처럼 환자가 생활 방식을 건강한 생활 방식으로 바꾸게 하는 것이 중심이다. 그러나 이러한 변화가 적절하지 않거나 너무 늦으면 혈압, 콜레스테롤, 혈당을 조절하는 약물이 필요할 수 있다.

대사 증후군이 있는 중환자는 혈당 조절, 갑상샘 저하증, 부신 질환, 호르몬 고갈, 전해질 불균형 같은 여러 가지 문제를 초래한다. 대사 증후군 환자에게 관상동맥 우회술을 할 때 정맥 이식편 폐쇄가 발생할 위험이 크며(5년 이내), 심방세동이 나타날 위험이 크며, 일반적으로 사망률이 높다. 감염 위험이 증가하고 상처가 잘 아물지 않으므로 세심하게 관찰해야 한다.

■ 점액부종(MYXEDEMA)

점액부종은 갑상샘이 충분한 호르몬을 분비하지 못하는 심각한 갑상샘 결핍 때문에 발생한다. T_3, T_4, ^{131}I 흡수, 갑상샘 자극 호르몬(thyroid-stimulating hormone, TSH) 수치가 모두 감소하며, 모든 신체 활동이 느려지고 대사율, 체력, 정신력도 줄어든다.

NOTES

요점

"점액부종 정신병(myxedema psychosis)"이라는 용어는 점액부종 환자에서 볼 수 있는 편집병, 망상 같은 현저한 성격 변화를 의미한다.

죽상경화증과 심장 긴장(strain)이 발생할 경향 증가, 심장막 삼출 때문에 심장이 커진다. 빈혈도 있을 수 있으며, 차고 건조한 피부, 체중 증가에서 눈확골막 부종(periorbital edema)에 이르는 다양한 다른 증상도 나타날 수 있다.

치료는 티록신(thyroxine, T_4), 트라이아이오도타이로닌(triiodothyronine, T_3), 또는 이러한 호르몬을 조합해서 투여하는 갑상샘 호르몬 보충이 중심이다.

크롬친화세포종(PHEOCHROMOCYTOMA)

부신 수질에 발생하는 양성 종양인 크롬친화세포종은 에피네프린(epinephrine)과 노르에피네프린(norepinephrine) 분비를 늘려 돌발 또는 지속 고혈압을 유발한다. 일반적으로 심한 두통과 땀남, 불안, 두근거림 같은 교감신경 활성 징후와 증상을 동반한다. 뇌졸중, 심혈관계 손상, 갑작스러운 실명 등이 발생할 위험이 있다. 증상이 심각하면 사망할 수도 있다.

진단

크롬친화세포종은 임상적 의심 정도에 따라 사용할 검사 방법을 결정한다. 가능성이 작은 환자는 24시간 소변 검사에서 카테콜아민(catecholamine)과 메타네프린(metanephrine)을 확인한다. 가능성이 큰 환자, 즉, 크롬친화세포종이 발생하기 쉬운 증후군이 있는 환자에게는 혈장 메타네프린을 검사한다.

혈액 검사와 소변 검사에 추가로 펜톨아민[phentolamine, 펜톨민(Phentolmin®)] 검사를 할 수도 있다. 기준선 혈압을 측정하고 펜톨민 같은 혈압강하제를 IV로 투여한다. 혈압이 기준선 수준으로 돌아올 때까지 일정 간격으로 혈압을 측정한다. 저혈압 효과가 10-15분 동안 지속하면 크롬친화세포종을 진단할 수 있지만, 음성이 나오더라도 진단을 배제할 수 없다.

생화학 검사에서 크롬친화세포종일 가능성이 크다면 영상으로 정확한 종양 위치를 확인한다. CT보다는 MRI가 바람직하며, MIBG (metaiodobenzylguanidine) 영상은 생화학 검사가 양성이지만 MRI와 CT가 음성인 환자에게 사용한다. 최근에는 PET 영상이 크롬친화세포종 확인과 위치 파악에서 유망한 결과를 보여주었지만, 추가 연구 결과를 기다리는 중이다.

치료

초기 치료는 혈압을 안전한 수준으로 되돌리는 것이 목표며, 일반적으로 니트로프루시드(nitroprusside)를 사용한다. 그 후 복강경 수술로 종양을 제거한다. 혈중 카테콜아민 수치가 급격히 감소하므로 수술 후 24-48시간 사이에 현저한 쇼크가 발생할 가능성이 크다. 부신은 혈관이 많은 장기이므로 출혈 위험도 크다. 그러나, 양성 종양 제거 수술은 예후가 좋으며, 혈압은 일반적으로 수술 후 2-3일에 정상 수준으로 돌아온다.

■ 뇌하수체: 생리(PITUITARY GLAND: PHYSIOLOGY)

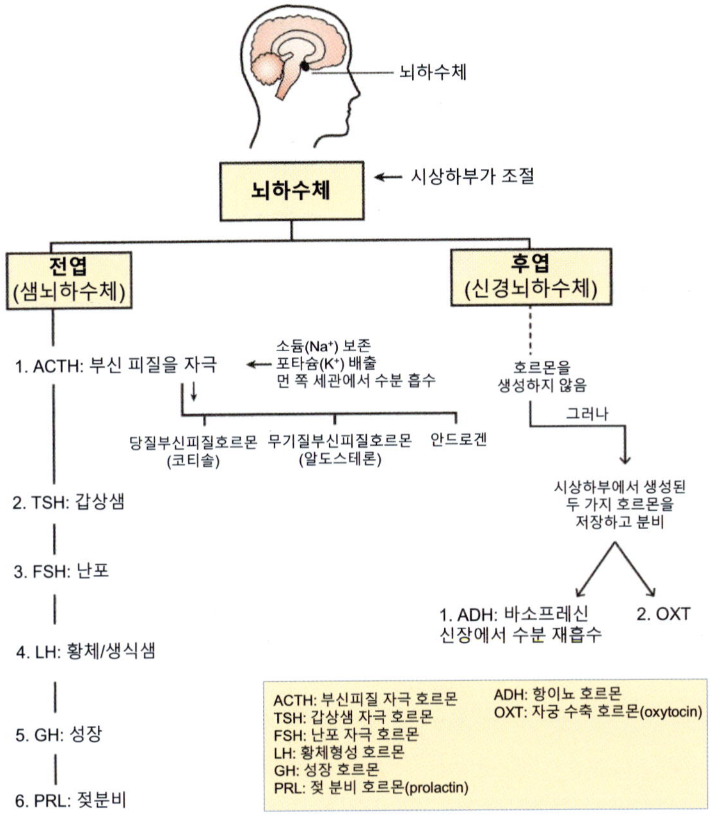

그림 6.5 뇌하수체 생리. [Used with permission from Frandsen, G., & Pennington, S. S. (2017). Abrams' clinical drug therapy. Philadelphia: Lippincott Williams & Wilkins.]

■ 뇌하수체 종양 절제(PITUITARY TUMOR RESECTION) *나비굴 경유 뇌하수체절제(p. 88) 참고*

■ 부적절 항이뇨 호르몬 분비 증후군(SYNDROME OF INAPPROPRIATE ANTIDIURETIC HORMONE, SIADH) *요붕증(p. 339), 고장 식염수(p. 409), 뇌성 염분 소모(p. 17) 참고*

SIADH는 원인이 다양한 질환이다. 신장에서 수분 배출을 조절하는 항이뇨 호르몬(ADH)은 일반적으로 시상하부를 거쳐 뇌하수체 후엽에서 분비된다. SIADH는 혈청 무게 삼투질농도(osmolality)가 정상 이하임에도 ADH 분비가 증가하고 지속한다는 점이 특징이며, 물 중독과 저소듐혈증으로 이어진다. 부종은 없을 수도 있지만, 환자는 말 그대로 "물에 잠긴" 상태다.

SIADH를 진단하려면 저소듐혈증의 다른 원인을 배제해야 하며, 신장, 부신, 갑상샘 기능이 정상이어야 한다. SIADH, 뇌성 염분 소모, 요붕증에서 불균형, 치료 선택지, 특징을 비교한 표 6.1을 참고한다.

원인

- **호흡기 질환**: 세균 폐렴, 고름집, 특히 귀리 세포 암종(oat cell carcinoma) 같은 폐 악성 종양, 결핵, 천식 등
- **약물**: 엑스터시(ecstasy) 같은 불법 약물, 항정신병 약물, 선택 세로토닌 재흡수 억제제(SSRI), 세포독성 제제, 니코틴, 오메프라졸(omeprazole) 등
- **신경계 질환**: 길랑-바레 증후군(Guillain-Barré syndrome, 초기 징후로 환자 중 최대 25%는 SIADH가 있다), 동맥류 때문에 발생하는 거미막밑 출혈, 뇌경색, 뇌 손상, 경막밑 혈종, 두개내 출혈, 중추 신경계 종양, 감염, 수술, 외상 등
- **다른 원인**: 십이지장이나 췌장의 악성 종양, 후각 신경모세포종(olfactory neuroblastoma), 림프종, 머리와 목의 악성 종양

증상과 징후

증후군은 증상과 징후의 집합을 의미하므로 원인에 따라 세분화할 수 있다.

표 6.3 SIADH의 원인에 따른 증상과 징후

원인	증상과 징후
물 중독	희석 저소듐혈증 혈청 무게 삼투질농도 감소 소변 무게 삼투질농도 증가 소변 소듐 증가
저소듐혈증: 중증도와 기간에 따라 다양	피로, 병감 두통, 혼란, 신경계 손상 발작 복부 경련
다른 원인	부종 없이 체중 증가 소변 무게 삼투질농도 증가 소변 비중 증가 부적절한 소변 소듐 손실 순환 혈액량 증가

혈압상승제 사용에도 지속하는 저혈압 환자에게는, 특히 뇌하수체가 정상적으로 기능하지 않는다고 의심된다면 코티솔 검사를 고려해야 한다. 부신피질자극 호르몬(ACTH) 결핍은 ADH 조절 장애를 동반할 수 있으며, 저혈압과 저혈당을 유발한다.

치료

치료는 수액 제한이 중심이며, 물 중독 예방과 전해질 장애 교정이 목표다. 급성기에는 일반적으로 3% 고장 식염수와 IV 라식스(Lasix®)를 사용한다. 혈량과다/정상혈량 저소듐혈증에는 수분 배설 촉진제(aquaretic)로 분류된 약물 중에서 추가 약물을 사용할 수도 있다. 이러한 약물의 예로는 "밥탄(VAPTAN)"계로 알려진 톨밥탄(tolvaptan)이 있으며, ADH가 신장에 미치는 영향을 차단하고 수분 배출을 자극해서 혈청 소듐 수치를 교정한다.

요점

저소듐혈증을 너무 빠르게 교정하면 파괴적이고 영구적인 결과를 초래할 수 있다! 합병증 위험이 큰 환자는 심각한 영양실조 때문에 만성 저소듐혈증이 발생한 환자, 알코올중독 환자, 진행 간 질환 환자 등이 있다. 혈청 소듐을 24시간에 10 mEq/L 이상으로 교정하면 배쪽 다리뇌(ventral pons)의 말이집(myelin sheath)에 삼투 말이집탈락(demyelination), 즉 중심 다리뇌 말이집용해(central pontine myelinolysis)를 유발할 수 있으며, 감금 증후군(locked-in syndrome)이 발생한다. 이 장애가 발생하면 환자

는 눈 움직임을 제어하는 근육을 제외한 모든 수의 근육(voluntary muscle)이 완전히 마비된다. 환자는 완전히 깨어 있으며 생각하고 느낄 수 있지만 움직일 수 없다. 의사소통은 눈 깜빡임 밖에 할 수 없지만, 최근에는 눈 움직임을 인식하는 환자-컴퓨터 인터페이스와 인공 후두(voice prosthesis) 덕분에 삶의 질이 약간은 개선되었다.

갑상샘 중독증(THYROTOXICOSIS) *그레이브스병(p. 345) 참고*

갑상샘 중독증은 빠르게 진행하는 생명을 위협하는 응급 상황으로 매우 두드러진 갑상샘 항진증(hyperthyroidism)의 증상과 징후가 특징이다. 증가한 갑상샘 호르몬이 부적절하게 혈류로 방출되고 대사가 매우 증가한다. 갑상샘 중독발작(thyroid storm)이라고도 하며, 중재가 없으면 치명적이며 사망률은 10%다. 모든 나이대에서 발생할 수 있지만, 발병률은 20-50세 사이가 정점이다. 갑상샘중독증이 발병할 소지는 여자에서는 평생 1%며, 남자에서는 평생 0.1%다.

증상과 징후는 증가한 대사 과정과 관련이 있다.
- 고열, 열 과민증, 땀남
- 부정맥: 특히 심방 부정맥을 동반한, 발열과 비례하지 않는 빠른 맥
- 떨림(tremor), 근육 약화
- 갑상선 자극 호르몬(TSH) 감소
- 자유 T_4 증가

치료는 증상에 따라 다르다. 프로필티오우라실(propylthiouracil, PTU)이나 메티마졸(methimazole) 같은 "항갑상선" 호르몬은 갑상샘 호르몬 생성을 억제한다. 프로프라놀롤[propranolol, 인데랄(Inderal®)], 아테놀롤[atenolol, 테놀민(Tenormin®)], 메토프롤롤[metoprolol, 베타록(Betaloc®)], 나도롤[nadolol, 나도가드(Nadogard®)] 같은 베타 아드레날린 차단제는 증상을 줄이지만 호르몬 수치에는 영향을 미치지 않는다. 알약 형태로 복용하는 방사성 아이오딘은 호르몬을 생성하는 갑상샘 세포에 영구 손상을 유발한다. 결국, 갑상샘 전체 또는 일부를 제거하는 수술이 필요할 수 있으며, 응급 상황에서는 혈장분리교환(plasmapheresis)을 사용한다.

NOTES

혈액과 면역계

7

후천 면역결핍 증후군(ACQUIRED IMMUNE DEFICIENCY SYNDROME, AIDS)

에이즈(AIDS)는 3형 사람 T 세포 림프친화 바이러스(human T-lymphotropic virus type III, HTLV-III)가 원인인 감염병이다. AIDS는 신체 면역체계에 부정적인 영향을 미치는 후천 결핍이다. 면역 체계는 지속해서 면역 세포와 항체를 생산해서 문제를 유발하는 유기체를 공격하고 파괴한다. 이 과정이 없으면 사람은 병에 걸린다. 에이즈 바이러스는 특정 T 림프구를 공격하고 면역을 파괴해서 선천 내성을 제거하며, 사람을 다양한 바이러스, 세균, 효모, 곰팡이, 기생충 등에 취약하게 만든다.

이전에는 쥐 폐포자충(Pneumocystis carinii) 폐렴이라 불렸던 사람 폐포자충(Pneumocystis jiroveci) 폐렴은 항레트로바이러스 요법(ART) 덕분에 발병률이 감소하고 있지만, 여전히 CD4 세포 수치가 낮은 HIV 감염 환자에서 기회감염의 주요 원인이다. 다른 감염에는 톡소포자충증(toxoplasmosis) 관련 뇌염, 크립토코쿠스 수막염(cryptococcal meningitis) 등이 있다. 가장 특징적인 암은 카포시 육종(Kaposi's sarcoma)이다. 빠르게 퍼지며 대부분 치명적이다. 처음에는 피부에만 적갈색 병변이 있을 수도 있지만, 빠르게 내부로 퍼진다. 흔히 보이는 다른 암은 림프계 암인 림프종이다.

중환자실에서 일상적으로 투여하는 약물과 항레트로바이러스 약물 사이에 나타날 수 있는 상호작용을 반드시 확인해야 한다. 항부정맥 약물, 양성자 펌프 억제제, 항응고제, 진정 약물 등은 상호작용 위험이 매우 크다. 급성기에 항레트로바이러스 약물 중단은 임상적으로 중요한 결정이며, 의료팀 및 환자 가족과 논의해야 한다. 치료를 중단하면 CD4 T-세포 수가 급격하게 감소하고, 이에 상응해서 바이러스 부담이 증가한다는 점을 유의한다. 이는 면역 억제, 기회감염 유발, HIV 전염 위험 증가 등으로 이어진다.

알부민(ALBUMIN)

알부민은 혈관내 삼투압 유지에 사용하는 혈액량 확장제다. 수술 후 혈액량 보충, 중증 신증후군과 간신 증후군(hepatorenal syndrome) 치료, 대용량 천자 후 등에 사용한다. 알부민은 급성 복막염, 세로칸염, 간 부전 등에서 나타나는 "사이질 공간" 체액 이동을 개선할 수 있다.

알부민은 저혈량 쇼크나 패혈 쇼크 치료에도 사용할 수 있지만, 1차 약제로는 여기지 않는다. 일반적으로 결정질 용액(crystalloid fluid) 같은 더 가성비 좋은 선택지가 있기 때문이다. 심각한 출혈이나 주요 외상이 있다면, 급속 혈액량 교정에 알부민을 고려해볼 수 있지만, 혈액제제가 더 바람직하다. 최근 연구에 따르면 외상으로 인한 뇌 손상 치료에 알부민을 투여하면 사망률이 증가하므로 알부민을 권장하지 않는다. 화상 치료 24시간 이내에는 알부민을 투여하면 안 된다.

종류

- 5% 알부민: 등장성, 등삼투압. NS 95%+알부민 5%. 100 mL, 250 mL 유리병
- 20% 알부민: NS 80%+알부민 20%. 50 mL, 100 mL 유리병

주입 속도와 고려 사항

- 알부민은 사람 유래 성분으로 ABO 혈액형 항체가 없으므로 투여할 때 일반적으로 수혈 동의서가 필요 없다. 종교적 문제나 비용 문제로 환자가 거부할 수 있다.
- 알부민 용액은 유리병이나 수액팩에 들어있다. 제조사에 따라 수액선이 같이 들어있을 수도 있다. 수액선이 포함되어 있다면 이 수액선을 사용한다.
- 필터 사용 여부는 병원에 따라 다르다. 근무하는 병원의 지침을 참조한다.
- 투약 기록지에 제품 번호와 사용 기한을 기록한다.
- 알부민은 단독으로 주입할 수 있다. 식염수는 필요 없다.
- 혈액량 과부하의 징후를 주의 깊게 감시하며, 특히 빠르게 투여할 때는 더 주의를 기울인다.
- 5% 알부민: 저혈압 환자에서 혈액량 소생에 사용
    - 가능한 한 빠르게 500 mL를 투여
    - 15-30분 간격으로 반복 가능
    - 혈압이 정상으로 돌아오면 주입 속도를 2-4 mL/min 이하로 유지
- 20% 알부민
    - 임상 반응을 기반으로 치료
    - 과도한 혈장 용량 증가를 예방하려면 2 mL/min 이하를 권장

급성 중증 과민반응 쇼크(ANAPHYLACTIC SHOCK) *p. 376 참고*

빈혈(ANEMIA)

용혈 빈혈: 과도한 적혈구 파괴

철 결핍 빈혈: 영양 결핍, 평균 적혈구용적(MCV) 감소, 평균 적혈구혈색소(MCH) 감소, 평균 적혈구혈색소농도(MCHC) 감소

악성 빈혈/재생 불량 빈혈: 골수 부전

성분채집(APHERESIS) *혈장분리교환(p. 374), LDL 성분채집(p. 158) 참고*

혈액 적합성(BLOOD COMPATIBILITY) *수혈(p. 379) 참고*

NOTES

■ 혈액 구성(BLOOD, COMPOSITION OF)

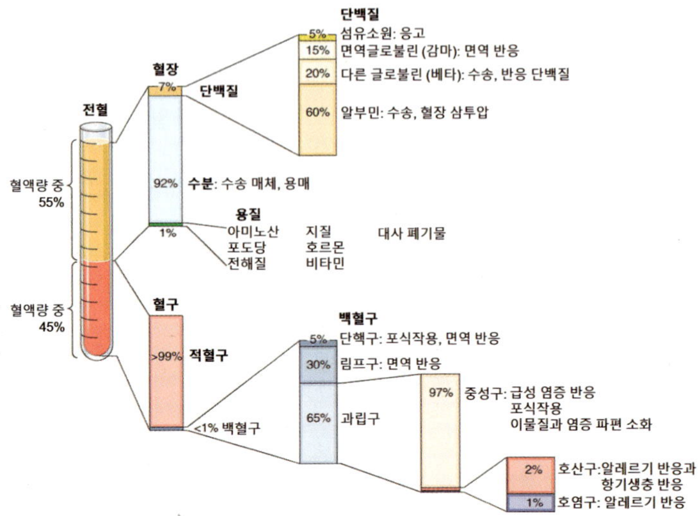

그림 7.1 혈액 구성. [Used with permission from McConnell, T. H. (2013). Nature of disease. Philadelphia: Wolters Kluwer Health, Lippincott Williams & Wilkins.]

실제 혈액량은 체중과 키에 따라 다르지만, 남자는 평균 12 pint (≒5.7 L), 여자는 평균 9 pint (≒4.3 L), 전체 평균은 4.5-6.0 L다. 체중의 약 8%는 혈액이다.

■ 체액 구획(BODY FLUID COMPARTMENT)

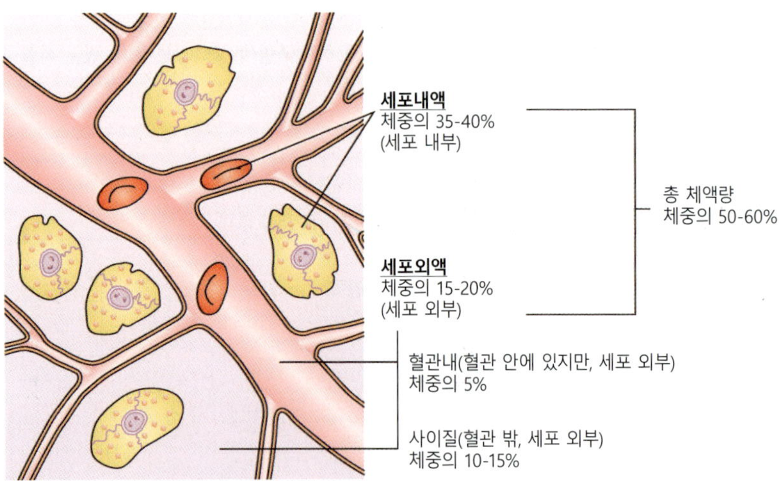

그림 7.2 체액 분포. [Used with permission from Timby, B. K., & Smith, N. E. (2017). Introductory medical-surgical nursing. Philadelphia: Wolters Kluwer Health, Lippincott Williams & Wilkins.]

■ 응고 연쇄반응(CLOTTING CASCADE)

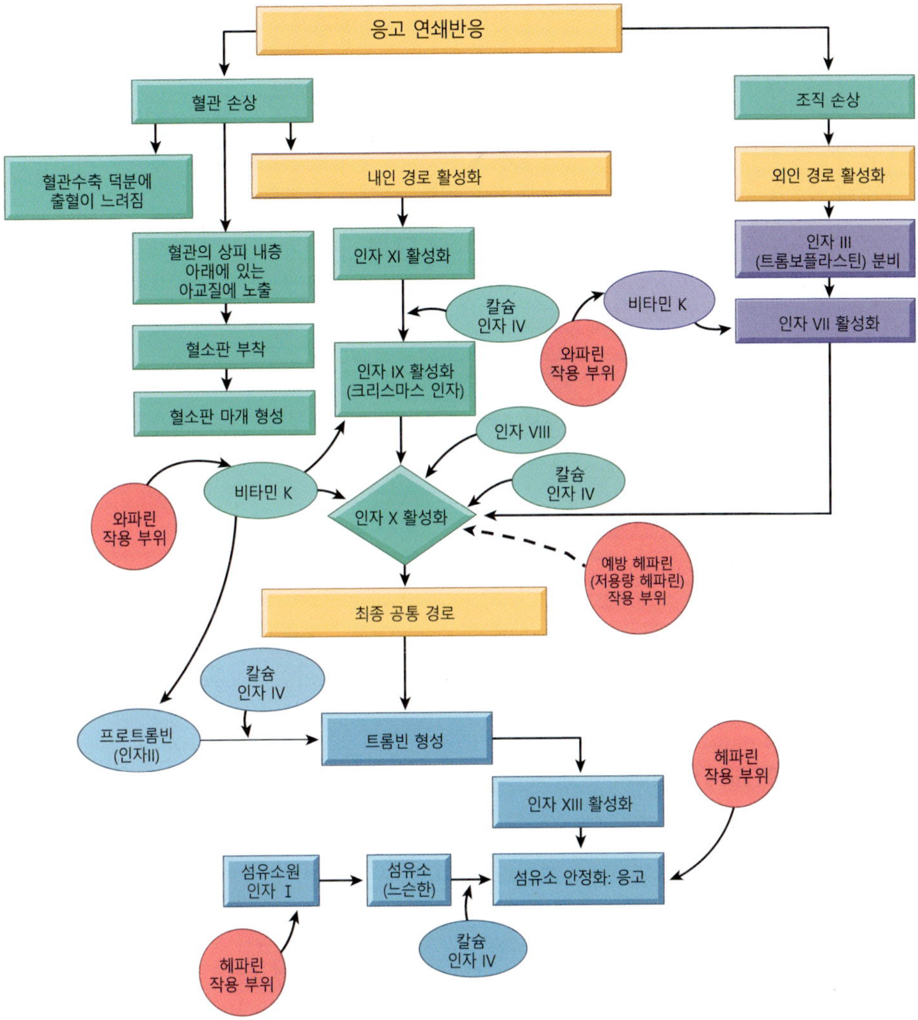

그림 7.3 응고 연쇄반응 과정

NOTES

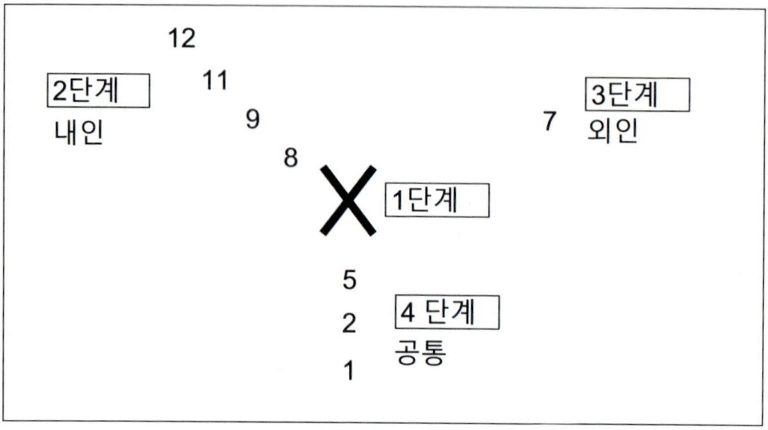

응고연쇄그리는방법

1단계-중앙에 목표인 X를 그린다. 이는 인자 X를 의미한다.

2단계-왼쪽에 8, 9, 11, 12를 적는다.
X(10)은 이미 목표에 그렸으므로 제외한다.
이 경로는 내인경로다.
헤파린은 내인경로에 작용한다. 부분 트롬보플라스틴 시간으로 확인한다.

3단계-오른쪽에 7을 적는다.
이 경로는 외인경로다.
와파린은 외인경로에 적용한다. 프로트롬빈 시간으로 확인한다.

4단계-아래쪽으로 5, 2, 1을 적는다(5×2×1=10).
이 경로는 공통경로다.

그림 7.4 응고 연쇄반응 암기법

응고 인자(CLOTTING FACTOR)

응고 인자는 혈액에서 계속해서 순환하거나 혈관 조직에 존재하는 단백질 집단이다. 상처가 났을 때 혈전을 만들려면 모든 응고 인자가 특정 순서로 같이 작용해야 한다. 인자 중 하나가 없거나 농도가 낮으면 응고 문제나 혈우병이 발생한다.

응고 연쇄반응 경로는 내인, 외인, 공통으로 나뉜다. 상처가 나면 응고 인자에 변화가 나타나 사슬 반응(chain reaction)이 시작된다. 외인 경로는 15초 안에 작동하며, 그 후 2-6분 안에 내인 경로가 작동한다. 두 경로는 마지막에 최종 공통 경로로 합쳐져 응고 인자 X가 활성화되고 안정적인 혈전이 생성된다.

NOTES

표 7.1 응고 인자

인자	이름	경로	설명
I	섬유소원	공통	섬유소로 변하면 응고 과정에 필요한 그물망을 구성하는 긴 가닥을 만든다.
II	프로트롬빈	공통	프로트롬빈은 트롬빈으로 전환되어 섬유소원을 활성화해서 섬유소로 전환한다.
III	조직 인자	외인	혈관이 손상되면 활성화
IV	칼슘	내인과 외인	다른 인자와 같이 응고 연쇄를 활성화: 두 단계를 제외한 모든 단계에 필요.
V	불안정 인자	공통	인자 X와 함께 프로트롬빈을 활성화
VI	지정 없음		혈소판 응고 활동
VII	안정 인자	외인	프로트롬빈이 트롬빈으로 전환되는 것을 돕는 인자 X를 활성화
VIII	항혈우병 인자 :본 빌레브란드(von Willebrand) 인자	내인	인자 IX 및 칼슘과 함께 작용해서 인자 X를 활성화. 결핍은 혈우병 A를 유발한다.*
IX	크리스마스 인자	내인	인자 VIII 및 칼슘과 함께 작용해서 인자 X를 활성화. 결핍은 혈우병 B를 유발한다.*
X	스튜어트-프라워 인자 (Stuart-Prower factor)	내인과 외인	프로트롬빈이 트롬빈으로 전환되는 것을 돕는다.
XI	선행 혈장 트롬보플라스틴(PTA)	내인	칼슘과 함께 작용해서 인자 X를 활성화. 결핍은 혈우병 C를 유발한다.
XII	해그먼(Hageman) 인자	내인	혈전을 분해하는 섬유소분해효소(plasmin)를 활성화
XIII	섬유소 안정 인자	공통	섬유소 가닥이 서로 이어지는 것을 돕는다.

*두 가지 흔한 인자 결핍은 인자 VIII과 인자 IX 결핍이다. 혈우병 환자 중 80%에게 영향을 미치는 인자 VIII 결핍이 가장 흔하다.

■ 저온 응집소(COLD AGGLUTININ) *대량 수혈 프로토콜(p. 367) 참고*

항체 선별검사에서 저온 응집소는 중요한 의미를 지닌다. 응집소는 적혈구가 뭉치게 하는 항체다. 저온 응집소는 낮은 온도에서 활성을 가지므로 저온 응집소 검사가 양성인 환자는 적혈구를 수혈할 때 혈액 가온기를 사용해야 한다.

■ 교질 용액(COLLOID) *체액 구획(p. 356) 참고*

교질 용액은 혈장 확장제라고도 한다. 교질 용액에는 큰 불용성 분자가 들어 있어서 삼투압이 증가한다. 이 삼투압이 사이질 구획에서 혈관내 공간으로 체액을 끌어당겨 총 혈액량이 증가한다. 교질 용액은 혈장량을 늘리지만, 결정질(crystalloid) 용액은 사이질 체액량을 늘린다. 혈액제제로 만든 교질 용액에는 알부민과 플라즈마네이트(Plasmanate®*)가 있으며, 인공 교질 용액으로는 덱스트란(dextran, Dextran-40®)과 히드록시에칠전분[hydroxyethyl starch, 볼루벤(Voluven®)]이 있다.

요점
교질 용액은 혈장 확장제지만, 적혈구처럼 산소를 운반하지 않으므로 적혈구와는 **다르다**. 또한, 교질 용액은 효과가 일시적이며 24-48시간 동안만 유지된다.

* 역주: 2022년을 기준으로 식품의약품안전처에 등록되지 않아서 국내에서는 사용할 수 없다.

소모 응고병증(CONSUMPTIVE COAGULOPATHY) *파종 혈관내 응고(p. 362) 참고*

"응고 촉진(procoagulant)" 경로가 비정상적으로 활성화되어 혈액에 있는 응고 성분 감소가 특징인 질병군이다. 파종 혈관내 응고(DIC)로 더 잘 알려져 있다.

카바페넴 내성 장세균(CARBAPENEM-RESISTANT ENTEROBACTERIACEAE, CRE)

CRE는 카바페넴 항생제와 거의 모든 항균제에 내성을 가진 세균 집단이다. 카바페넴 내성 폐렴막대균(carbapenem-resistant Klebsiella pneumoniae, CRKP)은 미국에서 가장 일반적으로 볼 수 있는 CRE다. 환기기나 중심 정맥 도관 같은 침습 기구를 사용 중인 중환자가 특히 취약하며, 사망률은 30-44%로 높다. CRKP는 새로운 항생제가 개발되는 속도와 거의 같은 속도로 새로운 항생제에 내성을 만든다. 따라서, 가장 좋은 치료는 영향을 받은 신체 부위를 표적으로 하는 항균제나 약물이다. 중증 감염 환자에게는 처음에는 단기간 병용요법을 사용하고 그 후 더 세밀한 치료로 전환하는 것이 일반적인 접근 방식이다.

집락(colony)을 형성했거나 감염된 모든 환자는 접촉 격리가 필요하다.

동결침전제제(CRYOPRECIPITATE) *대량 수혈 프로토콜(p. 367), 수혈(p. 378) 참고*

동결침전제제는 혈장을 동결하고 해동해서 얻은 혈액 성분이다. 응고에 관여하는 특수 단백질 분자가 들어있으며, 가장 중요한 분자는 섬유소원(fibrinogen)이다. 인자 VIII와 XIII도 들어있다. 동결침전제제는 주로 외상이나 침습 시술과 관련한 출혈 때문에 섬유소원 수치가 감소한 환자나 섬유소원이 제대로 기능하지 않는 환자를 치료할 때 사용한다.

용량

- 일반적으로 하나로 모아서 투여하며, 양은 수혈팩마다 5-10 unit으로 다양하다.

주입 시 주의사항

- 수액선 필터가 장착된 Y 주입 세트를 사용한다.
- 같은 수액선으로는 0.9% NS만 동시에 투여할 수 있다.
- 투여 속도는 1-2 mL/min이며, 매분 희석한 내용물 10 mL를 투여할 수 있게 조절한다.
- 동결침전제제는 냉동해서 보관하므로 해동에 10-20분이 걸린다. 해동 후 6시간 이내에 수혈해야 한다.

특별 주의사항

- 동결침전제제에는 혈장이 소량 들어 있지만, RBC는 들어있지 않다.
- ABO 적합성 검사가 바람직하지만, 대량 수혈이 예상되지 않는 한 필수는 아니다.

■ 결정질 용액(CRYSTALLOIDS)

결정질 용액에는 전해질 같은 수용성 분자가 들어 있으며, 쉽게 혈관 막을 가로질러 사이질 공간으로 확산한다. 그 결과 혈관 안에는 주입한 결정질 용액 중 단 10-25%만 남는다. 체액 유지나 보충, 전해질 불균형 교정 등에 사용한다. 세 가지 유형이 있다.

- **등장(isotonic) 용액**: 혈장과 용질 농도가 같다. 젖산 링거(LR) 용액, 0.9% NS, D_5W^* 등
- **저장(hypotonic) 용액**: 혈장보다 용질 농도가 낮다. 0.45% NS, D_5W^* 등
- **고장(hypertonic) 용액**: 혈장보다 용질 농도가 높다. 3% NS, D_5 LR 등

■ 깊은 정맥 혈전증(DEEP VEIN THROMBOSIS, DVT) *폐 색전증(p. 254) 참고*

DVT는 일반적으로 다리에 있는 깊은 정맥에 혈전이 형성되어 혈류를 완전하게 또는 부분적으로 막을 때 발생하는 질환이다. DVT에서 혈전이 정맥벽에서 떨어져 나와 폐로 이동해서 폐동맥을 막으면 폐 색전증이 발생할 수 있다. 혈전이 크다면 돌연사 할 수도 있다. DVT와 폐 색전증 증후군을 총칭해서 정맥 혈전색전증(thromboembolism)이라고 한다.

정맥 혈전색전증은 피르호 세 증후(Virchow's triad)라고도 하는 3가지 요인이 특징이다. (1) 혈류 감소, (2) 정맥 손상, (3) 혈전 생성 경향 증가.

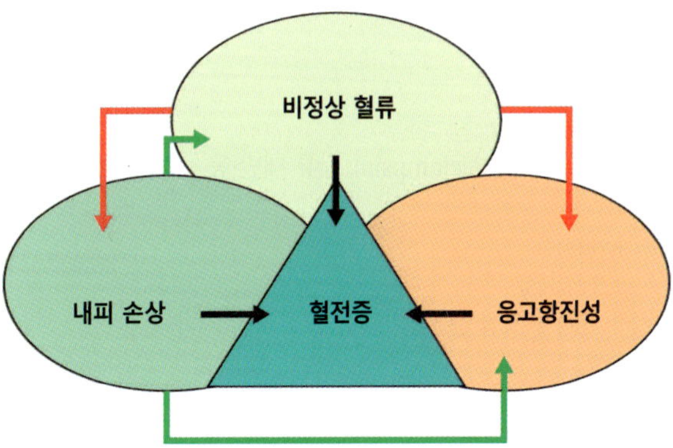

그림 7.5 피르호 세 증후. 내피 손상, 비정상 혈류, 응고항진성(hypercoagulability)은 혈전 생성을 유발하는 세 가지 요인이며, 서로가 밀접한 관계다. 내피 손상은 비정상 혈류와 응고항진성을 유발하며, 비정상 혈류는 내피 손상과 응고항진성을 유발할 수 있다.

DVT는 대부분 수술 후 48시간 이내에 발생하므로, 조기 보행, 압박 스타킹, 순차 압박 기구(SCD) 등을 이용한 예방이 가장 중요하다. 각각은 정맥혈 복귀를 개선하고 다리에서 정맥 정체를 줄인다. 보편적인 DVT 증상에는 통증, 다리 부기(swelling)와 발적, 표면 정맥 확장 등이 있다. 주로 초음파 검사로 진단하며, D-이합체(dimer)도 검사한다. 일반적으로 항응고요법으로 치료하지만, 혈전이 많다면 혈전용해술도 고려해볼 수 있다.

---

* D_5W는 등장액으로 시작해서 포도당이 대사되면 저장액이 된다.

파종 혈관내 응고(DISSEMINATED INTRAVASCULAR COAGULATION, DIC) 소모 응고병증(*p. 360*) 참고

DIC는 혈관내 혈소판과 응고인자 소모 때문에 발생하는 혈소판감소증과 관련이 있다. 기저 질환 때문에 발생하는 2차 과정이다. 예후는 DIC 자체보다는 유발 질환의 중증도에 달려 있다. 모세혈관 체계 한쪽에는 출혈이 있고, 다른 쪽에는 혈전이 있는 상태로 생각하면 쉽다. 혈관계에 섬유소 침착은 응고 인자 및 혈소판 소모와 동시에 나타난다.

1단계(초기 단계)

응고: 혈소판 과다 활성, 광범위 섬유소 생성과 침전. 그 결과, 다양한 장기에 다장기 허혈과 부전에 기여하는 미세혈관 혈전이 생성.

2단계(후기 단계)

출혈: 지속하는 응고 인자 활성과 소모, 혈소판 활성과 소모 때문에 발생하는 전신 출혈. DIC 초기 단계에서 침전된 혈전은 2차 섬유소용해로 이어져 출혈에 기여한다.

응고 과정과 출혈 과정은 조직 허혈, 쇼크, 의식 상태 변화, 호흡 곤란, 소변 감소 같은 증상을 유발할 수 있다.

DIC는 다음과 같은 유발 기전 때문에 발생한다.
- 감염/패혈증
- 외상/화상
- 광범위 수술
- 암: 백혈병, 고형 장기 종양 등
- 산과 합병증: HELLP 증후군, 자간증(eclampsia), 잔류 태반 등
- 이식 거부 반응
- 급성 중증과민증(anaphylaxis)
- 낫 적혈구 위기(sickle cell crisis)
- 수혈 후 급성 용혈 반응: ABO 부적합 등
- 폐 색전 및/또는 지방 색전
- 뱀 교상(snake bite)
- 횡문근융해증
- 고체온/저체온
- 급성 췌장염, 급성 쇼크

치료

- 치료는 기저 질환 치료와 유발 기전 제거가 목표다. 응고 문제는 일반적으로 기저 질환을 교정하면 해결된다.
- 혈소판, 신선 냉동 혈장(FFP), 동결침전제제(cryoprecipitate) 등은 역할이 확실하지 않다. 출혈이 있다면, 일반적으로 혈소판을 수혈해서 혈소판 수를 50,000/mm^3 이상으로 유지하고, 동결침전제제를 수혈해서 섬유소원을 60 mg/dL 이상으로 유지한다.
- 미분획 헤파린과 저분자량 헤파린(LMWH) 사용은 의견이 분분하며, 일반적으로 출혈이 없는 만성 DIC 환자에게 예방 목적으로 사용한다. 그러나, 기저 질환으로 암, 급성 골수세포 백혈병(acute myelocytic leukemia), 심각한 자반(purpura)을 동반한 중증 패혈증, DIC를 동반한 혈전증 등이 있는 환자에게는 유용하다고 입증되었다.
- 항트롬빈 III (antithrombin III)는 고용량으로 투여하면 DIC의 징후 감소에 효과가 있는 것처럼 보이지만, 현재로서는 그 효과가 불확실하다.

표 7.2	급성 DIC에서 예상되는 검사실 소견
혈소판	낮음
섬유소원*	낮음
항트롬빈 III	낮음
프로트롬빈 시간(PT)	높음
활성화 부분 트롬보플라스틴 시간(PTT)	높음
트롬빈 시간(TT)	높음
섬유소 분해 산물(FDP)	높음
D-이합체(dimer)	높음

*섬유소원은 분해되어 "분해 산물"이라고 하는 섬유소 조각이 된다. 따라서, 섬유소원이 감소하면 분해 산물은 증가한다.

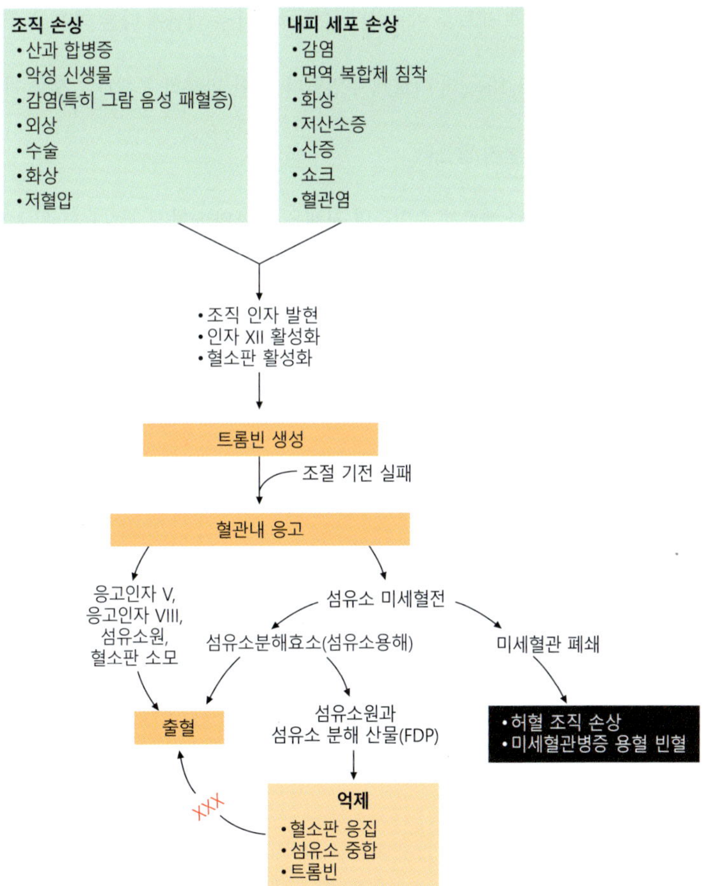

그림 7.6 DIC의 병태 생리. DIC 증후군은 조직 손상, 내피 세포 손상, 또는 이 둘의 조합 때문에 발생한다. 정상 지혈 기전이 작동하지 않으므로 혈관내 응고가 발생한다. [Used with permission from Strayer, D. S., & Rubin, E. (2014). Rubin's pathology. Philadelphia: Wolters Kluwer Health, Lippincott Williams & Wilkins.]

신선 냉동 혈장(FRESH FROZEN PLASMA, FFP) *대량 수혈 프로토콜(p. 367), 수혈(p. 378) 참고*

FFP는 전혈에서 분리한 혈액제제며, 알부민, 섬유소용해 물질, 응고 인자, 혈장 단백질, 면역 글로불린 같은 다양한 요소가 들어있다. 응고 인자가 결핍된 환자에게 응고 인자를 보충하려고 사용한다. 대량 수혈에서 예방 목적, 혈액량 확장제, 영양 보충제 등으로는 사용하지 않는다. FFP는 부작용 위험과 감염원 전파 위험이 있다.

용량

- 320 mL 또는 400 mL: 일반적으로 수혈팩에 양이 적혀 있다.
- 560 mL 이하: 성분 채집으로 얻은 FFP
- FFP 1단위(unit)를 얻으려면 헌혈자 약 20명이 필요하다.

수혈 시 주의사항

- 0.9% NS와 필터가 장착된 Y 수액 세트를 이용한다. 수혈팩이나 수액선에 다른 약물을 추가하지 않는다.
- 적응증이 된다면 시간당 200 mL 또는 더 빠르게 주입한다. 순환 과부하 문제가 발생할 가능성이 있다면 주입 속도 감소를 고려한다.
- 혼탁하다면 사용하지 않는다. 흔들지 않는다.
- FFP에는 항응고제가 들어있다.
- **요점**: FFP를 대량으로 수혈하거나 빠르게 수혈하면 저체온, 고포타슘혈증, 저칼슘혈증(구연산염 독성), 부정맥, 심장 과부하, 호흡 곤란 등을 유발할 수 있다.

특별 주의사항

- 혈장에는 RBC가 없으므로 교차 적합 검사가 필요 없지만, ABO 적합 혈장을 투여해야 한다.
- FFP는 해동 후 가능한 한 빠르게 수혈해야 한다. 해동 후 24시간 이상이 지났다면 폐기해야 하지만, 특정 조건을 만족한다면 재사용할 수도 있다.

헤파린 유발 혈소판감소증(HEPARIN-INDUCED THROMBOCYTOPENIA, HIT) *헤파린(p. 409) 참고*

HIT는 헤파린 투여 때문에 발생하는 면역 매개 합병증이며, 혈전증을 동반할 수도, 동반하지 않을 수도 있다. 추가 헤파린 노출은 금기다. HIT는 발생률이 약 1-5%로 보고된다. 그러나, 인식이 개선되고 항체 검사를 더 자주 하게 되면서 발생률이 증가하고 있다. HIT는 순환 혈소판 감소와 관련이 있으며, 헤파린에 처음 노출된 후 5-12일 이내에 혈소판 수가 30% 이상 감소한다. 이는 절단이 필요한 팔다리 허혈(10-20%), 심근경색, 뇌졸중, 폐 색전증, 사망(20-30%) 같은 치명적인 임상 결과를 초래할 수 있다. 치료하려면 모든 헤파린 제제를 즉시 중단해야 하며, 여기에는 혈류역학 감시에 사용하는 헤파린 주입, 헤파린 세척, 헤파린 코팅 도관도 포함된다.

HIT 관리를 위한 5가지 요점

- **검사실 검사.** 임상적으로 HIT가 의심되면 즉시 치료를 시작한다. 검사실 결과를 기다리지 않는다.
- **모든 헤파린 중단.** HIT가 의심된다면, 세척을 포함한 모든 헤파린을 중단한다.
- **의심되면 치료를 시작한다.** HIT에서는 트롬빈이 높은 수준으로 생성되므로 직접 트롬빈 억제제(direct thrombin inhibitor, DTI)를 투여한다.
- **다른 비헤파린 항응고제로 치료한다.** DTI를 이용한 치료는 최소한 혈소판 수가 15만 이상 또는 HIT 이전의 기준선으로 회복될 때까지 유지한다. DTI를 유지하면서 혈소판이 안정기에 도달하고, INR이 치료 수준에 도달하고, DTI와 와파린(warfarin) 요법이 충분히 중복될 때까지 와파린을 예상 1일 용량으로 투여하는 지속 치료를 시작한다.

- **급성기 치료에는 와파린을 사용하지 않는다.** 지속 경구 항응고요법이 필요한 환자는 DTI로 적절하게 치료되고 혈소판이 회복될 때까지 와파린 요법을 연기한다.

HIV *후천 면역결핍 증후군(p. 354) 참고*

호지킨 병(HODGKIN'S DISEASE, HD)

호지킨 병은 비장, 간, 림프절 비대가 특징인 원인을 알 수 없는 만성, 진행, 신생물 질환이다. 증식하는 세포는 리드 슈테른베르크(Reed-Sternberg) 세포라고 부르는 큰 비정상 림프구며, 핵이 하나 이상일 수도 있다.

	병기	
	0	이전의 절제 생검 때문에 질환을 감지할 수 없음
방사선요법으로 95% 치유	I	비정상 림프절 한 개
	II	서로 다른 두 개 이상의 비정상 림프절, 한쪽 가로막에 국한
증상을 완화하려면 화학요법과 방사선요법이 필요	III	양쪽 가로막에 질환이 있지만, 림프절과 비장에만 국한
	IV	뼈, 골수, 폐 실질, 가슴막, 간, 피부, 위장관, 중추 신경계, 신장을 침범. 림프절과 비장 이외의 부위에 발생.

그림 7.7 호지킨 병의 병기 분류

비호지킨 림프종(Non-Hodgkin's lymphoma, NHL)은 호지킨 병보다 5배나 흔하다. 혈액암이지만 호지킨 병과는 다른 림프구를 침범하며, 생검 현미경 검사에서 리드 슈테른베르크 세포가 보이지 않는다. NHL은 10가지 아형이 있으며, 20가지 질병명이 있다. 여기에 추가로 등급에 따라 느리게 성장하는 저등급과 빠르게 진행하는 고등급으로 나뉘며, 세포 유형에 따라 T 세포와 B 세포로 나뉜다. 치료는 중증도에 따라 다르지만, 화학요법, 방사선요법, 면역요법, 골수 이식 등으로 치료하며 때로는 암이 느리게 성장한다면 "경과 관찰"로 접근할 수도 있다.

특발 혈소판감소 자반병(IDIOPATHIC THROMBOCYTOPENIC PURPURA, ITP) *혈장분리교환 (p. 374), 혈전 혈소판감소 자반병(p. 378) 참고*

ITP는 면역체계가 환자 자신의 혈소판 세포를 공격하는 항체를 생성해서 발생하는 순환 혈소판 감소가 원인인 자가 면역 출혈 질환이다. 이 항체는 혈소판과 부착해서 비장으로 순환하고 어떤 이유로 인해 파괴된다. 환자의 혈소판 수치는 일반적으로 5만 이하며, 때로는 1만 이하로 떨어질 수도 있다. 출혈 징후는 없다. 비장절제, 면역억제 요법, 감마글로불린 투여, 혈장분리교환 등을 권장한다. 일반적으로 혈소판은 수혈하지 않는다. 수혈한 혈소판이 환자 자신의 혈소판보다 오래 생존하지 못하며, 단 몇 시간만 생존하기 때문이다.

백혈병(LEUKEMIA)

백혈병은 비정상 백혈구 재생이 원인인 악성 종양군이며, 모세포(blast cell)라고 하는 쓸모없는 미성숙 세포가 생성된다. 모세포는 골수를 과도하게 채우고 혈류와 림프계로 유출된다. 환자는 백혈구 수치가 증가하며 왼쪽 이동이 나타난다. 왼쪽 이동에 대해서는 440쪽에 있는 표 9.6을 참고한다.

백혈병의 주요 형태는 네 가지 범주로 나뉘며, 먼저 관련된 세포에 따라 골수와 림프구로 나뉘며, 그 후 질병 경과에 따라 급성과 만성으로 나뉜다. 그 후 관련된 세포의 특정 기능에 따라 하위 집단으로 나뉜다. 이렇게 하위 집단으로 나누면 가장 적합한 치료를 할 수 있으며, 질병 진행 과정에서 더 나은 결정을 할 수 있다.

급성 골수세포 백혈병(acute myelogenous leukemia, AML)은 DNA에 발생한 후천 유전 손상이 원인이지만 이유는 명확하지 않다. 하위 분류는 가장 좋은 치료법 선택에 중요하며, 관련된 세포 패턴에 따라 7가지로 분류한다. AML은 다음과 같이 부르기도 한다.
- 급성 골수세포 백혈병(acute myelocytic leukemia)
- 급성 골수모세포 백혈병(acute myeloblastic leukemia)
- 급성 과립구 백혈병(acute granulocytic leukemia)
- 급성 비림프구 백혈병(acute nonlymphocytic leukemia)

급성 림프구 백혈병(acute lymphocytic leukemia, ALL)은 19세 미만에서 가장 흔한 백혈병이며, 사례 중 80-85%를 차지한다. 미성숙 림프모세포의 침윤과 축적이 특징이다.

만성 골수세포 백혈병(chronic myelogenous leukemia, CML)은 골수에 있는 줄기세포 DNA의 후천 손상이 원인이며, 이러한 변화가 나타나는 이유는 아직 밝혀지지 않았다. 대부분은 성인에서 발생하며, 증상은 서서히 나타나며, 사례 중 95%에서 "필라델피아 염색체(Philadelphia chromosome)"를 볼 수 있다. CML은 다음과 같이 부르기도 한다.
- 만성 과립구 백혈병(chronic granulocytic leukemia)
- 만성 골수세포 백혈병(chronic myelocytic leukemia)
- 만성 골수 백혈병(chronic myeloid leukemia)

만성 림프구 백혈병(chronic lymphocytic leukemia, CLL)은 고령 질환이며, 환자 중 95%가 50세 이상이다. 비정상 림프구가 점진적으로 축적되어 발생한다. 일반적으로 무증상이며, 정기 검진 중에 림프절 비대나 비장 비대가 발견되거나, 혈액 검사에서 증가한 백혈구 수 때문에 진단된다.

모든 백혈병은 화학요법을 기반으로 치료한다. 급성 백혈병은 관해(remission)를 달성하는 유도(induction), 추가로 세포수를 줄이는 강화(consolidation), 장기간 중간 용량을 투여하는 유지라는 3단계로 치료한다. 만성 백혈병에는 일반적으로 질병 진행에 따라 독성이 최소한인 방법부터 공격적인 방법까지 다양한 경구 화학요법을 사용한다. 때로는 큰 덩이(mass)나 림프절에 방사선요법을 사용할 수도 있다.

"표적 요법" 약물이 도입되면서 화학요법에서 볼 수 있는 세포 사멸이 개선되었다. 이 범주에 속하는 약물에는 다양한 하위 유형이 있으며, 악성 세포 내에 있는 특정 분자에만 영향을 미치고, 건강한 세포는 영향을 받지 않도록 설계되었다. 이 범주에 속하는 약물은 많지만, 유명한 약물에는 이매티닙 메실레이트[imatinib mesylate, 글리벡(Glivec®)], 리툭시맙[rituximab, 트룩시마(Truxima®)], 알렘투주맙[alemtuzumab, 렘트라다(Lemtrada®)] 등이 있다. 이 범주에 속하는 약물은 부작용이 매우 다양하다. 일부 약물은 독성이 없거나 거의 없지만, 다른 약물은 치명적인 부작용이 발생할 가능성이 있어서 중환자실에서 감시가 필요하다. 이 범주에 속하는 약물은 쥐, 말, 토끼 같은 동물 단백질과 사람 단백질을 결합해서 만들므로 알레르기 반응이 나타날 수도 있다. 일반적으로 디펜히드라민(diphenhydramine)이나 아세트아미노펜(acetaminophen) 같은 예비 투약제(premedication)를 처방한다.

줄기세포 이식: 적합 검사가 일치하는 기증자를 찾았다면, 골수 이식, 즉 조혈 모세포 이식(hematopoietic stem cell transplantation, HSCT)은 다른 치료 선택지가 될 수 있다. "구조 요법"이라고도 하며, 오래된 골수는 기증자 골수를 이식하기 전에 화학요법과 방사선요법으로 제거한다.

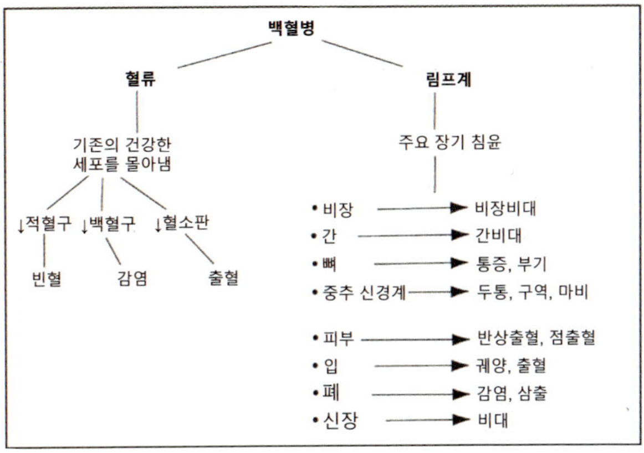

그림 7.8 백혈병의 증상

림프육종(LYMPHOSARCOMA)

림프육종은 원인을 알 수 없는 악성 질환이며 주로 림프 조직을 침범한다. 가장 먼저 나타나는 징후는 통증이 없는 림프절 비대다. 림프육종은 마지막에는 골수를 침범한다. 예후는 불량하며, 치료는 방사선과 화학요법을 이용한 완화 요법이다.

대량 수혈 프로토콜(MASSIVE TRANSFUSION PROTOCOL) 수혈(p. 378) 참고

심혈관계 응급 상황, 복부 대동맥류 파열, 산부인과 출혈, 간이나 위장관 출혈, 외상 등에서 발생하는 조절할 수 없는 출혈 때문에 상당한 실혈이 있으면 대량 수혈 프로토콜(MTP)을 시작할 수 있다. 대량 수혈은 다음과 같은 응급 수혈로 정의한다.

- 24시간 안에 농축 적혈구 8-10단위(unit) 수혈
- 60분 안에 농축 적혈구 4-5단위 수혈

MTP는 혈액 성분을 대량으로 빠르게 주입할 수 있는 소생술로 사용하며, 뿐만 아니라 임상 대응, 검사실 대응, 혈액 은행 대응을 다룬 특별 지침도 제공해서 효과적인 환자 관리를 보장하고 결과를 개선한다. 그러나, MTP 관련 자료를 수집하고 보고할 수 있는 국내 MTP 지침이나 표준 평가 도구가 없으므로, 병원별 프로토콜을 참고한다.

관리 원칙

출혈이 "치사 세 증후(lethal triad)"로 전환되기 전에 출혈을 조기에 인식하고 빠르게 MTP를 시작해야 한다. 출혈 위기 동안 실혈이 최대 750 mL에 달해도 환자의 혈류역학 상태는 유지되는 것처럼 보일 수도 있다. 그러나, 약 1,500 mL가 손실되면 심박수, 호흡수, 혈압에 변화가 나타난다. 따라서, 조절되지 않는 출혈을 확인했다면 시간이 가장 중요하다.

수혈 요법

출혈을 확인했다면, 의사가 MTP를 시작한다. MTP는 다음 제제들 사이의 비율로 정의한다.

- 농축 적혈구(packed red blood cell, PRBC)
- 신선 냉동 혈장(FFP)
- 혈소판, 일반적으로 혼합 수혈팩 하나에 6-8단위(unit)
- 사이사이에 동결침전제제

수혈에 필요한 혈액은 일반적으로 냉각 혈액 운반함으로 연속해서 이송하며, 내용물은 MTP가 진행되면서 달라진다. 현재 연구에 따르면 수혈 비율은 전혈과 거의 비슷한 1:1:1을 권장하며, 이 방법은 다른 조합에서 발생할 수 있는 희석 요인이 감소한다. 일반적인 혈액 이송 과정은 다음과 같다.

- 냉각 혈액 운반함 #1 – PRBC 5 단위(unit), FFP 5 단위
- 냉각 혈액 운반함 #2 – PRBC 5 단위, FFP 5 단위, 혼합 혈소판 수혈팩 1개
- 냉각 혈액 운반함 #3 – PRBC 5 단위, FFP 5 단위, 동결침전제제 20 단위
- 냉각 혈액 운반함 #4 – PRBC 5 단위, FFP 5 단위, 혼합 혈소판 수혈팩 1개
- 냉각 혈액 운반함 #5 – PRBC 5 단위, FFP 5 단위, 동결침전제제 20 단위
- 그 후에는 의사가 프로토콜 중지를 결정할 때까지 냉각 혈액 운반함 #4와 #5를 교대로 사용한다.

동결침전제제는 기본적으로 냉각 혈액 운반함 #1에 포함되지 않지만, 검사실 결과에서 섬유소원(fibrinogen) 수치가 100 mg/dL 미만이라면 추가할 수도 있다. 섬유소원이 이보다 낮다면 사망률이 상당히 증가한다.

혈전탄성 묘사도(thromboelastography, TEG)와 회전 혈전탄성측정(rotation Thromboelastometry, ROTEM)을 이용하면 응고 능력 검사 결과를 보조할 수 있다.

간호 지침

간호사는 안전한 혈액제제 수혈과 합병증 감시에서 중요한 역할을 한다. MTP 과정에서 중요한 개념은 역할을 분담해서 혼동과 반복을 방지하는 것이다. 팀별 역할은 다음과 같이 구성할 수 있다.

- 두 명이 혈액제제를 확인하고 수혈하는 의사가 재차 확인한다.
- 한 명이나 두 명이 연락을 하고, 혈액 검사를 보내고, 수혈 내용을 기록한다.
- 한 명은 혈액 은행과 환자 사이를 오가는 주자 역할을 한다.

미리 설정된 프로토콜을 준수해야 하며, 냉각 혈액 운반함은 배송된 순서대로 사용해야 한다. 추가 혈액제제를 처방하고 투여할 수도 있지만, 프로토콜을 벗어나면 오류와 낭비가 발생한다는 점이 입증되었다.

대량 수혈 준비

- 도관은 지름이 크고 길이가 짧을수록 유속이 높다는 점을 염두에 두고 가장 좋은 수혈 접근 부위를 평가한다. 14/16 G처럼 구경이 큰 IV 접근 부위가 최소한 두 개는 있어야 하며, 필요하다면 추가로 말초 혈관도 준비한다. 구경이 크다면 중심 정맥 도관이 바람직하며, 내강 하나는 혈액제제 수혈에 사용하고 다른 내강은 약물이나 수액 투여에 사용한다. 필요하다면 급속 주입 도관(rapid infusion catheter, RIC)이나 뼛속관(intraosseous cannula)도 삽입한다.
- 초기에 기준선 검사를 시행하고 냉각 혈액 운반함이 바뀔 때마다 반복한다. 일반적으로 CBC, 종합 대사 검사 패널(CMP), PT/PTT/INR, ABGA, 섬유소원, 칼슘 등을 검사한다.
- 급속 주입기 전용 수혈선, 또는 병원에서 지정한 특정 수혈선을 이용하는 급속 주입 펌프나 압력 주머니로 수혈 속도를 높인다.
- 차가운 혈액을 수혈하면 저체온 위험이 커지며, 이에 따라 응고병증이 악화하고 출혈 위험이 증가하므로 수혈선 가온기 없이는 3단위 이상은 수혈하지 않는다. 대다수 급속 주입기는 혈액 가온 기능을 제공한다. 공기 가온기, 담요 같은 부가적인 가온 기구도 중요하며 쉽게 사용할 수 있어야 한다.
- 심전도, 맥박 산소측정, 지속 중심 체온 감시, 소변 배출량 감시 등을 포함한 혈류역학 감시

- 침습 동맥압 감시: 추가로 동맥혈 검사를 자주, 쉽게 할 수 있다.
- 추가 IV 세트, 칼슘 제제, 결정질 용액, 교질 용액 등은 쉽게 사용할 수 있어야 한다.

혈액제제 수혈

- 시간이 촉박하더라도 모든 혈액제제는 투여 전에 정확하게 확인해야 한다.
- 냉각 혈액 운반함은 온도를 1°C에서 6°C 사이로 유지하고 혈소판과 동결침전제제는 운반함 안에서 냉장 제품과 분리해서 이송한다.
- 수혈 세트는 병원 지침 및/또는 제조사 권장 사항에 따라 교체한다.
  - 급속 주입기 선은 일반적으로 최대 4시간까지 또는 필터 때문에 주입 속도가 느려질 때까지 사용할 수 있다.
  - 표준 수혈 세트는 4시간마다 또는 혈액 4단위를 수혈할 때마다 교체해야 한다. 다른 혈액제제를 투여할 때나 같은 제제라도 혈액형이 다를 때는 교체해야 한다.

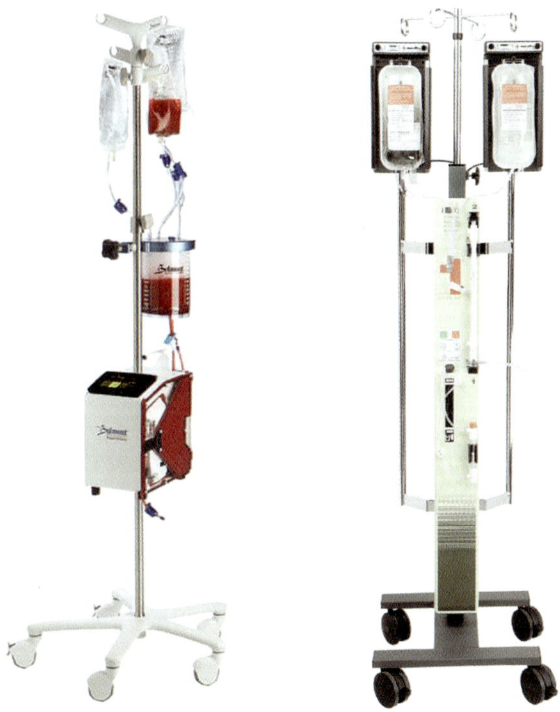

그림 7.9 벨몬트 급속 주입기 RI-2(왼쪽)와 레벨 1 H-1200(오른쪽)은 대량 수혈 프로토콜에 주로 사용하는 두 가지 급속 주입기다. 급속 주입기는 1,000 mL/min 속도로 주입할 수 있다. 혈소판, 동결침전제제, 약물은 급속 주입기로 주입하지 않는다. (Left, Belmont Rapid Infuser RI-2 copyright clearance. Right, Level 1 H-1200 used with permission from SIMS Level 1, Inc., Rockland, MA.)

- 0.9% NS를 제외한 다른 정맥 수액은 혈액과 같은 선으로 투여하지 않는다. 젖산 링거 용액에 있는 칼슘은 혈액 응고를 유발할 수 있으며, 혈액이 5% 포도당 용액과 섞이면 적혈구 용해가 발생할 수 있다.
- 수혈선으로 약물을 투여하지 않는다.
- 다음 제제는 혈액제제에 문제를 유발하지 않으며, 수혈선으로 투여할 수 있다.
  - 0.9% NS
  - 4% 알부민
  - ABO 적합 혈장
  - 분획 혈액제제
- **수축촉진약(inotrope)과 혈압상승제(vasopressor)**는 권장하지 않으며, 심각한 저혈압이 있을 때나 수액 소생까지 "시간을 벌어야"할 때만 사용해야 한다. 혈액량 결핍을 보충해서 안전한 혈압에 도달하면 즉시 중단해야 한다.
- **적혈구**. 출혈 응급 상황인 환자는 ABO/Rh 결과가 없을 수도 있다. 이러한 상황에서 남자와 50세 이상 여자는 Rh+ O형 혈액으로 MTP를 시작한다. 여자 환자에서 나이를 모르지만 가임기로 추정된다면, ABO/Rh 결과가 나올 때까지 Rh- O형 혈액으로 MTP를 시작한다. Rh- O형 혈액이 만능 혈액으로 여겨지지만, 수혈자에게 기증자 적혈구에 있는 비 ABO 항원과 상호작용하는 항체가 있을 수도 있으므로 지연 또는 급성 수혈 반응이 나타날 수 있다.
- **신선 냉동 혈장**은 응고 인자 때문에 사용하며, 일반적으로는 전체 혈액량을 한 번 보충할 때마다 사용한다. 그러나, MTP에서는 초기에 FFP 수혈이 바람직하다. PRBC와 FFP는 교대 투여도 허용된다. ABO/Rh 혈액형을 알 수 없다면, 혈액형 판정 결과가 나올 때까지 만능 혈장인 AB형 혈장을 사용할 수 있다.
- **혈소판**은 한 번 만들면 가능한 한 빨리 투여해야 한다. 즉시 사용하지 않는다면, 냉장 보관하지 말고 실온에 보관하며 투여 전에 부드럽게 흔든다. 혈소판은 일반적으로 FFP 다음에 수혈한다. 대다수 MTP는 PRBC, FFP, 혈소판 비율을 5:5:1로 권장하지만, 환자 상태에 따라 처방을 다르게 해야 할 수도 있다.
- **동결침전제제**는 FFP 단위에 있는 거의 모든 응고 인자를 함유하고 있다. DIC 합병증이 의심되거나 혈장 섬유소원이 100 mg/dL 미만이라면 동결침전제제가 필요하다. 혈액은행에서 해동해야 하며, 수령 즉시 수혈해야 한다.

요점

혈소판과 동결침전제제는 혈액 가온기로 수혈하면 안 된다. 적절한 수혈 세트, 적절한 필터, 투여 중 외부 압력 주머니 사용에 관한 병원별 지침을 참고한다.

잠재적 합병증

일반적인 MTP 합병증에는 급성 호흡 곤란 증후군(ARDS)이나 수혈 관련 급성 폐 손상(TRALI) 같은 호흡기 합병증, 수혈 관련 순환 과부하(TACO), 응고병증, 저체온, 전해질 이상(저칼슘혈증과 저포타슘혈증), 대사 장애 등이 있다.

표 7.3	급성 실혈과 대량 수혈의 합병증	
합병증	원인	검사실 검사/치료
	대량 수혈 전	
응고병증: 원인	대량 출혈과 혈장 확장제 사용 때문에 응고 인자 소모	혈색소(Hb)/적혈구 용적률(Hct), PT, PTT, 혈소판 수, 혈전탄성 묘사도(TEG). FFP, 혈소판, 동결침전제제 수혈
저체온증	심장 박출량 감소, 부정맥 증가, 말초혈관 수축	외부 가온 기법(팔다리보다 몸통을 먼저), 따뜻한 IV 수액 투여.
지혈 변화	실혈 때문에 체액 고갈	활력 징후, 심장 박출량, 소변 배출량. IV 결정질 수액, 혈액제제 투여. 출혈 부위 확인.
대사 산증	조직으로 가는 산소 전달 능력 감소 때문에 젖산 생성 증가, 낮은 심장 박출량	동맥혈 산소 분압 검사. 필요하다면 환기기 적용.
위에서 언급한 합병증이 유발하는 "치사 세 증후(lethal triad)"나 "출혈 악순환(vicious bloody circle)"은 대량 수혈 후 합병증으로 이어지는 고리를 만든다.		
	대량 수혈 후	
응고병증	혈액제제 때문에 희석, 산증, 저체온증.	혈색소(Hb)/적혈구 용적률(Hct), PT, PTT, 혈소판 수, TEG. 혈액제제 투여.
저체온증	개방된 체강이나 수술 처치. 가온하지 않은 혈액제제 주입.	외부 가온 기법(팔다리보다 몸통을 먼저), 따뜻한 IV 수액 투여.
호흡기 합병증: TRALI/TACO	수혈 관련 급성 폐 손상(TRALI): 대량 수혈로 인한 급성 호흡 곤란 증후군. 수혈 관련 순환 과부하(TACO): 체액 과부하.	동맥혈 가스 검사, 흉부 방사선 사진. 추가 산소 공급. 필요하다면 삽관 후 환기기 적용.
대사 알칼리증 저칼슘혈증 저포타슘혈증	농축 적혈구에 항응고제로 사용한 구연산. 구연산 대사의 최종 산물은 탄산수소 소듐(sodium bicarbonate). 알칼리증으로 인한 포타슘 감소. 칼슘이 구연산과 결합해서 칼슘 감소.	동맥혈 가스 검사, 전해질, 이온화 칼슘. IV 수액으로 포타슘과 칼슘 보충
고포타슘혈증은 드물지만, 장기 보관한 혈액이나 방사선 조사한 혈액에서 발생할 수도 있다. 신장 손상이 있으면 더 중요하다.		

매트혈색소혈증(METHEMOGLOBINEMIA)

매트혈색소혈증은 혈액 중에 매트혈색소(MetHb)가 비정상적으로 증가하는 혈액 질환이다.

매트혈색소는 병적으로 변형된 혈색소에서 만들어지며, 철을 일반적인 Fe^{2+} 상태가 아닌 Fe^{3+} 상태로 운반한다. 이는 세포로 가는 산소 결합, 수송, 방출을 방해한다. 매트혈색소혈증이 있으면 혈색소는 산소를 운반할 수 있지만, 조직에서 효과적으로 산소를 방출할 수 없다.

이 질환은 부모에서 자식으로 유전되거나, 특정 의약품, 화학 물질, 식품 등에 노출되면 발생할 수 있다.

진단

- 환자는 높은 산소 공급에도 맥박 산소측정기 결과가 80-90% 범위며, ABGA에서 PaO_2가 100 mmHg 이상인 "불응 저산소증"이 있는 것처럼 보인다.
- 피부색은 특히 입술과 손가락이 푸른색이거나 회색이다. 헴(heme)은 Fe^{3+} 상태일 때 푸른색이며, 결과적으로 환자도 일반적으로 푸른색을 띤다.
- 혈액은 진흙 색이거나 초콜릿 색이며 건조 후에도 갈색으로 유지된다.
- 정상 MetHb 수치는 전체 혈색소 중 2% 미만이다. 15%가 넘으면 뇌 허혈이 나타나며, 60%가 넘으면 사망한다.

치료

- MetHb 비율이 25% 이상이거나, 25% 미만이지만 증상이 있는 중증 매트혈색소혈증의 1차 치료는 다음과 같다.
  - 메틸렌 블루(methylene blue): 5분에 걸쳐 1-2 mg/kg를 IV로 투여. 60분 안에 증상이 좋아지지 않는다면 반복 투여할 수 있다. 약물 색상 때문에 맥박 산소측정기 결과가 일시적으로 감소한다.
  - 고유량 산소 요법
- 2차 치료에는 고압 산소 요법과 교환 수혈이 있다.

메티실린 내성 황색포도알균(METHICILLIN-RESISTANT STAPHYLOCOCCUS AUREUS, MRSA)

MRSA는 놀라운 속도로 항생제 내성을 만드는 기회감염 병원체다. 모든 항생제에 감수성이 있는 MRSA 균주는 없으며, 모든 균주가 내성을 조금은 가지고 있다. 암피실린(ampicillin)과 에리트로마이신(erythromycin)에는 내성 비율이 80-90%에 이르며, 비율은 낮지만 반코마이신(vancomycin)에 내성을 가진 반코마이신 내성 황색포도알균(Vancomycin-resistant Staphylococcus aureus, VRSA)이나 반코마이신 중등도 내성 황색포도알균(Vancomycin-intermediate-resistant Staphylococcus aureus, VISA)도 있다. 새로운 내성균이 나타나면 새로운 항생제가 필요하므로 다약제 내성은 MRSA 치료에서 중요한 장애물이다.

3명 중 1명은 콧구멍에 집락(colony)이 있지만, 겉으로 드러나는 증상은 없다. 집락이 있는 사람은 MRSA 감염이 발생할 가능성이 크다. 인식되지 않은 MRSA 집락은 쉽게 전염을 유발할 수 있으며, 면역약화 환자 등을 MRSA 감염 위험에 빠뜨린다. 전염은 일반적으로 적절한 손 위생을 하지 않은 의료인이나 청진기 같은 오염된 기구와 직접 접촉해서 발생한다. 접촉 격리가 필요하다.

- **집락 형성**은 MRSA가 피부 표면에는 있지만, 안쪽에는 없는 상태며 해를 끼치지 않는다. 무증상 집락이라고도 한다. 집락이 있는 환자는 접촉 격리가 필요하지만, 일반적으로 특별한 항생제 요법은 필요 없다. 집락이 있는 환자는 이전에 MRSA에 감염되었을 수도 있다. 이제는 감염에서 치유되었지만, 항생제는 피부 표면에는 작용하지 않으므로 MRSA가 여전히 피부 표면에 남아있다. 또한, 이 집락은 향후 다른 감염을 유발할 수 있다.
- **감염**은 MRSA가 피부 표면과 안쪽 모두에 있음을 의미하며 해를 끼친다. 감염은 국소 상처 감염 같은 형태를 지닐 수도 있으며, 세균이 전신으로 퍼져 세균혈증, 폐렴, 심내막염, 수술 부위 감염 같은 질환을 유발할 수도 있으며, 혈류 감염, 패혈증, 패혈 쇼크 때문에 혈류역학 불안정으로 진행하거나 사망할 수도 있다.

박멸 프로토콜은 병원에 따라 다르므로 병원별 지침을 참고한다. 프로토콜에는 일반적으로 다음 내용이 포함된다.

- 접촉 격리. 철저한 손 위생. **요점:** 개인 보호 장비를 벗는 동안 자체 오염이 발생할 수 있으므로 적절한 탈착 방법에 주의를 기울여야 한다.
- 환자는 매일 헥사메딘(Hexamedine®) 같은 국소 클로르헥시딘(chlorhexidine)으로 샤워를 하거나 씻어야 한다.

- 일부 환자에서 황색포도알균이 무피로신(mupirocin)에 내성이 있을 수도 있지만, 무피로신 연고를 콧구멍에 바른다.
- 임상적으로 감염이 사라질 때까지 경구나 IV로 항생제와 항균제를 투여한다.
- 앞쪽 콧구멍에서 3번 진행한 배양이 모두 음성이고 이전에 양성이었던 모든 부위에서 음성 결과가 나오면 집락이 사라졌음을 확인할 수 있다. 배양은 모든 치료를 종료하고 48시간 이상이 지난 다음에 최소 1주일 간격으로 진행해야 한다.

약물 치료

- 치료를 시작하기 전에 배양과 감수성 검사를 권장하지만, 항상 가능하지는 않다.
- 패혈증을 비롯한 중증 감염은 1차 치료로 반코마이신(vancomycin)을 사용한다. 효과가 없다면, 답토마이신[daptomycin, 큐빅신(Cubiccin®)]을 사용하고 3차 치료로는 리네졸리드[linezolid, 자이복스(Zyvox®)]를 사용한다. 이 3가지 제제가 효과가 없다면, 타이제사이클린[tigecycline, 타이가실(Tygacil®)]과 마지막으로 퀴누프리스틴/달포프리스틴[quinupristin/dalfopristin, 시너시드(Synercid®*)]을 고려해볼 수 있다.
- 사용할 수 있는 경구 약물
  - 트리메토프림-설파메톡사졸[trimethoprim-sulfamethoxazole (TMP-SMX), 셉트린(Septrin®), 티에스(TS®)]: 내성 비율이 10-30%로 보고.
  - 클린다마이신[clindamycin, 훌그램(Fullgram®)]: 에리트로마이신(erythromycin)에 내성이 있다면, 클린다마이신에도 내성이 있을 가능성이 크며, 클로스트리디오이데스 디피실(Clostridioides difficile) 감염 위험이 있다.
  - 테트라사이클린[tetracycline, 테라사이클린(Teracyclin®)], 독시사이클린(doxycycline®), 미노사이클린[minocycline, 미노신(Minocin®)]: 21일 투여
  - 리네졸리드(자이복스®)는 효과적이지만 가격이 비싸며, 일반적으로 입원 후 IV 치료가 필요한 환자에게 사용한다.
  - 리팜핀(rifampin)은 다른 제제와 병용할 때 효과가 있을 수 있다.
  - 달바반신[dalbavancin, 달반스(Dalvance®*)]: 2세대 당펩타이드(glycopeptide). MRSA 치료에 효과가 입증됨. 한 번 투여하고 1주일 후 선택적으로 두 번째 투여를 고려 가능.
  - 테라반신[telavancin, 비바티브(Vibativ®*)]은 다른 치료가 효과가 없을 때 사용한다.
- 피해야 하는 약물
  - 다음 약물은 내성이 입증되었다: 암피실린(ampicillin), 에리트로마이신(erythromycin), 세팔렉신(cephalexin), 메티실린(methicillin), 나프실린(nafcillin), 세파졸린(cefazolin).
  - 시프로플록사신(ciprofloxacin)과 레보플록사신(levofloxacin): 퀴놀론(quinolone)계를 투여하면 원내 감염률이 증가한다.
  - 일반의약품(OTC) 항균 연고 성분인 바시트라신(bacitracin)과 네오마이신(neomycin)은 권장하지 않는다.

새로운 치료법과 특이 사례

- 항생제를 사용하지 않음으로써 장내 정상 세균총을 유지하면 위장관 수술 후 MRSA 감염 발병률을 줄일 수 있다.
- 1년 중 따뜻한 달과 MRSA 전파율 증가 사이에는 상관관계가 있다.
- MRSA와 녹농균(Pseudomonas aeruginosa) 조합 때문에 단순 질 분만 1일 후 두덩 결합(pubic symphysis)에 골수염이 발생한 사례가 있다.
- 페니실린(penicillin)과 클라불란산(clavulanic acid) 조합은 페니실린 내성 MRSA 균주에 효과가 있을 수 있다.
- 청색광 빛 요법(phototherapy)

* 역주: 2022년을 기준으로 식품의약품안전처에 등록되지 않아서 국내에서는 사용할 수 없다.

• 항생제 대신에 세균을 표적으로 하는 나노입자(nanoparticle) 약물 전달체

■ 다발 골수종(MULTIPLE MYELOMA)

다발 골수종은 빠르게 치명적인 상태에 이르는 골수에 발생하는 신생물이다. 적혈구, 백혈구, 혈소판이 파괴되고, 고글로불린혈증, 요통, 뼈 통증 등이 나타난다. 소변에는 벤스 존스(Bence Jones) 단백질이 있다. 치료는 영향받은 뼈를 절단하는 완화요법이다.

■ 혈장 단백질 분획(PLASMA PROTEIN FRACTION, PPF)

플라즈마네이트(Plasmanate®*)라고도 하는 PPF는 혼합 사람 혈장으로 만들며 화상, 외상, 수술, 감염 때문에 발생한 저혈량 쇼크에서 응급 치료에 사용하는 등장 혈액량 보충제(isotonic volume supporter)다. 저단백혈증에서 소듐 제한이 문제가 아닐 때 혈장 단백질을 보충하는 데 사용한다. 100 mL에 혈장 단백질 5 g이 들어있다.

감염

혈장 기증자를 선별한다. 특정 바이러스를 비활성화/제거하고 최종 제품을 열처리해서 바이러스 전파 가능성을 줄인다. 그래도 여전히 크로이츠펠트-야콥병(Creutzfeldt-Jakob disease)이나 C형 간염 같은 바이러스 전파 위험이 남아있다.

용량

• 250 mL 또는 500 mL

주입 시 주의사항

• 전용 수액선이 제공된다. 식염수는 필요 없다. 주요 IV 선으로 같이 투여할 수 있다.
• 4시간 이내에 모두 투여한다. 주입 속도는 1-10 mL/min을 넘지 않아야 한다. **요점**: 주입 속도가 10 mL/min 이상이면 저혈압을 유발할 수 있다.
• 용액이 탁하거나, 얼렸거나, 용기에 금이 갔다면 폐기한다.

특별 주의사항

• ABO 항체가 없으므로 적합성은 문제가 되지 않는다.
• 혈액량 증가 효과는 최대 48시간까지 유지된다.
• 응고 인자는 들어있지 않다.
• 금기: 알부민 알레르기, 중증 빈혈, 울혈 심부전, 고혈량증(hypervolemia)

■ 혈장분리교환(PLASMAPHERESIS) *LDL 성분채집(p. 158) 참고*

혈장분리교환은 혈액을 구성 요소로 분리한 다음 혈액에 있는 급성 독성 성분을 제거하는 방법이다. 길랑-바레 증후군(Guillain-Barré syndrome), 중증 근무력증, 다발신경병증(polyneuropathy)에서 자가항체 제거에 도움이 될 수 있다. 다발 골수종, 루푸스, 혈전 혈소판감소 자반병(TTP), 류마티스 관절염 같은 기타 면역 관련 질환에도 도움이 된다. 다발 경화증, 버섯 중독, 뇌척수염, 용혈 빈혈, 장기 이식 거부반응 같은 질환에서는 2차 치료로 사용한다.

혈관 접근은 구경이 큰 이중 내강 중심 정맥 도관이나 큰 팔꿈치 앞쪽 정맥을 이용하며, 환자를 체외 회로와 연결한다. "기존" 혈장은 세포 분리기를 타고 흐르면서 전혈에서 제거되고, 그 후 원심 분리를 거쳐 대체 수액 형

---

* 역주: 2022년을 기준으로 식품의약품안전처에 등록되지 않아서 국내에서는 사용할 수 없다.

태의 "새로운" 혈장으로 교환한다. 제조사에 따라 원심 분리 대신 미세구멍 막 여과기를 거칠 수도 있다. 다른 방법으로는 혈장을 분리하고 여과해서 질병 매개물을 제거한 다음 환자에게 다시 주입할 수도 있다. 두 방법 모두에서 교환 중 체외 회로로 혈액 150-400 mL가 들어가므로 환자가 저혈량을 견딜 수 있어야 한다. 교환은 의식이 있는 상태로 진행하며, 알부민 및/또는 결정질 용액(crystalloid solution)을 투여해서 순환 혈액량을 보조한다.

혈장분리교환은 중심 정맥에 접근할 수 없을 때, 혈류역학이 불안정할 때, 패혈증, 저칼슘혈증 등이 있을 때는 금기다. 또한, 신선 냉동 혈장, 알부민, 헤파린에 알레르기가 있으면 교환 중에 이러한 성분이 들어갈 수 있으므로, 혈장분리교환에 적합하지 않다.

혈소판(PLATELET) *대량 수혈 프로토콜(p. 367), 수혈(p. 378) 참고*

혈소판은 혈소판 수 또는 기능 결핍과 관련된 출혈을 조절하거나 예방하는 데 사용한다. 정상 혈소판 수는 15만-45만/mm^{3}다. 혈소판 수가 1만-2만/mm^3 이하라면 예방적으로 사용한다. 면역 혈소판감소 자반증 환자에게는 생명을 위협하는 출혈이 없는 한 혈소판을 수혈하지 않는다. 대량 수혈에서 예방 목적으로 사용하지 않는다.

수집

혈소판은 다음 두 가지 방법 중 하나로 수집할 수 있다.

- **성분채집**: 기증자 한 명에게서 수집한다. 성분채집으로 모은 혈소판에는 혈소판 6단위(unit) 이상이 들어있다.
- **혼합 혈소판**: 기증자 혈액 1단위에서 혈소판 1팩을 회수한다. 혼합 혈소판 1단위는 일반적으로 서로 다른 기증자 혈소판 약 6단위로 구성된다. 기증자 6명에게서 수집한 혈소판이므로, 수혈받는 사람에게는 단점으로 작용한다.

주입 시 주의사항

- 성분채집 혈소판 1단위, 또는 혼합 혈소판 6단위, 또는 체중 10 kg 당 혈소판 1단위를 수혈한다.
- 혈소판 1단위마다 혈소판 수치는 3만에서 6만 정도 상승한다.
- 주입 속도는 환자 상태에 따라 결정하며, 일반적으로 10분 동안 혼합 혈소판 하나를 수혈한다.
- 0.9% NS로 세척한 Y 주입 세트를 사용한다. 필터 사용 여부는 병원에 따라 다르며, 대구경 필터 사용과 필터 미사용에 대해서는 의견이 분분하다.
- 혈소판은 IV 펌프, 가온기, 급속 주입기로 수혈하지 않는다. 이러한 기구는 수혈 세트에 혈소판 부착을 유도하므로 수혈된 혈소판의 질이 감소한다.

특별 주의사항

- 혈소판은 기능을 보존하려고 실온에서 보관하므로 세균이 성장할 가능성이 있다. 이 위험을 최소화하려고 혈소판은 일반적으로 자외선 조사 과정을 거친다.
- 혈소판은 부드럽게 흔들어 주면서 최대 5일간 보관할 수 있다. 혼합 팩에 넣었다면 4시간 이내에 수혈해야 한다.
- 농축 혈소판에는 RBC가 거의 없으므로 ABO 적합성은 필요 없다. 그러나, Rh- 환자에게는 일반적으로 Rh- 혈소판을 수혈해야 한다. 특정 상황에서는 Rh- 환자에게 Rh+ 혈소판을 수혈해야 할 수도 있다.

농축 적혈구(RED BLOOD CELL, PACKED) *대량 수혈 프로토콜(p. 367), 수혈(p. 378) 참고*

농축 적혈구는 혈액량 확장이 필요하지 않은 빈혈 환자에서 산소 운반 능력을 높이려고 사용한다. 급성 또는 만성 실혈 대체에도 사용한다. 농축 적혈구는 전혈에서 혈장 80%를 제거해서 얻으며, 이 과정에서 혈소판, 백혈구, 기타 응고 인자가 감소한다. 부작용 위험과 감염원 전파 위험이 있다.

용량

단위(unit)당 320 mL 또는 400 mL

주입 시 주의사항

- 수액선 필터가 있는 Y 주입 세트와 0.9% NS를 이용한다.
- 주입 속도는 환자의 혈액량 상태에 달려있으며, 일반적으로 단위 당 2-3시간 동안 수혈한다. 4시간을 넘지 않아야 한다. 임상 상황에 따라 더 빠르게 수혈할 수도 있다.

특별 주의사항

- ABO 혈액형과 수혈자 항체 적합성이 필요하다. 수혈 전에 ABO/Rh 유형, 항체 선별검사, 교차 적합 검사가 필요하다.
- 생명을 위협하는 응급 상황에서는 교차 적합이 맞지 않는 O형 PRBC 수혈을 고려해볼 수 있다.
- 혈색소(Hb)와 적혈구 용적률(Hct)이 전혈 수혈보다 더 빠르게 증가할 수 있다.
- PRBC 1단위당 혈색소는 1 g/dL, 적혈구 용적률은 3% 상승한다.
- 빈혈의 근본 원인이 철분이나 비타민 B12처럼 특정 치료가 필요하다면 PRBC는 금기다. 또한, 혈액량 확장 목적만으로는 사용하지 않는다.

회전 혈전탄성측정(ROTATION THROMBOELASTOMETRY, ROTEM) *혈전탄성 묘사도(p. 377) 참고*

패혈증(SEPSIS) *패혈 쇼크(p. 181), 클로스트리디오이데스 디피실(p. 290) 참고*

급성 중증 과민반응 쇼크(SHOCK, ANAPHYLACTIC) *수혈(p. 378), 급속 기관내 삽관(p. 258), 쇼크 지표(p. 181) 참고*

급성 중증 과민반응 쇼크는 주로 아이오딘, 페니실린(penicillin), 단백질, 화학요법, 면역요법 같은 항원에 대한 과민반응 때문에 나타난다. B 림프구는 원인 물질에 반응해서 특이 IgE 항체를 분비해서 히스타민 분비를 자극한다. 히스타민은 그 후 쌕쌕거림(wheezing), 기관지연축(bronchospasm)을 동반한 후두 부종, 혈관 확장, 두드러기[대칭 패턴으로 퍼지기 전에 머리와 팔에 반점 발진(macular eruption)], 빠른 맥이나 느린 맥, 갑작스러운 고혈압, 폐부종, 혈뇨 같은 전신 반응을 유발하며, 마지막에는 쇼크로 이어진다. 혈관 확장이 진행하면 모세혈관 투과성이 증가하고 체액 손실이 늘어나서 저혈량증, 저혈압, 심장 박출량 감소로 이어진다.

주로 사용하는 1차 약제는 에피네프린(epinephrine)과 디펜히드라민(diphenhydramine)이다. 에피네프린은 기관지연축과 저혈압을 되돌리며, 디펜히드라민은 히스타민 작용을 줄인다. 에피네프린은 초기에 IM이나 SC로 투여할 수 있으며, 더 빠르고 안정적으로 흡수되는 가쪽 넓적다리에 IM이 바람직하다. 연무기를 이용한 라세믹 에피네프린(racemic epinephrine)도 기도 부종 및/또는 그렁거림(stridor)에 사용할 수 있으며, 흡입 살부타몰(salbutamol)은 쌕쌕거림 완화에 도움이 된다. 최대 효과를 얻으려면 디펜히드라민 같은 H_1-차단제와 시메티딘(cimetidine)이나 라니티딘(ranitidine) 같은 H_2-차단제를 모두 투여해서 중증 과민반응을 완화해야 한다. 코르티코스테로이드(1차 치료는 아님), 글루카곤, 아미노필린(aminophylline, 스테로이드보다 작용이 빠름) 등을 추가할 수 있다. 알부민은 혈관 안쪽으로 체액을 끌어당기려고 투여하며, 필요하다면 혈압상승제를 추가할 수도 있다. 대용량 IV 수액 투여와 혈압상승제 투여에도 저혈압이 지속한다면 심장 상태를 평가하는 침습 혈류역학 감시를 고려해야 한다. 필요하다면 기도 보조와 기관내 삽관을 준비한다. **참고**: 부종 때문에 기도가 막힐 수도 있으므로 급속 기관내 삽관(RSI)을 할 때는 주의를 기울여야 한다. 기도 부종 때문에 기관내 삽관이 실패할 수도 있으므로 윤상갑상연골 절개(cricothyrotomy)나 제트 환기 도관(jet ventilation catheter)을 준비한다.

줄기세포 이식(STEM CELL TRANSPLANT) 백혈병(*p. 366*) 참고

TACO 수혈(*p. 378*) 참고

혈전탄성 묘사도(TEG, THROMBOELASTOGRAPHY)

중환자는 여러 가지 응고 문제가 있으며 응고저하, 응고항진, 섬유소용해 단계를 거친다. 상당한 출혈과 응고병증은 높은 사망률과 관련된 심각한 임상 상태다. 혈전탄성 묘사도(thromboelastography, TEG)는 응고와 섬유소용해를 측정하며, 수혈 전략의 길잡이로 사용하는 빈도가 늘고 있다. 회전 혈전탄성측정(rotational thromboelastometry, ROTEM)은 다른 검사 방법이며, TEG와 비슷한 점이 많지만 응고 유발 요인이 다르므로 ROTEM 결과와 TEG 결과는 바꿔서 사용할 수 없다. 그러나, 두 검사는 임상 성능이 비슷하다고 입증되었다. 두 기구는 특징이 다르지만, ROTEM과 TEG는 모두 혈전 생성 속도, 혈전 강도, 섬유소원과 혈소판이 혈전 강도에 미치는 영향, 섬유소용해 속도/정도라는 같은 매개변수를 측정한다. 결과는 혈전 생성과 강도를 나타내는 그래프와 숫자로 표시된다. 결과에 따라 환자별 맞춤 치료를 할 수 있다. 혈장, 동결침전제제, 농축 섬유소원, 혈소판, 트라넥삼산(tranexamic acid, TXA) 등을 투여하거나 이러한 제제를 다양하게 조합해서 투여한다.

응고 이상이 교정되었는지 확인하려면 수혈 후 반복 검사가 필요하다. 정맥혈이나 동맥혈을 이용할 수 있으며, 필요한 검체 용기는 병원에 따라 다르다.

TEG와 ROTEM은 주로 외상, 심혈관 수술, 간 이식, 산과에서 사용한다.

제3공간 체액 이동(THIRD SPACING)

제3공간 체액 이동은 혈관 안에 있어야 할 체액이 원래는 있어서는 안 되는 잠재적인 공간, 즉 "제3공간"에 축적됨을 의미한다. 이 공간에 있는 체액은 순환 보조에 사용할 수 없지만, 여전히 몸 안에 남아있다. 이 현상은 복수, 화상, 관절이나 체내 공간으로 대량 출혈, 수액을 대량 투여한 수술 후에 주로 볼 수 있다. 제3공간 체액 이동의 초기 단서는 충분한 수액 요법에도 불구하고 감소하는 소변량이다. 혈관 밖으로 체액이 이동하므로 신장은 혈류를 적게 받으며, 소변량을 줄여 이를 보상하려고 한다. 다른 징후에는 심박수 증가, 혈압 감소, 중심정맥압 감소, 부종, 체중 증가, 섭취/배설 비율 왜곡 등이 있다. 체액을 혈관 내에 유지하는 데 도움이 되도록 주로 알부민이나 교질 용액(colloid)을 투여한다.

혈전탄성 묘사도(THROMBOELASTOGRAPHY) *p. 377 참고*

혈전 혈소판감소 자반병(THROMBOTIC THROMBOCYTOPENIC PURPURA, TTP) *특발 혈소판감소 자반병(p. 365), 혈장분리교환(p. 374) 참고*

성인에서 TTP는 일반적으로 갑자기 발생하는 후천 자가면역 질환이며, ADAMTS13 효소 활동을 차단하는 항체가 생성될 때 발생한다. 혈청으로 ADAMTS13 활성도를 검사해서 진단을 보조할 수 있다. 효소 활동이 감소하거나 없다면 혈전 생성이 증가하거나 비정상적인 혈전이 생성되며, 전신에 있는 작은 혈관에 혈전이 생성되어 혈소판감소증과 용혈 빈혈로 이어진다. 혈소판이 소모되면 출혈 위험이 커지며, 혈전 때문에 발생한 허혈은 말단 기관 손상을 유발한다. 발작, 의식 상태 변화, 반신마비처럼 기본적으로 신경계 증상이 많으며, 빈혈 및/또는 혈소판감소증 때문에 피로, 자반, 출혈점(petechia), 발열, 신장 장애 등이 나타난다. 사망 원인은 대부분 심정지와 심근경색이다.

선천 TTP는 대부분 소아기에 발현한다. 선천 TTP는 2-3주마다 혈장 주입과 감염, 수술, 예방 접종 같은 유발 요인 회피로 치료한다.

자가면역 TTP는 사례 중 약 50%를 차지하며, 관리가 필요한 HIV, 임신, 암, 결합 조직 질환, 항혈소판 치료 등과 관련이 있다.

치료는 문제가 되는 항체를 체내에서 제거하는 것이며, 합병증을 예방하려면 가능한 한 빨리 시작해야 한다. 치료에는 혈장분리교환, 코르티코스테로이드, 리툭시맙(rituximab)을 이용한 면역억제 요법, 비장절제 등이 있다. 아스피린(aspirin)을 사용해서 심장 후유증을 최소화한다.

➔ 요점

혈소판 수혈은 근본 문제를 교정할 수 없으며, 두개내 출혈 같은 생명을 위협하는 상황에서만 고려해야 한다.

다음에 해당하면 치료에 반응한다고 간주한다.

- 신경계 증상이 호전
- 혈소판 수치 50,000/mm^3 이상
- LDH 수준 감소
- 혈색소, 빌리루빈, 크레아티닌 수치가 정상화

재발은 사례 중 약 40%에서 나타난다. 연속 ADAMTS13 활성도 검사는 재발 감시를 보조한다. 리툭시맙 주기법과 비장절제는 위험을 최소화한다.

TRALI *수혈(p. 378) 참고*

수혈(TRANSFUSION) *저온 응집소(p. 359), 동결침전제제(p. 360), 신선 냉동 혈장(p. 364), 대량 수혈 프로토콜(p. 367), 혈소판(p. 375), 농축 적혈구(p. 376) 참고*

수혈 고려사항

- 치명적인 급성 부작용을 주의 깊게 관찰하면서 수혈을 시작한다.
- 혈액이나 혈액제제를 주입할 때는 0.9% NS만 사용한다. 젖산 링거(LR) 용액은 응고를 유발할 수 있으며, D_5W는 용혈을 유발할 수 있다.
- 혈액제제는 150-250 마이크론 필터가 장착된 수혈선으로 주입한다. 무균 기법을 적용한다.

- 대용량 수혈이나 교환 수혈, 저온 활성 항체 같은 다른 요인이 있으면 FDA에서 승인받은 가온기로 가온해야 한다.
- 제품 사용 기한 내에 수혈을 시작하고, 시작 후 4시간 안에 수혈을 종료한다.
- 혈액을 여러 단위(unit) 수혈했다면, 다른 수액선으로 칼슘을 투여해서 저칼슘혈증을 예방해야 한다.
- 전혈이나 PRBC 1단위를 수혈하면, 혈색소는 평균 1 g/dL, 적혈구 용적률은 3% 증가한다.
- 수혈 관련 이식편 대 숙주 병(GVHD)을 피하려면 줄기세포 이식 수용자에게는 항상 방사선 조사를 거친 혈액제제만 수혈한다.

표 7.4 혈액 적합성 요약

환자 혈액형	비율(%)	수혈 가능 혈액형				
		전혈	PRBC	FFP	혈소판	동결침전제제
O	44	O	O	모든 혈액형	모든 혈액형	모든 혈액형
A	43	A	A 또는 O	A 또는 AB	A 또는 AB가 바람직	A 또는 AB
B	9	B	B 또는 O	B 또는 AB	B 또는 AB가 바람직	B 또는 AB
AB	4	AB	모든 혈액형	AB	AB가 바람직	AB
Rh+	85	Rh+ 또는 Rh−				
Rh−	15	Rh−	Rh−	Rh+ 또는 Rh−	Rh−가 바람직	Rh+ 또는 Rh−

부작용

수혈 부작용은 자가 한정 발열 반응에서 치명적인 혈관내 용혈까지 범위가 넓으며, 3가지로 분류할 수 있다.

- 1군: 즉시 면역 반응
- 2군: 지연 면역 반응
- 3군: 비면역 반응

자세한 내용은 그림 7.10을 참고한다.

1군: 즉시 면역 반응

- **급성 용혈 반응**
  급성 용혈 반응(acute hemolytic reaction)은 드물지만 매우 심각할 수도 있다. 대부분은 표기 오류나 식별 오류 때문에 적합하지 않은 혈액을 수혈할 때 발생한다. 증상은 소량만 수혈해도 발생할 수 있으며, 일반적으로 1단위(unit) 수혈이 끝나기 전에 나타난다. **참고**: 낫 적혈구 빈혈(sickle cell anemia) 환자에서는 환자 자신의 적혈구와 수혈한 적혈구가 모두 용혈되는 매우 심각한 반응이 나타날 수도 있다. 스테로이드와 IV 면역글로불린 투여로 치료하며, 철저한 평가가 끝날 때까지 추가 수혈은 보류한다. 급성 용혈 반응이 의심된다면, 공여자 혈액을 다시 혈액은행으로 보내서 정확한 혈액이 정확한 환자에게 투여되었는지 확인해야 한다. 혈액형 검사, 교차 적합 검사, 항체 선별검사, 직접 및 간접 항글로불린 검사를 다시 시행한다. 소변 검사로 혈색소뇨(hemoglobinuria)를 확인한다. 용혈이 발생했다면, 적혈구 용적률은 예상한 만큼 상승하지 않는다.
- **발열 비용혈 반응**
  체온 상승을 유발하는 다른 자극 없이 환자 체온이 상승한다. 이 반응은 WBC에 대한 항체 반응 또는 사이토카인 방출이 원인이며 모든 PRBC 수혈 중 1% 미만에서 발생하며, 혈소판 수혈 중 5%에서만 발생한다. 백혈구 제거 제제 덕분에 발병률이 감소했다. 발열 비용혈 반응(febrile nonhemolytic reaction)은 대부분 호흡 곤란이나 저혈압으로는 진행하지 않는다.

- **경도 알레르기 반응**
  알레르기 반응은 흔하며 수혈 단위당 1-3%에서 발생하며, 일반적으로 자가 한정이다. 혈액 검사로 예측할 수 없다.
- **유사 급성 중증과민 반응/급성 중증과민 반응**
  유사 급성 중증과민 반응/급성 중증과민 반응(anaphylactoid/anaphylactic reaction)은 드물지만 위험한 부작용이며 10 mL만 수혈해도 나타날 수 있다. IgA 결핍이나 합토글로빈(haptoglobin) 결핍과 관련이 있다. 일반적으로 원인은 알 수 없다. 세척 혈액제제를 사용하면 증상을 줄일 수 있다.
- **수혈 관련 급성 폐 손상**
  수혈 관련 급성 폐 손상(transfusion-related acute lung injury, TRALI)은 수혈 시작 후 6시간 이내에 발병하는 수혈한 혈액이나 혈액 성분 때문에 발생하는 드문 합병증이다. 급성 비심장성 폐부종, 급성 저산소혈증, 급성 폐 손상이 발생해서 폐 모세혈관 누출 현상을 유발한다. TRALI는 공여자 백혈구 항체, 임신이 원인인 민감화, 장기 이식, 이전 수혈 등으로 발생하는 면역 매개 반응의 결과로 추정된다. 면역 매개 연쇄반응 때문에 폐포 모세혈관 막이 손상되고, 조직 투과성이 증가해서 양쪽 폐에 침윤이 발생한다. TRALI는 체액 과부하나 심장 기능장애와는 관련이 없다. 일반적으로 심근경색의 단서가 없으며, 잡음(murmur)이나 말굽(gallop) 심음도 들리지 않으며, 심장 윤곽은 정상이다. 백혈구 제거 제제가 TRALI 발생률을 줄이는 데 도움이 될 수도 있다. 참고로 새로운 TRALI 분류 용어가 제안되었다. ARDS 위험이 없을 때 1형으로 분류하며, ARDS 위험이 있거나 기존에 경도 ARDS가 있으면 2형으로 분류한다.

2군: 지연 면역 반응

- **지연 용혈 반응**
  지연 용혈 반응은 일반적으로 수혈 후 2-14일 사이에 나타나지만, 수개월 후에도 나타날 수 있다. 이 반응은 대부분 양성이며 치료가 필요 없다. 증상은 다양하며 설명할 수 없는 발열, 설명할 수 없는 적혈구 용적률과 혈색소 감소, 직접 항글로불린 검사(DAT) 양성, 빌리루빈(황달) 증가, LDH 증가, 검은색 소변 등이 나타날 수 있다.
- **동종 면역 반응**
  혈액 성분에는 제품 라벨에 적혀 있는 세포 외에 다른 세포가 들어있을 수도 있다. 예로는 혈소판 제제에 들어 있는 백혈구가 있다. 환자는 이러한 예상치 못한 단백질, 즉 면역 요인에 노출되면 "면역화"된다. 예상치 못한 면역화는 노출 후 며칠에서 몇 주가 지나야 감지할 수 있다. 일반적으로 동종 면역 반응(alloimmunization reaction)은 증상을 유발하지 않지만, 수혈 전 선별검사와 일부 사례에서 특수 검사로 면역 상태 변화를 예측할 수 있다.
- **수혈 후 자반 반응**
  수혈 후 자반(posttransfusion purpura, PTP)은 드물고 갑작스럽게 나타나는 합병증이며, 현저한 자가 한정 혈소판감소증이 특징이다. 수혈 후 7-10일 후에 나타나며, 혈소판 항원이 유발하는 동종 면역(alloimmunization) 때문에 발생한다. 고용량 IV 면역글로불린을 투여하면 문제를 교정할 수 있다.
- **수혈 관련 이식편 대 숙주 병**
  수혈 관련 이식편 대 숙주 병(transfusion associated graft versus host disease, TA-GVHD)은 드물지만, 사망률이 거의 100%에 이르는 치명적인 합병증이다. 선천 원인이나 후천 원인 때문에 심각한 면역 약화가 있는 환자에게 발생한다. 원인에는 줄기세포 이식, 장기 이식, 혈액암 등이 있다. 수혈한 혈액제제에 있는 T 림프구가 증식하고 생착해서, 숙주의 골수, 위장관, 피부를 공격한다. 숙주 면역 체계는 새로 수혈된 T 세포에 공격적인 반응을 나타내지 않는다. 수혈 후 8-10일 경에 볼 수 있으며, 약 14일이 지나면 완전한 골수 부전이 나타나며, 대부분 1개월 이내에 심각한 감염으로 사망한다. 발열, 설사, 간 기능 검사 수치 증가, 전형적인 GVHD 발진을 볼 수 있다. GVHD 발진은 대부분 손바닥에 나타난다. 이 파괴적인 연쇄반응은 생존 가능한 T 림프구가 소량만 있어도 발생할 수 있으므로, TA-GVHD를 예방하려면 혈액제제에서 백혈구를 제거해야 한다. 또한, 혈액제제에 감마 방사선을 조사하면 문제가 되는 T 림프구를 비활성화해서 이 치명적인 합병증을 예방하는 데 도움이 된다.

3군: 비면역 반응

- **감염**
  바이러스, 세균, 기생충, 크로이츠펠트-야콥병(Creutzfeldt-Jakob disease)의 프라이온(prion), HIV, 간염, 매독, 거대 세포 바이러스(CMV) 같은 감염원은 모든 사람 유래 혈액 성분이나 혈액제제로 전파될 수 있으며, 패혈 반응이나 독성 반응을 유발할 수 있다. 모든 혈액제제에는 감염원 선별 검사를 시행하므로 이 반응이 발생할 가능성은 작다.
- **거대세포 바이러스**
  거대세포 바이러스(cytomegalovirus, CMV)는 살아가면서 어느 시점에 바이러스에 감염된 기증자의 혈액제제에 있는 백혈구에 존재한다. CMV는 기증자에게 평생 남을 수 있다. 기증자 중 약 70%가 CMV 양성으로 추정된다. 면역결핍이 있거나 CMV가 음성인 수혈자가 위험 요인이다. 백혈구 제거 혈액제제, 병원체 제거 혈액제제, CMV 혈청반응 음성 혈액제제를 수혈하면 전파 위험을 줄일 수 있다.
- **세균 패혈증**
  세균 패혈증은 치명적일 수 있으며, 대부분이 급성으로 발현하며 중증이다. 증상과 징후는 일반적으로 수혈하는 중이나 수혈이 끝나고 짧은 시간 안에 나타나며, 갑작스러운 체온 상승(기준선에서 2°C 또는 3.5°F 이상), 심한 오한, 저혈압, 순환 허탈 등이 나타날 수 있다. 이 반응은 세균에 오염된 혈액제제나 내독소 반응 때문에 발생할 수 있다. 혈압상승제를 이용한 심혈관 보조, 광범위 항생제 같은 공격적인 치료가 필요하며, 수혈자 혈액, 혈액제제, 수혈선으로 배양 검사를 해야 한다.
- **수혈 관련 순환 과부하**
  수혈 관련 순환 과부하(transfusion-associated circulatory overload, TACO)는 대량 수혈 또는 빠른 주입 속도 때문에 발생하는 심장성 폐부종이다. 주로 기존에 심폐 장애나 신장 장애, 만성 중증 빈혈 등이 있었던 환자에게 발생하며, 나이대에서 양극단에 있는 환자도 위험요인이다. 수혈 전 체액 균형이 체액 과다(positive I/O)라면 더 위험하다. 빠른 인식과 공격적인 치료, 수혈량 감소가 필요하다.
- **철 과부하**
  철 과부하는 장기간/대량 적혈구 수혈 때문에 발생할 수 있다. 적혈구 1단위(unit)에는 철 250 mg이 들어있으며, 10-20단위를 수혈하면 철이 문제를 일으킬 수준으로 축적된다. 일반적으로 명백한 적혈구 손실이 아니라 적혈구 생성이 감소하거나 적혈구 파괴가 증가한 환자에서 볼 수 있다. 철 흡착 제제(iron-chelating agent)나 치료 정맥 절개(phlebotomy)를 고려할 수 있다.
- **용혈**
  용혈은 다양한 원인 때문에 발생한다.
  - 혈액제제에 희석제로 D_5W 같은 저장용액을 섞어서 동시에 주입하거나 수혈선과 같은 선으로 주입
  - 혈액제제에 약물을 섞거나 수혈선과 같은 선으로 주입
  - 세균 독소
  - 온도 손상: 혈액제제를 얼리거나 온도를 너무 높였을 때 등
  - 물리력이나 삼투력이 원인인 세포 손상: 구경이 작은 혈액 주입선에 높은 압력을 가할 때, 또는 저장 수액과 섞었을 때 등
  - 혈액제제 세포의 대사 손상

수혈 반응 관리

즉시 수혈 중지!
0.9% NS를 투여해서 말초 정맥을 유지. 증상과 징후를 즉시 평가.
응급 지지 요법을 제공. 모든 소견을 기록. 의사와 혈액은행에 연락.
혈액제제는 폐기하지 않는다. 병원별 지침에 따라 조사 과정을 마무리한다.

1군: 즉시 면역 반응

급성 용혈 → *자세한 내용은 본문 참고*

증상/징후: 40℃ 이상 고열, 빠른 맥, 고혈압/저혈압, 오한, 호흡곤란, 홍조, 가슴 압박감/통증, 관절/등 통증, 안절부절, 파종 혈관내 응고(DIC), 쇼크
치료: 지지 요법, 평균 동맥압 유지(IV 수액 부하/혈압상승제), 응고병증 교정, 신장 기능 보존, 초기 침습 감시 고려, 라식스(Lasix®) 40-80 mg IV 고려, 패혈증이 의심된다면 광범위 항생제를 고려

발열 비용혈 반응 → *자세한 내용은 본문 참고*

증상/징후: 수혈 종료 후 4시간 이내에 체온 1℃ 이상 상승, 오한, 두통, 병감
치료: 지지 요법, IV 수액 증량, 해열제: 아세트아미노펜(acetaminophen) 650 mg PO

경도 알레르기 반응 → *자세한 내용은 본문 참고*

증상/징후: 발진, 쌕쌕거림을 동반한 호흡곤란
치료: 지지 요법, 항히스타민제: 디펜히드라민(diphenhydramine) 50 mg IV/IM/PO, 진행 여부 감시

유사 급성 중증과민 반응/급성 중증과민 반응 → *자세한 내용은 본문 참고*

증상/징후: 쇼크, 급성 저혈압, 빠른 맥, 폐부종, 후두 부종 및/또는 후두연축, 기관지연축, 중증 호흡 곤란, 발진, 홍조, 복통 및/또는 복부 경련, 구역, 구토, 설사
치료: 응급 소생술, 지지 요법, IV 수액 부하, 에피네프린(epinephrine) SC/IV, 혈압 상승제, 침습 감시, 스테로이드: 메틸프레드니솔론(methylprednisolone) 125 mg IV를 고려, 항히스타민제: 디펜히드라민 50 mg IV, 쌕쌕거림이 있다면 연무기로 벤톨린(Ventolina®) 2.5 mg 투여

수혈 관련 급성 폐 손상(TRALI) → *자세한 내용은 본문 참고*

증상/징후: 급성 저산소증, 호흡 곤란, 실내 공기로 산소포화도 90% 미만, 비심장성 폐부종, 저혈압/고혈압, 발열, 목정맥 확장 없이 폐동맥 쐐기압(PAWP) 18 mmHg 미만, 정상 심장 윤곽, 낮은 BNP, 증상과 징후는 수혈 중 또는 수혈 후 최대 6시간 안에 발생한다.
치료: 공격적인 폐 기능 보조, 기계 환기 준비, 흉부 방사선 사진(CXR), 순환 혈액량 유지, 혈압상승제, 보류: 이뇨제(해로울 수도 있음), 보류:코르티코스테로이드와 항히스타민제(수혈관련 급성 폐 손상에서 이점이 없음)

2군: 지연 면역 반응 → *자세한 내용은 본문 참고*

지연 용혈 | 동종 면역 | 수혈 관련 이식편 대 숙주 병(TA-GVHD) | 수혈 후 자반

3군: 비면역 반응 → *자세한 내용은 본문 참고*

감염 | 거대세포 바이러스 | 세균 패혈증 | 수혈 관련 순환 과부하(TACO)
철 과부하 | 용혈 | 대사 산증/알칼리증: 구연산염 독성 | 저체온

그림 7.10 수혈 반응 관리 알고리듬

- **구연산염 독성**
  구연산염 독성은 대량 수혈 또는 빠른 수혈과 관련이 있으며, 신장병이나 간 질환 환자에서 위험이 크다. 구연산염은 간에서 대사되므로, 간 질환이 있으면 대사되지 못한 구연산염이 많아지면서 독성 때문에 이온화 칼슘 수치가 갑자기 감소한다. 수혈 속도를 줄여야 하며, 필요하다면 칼슘을 투여한다. 산증, 알칼리증, 저포타슘혈증, 고포타슘혈증 같은 추가 대사 장애도 발생할 수 있다.
- **저체온증**
  저체온증은 가온하지 않은 혈액제제를 대량으로 빠르게 수혈할 때 나타날 수 있다. 부정맥, 응고병증 등을 유발할 수 있으며, 심정지가 발생할 수도 있다. 저체온증은 쇼크 상태나 수술이 필요할 때 더 나빠진다. 대량 수혈을 할 때는 목표 온도를 엄격하게 제어할 수 있는 FDA에서 승인받은 혈액 가온기를 이용해서 과열로 인한 용혈을 예방해야 한다.

TTP *혈전 혈소판감소 자반병(p. 378) 참고*

피르호 세 증후(VIRCHOW'S TRIAD) *깊은 정맥 혈전증(p. 361) 참고*

반코마이신 내성 장알균(VANCOMYCIN-RESISTANT ENTEROCOCCUS, VRE)

VRE는 페니실린(penicillin), 겐타마이신(gentamicin), 반코마이신(vancomycin) 같은 항생제에 내성을 가진 장알균 중 하나다. 내성 장알균은 비내성 장알균과 같은 방식으로 행동하며, 같은 범위의 감염을 유발할 수 있다. 치료 선택지가 제한적이고 균주가 민감성을 보이는 항생제를 예측하기가 어려우므로, 내성 균주를 치료하는 방법이 문제다. 일반적으로 항생제를 조합해서 치료한다.

- 접촉 격리: VRE는 직접 접촉으로 전염되므로 보호복과 장갑이 필요하다.
- 철저한 손 위생이 필수다. 알코올 기반 손 소독제는 비누와 물만큼 효과적이며, 의료 종사자의 손 위생 순응도를 높일 수 있다.
- VRE는 주변 물체에서 상당 기간 생존할 수 있다.
- 건강한 사람은 VRE가 집락(colony)을 형성해도 거의 영향을 받지 않는다. 신장 투석 환자, 중환자실 환자, 종양 환자처럼 이미 면역력이 떨어진 환자가 위험하다.
- VRE는 장기간 집락을 형성할 수 있으므로 격리를 중단하는 최적의 시간대는 알 수 없다.

전혈(WHOLE BLOOD)

전혈은 적혈구의 산소 운반 능력과 혈장이 제공하는 혈액량 확장이 필요한 급성 대량 실혈에 사용한다. 그러나, 전혈이 만들어지고 24시간 이상이 지났다면, 혈소판과 응고 인자가 기능하지 않는다.

용량

- 단위(unit)당 320 mL나 400 mL

주입 시 주의사항

- 0.9% NS로 세척한 Y 주입 세트를 이용한다. 미세구멍(micropore) 필터를 이용한다.
- 혈류역학 상태를 안정화하는 데 필요한 만큼 빠르게 수혈한다.

특별 주의사항

- 급성 실혈량이 많게는 전체 혈액량 중 1/3에 달해도 일반적으로 결정질 용액 및/또는 교질 용액으로 치료할 수 있다. 혈액 성분 사용 기술이 발전하면서 전혈 수혈은 드문 일이 되었다. 전혈은 용량이 너무 많으므로 일상적으로는 사용하지 않는다.
- 혈색소와 적혈구 용적률이 증가하려면 24시간 이상이 걸릴 수도 있다.

NOTES

약물, 용량, 표

8

압식시맙(ABCIXIMAB) 당단백 *IIb/IIIa 억제제(p. 409) 참고*

상표명 클로티냅(Clotinab®), 리오프로(ReoPro®*) 등. 압식시맙은 관상동맥 시술 후 돌발 폐쇄 위험이 큰 환자에서 급성 심장 허혈 합병증을 예방하려고 피부 경유 혈관 경유 관상동맥 성형(PTCA) 또는 죽종절제를 보조하는 역할로 사용한다. 아스피린 요법이나 헤파린 요법과 함께 사용할 수 있게 고안되었다. FDA는 비Q파 심근경색이나 24시간 이내에 피부 경유 관상동맥 중재(PCI)가 예정된 불안정 협심증에 압식시맙 사용을 승인했다.

용량

PTCA나 죽종절제 10-60분 전에 IV 일시 용량(bolus)으로 0.25 mg/kg을 투여 후 12시간에 걸쳐 10 mcg/min을 지속 주입. 지속 주입은 12시간에 걸쳐 0.125 mcg/kg/min으로 처방할 수도 있다.

주의사항

- 수액선 필터가 장착된 전용 수액선을 사용한다.
- 느린 맥, 혈소판감소증 등을 유발할 수 있으며, 출혈 위험이 증가할 수 있다.

안지오텐신 전환효소 억제제(ACE INHIBITOR)

안지오텐신 전환효소(angiotensin converting enzyme, ACE) 억제제는 안지오텐신 I이 활성 형태인 안지오텐신 II로 변하는 것을 차단해서 안지오텐신 II 생성을 억제한다. 안지오텐신 II는 알도스테론 생성을 자극하는 잠재적인 혈관수축제다. 결과는 전신 혈관확장이다. 지속하는 마른기침은 비교적 흔한 부작용이다.

요점

ACE 억제제는 이름이 "프릴(pril)"로 끝난다. 몇 가지 일반적인 이름에는 캅토프릴(captopril), 리시노프릴(lisinopril), 라미프릴(ramipril) 등이 있다.

주요 치료 효과는 다음과 같다.

- 고혈압 치료: 동맥과 정맥 확장제로 작용
- 울혈 심부전 환자의 전부하와 후부하 감소: 동맥이 확장되면 심장이 극복해야 하는 압력이 감소하므로 심장이 더 쉽게 혈액을 박출 할 수 있다.
- 심근경색을 겪어서 심장 근육이 약해진 환자에서 생존을 연장한다.
- 혈관 질환 환자와 기타 혈관 위험 요인이 있는 당뇨병 환자에서 심근경색과 뇌졸중을 예방한다.

아세타도트(ACETADOTE)

아세타도트*는 아세트아미노펜(acetaminophen)을 간독성 용량으로 복용했을 때 사용하려고 특별히 개발된, FDA에서 승인받은 하나뿐인 IV 아세틸시스테인(acetylcysteine) 제제다.

---

* 역주: 2022년을 기준으로 식품의약품안전처에 등록되지 않아서 국내에서는 사용할 수 없다.

용량(몸무게 40 kg 이상)

- 부하 용량: D_5W 200 mL + 150 mg/kg를 1시간 동안 투여
- 유지 용량: D_5W 500 mL + 50 mg/kg를 4시간 동안 투여하고, D_5W 1 L + 100 mg/kg를 16시간 동안 투여

고려사항

- 혈청 검체는 최소한 복용 4시간 뒤에 채혈해야 한다.
- 간 손상을 최대한 방지하려면 복용 후 8시간 이내에 약물을 투여해야 한다.
- 복용 시간을 알 수 없거나, 복용 시간은 알고 있지만 8시간 안에 혈장 농도를 알 수 없다면, 보고된 복용량과 관계없이 즉시 아세타도트를 투여해야 한다.

아세트아미노펜 독성(ACETAMINOPHEN TOXICITY) *급성 간 부전(p. 280) 참고*

아래에 나와 있는 계산도표는 아세트아미노펜을 과다복용한 다음 발생할 수 있는 간 독성 가능성을 나타낸다. 간 손상은 한 번에 많은 양을 복용했을 때도 나타날 수 있으며, 일정 기간 저용량을 여러 번 복용했을 때도 나타날 수 있다. 복용 시간을 알 수 없거나 오랜 기간 복용했다면, 이 계산도표는 사용하기 어렵다. 급성 복용일 때 4시간 표시 이전에 검사한 혈청 농도 값은 최고 농도가 아닐 수도 있음을 유의한다. 이 계산도표는 급성 복용 환자에게 가장 적합하다. 특정 치료 권장 사항은 독극물 통제 센터(Poison Control Center[1])에 문의하기 바란다.

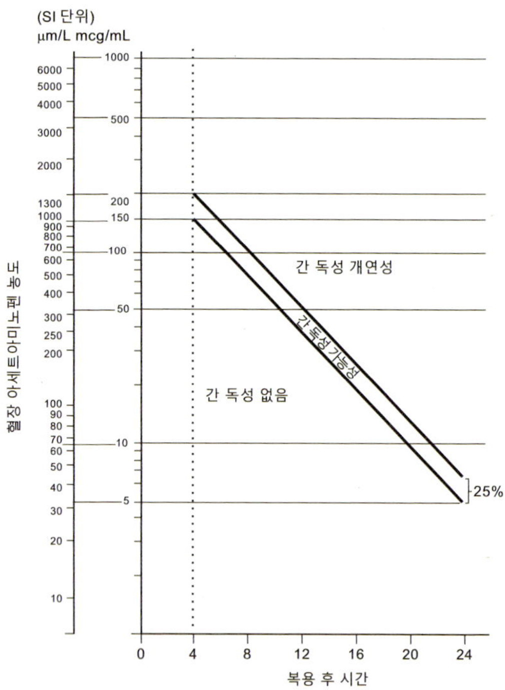

그림 8.1 아세트아미노펜 독성 계산도표

참고: 개연성(probable)은 확률이 80% 이상, 가능성(possible)은 확률이 0-100%를 의미.

1 역주: 국내에서 미국 독극물 통제 센터와 비슷한 역할을 하는 기관으로는 2022년에 문을 연 서울시 독성물질중독관리센터(www.seoulpcc.or.kr)가 있다.

액티베이스(ACTIVASE) *알테플라제(p. 387) 참고*

아데노신(ADENOSINE)

아데노신은 방실 결절(AV node)을 통과하는 전도를 느리게 하거나 차단하는 1차 항부정맥제로, 돌발 심실위 빈맥(PSVT)이나 월프-파킨슨-화이트(WPW) 증후군 치료에 사용한다. 규칙적인 단형 넓은 QRS 빈맥(monomorphic wide complex tachycardia) 치료에도 사용하며, 규칙적인 좁은 QRS 빈맥 때문에 혈류역학이 불안정할 때도 동기 심장율동전환(synchronized cardioversion)을 기다리면서 사용할 수 있다. 발현이 비정상적으로 빠르며 반감기는 10초 미만이다.

용량

아래에 나와있는 용량 범위는 권장 사항이다. 환자 상태에 따라 다른 용량을 투여할 수도 있다.

- 처음에는 IV로 6 mg을 빠르게 주입하고, 즉시 NS 20 mL를 주입한다.
- 효과가 없다면, IV로 12 mg을 빠르게 주입하고, 즉시 NS 20 mL를 주입한다.

요점

아데노신은 중심 정맥에 가장 가까운 IV 접근부로 투여해야 한다.

주의사항

- 투여 즉시 일반적으로 조기 심실 수축, 동서맥, 더 흔하게는 짧은 시간 동안 무수축 같은 뚜렷한 심전도 변화가 나타난다. 대개는 몇 초 안에 사라지지만, 의료진은 항상 구조 조치를 할 준비가 되어 있어야 한다.
- 천식 환자나 심장 이식 환자에게는 주의해서 투여한다.

아드레날린(ADRENALINE) *에피네프린(p. 404) 참고*

아그라스타트(AGGRASTAT) *티로피반(p. 428) 참고*

알테플라제(ALTEPLASE) *레테플라제(p. 425), 테넥테플라제(p. 426) 참고*

상표명 액티라제(Actilyse®), 액티베이스(Activase®*), 캐스플루(Cathflo®*). 알테플라제는 섬유소와 결합해서 섬유소분해효소 전구체(plasminogen)를 섬유소분해효소(plasmin)로 전환하는 조직 섬유소분해효소 전구체 활성제(tissue plasminogen activator, t-PA)다. 섬유소용해가 시작되어 혈전이 용해되고 막힌 부위에서 원위부로 혈류와 산소 공급이 회복된다.

적응증

- 급성 심근경색
- 급성 허혈 뇌졸중
- 급성 대량 폐 색전증
- 도관 세척

배제 기준

- 과민반응
- 조절되지 않는 고혈압: 수축기 혈압 185 mmHg 이상 또는 확장기 혈압 110 mmHg 이상
- 활성 내출혈

* 역주: 2022년을 기준으로 식품의약품안전처에 등록되지 않아서 국내에서는 사용할 수 없다.

- 뇌졸중, 거미막밑 출혈, 두개내 출혈 병력
- 최근 3개월 이내에 두개내 수술, 척추 수술, 머리/얼굴 외상
- 과거 또는 현재 출혈 질환
- 혈소판 10만/mm^3 미만
- 7일 이내에 압박할 수 없는 동맥을 천자
- 현재 경구 항응고제를 복용 중이며 INR이 1.7 이상 또는 PT가 15초 이상
- 현재 직접 트롬빈 억제제를 복용 중이거나 직접 인자 Xa 억제제를 복용 중일 때
- 대동맥활 박리
- 48시간 이내에 헤파린 사용 및 PTT 상승
- 머리 CT로 확인한 비가역 손상
- 출혈 위험을 높이는 두개내 질환: 동정맥 기형 등

상대 금기

- 최근 3개월 이내에 급성 심근경색
- 낫 적혈구 병
- 최근 14일 이내에 큰 수술이나 외상
- 임신
- 뇌졸중 증상이 호전
- 신경계 장애를 동반한 발작
- 최근 21일 이내에 위장관/비뇨생식 출혈

급성 심근경색에서 알테플라제

피부경유 관상동맥 중재(PCI)가 바람직한 치료 방법이다. PCI 시설이 없어서 전원을 보내야 하거나 중재가 120분 이상 지연될 것 같다면, 섬유소용해를 권장한다.

- 급성 심근경색, 허혈 뇌졸중, 폐 색전증에서 알테플라제는 처방이 나면 가능한 한 빠르게 투여해야 한다. 작용 시간은 빠르며, 반감기도 짧다.
- 침상에서 약물 투여를 준비한다면 바이알을 흔들지 않는다. 내용물은 부드럽게 소용돌이를 만들어서 혼합한다.
- 심근경색 관리에는 두 가지 투여 방법이 있다. 두 가지 방법을 비교한 연구는 없다. 투여 방법은 표 8.1과 표 8.2를 참고한다.
- 투여 방법과 관계없이 총 투여량은 환자 체중에 따라 달라지지만, 최대 100 mg을 넘지 않아야 한다.
- 재관류 부정맥과 저혈압을 주의 깊게 감시한다.
- 알테플라제 투여 중/후에 항응고제의 역할은 충분히 연구되지 않았지만, 환자 중 90% 이상에게 헤파린을 24시간 이상 병용 투여했다. 헤파린 치료 중 및/또는 치료 후, 아스피린 및/또는 디피리다몰(dipyridamole) 요법도 처방할 수 있다.

표 8.1	가속 투여(90분)		
체중	1-2분 동안 IV 일시 용량	그 후 30분 동안 투여	그 후 60분 동안 투여
67 kg 미만	15 mg	0.75 mg/kg, 50 mg을 초과하지 않게 투여	0.50 mg/kg, 35 mg을 초과하지 않게 투여
67 kg 이상	15 mg	50 mg	35 mg

표 8.2	3시간 투여			
체중	일시 용량(1-2분)	첫 1시간(60%)	다음 1시간(20%)	마지막 1시간(20%)
67 kg 미만	0.075 mg/kg	0.675 mg/kg	0.25 mg/kg	0.25 mg/kg
67 kg 이상	6-10 mg	54-60 mg	20 mg	20 mg

급성 뇌졸중에서 알테플라제

환자가 마지막으로 정상이라 확인된 시간(last known well time, LKW time)으로부터 4.5시간 이내에 치료를 시작해야 하며, 머리 CT에서 출혈이 없음을 포함해서 적응증과 배제 기준을 만족해야 한다.

- 권장 사항은 60분 동안 0.9 mg/kg 투여며, 전체 용량 중 10%는 처음에 IV 일시 용량(bolus)으로 주입한다. 최대 용량은 90 mg이다.
- 24시간 동안은 아스피린, 헤파린, 와파린을 투여하지 않는다.
- 주입하는 동안과 주입 후 24시간 동안 혈관 부종을 감시한다. 2시간째에 가장 발생률이 높다.
- 출혈 변환(hemorrhagic transformation)을 감시한다.
- 한국형 급성 뇌졸중 평가 도구(K-NIHSS)는 알테플라제 투여 전, 투여 중, 투여 후 신경학적 평가에 필수다. 1장 신경계(p. 84)를 참고한다.

급성 폐 색전증에서 알테플라제

권장 용량은 2시간 동안 100 mg IV다. 알테플라제 주입이 끝나갈 때나 끝난 직후, 부분 트롬보플라스틴 시간(PTT)이나 프로트롬빈 시간(PT)이 정상의 2배 미만으로 회복되면 비경구 항응고제를 투여해야 한다.

도관 세척에서 알테플라제

도관 막힘 중 58%는 혈전이 원인이며, 도관 끝/주변/내부 혈전 때문에 발생한다. 도관 막힘은 다음 두 가지 중 하나다.

- 완전 막힘: 주입이나 흡인이 모두 불가능
- 부분 막힘: 주입은 가능하나 흡인은 불가능

두 가지 막힘을 모두 치료해야 한다는 점에 유의한다. 부분 막힘도 완전 막힘처럼 문제가 된다.

도관 세척 방법과 용량

- 바이알에서 재구성한 약물 2 mL를 뽑는다.
- 막힌 도관에 가능한 한 많은 약물을 주입한다.
- 30분 동안 유지한 다음, 흡인을 시도해서 도관 기능을 평가한다. 과정 중 도관에 과도한 흡입이나 압박은 피한다! 과도한 압력을 가하면 도관이 파열되거나 혈전이 순환계로 배출될 수 있다. 도관이 기능한다면, 혈액 4-5 mL를 부드럽게 흡인해서 약물과 남아있는 혈전을 제거한다. 그 후 식염수로 세척한다. 알테플라제를 흡인하기 전에는 세척하지 않는다. 도관이 기능하지 않는다면 다음 단계로 넘어간다.
- 2시간 동안 유지한 다음 도관 기능을 재평가한다. 도관이 기능한다면, 혈액 4-5 mL를 부드럽게 흡인해서 약물과 남아있는 혈전을 제거한다. 그 후 식염수로 세척한다. 도관이 기능하지 않는다면 다음 단계로 넘어간다.
- 알테플라제를 한 번 더 주입할 수도 있다. 병원에 따라 다르지만, 처방이 있어야 할 수도 있다. 과정을 처음부터 다시 시작한다.
- 두 번째 시도 후에도 도관이 기능하지 않는다면, 세척을 멈추고 마개를 덮은 다음 의사에게 알린다. 흉부 방사선 사진이나 혈류 검사 같은 추가 검사 없이는 더 시도하지 않는다. 병원별 지침을 따른다. 일부 병원에서는 인산칼슘이나 약물 침전물이 있을 때 0.1 몰 염산(0.1 N HCl)을 주입하며, 지질 잔류물이 의심될 때는 70% 에탄올을 투여한다.

알테플라제를 사용할 때 추가 고려사항

- 알테플라제를 사용할 때는 출혈 위험 증가와 이점을 비교해야 한다.
- 코위관이나 도뇨관 삽입, 바늘 천자 같은 출혈을 조장할 수 있는 침습 처치는 주입을 시작하기 전에 마무리한다.
- 기준선 검사실 결과를 설정하고, 출혈 감시에는 혈색소와 적혈구 용적률을 이용하거나 항응고제로 헤파린을 사용한다면 PTT를 이용한다.
- 잇몸과 천자 부위(도관 삽입 부위)를 자주 평가해서 출혈 여부를 감시한다.

섬유소 꼬리 또는 피판(flap)은 도관 끝에 침전물이 쌓여서 발생한다. 전방으로 흐르는 힘은 도관 끝에 있는 섬유소 피판을 "밀어내므로" 수액을 주입할 수 있지만, 흡인할 때는 섬유소 피판이 도관 내강으로" 흡인되어" 도관을 막기 때문에 흡인은 할 수 없다. 부분 막힘이지만, 계속 진행해서 결국은 완전 막힘으로 이어지므로 치료해야 한다.

섬유소 피막(sheath)은 침착물이 도관 둘레에 달라 붙어서 발생한다. 발목을 감싸는 양말과 비슷한 형태다. 처음에는 흐름이 있을 수도 있지만, 대부분 흐름이 느리고 간헐적이다. 이 상태는 결국 침전물이 도관 끝을 완전히 "덮는" 지점까지 진행하므로 치료해야 한다.

벽 혈전(mural thrombus)은 도관이 정맥벽에 닿아 마찰을 유발해서 발생한다. 침전물은 도관의 길이 방향으로 모든 곳에 발생할 수 있지만, 주로 도관 끝 주변과 삽입 부위에 발생한다.

내강 혈전(intraluminal thrombus)은 채혈 후 또는 도관에서 혈액을 흡인할 수 있는지 확인한 다음에 적절하게 세척을 하지 않을 때 발생한다. 혈액이 도관 내강으로 밀려 들어와서 혈전을 형성하고 부분 막힘을 유발한다.

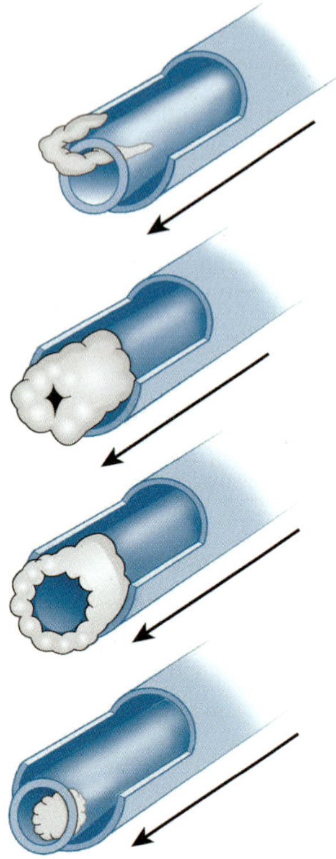

그림 8.2 혈전으로 인한 도관 막힘

- 필터가 없는 단독 수액선으로 주입한다. 알테플라제는 다른 약물과 같이 투여할 수 없다.
- 투여가 끝났다면 0.9% NS를 충분히 주입해서 수액선에 남아있는 알테플라제를 씻는다.
- 발열 조절에는 아세트아미노펜(acetaminophen)을 처방할 수 있다.
- 자동 혈압계를 사용한다면 팔다리를 자주 확인한다.
- 고혈압약으로 고혈압을 예방한다. 약물은 원인이나 기저 질환의 중증도에 따라 달라질 수 있다.

아미카신(AMIKACIN) *치료 약물 농도(p. 448) 참고*

아미노필린(AMINOPHYLLINE)

아미노필린은 평활근 이완제며 간혹 천식과 기관지연축(bronchospasm)에 유용할 수도 있다. 아미노필린은 테오필린(theophylline)과 에틸렌디아민(ethylenediamine)을 2:1로 혼합한 약물이다.

혼합: D_5W나 0.9% NS 500 mL에 500 mg을 혼합

주입: 테오필린을 장기간 유지하지 않았다면, IV 부하 용량으로 30분 동안 5.6 mg/kg를 투여한다. IV 유지 용량은 0.2-0.9 mg/kg/hr이다. 치료 약물 농도인 10-20 mcg/mL로 용량을 증감한다.

표 8.3	아미노필린 유지 용량
성인, 애연가, 16–50세	0.7 mg/kg/hr (최대 0.9 mg/kg/hr)
성인, 비흡연자, 16세 이상	0.4 mg/kg/hr
성인, 심장 보상실패, 폐심장증, 간 기능부전	0.2 mg/kg/hr

아미오다론(AMIODARONE)

상표명 코다론(Cordarone®). 아미오다론은 심방과 심실의 다양한 빠른 부정맥에 사용하는 III 등급 항부정맥제다.

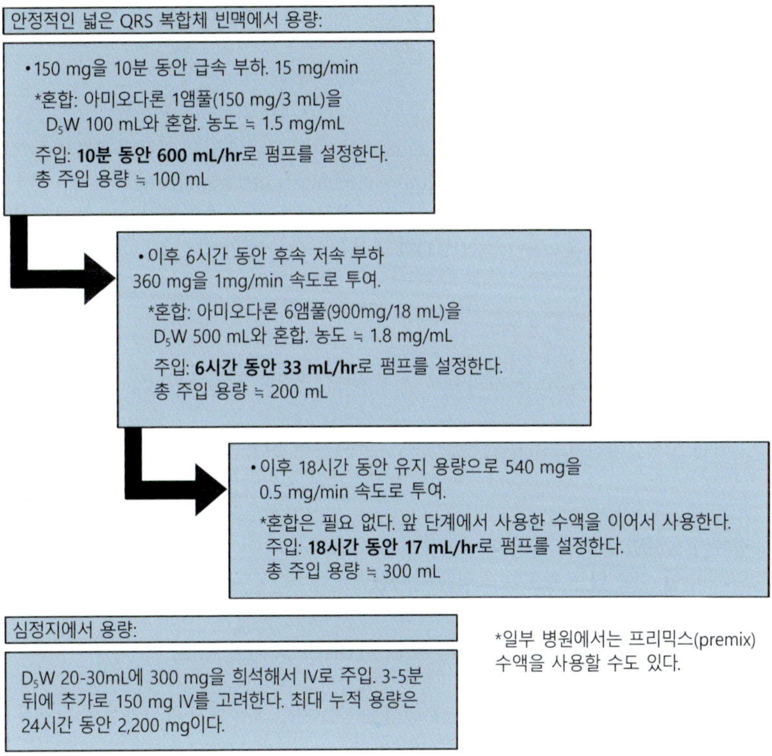

그림 8.3 아미오다론 투여 방법

주의사항

- **요점**: 투여할 때는 0.22 μm 수액선 필터를 사용한다.
- 주로 혈관 확장과 저혈압을 유발할 수 있다.
- 수축력 억제 효과가 나타날 수 있다.
- QT 간격을 연장할 수 있다.
- 유리병에 보관하면 5일 동안 그대로 유지된다. PVC 수액백에 보관하거나 PVC 재질로 된 IV 주입 세트로 투여하면 120시간 동안 40%에 달하는 상당한 약물 손실이 발생한다.
- 아미오다론 IV 백을 과도하게 흔들면 거품이 생겨서 수액 펌프로 주입하기 어려우므로 과도하게 흔들지 않는다.
- 최종 제거까지는 시간이 매우 오래 걸린다. 반감기는 최대 40일이다.
- 말초 혈관으로 주입하면 혈관 벽을 직접 자극할 수 있으며, 정맥염 비율은 55%에 이른다.
- IV로 24시간 동안 투여한 다음 경구로 변경하는 방법이 바람직하다. 아미오다론을 사용하면 폐 합병증이 발생할 수 있다. 아미오다론 유발 폐렴 환자 중 약 5-7%에서 아미오다론 유발 폐 섬유증이 발생한다.

■ 안지오맥스(ANGIOMAX)

성분명 비발리루딘(bivalirudin). 안지오맥스(Angiomax®*)는 아스피린과 같이 사용하려고 만든 가역적인 직접 트롬빈 억제제다. 피부 경유 혈관 경유 혈관성형(percutaneous transluminal angioplasty, PTA)을 진행하는 환자에게 미분획 헤파린 대신에 사용하는 항응고제다. 최근에는 피부 경유 관상동맥 중재(PCI)를 진행할 예정인 환자에게도 헤파린 유발 혈소판감소증(HIT)과 혈전증 증후군이 있거나 발생할 위험이 있을 때 사용이 승인되었다.

용량

- IV 일시 용량(bolus)으로 1 mg/kg를 투여하고 그 후 4시간 동안 2.5mg/kg/hr을 IV로 투여한다. PTCA 직전에 시작한다.
- 필요하다면 최대 20시간까지 0.2 mg/kg/hr을 IV로 투여할 수 있다.

주의사항

- 신장 기능장애가 있으면 용량을 줄인다.
- 약물을 중단해야 할 수도 있는 과도한 출혈을 감시한다.

■ 안지오텐신 수용체 차단제(ANGIOTENSIN RECEPTOR BLOCKER, ARB)

안지오텐신 II 억제제라고도 알려진 ARB는 안지오텐신 활성을 차단해서 혈관 확장과 혈압 감소를 유발한다. 고혈압, 당뇨병 신경병증, 울혈 심부전 치료에 주로 사용한다.

➔ 요점

ARB는 이름이 "사르탄(sartan)"으로 끝난다. 예를 들자면, 칸데사르탄[candesartan, 아타칸(Atacand®)], 이르베사르탄[irbesartan, 로벨리토(Rovelito®)], 올메사르탄[olmesartan, 올메텍(Olmetec®)], 로사르탄[losartan, 코자(Cozaar®)], 발사르탄[losartan, 디오반(Diovan®)] 등이 있다.

일반적으로 하루에 한 번만 복용해도 효과적이지만, 복용 간격은 개인 반응에 따라 다르다. 부작용 중 하나로 기침이 있을 수 있지만, ACE 억제제보다 빈도가 낮다. ARB는 선천 기형을 유발할 수 있다. 한 약물에 심각한 반응이 나타났다면, 다른 ARB도 투여하면 안 된다.

---

* 역주: 2022년을 기준으로 식품의약품안전처에 등록되지 않아서 국내에서는 사용할 수 없다.

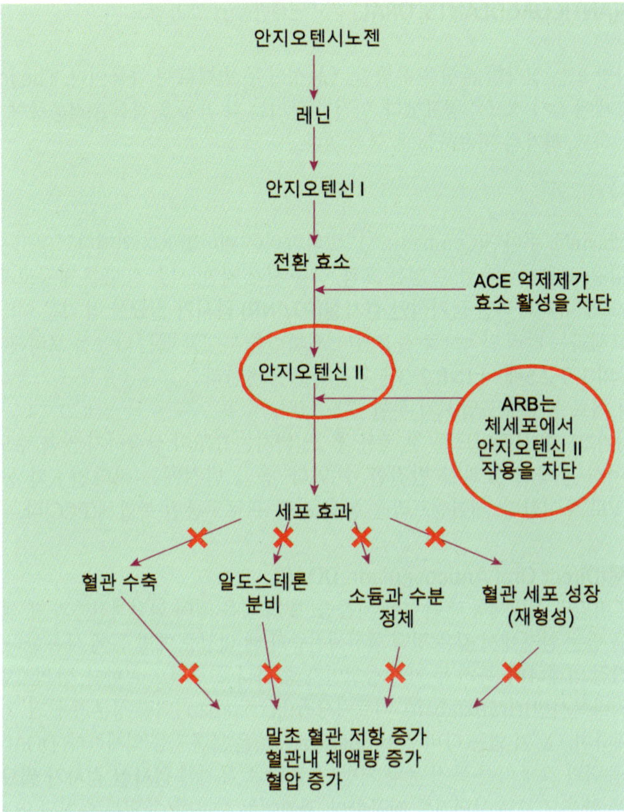

그림 8.4 ARB는 안지오텐신 II가 수용체와 결합하는 것을 차단해서 이러한 수용체가 있는 혈관이나 부신 피질 같은 신체 조직에 안지오텐신 II가 작용하는 것을 막는다.

■ 안지오텐신 수용체 네프릴리신 억제제(ANGIOTENSIN-RECEPTOR NEPRILYSIN INHIBITOR, ARNI)

ARNI는 두 가지 약물, 즉 네프릴리신 억제제인 사쿠비트릴(sacubitril)과 안지오텐신 II 수용체 차단제인 발사르탄(valsartan)을 조합한 제제다. 상표명은 엔트레스토(Entresto®)다. 박출률이 낮은 만성 심부전과 관련된 위험을 줄이려고 투여한다.

주요 치료 효과는 다음과 같다.

- 사쿠비트릴은 ANP, BNP, CNP 같은 특정 소듐 배설 펩타이드의 분해를 느리게 하거나 억제하는 동시에 안지오텐신 II도 분해해서 혈관을 확장하고 소변으로 소듐 배출을 촉진한다.
- 발사르탄은 잠재적 혈관수축제인 안지오텐신 II의 작용을 줄여 혈압을 더 낮추며, 동시에 소듐과 물 정체도 더 줄인다.
- 네프릴리신 억제제와 ARB를 조합하면 심부전 환자에서 이 약의 전반적인 효과가 증가한다.

환자가 이미 ACE 억제제를 복용 중이라면 ARNI는 투여하지 않는다. 마지막 ACE 억제제를 복용하고 36시간이 지난 다음에 첫 ARNI를 복용한다. ACE 억제제나 ARB 복용과 관련한 혈관부종이 있었던 환자에게는 투여하지 않는다.

경구 항응고제(ANTICOAGULANTS, ORAL) *응고 연쇄반응(p. 357) 참고*

경구 항응고제는 사망 또는 심각한 손상을 유발할 가능성이 두 번째로 큰 약물이며, The Joint Commission에서는 경구 항응고제에 감시 경보를 공표했다. 안전한 관리는 각 약물을 적절한 적응증에 따라 사용하고, 환자를 주의 깊게 감시하고, 평가를 지속하는 데 달려 있다.

와파린

상표명 와파린(Warfarin®), 쿠마딘(Coumadin®*) 등. 와파린은 비타민 K를 억제하고 응고 인자 II, VII, IX, X을 직접 방해하는 항응고제다. 예측할 수 없는 효과, 작용 시간 지연, 시술 전 다른 항응고제를 가교로 사용해야 하는 점, 치료 농도를 유지하려면 **정기적인 검사실(PT/INR) 감시가 필요**한 점 같은 여러 가지 제한이 있기에 다른 경구 항응고제와는 달리 단독으로 사용한다. 와파린을 투여할 때는 다음을 고려해야 한다.

- 용량은 PT (정상의 1.5-2.5배)나 INR 2-3을 기준으로 조절한다.
- 4-7일 간은 최적 치료 농도에 도달하지 못할 수도 있다.
- 와파린은 반감기가 36-42시간이므로 첫 복용 후 2일까지는 INR이 상승하지 않을 수도 있다.
- 비타민 K를 투여하면 약물 효과를 반전할 수 있다. 응급 반전에는 비타민 K와 동시에 케이센트라(Kcentra®*)를 IV로 투여한다. 케이센트라는 농축 사람 프로트롬빈 복합체(PCC)다.

직접 경구 항응고제(Direct Oral Anticoagulant, DOAC)

DOAC는 임상에서 비판막 심방세동과 관련한 뇌졸중 예방, 깊은 정맥 혈전색전증과 폐 색전증 치료, 엉덩관절/무릎관절 치환을 받는 환자에서 깊은 정맥 혈전색전증과 폐 색전증 예방 등에 사용한다. 이 약물은 혈액의 혈전 형성 능력을 직접 억제하며, 특히 두 가지 응고인자 중 하나를 표적으로 한다. 아픽사반(apixaban), 에독사반(edoxaban), 리바록사반(rivaroxaban), 베트릭사반(betrixaban*)처럼 성분명에 "X"가 들어가는 약물은 응고인자 Xa를 억제하며, "X"가 없는 다비가트란(dabigatran)은 트롬빈을 억제한다. DOAC는 빠른 항응고 효과, 고정된 항응고 능력과 그에 따른 특정 용량 처방, 치료 수준 유지에 **검사실 검사가 필요하지 않으므로** 많은 환자에게 더 쉬운 항응고 치료 선택지를 제공한다. 과거에는 사용할 수 있는 승인된 역전제가 없다는 점이 DOAC 투여의 주요 단점이었다. 그러나, 현재는 프락스바인드(Praxbind®)와 안덱사(Andexxa®*)라는 두 가지 역전제가 FDA에서 승인을 받아 특정 환자군에서 DOAC는 더 매력적인 선택지가 되었다. AHA (American Heart Association)와 EHRA (European Heart Rhythm Association) 지침에 따르면, 신장 기능장애가 있으면 DOAC 투여가 제한되므로 DOAC 치료를 시작하기 전에 신장 기능을 평가해야 하며, 노인과 허약한 환자에서는 더 자주 평가해야 한다.

현재 사용할 수 있는 DOAC는 5가지다.

- 아픽사반: 엘리퀴스(Eliquis®)
- 에독사반: 에독시아(Edoxia®)
- 리바록사반: 자렐토(Xarelto®)
- 다비가트란: 프라닥사(Pradaxa®)
- 베트릭사반: 베빅사(Bevyxxa®*)

---

* 역주: 2022년을 기준으로 식품의약품안전처에 등록되지 않아서 국내에서는 사용할 수 없다.

항부정맥제(ANTIARRHYTHMIC DRUG)

- **Ia 등급**
  소듐 차단제. 세포 내부로 소듐 이동을 억제하고 활동 전위 지속 시간을 연장해서 불응기를 늘린다. 심방 부정맥과 심실 부정맥 모두를 억제하는 효과가 있다. 위험 대 이점 비율이 나빠서 사용이 점차 감소하고 있다.
  예: 퀴니딘(quinidine*), 프로카인아마이드(procainamide*)

- **Ib 등급**
  심실의 활동 전위 기간과 자동능(automaticity)을 줄이고 세동 문턱값(threshold)을 높인다. 심실 빈맥의 급성기 치료에 주로 사용한다. 그러나, 최근에는 1차 약제로 다른 대체 약물을 더 많이 사용한다.
  예: 리도카인(lidocaine), 페니토인(phenytoin), 멕실레틴(mexiletine), 토카나이드(tocainide*)

- **Ic 등급**
  동결절 자동능을 줄이고 심방, 방실 결절, 심실의 전도를 연장한다. 치명적인 심실 부정맥 환자에게만 사용한다. 심장에 구조 이상이 있는 환자와 부정맥 관리에 효과가 제한적인 환자에게는 금기다.
  예: 플레카이니드[flecainide, 탬보코(Tambocor®)], 프로파페논[propafenone, 리트몰(Ritmol®)]

- **II 등급**
  베타 수용체를 차단해서 심박수를 느리게 하고, 푸리킨예 섬유(Purkinje fiber)의 자동능을 줄이며, 방실 결절의 유효 불응기를 늘린다. 심실위 빈맥에서 심실 박동수를 느리게 하는 데 사용하며, 심실 빈맥 조절에도 도움이 될 수 있다. 베타 차단제(p. 396)를 참고한다.

- **III 등급**
  포타슘 차단제. 다양한 약동학적 특성과 전기생리학적 특성이 있다. 활동 전위 시간을 연장한다.
  예: 아미오다론[amiodarone, 코다론(Cordarone®)], 솔타롤[sotalol, 소타론(Sotalon®)], 이부틸라이드[ibutilide 코르버트(Corvert®*)], 도페틸리드[dofetilide, 타이코신(Tikosyn®*)]

- **IV 등급**
  칼슘 통로 차단제. 동결절과 방실 결절에 있는 "느린" 통로로의 칼슘 유입을 차단해서 방실 결절의 불응기를 늘리고 심실 박동수를 줄인다. 빠른 부정맥에서는 사용이 제한된다. 또한, 평활근을 이완하고 관상 동맥을 확장한다. 칼슘 통로 차단제(p. 398)도 참고한다.

- **미분류**
  방실 결절 전도를 느리게 하며, 주로 돌발 심실위 빈맥(PSVT) 치료에 사용한다.
  예: 아데노신[adenosine, 아데노코(Adenocor®)], 디곡신(digoxin)

아가트로반(ARGATROBAN) *헤파린 유발 혈소판감소증(p. 364) 참고*

직접 트롬빈 억제제로 분류되는 항응고제며 주로 헤파린 유발 혈소판감소증(HIT)에 사용한다.

혼합: 0.9% NS 250 mL에 250 mg을 혼합해서 1 mg/1 mL 농도를 만든다.
주입: 성인에서 초기 요량은 2 mcg/kg/min IV 지속 주입이다. 초기 용량 후에는 PTT가 초기 기준선의 1.5-3배가 될 때까지 용량을 조절한다. 단, 용량은 10 mcg/kg/min을 넘지 않아야 하며, PTT는 100초를 넘지 않아야 한다. 간 장애에서는 용량 조절이 필요하지만, 신장 장애에서는 용량 조절이 필요 없다.

---

* 역주: 2022년을 기준으로 식품의약품안전처에 등록되지 않아서 국내에서는 사용할 수 없다.

고려사항: PTT로 감시

ARNI *안지오텐신 수용체 네프릴리신 억제제(p. 393) 참고*

아티반(ATIVAN)

성분명 로라제팜(lorazepam). 아티반은 항불안제 및 기억상실 유발제며, 중환자실에서는 주로 진정 목적으로 사용한다.

혼합: 0.1 mg/mL 또는 0.2 mg/mL 농도일 때 용해도가 좋다. D_5W나 NS로 희석한다.
진정에서 부하 용량: 2 mg IV. 환자에게 이미 간헐적으로 디아제팜(diazepam)이나 미다졸람(midazolam) 같은 벤조디아제핀(benzodiazepine)을 투여하고 있다면 필요 없을 수도 있다.
유지 용량: 0.5-1 mg/hr 속도로 지속 주입. 심장 또는 호흡기 문제가 있거나 초조가 덜하다면 0.25 mg/hr로 투여한다. 진정될 때까지 증량한다. 1 mg 단위로 증량하며 최대 5-10 mg/hr까지 사용할 수 있다. 충분히 진정되었다면, 진정에 필요한 최소 용량으로 감량한다.

주의사항
- 점성이 매우 크다: 충분히 혼합한 다음 결정(crystallization)이 없는지 확인한다. D_5W보다는 NS로 희석할 때, 2 mg 바이알보다는 4 mg 바이알을 사용할 때 더 자주 나타난다.
- IV 아티반에는 보존제가 들어있으며, 보존제는 간에서 다양한 글라이콜(glycol) 복합체로 전환되므로, 고용량을 투여하면, 특히 간 장애나 신장 장애가 있을 때 부작용을 유발할 수 있다.
- IV 일시 용량(bolus)을 투여할 때는 같은 양의 NS나 무균수로 주입 직전에 희석해야 한다.
- 희석 전에는 빛을 차단하고 냉장 보관한다.
- 실온에 두면 플라스틱 백에서는 12시간, 유리병에서는 24시간 동안 안정적이다.
- 지속해서 장기간 사용은 권장하지 않는다. 1주일만 지속해서 사용해도 중단 후 금단 증후군, 즉 반동 불면증이 나타날 수 있다.
- 장기간 유지가 처방되었다면, 갑작스러운 중단은 피해야 하며, 점진적인 이탈 일정을 따라야 한다.

바클로펜 펌프(BACLOFEN PUMP) *수막내 진통(p. 55) 참고*

바나나 백(BANANA BAG)

"회복 팩(rally pack)"이라고도 하는 이 IV 혼합물 수액은 주로 만성 알코올중독 환자에서 베르니케 뇌병증(Wernicke's encephalopathy) 예방에 사용한다. 바나나 백이라는 이름은 수액 색상에서 유래했다. 베르니케 뇌병증은 티아민(thiamine) 결핍이 원인인 신경계 질환으로 혼란, 비정상 눈 움직임, 불안정 보행이 특징이다. 혼합물에는 영양 결핍을 보충하는 비타민과 무기질이 들어있다.

혼합: 0.9% NS 1 L에 다음을 혼합한다.
- 종합비타민 10 mL
- 티아민 100 mg
- 엽산 1 mg
- 일부 병원에서는 일상적으로 황산마그네슘 1-3 g을 추가한다.

주입: 일반적으로 4-8시간 동안 투여한다.

베타 차단제(BETA BLOCKER)

베타 수용체는 심장, 폐, 동맥, 뇌, 자궁 등 신체 여러 곳에서 볼 수 있다. 베타 아드레날린 차단제라고도 하는 베타 차단제는 자물쇠의 열쇠처럼 베타 수용체 부위에 결합해서 에피네프린과 기타 카테콜아민이 수용체에 결합하는 것을 방해해서 반응을 일으키지 못하게 한다. 베타 차단제는 선택과 비선택으로 나뉜다. 표 8.4를 참고한다.

표 8.4 선택 베타 차단제와 비선택 베타 차단제 비교

선택 베타 차단제	비선택 베타 차단제
영향을 받는 수용체 부위	
베타 1 수용체 부위 차단 베타 2 수용체 부위에는 효과가 없거나 최소한	베타 1 수용체와 베타 2 수용체를 똑같이 차단
심폐 기능에 미치는 영향	
심박수와 수축력 감소	심박수와 수축력 감소 기관지수축을 유발할 수 있다: 폐 질환 환자에게는 권장하지 않으며, 효과는 용량에 따라 다르다.
약물 이름	
메토프롤롤(metoprolol), 아테놀롤(atenolol), 에스몰롤(esmolol), 비스프롤롤(bisoprolol)	프로프라놀롤(propranolol), 카르베딜롤(carvedilol), 라베탈롤(labetalol), 소탈롤(sotalol)
중요 사항	
• 심장 차단(2도 이상)이 있거나 영구 박동조율기가 없는 느린맥 환자에게는 사용을 피한다. • 심장 억제가 심해지므로 칼슘 통로 차단제나 항부정맥제와 같이 사용할 때는 주의한다. • 당뇨 환자에서 베타 차단제는 저혈당 징후를 가릴 수도 있다. • 주요 부작용은 약물을 중단하면 사라지는 느린맥, 저혈압이 있으며 이외에도 위약감, 졸음, 말초 순환 감소, 변비, 위장관 장애 등이 있다. • 베타 차단제 과량투여는 글루카곤(glucagon)으로 치료한다. 때로는 도파민 주입이나 임시 박동조율기와 같이 사용한다.	

신체에는 두 가지 주요 베타 수용체가 있다.

- 베타1 수용체는 심박수와 수축력을 담당한다. 기억법: 베타1 수용체는 1개 밖에 없는 심장에 작용한다.
- 베타2 수용체는 기관지 평활근 같은 불수의 근육(involuntary muscle)의 기능을 담당한다. 기억법: 베타2 수용체는 2개 있는 폐에 작용한다.

비발리루딘(BIVALIRUDIN) *안지오맥스(p. 392) 참고*

브레비블록(BREVIBLOC) *에스몰롤(p. 406) 참고*

부멕스(BUMEX)

성분명 부메타니드(bumetanide). 부멕스(Bumex®*)는 발현이 빠르고 지속 시간이 짧은 강력한 루프 이뇨제다. 울혈 심부전, 간 기능장애, 신장 기능장애와 관련한 부종 치료에 사용한다. 일반적인 용량은 하루 한 번 0.5-2 mg IV 또는 PO이지만, 중환자실에서는 지속 주입할 수도 있다. 부멕스 1 mg은 푸로세미드(furosemide) 40 mg과 같은 효능을 가지므로, 표준 투여 속도는 0.1-1 mg/hr이지만 때로는 더 빠르게 투여할 수도 있다. 소수 환자에서 IV 주입은 심각한 근육 경련이나 근육 굳음을 유발할 수 있다. 이 합병증은 용량과 관련 있는 것처럼 보이며 일반적으로 약물을 중단하면 사라진다. 이 반응이 나타난 환자에게는 부멕스 대신에 푸로세미드[라식스(Lasix®)]를 이뇨제로 사용해야 할 수도 있다.

* 역주: 2022년을 기준으로 식품의약품안전처에 등록되지 않아서 국내에서는 사용할 수 없다.

칼슘(CALCIUM) *p. 433, 저칼슘혈증(p. 443), 고칼슘혈증(p. 442) 참고*

칼슘은 신경계와 근육계의 기능 유지를 돕는 전해질이다. 혈액 응고에도 중요하다.

10% 염화 칼슘(Calcium Chloride)

- 10 mL 앰풀(ampule)에는 칼슘 272 mg (13.6 mEq)이 들어있으며, 글루콘산 칼슘보다 칼슘 양이 3배 많다.
- 최대 1 mL/min (1.4 mEq/min) 속도로 IV 주입한다.
- 다른 수액에 업혀서 줄 때(IVPB)는 최대 100 mg/min 속도로 주입한다.
- 주입에는 0.22 μm 수액선 필터를 사용한다.

10% 글루콘산 칼슘(Calcium Gluconate)

- 10 mL 앰풀에는 칼슘 90 mg (4.5 mEq)이 들어있으며, 염화 칼슘과 비교할 때 칼슘 양이 1/3이다.
- 최대 1.5 mL/min (7.7 mEq/min) 속도로 IV 주입한다.
- 다른 수액에 업혀서 줄 때(IVPB)는 최대 200 mg/min 속도로 주입한다.
- 주입에는 0.22 μm 수액선 필터를 사용한다.

칼슘 통로 차단제(CALCIUM CHANNEL BLOCKER)

칼슘 통로 차단제는 심장 근육 세포와 평활근 세포로 유입되는 칼슘을 억제하므로 심근 수축력이 감소하고, 관상동맥과 말초 세동맥이 확장되어 산소 요구량이 감소한다.

주요 치료 효과는 다음과 같다.

- 고혈압 치료
- 협심증 조절
- 심방세동 같은 특정 부정맥 치료
- 심근경색 후 베타 차단제 내약성이 좋지 않을 때 사용
- 심근병증 관리
- 거미막밑 출혈(SAH) 후 혈관연축 예방. 단, 니모디핀(nimodipine)만 해당

시장에는 많은 칼슘 채널 차단제가 있으며, 특성도 매우 다양하다. 예를 들어 암로디핀[amlodipine, 노바스크(Norvasc®)]은 수축력과 심박수에는 거의 영향을 미치지 않으므로 심부전이나 느린 맥이 있을 때 사용하기 좋은 선택지다. 반대로 딜티아젬[diltiazem, 헤르벤(Herben®)] 같은 약물은 심장에 가장 큰 영향을 미치고, 수축력을 줄이므로 빠른 맥에 활용하기 좋다.

요점

- 동기능 부전 증후군(sick sinus syndrome)이나 2도 이상 심장 차단이 있을 때는 칼슘 통로 차단제를 투여하지 않는다.
- 디곡신(digoxin)과 같이 사용하면 방실 차단 위험이 증가한다.
- 칼슘 통로 차단제는 베타 차단제와 몇 시간 간격을 두고 투여해서 심장 억제를 최소화해야 한다.
- 딜티아젬과 베라파밀(verapamil)은 다른 약물과 상호작용이 많다. 테그레톨(Tegretol®), 조코(Zocor®), 리피토(Lipitor®), 로바로드(Lovalord®) 등의 혈중 농도를 높여 독성을 유발할 수 있다.

카르딘(CARDENE) *니카르디핀(p. 419) 참고*

카디젬(CARDIZEM) *딜티아젬(p. 401) 참고*

캐스플루(CATHFLO) *알테플라제(p. 387) 참고*

쎄레빅스(CELEBYX)

성분명 포스페니토인(fosphenytoin). 쎄레빅스는 다른 페니토인(phenytoin) 투여 수단이 없거나, 적절하지 못하거나, 장점이 없다고 여겨질 때 단기 비경구 투여용으로 사용한다. 뇌전증 지속상태에서 전신 발작 조절과 신경외과 수술 중 발생하는 발작 치료와 발작 예방 목적으로 사용한다. **요점**: 쎄레빅스는 항상 페니토인소듐 당량(phenytoin sodium equivalent, PE) 단위로 처방해야 한다.

용량: 쎄레빅스는 IV 주입 전에 D_5W나 0.9% NS로 농도를 1.5-2.5 mg PE/mL 범위로 희석해야 한다.
부하 용량: 10-20 mg PE/kg를 IV나 IM으로 투여. IV로 투여한다면 주입 속도는 150 mg PE/min을 넘지 않아야 한다.
유지 용량: 4-6 mg PE/kg/day

주의사항

- 저혈압 위험이 매우 크다: IV는 천천히 주입한다.
- 주입이 끝나고 10-20분이 지나야 최대 약물 농도에 도달하므로 이 동안은 주의 깊게 감시한다.

콜린제(CHOLINERGIC AGENT)

부교감신경 작용제라고도 하는 콜린제는 부교감 신경계와 같은 효과를 나타낸다. 말초 신경계에 속하는 부교감 신경계는 소화, 조임근 이완, 침 분비, 심박수 감소, 혈압 감소 같은 일상 활동을 담당한다. 부교감 신경계에서 신경 자극은 아세틸콜린의 도움을 받아 한 신경 접속부에서 다른 신경 접속부로 전파되며, 콜린제는 아세틸콜린 효과를 흉내 내거나 아세틸콜린에스터 분해효소(acetylcholinesterase)를 차단해서 작용한다. 콜린제는 일반적으로 중증 근무력증 진단에 사용하며, 수술 중에는 소변 정체를 줄이고, 투여한 일부 근육 이완제의 효과를 상쇄하려고도 사용한다.

반대로, 항콜린제는 아세틸콜린 제제가 신경 세포에 있는 수용체 부위에 결합하는 것을 차단해서 부교감신경 자극을 억제하는 데 사용한다. 항콜린제는 위장관 경련, 방광 연축, 천식, 멀미 같은 다양한 질환을 치료할 때 사용하며, 마취 보조제로도 사용한다.

심박동수 변동 약물(CHRONOTROPIC AGENT)

심박동수 변동 약물은 심박수에 영향을 미친다. 에피네프린, 이소프로테레놀[isoproterenol, 이수푸렐(Isuprel®)] 같은 박동수 촉진 약물은 심박수를 높이며, 딜티아젬(diltiazem)을 비롯한 칼슘 통로 차단제와 베타 차단제 같은 박동수 억제 약물은 심박수를 낮춘다.

시스아트라쿠륨(CISATRACURIUM) 님벡스(*p. 420*) 참고

클레비디핀(CLEVIDIPINE)

상표명 클레비프렉스(Cleviprex®*). 클레비디핀은 IV 지질 유제(lipid emulsion) 형태를 지닌 디하이드로피리딘(dihydropyridine) 칼슘 통로 차단제며, 지속하는 중증 고혈압에 사용한다. 전신 혈관 저항, 즉 후부하를 줄임으로써 평균 동맥압을 낮춘다. 0.5 mg/mL 농도로 미리 혼합된 50 mL 또는 100 mL 일회용 바이알(vial)이 나와 있다.

주입: 1-2 mg/hr 속도로 주입을 시작하고 90초마다 2-4 mg/hr을 늘릴 수 있으며, 최대 32 mg/hr로 투여한다.

* 역주: 2022년을 기준으로 식품의약품안전처에 등록되지 않아서 국내에서는 사용할 수 없다.

목표 혈압에 도달했지만 유지 용량을 조절해야 한다면, 주입 속도를 5-10분마다 2배 미만으로 높인다.

주의사항

- 콩이나 달걀 제품에 알레르기, 지질 대사 장애, 중증 대동맥판 협착증 등이 있을 때는 금기다.
- 수축력 억제 때문에 심부전이 나빠질 수 있으므로 심부전 환자에게는 주의해서 사용한다.
- 지질 부하 제한 때문에 투여량은 24시간 동안 1,000 mL 또는 평균 21 mg/hr 이하를 권장한다.
- 장기간 주입하면 주입이 끝나고 최대 8시간 안에 반동 고혈압이 나타날 수 있다.
- 흔한 부작용에는 두통, 구역, 구토, 반동 고혈압, 빠른 맥 등이 있다.
- 바이알에 수액선을 연결하고 12시간이 지나면, 사용하지 못한 부분과 수액선은 폐기해야 한다.

의식 있는 진정(CONSCIOUS SEDATION) *중등도 진정(p. 417) 참고*

코다론(CORDARONE) *아미오다론(p. 391) 참고*

코르로팜(CORLOPAM)

성분명 페놀도팜(fenoldopam*). 말단 장기 기능이 나빠진 악성 고혈압을 포함한 중증 고혈압에서 단기 관리에 사용하는 속효 혈관확장제

혼합: 아래 표에 따라 0.9% NS나 D_5W에 혼합

표 8.5 페놀도팜 유지 용량(40 mcg/mL)

농축액(mL)/약물 용량(mg)	혼합하는 수액량	최종 농도
4 mL/40 mg	1,000 mL	40 mcg/mL
2 mL/20 mg	500 mL	40 mcg/mL
1 mL/10 mg	250 mL	40 mcg/mL

주입: 0.03-0.10 mcg/kg/min로 시작하고, 원하는 혈압에 도달할 때까지 15분마다 0.05-0.10 mcg/kg/min을 증량한다. 일시 용량(bolus) 주입은 필요 없다.

표 8.6 페놀도팜 유지 용량(40 mcg/mL)

용량(mcg/kg/min)	0.25	0.5	0.1	0.2	0.3	0.4	0.5	0.6	0.7	0.8
체중(kg)	주입 속도 (mL/hr)									
40	1.5	3	6	12	18	24	30	36	42	48
50	1.8	3.7	7.5	15	22.5	30	37.5	45	52.5	60
60	2.2	4.5	9	18	27	36	45	54	63	72
70	2.6	5.2	10.5	21	31.5	42	52.5	63	73.5	84
80	3	6	12	24	36	48	60	72	84	96
90	3.3	6.7	13.5	27	40.5	54	67.5	81	94.5	108
100	3.7	7.5	15	30	45	60	75	90	105	120
110	4.1	8.2	16.5	33	49.5	66	82.5	99	115.5	132
120	4.5	9	18	36	54	72	90	108	126	144

* 역주: 2022년을 기준으로 식품의약품안전처에 등록되지 않아서 국내에서는 사용할 수 없다.

고려사항

- 주입을 갑자기 중단해도 부작용이 없으며, 점진적으로 감량할 수도 있다.
- 코르로팜은 알려진 금기가 없다.
- 부작용에는 급성 중증 과민반응을 비롯한 알레르기 반응, 빠른 맥, 저혈압, 저포타슘혈증(주입 시작 후 6시간마다 포타슘 수치를 감시), 안압 증가 등이 있다.
- 베타 차단제와 동시 사용을 피한다.

■ 코르버트(CORVERT) *이부틸라이드(p. 410) 참고*

■ 쿠마딘(COUMADIN) *경구 항응고제(p. 394) 참고*

■ 달테파린(DALTEPARIN) *프라그민(p. 408) 참고*

■ 덱스메데토미딘(DEXMEDETOMIDINE) *프리세덱스(p. 423) 참고*

■ 디곡신(DIGOXIN) *치료 약물 농도(p. 448) 참고*

■ 딜티아젬(DILTIAZEM)

상표명 헤르벤(Herben®), 카디젬(Cardizem®[*]) 등. 딜티아젬은 심실위 빈맥, 심방세동, 협심증, 고혈압 등에 사용하는 칼슘 통로 차단제다.

용량: 2분 동안 0.25 mg/kg를 IV로 투여. 평균 20 mg IV. 반응이 없다면, 15분 후에 2분 동안 0.35 mg/kg를 투여
혼합: D_5W 250 mL에 250 mg을 혼합
주입: 10-15 mg/hr. 심박수에 따라 조절

주의사항

느린 맥, 두통, 쇠약감, 위장관 장애, 어지럼을 유발할 수 있다. 베타 차단제와 동시에 IV로 투여하면 심각한 저혈압을 유발할 수 있다. 경구 베타 차단제를 복용 중인 환자에게는 사용을 피한다.

■ 디프리반(DIPRIVAN) *프로포폴(p. 424) 참고*

■ 도부타민(DOBUTAMINE)

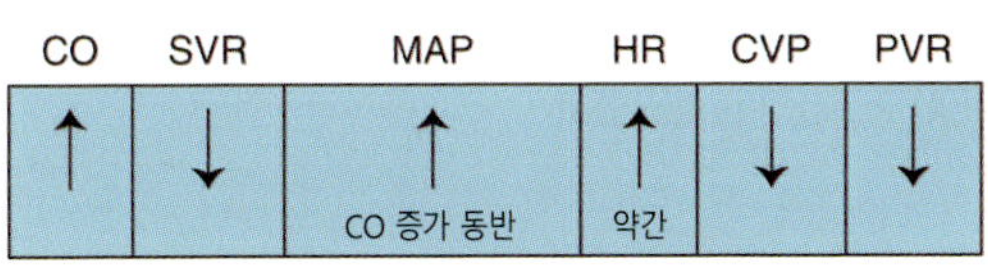

그림 8.5 도부타민의 특징

상표명 도부란(Doburan®), 도부트렉스(Dobutrex®[*]) 등. 도부타민은 수축 효과, 심박수 변동 효과, 혈관 확장 효과가 있는 합성 교감신경작용 카테콜아민이다. 심박수는 유의미하게 늘리지 않으면서 수축력을 높이므로 전신 혈관 저항(SVR)과 폐혈관 저항(PVR)이 증가한 심부전 치료에 특히 유용하다. 혈압은 증가한 심장 박출량 덕분에 상승한다. 그러나, 일부 환자에서는 혈관 확장 효과가 더 두드러져서, 실제로는 혈압이 떨어질 수도 있다.

---

* 역주: 2022년을 기준으로 식품의약품안전처에 등록되지 않아서 국내에서는 사용할 수 없다.

주입: 2-10 mcg/kg/min. 40 mcg/kg/min까지 증량 가능.

혼합: D_5W나 0.9% NS 250 mL에 250 mg을 혼합

$$\frac{16.67 \times \text{mL/min}}{\text{체중 (kg)}} = \text{mcg/kg/min}$$

표 8.7	도부타민 유지 용량(250 mg/250 mL)			
용량(mcg/kg/min)	2	3	4	5
체중(kg)	주입 속도(mL/hr)			
50	6	9	12	15
60	7	10	14	18
70	8	12	17	21
80	9	14	20	24
90	11	16	22	27
100	12	18	24	30

다른 혼합법: D_5W나 0.9% NS 250 mL에 500 mg을 혼합

$$\frac{33.3 \times \text{mL/min}}{\text{체중 (kg)}} = \text{mcg/kg/min}$$

표 8.8	도부타민 유지 용량(500 mg/250 mL)			
용량(mcg/kg/min)	2	3	4	5
체중(kg)	주입 속도(mL/hr)			
50	3	4.5	6	7.5
60	4	5	7	9
70	4	6	8.5	10.5
80	5	7	10	12
90	5	8	11	13.5
100	6	9	12	15

■ 도부트렉스(DOBUTREX) 도부타민(p. 401) 참고

■ 도파민(DOPAMINE)

	CO	SVR	MAP	HR	CVP	PVR
<6 mcg/kg/min	↑	↑ 약간	↑ 약간	↑	↑	↔
>6 mcg/kg/min	↑	↑↑	↑↑	↑	↑↑	↑

그림 8.6 도파민의 특징

상표명 도푸라민(Dopramin®), 인트로핀(Intropin®*) 등. 도파민은 노르에피네프린의 바로 직전 전구체인 자연 카테콜아민이다. 수액 요법에 반응하지 않는 낮은 혈압을 올릴 때, 심부전을 치료할 때, 쇼크 증후군에서 혈류역학 불균형을 교정할 때 사용한다. 작용 시간은 빠르며, 일반적으로 5분이다. 지속 시간은 약 10분이다.

주입

- 저용량: 신장 관류. 1-3 mcg/kg/min. 일반적인 용량이지만, 병원에 따라 다를 수 있다.
- 중간 용량: 수축력 증가. 3-10 mcg/kg/min
- 중간 용량: 혈관 수축. 10-20 mcg/kg/min
- 고용량: 노르에피네프린처럼 작용. 20 mcg/kg/min 이상

주의사항

- 고용량에서 신장 허혈이 나타날 수 있다.
- 혈관 밖으로 유출되면 조직 괴사를 유발한다. 이럴 때는 펜토라민(phentolamine)을 사용한다.

혼합: D_5W나 0.9% NS 250 mL에 400 mg을 혼합

$$\frac{26.67 \times \text{mL/min}}{\text{체중 (kg)}} = \text{mcg/kg/min}$$

표 8.9	도파민 유지 용량(400 mg/250 mL)			
용량(mcg/kg/min)	2	3	4	5
체중(kg)	주입 속도(mL/hr)			
50	4	6	7.5	9
60	4.5	7	9	11
70	5	8	10.5	13
80	6	9	12	15
90	7	10	13.5	17
100	7.5	11	15	19

다른 혼합법: D_5W나 0.9% NS 500 mL에 400 mg을 혼합

$$\frac{13.25 \times \text{mL/min}}{\text{체중 (kg)}} = \text{mcg/kg/min}$$

표 8.10	도파민 유지 용량(400 mg/500 mL)			
용량(mcg/kg/min)	2	3	4	5
체중(kg)	주입 속도(mL/hr)			
50	8	11	15	19
60	9	14	18	23
70	11	16	22	26
80	12	18	24	30
90	14	20	27	34

* 역주: 2022년을 기준으로 식품의약품안전처에 등록되지 않아서 국내에서는 사용할 수 없다.

또 다른 혼합법: D_5W나 0.9% NS 250 mL에 800 mg을 혼합

$$\frac{53.33 \times \text{mL/min}}{\text{체중 (kg)}} = \text{mcg/kg/min}$$

표 8.11	도파민 유지 용량(800 mg/250 mL)			
용량(mcg/kg/min)	2	3	4	5
체중(kg)	주입 속도(mL/hr)			
50	2	3	4	5
60	2	3	4.5	6
70	3	4	5	6.5
80	3	4.5	6	7.5
90	3	5	7	8.5
100	4	5.5	7.5	9

전도영향제(DROMOTROPIC AGENT)

전도영향제는 방실 결절 전도에 영향을 미친다. 아트로핀 황산염(atropine sulfate) 같은 전도 촉진제는 전도 속도를 빠르게 하며, 디곡신(digoxin) 같은 전도 억제제는 전도 속도를 느리게 한다.

엘리퀴스(ELIQUIS) *경구 항응고제(p. 394) 참고*

에녹사파린(ENOXAPARIN) *로베녹스(p. 415) 참고*

에피네프린(EPINEPHRINE)

CO	SVR	MAP	HR	CVP	PVR
↑	↑	↑	↑	↑	↑

그림 8.7 에피네프린의 특징

에피네프린은 심박수를 높임으로써 심장 박출량을 늘려 뇌 혈류, 관상 동맥 혈류, 전신 혈관 저항을 높이는 데 사용하는 강력한 카테콜아민이다. 아드레날린(adrenaline)이라고도 한다.

모든 무맥박 율동에 1차로 사용하며, 3-5분 간격으로 1 mg을 IV로 주입한다.

혼합: D_5W나 0.9% NS 250 mL에 1 mg을 혼합

표 8.12 에피네프린 유지 용량

용량(mcg/min)	주입 속도(mL/hr)
1	15
2	30
3	45
4	60
5	75
6	90
7	105
8	120
9	135
10	150

주입: 1 mcg/min으로 시작해서 효과에 따라 10 mcg/min까지 증량한다. **요점**: mcg/kg/min으로 처방할 수도 있다. 이렇게 처방한다면, 0.01 mcg/kg/min으로 시작해서 효과에 따라 0.2 mcg/kg/min까지 증량한다.

주의사항

- 탄산수소 소듐($NaHCO_3$)과 혼합하지 않는다.
- 혈관 밖으로 유출되면 조직 괴사를 유발한다.

에포프로스테놀 소듐(EPOPROSTENOL SODIUM)

상표명 플로란(Flolan®*), 베레트리(Veletri®*). 에포프로스테놀 소듐은 폐 혈관계와 전신 혈관계에서 혈관 확장을 자극하며 혈소판 응집을 억제하는 자연 발생 프로스타글란딘이다. 폐동맥 고혈압 치료에 사용하며, IV나 연무기(nebulizer)로 투여할 수 있다. 흡입 에포프로스테놀 소듐은 심장 수술 중이나 체외 순환기 이탈 전에 투여하면 폐동맥 압력을 줄여 우심실 박출률을 개선할 수 있다. 또한, 강력한 혈관 확장 작용이 있으므로 중증 ARDS 사례에서는 산소공급 개선 목적으로도 사용을 고려해볼 수 있다.

용량

IV: 2 ng/kg/min으로 시작해서 원하는 효과를 달성하거나 저혈압, 빠른 맥, 이상 증상 등이 나타날 때까지 15분마다 2 ng/kg/min씩 증량한다. 용량은 환자별로 개별화해야 하며, 일부 환자에게는 시간이 지나면 40-70 ng/kg/min 이상을 투여해야 할 수도 있다. 반감기는 3분이다.
연무기: 표준 용량은 정해진 바가 없다. 효과는 용량 의존적이다.

주의사항

- 갑자기 중단하면 반동 폐 고혈압 증상을 유발할 수 있다.
- 혈소판 억제 때문에 출혈 위험이 증가한다.
- 플로란은 빛과 온도에 민감하다. 베레트리는 실온에서도 안정적이다.
- IV는 0.22 μm 필터를 이용하고, 중심 정맥으로 투여한다.

* 역주: 2022년을 기준으로 식품의약품안전처에 등록되지 않아서 국내에서는 사용할 수 없다.

- 흔한 부작용에는 구역, 구토, 두통, 홍조, 턱 통증, 저혈압 등이 있다.
- **요점:** 이 약은 중단하지 않아야 하며, 일시 용량으로 주입하거나 수액선을 세척해서도 안 된다.

엡티피바티드(EPTIFIBATIDE) *당단백 IIb/IIIa 억제제(p. 409) 참고*

상표명 인테그릴린(Integrilin®*). 엡티피바티드는 혈소판 응집을 방지하는 당단백 IIb/IIIa 수용체 억제제다. 일반적으로 아스피린이나 헤파린과 같이 사용하면 포괄적인 혈소판 차단 효과를 볼 수 있다. 주요 적응증은 불안정 협심증, 비Q파 심근경색, 피부 경유 심장 중재 후 허혈 합병증 예방 등이다.

불안정 협심증

주입

- 초기 용량 180 mcg/kg를 1-2분 동안 IV로 투여
- 그 후 최대 72시간 동안 2 mcg/kg/min 속도로 IV 투여

엡티피바티드 요법 중에 피부 경유 관상동맥 중재를 시행한다면, 중재가 끝난 다음에도 18-24시간은 치료를 유지해야 한다. 총 유지 기간은 최대 96시간이다.

불안정 협심증 이외의 이유로 혈관성형술을 시행할 때

주입

- 초기 용량 180 mcg/kg를 시술 직전에 1-2분 동안 IV로 투여
- 그 후 2 mcg/kg/min 속도로 IV 투여
- 첫 용량을 투여하고 10분 뒤에 두 번째 180 mcg/kg를 IV로 투여

퇴원할 때까지 또는 최대 18-24시간까지 주입을 유지해야 한다. 최소 12시간 유지를 권장한다.

고려사항

- 엡티피바티드는 알테플라제(alteplase), 아트로핀(atropine), 도부타민(dobutamine), 헤파린(heparin), 리도카인(lidocaine), 페치딘(pethidine), 메토프롤롤(metoprolol), 모르핀(morphine), 니트로글리세린(nitroglycerin), 베라파밀(verapamil)과 상호작용을 유발하지 않으므로 전용 수액선이 필요 없다. 0.9% NS나 D_5 0.9% NS와 같은 수액선으로 주입할 수 있다. **상호작용을 유발하는 유일한 약물**은 라식스(Lasix®)다.
- 출혈을 최소화하려면 동맥 천자, 정맥 천자, 근육 주사를 최소한으로 줄인다.
- 출혈을 최소화하려면 넓적다리 접근 부위를 적절하게 관리한다. PTT가 45초 미만이 되면 기록을 남기고 도관 삽입기(sheath)를 제거하기 3-4시간 전에 헤파린을 중단한다.

에스몰롤(ESMOLOL)

상표명 브레비블록(Brevibloc®). 에스몰롤은 베타 아드레날린 차단제며, 고혈압이나 심실위 빈맥 조절에 사용한다. 반감기가 매우 짧다.

---

* 역주: 2022년을 기준으로 식품의약품안전처에 등록되지 않아서 국내에서는 사용할 수 없다.

혼합: D_5W나 0.9% NS 500 mL에 5 g (20 mL)을 혼합
부하 용량: 500 mcg/kg/min를 1분 동안 투여

표 8.13	에스몰롤 부하
체중(kg)	주입 속도(mL/hr)
50	150
60	180
70	210
80	240
90	270
100	300
110	330

후속 부하: 50 mcg/kg/min 속도로 4분 동안 유지 수액을 투여.

표 8.14	에스몰롤 유지 용량					
용량(mcg/kg/min)	50	100	150	200	250	300
체중(kg)	주입 속도(mL/hr)					
50	15	30	45	60	75	90
60	18	36	54	72	90	108
70	21	42	63	84	105	126
80	24	48	72	96	120	144
90	27	54	81	108	135	162
100	30	60	90	120	150	180
110	33	66	99	132	165	198

치료 효과가 나타나지 않을 때: 1분 동안 부하 용량을 반복한다.
두 번째 부하 용량 후: 100 mcg/kg/min 속도로 4분 동안 유지 수액을 투여.
지속 주입: 1분 동안 부하 용량을 반복하고, 유지 수액을 50 mcg/kg/min 단위로 증감해서 4분 동안 주입한다.
중단 지점: 원하는 효과가 나타났다면, 부하 용량은 생략하고 유지 수액은 증감 정도를 50-25 mcg/kg/min 이하로 줄인다. 일반적인 유지 용량은 50-300 mcg/kg/min이다. 200 mcg/kg/min을 초과하면 실리가 유의미하게 증가하지 않는다.

페놀도팜(FENOLDOPAM) *코르로팜(p. 400) 참고*

펜타닐(FENTANYL)

펜타닐은 일반적으로 시술 중 진정 목적으로 사용하며, 통증 조절 선택지로도 사용할 수 있다. 1-2시간마다 자주 투여해야 하며, 효과는 모르핀(morphine)과 비슷하다.

- **펜타닐 50 mcg IM = 모르핀 5 mg IM**

자가 조절 진통(PCA)을 이용하면 쉽게 투여할 수 있다.
- 일반적인 권장 일시 용량(bolus): 25-50 mcg
- 부하 후 일반적인 시작 용량: 20 mcg
- 일반적인 용량 범위: 5-40 mcg
- 일반적인 잠금 시간: 5-8분

펜타닐 패치는 중등도에서 중증 만성 통증에 사용하며 수술 후 통증, 단기 통증, 간헐 통증에는 사용하지 않는다. 패치는 12, 25, 50, 100 mcg로 4 종류가 있다.

패치 부착 후 24-72시간까지는 최고 효과가 나타나지 않으므로 증량은 72시간마다 해야 한다. 패치 교환은 72시간마다 해야 한다. 그러나, 일부 환자는 3일 째에도 통증이 충분히 완화되지 않기에 48시간마다 새 패치가 필요하다. 방출 기전이 달라지므로 패치를 자르지 않는다. 패치를 제거하면, 약물 농도가 점차 감소하므로 부작용이 있는 환자는 최소 24시간 동안 주의 깊게 감시해야 한다. 약물 농도가 50% 감소하는 데는 17시간이 걸린다.

■ 플로란(FLOLAN) *에포프로스테놀 소듐(p. 405) 참고*

■ 포스페니토인(FOSPHENYTOIN) *쎄레빅스(p. 399) 참고*

■ 프라그민(FRAGMIN)

성분명 달테파린(dalteparin). 프라그민은 응고인자 Xa와 IIa를 차단해서 혈전 형성을 억제하는 저분자량 헤파린이다. 수술 후 폐 색전증으로 이어질 수 있는 깊은 정맥 혈전증(DVT)을 예방하려고 사용하며, 아스피린을 복용 중인 불안정 협심증 환자와 비Q파 심근경색 환자에서 합병증을 예방하려고도 사용한다.

용량
- DVT 예방: 매일 2,500 IU를 SC로 투여. 수술 1-2시간 전에 2,500 IU를 SC로 투여. 수술 후 매일 2,500 IU를 SC로 5-10일 동안 투여한다. 고위험 환자는 수술 전날 저녁에 5,000 IU를 SC로 투여하고 수술 후 매일 5,000 IU를 SC로 5-10일 동안 투여할 수도 있다.
- 불안정 협심증: 5-8일 동안 아스피린 요법과 함께 12시간마다 120 IU/kg를 SC로 투여한다.
- 전신 항응고요법: 매일 200 IU/kg SC 또는 하루 두 번 100IU/kg SC.

주의사항
- 깊은 SC로 투여한다. **IM으로 투여하지 않는다.**
- 과다투여는 1% 프로타민 황산염(protamine sulfate)으로 치료한다. 프로타민 1 mg은 프라그민 1 mg을 중화할 수 있다. 10분 동안 매우 천천히 투여한다.

■ 겐타마이신(GENTAMICIN) *치료 약물 농도(p. 448) 참고*

■ 지아프레자(GIAPREZA)

합성 사람 안지오텐신 II. 지아프레자*는 패혈 쇼크나 다른 혈관 확장 쇼크가 있는 성인에서 혈압을 높일 때 사용하는 2차 또는 3차 혈관수축제다.

용량
- 20 ng/kg/min 속도로 IV 지속 주입한다.

---

* 역주: 2022년을 기준으로 식품의약품안전처에 등록되지 않아서 국내에서는 사용할 수 없다.

- 치료 반응이 나타날 때까지 5분 간격으로 15 ng/kg/min 단위로 증량한다.
- 주입 시작 3시간 동안은 최대 용량 80 ng/kg/min을 넘지 않아야 한다.
- 장기 유지 용량은 40 ng/kg/min을 넘지 않아야 한다.
- 환자가 혈류역학적으로 안정되면, 다른 혈관작용 약물보다 지아프레자를 먼저 감량한다. 지아프레자는 가장 마지막에 사용하고 가장 먼저 중단한다.

주의사항

- 환자의 체액 상태와 1차 혈관작용 치료가 최적화되었는지 확인한다.
- 지아프레자는 혈전색전 합병증, 주로 깊은 정맥 혈전증(DVT) 증가와 상관관계가 있으므로, 응고 장애 환자에게는 주의해서 사용한다.

■ 당단백 IIB/IIIA 억제제(GP IIB/IIIA INHIBITOR) *압식시맙(p. 385), 앱티피바티드(p. 406), 티로피반(p. 428) 참고*

아그라스타트(Aggrastat®), 클로티냅(Clotinab®), 인테그릴린(Integrilin®*) 같은 상표명으로 더 잘 알려진 당단백질 IIb/IIIa 억제제는 혈소판 응고에 관여하는 핵심 수용체를 차단해서 아스피린과 헤파린 조합보다 더 포괄적으로 혈소판을 차단한다. 불안정 협심증, 비Q파 심근경색 같은 급성 관상동맥 증후군과 피부 경유 심장 중재 후 허혈 합병증 예방에 주로 사용한다.

■ 헤파린(HEPARIN) *헤파린 유발 혈소판감소증(p. 364) 참고*

헤파린은 프로트롬빈이 트롬빈으로 전환되는 것을 억제해서 혈소판 응집을 방지한다. **요점**: 헤파린을 처음 투여하고 5일 이내에 혈소판 수치가 기준선에서 50% 아래로 내려가면 헤파린 유발 혈소판감소증(HIT)을 의심해야 한다. 과다투여는 1% 프로타민 황산염(protamine sulfate)으로 치료한다. 프로타민 1 mg은 헤파린 100단위(unit)를 중화할 수 있다.

혼합

- D_5W나 0.9% NS 500 mL에 20,000단위를 혼합: 40 unit/mL
- D_5W나 0.9% NS 500 mL에 25,000단위를 혼합: 50 unit/mL
- D_5W나 0.9% NS 250 mL에 25,000단위를 혼합: 100 unit/mL

주입: PTT를 치료 전 수준의 1.5-2배로 유지할 수 있게 증감한다. 일반적으로 슬라이딩 스케일 프로토콜(sliding scale protocol)을 활용한다. 정상 PTT는 30-40초이므로 치료 목표는 60-80초 사이이다. 출혈 위험이 높거나, 활성 혈전이 없거나, 기준선 PTT가 높은 환자에게는 적은 용량을 권장한다.

표 8.15 헤파린 주입 계산

농도		계산
20,000/500	(40 unit/mL)	mL/hr x 40 = units/hr
25,000/500	(50 unit/mL)	mL/hr x 50 = units/hr
25,000/250	(100 unit/mL)	mL/hr x 100 = units/hr

■ 고장 식염수(HYPERTONIC SALINE) *저소듐혈증(p. 445), 정맥 수액 치료(p. 477) 참고*

0.9%보다 농도가 높은 식염수는 고장성이다. 저소듐혈증과 두개내압 상승을 치료할 때 사용할 수 있다. 일반적으로 3% 식염수를 사용한다. 말초 혈관으로 주입하면 혈관외유출(extravasation) 위험이 있으므로 주입 부위의 발적, 정맥염, 정맥 혈전증, 부기(swelling) 등을 자세히 감시해야 한다. 따라서, 중심 정맥으로 주입하는 편이 바람직하다. 주입 지침은 9장 저소듐혈증(p.445)을 참고한다.

이부틸라이드(IBUTILIDE)

상표명 코르버트(Corvert®*). 이부틸라이드는 심방 조직과 심실 조직 모두에서 유효 불응기를 늘리고 재분극을 연장하는 III 등급 항부정맥제다. 베타 차단 효과는 없으며 심방세동과 심방조동을 포함한 심실위 부정맥 치료에 사용한다. 작용 시간이 짧으므로 심방세동과 심방조동을 비교적 빠르게 전환할 때 효과적이다.

용량

- 60 kg 미만: 1 mg (10 mL)을 10분 동안 IV로 투여. 희석할 수도 있다.
- 60 kg 이상: 초기 IV 용량 0.01 mg/kg
- 초기 용량 투여 후 몇 분 안에 정상 동율동으로 전환되지 않는다면, 두 번째 용량을 주입할 수 있다. 두 번째는 첫 번째와 같은 양을 주입한다.

고려사항

- 약 2-5%에서 심실 부정맥이 발생한다. 투여하는 동안, 그리고 투여 후 4-6시간 동안은 심전도를 주의 깊게 감시한다.
- 좌심실 기능이 떨어진 환자는 부정맥 발생 위험이 크다.

흡입 약물(INHALATION MEDICATION) *호흡기 흡입 약물(p. 259) 참고*

수축촉진제(INOTROPIC AGENT)

수축촉진제는 심근 수축력을 높이고 일회 박출량(stroke volume)을 늘려 심장 박출량을 높인다. 3가지 군으로 분류할 수 있다.

- 심장당화물(cardioglycoside): 디기탈리스(digitalis)와 파생 약물
- 교감신경 작용제: 에피네프린, 도파민, 도부타민, 노르에프네프린
- 포스포디에스터 분해효소(phosphodiesterase, PDE) 억제제: 밀리논[milrinone, 프리마코(Primacor®)]

인슐린(INSULIN) *당뇨병(p. 341), 인슐린 내성(p. 348), 대사 증후군(p. 349) 참고*

인슐린 투약 오류는 다른 약물 오류보다 환자에게 위해를 약 2배 더 가한다는 연구 결과가 있다. 환자에게 필요한 적절한 인슐린 선택과 정확한 인슐린 투여는 중요한 안전 전략이다.

주사용 인슐린에는 4 가지 주요 분류가 있다.

- 초속효
- 속효/단기 작용
- 중간 작용
- 지속 작용

표 8.16 인슐린 유형별 평균 작용 시간

인슐린 유형	발현	최고 효과	지속 시간
초속효	15분	30-90분	2-4시간
속효/단기 작용	30-60분	2-3시간	3-6시간
중간 작용	2-4시간	4-12시간	12-18시간
지속 작용	다양	정점 없음	24시간 이상
초지속 작용	6시간	정점 없음	36시간 이상

특정 인슐린의 작용 시간은 표 8.17과 제조사 지침을 참고한다.

---

* 역주: 2022년을 기준으로 식품의약품안전처에 등록되지 않아서 국내에서는 사용할 수 없다.

요점

- 인슐린 작용 시간은 여러 요인 때문에 사람마다 매우 다양하다. 개별 환자에게 맞는 투여 용량이 필요하다.
- 같은 주사기로 종류가 다른 인슐린을 주사할 때는 맑은 쪽을 먼저 주사하고 탁한 쪽을 나중에 주사한다.
- 란투스(Lantus®), 렌테(Lente®*), 라이스프로(lispro)는 이름을 혼동할 수 있다. 휴마로그(Humalog®)와 휴물린(Humulin®)도 이름을 착각할 수 있다. 혼합제제인 휴물린 70/30, 노보로그 믹스(NovoLog Mix®*) 70/30, 노보린(Novolin®*) 70/30 등도 착오가 발생할 수 있다. 주의해서 사용한다.
- 란투스는 다른 약물이나 인슐린과 혼합할 수 없다.
- 초속효 인슐린 애피드라[Apidra®, 글루리신(glulisine)]와 속효/단기작용 인슐린은 IV로 투여할 수 있다.
- 인슐린 디터머(detemir)인 레버미어(Levemir®)는 희석하거나 다른 인슐린과 혼합하지 않을 것을 권장한다. 또한, 인슐린 펌프와 IV로 투여할 수 없다.
- 초속효 인슐린과 속효 인슐린은 식사 후 혈당을 목표 범위로 유지하는 데 도움이 되기에 일반적으로 "식사 인슐린(meal insulin)"이라고도 한다.
- 중간 작용 인슐린과 장기 작용 인슐린은 거의 하루 종일 작용해서 혈당을 목표 범위로 유지하므로 일반적으로 "기초 인슐린(basal insulin)"이라고도 한다.
- 인슐린은 휴물린 R U-500처럼 농축 형태도 있다. U-500 전용 주사기를 사용하면 과소투여/과다투여 오류를 예방할 수 있으며 안전하다. 농축 인슐린은 U-100 인슐린이 하루에 200단위 이상 필요할 때 도움이 될 수 있다. 농축 인슐린은 다른 인슐린과 혼합하면 안 된다.
- 주의해서 사용한다. 치명적인 투여량 오류는 U-100 인슐린과 U-500 농축 인슐린 모두에서 발생할 수 있다.

바이알/펜 보관

- 개봉하지 않은 인슐린 바이알과 인슐린 펜은 필요할 때까지 냉장 보관해야 한다. 제조사에서 표시한 기한이 지나면 폐기한다.
- 개봉하거나 또는 실온에 보관하면 펜과 바이알은 사용 기한이 변하며 제한된다. 제조사 권장 사항을 참조한다. 인슐린이 남아있더라도 권장 사항에 따라 폐기한다.

표 8.17 주사용 인슐린

인슐린	작용	발현*	최고 효과*	지속 시간*	설명
룸제브(Lyumjev®) :라이스프로(lispro)	초속효	15분	30-90분 (평균 60분)	2-4시간	식전 2분 이내에 투여하거나 식후 20분 이내에 투여.
애피드라(Apidra®) :글루리신(glulisine)	초속효	15분	40-120분 (평균 60분)	2-4시간	식전 15분 이내에 투여하거나 식후 20분 이내에 투여.
베이사글라(Basaglar®) :글라진(glargine)	지속	최대 12시간	정점 없음	최대 24시간	매일 한 번 같은 시간에 투여: 퀵펜(KwikPen)으로 사용.
피아스프(Fiasp®) : 아스파트(aspart)	초속효	2.5-15분	30-90분 (평균 60분)	2-4시간	식사 직전에 투여하거나 식후 20분 이내에 투여.
휴마로그(Humalog®) : 라이스프로	초속효	15-30분	30-90분 (평균 60분)	2-4시간	식전 15분 이내에 투여하거나 식후 바로 투여.
휴마로그 믹스 25® : 라이스프로	초속효 + 중간	15분	30-240분 (평균 60분)	13-22시간	혼합 인슐린. 식전 15분 이내에 투여. 하루에 두 번 투여.
휴물린엔(Humulin N®): NPH	중간	2-4시간	4-12시간	12-18시간	일반적으로 하루에 1-2번 투여. 다른 인슐린과 혼합 가능.

* 역주: 2022년을 기준으로 식품의약품안전처에 등록되지 않아서 국내에서는 사용할 수 없다.

표 8.17 (이어서) 주사용 인슐린

인슐린	작용	발현*	최고 효과*	지속 시간*	설명
휴물린알(Humulin R®)	속효	30-60분	2-3시간	6-8시간 (3-14시간 범위)	식사 30분 전에 투여.
휴물린알 유-500 (Humulin R U-500®): **국내 사용 불가**	속효 + 지속	15분	4-8시간	13-24시간	**농축 인슐린**. 식사 30분 전에 투여. 일반적으로 하루에 2-3회 투여.
휴물린 50/50®: **국내 사용 불가**	속효 + 중간	30-60분	2-12시간	24시간	혼합 인슐린.
휴물린 70/30®	속효 + 중간	30-90분	2-3시간 (90-390분 범위)	18-24시간	혼합 인슐린. 식사 30-45분 전에 투여. 퀵펜(Quick Pen)으로 사용
란투스(Lantus®): 글라진(glargine)	지속	1-2시간	정점 없음	24시간	다른 약물이나 인슐린과 혼합 불가. 매일 같은 시간에 투여.
렌테(Lente®): **전세계 생산 중단**	중간	1-3시간	6-12시간	10-18시간 (최대 28시간)	일반적으로 하루에 1-2회 투여.
레버미어(Levemir®): 디터머(detemir)	지속	1-2시간	정점 없음	최대 24시간	하루에 한 번 사용. 일부 환자는 하루 두 번 투여가 필요할 수도 있음.
노보린엔(Novolin N®): NPH, **국내 생산 중단**	중간	2-4시간	6-12시간	12-18시간 (최대 28시간)	일반적으로 하루에 1-2회 투여. 다른 인슐린과 혼합 가능.
노보린알(Novolin R®): **국내 생산 중단**	속효	30-60분	2-4시간	5-7시간	식사 30분 전에 투여.
노보래피드 (Novorephid®): 아스파트(aspart)	초속효	10-20분	1-3시간	3-5시간	식사 직전에 투여.
노보믹스 30 (Novomix 30®): 아스파트	초속효 + 중간	10-20분	1-3시간	24시간	혼합 인슐린. 식사 직전에 투여. 플렉스펜(FlexPen)으로 사용
투제오(Toujeo®): 글라진 U-300	초지속	6시간	정점 없음	최대 36시간	농축 인슐린. 하루에 한 번 매일 같은 시간에 투여.
트레시바(Tresiba®): 데글루덱(degludec)	지속	6-12시간	정점 없음	24시간(최대 36시간)	하루에 한 번 사용. 일부 환자는 하루 두 번 투여가 필요할 수도 있음.
울트라렌테(Ultralente®): **전세계 생산 중단**	지속	4-6시간	18-24시간	24-36시간	하루에 한 번 사용.
베로슈린 BR (Velosulin BR®): **국내 사용 불가**	속효	30-60분	2-4시간	6-8시간	식사 15-30분 전에 투여.

*대략적인 시간이며 개별 환자에 따라 반응 시간은 다양하다.

■ 인테그릴린(INTEGRILIN) *엡티피바티드(p. 406) 참고*

■ 인트로핀(INTROPIN) *도파민(p. 402) 참고*

■ 정맥 진정(IV SEDATION) *중등도 진정(p. 417) 참고*

■ 케타민(KETAMINE)

케타민은 오랫동안 전신 마취 시작과 유지에 사용해왔지만, 최근에는 급성 통증 치료와 시술 중 진정 용도로 인기를 얻고 있다. 또한, 환자를 통증을 느끼지 못하고, 진정되며, 불쾌한 일을 기억하지 못하는 무아지경 상태로 만들므로, 골절 정복, 심율동전환처럼 통증이 심하거나 정서가 불안해질 수 있는 시술 전에 환자를 진정하는 데 유용하다. 다른 용도로는 우울증 치료나 급속 기관내 삽관에서 유도 등이 있다.

용량

- **초기 IV 용량**: 1-4.5 mg/kg를 1회 투여. 몇 초 안에 효과가 나타난다.
  - 호흡 억제를 피하려면 1분 동안 천천히 투여한다.
  - 시술 중 5-10분 동안 진정하려면 평균적으로 2 mg/kg IV가 필요하다.
- **초기 IM 용량**: 6.5-13 mg/kg를 1회 투여. 약 4분 후에 효과가 나타나며 15-30분 동안 유지된다.
  - IM으로 10 mg/kg를 투여하면 일반적으로 12-25분 동안 수술 마취를 할 수 있다.
  - 더 오랜 기간 마취가 필요하다면 전체 유도 용량 중 1/2을 반복투여할 수 있다.

주의사항

- 케타민은 심박수 상승, 혈압 상승, 근육 떨림을 유발할 수 있다.
- 약효가 사라지면서 초조가 나타날 수 있다. 응급 상황에서 이 부작용이 나타날 위험을 줄이려면 벤조디아제핀(benzodiazepine)을 사용할 수 있다.
- 조현병 같은 특정 정신 질환을 앓은 병력이 있거나, 아편제 남용, 심혈관 기능부전, 간 기능부전이 있을 때는 주의해서 투여한다.
- 시술 후 간 효소를 감시한다.

■ 라베탈롤(LABETALOL)

상표명 라베신(Labesin®), 노모다인(Normodyne®*) 등. 라베탈롤은 중증 고혈압에서 혈압 조절에 사용하는 베타 아드레날린 차단제다. 두 가지 방법으로 투여할 수 있다.

반복 IV 투여

처음에는 2분 동안 천천히 20 mg을 IV 한다. 이 양은 80 kg 환자에서 0.25 mg/kg에 해당한다. 원하는 혈압에 도달할 때까지 또는 전체 투여량이 300 mg이 될 때까지 10분 간격으로 40-80 mg을 추가로 투여할 수 있다. 최대 효과는 일반적으로 투여 후 5분 안에 나타난다.

지속 IV 주입

D_5W나 0.9% NS 160 mL에 200 mg (40 mL)을 혼합해서 1 mg/1 mL 용액을 만들고 분당 2 mg을 투여할 수 있게 2 mL/min 속도로 주입한다.

다른 방법으로는 D_5W나 0.9% NS 250 mL에 200 mg (40 mL)을 혼합해서 2 mg/3 mL 용액을 만들고 분당 약 2 mg을 투여할 수 있게 3 mL/min 속도로 주입한다.

---

* 역주: 2022년을 기준으로 식품의약품안전처에 등록되지 않아서 국내에서는 사용할 수 없다.

주의사항

- 반감기가 5-8시간이므로 지속 IV 주입은 원하는 혈압에 도달할 때까지만 사용해야 한다. 이후에는 예정된 경구 약물 복용을 시작한다.
- 상당한 혈압 감소가 예상되므로 투여 중에 환자는 누워 있어야 한다.

레보페드(LEVOPHED)

그림 8.8 노르에피네프린의 특징

CO	SVR	MAP	HR	CVP	PVR
↑ 약간	↑	↑	↔	↑	↑

성분명 노르에피네프린(norepinephrine). 노르에피네프린은 수축력을 높여 혈압을 높이지만, 심장 박출량은 경도로 늘리는 자연 발생 카테콜아민이다. 저혈압, 전신 혈관 저항(SVR) 감소 등을 치료할 때, 일시적으로 장기 관류를 유지할 때 사용한다. 심근 산소 소모량을 늘리며 심근 허혈을 유발할 수 있다.

혼합: D_5W 500 mL에 4 mg을 혼합하면 8 mcg/mL가 된다. 0.9% NS에 희석은 피한다. 환자의 체액 상태에 따라 농도는 250 mL에 4 mg을 섞으면 16 mcg/mL로 2배가 될 수도 있으며, 250 mL에 8 mg을 섞으면 32 mcg/mL로 4배가 될 수도 있다. 1분 당 투여하는 마이크로그램을 계산하려면 아래 공식을 이용한다.

$$\text{mcg/mL} \times \text{주입 속도(mL/hr)} \div 60$$

주입: 0.5 mcg/min으로 시작하고 효과에 따라 증감한다. 일반적인 범위는 2-12 mcg/min이며, 최대 용량은 30 mcg/min이다. 치료 농도 범위는 환자마다 매우 다양하다.

주의사항

- 중심 정맥으로 주입해야 한다. 응급 상황에서는 중심 정맥을 확보할 때까지 팔꿈치 앞쪽 정맥 같은 큰 정맥을 사용할 수도 있다.
- 소변량을 감시한다. 처음에는 감소할 수 있지만, 충분한 혈액량과 혈압이 유지되면 다시 반등한다.
- 혈관외유출은 괴사를 유발한다. 펜토라민(phentolamine) 5-10 mg을 식염수 10-15 mL에 희석해서 유출 부위에 투여한다.

리도카인(LIDOCAINE) *토카나이드(p. 429), 치료 약물 농도(p. 448) 참고*

리도카인은 심실 자극 흥분성을 억제하는 데 사용하는 항부정맥제다. 자동능(automaticity)을 줄이고, 심실 세동 문턱값(threshold)을 높인다. 심전도 율동에는 거의 또는 전혀 영향을 미치지 않는다.

용량

- 1-1.5 mg/kg를 IV로 투여한다. 3-5분 간격으로 최대 3 mg/kg까지 반복할 수 있다.
- IV 부위에 불편감이 있다면 1 L 수액에 100 mg을 혼합한다. 병원에 따라 다를 수 있다.

혼합: D_5W 500 mL에 2 g을 혼합한다.
주입: 1-4 mg/min 속도로 주입한다.

표 8.18 리도카인 유지 용량

용량(mg/min)	주입 속도(mL/hr)
1	15
2	30
3	45
4	60

주의사항

- 무수축이나 무맥박 전기 활동(PEA)을 유발할 수 있다.
- 24-48시간 주입 후 반감기가 길어지므로 24시간 후에는 용량을 줄여야 하며, 리도카인 농도를 감시해서 독성을 확인해야 한다.
- 간 혈류가 감소한 환자는 초기 용량을 절반으로 줄인다.

로라제팜(LORAZEPAM) *아티반(p. 396) 참고*

로베녹스(LOVENOX)

성분명 에녹사파린(enoxaparin). 국내 상표명 크렉산(Clexane®). 에녹사파린은 항혈전 능력이 있는 저분자량 헤파린으로 깊은 정맥 혈전증(DVT) 예방에 사용하며, 불안정 협심증과 비Q파 심근경색에서 허혈 합병증 예방에도 사용한다. 후자에서는 아스피린과 같이 투여한다.

용량

- **DVT 예방**: 하루 두 번 30 mg을 SC로 투여한다. 첫 투여는 수술 후 24시간 이내로 가능한 한 빠르게 시작한다. 수술 후 7-10일까지 지속하고 최대 3주 동안 40 mg을 SC로 투여한다.
- **고위험 내과 환자에서 DVT 예방**: 6-11일간 매일 40 mg을 SC로 투여. 최대 14일까지 활용할 수 있다.
- **복부 수술 예정인 환자**: 하루에 한 번 40 mg을 SC로 투여. 수술 시작 2시간 이내에 시작하고 수술 후 7-10일간 유지한다.
- **불안정 협심증이나 비Q파 심근경색 환자**: 2-8일 동안 12시간마다 1 mg/kg를 SC로 투여한다.

주의사항

- IM으로 투여하지 않는다.
- 혈소판 수치가 10만 밑으로 내려가면 중단한다.
- 과다투여는 1% 프로타민 황산염(protamine sulfate)으로 치료한다. 에녹사파린 투여량 중 최대 60%를 반전할 수 있다. 프로타민 1 mg은 에녹사파린 1 mg을 중화한다. 10분 동안 매우 천천히 투여한다.

투여 기법

- 용량을 조절하지 않는 이상, 30 mg 또는 40 mg 주사기에서 공기 방울을 빼내지 않는다. 약물을 몸 안에 밀어 넣어 주사 부위에서 다시 새어 나오지 않게 만든다.
- 주입 전 주삿바늘 경사가 위쪽을 향하는지 확인한다.
- 투여하기 전에 바늘에 남아 있는 약물을 가볍게 턴다.
- 복부에서 좌우 앞가쪽과 좌우 뒤가쪽 사이에 주입 부위를 선택하고 소독한다. 배꼽에서 최소 5 cm은 거리를 둔다. 주사 부위를 가볍게 잡아 피부에 주름을 만든다.
- 직선 하강 방식을 이용해서 주사기를 90° 각도로 찌른다.
- 피부 주름은 주사하는 동안 계속 유지한다. 부드럽게 주입하고 바늘을 뺀다.
- 얼룩출혈(ecchymosis)이 발생하므로 주사 부위를 문지르지 않는다.

황산마그네슘(MAGNESIUM SULFATE)

황산마그네슘은 마그네슘 보충제로 사용한다. 경색 후 부정맥 발병률을 줄이는 데도 사용한다.

표 8.19 황산 마그네슘 투여 방법

심정지, 염전성 심실빈맥(torsade de pointes, TdP)		
황산 마그네슘	D_5W에 혼합	주입
1-2 g	10 mL	1-5분 동안 주입
보충 용도*		
황산 마그네슘	D_5W나 0.9% NS에 혼합	주입
1 g	50 mL	30분
2 g	100 mL	60분
3 g	100 mL	2시간
4 g	250 mL	3시간
5 g	250 mL	4시간

*일반적인 지침일 뿐이며, 병원에 따라 방법이 다양하다.

미다졸람(MIDAZOLAM) *벌세드(p. 431) 참고*

밀리논(MILRINONE)

상표명 프리마코(Primacor®). 밀리논은 심박수 변동 작용은 거의 없는 수축촉진, 혈관 확장 약물이다. 심근 산소 요구량이나 심박수를 늘리지 않으면서 심장 박출량을 높이며, 쐐기압과 혈관 저항을 낮춘다. 환자에게 더 많은 도파민과 도부타민이 필요하다면 밀리논을 고려해볼 수 있다. 울혈 심부전에서 단기 IV 치료나, 칼슘 대항제 중독에 사용한다.

혼합: D_5W나 0.9% NS 100 mL에 20 mg을 혼합해서 0.2 mg/mL 수액을 만든다.
부하 용량: 10분 동안 50 mcg/kg를 투여한다. 5-15분 후에 반응이 나타난다. 환자가 핑크색으로 변하고 이뇨가 시작된다.
주입: 0.3 mcg/kg/min에서 최대 0.75 mcg/kg/min까지 혈류역학 반응과 임상 반응에 따라 용량을 증감한다. 0.5 mcg/kg/min은 환자 중 90%에서 효과적이다.

표 8.20 밀리논 유지 용량

용량(mcg/kg/min)	0.375	0.50	0.75
체중(kg)	주입 속도(mL/hr)		
50	5.6	7.5	11.2
60	6.7	9.0	13.5
70	7.8	10.5	15.7
80	9.0	12.0	18.0
90	10.1	13.5	20.2
100	11.2	15.0	22.5
110	12.3	16.5	24.7

주의사항

- 푸로세미드(furosemide), 프로카인아마이드(procainamide)와는 상호작용을 유발한다.
- 저혈압은 IV 수액과 트렌델렌부르크 자세(Trendelenburg position)에 반응한다. 혈압상승제가 필요할 수도 있다.
- 반감기가 3-12시간이므로 약물을 중단해도 효과가 오래 유지된다.

중등도 진정(MODERATE SEDATION) *램지 척도(p. 70), 라이커 진정-흥분 척도(p. 71), 알드리트 점수 체계(p. 463)*

시술 중 진정 또는 의식 있는 진정이라고도 하는 중등도 진정은 경도 진정에서 전신 마취에 이르는 진정 연속 단계에서 두 번째 단계다. 4가지 진정 단계는 다음과 같다.

- **경도 진정(불안 완화)**: 환자는 언어 자극에 정상 반응을 보이며, 기도와 자발 환기는 영향을 받지 않는다. 심혈관 기능도 유지된다.
- **중등도 진정 (시술 중 진정)**: 환자가 자발적으로 또는 가벼운 촉각 자극에 의도적으로 반응하는 약물 유발 의식 저하를 의미한다. 참고로 통증 자극에서 벗어나려는 반사는 의도적이라고 간주하지 않는다. 기도 중재가 필요 없으며, 자발 환기가 충분하며, 심혈관 기능도 유지된다.
- **깊은 진정(진통)**: 환자는 반복되는 통증 자극에 의도적으로 반응한다. 기도 중재가 필요할 수 있으며 자발 환기가 충분하지 못할 수도 있다. 심혈관 기능은 일반적으로 유지된다.

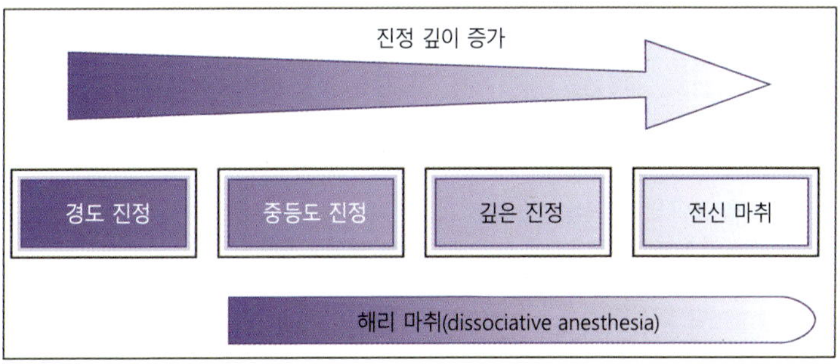

그림 8.9 진정 연속 단계

- **전신 마취**: 환자는 통증 자극에도 각성할 수 없다. 일반적으로 기도 중재가 필요하며 자발 환기도 충분하지 못하다. 심혈관 기능도 떨어질 수 있다.

대다수 병원은 의료진에게 시술 중 진정 관리를 허가하기 전에 교육, 훈련, 특별 자격을 요구한다. 의료진은 필요한 약물을 잘 알고 있어야 하며, 심혈관계 생명 유지와 기도 관리 기술에도 정통해야 한다. 시술 전, 시술 중, 시술 후에 환자의 호흡 요구와 순환 요구를 반드시 평가해야 한다.

시술 중 진정에 주로 사용하는 약물은 모르핀(morphine), 펜타닐(fentanyl), 히드로모르폰(hydromorphone), 미다졸람(midazolam), 디아제팜(diazepam) 등이다. 간혹 프로포폴(propofol)이나 케타민(ketamine)을 사용할 수도 있지만, 일반적으로 전문의의 감독하에서만 투여한다.

ASA (American Society of Anesthesia) 분류 체계는 수술 전 환자의 신체 상태 수준을 나타내는 데 사용하며, 수술 전 위험을 예측하는 데 도움이 된다.

표 8.21	ASA (American Society of Anesthesia) 등급	
등급 I	정상적인 건강한 사람	중등도 진정에 적합
등급 II	경도 전신 질환 환자: 실질적인 기능 제한 없음 • 현재 흡연자 • 사교적 음주 • 임신 • 비만: BMI 35 미만 • 조절이 잘 되는 당뇨병과 고혈압 • 경도 폐 질환	중등도 진정에 적합
등급 III	중등도에서 중증 전신 질환이 하나 이상 있는 환자: 실질적인 기능 제한 있음 • 잘 조절되지 않는 당뇨병과 고혈압 • 만성 폐쇄 폐 질환 • 병적 비만: BMI 40 이상 • 활동 간염 • 알코올 의존이나 남용 • 삽입형 박동조율기 • 중등도로 감소한 박출률 • 투석 중인 말기 신장병 • 관상동맥 질환으로 스텐트 삽입, 심근경색, 뇌졸중, 일과성 허혈 발작(TIA) 후 3개월 이상 경과	환자 안전을 보장하려면 마취와 관련한 의사의 신중한 평가가 필요
등급 IV	지속해서 생명을 위협하는 중증 전신 질환이 있는 환자 • 관상동맥 질환으로 스텐트 삽입, 심근경색, 뇌졸중, 일과성 허혈 발작(TIA) 후 3개월 미만 • 진행하는 심장 허혈이나 중증 판막 기능장애 • 심각하게 감소한 박출률 • 패혈증 • 파종 혈관내 응고(DIC), 급성 호흡 곤란 증후군(ARDS), 규칙적으로 투석을 하지 않는 말기 신장병	마취과 협진 필요
등급 V	수술 없이는 생존할 수 없는 빈사 환자 • 파열된 복부/흉부 대동맥류 • 심각한 외상 • 덩이 효과(mass effect)를 동반한 두개내 출혈 • 심각한 심장병을 동반한 허혈 창자 • 다기관 기능부전	마취과 협진 필요
등급 VI	기증 목적으로 장기 적출 예정인 뇌사 환자	

참고: 등급 뒤에 "E"가 추가되면 응급 수술을 의미한다. 응급은 환자 치료가 지연되면 생명이나 신체 부위에 위협이 매우 증가하는 상황으로 정의한다.

말람파티(Mallampati) 기도 분류 체계는 혀 크기와 인두 크기를 연관해서 기관내 삽관의 어려움 정도를 평가하는 방법이며 중등도 진정 전에 사용한다. 환자는 바로 앉은 상태에서 입을 벌리고 혀를 완전히 내밀어야 한다. 발성은 필요 없다. 환자가 말람파티 등급 III 또는 IV에 속하면 시술을 진행하기 전에 마취과에 협진을 의뢰해야 한다.

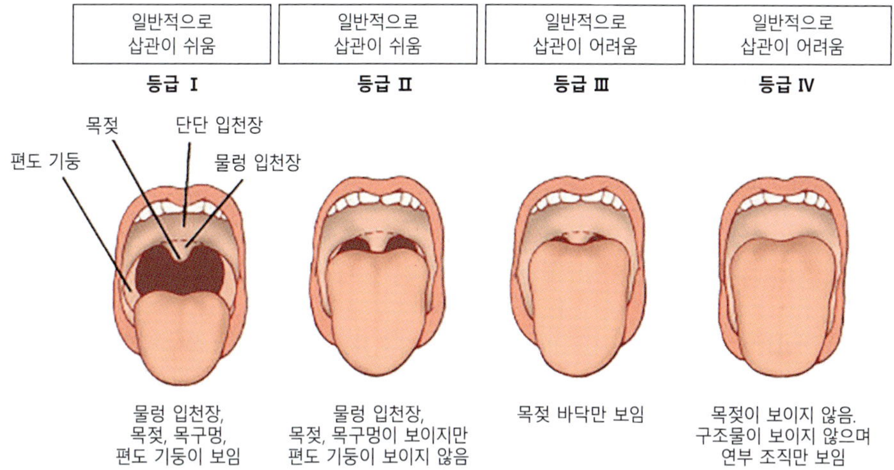

그림 8.10 말람파티 기도 분류

■ 넴부탈(NEMBUTAL) *펜토바르비탈(p. 422) 참고*

■ 네오시네프린(NEOSYNEPHRINE)

그림 8.11 페닐레프린의 특징

CO	SVR	MAP	HR	CVP	PVR
↓	↑	↑	↓	↑	↑

성분명 페닐레프린(phenylephrine). 페닐레프린은 혈관을 수축시켜 수축기 혈압을 높이는 교감신경 작용 아드레날린 제제다. 혈압 상승은 목동맥 팽대(carotid sinus)에 있는 압력 수용기를 자극하고 미주신경 긴장도를 높이므로, 심장을 느리게 만드는 반사 활동이 시작된다. 페닐레프린은 에피네프린과 비슷하지만, 작용 기간이 더 길며 심장에 미치는 영향이 적다.

혼합: D_5W나 0.9% NS 250 mL에 20 mg을 혼합
주입: 혈압을 빠르게 올리려면 100-180 mcg/min
유지: 혈압이 안정적이면 20-80 mcg/min

■ 니카르디핀(NICARDIPINE)

상표명 페르디핀(Perdipine®), 카르딘(Cardene®*) 등. 니카르디핀은 만성 안정 협심증과 1차 고혈압 관리에 사용하는 칼슘 통로 차단제며 강력한 혈관확장제다.

혼합: D_5W나 0.9% NS 250 mL에 30 mg (30 mL)을 혼합해서 0.1 mg/mL 용액을 만든다.
요점: 젖산 링거 용액에 혼합하지 않는다. $NaHCO_3$와 상호작용을 유발한다.
주입: 5 mg/hr (50 mL/hr)로 시작하고 15분마다 2.5 mg/hr (25 mL/hr)를 늘려서 최대 15 mg/hr (150 mL/hr)까지 증량한다. 반감기는 주입을 끝낸 다음 30분이다.

---

* 역주: 2022년을 기준으로 식품의약품안전처에 등록되지 않아서 국내에서는 사용할 수 없다.

주의사항
- 기립 저혈압과 느린 맥을 주의 깊게 감시한다.
- 디기탈리스(digitalis)와 동시에 사용하면 디기탈리스 농도가 높아질 수 있다.
- 말초 정맥으로 주입한다면 12시간마다 주입 부위를 변경해서 정맥 자극을 최소화해야 한다.

님벡스(NIMBEX)

성분명 시스아트라쿠륨(cisatracurium). 시스아트라쿠륨은 기관내 삽관을 쉽게 하려고 사용하거나, 기계 환기 중 뼈대 근육(skeletal muscle)을 이완하는 데 사용하는 신경근육 차단제다.

혼합: D_5W나 0.9% NS 250 mL에서 70 mL를 빼서 폐기하고 180 mL만 남긴다. 젖산 링거 수액은 사용하지 않는다. 수액에 님벡스 20 mL (10 mg/mL, 20 바이알)를 혼합한다. 농도는 200 mg/200 mL 또는 1 mg/mL다.
주입: 0.5-10.2 mcg/kg/min. 평균 3 mcg/kg/min

표 8.22 님벡스 유지 용량

용량(mcg/kg/min)	1	2	3	4	5	6
체중(kg)	주입 속도(mL/hr)					
50	3.0	6.0	9.0	12.0	15.0	18.0
60	3.6	7.2	10.8	14.4	18.0	21.6
70	4.2	8.4	12.6	16.8	21.0	25.2
80	4.8	9.6	14.4	19.2	24.0	28.8
90	5.4	10.8	16.2	21.6	27.0	32.4
100	6.0	12.0	18.0	24.0	30.0	36.0

주의사항
- 님벡스는 통증과 불안 완화 효과가 없다.
- 신경계 반응을 감시하려면 말초 신경 자극기(p. 68 참고)를 사용해야 한다.
- 효과는 2-3분 안에 빠르게 나타나며, 최대 효과는 3-5분에 나타난다.
- 환자 중 90%는 25-93분 안에 회복된다. 반감기는 22분이다.

나이프라이드(NIPRIDE)

그림 8.12 니트로프루시드의 특징

CO	SVR	MAP	HR	CVP	PVR
↓	↓	↓	↑	↓	↓

성분명 니트로프루시드(nitroprusside). 국내 상표명 나이트로프레스(Nitropress®). 니트로프루시드는 좌심실 후부하를 줄여 심장 박출량을 늘리며, 고혈압 위기에서 혈압을 낮추고, 폐 고혈압을 낮추는 데 사용하는 정맥과 동맥 확장제다. 허혈이 없을 때 후부하를 줄이는데 가장 좋은 약물이다.

주입: 0.5-10 mcg/kg/min. 일반적으로 3 mcg/kg/min
혼합: D_5W 250 mL에 50 mg을 혼합

$$\frac{3.33 \times \text{mL/min}}{\text{체중(kg)}} = \text{mcg/kg/min}$$

표 8.23	나이트로프레스 유지 용량(50 mg/250 mL)			
용량(mcg/kg/min)	2	3	4	5
체중(kg)	주입 속도(mL/hr)			
50	30	44	60	74
60	36	54	72	90
70	42	62	84	104
80	48	72	96	120
90	54	80	108	134

다른 혼합법: D_5W 250 mL에 100 mg을 혼합

$$\frac{6.66 \times \text{mL/min}}{\text{체중 (kg)}} = \text{mcg/kg/min}$$

표 8.24	나이트로프레스 유지 용량(100 mg/250 mL)			
용량(mcg/kg/min)	2	3	4	5
체중(kg)	주입 속도(mL/hr)			
50	15	22	30	37
60	18	27	36	45
70	21	31	42	52
80	24	36	48	60
90	27	40	54	67

주의사항

- 수액은 24시간만 사용할 수 있다.
- 수액팩에 불투명 비닐을 씌운다. 수액이 빛에 노출되면 안 된다.
- 72시간 이상 수액을 유지하거나 주입 속도가 4 mcg/kg/min 이상이면 티오시안산염(thiocyanate) 농도를 검사해서 시안화물 독성(cyanide toxicity)을 확인한다.

■ 니트로글리세린(NITROGLYCERIN)

	CO	SVR	MAP	HR	CVP	PVR
20–40 mcg/min	↔	↔	↔	↔	↓	↔
50–250 mcg/min	↑	↓	↓	↑	↓	↓

그림 8.13 니트로글리세린의 특징

니트로글리세린은 좌심실 부전에서 전부하와 후부하를 줄이는데 사용하는 정맥 혈관확장제다. 또한, 심근경색에도 사용하며 관상 혈관계 확장제로도 사용한다. 반감기가 5-7분이므로 효과는 잠시만 유지된다.

주입: 최적 용량은 없으며 반응에 따라 증감한다. 일반적인 주입 속도는 10-100 mcg/min이며, 3-5분마다 5 mcg/min을 증량한다. 때로는 mcg/kg/min으로 처방할 수도 있으며, 일반적인 주입 속도는 0.1-5 mcg/kg/min이다.

혼합: D_5W 250 mL에 25 mg을 혼합. 1.66×주입속도 = mcg/min

표 8.25 니트로글리세린 유지 용량(25 mg/250 mL)

mL/hr	mcg/min	mL/hr	mcg/min	mL/hr	mcg/min
3	5	21	35	39	65
6	10	24	40	42	70
9	15	27	45	45	75
12	20	30	50	48	80
15	25	33	55	51	85
18	30	36	60	54	90

다른 혼합법: D_5W 250 mL에 50 mg을 혼합. 3.33 × 주입속도 = mcg/min

표 8.26 니트로글리세린 유지 용량(50 mg/250 mL)

mL/hr	mcg/min	mL/hr	mcg/min	mL/hr	mcg/min
3	10	15	50	27	90
6	20	18	60	30	100
9	30	21	70	33	110
12	40	24	80	36	120

주의사항

- 수액은 24시간만 사용할 수 있다.
- 일부 환자는 1-2일 후에 내성이 나타난다.

니트로프루시드(NITROPRUSSIDE) *나이프라이드(p. 420) 참고*

노큐론(NORCURON) *베쿠로니움(p. 430) 참고*

노르에피네프린(NOREPINEPHRINE) *레보페드(p. 414) 참고*

노모다인(NORMODYNE) *라베탈롤(p. 413) 참고*

펜토바르비탈(PENTOBARBITAL)

상표명 엔토발(Entobar®), 넴부탈(Nembutal®*). 중환자실에서 혈류역학이 안정적인 환자에게 보편적인 치료에 반응하지 않는 두개내압 상승이 있을 때 간혹 고용량 바비투르산염 혼수(barbiturate coma)를 유발하려고 사용한다.

혼수 유도

- 30분 동안 10 mg/kg를 부하 용량으로 투여하고 그 후 1시간마다 5 mg/kg를 3번 투여한다.

유지

- 지속 주입으로 1-3 mg/kg/hr를 유지하고 두개내압, 돌발파 억제(burst suppression), 혈청 바비투르산염 농도를 조절할 수 있게 용량을 증감한다.

* 역주: 2022년을 기준으로 식품의약품안전처에 등록되지 않아서 국내에서는 사용할 수 없다.

- 돌발파 억제 목표는 분당 1-5회다. 돌발파가 나타나지 않으면 약물을 유지하고 돌발파가 5회 이상이면 증량한다.
- 일반적으로 혈청 바비투르산염 농도가 30-40 mg/dL면 적절한 혼수상태를 달성할 수 있다.
- 24-48시간 동안 두개내압이 20 mmHg 이하로 유지된다면, 약물을 줄여야 한다.

고려사항

- 기계 환기가 필요하다.
- 일반적으로 EEG를 감시해서 혼수 깊이를 평가한다.
- 정상 신경학적 반응이 사라지고 피질 활동은 억제된다.
- 바비투르산염 혼수는 거의 즉시 두개내압 감소 효과를 나타낸다.
- 주요 부작용에는 저혈압, 탈수, 심근 억제, 불규칙한 용량 반응 등이 있다.
- 바비투르산염은 체지방에 저장되므로 약물 투여 중에는 뇌사 여부를 판단할 수 없다.

페닐레프린(PHENYLEPHRINE) *네오시네프린(p. 419) 참고*

피트레신(PITRESSIN) *바소프레신(p. 429) 참고*

프라닥사(PRADAXA) *경구 항응고제(p. 394) 참고*

프리세덱스(PRECEDEX)

성분명 덱스메데토미딘(dexmedetomidine). 프리세덱스는 중환자실에서 기관내 삽관과 기계 환기가 필요할 때 진정 목적으로 사용할 수 있으며, 발관 전, 발관 중, 발관 후에도 사용할 수 있다. FDA는 삽관하지 않았지만, 수술과 기타 시술 전후로 진정이 필요한 환자에게도 사용을 승인했다. 프리세덱스는 진정과 불안 완화 효과가 있으며 호흡 억제는 없다. 이러한 긍정적인 효과는 삽관 기간 감소와 입원 기간 감소로 이어진다. 최근에는 급성 알코올 금단 때문에 떨림 섬망(DT)이 있는 환자에게 프리세덱스를 사용하면 임상 이점이 있을 수 있다는 사실이 밝혀졌다. DT 관리에 프리세덱스를 사용하면 프로포폴(propofol)이나 벤조디아제핀(benzodiazepine) 같은 약물을 IV로 투여하는 일이 줄어들며, 따라서 기도 관리에 필요한 삽관 가능성도 감소한다. 초기 연구는 전도유망해 보이지만, 안전성과 효능을 판단하려면 추가 임상 시험이 필요하다.

혼합: 0.9% NS 48 mL에 프리세덱스 2 mL를 혼합해서 총 50 mL를 만든다. 최종 농도는 4 mcg/mL다. 같은 수액을 부하와 유지 모두에 사용한다.
부하: 10분 동안 1.0 mcg/kg를 투여한다.

표 8.27 프리세덱스 부하 용량(10분 동안만 투여)

체중	부하 용량 주입 속도(mL/hr)	체중	부하 용량 주입 속도(mL/hr)
40	60	80	120
50	75	90	135
60	90	100	150
70	105	110	165

유지: 원하는 효과가 나타날 때까지 0.2-0.7 mcg/kg/hr 사이로 증감한다.

표 8.28 프리세덱스 유지 용량

용량(mcg/kg/min)	0.2	0.3	0.4	0.5	0.6	0.7
체중(kg)	주입 속도(mL/hr)					
40	2	3	4	5	6	7
50	2.5	3.75	5	6.2	7.5	8.7
60	3	4.5	6	7.5	9	10
70	3.5	5.2	7	8.7	10.5	12.2
80	4	6	8	10	12	14
90	4.5	6.7	9	11.2	13.5	15.7
100	5	7.5	10	12.5	15	17.5

주의사항

- 24시간 이하로 유지하는 진정과 진통에 사용한다. 24시간 이상 주입하면 ARDS나 호흡 부전 가능성이 커진다.
- 나이가 많거나 간 부전이 있다면 감량한다.
- 임신부에게는 주의해서 사용한다. 실리가 위험보다 커야 한다.
- 고등급 심장 차단 환자에게는 주의해서 사용한다.
- 심각한 부작용에는 상당히 느린 맥, 저혈압, 동정지(sinus arrest)가 있으며, 주로 보이는 부작용은 저혈압, 일시적 고혈압(부하 용량 투여 중), 구역, 발열, 구토, 저산소증, 빠른 맥, 빈혈 등이 있다. 주입을 시작할 때는 혈압과 심박수를 주의 깊게 감시해야 한다.
- 프리세덱스는 다른 진정제, 아편유사제(opioid), 마취제, 수면제, 혈관확장제, 심박수 억제제와 같이 사용하면 효과가 커진다.
- 취급할 때는 무균 기법을 사용한다.

■ 프리마코(PRIMACOR) *밀리논(p. 416) 참고*

■ 시술 중 진정(PROCEDURAL SEDATION) *중등도 진정(p. 417) 참고*

■ 프로포폴(PROPOFOL)

상표명 포폴(Pofol®), 디프리반(Diprivan®*) 등. 프로포폴은 약 30초 안에 나타나는 빠른 진정과 30-60분으로 짧은 반감기를 지닌 미리 혼합된 지질 유제(lipid emulsion)다. 프로포폴은 마비제가 아니다. 중환자실에서 사용하면 기계 환기 중인 성인 환자에서 진정을 지속할 수 있을 뿐만 아니라 신경학적 평가도 자주 계속해서 할 수 있다.

주입: 최대 약물 효과가 나타날 때까지 5분 동안 5 mcg/kg/min 속도로 시작한다. 필요하다면 5-10분 간격으로 5-10 mcg/kg/min을 증량한다. 일반적인 유지 용량은 5-50 mcg/kg/min이다.

프로포폴 주입 증후군(Propofol-Related Infusion Syndrome, PRIS)

PRIS는 대사 산증, 횡문근융해증, 지질혈증, 심정지, 느린 맥을 동반한 심각한 심부전 등이 특징인 드물지만 치명적인 합병증이다. 고용량을 단기간 주입할 때도 발생할 수 있지만, 주로 고용량을 장기간 사용한 전신 염

* 역주: 2022년을 기준으로 식품의약품안전처에 등록되지 않아서 국내에서는 사용할 수 없다.

증 반응 증후군(SIRS)과 다기관 부전이 있는 중환자에서 발생한다. 4 mg/kg/hr보다 많은 용량으로 48시간 이상 사용했다면, 심장 효소와 근육 세포가 세포사 할 때 방출하는 색소인 근색소(myoglobin)를 확인해서 PRIS를 감시해야 한다. 해독제가 없으므로 예방이 가장 중요하다.

표 8.29 프로포폴 유지 시 지속 주입 속도(mL/hr)

용량 (mcg/min)	체중(kg)																	
	45	50	55	60	65	70	75	80	85	90	95	100	105	110	115	120	125	130
10	3	3	3	4	4	4	4.5	5	5	5	6	6	6	7	7	7	7.5	8
20	5	6	7	7	8	8	9	10	10	11	11	12	13	13	14	14	15	16
30	8	9	10	11	12	13	13.5	14	15	16	17	18	19	20	21	22	22.5	23
40	11	12	13	14	16	17	18	19	20	22	23	24	25	26	28	29	30	31
50	13.5	15	16.5	18	19.5	21	22.5	24	25.5	27	28.5	30	31.5	33	34.5	36	37.5	39
60	16	18	20	22	23	25	27	29	31	32	34	36	38	40	41	43	45	47
70	19	21	23	25	27	29	31.5	34	36	38	40	42	44	46	48	50	52.5	55

주의사항

- 저혈압과 약물 과다투여를 피하려면 주입 속도는 5분 이상 간격을 두고 천천히 변경해야 한다.
- 프로포폴은 환자 중 25-40%에서 상당한 혈압 감소를 유발한다.
- 전용 수액선이 필요하다. 프로포폴 용액에서는 다양한 유기체가 빠르게 성장할 수 있다.
- 바이알을 개봉하고 12시간 이내에 투여를 마쳐야 한다. 12시간이 지나면 사용하지 못한 부분과 수액선은 폐기해야 한다.
- 수액선은 12시간마다 교체해야 한다.

■ 급속 기관내 삽관 약물(RAPID SEQUENCE INTUBATION DRUG) *급속 기관내 삽관(p. 258)* 참고

■ 리오프로(REOPRO) *압식시맙(p. 385)* 참고

■ 호흡기 흡입 약물(RESPIRATORY INHALATION MEDICATION) *p. 259* 참고

■ 레테플라제(RETEPLASE) *알테플라제(p. 387), 테넥테플라제(p. 426)* 참고

상표명 레타베이스(Retavase®*). 레테플라제는 섬유소분해효소전구체(plasminogen)를 섬유소용해 효과를 나타내는 단백질분해 효소인 섬유소용해소(fibrinolysin)로 전환하는 혈전용해제다. 관상동맥 혈전용해에서 발현 시간은 30분이며, 최대 효과는 30-90분 사이에 나타난다. 증상이 나타나고 가능한 한 빠르게 치료를 시작한다.

재구성

- 다음과 같이 재구성한다. 바이알은 주사용 멸균수와 같이 들어있으며, 방부제는 없다. **주사에는 정균수(bacteriostatic water)를 사용하지 않는다.** 희석제 10 mL를 뺀 다음 바이알에 주입해서 혼합한다. 거품이 약간 발생할 수 있다. 큰 거품은 몇 분 동안 그대로 두면 사라진다. 내용물이 완전히 녹을 때까지 부드럽게 흔든다. 용액은 투명해야 한다.
- 용액은 재구성 4시간 이내에 사용해야 한다.
- 빛을 차단한다.
- 과충전 양인 0.7 mL가 바이알에 남는다.

---

* 역주: 2022년을 기준으로 식품의약품안전처에 등록되지 않아서 국내에서는 사용할 수 없다.

주입 지침

- 10 단위(unit)를 2분 동안 투여하고 30분 뒤에 반복한다.
- 다른 혈전용해제와는 비교할 수 없는 레테플라제에만 있는 특징인 단위라는 용어로 효능을 표시한다.

헤파린 요법

첫 레테플라제 투여가 끝난 다음 전신 항응고요법을 시작할 수 있다.

- 치료 중 심전도를 주의 깊게 관찰해서 재관류 부정맥을 감시한다.
- 내출혈과 외부 천자 부위 출혈을 관찰한다. 국소 방법으로 출혈을 조절할 수 없다면, 항응고요법을 중단하고 두 번째 레테플라제 일시 용량(bolus) 주입은 보류한다.
- IM 주사와 동맥 천자를 피한다.
- 레테플라제는 아스피린과 상호작용을 유발할 수 있다.
- 레테플라제는 헤파린과 같은 수액선으로 투여하면 침전물이 생길 수 있다. 따라서, 두 약물은 따로 투여해야 한다. 단일 수액선을 이용할 수밖에 없다면, 레테플라제를 주입하기 전과 후에 식염수로 철저하게 씻어내야 한다.

금기

- 레테플라제 제제에 과민성
- 급성 내출혈
- 조절되지 않는 중증 고혈압
- 최근의 두개내/척추 수술이나 외상
- 출혈 질환
- 뇌졸중/뇌동맥류 병력
- 두개내 신생물/동정맥 기형

T-PA *알테플라제(p. 387)* 참고

테넥테플라제(TENECTEPLASE) *알테플라제(p. 387), 레테플라제(p. 425)* 참고

상표명 메탈라제(Metalyse®), 티엔케이스(TNKase®*). 테넥테플라제는 섬유소분해효소전구체(plasminogen)를 섬유소 덩이를 분해하고 혈전과 색전을 용해하는 섬유소분해효소(plasmin)로 전환하는 혈전용해제다. 섬유소분해효소전구체 활성제라고도 한다. 혈전 부위에서 가장 활성이 크며 전신 섬유소용해는 거의 유발하지 않는다. 효과는 즉시 나타나며 최대 효과는 5-10분에 나타난다. 심근경색 증상이 나타난 다음 가능한 한 빠르게 치료를 시작한다.

주입 전 준비

- 큰 정맥 접근 부위가 3개 필요하다.
- 초기 검사실 검사: 전체 혈구 계산(CBC), 응고 패널, 심장 효소, 혈액형 선별검사, 교차 적합 대기 검체(hold specimen).
- 동맥혈 가스 검사가 필요하다면, 노동맥(radial artery)을 이용하고 위팔동맥(brachial artery)과 넓적다리동맥(femoral artery)은 피한다.

재구성

- 다음과 같이 재구성한다. 바이알은 주사용 멸균수와 같이 들어있으며, 방부제는 없다. **주사에는 정균수(bacteriostatic water)를 사용하지 않는다.** 희석제 10 mL를 뺀 다음 바이알에 주입해서 5 mg/mL 농도를 만든다. 내용물이 완전히 녹을 때까지 부드럽게 흔든다. 투명한 용액만 남는다. 거품이 약간 발생

* 역주: 2022년을 기준으로 식품의약품안전처에 등록되지 않아서 국내에서는 사용할 수 없다.

할 수 있지만, 큰 거품은 몇 분 동안 그대로 두면 사라진다.
- 즉시 사용하지 않는다면, 용액은 냉장 보관하고 8시간 안에 사용한다.

주입 지침
단일 IV 일시 용량을 5초 동안 투여한다. 용량은 표를 참고한다. 테넥테플라제는 포도당과 상호작용을 유발하며, 침전을 형성한다. 따라서, IV 수액선에 포도당 용액이 들어 있다면, 약물을 주입하기 전과 후에 식염수 10 mL로 반드시 씻어내야 한다.

표 8.30	메탈라제 일시용량 5 mg/mL	
60 kg 이하	6 mL	30 mg
61-70 kg	7 mL	35 mg
71-80 kg	8 mL	40 mg
81-90 kg	9 mL	45 mg
90 kg 초과	10 mL	50 mg

헤파린 요법
일반적으로 혈전용해 요법이 끝나고 몇 시간 뒤에 전신 항응고요법을 시작한다.
- 출혈 평가는 첫 4시간은 15분 간격으로, 그다음 8시간은 15-30분 간격으로 해야 하며, 이후로는 헤파린 요법을 유지하는 동안 최소 4시간 간격으로 평가한다.
- 몸에 있는 구멍(orifice)이나 침습 시술 부위에 출혈이 발생할 수 있다. 국소 출혈이라면 압박한다. 심각한 내출혈이 있다면 주입을 중단한다.
- 응고 인자 및/또는 혈액량은 전혈, 농축 적혈구(PRBC), 신선 냉동 혈장(FFP), 동결침전제제(cryoprecipitate) 등을 이용해서 회복할 수 있다.
- 덱스트란(dextran)은 항혈소판 작용이 있으므로 투여하지 않는다.
- IM 주사와 동맥 천자를 피한다.
- 발열 조절에는 아세트아미노펜(acetaminophen)을 처방할 수 있다.

금기
- 급성 내출혈
- 다음과 같은 병력이 있을 때: 뇌졸중, 중추 신경계 수술, 신생물, 동정맥 기형(2개월 이내), 최근에 외상 등
- 조절되지 않는 중증 고혈압
- 출혈 경향
- 과민성

다음과 같은 상황에는 주의해서 사용한다.
- 최근에 큰 수술, 외상, 위장관 출혈, 비뇨생식 출혈
- 뇌혈관 질환
- 고혈압: 혈압 180/110 mmHg 이상
- 왼쪽 심장에 혈전이 있거나 있을 가능성이 클 때
- 아급성 세균 심내막염(endocarditis)이나 급성 심장막염(pericarditis)
- 지혈 장애, 특히 중증 간 질환이나 중증 신장 질환과 관련이 있을 때
- 심각한 간 기능부전
- 노인 환자: 두개내 출혈 위험 증가
- 출혈 안구 질환
- 패혈 정맥염
- 동시에 와파린 치료 또는 최근에 당단백 IIb/IIIa 억제제로 치료

• 임신부, 수유부, 소아: 안전성 미확립

혈전용해 요법(THROMBOLYTIC THERAPY) *p. 201* 참고

티로피반(TIROFIBAN) 당단백 *IIb/IIIa* 억제제*(p. 409)* 참고

상표명 아그라스타트(Agrastat®). 티로피반은 급성 관상동맥 증후군에서 약물치료 중인 환자, 또는 피부 경유 혈관 경유 관상동맥 성형(PTCA)을 시행 중인 환자에게 사용하는 당단백 IIb/IIIa 억제제다. 헤파린 및 아스피린과 같이 사용할 수 있게 만들어졌다.

용량

- 국내에서는 0.9% NS 50mL에 아그라스타트 12.5 mg이 미리 혼합된(250 mcg/mL) 바이알을 사용할 수 있다.
- **부하 용량**: 30분 동안 0.4 mcg/kg/min을 투여
- **주입**: 시술 중 0.1 mcg/kg/min 속도로 투여하고 혈관성형이나 죽종절제(atherectomy) 후 12-24시간 동안 유지
- **요점**: 크레아티닌 청소율이 30 mL/min 미만인 신부전 환자는 주입 속도를 절반으로 줄인다.

표 8.31 아그라스타트 용량

	일반 환자		신부전 환자	
체중(kg)	30분 부하(mL/hr)	유지(mL/hr)	30분 부하(mL/hr)	유지(mL/hr)
30-37	16	4	8	2
38-45	20	5	10	3
46-54	24	6	12	3
55-62	28	7	14	4
63-70	32	8	16	4
71-79	36	9	18	5
80-87	40	10	20	5
88-95	44	11	22	6
96-104	48	12	24	6

고려사항

- 티로피반과 헤파린은 같은 수액선으로 투여할 수 있다.
- 티로피반은 Y 주입 세트로 도파민, 파모티딘(famotidine), 리도카인, 염화포타슘(potassium chloride)과 같이 투여할 수 있다.
- 느린 맥, 혈소판감소증 등이 발생할 수 있으며 출혈 위험이 증가할 수 있다.
- 혈소판 기능은 약물을 중단하고 4-8시간 뒤에 회복된다.

■ 조직 섬유소분해효소 전구체 활성제(TISSUE PLASMINOGEN ACTIVATOR) 알테플라제(p. 387) 참고

■ 토브라마이신(TOBRAMYCIN) 치료 약물 농도(p. 448) 참고

■ 토카나이드(TOCAINIDE) 리도카인(p. 414) 참고

상표명 토노카드(Tonocard®*). 토카나이드는 경구로 복용하는 리도카인 유사체다. 미국에서는 판매가 중단되었다.

용량: 하루에 1,200-1,800 mg을 3번 나눠서 복용

■ 반코마이신(VANCOMYCIN) 치료 약물 농도(p. 448) 참고

■ 혈관확장제(VASODILATOR)

동맥과 정맥을 확장해서 전부하와 후부하를 줄이며, 신장 관류를 늘리며, 심근 산소 요구량을 높이지 않으면서 심장 박출량을 개선한다. 혈관확장제는 작용 부위에 따라 동맥, 정맥, 혼합으로 분류할 수 있으며, 작용 기전에 따라 직접 평활근 이완제, ACE 억제제, 칼슘 통로 차단제, 알파 아드레날린 차단제, 혈압상승제 등으로 분류할 수도 있다.

■ 바소프레신(VASOPRESSIN)

상표명 바소프레신(Vasopressin®), 피트레신(Pitressin®*). 바소프레신은 (1) 노르에피네프린 같은 카테콜아민에 반응하지 않는 심각한 저혈압/쇼크, (2) 상부 위장관 출혈, (3) 심실세동과 무맥박 심실 빈맥에서 혈압 회복 목적으로 ACLS 프로토콜 등에 사용하는 강력한 동맥 혈관 수축제다.

심정지 시 용량

40 단위(unit)를 IV로 한 번 주입.

지속 주입 용량

투여 속도 계산법:

$$\frac{\text{용량(unit/min)} \times 60\text{(min)}}{\text{수액 농도(unit/mL)}} = \text{주입속도(mL/hr)}$$

위장관 출혈 시 용량

혼합: D_5W나 0.9% NS **100 mL**에 **100단위**를 혼합해서 1 unit/mL 수액을 만든다.

주입:

- 0.2-0.4 unit/min
- 출혈이 조절될 때까지 0.2 unit/min씩 최대 1.0-2.0 unit/min까지 증량.
- 출혈이 조절된 다음 12시간 동안 유지하고, 중단하기 12시간 전에 용량을 반으로 줄인다.

* 역주: 2022년을 기준으로 식품의약품안전처에 등록되지 않아서 국내에서는 사용할 수 없다.

표 8.32	위장관 출혈에서 바소프레신 용량
Units/min	주입 속도(mL/hr)
0.20	12.0
0.40	24.0
0.60	36.0
0.80	48.0
1.00	60.0
2.00	120.0

저혈압/쇼크 시 용량

혼합: D_5W나 0.9% NS **250 mL**에 **100 단위**를 혼합해서 0.4 unit/mL 수액을 만든다. 혼합 방법은 병원에 따라 다를 수 있지만, 농도는 일반적으로 0.1-1.0 unit/mL 사이다.
주입: 0.01-0.04 unit/min. 이 범위는 환자 중 85%에서 효과가 있었다고 보고되었으며, 위장관 출혈에 사용하는 용량보다 훨씬 적은 양이다.

표 8.33	저혈압/쇼크에서 바소프레신 용량
Units/min	주입 속도(mL/hr)
0.01	1.5
0.02	3.0
0.03	4.5
0.04	6.0

요점

중요! 바소프레신 용량은 소수점 위치를 제대로 확인해야 하며, 처방 단위(unit/mL)와 펌프 설정 단위(mL/hr)가 다르니 주의해서 적용한다.

베쿠로니움(VECURONIUM)

상표명 베크론(Vecron®), 노큐론(Norcuron®*) 등. 베쿠로니움은 일반적으로 수술 중 뼈대근육(skeletal muscle) 이완 목적으로 사용하는 중간 작용 신경근육 차단제다. 통증과 불안 완화 효과는 없다. 중환자에서 기계환기 중에 지속 주입은 허가 외(off-label) 사용법이다.

혼합: D_5W나 0.9% NS 100 mL에 100 mg을 혼합
지속 주입: 0.5-2 mcg/kg/min. 평균 0.8-1.2 mcg/kg/min

* 역주: 2022년을 기준으로 식품의약품안전처에 등록되지 않아서 국내에서는 사용할 수 없다.

주의사항

- 말초 신경 자극기(p. 68 참고)로 신경 반응을 감시한다.
- 지속 주입하면 중환자에서 약물 유발 근병증 가능성이 커진다.
- 일부 환자는 약물을 중단해도 얼마간은 위약감이 남는다.
- 혼합 수액은 24시간이 지나면 폐기해야 한다.

베레트리(VELETRI) *에포프로스테놀 소듐(p. 405)*

벌세드(VERSED)

성분명 미다졸람(midazolam). 국내 상표명 바스캄(Vascam®) 등. 미다졸람은 중환자실에서 기계 환기 중인 환자에게 의식 있는 진정에 사용하는 벤조디아제핀(benzodiazepine)이다.

혼합: 5 mg/mL 바이알을 0.9% NS나 D_5W에 혼합해서 0.5 mg/mL 농도로 희석한다.
부하 용량: 빠른 진정에는 몇 분 동안 0.01-0.05 mg/kg(성인은 일반적으로 0.5-4 mg이 필요)를 투여하고, 충분히 진정될 때까지 10-15분 간격으로 반복한다.
진정 유지: 일반적인 초기 주입 속도는 0.02-0.1 mg/kg/hr (1-7 mg/hr)다. 일부 환자에게는 더 많은 양이 필요할 수도 있다.

주의사항

비만, 알부민 수치 감소, 신부전 등이 있으면 진정 효과가 연장된다.

자렐토(XARELTO) *경구 항응고제(p. 394) 참고*

NOTES

9 검사실 검사

■ 동맥혈 가스 분석 값(ABG VALUE) *동맥혈 가스 분석(p. 215), 염기 과잉/결핍(p. 223) 참고*

표 9.1 정상 혈액 가스 검사 값

	동맥혈	혼합 정맥혈
pH	7.35-7.45	7.33-7.43
PO_2	80-100 mmHg	35-49 mmHg
산소 포화도	95% 이상	70-75%
PCO_2	35-45 mmHg	41-51 mmHg
HCO_3	22-26 mEq/L	24-28 mEq/L
염기 과잉	-2에서 +2 사이	0에서 +4 사이

■ 빌리루빈(BILIRUBIN)

빌리루빈은 혈색소 분해로 생성되는 최종 색소침착 생성물이며 담즙을 구성하는 요소다. 빌리루빈은 일반적으로 담즙과 함께 십이지장으로 배출되고 그 후 소장에 있는 세균이 빌리루빈을 분해한다. 어떤 이유로 간관(hepatic duct)이나 담관(bile duct)이 막히면, 담즙은 더는 장으로 배출되지 않는다. 빌리루빈은 혈액에 흡수되어 황달을 유발하고 신장으로 배출된다.

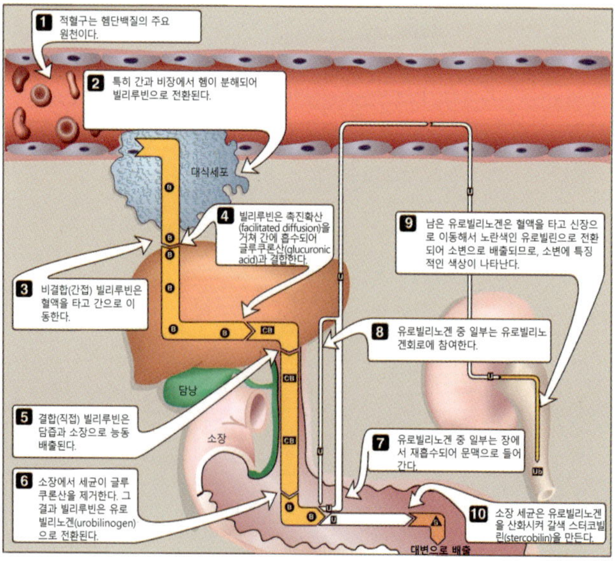

그림 9.1 빌리루빈 전환

- 간접 빌리루빈 상승 = 간 질환(간염이나 간 경화증). 간이 빌리루빈을 전환하지 못하므로 그대로 남아 있다.
- 직접 빌리루빈 상승 = 담도 폐쇄. 간이 빌리루빈을 전환하지만, 담도가 막혀서 직접 빌리루빈이 축적된다.
- 직접 및 간접 빌리루빈 상승 = 간부전

혈액 배양(BLOOD CULTURE) *채혈 방법(p. 446) 참고*

채혈(BLOOD DRAW) *채혈 방법(p. 446) 참고*

BNP *심장 표지자(p. 434), 화학검사 값(p. 436), 심부전(p. 145) 참고*

C-DIFF *클로스트리디오이데스 디피실(p. 290) 참고*

C-반응 단백질(C-REACTIVE PROTEIN, CRP)

CRP는 류마티스열 같은 세균 감염이나 전신 염증 과정에서 간이 생성하는 급성기 단백질이다. 그러나, 이 검사로는 염증이 있는 부위와 염증을 유발하는 원인은 알 수 없다. 수술 후 위험을 감시하는 데 유용할 수도 있다. 수술 후 2-6시간 안에 상승해서 3일째에 감소한다.

- 정상 CRP 범위: 10 mg/L 미만. 검사실에 따라 참고 값이 다르다.

최근에는 특수 CRP 검사인 고감도 CRP (high-sensitivity CRP, hs-CRP)가 개발되어 심혈관 사건이나 뇌졸중 재발에서 위험 예측 요인으로 사용된다. 고감도 CRP 증가는 혈관성형 후 재폐쇄 위험이 증가함을 의미한다. 그러나, 고감도 CRP가 새로 발생하는 심혈관 사건과 연관이 있는지는 확실하지 않다.

- 고감도 CRP 1 mg/L 미만 = 위험도 낮음
- 고감도 CRP 1-3 mg/L = 위험도 평균
- 고감도 CRP 3 mg/L 초과 = 위험도 높음

칼슘(CALCIUM) *관상동맥 칼슘 스캔(p. 453), 저칼슘혈증(p. 443), 고칼슘혈증(p. 442) 참고*

총 칼슘: 정상 범위 8.5-10.2 mg/dL
체내 혈청 칼슘 중 약 40%는 단백질과 약하게 결합하고 있기에 몸에서 사용할 수 없다. 13%는 음이온과 킬레이트 결합을 유지하며, 남은 47%는 결합하지 않은 상태, 즉 "이온" 상태로 있으며, 대사 활성이 있어서 쉽게 사용할 수 있다. 일반적인 혈청 칼슘 측정은 이러한 모든 값을 고려해서 총 칼슘 수치를 산출한다.

요점: 칼슘은 인 및 혈청 pH와 반비례한다.

이온화 칼슘: 정상 범위 4.7-5.1 mg/dL

알부민은 혈장에서 칼슘과 결합하고 있는 단백질 중 80%를 차지하므로, 저알부민혈증은 저칼슘혈증을 유발한다. 저칼슘혈증은 혈청 총 칼슘 값을 기준으로 하기 때문이다. 그러나, 아래 그림에서 볼 수 있듯이 혈청 총 칼슘이 감소해도 대사 활성이 있는 이온화 칼슘은 변하지 않으므로 저칼슘혈증은 생리학적으로 의미가 없을 수도 있다. 알부민 수치가 낮을 때 유의미한 저칼슘혈증을 판단하려면 검사실 결과에서 이온화 칼슘 수치를 구해야만 한다.

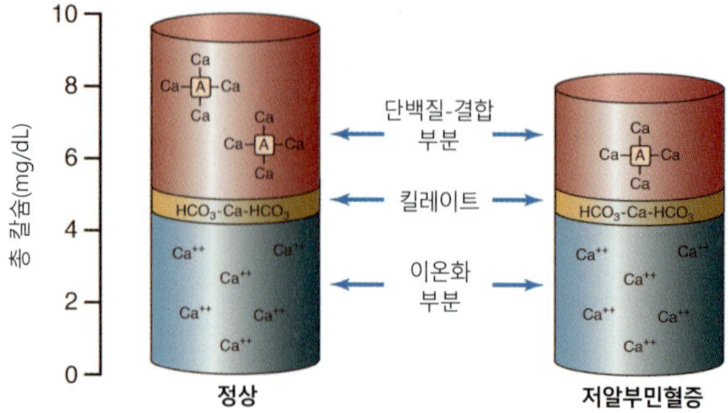

그림 9.2 혈청에 존재하는 3가지 칼슘 구성과 각각이 총 칼슘 농도에서 차지하는 비율. 오른쪽 기둥은 알부민 수치가 감소하면 이온화 칼슘에는 영향을 미치지 않으면서 총 혈청 칼슘이 감소하는 원리를 보여준다. [From Marino, P. L. (2007). The ICU book (3rd ed.). Philadelphia: Lippincott Williams & Wilkins.]

교정 칼슘

과거에는 알부민 수치가 낮은 환자에서 이 보정 인자로 칼슘값을 조정했지만, 그 신뢰도에 의문이 생겼다. **검사실 검사로 직접 구한 이온화 칼슘값만이 알부민 수치가 낮을 때 유의미한 저칼슘혈증을 식별하는 유일한 방법이다.** 보정 인자는 빠른 "추정치"로는 사용할 수 있지만, 이 결과를 기반으로 치료를 결정하면 안 된다.

$$\text{교정 칼슘(mg/dL)} = 0.8 \times (\text{정상 알부민 수치} - \text{환자의 알부민 수치}) + \text{혈청 칼슘}$$

심장 표지자(CARDIAC BIOMARKER)

심장 표지자는 심장 세포가 스트레스를 받거나, 손상을 입거나, 세포사할 때 혈청으로 분비되어 감지할 수 있다. 일정 간격으로 얻은 값은 개별 표지자의 발현, 최고점, 지속 기간을 기반으로 급성 심근경색 가능성을 결정하는 데 도움이 될 수 있다.

트로포닌 I와 T는 민감도와 특이도가 높아서 자주 처방되며, 증상 발현 후 몇 시간 이내인 조기에 감지할 수 있는 수준까지 상승해서 중재 기회를 제공한다. 트로포닌 검사는 CK-MB와 근색소(myoglobin) 검사를 대부분 대체했다. 심근과 뼈대근육(skeletal muscle) 모두에 있는 근색소는 이제는 잘 사용하지 않지만, 급성 심근경색에서 초기 표지자며 민감도가 높으므로 특정 상황에서는 여전히 유용하다.

고감도 트로포닌 검사(hs-troponin/5세대 Hs-cTnT)는 매우 낮은 수치도 증상 발현 1시간 이내에 감지할 수 있다. 이 검사는 아직은 널리 사용되고 있지 않으며, 결과 판독도 병원별 프로토콜에 따른다.

BNP와 NT-proBNP는 심부전 진단을 보조할 수 있으며, 급성 심근경색에서 사망을 예측하는 지표이기도 하다. 울혈 심부전이 의심될 때, BNP 수치가 50-70세 사이에서 약 900 pg/mL거나, 70세 이상에서 1,200 pg/mL 이상이라면, 90%는 진단을 뒷받침한다. 울혈 심부전이 없지만, BNP가 상승한 환자는 대부분 심각한 폐 질환이나 신장 질환과 관련이 있다. NT-proBNP 수치가 50세 이하에서 450 pg/mL 이상이거나 50세 이상에서 900 pg/mL 이상이라면 심부전을 의미할 수도 있다.

표 9.2	심장 표지자			
	양성 결과			
심장 표지자	발현	정점	유지 기간	설명
B형 나트륨배설 펩타이드(BNP)/NT-proBNP	다양	24시간	수일에서 수주	심실 심근은 벽 스트레스에 반응해서 BNP를 분비한다. BNP와 TnI 증가는 사망률 증가를 의미한다. BNP 상승량으로 경색 크기를 예측한다.
크레아틴 인산화효소(CK)	3-6시간	18-36시간	2-3일	이전에 급성 심근경색 검사에 사용한 오래된 표지자.
크레아틴 인산화효소 MB (CK-MB)	3-6시간	12-24시간	2-3일	수치가 감소했다가 다시 증가한다면, 재경색을 의미할 수도 있다.
근색소(myoglobin)	1-3시간	48-12시간	12-36시간	심장 손상 후 거의 즉시 상승하지만, 특이도가 낮다. 1-2시간 간격으로 자주 검사해서 25-40%가 상승하면 급성 심근경색을 의미할 수도 있다.
트로포닌I와 트로포닌 T (TnI/TnT)	3-8시간	12-24시간	7-14일	TnI는 심장 근육에 매우 특이적이다. 제거가 느리므로 재경색은 감지하지 못할 수도 있다.
고감도 트로포닌 (hs-cTnT)	0-1시간	3-12시간	27-72시간, 최대 14일	검사 간격(발현 0, 2, 3, 6 시간 등)과 결과 판독은 병원별 프로토콜에 따라 다르다. 최근에 바이오틴(biotin)을 보충했거나 검체가 용혈되면 값이 감소한다. 52 ng/L면 급성 심근경색일 가능성이 크다.

최근에 부상하고 있는 심장 표지자: 심장형 지방산 결합 단백질(heart-type fatty acid-binding protein, H-FABP), 허혈 변형 알부민(ischemia modified albumin, IMA), 코펩틴(copeptin), 임신 관련 혈장 단백질 A (pregnancy associated plasma protein A, PAPP-A), 타액 생물표지자, 고감도 C-반응단백(hs-CRP) 등

참고: 발현, 정점, 유지 기간은 가슴 통증 증상이 나타나고부터 시간이다. 이 시간은 장기 기능, 제거 능력, 진행하는 심장 손상 유무에 따라 매우 다양할 수 있다.

뇌척수액 검사 값(CSF LAB VALUE) *뇌척수액(p. 18), 수막염(p. 59) 참고*

표 9.3	정상 뇌척수액 검사 값
압력	70-180 mm H_2O
알부민	20-48 mg/dL
암모니아	25-80 mcg/dL
탄산수소염	20-24 mEq/L
칼슘	2.1-3.0 mEq/L
세포 수	0-5
염소	116-122 mEq/L
포도당	50-80 mg/dL
마그네슘	2.0-2.5 mEq/L
무게 삼투질농도	292-297 mOsm/L
인	1.2-2.0 mEq/L
포타슘	2.7-3.9 mEq/L
단백질	20-45 mg/dL
소듐	137-145 mEq/L
요소	4.4-4.8 mmol/L
요산	0.23-0.27 mg/dL

화학검사 값(CHEMISTRY LAB VALUE)

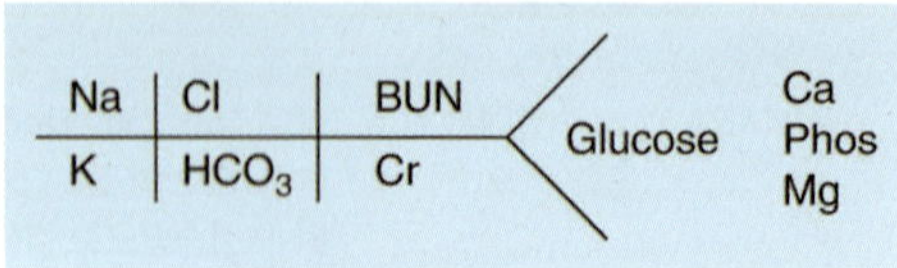

그림 9.3 화학 검사 값을 표기하는 방법

표 9.4 정상 화학 검사 값

표에 나와 있는 값은 성인 환자의 정상 범위를 다룬 지침일 뿐이다. 참고 값은 병원마다 다르다.

알부민/글로불린	1.2-2.3
혈청 아세톤	음성
산성 인산염분해효소(acid phosphatase)	0-0.8 U/L
알부민	3.8-5.0 g/dL
에틸 알코올	음성
알칼리성 인산염분해효소(akaline phosphatase)	36-120 U/L
알라닌 아미노기전달효소(ALT)	0-35 U/L
혈장 암모니아	11-35 μmol/L
혈청 녹말분해효소(amylase)	23-85 U/L
소변 녹말분해효소	2시간 동안 4-37 U
음이온 차이	7-17 mEq/L
아스파트산 아미노기전달효소(AST)	17-59 U/L
직접 빌리루빈	0-0.4 mg/dL
간접 빌리루빈	0-1.1 mg/dL
총 빌리루빈	0-1.5 mg/dL
B형 나트륨배설 펩타이드(BNP)	심부전을 배제하려면 100 pg/mL 미만
N-종말 전 B형 나트륨배설 펩타이드(NT-proBNP)	0-74세: 125 pg/mL 미만 75세 이상: 450 pg/mL 미만
혈액 요소 질소(BUN)	10-23 mg/dL
C-반응 단백(CRP)	10 mg/L 미만
고감도 C-반응 단백(hs-CRP)	3.0 mg/L 미만
이온화 칼슘	4.7-5.1 mg/dL
혈청 칼슘	8.5-10.2 mg/dL
소변 칼슘	24시간 동안 30-200 mg
혈청 염소	99-111 mEq/L
총 콜레스테롤	300 mg/dL 미만
고밀도 지단백질(HDL) 콜레스테롤	40 mg/dL 이상
저밀도 지단백질(LDL) 콜레스테롤	120 mg/dL 미만
HDL 콜레스테롤 비율	4.45 미만
소변 코티솔	20-90 mcg/24 hour

표 9.4	(이어서) 정상 화학 검사 값
오전 혈청 코티솔	5-25 mcg/dL
오후 혈청 코티솔	2.5-12.5 mcg/dL
코티솔 자극	10-50 mcg/dL
코티솔 억제	0-5 mcg/dL
크레아티닌 청소율 남자 여자	 94-140 mL/min 72-110 mL/min
혈청 크레아티닌	0.6-1.3 mg/dL
소변 크레아티닌	1,000-2,000 mg/24 hour
페리틴(ferritin)	20-300 ng/mL
혈청 엽산	2.0 ng/mL 이상
자유 타이로신(thyroxine) 지수	1.1-4.8
공복 위 용적(gastric fasting volume)	20-100 mL
공복 위 pH	1.5-3.5
비자극 위 자유 산(gastric unstimulated free acid)	0-40 mL
자극 위 자유 산	10-130 mL
12시간 위 용적	150-1,000 mL
감마 글루타밀 전이효소(γ-GTP) 남자 여자	 11-63 U/L 8-35 U/L
공복 혈당	70-115 mg/dL
식후 2시간 혈당	140 mg/dL 미만
당화 혈색소(HbA1c)	4.2%-4.6%
면역 글로불린A (IgA)	57-414 mg/dL
면역 글로불린G (IgG)	568-1,483 mg/dL
면역 글로불린M (IgM)	20-274 mg/dL
혈청 철(iron)	42-135 mcg/dL
총 철결합능(total iron-binding capacity)	280-400 mcg/dL
철 포화도	12%-50%
젖산	2.0 mMol/L 미만
지방분해효소(lipase)	4-24 u/L
마그네슘	1.8-2.4 mg/dL
혈청 무게 삼투질농도(osmolality)	280-295 mOsm/kg
소변 무게 삼투질농도	500-800 mOsm/L
인(phosphorus)	2.5-4.9 mg/dL
혈청 포타슘	3.5-5.0 mEq/L
소변 포타슘	25-120 mEq/L
총 혈장 단백질	6.0-8.0 g/dL
총 소변 단백질	24시간 동안 40-150 mg
살리실산염(salicylate)	0-29 mg/dL

표 9.4	(이어서) 정상 화학 검사 값
혈청 소듐	137-150 mEq/L
무작위 소변 소듐	20 mEq/L
단위 시간 소변 소듐	하루에 40-220 mEq
삼아이오도타이로닌(triiodothyronine, T_3) 섭취	25-40%
타이록신(thyroxine, T_4)	4.5-12 mcg/dL
갑상샘 자극 호르몬(TSH)	0-7 μU/mL
중성지방(triglyceride)	40-150 mg/dL
혈청 요산 남자 여자	 3.0-7.4 mg/dL 2.1-6.2 mg/dL
비타민 B_{12}	180-960 ρg/mL

클로스트리디오이데스 디피실(CLOSTRIDIOIDES DIFFICILE) *p. 290 참고*

응고 검사 값(COAGULATION LAB VALUE)

표 9.5	정상 응고 검사 값
활성 혈액응고 시간(ACT)	70-120초
출혈 시간	4-7 minutes
D-이합체(dimer)	음성
섬유소원	200-400 mg/dL
섬유소원 분해 산물	10 mcg/dL 미만
국제 표준화 비율(INR*)	2.0-3.0*
혈소판	150,000-450,000/mm^3
프로트롬빈	11-14초
부분 트롬보플라스틴	40초 미만
트롬빈 시간	8-10초

*INR은 장기간 경구 항응고 요법을 받는 안정적인 환자가 대상이다. 대다수 혈전색전 질환에서 2.0-3.0 사이를 유지하며, 항응고 강도를 높여야 한다면 2.5-3.5 사이를 유지한다.

CRE *카바페넴 내성 장세균(p. 360) 참고*

CRKP *카바페넴 내성 장세균(p. 360) 참고*

CRP *C 반응 단백질(p. 433) 참고*

D-이합체(D-DIMER)

D-이합체는 섬유소 분해에서 파생된 최종 산물이다. 혈중 수치 상승은 응고가 있었거나(즉, 혈전용해 요법으로 혈전이 용해되었음을 의미), 깊은 정맥 혈전증(DVT), 폐 색전증, 낫 적혈구 빈혈처럼 혈전용해에 문제가 있음을 의미하는 신뢰할 수 있는 단서다. D-이합체는 파종 혈관내 응고(DIC)에서 민감도와 특이도가 높은 표지자로 사용한다. 수치가 250 ng/mL 미만이면 음성(D-이합체 조각이 없음) 또는 정상으로 간주한다.

D-이합체는 폐 색전증에서 음성 예측치가 90%다. 따라서, 수치가 500 ng/mL 미만이라면, 가능성 있는 진단명에서 폐 색전증을 사실상 제외할 수 있다. 반대로, 수치가 500 ng/mL 이상이고 환자에게 증상이 있다면, 폐 색전증에서 양성 예측치는 99%다.

약물 최고 농도와 최저 농도(DRUG PEAKS AND TROUGHS) *치료 약물 농도(p. 448) 참고*

적혈구 수/지수(ERYTHROCYTE COUNT/INDEX)

적혈구 수는 혈액 1 mm^3당 적혈구 수를 추정해서 결정한다. 혈색소(적혈구에 있는 단백질-철 화합물의 양)와 적혈구 용적률(백분율로 표시한 전혈에서 적혈구의 비율)도 측정한다. 혈색소와 적혈구 용적률은 나아가 특정 혈액량 안에 있는 적혈구의 평균 크기와 혈색소 함량을 정의하는 적혈구 지수 계산에도 사용할 수 있다. 적혈구 지수는 빈혈에서 가능성 있는 병인을 판단할 때 유용하다.

주요 적혈구 지수는 평균 적혈구 용적(MCV), 평균 적혈구 혈색소(MCH), 평균 적혈구 혈색소 농도(MCHC)다.

광범위 베타락탐 분해효소(EXTENDED SPECTRUM BETA-LACTAMASE, ESBL)

ESBL은 세균이 모든 베타 락탐계 항생제 즉, 페니실린(penicillin)계 항생제와 세팔로스포린(cephalosporin)계 항생제에 내성을 가지게 만드는 일부 세균이 생성하는 효소로 주로 그람 음성 막대균, 특히 대장균(Escherichia coli)과 클레브시엘라(Klebsiella)가 생성한다. 항생제 선택이 제한되므로 ESBL 감염은 치료가 어렵다. 환자가 감염되었다면 접촉 예방조치가 필요하다.

섬유소 분해 산물(FIBRIN DEGRADATION PRODUCT, FDP) *파종 혈관내 응고(p. 362) 참고*

FDP는 섬유소 분열 산물(fibrin split product, FSP)이라고도 하며, 혈전이 "분해된" 다음에 방출되는 잔류 단백질 조각이다. 혈액 응고 장애, 특히 파종 혈관내 응고(DIC)를 평가할 때 사용하는 여러 검사 중 하나다. FDP 수치 상승은 정상 혈전 분해 과정, 즉 1차 섬유소용해를 의미한다. 그러나 비정상적으로 높은 수치는 2차 섬유소용해를 의미하며 화상, DIC, 저산소증, 감염/패혈증, 백혈병, 간 질환, 수혈 반응 등에서 나타날 수 있다.

섬유소원(FIBRINOGEN) *파종 혈관내 응고(p. 362) 참고*

섬유소원은 간에서 생성되어 혈장에서 순환하는 단백질이며 응고 인자다. 트롬빈(thrombin)이 있으면, 섬유소원은 섬유소로 전환되어 혈전 형성을 담당한다. 섬유소원 농도는 급성 감염, 간염, 암, 뇌졸중, 외상, 관상동맥 질환처럼 염증이나 조직 손상을 유발하는 질환이나 에스트로겐 제제, 경구 피임약 같은 약물 때문에 급격하게 상승할 수 있다. 농도 감소는 합성대사(anabolic) 스테로이드, 안드로젠, 페노바르비탈(phenobarbital), 유로키나제(urokinase), 발프로산(valproic acid) 같은 약물 때문일 수 있다. 급성 섬유소원 농도 감소는 일반적으로 파종 혈관내 응고(DIC)와 관련이 있으며, 급속 대량 수혈 뒤에 나타난다.

혈액학 검사 값(HEMATOLOGY LAB VALUE)

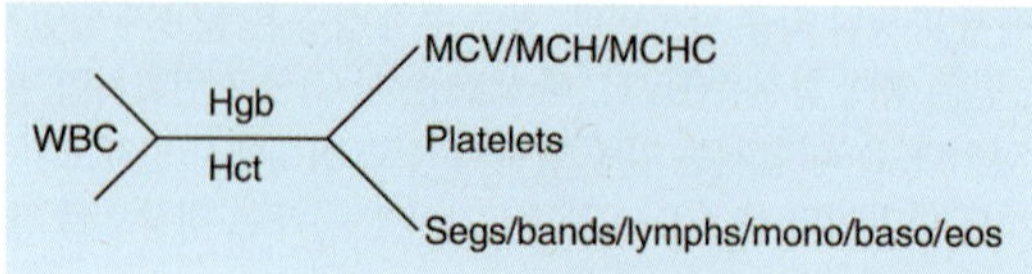

그림 9.4 CBC 결과를 표기하는 방법

표 9.6 정상 혈액학 검사 값	
적혈구	
남자	$4.7\text{-}6.1 \times 10^6/mm^3$
여자	$4.2\text{-}5.4 \times 10^6/mm^3$
백혈구	$4.8\text{-}10.8 \times 10^3/mm^3$
혈색소	
남자	14-18 g/dL
여자	12-16 g/dL
적혈구 용적률	
남자	42-52%
여자	37-47%
혈색소:적혈구 용적률 비율	3:1
그물 적혈구(reticulocyte)	0.5-1.5%
혈소판	$150\text{-}450 \times 10^3/mm^3$
순환 호산구	$150\text{-}300\ mm^3$
침강률(sedimentation rate)	
남자	0-15 mm/hr
여자	0-20 mm/hr
적혈구 지수	
평균 적혈구 용적(MCV)	
남자	$80\text{-}94\ \mu m^3$
여자	$81\text{-}99\ \mu m^3$
평균 적혈구 혈색소(MCH)	27-32 pg
평균 적혈구 혈색소 농도(MCHC)	32-36 g/dL
백혈구 감별 계산	
중성구: 세균에 1차로 대항	40-80%
요점: 중성구 결과가 "왼쪽 이동"으로 나왔다면, 미성숙(띠) 중성구 비율이 증가했음을 의미한다. 추가 중성구 생성은 압도적인 감염에 대항하는 신체 반응이다.	
띠 중성구(band neutrophil):미성숙 중성구	0-6%
분엽핵 중성구(segmented neutrophil): 성숙 중성구	50-62%
호산구(eosinophil): 기생충에 대항	1-7%
호염구(basophil): 만성 염증	0-1%
림프구(lymphocyte): 면역 총괄 세포	24-44%
단핵구(monocyte): 세균에 2차로 대항	3-10%

헤모크론 주니어(HEMOCHRON, JR.)

헤모크론 주니어는 침상이나 수술실에서 활성 응고 시간(ACT)을 빠르게 측정하는 데 이용하는 건전지로 작동하는 휴대용 기구다. ACT는 심장 수술이나 심장 혈관성형 중 헤파린 요법을 감시하고 조절하는 데 활용한다. 병원별로 환자군을 기반으로 자체적인 항응고요법의 정상 범위와 목표 범위를 설정해야 한다. 일반적으로 ACT가 180초 미만이면 넓적다리 접근 도관 삽입기(femoral access sheath)를 제거하기에 적절한 결과로 간주한다.

검사 방법

- 모든 큐벳(cuvette)은 실온에서 준비한다. 최대 1시간이 걸릴 수 있다.
- 시험 카트리지로 기구 품질 관리를 수행한다.
- 분석기에 큐벳을 삽입한다. 기기가 차례로 내부 검사를 시행하는 동안 화면에 몇 가지 정보(펌프 가열 중, 검사 준비 중 등)가 표시된다. 분석기 화면에 "검체 추가, 시작을 누르세요(ADD SAMPLE ... PRESS START)"라는 문구가 나오기 전에는 혈액 검체를 채혈하지 않는다. 문구가 나오면, 5분 안에 신선한 전혈 검체를 채혈해서 큐벳에 넣는다.
- 주사기로 일정량을 채혈한 다음 폐기하고, 검체 0.2 mL를 채혈한다. 유치 도관을 이용한다면, 병원별 지침에 따라 접근 포트를 철저하게 씻은 다음 채혈한다.
- 즉시 샘플 웰(sample well)에 혈액을 떨어뜨려, 웰을 바닥부터 위로 채운다. 혈액을 중앙 샘플 웰에 직접 추가해서 상단까지 채워야 한다. 중앙 샘플 웰에 담긴 혈액은 오목하거나 볼록하지 않고 평평해야 한다. 혈액이 볼록하게 올라간다면 외부 웰에 혈액을 추가해서 평평하게 만든다. **참고**: 분석기가 준비되기 전에 혈액을 큐벳에 넣으면 오류 메시지가 뜨면서 결과는 무효가 된다. 채혈 제한 시간 5분을 넘어서면, 분석기에 "시작 시간 초과(START TIMEOUT)"라는 메시지가 나오며, 이 때는 큐벳을 폐기하고 새로운 큐벳으로 교체해야 한다.
- 시작 버튼을 누른다.

헤파린 유발 혈소판감소증(HEPARIN-INDUCED THROMBOCYTOPENIA) *p. 364 참고*

당화 혈색소(HEMOGLOBIN A1C)

당화 혈색소(HbA1c)는 혈색소 중에서 포도당과 결합한 혈색소를 의미한다. 따라서, HbA1c 수준은 혈당 농도에 따라 달라진다. 혈당이 높을수록 HbA1c도 높아진다. 적혈구는 평균 수명이 4개월이므로, HbA1c 수준은 일일 혈당 농도 변화에 영향을 받지 않으며, 이전 6-8주 동안의 평균 혈당 수치를 반영한다. 당뇨병이 없는 건강한 사람은 HbA1c가 전체 혈색소 중 7% 미만이다. 다음 표에서 볼 수 있듯이 혈당 83-90 mg/dL에 해당하는 4.2-4.6% 범위는 정상으로 간주한다.

표 9.7	혈당과 당화 혈색소 비율
당화 혈색소 비율(%)	혈당(mg/dL)
4 5 } 정상은 4.2-4.6	60 90 } 정상은 83-90
6	120
7	150
8	180
9	210
10	240

HIT *헤파린 유발 혈소판감소증(p. 364) 참고*

고칼슘혈증(HYPERCALCEMIA) *칼슘(p. 433) 참고*

정상 칼슘: 8.5-10.2 mg/dL. 인산염과 반비례. 졸음증, 식욕부진, 구역, 구토, 변비, 탈수 등은 다른 질병에서도 매우 흔하므로, 특정 징후와 증상이 전적으로 칼슘 증가 때문이라고 결정하기는 매우 어렵다. 고칼슘혈증은 다발 골수종(혈장으로 칼슘을 방출하는 병변과 관련), 비타민 D 과다복용, 파제트병(Paget's disease), 기타 뼈대근육(skeletal muscle) 질환 등에서 자주 나타난다.

치료

- 식염수로 충분한 수분 공급: 신장 손상 위험을 줄이고 식염수 이뇨를 유발. 수액을 최대 200 mL/hr 속도로 투여하고 라식스(Lasix®) 40 mg을 4시간마다 IV로 투여. 티아지드(thiazide)계 이뇨제는 사용하지 않는다.
- 인산염 투여: 뼈에서 칼슘 흡수를 촉진하고 위장관에서 칼슘 흡수를 감소
- 코르티코스테로이드, 미트라마이신[mithramycin, 플리카마이신(plicamycin®*)]을 투여해서 혈장 칼슘을 낮춘다.

고포타슘혈증(HYPERKALEMIA)

정상 포타슘: 3.5-5.0 mEq/L
고포타슘혈증은 일반적으로 신부전, 당뇨병, 울혈 심부전, 출혈 쇼크, 애디슨병(Addison's disease) 등에서 볼 수 있으며, 화상, 심근경색, 압궤 손상(crushing injury) 등으로 대량 세포 손상이 발생했을 때도 볼 수 있다.

증상과 징후

- 심전도 변화: PR 간격 연장, 넓은 QRS, 높은 T
- 위로 향하는 근육 약화: 다리에서 몸통으로
- 졸음증

치료

- 포도당과 인슐린을 투여해서 포타슘을 세포 안으로 이동
- 탄산수소 소듐($NaHCO_3$)을 투여해서 기저 대사 산증을 교정
- 폴리스티렌 설폰산 칼슘[polystyrene sulfonate calcium, 카리메트(Kalimate®)] 관장: 20% 소비톨(sorbitol) 200 mL에 15-50 g 혼합. 설사가 나올 때까지 3시간 간격으로 반복
- 복막투석이나 혈액투석이 필요할 수도 있다.

---

* 역주: 2022년을 기준으로 식품의약품안전처에 등록되지 않아서 국내에서는 사용할 수 없다.

- 고포타슘혈증 때문에 발생한 부정맥은 칼슘으로 치료
- 고포타슘혈증은 신장 기능 저하가 있을 때 ACE 억제제나 ARB와 관련이 있을 수도 있다. 파티로머[patiromer, 벨타사(Veltassa®*)]는 장에서 포타슘 결합을 억제해서 도움이 될 수도 있다.
- 신장병 환자는 저포타슘 식단이 필요하다.

고소듐혈증(HYPERNATREMIA)

정상 소듐: 135-145 mEq/L
고소듐혈증은 소듐 손실보다 수분 손실이 크거나 수분 섭취가 충분하지 못할 때 나타난다. 일반적으로 탈수를 반영하며, 무게 삼투질농도(osmolality)가 증가한다. 시간이 흐르면 고알도스테론증처럼 실제로 소듐 증가가 나타난다.

증상과 징후
- 갈증, 마르고 끈적한 점막
- 피부 홍조, 발열
- 소변 감소
- 혈장 무게 삼투질농도(osmolality) 1.5 mOsm/L 이상
- 신장 문제로 인한 수분 손실이 아닐 때 요비중 1.015 미만

치료
소듐 수치가 정상으로 돌아올 때까지 염분이 없는 수액, 일반적으로 D_5W를 투여하고, 그 후 과다교정을 피하려면 0.45% NS를 투여한다. 수액 치료를 공격적으로 시행하면 뇌가 유기 삼투압을 생성하고 수액을 "흡수"해서 뇌부종이 발생한다는 점을 주의한다.

고인산염혈증(HYPERPHOSPHATEMIA)

정상 인: 2.5-5.0 mg/dL
고인산염혈증은 급성이나 만성 신부전, 부갑상샘 저하증과 관련이 있다.

증상과 징후
- 저칼슘혈증과 비슷한 경련과 테타니(tetany).

치료
- 인과 결합하고 혈장 농도를 낮추는 수산화 알루미늄 겔[aluminum hydroxide gel, 미란타(Mylanta®)]을 투여한다.
- 경도 이뇨를 유발하는 아세타졸아미드[acetazolamide, 다이아막스(Diamox®)] 투여를 고려한다.
- 투석이 필요할 수도 있다.

저칼슘혈증(HYPOCALCEMIA) *칼슘(p. 433), 부갑상샘 저하증(p. 347) 참고*

정상 칼슘: 8.5-10.2 mg/dL
저칼슘혈증은 만성 신부전, 대량 수혈, 설사와 이뇨제 효과로 발생하는 과도한 위장관 손실, 흡수장애 증후군 등과 관련이 있다. 혈청 칼슘 중 약 56%는 혈청 단백질과 결합하고 있으므로, 신장 질환에서처럼 혈청 단백질이 변하면 총 혈청 칼슘도 변한다. 알부민이 1 g/dL 변하면 칼슘은 약 0.8 mg/dL 변한다.

* 역주: 2022년을 기준으로 식품의약품안전처에 등록되지 않아서 국내에서는 사용할 수 없다.

증상과 징후

- 흐보스테크 징후(Chvostek's sign)와 트루소 징후(Trousseau's signs)가 양성. 1장 신경계 참고
- 발작
- 후두 협착음: 신경근육 흥분성과 관련
- 비정상 출혈
- QT 간격 연장

치료

칼슘을 IV로 투여. 일반적으로 10% 글루콘산 칼슘이나 10% 염화 칼슘

저포타슘혈증(HYPOKALEMIA)

정상 포타슘: 3.5-5.0 mEq/L
저포타슘혈증은 이뇨, 과도한 구토, 결장염, 위 손상, 위 흡인처럼 체액 손실이 있거나, 알도스테론증, 쿠싱병(Cushing's disease), 스트레스 같은 부신 장애가 있거나, 울혈 심부전, 감초 사탕 중독(글리세린 산은 알도스테론과 비슷한 효과를 나타낸다) 등이 있을 때 볼 수 있다.

증상과 징후

- 정신 기능장애
- 말투 변화
- 심전도 변화: 부정맥, 편평한 T파, U파가 존재
- 빠르고 약한 맥박
- 혈압 감소

치료

포타슘 보충: 신부전 환자에서는 주의

저마그네슘혈증(HYPOMAGNESEMIA)

정상 마그네슘: 1.5-2.5 mEq/L
저마그네슘혈증은 일반적으로 저칼슘혈증, 저포타슘혈증과 공존하며, 특히 중환자실에서는 풍토병이다. 저마그네슘은 포타슘 보충을 방해하므로 칼슘과 포타슘이 낮을 때 치료에 반응하지 않는다면, 낮은 마그네슘 수치와 관련이 있을 가능성이 크다. 저마그네슘혈증은 대부분 흡수 장애, 과도한 신장 배출, 체액 손실 때문에 발생한다.

증상과 징후

- 홍조, 땀남
- 깊은 힘줄 반사(deep tendon reflex)가 약하거나 없음

치료

- 일반적으로 식단 변경만으로도 가벼운 결핍은 교정할 수 있다. 경구 마그네슘염 복용이 필요할 수도 있다.
- 치명적인 결핍에서는 IV 수액에 마그네슘을 첨가할 수 있으며 주입 속도는 150 mg/min을 넘지 않아야 한다. 신부전 환자에서는 금기다.
- 글루콘산 칼슘은 마그네슘 과다복용을 되돌린다.

저소듐혈증(HYPONATREMIA) *고장 식염수(p. 409), 정맥 수액 치료(p. 477) 참고*

정상 소듐: 135-145 mEq/L
심각한 감소: 120 mEq/L 미만

저소듐혈증은 소듐 균형보다는 수분 균형이 원인이다. 다음과 같은 원인 때문에 발생할 수 있다.

- 체액 과다: 희석 저소듐혈증
- 자유 수분 보충과 동시에 과도한 소듐 손실
- 드물지만, 불충분한 소듐 섭취

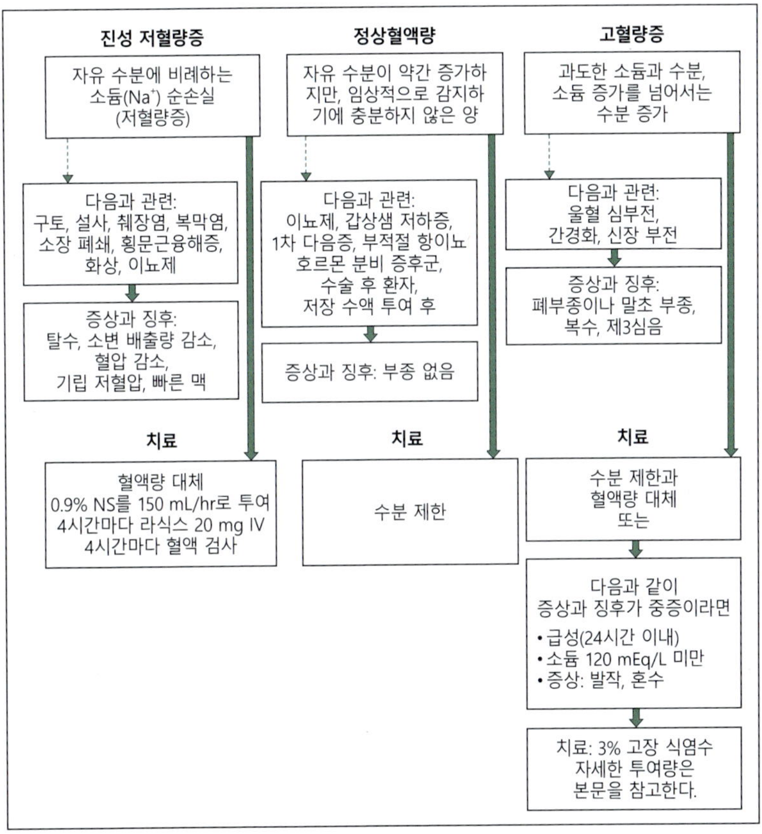

그림 9.5 수분 균형과 관련한 저소듐혈증

증상과 징후

원인, 중증도, 체액 상태에 따라 다르다.

치료
수분 제한만으로도 충분할 수 있지만, 혈액량 보충이 필요할 수도 있다. 소듐 수치가 120 mEq/L 미만인 중증 저소듐혈증에는 3% 고장 식염수 투여를 고려해볼 수 있다. 참고로, 3% 식염수는 낮은 소듐을 교정하기보다는 주로 뇌 손상을 예방하려고 사용한다.

3% 식염수 투여
1 mEq/L/hr 속도로 주입한다. 많은 문헌에서 혈청 소듐을 1 mEq/L/hr보다 빠르게 교정하지 말라고 권장하며, 일부는 0.5 mEq/L/hr로 더 느린 교정을 권장한다. 발작이 있는 환자에서 첫 2-3시간 동안은 교정 속도를 최대 2 mEq/L/hr로 높이는 방법도 제안되었다. 그러나, "감금 증후군(locked-in syndrome)"을 유발하는 말이집용해(myelinolysis)를 예방하려면 첫 24시간 동안 누적 상승량은 10 mEq/L 미만이어야 한다. 다음과 같은 상황이 올 때까지 주입을 유지한다.
- 증상이 사라짐
- 3-4시간 경과
- 혈청 소듐이 120 mEq/L에 도달

그 후, 교정 속도는 0.5 mEq/L/hr까지 낮춰야 하며, 수액은 0.9% NS로 교체하거나, 간단하게 수액을 제한할 수도 있다. 너무 빠른 소듐 상승을 신속하게 감지하고 목표 수치에 도달한 시점을 확인할 수 있도록 소듐 수치는 2-4시간마다 측정한다.

요점: 3% 식염수 1 L에는 소듐 513 mEq가 들어 있으며, 3% 식염수 500 mL에는 소듐 256 mEq가 들어 있다.

특발 혈소판감소 자반병(IDIOPATHIC THROMBOCYTOPENIC PURPURA, ITP) *p. 365* 참고

채혈 방법(LAB DRAW METHODOLOGY)

채혈관에 들어 있는 첨가제의 교차 오염을 방지하려면 올바른 순서로 채혈해야 한다. 아래에 나와 있는 순서는 CLSI (Clinical and Laboratory Standards Institute)에서 권장하는 진공 채혈관(vacuum tube)에 채혈하는 순서를 간단하게 수정해서 보여준다. 그러나, 채혈 방법, 사용하는 분석기 종류와 제조사 권장 사항 등에 따라 채혈관 색상과 첨가제가 다양하므로 근무하는 병원의 표준 지침을 따라야 한다.

채혈 순서
- 혈액 배양병
- 응고 채혈관
- 혈청 채혈관: 응고 활성제 유무, 젤 유무와 관계없음
- 헤파린 채혈관: 혈장 분리 젤 유무와 관계없음
- EDTA 채혈관: 분리 젤 유무와 관계없음
- 당분해 억제제 첨가 채혈관

위에 나열한 주요 채혈관 외에도 매우 다양한 채혈관이 있다. 적절한 순서로 사용하려면, 채혈관에 들어 있는 첨가제를 알고 있어야 하며(채혈관 라벨에 표시), 채혈 순서대로 분류해야 한다. 예를 들어, 미량 금속을 검사하려고 채혈한다면, 채혈관 색상은 황갈색(tan)이며 첨가제는 K2EDTA다. 따라서, 채혈 순서에서 위치는 EDTA가 첨가된 다른 채혈관과 같다.

고려사항
- 중심 정맥 도관 관련 혈류 감염(central line-associated bloodstream infection, CLABSI) 위험을 최소화하려면 채혈은 정맥천자나 동맥 도관을 고려한다.
- **내강이 여러 개** 있는 도관에서 채혈할 때는, 모든 수액 주입을 중단하고 원위부 내강에서 채혈하면 가장

좋은 검체를 채혈할 수 있다. 그러나, **폐동맥 도관**에서 채혈한다면 **근위부** 내강을 이용한다. 수액 주입을 잠시라도 중단할 수 없다면, 버리는 혈액을 충분히 빼내면 검체 오염을 피할 수 있다.

- **혈액 배양** 검체를 채혈할 때 정맥천자 부위를 이용한다면, 버리는 혈액은 필요 없다. 중심 정맥 도관에서 채혈한다면, 병원별 지침에 따라 버리는 혈액이 필요할 수도, 필요하지 않을 수도 있다. 채혈 부위 소독은 채혈 부위와 관계없이 매우 중요하다. 정맥천자로 채혈한다면, 피부를 철저하게 소독하고 바늘 주입 전에는 피부를 다시 만지지 않는다. 제조사에 따라 지침이 다를 수도 있지만, 일반적으로 혈액은 배양병당 최소 5 mL(최대 10 mL)가 필요하다. 병원별 지침을 참고한다. **요점**: 혈액 배양 시 담는 순서는 유산소 균 배양병이 먼저고, 무산소 균 배양병이 나중이다. "산소가 먼저다!"
- 모든 채혈관은 부드럽게 섞어야 하며 20분 안에 검사실로 보내야 한다.
- 진공 채혈관에 넣기 전에 채혈한 검체를 주사기에 방치하지 않는다. 장비를 준비하고 즉시 검체를 담는다.
- 결과가 달라질 수 있으므로 헤파린을 조금이라도 주입한 적이 있는 수액선으로는 PTT 검체를 채혈하지 않는다.

젖산(LACTATE) *패혈 쇼크(p. 181) 참고*

젖산은 무산소 대사의 부산물이다. 젖산 생성 증가나 젖산 제거 감소 때문에 젖산 수치가 증가할 수 있다.

- 정상 혈청 젖산 수치는 0.5-1 mmol/L다.
- 고젖산혈증은 젖산 수치가 2-4 mmol/L며, 대사 산증은 없다. 조직은 적절히 관류 될 수도, 관류되지 않을 수도 있다.
- 젖산 산증은 젖산 수치가 4 mmol/L 이상이며, 조직은 산소 활용이나 관류가 불량해서 산소를 공급받지 못하며, 무산소 활동이 급격하게 증가한다. 젖산 수치가 높아지면 대사 산증도 나타난다.

요점: 젖산 수치를 검사할 때 수치의 거짓 증가를 방지하려면 검체는 채혈 후 15분 안에 검사실로 보내야 한다.

고젖산혈증과 젖산 산증 치료는 근본 원인 교정이 중심이다. 즉, 심장성 쇼크가 있으면 심장 박출량을 개선해서 관류 불량을 교정한다. 일부 질병에는 젖산 상승 치료 지침이 있다. 젖산 수치는 조직으로의 산소공급을 판단하는 데 도움이 되는 추세 도구로도 유용하다.

혼합 정맥혈 가스검사(MIXED VENOUS ABG) *p. 217 참고*

메티실린 내성 황색포도알균(MRSA, METHICILLIN-RESISTANT STAPHYLOCOCCUS AUREUS) *p. 372 참고*

부분 트롬보플라스틴 시간(PARTIAL THROMBOPLASTIN TIME)

부분 트롬보플라스틴 시간(PTT)은 혈액 응고에 걸리는 시간을 측정하는 혈액 검사다. 응고 연쇄는 일반적으로 조직 손상으로 유발되며, 내인, 외인, 공통이라는 3가지 경로를 거친다. PTT 검사는 내인 경로와 공통 경로에서 볼 수 있는 인자를 평가한다. 참고로, 프로트롬빈 시간(PT)은 외인 경로를 평가한다. 헤파린 같은 약물 또는 간부전이나 파종 혈관내 응고(DIC) 같은 질병 때문에 PTT가 상승할 수 있다. **요점**: PTT는 헤파린 작용을 반영한다.

최고 농도/최저 농도(PEAK/TROUGH) 치료 약물 농도(p. 448) 참고

프로트롬빈 시간(PROTHROMBIN TIME)

프로트롬빈 시간(PT)은 응고 연쇄에서 외인 경로를 평가하는 혈액 검사다. 참고로 부분 트롬보플라스틴 시간(PTT)은 내인 경로와 공통 경로를 평가한다. 와파린 같은 약물 및/또는 담관 폐쇄, 간 경화증, 파종 혈관내 응고(DIC), 간염, 비타민 K 결핍 같은 질병 때문에 PT가 상승할 수 있다. **요점**: PT는 와파린 작용을 반영한다.

그물적혈구 수(RETICULOCYTE COUNT)

그물적혈구 수는 일반적으로 순환 적혈구 중 약 1%를 차지하는 혈액 내 그물적혈구(약간 미성숙한 적혈구)의 백분율을 측정한다. 이 검사는 골수가 신체에 필요한 적혈구를 적절한 속도로 생성하는지를 확인한다. 그물적혈구 수는 빈혈의 원인을 진단하고 분류하는 데 도움이 될 수 있다. 정상보다 높은 그물적혈구 비율은 급성 및 만성 출혈이나 용혈 빈혈을 의미할 수 있다. 정상보다 낮은 그물적혈구 비율은 독성, 종양이나 패혈증, 간 경화증, 엽산/철 결핍, 방사선요법, 적혈구형성 호르몬(erythropoietin) 생성 감소를 동반한 신부전, 비타민 B_{12} 결핍 등에서 볼 수 있는 골수 스트레스를 의미할 수 있다.

치료 약물 농도(THERAPEUTIC DRUG LEVEL)

표 9.8 치료 약물 농도와 독성 농도

약물	농도	다음 검사 시기 또는 단계
아세트아미노펜(acetaminophen)	150 mcg/mL 미만 0.5 mcg/mL 미만	복용 4시간 후 복용 12시간 후
아미카신(amikacin)	최고 농도: 20-35 mcg/mL 최저 농도: 5 mcg/mL 미만	주입 후 30분 다음 약물 투여 직전
아미트리프틸린(amitriptyline)	120-250 ng/mL	다음 약물 투여 직전
아스피린(aspirin)	500 ng/mL 이상	독성
카르바마제핀(carbamazepine)	최저 농도: 4-12 mcg/mL	다음 약물 투여 직전
사이클로스포린(cyclosporine)	최저 농도: 50-300 ng/mL	다음 약물 투여 직전
디곡신(digoxin)	0.8-2.0 ng/mL	다음 약물 투여 직전
페니토인(phenytoin)	최저 농도: 10-20 mcg/mL 20-30 mcg/mL 40 mcg/mL 이상	다음 약물 투여 직전 독성 심각한 독성
에탄올(ethanol)	100-200 mg/dL 150-300 mg/dL 250-400 mg/dL 350-500 mg/dL 500 mg/dL 이상	법적 만취 혼란 혼미 혼수 사망
겐타마이신(gentamicin)	최고 농도: 5-10 mcg/mL 최저 농도: 2 mcg/mL 미만	주입 후 30분 다음 약물 투여 직전
이부프로펜(ibuprofen)	100 mcg/mL 이상	독성
리도카인(lidocaine)	1.5-5.0 mcg/mL	주입 시작 후 12-24시간
리튬(lithium)	최저 농도: 0.6-1.2 mEq/L	아침 첫 투여 전
N-아세틸 프로카인아마이드(NAPA)	10-30 mcg/mL	다음 약물 투여 직전

표 9.8	(이어서) 치료 약물 농도와 독성 농도	
약물	농도	다음 검사 시기 또는 단계
페노바르비탈(phenobarbital)	최저 농도: 15-40 mcg/mL	다음 약물 투여 직전
프로카인아마이드(procainamide)	4-10 mcg/mL	다음 약물 투여 직전
퀴니딘(quinidine)	2-5 mcg/mL	다음 약물 투여 직전
테오필린(theophylline) PO	5-15 mcg/mL	하루 용량 투여 후 8-12시간
토브라마이신(tobramycin)	최고 농도: 5-10 mcg/mL 최저 농도: 2 mcg/mL 미만	주입 후 30분 다음 약물 투여 직전
발프로산(valproic acid)	50- 100 mcg/mL	다음 약물 투여 직전
반코마이신(vancomycin)	최고 농도: 더 이상 사용하지 않음 최저 농도: 5-15 mcg/mL	3번째나 4번째 투여 직전

혈전 혈소판감소 자반증(THROMBOTIC THROMBOCYTOPENIC PURPURA, TTP) *p. 378 참고*

트로포닌(TROPONIN) *심장 표지자(p. 434) 참고*

소변 검사 값(URINE LAB VALUE)

표 9.9	정상 소변 검사 값
비중	1.003-1.030
pH	4.5-7.5
단백질	음성
백혈구(leukocyte)	음성
포도당	음성
케톤	음성
질산염	음성
빌리루빈	음성
혈액	음성
유로빌리노겐	24시간 동안 0-4 mg
상피세포 남자 여자	 적음 많음
백혈구(WBC) 남자 여자	 1-5/고배율 시야(HPF) 1-10/고배율 시야(HPF)
적혈구	음성
원주(cast)	음성
24시간 소변	
녹말분해효소(amylase)	280-1,100 IU
칼슘	100-240 mg
염소	140-250 mEq

표 9.9	(이어서) 정상 소변 검사 값
크레아티닌	1.0–2.0 g
크레아티닌 청소율 남자 여자	 100–130 mL/min 18–25 mg/kg/24시간 85–125 mL/min 12–20 mg/kg/24시간
마그네슘	24–255 mg
무게 삼투질농도(osmolality)	500–850 mOsm/kg
인	0.9–1.3 g
포타슘	26–123 mEq
단백질	0–150 mg
소듐	43–217 mEq
요소 질소	12–21 g
요산	250–750 mg

■ 정맥혈 가스 분석(VENOUS BLOOD GASE) *혈액 가스 검사(p. 217), 동맥혈 가스 분석 값(p. 432) 참고*

■ 반코마이신 내성 장알균(VRE, VANCOMYCIN-RESISTANT ENTEROCOCCUS) *p. 383 참고*

NOTES

영상 10

■ 아데노신 부하 검사(ADENOSINE STRESS TEST) *부하 검사(p. 460) 참고*

■ 뇌 혈관조영(ANGIOGRAPHY, CEREBRAL) *p. 8 참고*

■ 관상동맥 혈관조영(ANGIOGRAPHY, CORONARY) *p. 101 참고*

■ 출혈 스캔(BLEEDING SCAN)

"표지 적혈구 스캔"이라고도 하는 출혈 스캔은 위, 소장, 결장에서 혈액 손실의 원인을 정확하게 찾을 때 사용한다. 특히 출혈이 간헐적이거나 너무 느려서 다른 방법으로는 확인하기 어려울 때 유용하다. 출혈 스캔은 방사성 물질을 소량 사용해서 적혈구에 표시를 남긴 다음 몸 안에서 이동하는 적혈구를 추적한다.

두 가지 방법을 이용할 수 있다.

- 테크네튬(technetium) 표지 스캔은 정맥에서 혈액을 빼서 방사성 물질을 혼합한 다음 나중에 환자에게 다시 주입한다. 그 후 영상을 촬영하면 테크네튬이 부착된 적혈구는 활성 출혈 부위에 축적된다. 이 방법은 "표지"된 적혈구가 혈관 내에 24-48시간 동안 남아있다는 점이 주요 장점이다. 대다수 병원은 위장관 출혈 부위 중 약 85%를 탐지하기에 충분한 시간인 60-90분 동안 연속으로 촬영한다.
- Tc-99m 황 교질(sulfur colloid) 검사는 환자의 정맥에 적혈구가 방사성 물질을 수용할 수 있게 만드는 약물을 투여하는 방법이다. 15-20분 후 방사성 물질을 주사하면, 방사성 물질이 적혈구와 결합한다. 이 방법은 약물이 혈관에서 20분 안에 제거된다는 점이 주요 장점이다. 그러나, 촬영 시간이 극도로 제한되고 촬영 시점에 환자에게 활성 출혈이 없다면, 실제 출혈 부위를 확인하지 못할 수도 있다.

정상 스캔에서는 방사성 물질이 축적되지 않지만, 환자 중 최대 70%는 거짓 음성일 수도 있다.

■ 공기방울 검사(BUBBLE STUDY) *도플러 심초음파 검사(p. 454) 참고*

■ 칼슘 스캔(CALCIUM SCAN) *관상동맥 칼슘 스캔(p. 453) 참고*

■ 흉부 방사선 사진(CHEST X-RAY)

X선이 구조물을 통과할 때 서로 다른 조직에서 서로 다른 X선 흡수가 나타난다. 따라서 영상 품질은 조직의 대비 정도와 방사선 밀도에 따라 달라진다. X선이 통과하는 조직의 두께도 요인으로 작용한다. 즉, 큰 구조물인 심장은 더 작은 좌우 폐동맥보다 더 불투명하게 보인다.

요점

가장 많은 X선을 흡수하는 구조물이 가장 밝게 보인다.

- 뼈 구조물: 가장 밝다. X선을 가장 많이 흡수
- 지방: 약간 어둡다.
- 체액: 중간 대비. 연부 조직, 근육, 혈액, 심장을 포함
- 기체나 공기: 가장 어둡다. X선을 거의 흡수하지 않는다.

따라서, 폐가 "하얗게 변했다"라고 말할 때, 이는 질병 때문에 폐의 공기 밀도가 조직이나 물 밀도로 대체되어 음영이 증가했음을 의미한다.

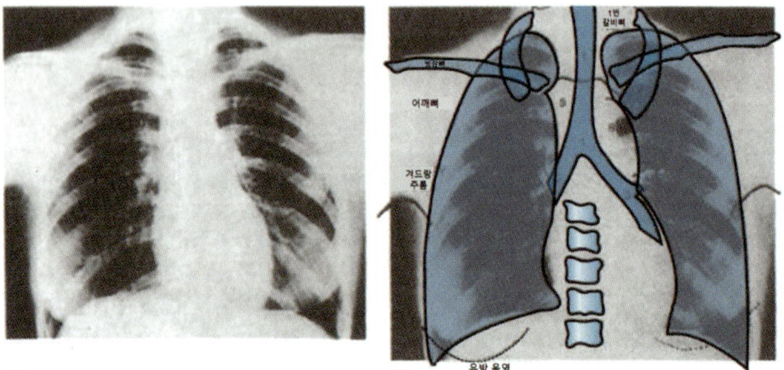

A B

그림 10.1 A. 정상 뒤앞 흉부 방사선 사진. B. 정상 뒤앞 흉부 방사선 사진에서 보이는 구조물 윤곽. [Adapted from Fraser, R. G., Pare, J. A. P., et al. (1988). Diagnosis of disease of the chest (pp. 288–290). Philadelphia, PA: WB Saunders. Reprinted with permission.]

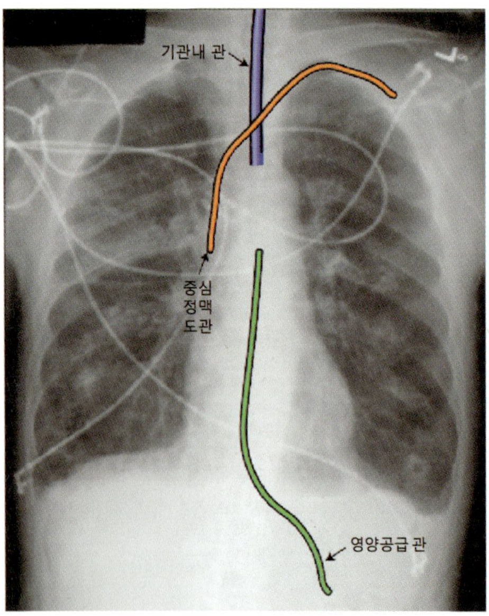

그림 10.2 적절한 관 위치를 표시한 방사선 사진. (Courtesy: Wausau Heart Institute, Wausau, WI.)

■ 관상동맥 칼슘 스캔(CORONARY CALCIUM SCAN)

관상동맥 칼슘 스캔은 관상동맥의 죽상경화판에서 볼 수 있는 칼슘 침착물을 감지해서 향후 관상동맥 질환이 발생할 위험을 식별하는 데 사용하는 특수 CT 스캔이다. 관상동맥에 칼슘이 많으면 관상동맥 죽상경화증이 발생할 위험이 크다. 그러나, 부드러운 판(plaque)을 형성하는 죽상경화증 같은 특정 관상동맥 질환은 관상동맥 칼슘 스캔으로 확인할 수 없다. 이 검사는 치명적인 사건이 나타날 가능성을 확실하게 예측하지 못하며, 협착증의 중증도보다는 죽상경화증의 정도를 더 잘 나타내는 지표다.

관상동맥 칼슘 스캔은 고혈압, 비만, 고지혈증, 흡연, 당뇨 같은 병력이나 심장병 가족력처럼 심장병 위험이 중간인 무증상 성인 환자에서 심혈관 위험 평가를 완료하는 데 합리적인 검사다. 관상동맥 질환을 진단받았거나 관상동맥 스텐트를 삽입했거나 관상동맥 우회술을 받은 사람에게는 사용하지 않는다.

표 10.1 관상동맥 칼슘 스캔 점수와 판 부하(plaque burden)의 관계

점수	판독	심장마비 위험	설명
0	질병 없음	낮음	
1-10	판이 소량	낮음	관상동맥 질환 가능성 10% 미만
11-100	경도 판	중등도	경도 관상동맥 질환 생활습관 변경을 권장
101-400	중등도 판	중등도에서 높음	관상동맥 질환 있음. 판이 관상동맥을 막고 있을 수도 있음. 추가 검사 필요
400 이상	중증 판	높음	판이 관상동맥 하나 이상을 막고 있을 가능성이 90% 이상. 추가 검사가 필요하며 치료를 시작해야 한다.

■ 냉동절제(CRYOABLATION) *극초단파 절제(p. 458), 고주파 절제(p. 459) 참고*

냉동절제는 극한의 냉기로 세포를 파괴하는 방법이다. CT 유도 영상을 이용해서 바늘처럼 생긴 탐색자(probe)나 풍선 탐색자를 절개 부위로 삽입해서 표적까지 이동한다. 아르곤이나 질소 같은 액화 가스로 원하지 않는 조직을 얼린 다음 해동한다. 목표 부위를 충분히 절제할 때까지 이 과정을 반복한다. 냉동 절제는 일반적으로 부정맥 치료에 사용하며, 초기 종양이나 수술을 할 수 없는 종양 치료에도 사용한다.

■ 컴퓨터 단층촬영(COMPUTED TOMOGRAPHY)

컴퓨터 처리는 어떤 과정에서 얻은 정보를 컴퓨터가 재구성하는 것을 의미하며, 단층촬영은 평면에서 영상을 만드는 방법을 의미한다. CT 영상은 특히 폐, 뼈, 연부 조직, 혈관 같은 여러 조직 유형을 매우 선명하게 볼 수 있으므로 유용하다. 그러나, 무릎이나 어깨처럼 매우 미세한 연부 조직 부위는 자기 공명 영상에서 더 자세하게 볼 수 있다. 일반 방사선 사진과 마찬가지로 뼈처럼 밀도가 높은 구조물은 밝게 보이며, 연부 조직처럼 밀도가 낮은 구조물은 어둡게 보인다.

CT 촬영기 내부에는 한쪽에는 X선 관이, 반대편에는 활 모양 검지기가 장착된 회전 검사대가 있다. X선은 부채꼴 모양으로 방출되고, X선 관과 검지기가 환자 주위를 회전한다. X선 관과 검지기가 360도 회전하면서 X선이 환자의 몸을 통과하면 평면 영상을 얻을 수 있다. 컴퓨터가 이 "평면 영상"을 재조립하면, 매우 상세한 다차원 영상을 얻을 수 있다.

나선형 CT는 더 발전한 CT 영상이다. X선 관은 환자 주위를 연속으로 회전하고, 검사대가 일정 속도로 전진하므로 영상을 더 빨리 촬영할 수 있으며 해상도가 더 높아진다. 주로 사용하는 방법은 16열 혹은 64열 시스템이다. 16열 시스템을 이용하면 1초에 영상을 32장 촬영할 수 있으므로, 10초 안에 흉부나 복부 전체를 촬영할 수 있다.

구조물을 더 잘 보려면 CT 영상에 조영제를 사용할 수도 있다.
- IV 조영제를 사용하면 혈관을 더 잘 볼 수 있다.
- 경구 조영제를 사용하면 위와 소장을 더 잘 볼 수 있다.

조영제와 관련해서 합병증이 발생할 수 있다. 의료진의 역할은 합병증 최소화다.
- 조영증강 CT를 촬영하는 환자에게는 일반적으로 20G 또는 이보다 큰 말초 정맥 접근부가 필요하며, 팔꿈치 앞쪽이나 노뼈(radial) 부위가 바람직하다. 단, CT 압력 주사용으로 승인받고 라벨이 부착된 중심 정맥 도관이나 말초 삽입 중심 정맥 도관(PICC)이 있다면 추가로 IV 접근부를 확보하지 않아도 된다.
- **요점**: 투석 도관은 IV 조영제 주입에 사용하지 않는다.
- 조영제 알레르기 반응은 드물지 않다. 정확한 알레르기 반응 병력을 확인한다. 알레르기 반응이 있었던 환자는 급성 중증과민증(anaphylaxis) 위험이 커진다.
- 만성 호흡기 질환이 있으면 알레르기 반응이 악화할 수 있다.
- 환자가 알레르기 반응이 없었다고 말하더라도 가려움, 두드러기, 붓기, 호흡 곤란, 빠른 맥 같은 알레르기 반응의 징후에 주의한다. 증상은 일반적으로 조영제를 투여하면 바로 나타난다.
- IV 조영제는 신장 손상을 유발할 수 있으며, 신장 기능이 감소한 환자는 촬영 후 조영제 제거를 돕는 IV 수분 공급이 필요할 수도 있다. 조영제 투여 때문에 발생하는 급성 신장 손상은 사구체 여과율(GFR)이 45 미만일 때 나타날 수 있다.
- 경구 조영제는 설사나 변비를 유발할 수 있다. 위장관에서 조영제를 제거해야 하므로, 변비는 치료해야 한다.

도부타민 부하 검사(DOBUTAMINE STRESS TEST) *부하 검사(p. 460) 참고*

도플러 심초음파 검사(DOPPLER ECHOCARDIOGRAPHY) *심초음파 검사(p. 455) 참고*

도플러 심초음파 검사는 획기적인 심초음파 검사다. 도플러 심초음파 검사는 "움직이는 물체에서 반사되는 소리의 주파수는 물체의 움직임에 따라 예측 가능한 방식으로 변한다"는 원리가 기초다. 물체가 감지기를 향해 이동하면 주파수가 증가한다. 감지기에서 멀어지면 주파수가 감소한다. 기차를 생각해보자. 기차가 다가올 때는 소리가 커지다가 지나가면 소리가 작아진다. 같은 방식으로, 도플러 심초음파 검사도 움직이는 적혈구에서 반사된 음파를 기록해서 들을 수 있는 신호로 들려주거나, 수직축은 주파수, 수평축은 시간을 나타내는 스펙트럼 영상으로 표시한다.

색 도플러(color Doppler)는 매우 정교한 심초음파 검사로 혈류 신호를 다른 색상으로 변환한 다음 실시간 2D 영상에 색상 정보를 겹쳐서 보여준다. 빨간색은 탐촉자(transducer)를 향하는 움직임이며, 파란색은 탐촉자에서 멀어지는 움직임이다. 색상의 강도는 속도를 의미한다. 빠른 신호는 밝게 보이고, 느린 신호는 어둡게 보인다. 와류(turbulence)는 모자이크 색상 패턴으로 표시된다. 전체 영역을 영상으로 볼 수 있으므로, 판막 역류를 확인하는 가장 바람직한 방법이다.

공기방울 검사라고도 하는 공기방울 심초음파 검사는 일반 도플러 심초음파 검사의 확장이다. 이 검사를 하려면 환자에게 작은 공기방울이 섞인 식염수를 정맥으로 주입해야 한다. 공기방울은 일반적으로 3방 밸브(three-way stopcock) 마개에 주사기 2개를 연결한 다음 주사기에서 주사기로 식염수를 섞어서 만든다. 그 후 작은 공기방울을 조영 도구로 사용해서 심장 강(cardiac chamber) 사이에 있는 비정상 혈류를 진단한다. 열린 타원구멍(patent foramen ovale, PFO), 심방중격 결손(ASD), 심실중격 결손(VSD), 폐의 동정맥 기형(AVM) 등이 있으면 비정상 혈류가 나타날 수 있다. 이 검사는 전혀 해롭지 않다. 식염수는 해를 끼치지 않고 혈액에 흩어져서 몸으로 전달된다.

현재 시장에는 데피니티(Definity®)와 옵티손(Optison®*) 같은 다양한 미세 공기방울 조영제가 나와 있다. 이 약물은 지질 미세구체로 구성되며, 활성 물질로 퍼플루트렌(perflutren) 가스도 들어있다. 이 약물을 사용하면 일반적인 심초음파 검사로는 확실하게 보이지 않던 좌심실 내강과 심내막 경계를 더 확실하게 볼 수 있다.

EBUS *기관지 초음파(p. 455) 참고*

심초음파 검사(ECHOCARDIOGRAPHY) *도플러 심초음파 검사(p. 454), 식도경유 심초음파 검사(p. 461) 참고*

심초음파 검사는 귀로 들을 수 있는 소리보다 주파수가 높은 초음파 또는 음파를 이용해서 심장의 움직임, 판막 기능, 심강(cardiac chamber) 크기, 심근의 두께와 수축력, 구조 이상, 심장막 삼출, 심장막 수축 등을 검사하는 방법이다.

M-모드(Motion)

가슴 앞쪽에 탐촉자(transducer)를 댄다. 짧은 간격(백만분의 1초)으로 고주파 음파(2.5-5 MHz)가 생성되고, 탐촉자는 수신기 역할도 한다. 돌아온 반향은 파동으로 변환되고 이를 기계로 전송해서 화면에 표시하고 저장 장치에 기록한다. 환자는 소리를 느끼거나 들을 수 없으며, 조직 손상도 발생하지 않는다.

2차원 모드(2D Mode)

2D 심초음파 검사는 M 모드를 더 개선한 방법이다. 탐촉자(transducer) 내부에 있는 결정체(crystal)가 활 모양으로 회전하거나 많은 결정체가 파장을 방출해서 실제 심장 구조에 더 근접한 심장 단면을 볼 수 있다. 그러나, 2D 심초음파 검사는 위치 또는 빔 각도가 정확하지 않으면 심장 모양이 크게 달라질 수 있으며, 진단 정보가 가려질 수 있다는 문제가 있다. 따라서, 2D 심초음파 검사뿐만 아니라 해상도가 훨씬 우수한 M-모드 검사도 계속 사용한다.

기관지 초음파(ENDOBRONCHIAL ULTRASOUND) *기관지경유 바늘 흡인(p. 461) 참고*

기관지 초음파(EBUS)는 최소 침습 폐암 진단 기법이며, 초음파 유도로 기관지 경유 바늘 흡인(TBNA)을 할 수 있다. 초음파 처리기와 가는 흡인 바늘이 장착된 특수 내시경으로 폐와 주변 림프절에서 조직이나 체액 검체를 획득한다. TBNA에 EBUS 유도를 이용하면, 기도, 혈관, 폐, 림프절 표면을 실시간 영상으로 볼 수 있다. 검사자는 도달하기 어려운 영역을 확인하고 더 작은 림프절에서도 검체를 획득할 수 있다. EBUS는 중등도 진정이나 전신 마취로 진행하며, 일반적으로 30분이 걸린다.

* 역주: 2022년을 기준으로 식품의약품안전처에 등록되지 않아서 국내에서는 사용할 수 없다.

내시경 역행 담췌관 조영(ERCP)

내시경 역행 담췌관 조영(endoscopic retrograde cholangiopancreatography, ERCP)은 담석, 염증 협착, 누출, 폐쇄 덩이 같은 간, 담낭, 췌장, 담관 질환을 진단하고 치료하는 데 이용하는 검사다. 방사선 사진과 내시경을 같이 사용한다. 처음에는 환자가 왼쪽으로 누운 상태로 검사를 시작하며, 내시경은 입을 지나 담관이 보이는 지점까지 진입한다. 내시경이 정확한 위치를 잡았다면, 환자를 바로 눕히고, 내시경에 작은 플라스틱 관을 삽입해서 담관과 췌관에 조영제를 주입한다. 조영제를 주입할 때 방사선 사진을 촬영해서 좁아지거나 막힌 부위를 확인한다. 내시경으로 조직 생검도 할 수 있으며, 결석 회수 같은 문제 해결도 할 수 있다.

ERCP에서 가장 흔한 합병증은 췌장염이며, 드물지만 감염, 출혈, 십이지장 천공 등도 발생할 수 있다. 검사 중 공기와 조영제가 들어가므로 시술 후 불편감이 있을 수도 있다.

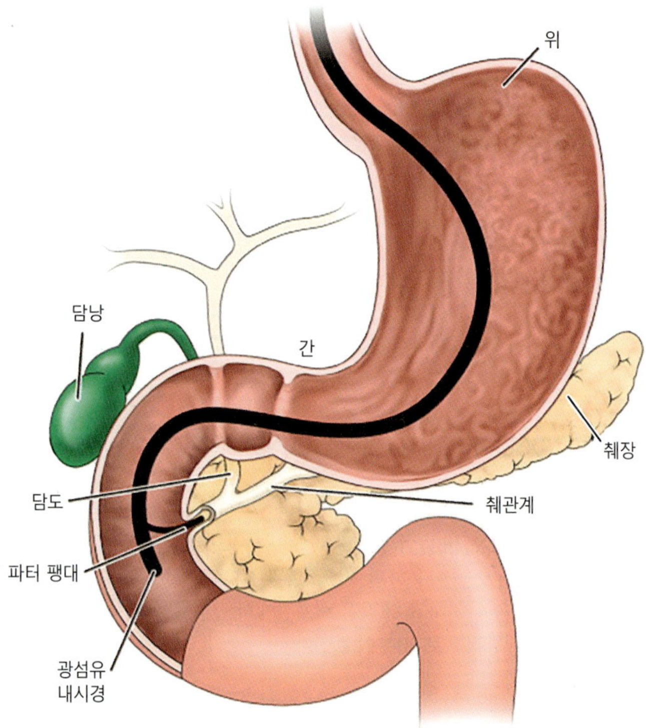

그림 10.3 ERCP. 측면 관측 장치가 있는 광섬유 내시경을 십이지장에 삽입한다. 파터 팽대(ampulla of Vater)에 관을 삽입하고 담관에 조영제를 주입한다. 필요하다면 췌관계도 평가한다. 이 검사는 팽대 주변의 종양을 확인하고 생검 검체를 채취하는 데 매우 유용하다.

HIDA SCAN

정식 명칭은 간담도 이미노디아세트산(hepatobiliary iminodiacetic acid, HIDA) 스캔이라고 하며, 이 검사는 방사성 추적자를 주입해서 간에서 소장으로 이어지는 담즙 생성과 흐름을 추적하는 핵의학 검사법이다. 일반적으로 담낭 질환을 진단할 때 사용하며, 민감도는 95%, 특이도는 90%다.

혈관내 초음파(INTRAVASCULAR ULTRASOUND, IVUS)

IVUS는 혈관의 단면 영상을 자세하게 보여주며, 일반적으로 심혈관 조영실에서 혈관조영 중에 시행한다. 유도선(guide wire)을 따라 끝에 작은 초음파 탐촉자(transducer)가 장착된 도관을 목표 혈관으로 이동한다. 이 실시간 영상은 혈관벽 특성, 판 형성 정도, 실제 협착 수준, 재형성 근거 등을 보여주므로 동맥 질환 평가에 도움이 된다. 정확한 구조 정보는 적절한 피부 경유 관상동맥 중재(PCI)뿐만 아니라 스텐트 위치 같은 시술 후 평가에도 유용하다.

빛 간섭 단층촬영(optical coherence tomography, OCT)은 IVUS와 비슷하지만, 초음파 대신에 광섬유 가닥에서 방출된 근적외선이 혈관에 반사되어 돌아오며, 관상동맥 내부 영상을 매우 높은 해상도로 볼 수 있다. OCT 영상은 IVUS 영상보다 해상도가 최대 10배 높지만, 연부 조직 투과성이 낮다.

IVUS와 OCT는 각각 특별한 장단점이 있다. 2018년 후반에 FDA는 OCT의 해상도와 대비를 가지며 IVUS의 넓은 영역을 볼 수 있는, 두 시스템이 도관 하나로 합쳐진 신형 도관의 미국 내 시험을 승인했다. 기술 결합으로 혈관벽 병리를 더 자세히 알 수 있기를 바란다.

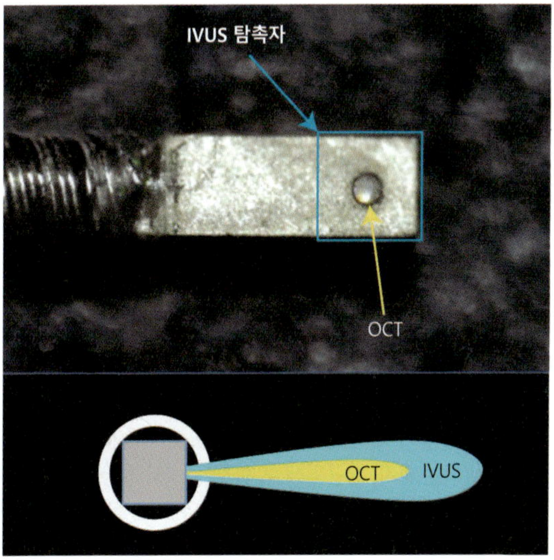

그림 10.4 혼합 IVUS-OCT 영상 도관은 초음파와 근적외선을 같은 방향으로 방출하고 동시에 작동해서 가장 좋은 혈관 시야나 혈전 시야를 만들 수 있다.

극초단파 절제(MICROWAVE ABLATION) *냉동 절제(p. 453), 고주파 절제(p. 459) 참고*

극초단파 절제는 높은 열로 세포를 파괴하는 방법이다. 피부 절개를 거쳐 종양이나 표적 조직으로 탐침(needle probe)을 유도하려면 고급 영상 기법이 필요하다. 극초단파는 바늘 주변에 열을 발생시켜 효과적으로 암세포를 파괴하며 표적 부위 주변에 있는 작은 혈관을 밀봉해서 출혈 가능성도 줄인다. 이 방법은 최소 침습 술기며, 여러 부위를 한 번에 치료할 수도 있다. 일반적으로 심장 관련 시술이나 간, 신장, 뼈에 발생한 악성 종양 치료에 사용한다.

자기 공명 혈관조영(MAGNETIC RESONANCE ANGIOGRAPHY, MRA)

MRA는 고품질 혈관 영상을 생성할 수 있다. 대동맥 같은 주요 혈관에 있는 이상을 확인하거나, 관상동맥 같은 작은 혈관에 있는 판(plaque)을 찾을 때 사용한다. MRA는 목동맥(carotid artery) 죽상경화증을 평가하는 표준검사며, 말초혈관 질환도 평가할 수 있다. 검사 결과는 다른 시술이나 추가 혈관내 중재를 계획하는 데 사용할 수 있다.

MRA는 아이오딘 조영제를 사용할 수 없을 때 CT 혈관조영 대신에 사용할 수도 있다. MRA는 강력한 자기장을 이용하므로, MRI와 같은 주의가 필요하다. 장신구나 금속 물체는 제거해야 하며, 금속 이식물이 있는지 미리 확인해야 한다.

자기 공명 영상(MAGNETIC RESONANCE IMAGING, MRI)

MRI 촬영기는 강력한 자력으로 세포의 원자핵을 진동하게 만든다. 민감도가 높은 촬영기로 원자의 미세한 진동을 측정하고 컴퓨터는 이를 멈춰 있는 또는 움직이는 3D 영상으로 변환한다. MRI 영상은 뼈, 체액, 연부 조직 구조를 영상으로 생성하고 더 세밀한 구조 영상을 제공하는 등 많은 면에서 CT 영상보다 우수하다. CT 영상은 기능 상태 정보가 아닌 조직 구조 정보만 제공한다. MRI는 무릎이나 어깨 같은 연부 조직 평가에는 우수하지만, 안타깝게도 심각하게 좁아진 혈관을 의미하는 칼슘 침착은 감지할 수 없다.

박동조율기, 스텐트, 동맥류 클립, 다른 금속 이식물 등이 있는 환자는 촬영기가 생성하는 강한 자기장 때문에 MRI를 촬영할 수 없다. 의료진은 환자를 MRI 촬영 구역으로 이동하기 전에 환자에게서 모든 금속 물체를 제거해야 한다. MRI 촬영은 소음이 크기에 일반적으로 귀마개나 헤드폰을 착용하고 촬영하며, 구형 MRI는 매우 좁아서 환자에게 폐소공포증이 있다면 촬영이 어려울 수도 있다.

다중동기 획득 스캔(MUGA SCAN)

핵의학 심실조영이라고도 하는 다중동기 획득(multigated acquisition, MUGA) 스캔은 골수 이식 환자, 확장 심근병증이나 울혈 심부전이 의심되는 환자, 심근경색 후 환자 등에서 심장 기능을 평가하는 검사법이다. 환자에게서 혈액을 뽑은 다음 방사성 물질인 테크네튬-99 (technetium-99)를 부착해서 다시 주입한다. 그 후 테크네튬이 부착된 적혈구가 방출하는 매우 적은 방사선을 감지할 수 있는 특수 감마 카메라로 촬영한다. 컴퓨터 보조로 만든 최종 결과물은 심장 박동 "영상"이다. 감마 카메라가 특정 시점에 여러 영상을 촬영하므로 이 검사를 "다중 동기(multigate)"라고 한다.

MUGA 스캔을 이용하면 여러 가지 중요한 심장 기능을 평가할 수 있다. 심근경색이나 심근에 영향을 미치는 다른 질환이 있었다면, MUGA 스캔으로 지속해서 손상을 받았던 심근의 위치를 찾아내고 손상 정도를 평가할 수 있다. 그러나, 이보다 중요한 점은 좌심실 박출률을 평가하는 정확하고 재현 가능한 수단을 제공한다는 점이다. 정상 박출률은 50-55%다.

OCT *혈관내 초음파(p. 457) 참고*

페르산틴 부하 검사(PERSANTINE STRESS TEST) *부하 검사(p. 460) 참고*

양전자 방출 단층촬영(POSITRON EMISSION TOMOGRAPHY, PET)

PET은 양전하 입자(방사성 양전자)를 이용해서 신체 대사와 화학 활성의 미묘한 변화를 감지하는 영상 기법이다. 신체 구조를 영상으로 나타내는 CT나 MRI와는 다르게, PET은 신체 기능을 색상으로 구분해서 영상으로 나타낸다. 질병이 발생하면 조직과 세포의 생화학이 변한다는 원리를 기반으로 하며, 종양이 악성인지 양성인지 구분하거나 전이를 보여줌으로써 암 병기를 결정하는 가장 정확하고 비침습적인 방법이다. 심장에서는 PET으로 질병 정도를 정량화하고 심장마비 후 수술이 심근에 이점이 있을지 결정할 수 있다. 뇌에서는 PET으로 종양 위치를 확인하고 이를 흉터 조직과 구분할 수 있으며, 알츠하이머를 진단해서 조기 중재를 할 수 있으며, 뇌전증 환자의 발작 병소를 확인할 수 있다.

PET 촬영기는 검사대가 부착된 고리 모양 장치다. 환자를 검사대에 눕히고, 검사대가 고리 안으로 천천히 이동한다. PET을 촬영하려면 환자에게 추적 약물을 소량 투여해야 한다. 추적 약물로는 탄소, 질소, 산소처럼 몸에서 쉽게 찾을 수 있지만, 양전자를 방출하도록 변형한 화학물질을 이용한다. 추적자는 몸 안을 이동하며 신호를 방출하고, 결국 표적 장기에 축적된다. PET 촬영기는 이러한 신호를 기록한 다음, 이를 화학과 기능을 보여주는 영상으로 변환한다. PET 영상에서 색상과 밝기 차이는 조직 기능 차이나 장기 기능 차이를 나타낸다.

고주파 절제(RADIOFREQUENCY ABLATION, RFA) *냉동 절제(p. 453), 극초단파 절제(p. 458) 참고*

RFA는 전극으로 열을 생성해서 조직을 파괴하는 방법이다.

종양에서 사용법: CT, MRI, 초음파 유도로 진행하며, RFA는 일반적으로 폐, 간, 신장, 유방, 뼈에 있는 종양을 파괴하거나 "절제"하는 데 사용할 수 있다. RFA는 보편적인 수술을 피하고자 하는 초기 종양 환자나 수술을 받을 수 없을 정도로 상태가 좋지 않은 환자에서 대체 치료법으로도 사용한다. 수술, 방사선요법, 화학요법을 대체한다기보다는 이 방법들과 같이 사용할 때 가장 효과가 크다. 작은 바늘 전극을 피부를 거쳐 직접 종양 조직에 삽입한다. 고주파 에너지는 고주파 교류 형태로 바늘 전극을 통과한다. 고주파 에너지는 바늘 전극 주변에 있는 조직에 열을 가해서 효과적으로 근처에 있는 암세포를 사멸할 수 있다. 동시에 고주파 에너지에서 발산된 열이 주변에 있는 작은 혈관을 폐쇄해서 출혈 위험을 줄인다. 사멸한 세포는 이후 몇 개월에 걸쳐 해가 없는 흉터로 변한다. RFA는 일반적으로 외래 기반에서 의식 있는 진정으로 시행하지만, 많은 의사가 시술 중 통증이 작은 전신 마취를 선호한다.

순환기내과에서 사용법: RFA는 순환기내과에서 심장 조직에 있는 부정맥을 유발하는 비정상 전도로를 파괴할 때도 사용한다. RFA는 주로 심방세동, 심실위 빈맥, 특정 심실 부정맥 등에 사용한다. 끝에 에너지 방출 탐색자(probe)가 장착된 특수 도관을 정맥을 따라 심장으로 삽입한다. 그 후 비정상 전도로를 확인해서 고주파 전류로 제거한다.

신장 교감신경 차단(RENAL SYMPATHETIC DENERVATION, RSDN)

RSDN은 때로는 RDN으로 줄여 쓰기도 하며, 일반적인 내과 치료에 반응하지 않는 고혈압 환자를 치료하려고 고안된 최소 침습 술기다. 표준 넓적다리동맥(femoral artery) 접근법으로 신장 동맥에 고주파를 적용해서 고혈압을 유발하는 교감신경 경로를 억제한다. 양쪽 신장동맥에 2분 동안 절제술을 시행해서 신경을 억제한다. 초기 임상 연구 결과는 전도유망했으며, 3년 추적 관찰에서 평균 혈압이 약 30 mmHg 감소했다.

세스타미비 부하 검사(SESTAMIBI STRESS TEST) *부하 검사(p. 460) 참고*

부하 검사(STRESS TESTING)

부하 검사는 운동 시와 휴식 시 심장에 공급되는 혈류를 평가하는 방법이다. 일반적으로 다음 두 가지 질문에 답할 수 있다. (1) 심장이 부하를 받을 때 명확해지는 기저 관상동맥 질환이 있는가? (2) 관상동맥 질환이 있다면 중증도는 어느 정도인가? 부하 검사는 종류가 다양하며 다음 4가지로 나눌 수 있다.

운동 심전도 부하 검사: 모든 부하 검사 중에서 가장 간결하다. 12-유도 심전도와 혈압을 감시하면서 환자에게 트레드밀(treadmill) 위를 걷게 한다. 목표 심박수(나이 별 최대 예상 심박수의 85%)에 도달하거나 가슴 통증 또는 피로가 나타날 때까지 3분 간격으로 경사와 속도를 높인다.

약물(도부타민) 부하 검사: 안정기 심초음파 영상을 촬영한다. 그 후 환자가 나이별 최대 예상 심박수에 도달할 때까지 3분마다 도부타민(dobutamine)을 증량한다. 도부타민을 증량할 때마다 심초음파 영상을 촬영하고 최대 심박수에 도달할 때까지 반복한다. 도부타민으로 심박수가 예상 최대치에 도달하지 못한다면 때로는 아트로핀(atropine)을 투여할 수도 있다. 그 후 심박수가 정상으로 돌아올 때까지 기다린 다음 마지막 심초음파 영상을 촬영한다.

핵의학[세스타미비(sestamibi), 탈륨(thallium)] 부하 검사: 환자에게 트레드밀이나 자전거를 타고 가능한 한 격렬하게 운동하도록 지시한다. 최대 운동 수준에 도달하면 방사성 물질(추적자)을 소량 투여한다. 운동이 끝나면 추적자는 관상동맥을 따라 심근으로 이동한다. 그 후 환자를 X선 검사대에 눕히고 감마 카메라로 심장을 촬영한다. 첫 영상은 운동 중 순환을 나타낸다. 그 후 2-3시간 동안 환자를 쉬게 하고 다시 방사선 추적자를 투여한 다음 안정 중 순환을 나타내는 두 번째 영상을 촬영한다.

해석: 모든 심장 영역에 추적자가 정량으로 도달하면 검사 결과를 정상으로 간주한다. 최대 운동 영상과 안정 영상을 비교한다. 양쪽이 모두 정상 흡수를 보인다면, 관상동맥 혈류가 정상이라고 판단한다. 그러나, 영상에 방사선 추적자가 없고 색상이 다른 부위가 있으면 이를 결손이라고 부르며, 해당 부위로 가는 혈류가 좋지 않다고 진단할 수 있다. 결손이 최대 운동 중에만 있고 안정 중에는 없다면, 가장 가능성이 큰 원인은 심각한 관상동맥 폐쇄다. 결손이 운동 영상과 안정 영상 모두에서 보인다면, 이전에 심장마비가 있었으며 심근에 흉터가 생겼음을 의미한다.

약물[아데노신(adenosine), 페르산틴(Persantine®)]과 핵의학 혼합 부하 검사: 이 검사는 운동이 금기이거나 환자가 운동 검사를 할 수 없을 때 사용한다. 먼저 방사성 추적자를 소량 투여한다. 그 후 환자를 X선 검사대에 눕히고 감마 카메라로 첫 번째 영상을 촬영한다. 안정 중 심장 영상을 촬영했다면, 아데노신이나 페르산틴을 IV로 천천히 투여한다. 이 약물은 혈관 확장을 유발해서 격렬한 운동을 한 상태와 비슷한 상황을 만든다. 그 후 두 번째 방사성 추적자를 주입하고, 감마 카메라로 두 번째 영상인 "부하" 영상을 촬영한다.

■ **표지 적혈구 스캔(TAGGED RBC SCAN)** *출혈 스캔(p. 451) 참고*

■ **TBNA** *기관지경유 바늘 흡인(p. 461) 참고*

■ **탈륨 부하 검사(THALLIUM STRESS TEST)** *부하 검사(p. 460) 참고*

■ **기관지 경유 바늘 흡인(TRANSBRONCHIAL NEEDLE ASPIRATION)** *기관지 초음파(p. 455) 참고*

기관지 경유 바늘 흡인(TBNA)은 폐 또는 기도에서 조직을 획득해서 질병을 진단하거나 병기를 결정하는 비수술적 방법이다. 기관지 내시경으로 흡인 바늘을 삽입한 다음 음압을 적용해서 바늘 끝부분으로 조직이 들어오게 만든다. 커진 림프절이나 깊은 점막 아래 병변처럼 기도 밖에 있는 조직이나 종양에서 검체를 획득하는 기관지 경유 생검과는 다른 검사 방법이다.

■ **식도경유 심초음파 검사(TRANSESOPHAGEAL ECHOCARDIOGRAPHY)** *심초음파 검사(p. 455) 참고*

일반적으로 심초음파 검사는 가슴 경유 접근으로 시행한다. 즉, 탐촉자(transducer)를 가슴 앞쪽 벽에 댄다. 그러나, 초음파는 조직, 폐, 뼈를 지나면서 선명도가 떨어지기에 새로운 식도 경유 접근법이 개발되었다. 이 접근법에서는 위내시경에 사용하는 광섬유 대신에 작은 탐촉자가 장착된 내시경을 식도에 삽입한다. 이렇게 하면 탐촉자를 좌심방에 매우 가까이 가져갈 수 있다. 결과적으로, 가슴 경유 심초음파 검사보다 영상이 더 선명하고 정확하다. 환자에게 적절한 진정제를 투여해서 이완을 유도하지만, 과정 중에 삼킴과 자세 변경이 필요하므로 잠들지는 않는다. 이 방법은 가슴 경유 심초음파 검사보다 명백하게 침습적이며, 합병증은 주로 식도내 관 삽입과 관련이 있다. 합병증으로는 입인두 손상, 식도 손상, 위 손상, 저산소혈증, 흡인 등이 있으며, 드물지만 미주신경 반응(vagal reaction)도 나타날 수 있다.

■ **초음파(ULTRASOUND)** *머리뼈 경유 도플러 검사(p. 88), 식도 경유 심초음파 검사(p. 461), 도플러 심초음파 검사(p. 454), 심초음파 검사(p. 455) 참고*

초음파 영상은 고주파 음파로 신체 내부 영상을 얻는 방법이며, 전리 방사선이 발생하지 않는다. 초음파 영상은 실시간으로 기록되고 화면에 표시되므로, 검사자는 내부 장기, 혈류, 판막의 실제 움직임을 보고 평가할 수 있다. 초음파 검사는 간, 담낭, 비장, 췌장, 신장, 방광 등에 발생한 이상을 진단하는 데 사용한다. 산과에서는 초음파로 태아를 볼 수 있다. 그러나, 초음파 검사에는 한계가 있다. 뼈를 검사해야 한다면 초음파 검사는 적절한 검사법이 아니다. 음파는 뼈를 관통하기 어려우므로, 뼈를 검사해야 한다면 MRI가 더 적절하다. 또한, 초음파는 공기를 통과할 수 없다. 따라서, 위, 소장, 대장을 평가할 때는 가치가 제한된다.

초음파 영상의 원리는 선박이나 박쥐가 사용하는 초음파와 같다. 소리가 몸을 통과할 때 물체의 거리, 크기, 모양, 밀도를 식별하는 데 사용할 수 있는 메아리(echo)가 생성된다. 초음파 탐촉자는 음파 발생기와 수신기 역할을 한다. 탐촉자를 피부에 대면 소리가 발생해서 신체의 체액과 조직에서 "메아리"가 돌아오고, 탐촉자는 이 파동을 기록한다. 도플러 초음파에서는 마이크가 음파의 미세한 높낮이 변화와 방향 변화를 포착하고 기록한다.

환기/관류 영상(VENTILATION/PERFUSION SCAN, V/Q SCAN) *환기/관류 비율(p. 270) 참고*

환기/관류 영상은 폐의 혈류 이상이나 혈전을 평가하는 진단 검사법이다. 알레르기나 신부전 때문에 조영제를 투여할 수 없어서 CT 혈관조영이나 PET 영상을 촬영할 수 없는 환자에게 주로 사용한다. 환기/관류 영상은 두 단계를 순서대로 촬영한다.

표 10.2 환기/관류 영상

1단계 – 환기 단계	2단계 – 관류 단계
• 이동식 검사대에 환자를 배치 • 환자가 방사성 동위원소 가스를 소량 흡입 • 촬영기는 방사성 동위원소의 움직임을 추적해서 폐에서 공기 이동을 확인	• 환자는 검사대에 그대로 유지 • 방사성 동위원소를 정맥으로 주입 • 촬영기는 방사성 동위원소를 추적해서 폐에서 혈액 순환을 확인
결과 판독	
영상의학과 의사는 환기/관류 불일치 부위를 확인해서 폐 색전증 유무를 판단한다. • 다음과 같을 때 폐 색전증이 없다: 폐의 해부학적 경계를 따르는 정상 관류. 불일치가 없으면서 모든 크기, 모양, 개수의 역 불일치(reverse mismatch) 환기/관류 결손 또는 일치 환기/관류 결손. 불일치가 폐엽, 구역, 또는 소구역(subsegment) 패턴을 보이지 않음 • 다음과 같을 때 폐 색전증이 있다: 폐혈관 구조와 일치하는 환기/관류 불일치 구역이 최소 하나 또는 소구역 두 개에 환기/관류 불일치 • 다음과 같을 때 폐 색전증 여부를 판단할 수 없다: 특정 질환에 전형적이지 않은 환기/관류 이상이 여러 개	

심실조영(VENTRICULOGRAM) *다중동기 획득 스캔(p. 458) 참고*

NOTES

11 기타

알드리트 점수 체계(ALDRETE'S SCORING SYSTEM)

주로 수술 후에 환자가 회복실에서 안전하게 퇴실할 수 있는 시점을 결정할 때 사용하는 척도

표 11.1 알드리트 점수 체계

평가	설명	점수
움직임	스스로 또는 지시에 따라 팔다리 4개를 모두 움직일 수 있음 스스로 또는 지시에 따라 팔다리 2개를 움직일 수 있음 스스로 또는 지시에 따라 팔다리를 움직일 수 없음	2 1 0
호흡	심호흡과 기침을 자유롭게 할 수 있음 호흡 곤란, 얕은 호흡, 호흡 제한 무호흡	2 1 0
순환	혈압이 마취 전 혈압보다 ± 20 mmHg 혈압이 마취 전 혈압보다 ± 20–50 mmHg 혈압이 마취 전 혈압보다 ± 50 mmHg	2 1 0
의식	완전 각성 부르면 각성 반응 없음	2 1 0
산소포화도	실내 공기로 90% 이상 유지 가능 90% 이상으로 유지하려면 산소 공급 필요 산소 공급에도 90% 미만	2 1 0

기존 알드리트 점수 체계에 두 가지 기준을 추가하면 수정 알드리트 점수 체계가 된다.

표 11.2 수정 알드리트 점수 체계에 추가하는 기준

평가	설명	점수
통증 평가	없음 또는 경도 불편감 IV 진통제로 조절되는 중등도에서 중증 통증 지속하는 중증 통증	2 1 0
구역 증상	없음 또는 구토 없는 경도 구역 일시적 구토나 구역 지속하는 중등도–중증 구역과 구토	2 1 0

아파치 점수 체계(APACHE SCORING SYSTEM)

급성 생리 평가와 만성 건강 평가를 의미하는 아파치(The Acute Physiology and Chronic Health Evaluation, APACHE) 점수는 질병의 중증도를 기반으로 중환자실 입실 첫날 이후의 병원내 사망 위험을 계산하는 데 사용하는 도구다. 개별 환자의 의학적 상태와 축적된 약 18,000 사례를 비교해서 예후를 계산하며, 정확도는 평균 95%다. 아파치 체계는 4가지 요소로 구성된다.

- 나이
- 주요 질병 분류: 중환자실 입실 이유
- 급성(현재) 생리 상태
- 중환자실 입실 전 있었던 곳: 응급실, 일반 병동 등

중환자실 입실 24시간 이내에 간단하게 확인할 수 있는 몇 가지 사실에 각각 점수를 입력한다. 점수 합계는 0점에서 71점 사이이다. 초기 점수가 정해졌다면, 중환자실 입실 중에는 새로 점수를 계산할 수 없다. 그러나, 환자가 중환자실에서 퇴실한 다음 재입실했다면, 새로 아파치 점수를 계산해야 한다. 점수가 높을수록 질병이 더 중증이며, 사망 위험이 더 큼을 의미한다. 임신 중이 아닌 심장병 환자와 외상 환자에서 점수가 50점 이상이면 사망률 증가와 관련이 있다.

브래든 욕창 사정 점수(BRADEN SCALE)

브래든 욕창 사정 점수는 욕창 발생 위험을 평가할 때 사용한다. 점수가 낮을수록 욕창 발생 가능성이 크다.

표 11.3 브래든 점수 판독

총점	잠재적 위험
9점 미만	매우 높음
10-12점	높음
13-14점	중등도
15-18점	낮음
19-23점	없음

표 11.4 브래든 피부 평가 점수

감각 인지 압력 관련 불편감에 의미 있게 반응하는 능력	**1. 완전 제한:** 진정이나 의식 수준 저하 때문에 통증 자극에 반응(신음, 움직임, 움켜쥠 등) 없음. **또는** 체표 대부분에서 통증을 느끼는 능력이 제한	**2. 매우 제한:** 통증 자극에만 반응. 신음이나 안절부절 외에 불편을 표현할 수 없음. **또는** 몸의 절반에서 통증을 느끼는 능력을 제한하는 감각 장애가 있음.	**3. 약간 제한:** 구두 지시에 반응하지만, 불편감이나 몸을 돌려 달라고 항상 표현할 수 없음. **또는** 팔다리 1-2개에서 통증을 느끼는 능력을 제한하는 감각 장애가 약간 있음.	**4. 장애 없음:** 구두 지시에 반응. 통증을 느끼는 능력을 제한하는 감각 장애가 없으며, 통증이나 불편을 표현할 수 있음.
습도 피부가 습기에 노출되는 정도	**1. 항상 습함:** 땀, 소변 등으로 피부가 항상 습함. 환자가 움직이거나 돌아누울 때마다 축축함을 확인할 수 있음.	**2. 매우 습함:** 피부가 습하지만, 항상 습하지는 않음. 근무 교대마다 적어도 한 번은 환자복과 침대 시트 교체가 필요함.	**3. 간헐적 습함:** 피부가 간헐적으로 습하므로 대략 하루에 한 번은 환자복과 침대 시트 교체가 필요함.	**4. 거의 습하지 않음:** 피부가 일반적으로 건조하며, 환자복과 침대 시트는 정기적으로만 교체가 필요함.

표 11.4 (이어서) 브래든 피부 평가 점수

활동 신체 활동 정도	**1. 침대 생활:** 침대에 국한	**2. 의자 생활:** 걷는 능력이 심각하게 제한되거나 걸을 수 없음. 체중을 지탱할 수 없으며 의자나 휠체어에 앉을 때 도움이 필요	**3. 간헐적으로 걸음:** 하루 중 간헐적으로 걸을 수 있지만 도움을 받거나 받지 않고는 짧은 거리만 걸을 수 있음. 대부분을 침대나 의자에서 보냄.	**4. 자주 걸음:** 하루에 적어도 두 번은 방 밖으로 걸어서 나가며, 깨어 있는 동안은 적어도 2시간에 한 번은 방 안으로 들어간다.
움직임 자세를 바꾸고 조절하는 능력	**1. 전혀 없음:** 도움 없이는 신체나 팔다리 자세를 조금도 바꿀 수 없음.	**2. 매우 제한:** 간헐적으로 신체나 팔다리 자세를 조금은 바꿀 수 있지만, 독립적으로 자주 바꾸거나 크게 바꾸지는 못함.	**3. 약간 제한:** 독립적으로 신체나 팔다리 자세를 조금씩 자주 바꿀 수 있음.	**4. 제한 없음:** 도움 없이도 자세를 자주 크게 바꿀 수 있음.
영양 일반적인 음식 섭취 패턴	**1. 매우 불량:** 완전한 식사를 할 수 없음. 음식의 1/3 이상은 거의 먹지 못함. 단백질(육류 또는 유제품)을 하루 2인분 이하로 섭취. 수분 섭취 불량. 액상 식이 보충제를 먹을 수 없음. **또는** 5일 이상 금식 상태 및/또는 투명한 수액이나 IV를 유지 중.	**2. 충분하지 못함:** 완전한 식사를 거의 하지 못하며 일반적으로 음식의 절반 정도만 먹음. 단백질은 하루 3인분의 육류 또는 유제품만 섭취함. 때로는 식이 보충제를 섭취함. **또는** 유동식이나 관 급식으로 최적량보다 적은 영양을 공급받음.	**3. 충분함:** 식사에서 절반 이상을 섭취함. 단백질(육류, 유제품 등)은 하루에 4인분을 섭취함. 때때로 식사를 거부하지만, 일반적으로 보충제를 섭취할 수 있음. **또는** 관 급식이나 완전 비경구 영양(TPN)으로 영양 요구 사항을 대부분 만족.	**4. 양호함:** 모든 식사를 대부분 섭취함. 식사를 거부하지 않음. 일반적으로 4인분 이상의 육류와 유제품을 섭취함. 간혹 식사 사이에 간식을 섭취함. 보충제가 필요 없음.
마찰력과 전단력	**1. 문제 있음:** 움직이려면 중등도에서 최대 도움이 필요함. 시트에서 미끄러지지 않고 완전히 들어 올리는 것이 불가능. 침대나 의자에서 자주 미끄러지므로 자세를 자주 바꿔야 하며, 자세를 바꿀 때는 최대 도움이 필요함. 경직, 구축, 초조는 거의 일정한 마찰을 유발한다.	**2. 잠재적 문제 있음:** 힘없이 움직이며 도움이 최소한으로 필요함. 움직이는 동안 피부가 침대 시트, 의자, 보호대, 다른 기구 등에서 어느 정도 미끄러질 수 있음. 의자나 침대에서 대부분의 시간 동안 상대적으로 좋은 자세를 유지하지만, 때때로 미끄러진다.	**3. 명확한 문제 없음:** 의자나 침대에서 독립적으로 움직일 수 있으며, 움직이는 동안 몸을 완전히 들어 올릴 수 있는 충분한 근력이 있음. 의자나 침대에서 항상 좋은 자세를 유지함.	

■ 화상(BURN) 복부 구획 증후군(p. 278) 참고

9의 법칙은 성인에서 화상을 입은 신체 표면적 비율을 결정할 때 사용하는 임상 계산식이며, 수액 소생과 추가 치료 결정에 유용한 지침 역할을 한다.

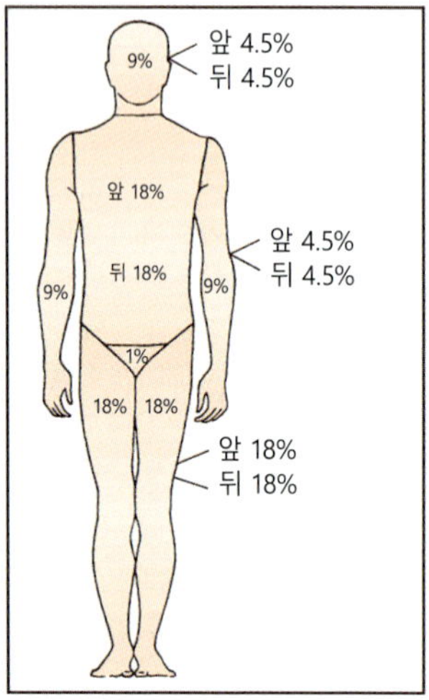

그림 11.1 9의 법칙

수액 소생

수액 소생은 화상 환자의 초기 치료에서 중요한 목표다. 수액량은 일반적으로 두 가지 방법으로 결정한다.

파크랜드 공식(Parkland formula)
박스터 공식(Baxter formula) 또는 합의 공식(consensus formula)이라고도 한다. 젖산 링거 용액: 4 mL × 체중(kg) × 화상을 입은 표면적 비율(%) 화상을 입은 후 첫 8시간 동안 절반을 투여하고, 남은 절반은 16시간 동안 투여한다.

수정 브루크 공식(modified Brooke formula)
젖산 링거 용액: 2 mL × 체중(kg) × 화상을 입은 표면적 비율(%) 화상을 입은 후 첫 8시간 동안 절반을 투여하고, 남은 절반은 16시간 동안 투여한다.

두 공식은 수액량 차이가 크다. 어떤 공식을 따를지는 환자의 필요에 따라 달라진다. 공식은 지침일 뿐이며, 치료 중 수액 투여에 반응을 보이는지와 환자가 견딜 수 있는지가 중요하다는 점을 주의한다. 예를 들어, 흡입 손상 환자, 전기 화상 환자, 술을 마신 상태에서 화상을 입은 환자는 추가 수액이 필요할 수도 있지만, 수액 과다는 폐부종이나 뇌부종을 쉽게 유발할 수 있다. 그러나, 소생에 충분한 수액을 사용하지 않으면, 폐, 신장, 장간막 혈관계에 추가 손상을 유발할 수도 있다. 결국, 수액 소생 노력은 환자 반응에 따라 결정해야 하며 매시간 재평가해야 한다. 성인에서 일반적으로 사용하는 소생 목표는 소변 배출량 0.5-1 mL/kg/hr다.

소생 중 교질 수액(colloid fluid) 추가는 매우 논란이 많은 주제다. 일부 의사는 수액 요법에 교질 수액을 추가하면 수액 필요량을 줄일 수 있으며, 과도한 부종 발생을 예방할 수 있다고 주장한다. 다른 의사는 24시간이 지나면 모세혈관 체계의 온전성이 회복되기 시작하므로 이 시간 동안에 교질 수액 추가는 장점이 전혀 없다고 생각한다. 따라서, 이 주제는 추가 연구가 필요하다.

표 11.5 깊이에 따른 화상 특징

화상 깊이와 원인	피부 침범	증상	상처 모양	회복 과정
1도 화상 - 표면				
햇빛 화상. 저강도 섬광 화상.	표피	저림. 감각 과민. (hyperesthesia) 냉각으로 진정되는 통증.	붉어짐: 압력을 주면 창백하게 변함. 부종은 없거나 최소한.	일주일 안으로 완전하게 회복. 박피.
2도 화상 - 부분층				
열탕 화상. 높은 온도에 짧은 시간 접촉.	표피와 위쪽 진피	감각 과민.	물집, 매우 습함:모세혈관 재충만은 온전	1-2주 안에 회복. 일반적으로 다양한 색소 침착을 동반한 작은 흉터가 남음.
2도 화상 - 깊은 부분층				
기름 화상. 높은 온도에 오랜 시간 접촉.	표피와 아래쪽 진피	바늘 따끔(pin prick) 검사에 덜 민감.	분홍색에서 흰색 얼룩. 압력을 줘도 창백해지지 않음. 표면 화상보다 건조.	2-3주 안에 회복. 비대 흉터와 구축 생성. 이식편이 필요할 수도 있음.
3도 화상 - 전층				
화염 화상. 뜨거운 액체에 오랜 시간 노출. 전기 화상.	표피, 진피 전층, 때로는 피부밑 조직을 침범	통증 없음. 쇼크. 혈뇨, 용혈. 입구와 출구 상처(전기 화상).	건조: 창백한 흰색, 가죽 같은, 탄 모양. 피부 파괴로 지방 노출. 부종.	가피 딱지(eschar slough). 이식 필요. 흉터 형성, 기능과 윤곽 손실. 팔다리나 손·발가락 손실 가능.

■ 중심 정맥 도관(CENTRAL VENOUS CATHETER) *퀸톤 도관(p. 332), 알테플라제(p. 387), 비경구 영양(p. 311) 참고*

중심 정맥 도관(CVC)은 중환자에게 자주 사용하는 도관이다. 도관의 원위부 끝이 속목정맥(internal jugular vein), 넓적다리정맥(femoral vein), 위대정맥(superior vena cava), 우심방 같은 중심 정맥에서 끝나므로 중심 정맥 도관이라고 부르며, 다양한 방법으로 삽입할 수 있다. FDA 지침에 따르면, 유치 기간이 30일 미만인 도관은 단기 CVC라고 부르며, 유치 기간이 30일 이상인 도관은 장기 CVC라고 부른다.

현재 사용할 수 있는 CVC는 종류가 다양하며, 각각은 목적에 맞는 특수 기능을 제공한다. 그러나, 기본적으로 CVC는 다음과 같이 크게 4가지 기본 범주로 나눌 수 있으며, 뒤에서 다룰 "특수 도관 유형"에서 더 자세하게 설명할 예정이다.

- 비터널식
- 터널식
- 말초 삽입 중심 정맥 도관(PICC)
- 삽입형 포트

일반 관리

합병증을 예방하려면 종류와 관계없이 모든 CVC에 핵심 관리 전략이 필요하다. 아래에 나열된 일반 관리법 외에도 병원별 지침을 참고한다.

세척

- 약물 투여 전후에 NS 10 mL 이상으로 내강을 세척한다.
- 채혈 전후에 NS 20 mL 이상으로 내강을 세척한다.
- 모든 CVC에는 사용하지 않을 때도 개방성을 유지하는 특정 세척 관리 일정이 있다. 예를 들면 4주마다 포트 세척 같은 식이다. 세척 일정을 엄격하게 준수한다.
- 일상 세척에 헤파린을 사용하면 합병증을 유발할 수 있다. 환자 상태를 고려한다.

수액선/마개 교체

- 4일에서 7일 사이에 수액선을 교체한다. 오염되었다면 더 빠르게 교체한다.
- 혈액제제를 투여한 다음에는 즉시 수액선을 교체한다.
- 프로포폴(propofol) 같은 지질 유제(fat emulsion)를 주입한다면 24시간마다 수액선을 교체한다.
- 바늘 없이 투여할 수 있는 주입구가 장착된 마개(cap)는 수액 세트를 바꿀 때 교체하지만, 3일 이상 사용했을 때만 교체한다.

드레싱

- 삽입 부위를 밀봉할 수 있는 드레싱을 사용한다. 거즈로 드레싱 한다면 48시간마다 교체하고 항균 젤이 있는 투명 드레싱을 사용한다면 7일마다 교체한다.
- 삽입형 포트는 접근 바늘을 교체할 때 밀봉 부위 드레싱을 교체한다. 일반적으로 7일마다 교체한다.
- 띠(cuff)가 있는 터널식 도관은 상처가 아물었다면 출구 부분은 드레싱이 필요하지 않을 수도 있다. 제조사와 병원별 지침을 참고한다.

안전

- 신장 질환(병기 IIIb) 환자에게는 CVC, 특히 PICC 삽입을 피한다.
- 안전을 위해 도관/포트 유형과 특정 기능을 반드시 알고 있어야 한다. 도관/포트 유형은 의무기록지나 흉부 방사선 사진으로 확인할 수 있다.
- CVC가 압력 증가를 견딜 수 있도록 특별히 설계되었다는 것이 확인되지 않는 한 모든 CVC에 CT 조영제 투여 같은 강력 주입을 사용하지 않는다.

감염 위험

- CVC를 삽입할 때는 가장 내강 수가 적은 도관을 권장한다. 내강 수가 증가하면 감염과 혈전 위험이 증가한다. **요점**: 이는 과유불급의 좋은 예다.
- 삽입 중에는 항상 무균 기법을 유지한다. 전담 관찰자 배치를 권장한다.
- 가능하면 초음파 유도로 삽입한다. 초음파 유도를 사용하면 시도 횟수와 손상을 줄여 감염률을 낮출 수 있다.
- 모든 열린 내강은 주입 포트(막힌 마개, 바늘 없이 주입할 수 있는 연결부 등)로 덮어두고 72시간 이내에는 교체하지 않는다.
- 주입 포트에 접근하기 전에는 15-30초 동안 포트를 소독한다.
- IV 수액, 수액선, 드레싱 교체는 예정된 간격으로 시행한다.
- 엄격한 손 위생을 준수하고, 항상 장갑을 착용하고 도관을 취급한다. 장갑은 CVC를 취급하기 전에 다른 표면에 닿지 않은 깨끗한 장갑을 이용한다.
- 중심 정맥 도관 관련 혈류 감염(CLABSI)을 줄이려면 클로르헥시딘이 함유된 드레싱 사용을 권장한다.
- 삽입 부위를 주의해서 감시한다. 일반적으로 면역약화 환자에서는 가벼운 촉진 시 느껴지는 압통이 감염을 의미할 수도 있다.

- 가능하다면 내강에서 IV 수액선을 분리하지 않는다. 분리/연결을 반복하면 감염 위험이 커진다.
- 비경구 영양은 전용 내강을 이용한다.
- 매일 CVC가 필요한지 재평가하고 필요하지 않다면 가능한 한 빠르게 제거한다.

막힌 CVC에서 혈전 제거

도관은 절대로 힘으로 세척해서는 안 되며, 세척할 때 저항이 있거나 혈액이 흡인되지 않는다면 추가 평가가 필요하다.

- 먼저, 도관 잠금, 도관 꺾임, 치밀 봉합, 도관 끝부분 이동이나 위치 이상, 약물/지방 침전 같은 비혈전 원인을 배제한다. **요점:** 수액을 주입할 수 있지만, 혈액을 흡인할 수 없을 때 이를 부분 막힘이라고 하며, 부분 막힘은 완전 막힘만큼 중요하므로 막힘을 해결해야 한다.
- 혈전 막힘이나 부분 막힘으로 판단된다면, 알테플라제(alteplase)를 주입해서 도관을 세척한다. "도관 세척에서 알테플라제" 부분을 참고한다(p. 389).

특수 도관 유형

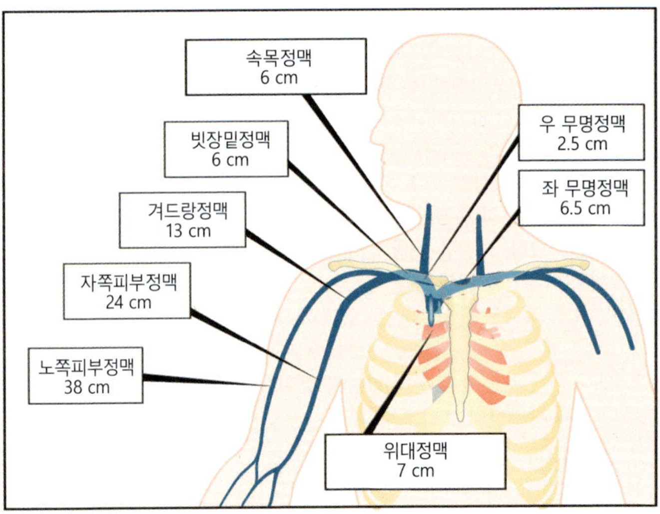

그림 11.2 주요 정맥의 길이. [Used with permission from Marino, P. L. (2007). The ICU book (3rd ed.). Philadelphia, PA: Lippincott Williams & Wilkins.]

NOTES

비터널식 도관

비터널식 도관은 피부를 거쳐서 속목정맥(internal jugular vein), 넓적다리 정맥(femoral vein), 빗장밑정맥(subclavian vein) 같은 중심 정맥으로 직접 삽입한다. 내강은 도관에 따라 1개에서 4개까지 있으며, 내강이 5개가 있는 도관도 있지만 거의 사용하지 않는다. 이러한 도관은 일반적으로 중심 정맥압 감시에 사용하며, 이때는 세척 기구를 선에 장착한다. 삽입 부위 드레싱이 필요하며, 일반적으로 단기간 사용한다. **요점:** CVC 관련 감염 중 대부분은 비터널식 도관이 원인이다.

비터널식 도관의 유형과 특징 중 일부는 다음과 같다.

- 감염 감소: 애로우가드 블루(ARROWg+ard® Blue)
- 감염 감소와 압력/강력 주입 가능: 애로우가드 블루 플러스(ARROWg+ard Blue Plus®)
- 투석: 마후카 엘리트 혈액 투석 도관(Mahurkar™ Elite Hemodialysis Catheter)
- 항균/항혈전형성 보호: 애로우가드 블루 어드밴스(ARROWg+ard Blue Advance®)

비터널식 중심 정맥 도관은 다음과 같은 방법으로 제거한다:

- 환자는 CVC를 삽입할 때와 같은 자세를 잡는다. 가슴 위쪽에 CVC를 삽입했다면 침대 머리를 평평하게 하는 것이 바람직한 자세다.
- 마스크를 착용하고 손을 소독한 다음 장갑을 착용한다.
- 모든 주입을 멈추고 멸균 소독포(drape)를 덮어 무균 영역을 만든다.
- 기존에 있던 드레싱을 제거해서 폐기하고 새 무균 장갑을 착용한다.
- 삽입 부위를 관찰한다. 감염이 의심된다면, 처방에 따라 배양 검체를 채취한다.
- 클로르헥시딘으로 삽입 부위를 최소 30초 동안 소독하고 마를 때까지 1분 동안 기다린다.
- 무균 가위로 봉합사를 자른다. 한 손으로는 삽입 부위를 거즈로 누르고, 다른 손으로는 도관을 천천히 일정한 속도로 제거한다. **요점:** 색전을 예방하려면 환자에게 발살바 수기(Valsalva maneuver)를 하도록 한다. 저항이 느껴지면 제거를 중단한다.
- CVC를 제거했다면, 거즈 패드로 삽입 부위를 덮고 투명 드레싱을 적용한다. 드레싱은 48시간 동안 유지한다.
- 도관을 관찰해서 제거 중에 파손된 부분이 없는지 확인한다. 만약 파손 부위가 있다면, 즉시 의사에게 알리고 환자를 주의 깊게 관찰한다.

터널식 도관

터널식 도관을 삽입하려면 수술 보조가 필요하다. 도관은 정맥에 들어가기 전에 피부 아래를 지나며, 피부 아랫부분에 띠(cuff)가 있다. 띠는 주변 조직이 띠 쪽으로 자라게 만들어 상처가 아문 다음에는 유기체 이동을 억제한다. 터널식 도관은 일반적으로 장기간 사용하려고 삽입하며, 단기간 사용하는 비터널식 도관보다 감염률이 낮다. 터널식 도관은 일반적으로 의사가 제거한다.

터널식 도관의 유형과 특징 중 일부는 다음과 같다.

- 일반적인 용도: 히크만(Hickman™), 브로비악(Broviac™), 그로숑(Groshong™), 레오나드(Leonard™)
- 압력/강력 주입 가능: 바드 파워라인(BARD Powerline™), 파워히크만(PowerHickman™)
- 투석: 브로비악 장기 투석 도관(Broviac® Long-Term Dialysis Catheter), 헤모스플릿 에어가드(Hemo-Split® with Air Guard), 프리스틴 장기 투석 도관(Pristine™ Long-Term Dialysis Catheter)

말초 삽입 중심 정맥 도관(PICC)

PICC는 자쪽피부정맥(basilic vein), 위팔정맥(brachial vein), 노쪽피부정맥(cephalic vein) 같은 팔에 있는 말초 정맥으로 직접 삽입하며, 끝은 중심 정맥 안에 있다. PICC는 주로 중재 영상의학과에서 삽입한다. 도관은 짧은 기간에서 중간 기간까지 사용할 수 있으며, 합병증이 없다면 최대 6개월까지도 사용할 수 있다. PICC는 작은 내강과 다양한 길이 때문에 다른 CVC보다 막힐 가능성이 더 크다. PICC는 삽입 전에 환자의 정맥 길이에 맞춰 재단한다.

PICC의 유형과 특징 중 일부는 다음과 같다.
- 압력/강력 주입 가능: 파워PICC (PowerPICC™)

요점
끝이 겨드랑 정맥에서 끝나는 정중선 도관(midline catheter)은 말초 정맥으로 간주한다. CVC처럼 관리하지 않는다.

삽입형 포트

삽입형 포트는 장기 치료가 필요한 환자에게 유용하지만, 삽입과 제거에는 수술이 필요하다. 포트와 도관은 하나의 장치며, 포트 부분은 일반적으로 위쪽 가슴 부위의 피부밑에 있다. 포트와 연결된 도관은 피부밑을 지나서 중심 정맥, 일반적으로 빗장밑정맥(subclavian vein)이나 속목정맥(internal jugular vein)으로 들어간다. 포트에 접근하지 않는 이상 드레싱은 필요 없다. 삽입형 포트는 다른 단기간 도관보다 중심 정맥 도관 관련 혈류 감염(CLABSI) 위험이 훨씬 작다.

삽입형 포트의 유형과 특징 중 일부는 다음과 같다.
- 주입/채혈: 메디포트(Mediport®), 인퓨즈-어-포트(Infuse-a-Port®), 티타늄 돔 포트(Titanium Dome Port)
- 압력/강력 주입: 바드 파워포트(Bard PowerPort®), 스마트 포트 CT 주입형(Smart Port CT Injectable®)
- 성분 채집에 필요한 높은 유속: 볼텍스 포트(Vortex Port®)
- MRI 호환/강력 주입: 파워포트 뷰 MRI 삽입형 포트(PowerPort VUE MRI Implantable Port®)
- 인비지포트(Invisiport™): 이 삽입형 포트는 위팔 안쪽 표면에 삽입한다. 포트는 얇게 설계되었으며, 포트에 구멍을 만들지 않는 바늘(non-coring needle)로 접근할 수 있다. 독특한 바늘 삽입 방법 때문에 사용하려면 훈련이 필요하다.

삽입형 포트 접근법:

요점
포트별 특수 기능을 활용하려면 특정 포트 유형과 제조사에 "맞게" 설계된 특정 바늘 사용을 권장한다.

- 병원별 지침에 따라 클로르헥시딘으로 접근 부위를 소독한다. 일반적으로 30초 동안 소독하고 1분 동안 말린다. **요점:** 이 과정은 감염 위험을 줄이는 가장 중요한 단계다.
- 무균 기법을 사용한다. 마스크와 무균 장갑을 착용한다. 또한 환자에게도 마스크를 착용하게 하거나 고개를 삽입 부위 반대편으로 돌리게 한다.
- 바늘, 수액선, 주입부를 세척한다(flushing).
- 엄지와 검지로 포트를 고정하고 특수 바늘을 피부에 90도 각도로 포트 바닥에 도달할 때까지 삽입한다. 바늘이 포트의 아래쪽 표면에 부딪혀야 한다. 포트의 실리콘 막(septum)에 손상을 유발할 수 있으므로 바늘을 회전하거나 다른 각도로 주입하지 않는다.
- 삽입 후 바늘의 위쪽 부분은 피부 바로 위에 있어야 한다. 0.5 cm 이상 거리가 있으면 2 × 2 거즈 패드를 접어서 지지한다.
- 흡인해서 위치를 확인한다. 혈액이 흡인되지 않는다면, 환자에게 기침, 팔 들기, 팔 돌리기, 심호흡 등을 하게 한다. 이후에도 흡인되지 않는다면, 바늘을 제거하고 앞선 과정을 반복해서, 바늘을 포트 정중앙에 삽입한다. 혈액 흡인에 어려움이 있지만, 바늘 위치가 정확하다면 흉부 방사선 사진을 촬영해서 포트 위치를 확인한다. 포트가 제자리에 있다면, 혈액이 잘 흡인될 수 있도록 알테플라제(alteplase) 주입을 고려해볼 수 있다. "도관 세척에서 알테플라제" 부분을 참고한다(p. 389).
- 무균 기법으로 바늘과 수액선을 고정하고, 클로르헥시딘 함유 젤을 적용한 다음, 밀봉 투명 드레싱을 덮는다.

삽입형 포트에서 바늘 제거:

- 무균 장갑이나 깨끗한 장갑을 착용하고, 병원별 지침에 따라 포트를 식염수로 세척한 다음 헤파린으로 세척한다.
- 드레싱을 제거하고 접근 부위를 확인한다. 감염이 의심되면 처방에 따라 배양 검체를 채취한다.
- 엄지와 검지로 포트를 고정하고 환자에게 숨을 참으라고 한 다음 바늘을 부드럽게 제거한다. 출혈은 거의 없거나 전혀 없어야 한다.
- 환자 선호도에 따라 접근 부위에 일회용 반창고를 붙이고 다음 날 제거할 수도 있다.

CIWA-AR 점수(CIWA-AR SCORE) *떨림 섬망(p. 30) 참고*

CIWA-Ar (The Clinical Institute Withdrawal for Alcohol Revised) 점수는 10가지 일반적인 금단 증상으로 구성된 임상 평가 도구다. 각 증상은 없음을 의미하는 0점에서 가장 심한 7점까지 점수를 측정할 수 있지만, "지남력과 의식 혼탁" 항목은 예외로 0점에서 4점까지 있다.

점수가 8점 이상인 환자는 약물 치료를 시작해야 하며, 점수가 15점 이상인 임박 떨림 섬망 환자는 PRN 약물을 추가해야 한다. 알코올 금단 증상은 빠르게 변하므로, CIWA-Ar 점수는 초기 금단 기간에 계속 평가해야 한다. 재평가 간격은 병원에 따라 다르지만, 처음에는 일반적으로 2-4시간마다 평가한다.

이 점수가 유용한 도구임은 틀림없지만, 중증 질환의 증상과 징후를 알코올 금단의 증상과 징후로 착각해서 점수가 거짓으로 높아질 위험이 있다. 이러한 실수는 과도한 진정과 부작용 위험이 있는 부적절한 약물 투여로 이어질 수 있다.

표 11.6 CIWA-Ar 점수

구역/구토: 0-7 등급	**떨림**: 환자에게 손을 뻗고 손가락을 펴게 한다. 0-7 등급
0 없음 1 구토 없는 경도 구역 2 3 4 간헐적 구토 5 6 7 지속하는 구역, 빈번한 헛구역질과 구토	0 떨림 없음 1 눈으로 확인할 수 없지만, 손가락 끝에 검사자의 손가락을 가져다 대면 느낄 수 있음 2 3 4 중등도, 환자가 팔을 편 상태 5 6 7 팔을 펴지 않아도 있을 정도로 중증
불안: 0-7 등급	**초조**: 0-7 등급
0 불안하지 않고 환자가 편안함 1 경도 불안 2 3 4 중등도 불안 또는 조심스러워서 불안을 추정할 수 있음 5 6 7 중증 섬망이나 급성 조현병 반응에서 볼 수 있는 급성 공황 상태와 같음	0 정상 활동 1 어느 정도 정상 활동 2 3 4 중등도 안절부절 5 6 7 앞뒤로 움직이며 계속 몸부림침
돌발 땀남: 0-7 등급	**지남력과 의식 혼탁**: 질문 "오늘이 며칠인가요? 지금 어디에 있나요? 제가 누군가요?" 0-4등급
0 땀 없음 1 땀을 확인하기 어렵지만, 손바닥은 축축함 2 3 4 이마에 선명한 땀방울 5 6 7 땀으로 흠뻑 젖음	0 지남력이 있으며, 연속 덧셈을 할 수 있음 1 연속 덧셈을 할 수 없고 날짜를 확신하지 못함 2 날짜를 2일 이내로 잘못 답함 3 날짜를 2일 이상 잘못 답함 4 장소나 사람을 잘못 답함

표 11.6 (이어서) CIWA-Ar 점수	
촉각 장애: 질문 "가려움, 따끔거림, 화끈거림, 무딘 느낌이 드나요?" 또는 "벌레가 피부 위나 피부 안에 기어 다니는 느낌이 드나요?" 0-7 등급	**청각 장애**: 질문 "주변에서 나는 소리를 잘 알고 있나요? 그 소리가 협박하나요? 소리 때문에 깜짝 놀라나요? 하지 말라는 소리가 들리나요? 없다는 것을 알지만 소리는 들리나요?". 0-7 등급
0 없음 1 매우 가벼운 가려움, 따끔거림, 화끈거림, 무딘 느낌 2 경도 가려움, 따끔거림, 화끈거림, 무딘 느낌 3 중등도 가려움, 따끔거림, 화끈거림, 무딘 느낌 4 중등도 환각 5 중증 환각 6 극도로 중증 환각 7 지속하는 환각	0 없음 1 매우 가벼운 협박이나 놀람 2 경도 협박이나 놀람 3 중등도 협박이나 놀람 4 중등도 환각 5 중증 환각 6 극도로 중증 환각 7 지속하는 환각
시각 장애: 질문 "빛이 너무 밝나요? 색깔이 평소와 다른가요? 빛 때문에 눈이 아픈가요? 귀찮게 하는 어떤 것이 보이나요? 없다는 것을 알지만 무언가가 보이나요?" 0-7 등급	**두통**: 질문 "머리가 평소와 다르게 느껴지나요? 머리띠를 맨 것 같은 느낌이 드나요?" 어지럼은 평가하지 않는다. 0-7 등급
0 없음 1 매우 가벼운 감각 2 경도 감각 3 중등도 감각 4 중등도 환각 5 중증 환각 6 극도로 중증 환각 7 지속하는 환각	0 없음 1 매우 가벼운 2 경도 3 중등도 4 중등도에서 중증 5 중증 6 매우 중증 7 극도로 중증

구획 증후군(COMPARTMENT SYNDROME) *복부 구획 증후군(p. 278) 참고*

구획 증후군은 수술이나 손상 때문에 발생하는 급성과 달리기나 자전거처럼 반복 활동 때문에 발생하는 만성으로 분류할 수 있다. 부기(swelling)가 유발하는 압박은 근막 구획 안에 축적되고, 혈관, 신경, 힘줄을 압박해서 해당 부위로 가는 혈류 공급이 감소한다. 이 증후군은 일반적으로 다리 아래쪽을 침범하지만, 손, 발, 허벅지, 위팔에도 나타날 수 있다. 다음과 같은 5P 증상이 나타난다.

- 통증(pain): 심각하고, 깊고, 일정하며, 손상과 비례하지 않는다.
- 감각이상(paresthesia): 영향을 받은 부위에 핀이나 바늘이 있는 것 같은 느낌
- 마비(paralysis): 일반적으로 후기 소견
- 무맥박(pulseless): 구획 내부 압력이 동맥압보다 낮을 때는 맥박이 있을 수도 있다.
- 창백(pallor): 긴장되고 붓고 반들반들한 피부

압력계에 바늘을 부착한 다음 영향을 받은 부위에 직접 삽입해서 확진한다. 압력이 45 mmHg 이상이거나 확장기 압력과의 차이가 30 mmHg 미만이라면 구획 증후군을 확진할 수 있다.

급성 구획 증후군은 응급 상황이며, 압력을 해소하려면 근막절개(fasciotomy)로 근막을 길게 열어야 한다. 상처는 처음에는 열어두고 일반적으로 48-72시간 뒤에 수술로 봉합한다. 만성 구획 증후군은 처음에는 휴식, 항염증제, 다리 올리기 같은 보존적 방법으로 치료한다. 그러나, 마지막에는 근막절개가 필요할 수도 있다.

단위 변환과 등가 참조(CONVERSION AND EQUIVALENT REFERENCE)

표 11.7	단위 변환과 등가
높이	
1 인치(inch)	2.54 cm
1 cm	0.4 인치
변환: 인치에서 cm	인치×2.54
변환: cm에서 인치	cm÷2.54
무게	
1 kg	2.2 파운드
1 파운드(pound, lb)	0.453 kg 또는 453 g
변환: kg에서 파운드	kg×2.2
변환: 파운드에서 kg*	파운드÷2.2
*이 변환에서 빠르게 근사값을 구하는 방법: 파운드를 2로 나누고 10%를 뺀다.	
1/150 그레인(grain)	0.4 mg
5 그레인	325 mg
15 그레인	1 g
온도	
98.6°F	37°C
변환: 화씨에서 섭씨	(온도−32)×0.555
변환: 섭씨에서 화씨	(온도×1.8)+32
길이(거리)	
1미터	39.4인치
1킬로미터	0.6마일(mile)
용량	
1리터	1,000 cc
1쿼트(quart)	946 cc
1액량 온스(fluid ounce)	30 cc
1큰술(tablespoon)	15 cc
1작은술(teaspoon)	5 cc
1액량 드람(fluid dram)	4 cc

섬망(DELIRIUM) *p. 28 참고*

피부분절(DERMATOME) *경막외 진통(p. 35), 척수 손상(p. 78) 참고*

피부분절은 특정 척수 수준에서 나온 신경이 지배하는 피부 구역이며, 각 피부분절에는 검사에 권장하는 특정 지점이 있다. 손상을 입은 다음 척수의 가소성(plasticity)에 따라 피부분절은 늘어나거나 줄어들 수 있다. 그림 1.25를 참고한다(p. 40).

약물 용량 계산식(DRUG DOSE CALCULATION)

거의 모든 현대식 병원에서 IV로 약물과 수액을 투여할 때 "주입 펌프"를 사용하지만, 기계 고장과 정전 가능성은 항상 존재한다. 기본 주입 계산식과 관련한 실무 지식은 다음 공식을 참고한다.

표 11.8 mcg/kg/min 계산법

문제: 주입 속도를 알고 있을 때, mcg/kg/min을 구하는 방법

예시: 나이트로프루시드(nitroprusside) 100 mg을 250 cc에 혼합해서 20 mL/hr로 주입 중. 환자 체중은 65 kg.

공식: $\frac{\text{미지수(mcg/kg/min)} \times \text{체중(kg)} \times \text{60(min/hr)} \times \text{용액량(mL)}}{\text{수액팩의 약물 mcg}} = \text{주입 속도}$

대입: $\frac{(X) \times 65 \times 60 \times 250}{100{,}000} = 20\ \text{mL/hr}$

$9.75X = 20\ \text{mL/hr}$

$X = 2.05\ \text{mcg/kg/min}$

표 11.9 주입 속도 계산법

문제: mcg/kg/min를 알고 있을 때, 주입 속도(mL/hr)를 구하는 방법

예시: 도부타민 500 mg을 250 mL에 혼합. 환자 체중은 70 kg. 3 mcg/kg/min으로 시작하고 싶다면 주입 속도는?

공식: $\frac{\text{mcg/kg/min} \times \text{체중(kg)} \times \text{60(min/hr)} \times \text{용액량(mL)}}{\text{수액팩의 약물 mcg}} = \text{주입 속도}$

대입: $\frac{3 \times 70 \times 60 \times 250}{500{,}000} = 6.3\ \text{mL/hr}$

표 11.10 간편한 증감법

문제: 약물을 증감할 때 "상수"를 구하는 방법*

예시: 도부타민 800 mg을 500 cc에 혼합해서 13 cc/hr로 주입 중. 환자 체중은 70 kg. 주입 속도를 16 cc/hr, 그 후 20 cc/hr로 증량했다. 이때 주입 속도별 mcg/kg/min 값은 얼마인가?

공식: 수액팩의 약물량(mg) ÷ 수액량(mL) ÷ 체중(kg) ÷ 60(min/hr) × 1,000

대입: 800 ÷ 500 ÷ 70 ÷ 60 × 1,000 = 0.380("상수")

13 cc/hr × 0.380 = 4.95 mcg/kg/min

16 cc/hr × 0.380 = 6.08 mcg/kg/min

20 cc/hr × 0.380 = 7.6 mcg/kg/min

*증감할 때 매우 효과적이다! 특정 수액의 "상수"를 한 번 계산해두면, 주입 속도에 "상수"를 곱해서 mcg/kg/min 값을 구할 수 있다. 주입 속도가 변할 때마다 새로운 주입 속도에 "상수"를 곱하면 새로운 mcg/kg/min 값을 구할 수 있다.
요점: 상수는 환자의 체중과 약물 농도가 변하지 않는 한 유효하다. 이 값 중 하나라도 변한다면 "상수"를 다시 계산해야 한다.

NOTES

■ 골절(FRACTURE)

골절에는 4가지 일반적인 분류가 있다.

- 단순(폐쇄): 뼛조각이 피부를 관통하지 않음
- 복합(개방): 뼛조각이 피부를 관통
- 불완전(부분): 뼈의 연속성이 완전히 끊기지 않음
- 완전: 뼈의 연속성이 완전히 끊김

골절은 다음 그림처럼 골절 위치와 골절선에 따라 더 나눌 수 있다.

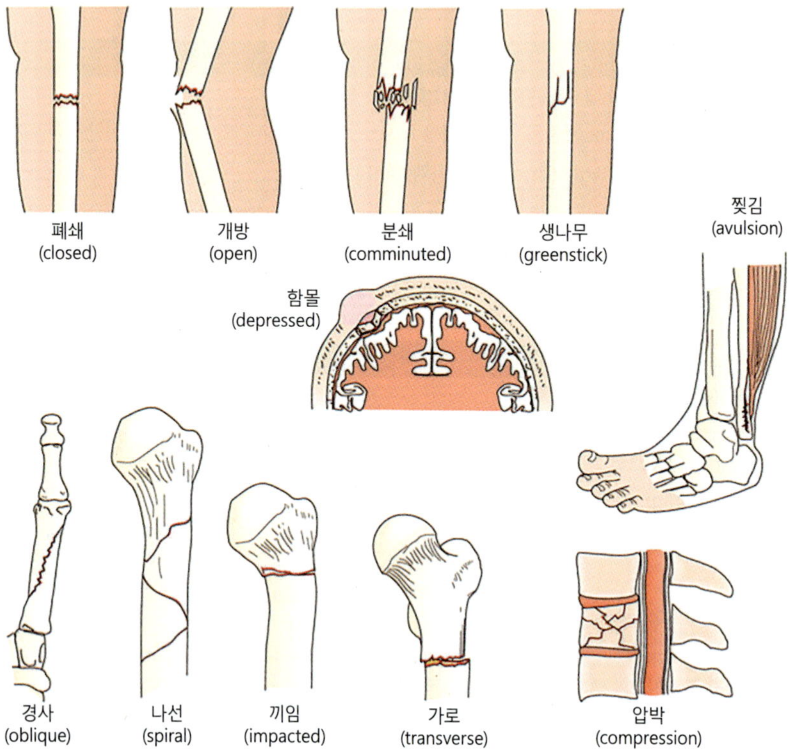

그림 11.3 **골절 패턴.** [Used with permission from Springhouse. (2008). Visual nursing. Philadelphia, PA: Lippincott Williams & Wilkins.]

■ 말초 정맥 도관 도표(IV CATHETER CHART)

- 항상 치료에 적합한 가장 작은 말초 도관을 선택한다.
- 말초 도관 크기가 20 G 이상이면 정맥염 가능성이 커진다.
- 말초 정맥은 피부 자극이 큰 약제나 완전 비경구 영양(TPN)을 지속 주입할 때 사용하지 않는다.
- 말초 정맥 도관을 삽입한 다음에는 수액 점도, 수액 온도, 수액 높이, 바늘 없이 투여할 수 있는 연결부(needleless connector)처럼 많은 요인이 유속에 영향을 미친다.

말초 IV 도관 도표					
색상	게이지 크기	외부 지름 (mm)	길이 (mm)	수액 유속 (mL/min)	권장 용도
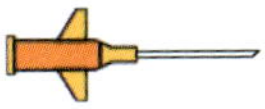 주황색	14G	2.1 mm	45 mm	~240 mL/min	외상, 급속 수혈, 수술
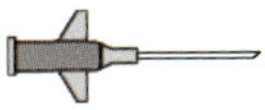 회색	16G	1.8 mm	45 mm	~180 mL/min	급속 수액 보충, 외상, 급속 수혈
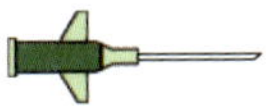 녹색	18G	1.3 mm	32 mm	~90 mL/min	급속 수액 보충, 외상, 급속 수혈
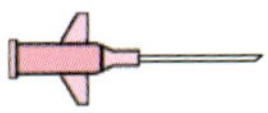 분홍색	20G	1.1 mm	32 mm	~60 mL/min	일반 주입용, 급속 수액 보충, 외상, 일반 수혈
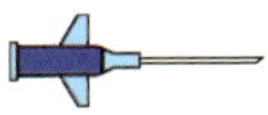 파란색	22G	0.9 mm	25 mm	~36 mL/min	일반 주입용, 신생아, 소아, 노인, 일반 수혈
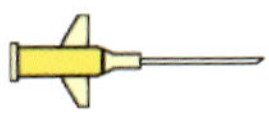 노란색	24G	0.7 mm	19 mm	~20 mL/min	일반 주입용, 신생아, 소아, 노인, 일반 수혈, 신생아 수혈, 소아 수혈
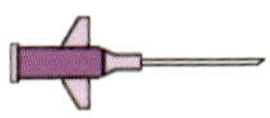 보라색	26G	0.6 mm	19 mm	~13 mL/min	신생아, 소아

그림 11.4 말초 IV 도관 도표. (Used with permission from Pedagogy Online Learning Systems. www.pedagogyeducation.com).

정맥 수액 치료(IV FLUID THERAPY) *체액 구획(p. 356), 고장 식염수(p. 409), 교질 용액(p. 359), 결정질 용액(p. 361) 참고*

결정질 용액(Crystalloid)

결정질 용액은 전해질과 물로 구성된다. 구성 성분 때문에 쉽게 혈관 막을 가로질러 사이질 공간으로 이동하므로 결과적으로 혈관 안에는 주입한 결정질 용액 중 단 10-25%만 남는다. 저장(hypotonic), 등장(isotonic), 고장(hypertonic)이라는 3가지 종류가 있다.

- **저장액**. 염분과 수분을 제공한다. 체액을 세포로 이동시켜 세포에 수분을 공급하며, 세포내 확장을 유발한다. 혈관내 무게 삼투질농도(osmolality)를 줄인다.

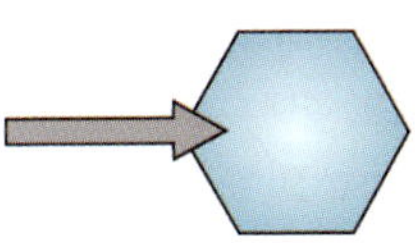

- 0.45% NS — Na^+: 77 mEq/L, Cl^-: 77 mEq/L, 154 mOsm/L
- $D_{2.5}W$ — 130 mOsm/L
- D_5W — 수분 공급, 포도당이 대사되면 저장액으로 변한다.

- **고장액**. 염분을 보충한다. 세포에서 물을 혈관 내부로 끌어당겨 사이질 수분 결핍을 유발한다. 혈관내 무게 삼투질농도(osmolality)를 높인다.

요점

일반적으로 모든 수술 후 환자에게는 고장액을 투여해서 심각한 세포 부종을 예방한다.

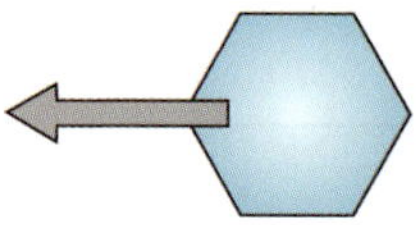

- 3% NS — Na^+: 512 mEq/L, Cl^-: 513 mEq/L, 1,026 mOsm/L
- D_5 0.45% NS — Na^+과 Cl^- 공급, 406 mOsm/L
- D_5 0.225% NS — Na^+과 Cl^- 공급
- D_5 NS — 565 mOsm/L
- D_5 LR — 575 mOsm/L
- D_{10} LR — 혈액량 유지: 젖산 이온 공급
- $D_{50}W$ — 빠르게 투여하면 혈당 증가
- $D_{10}W$, $D_{20}W$ — 수액 소량으로 칼로리 제공

- **등장액**. 수분을 공급한다. 혈액과 같은 삼투압을 유지한다. 따라서, 세포 구성은 변하지 않는다.

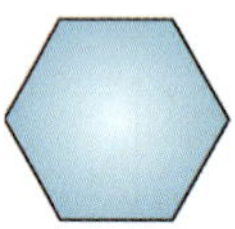

- 0.9% NS — Na^+: 154 mEq/L, Cl^-: 154 mEq/L, 308 mOsm/L
- LR — Na^+: 130 mEq/L, Cl^-: 109 mEq/L, K^+: 4 mEq/L, 젖산 27 mEq/L, 274 mOsm/L
- D_5W — 수액팩에 있을 때만 등장액

요점

환자가 알칼리성이거나 간 질환이 있다면 젖산 링거 용액은 사용하지 않는다. 정상 간은 젖산을 탄산수소염(bicarbonate)으로 변환하지만, 간 질환이 있으면 간이 부산물로 젖산과 암모니아를 생성하기 때문이다.

교질 용액(Colloid)

교질 용액은 혈장 확장제 또는 혈액량 확장제라고도 한다. 혈액제제로 만든 교질 용액에는 알부민과 플라즈마네이트(Plasmanate®[*])가 있으며, 인공 교질 용액으로는 덱스트란(dextran, Dextran-40®)과 히드록시에칠전분[hydroxyethyl starch, 볼루벤(Voluven®)]이 있다. 교질 용액에는 큰 불용성 분자가 들어 있어서 삼투압이 증가한다. 이 증가한 삼투압이 사이질 구획에서 혈관내 공간으로 체액을 끌어당겨 총 혈액량이 증가한다. 그러나, 이 효과는 일시적이며 24-48시간 동안만 유지된다. 교질 용액은 혈장 확장제지만, 적혈구 같은 산소 운반 능력은 없으므로 적혈구처럼 사용해서는 안 된다.

거머리 요법(LEECH THERAPY)

의료용 거머리(Hirudo medicinalis)는 길이가 약 10 cm이며 짙은 갈색을 띤 민물 벌레다. 이 거머리를 이용한 치료는 수지 접합(digital reattachment), 조직 피판(tissue flap) 이식, 유리 피판(free flap) 이식 후에 발생할 수 있는 정맥 울혈을 완화하는 데 간혹 사용한다. 거머리는 물기와 흡혈로 울혈 감소를 돕는다.

거머리는 작은 이빨 100개가 있는 턱을 3개 가지고 있지만, 부착할 때 분비하는 마취제 때문에 물릴 때 통증은 없다. 울혈 부위에 적용해서 20분에서 120분(평균 45분) 동안 혈액을 먹이며, 일반적으로 혈액은 5-15 mL가 제거된다. 일단 포만감을 느끼면, 거머리는 스스로 떨어진다. 그러나 거머리 요법의 가장 큰 이점은 분리 이후에 나타난다. 거머리의 타액에는 항응고제와 히스타민 유사 물질이 들어있어서 응고 연쇄반응을 방해하고 혈

* 역주: 2022년을 기준으로 식품의약품안전처에 등록되지 않아서 국내에서는 사용할 수 없다.

관확장을 유도한다. 이 조합은 분리 후 길게는 48시간(평균 6시간) 동안 물린 부위에서 혈액이 최대 50 mL까지 스며 나오게 만든다. 시술 후 거머리는 70% 알코올 용액이 담긴 용기에 넣으면 10분 이내로 죽으며, 병원별 지침에 따라 생물학적 유해 폐기물로 처리할 수도 있다.

거머리 요법은 일반적으로 3-7일간 활용하며, 피부색이 보라색에서 분홍색으로 변하고, 충혈이 감소하는 등 정맥 배액이 개선된다는 징후가 보이면 중단한다. 의사는 거머리 수, 배치 부위, 기간 등을 처방한다. 실혈량, 거머리 적용 전후의 피부 상태, 적용 기간, 적용 부위, 환자 반응 등을 반드시 기록해야 한다. 거머리 요법은 면역약화 환자에게는 사용하지 않아야 한다.

악성 고열(MALIGNANT HYPERTHERMIA, MH)

악성 고열(MH)은 상염색체 우성 형질 때문에 발생하며, 영향을 받은 사람에게 석시콜린(Succicholine®) 및/또는 흡입 마취제를 투여했을 때 볼 수 있는 유전 소인이 있는 질병이다. MH는 즉시 치료하지 않으면 치명적일 수 있으므로 예방이 가장 좋은 치료법이다.

징후

- 마취제를 투여한 다음에 40℃ (≒ 105°F) 또는 그 이상으로 빠르게 상승하는 체온
- 마취제를 투여한 다음에 발생하는 몸통 또는 전신 경직
- 빠른 맥
- 빠른 호흡: $EtCO_2$ 증가
- 산증
- 근색소(myoglobin) 수치 증가를 동반한 짙은 갈색 소변: 횡문근융해증
- 근육 조직 파괴 때문에 발생하는 신부전
- 화학 패널 검사에서 CPK, 포타슘, 요산, 인산염 수치 상승

급성기 치료

- 진행 중인 수술/시술을 중단한다.
- 100% 산소를 유속 10 L/min 이상으로 투여해서 과다환기를 유발한다.
- 단트롤렌[dantrolene, 단트리움(Dantrium®*)] 2.5 mg/kg를 IV로 빠르게 투여하고 MH의 징후가 조절될 때까지 반복한다. 때로는 10 mg/kg 이상이 필요할 수도 있다. 최대 용량은 30 mg/kg다.
- 대사 산증은 탄산수소염(bicarbonate)으로 교정하며, 혈액 가스 검사 결과가 나오지 않았다면 1-2 mEq/kg를 투여한다.
- 중심 체온이 39℃ 이상인 환자에게는 냉각이 필요하며, 열려 있는 체강, 위, 방광, 직장을 세척한다. 피부에 얼음을 적용하고, 차가운 식염수를 주입한다. 체온이 38℃ 아래로 내려가면 냉각을 중단해서 체온이 36℃ 아래로 내려가지 않게 한다.
- 부정맥은 일반적으로 산증과 고포타슘혈증 치료에 반응한다. 칼슘 통로 차단제를 제외한 표준 약물 요법을 사용한다. 단트롤렌을 투여했을 때 칼슘 통로 차단제를 사용하면 심정지가 발생할 수도 있다.
- 고포타슘혈증은 탄산수소염, 포도당, 인슐린, 칼슘으로 치료한다.
- 필요하다면 고용량 IV 수액 요법으로 횡문근융해증을 치료한다.

* 역주: 식품의약품안전처에 등록되지 않았지만, 한국희귀·필수의약품센터에서 공급하고 있다.

말람파티 기도 분류(MALLAMPATI AIRWAY CLASSIFICATION) *중등도 진정(p. 417) 참고*

음압 상처 치료(NEGATIVE PRESSURE WOUND THERAPY) *진공보조 상처 봉합(p. 489) 참고*

장기기증(ORGAN DONATION) *뇌사 기준(p. 13) 참고*

한국장기조직기증원(KODA)은 병원으로부터 뇌사추정자 통보를 받고 기증자 관리를 수행하는 보건복지부 산하 공공기관으로, 뇌사장기기증자가 발생하면 보건복지부 국립장기조직혈액관리원(KONOS)에서 제공하는 장기 이식 관리시스템(K-net)으로 기증자가 발생한 병원과 이식을 할 수 있는 병원 사이에 실시간으로 정보를 교환한다. 장기등 이식에 관한 법률 제 20조에 따르면 뇌사로 추정되는 사람을 진료한 의료기관의 장은 제 20조에 따른 장기 구득 기관의 장에게 알려야 하고, 통보를 받은 장기 구득 기관의 장은 장기이식관리기관의 장에게 그 사실을 신고해야 한다.

중환자실 간호사의 책임은 다음과 같다:

- 환자가 통보 기준을 충족하면 KODA에 연락한다. 통지 기준과 시기는 병원별 지침을 참고한다. 환자가 통보 기준에 적합한지 확신할 수 없다면, KODA에 연락해서 확인을 받거나 방문을 요청할 수 있다.
- 환자가 잠재적 뇌사장기기증자로 확인되었다면, 충분한 면담기법을 숙지하지 않은 이상 장기기증에 관하여 보호자에게 언급하지 않는다. KODA 코디네이터가 병원을 방문해서 환자 상태를 확인한 다음 보호자와 상의하고 장기기증 동의를 얻는다. 장기 이식 관리시스템에서 장기·조직기증 희망 등록자임을 확인했다면 이 사실을 보호자에게 알리나, 현행 법률 상 보호자가 동의해야만 기증을 할 수 있다.
- 보호자가 동의하면, KODA에서 기증자가 발생한 병원으로 코디네이터를 파견해서 환자 관리를 담당하고 기증과 관련된 처방은 해당 병원의 뇌사관리의사와 함께 진행한다. 코디네이터는 기증 절차가 끝날 때까지 또는 환자가 뇌사장기기증업무를 진행할 수 없는 병원에 있다면 기증 가능한 병원으로 안전하게 이송할 수 있게 조정한다. 중환자실 간호사의 역할은 병원에 따라 다르지만, 광범위한 개요는 다음과 같다.
  - 코디네이터가 의무 기록을 열람할 수 있도록 돕는다.
  - 검사에 필요한 채혈을 돕는다.
  - 뇌사판정 과정과 기증과 관련된 검사 진행을 보조한다.
  - 처방에 따라 환자 상태를 확인하고 감시한다. 활력 징후, 섭취량/배설량(I/O) 등
  - KODA 또는 이식이 예정된 병원에서 요청한 처방 내용을 보조해서 장기 상태를 유지한다. 여기에는 IV 수액, 혈압상승제, 인슐린, 포도당, 전해질 보충, 기계 환기 설정, 동맥압 감시, 중심 정맥압 감시 등이 포함된다.
  - 환자 상태 또는 의사 처방에 따른 변경 사항을 코디네이터에게 알린다.
  - 장기 수혜가 확정된 병원과 조율한 수술 일정에 맞춰 기증자가 이동할 수 있도록 수술실 의료진과 일정을 조정한다.

장기 이식수혜자 선정

뇌사장기기증자가 발생하면, KODA 코디네이터는 장기 이식 관리시스템(K-net)에 접속해서 기증자에 관한 모든 의료 정보를 입력한다. 이 정보로 KONOS에 등록된 전국 이식 대기자 중에서 기증자의 의학적 특성과 일치하는 대기자를 찾을 수 있다. 이식수혜자에 적절한 환자가 모두 나열되고 순위가 매겨진다. 순위에 영향을 줄 수 있는 요인에는 나이, 혈액형, 몸무게, 혈청학 결과, 조직 적합성 항원(HLA A, B, DR, DQ)결과 값의 일치 수, 대기자로 등록되어 대기한 기간, 수혜자 건강 상태, 면역상태, 의학적 긴급도 등이 있다. 이식이 가능한 환자 명단이 확보되면 HLA 교차시험 결과 등에 따라 최종 이식 수혜자를 확정한다. 이식 관리 시스템은 기증자와 수혜자가 있는 병원 사이의 지역적 거리도 고려하므로, 일반적으로 기증자와 가까운 지역에 있는 이식 대기자가 더 먼 곳에 있는 이식 대기자보다 먼저 이식 기회를 얻는다. 우선순위가 높은 대기자는 장기별 응급도를 측정해서 이식이 가장 긴급하게 필요한 사람이다. 명성, 경제력, 의료 보험 유무 같은 개인적 또는 사회적 특성은 이식 우선순위에 아무런 영향을 미치지 않는다.

장기 보존 시간

적출한 장기는 이식할 때까지 특별한 방법으로 보존해서 허혈시간을 줄인다. 최대 장기 보존 시간은 심장과 폐는 4-6시간, 간은 8-12시간, 췌장은 12-18시간, 신장은 24-36시간이다.

더 자세한 정보는 KODA 홈페이지(www.koda1458.kr)와 KONOS 홈페이지(www.konos.go.kr)를 참고한다.

통증 관리(PAIN MANAGEMENT) *ABCDE 묶음 치료(p. 213), 이중 분광 지수 감시(p. 11), 섬망(p. 28), 세드라인 뇌 기능 감시(p. 72) 참고*

중환자 치료에서 가장 좋은 결과를 얻으려면 통증 관리가 효과적이고 안전해야 한다. 따라서, 종합적인 평가/재평가를 기반으로 하며, 의료진이 고안해서 치료에 통합한 개별화된 다중 진통 계획이 필요하다.

통증을 정확하게 평가하려면 중환자의 독특한 표현 방식을 다양한 측면과 특성으로 분석한 정보가 필요하다. 다음 사항을 고려한다:

- 나이: 고령, 신장 장애, 전반적인 상태
- 진정 수준
- 통증의 질과 기간: 아래의 통증 평가 단계를 참고한다.
- 의인성 위험, 동반 질환
- 기준선 호흡, 심혈관, 비뇨생식 상태
- 통증 목표
- 동시에 투여 중인 진정 약물
- 이전에 사용한 아편유사제(opioid) 반응과 아편유사제 내성

통증 평가 단계

통증 관리를 보조하는 다양한 통증 평가 도구가 있다. 이러한 도구는 개별 환자에게 타당하고 정확해야 하며, 일관되게 적용할 수 있어야 한다. 또한, 통증 평가 단계는 진정과 의식 수준 변화 때문에 통증 정도를 자가 보고할 수 없는 대다수 중환자에서 통증 관리의 틀을 잡는 데도 사용할 수 있다.

- 자가 보고. 통증은 주관적인 느낌이다. 따라서, 환자가 자가 보고하는 통증은 통증 수준을 결정할 때 가장 믿음직한 방법이라 여겨지며, 항상 가장 먼저 시도해야 한다. 그러나, 통증 강도를 말로만 표현할 필요는 없다. 환자가 통증 강도 도구를 가리킬 수도 있으며, 손가락으로 통증 강도 숫자를 표현할 수도 있으며, 의료진이 정확한 통증 강도 번호를 말할 때 눈을 깜빡이거나 고개를 끄덕일 수도 있다.
- 통증의 잠재적 원인. 모든 환자가 자가 보고를 하지는 못하므로, 최근 외상, 수술, 감염, 자세 변경, 흡인 같은 통증 유발 원인을 찾아야 한다. 통증을 유발한다고 알려진 움직임이나 처치 전에는 미리 통증을 관리해야 한다.
- 행동 관찰. 행동 관찰은 자가 보고를 할 수 없는 환자에서 잠재적 원인을 찾을 때 같이 사용하는 귀중한 평가 기법이다. 적절한 행동 통증 평가 도구 사용도 고려해볼 수 있지만, 효과는 도구 안에 있는 모든 범주에 환자가 반응을 나타낼 수 있는지에 달려 있다. 예를 들자면, 범주에 신음이 있지만, 환자가 기관내 삽관 중이라면 이 도구는 적절하지 않다. 같은 방법으로, 도구에 팔다리 평가가 필요하지만, 환자가 하반신 마비 상태라면 이 도구는 유용하지 않다. **요점:** 흔히 저지르는 실수는 자가 보고로 얻은 통증 강도 점수와 행동 통증 평가 도구로 얻은 점수를 같다고 여기는 것이다. 이는 틀린 내용이며, 이 둘은 같지 않다. 행동 통증 점수는 통증 강도 점수와 다르다. 행동 통증 점수는 관찰한 행동을 기반으로 측정하지만, 통증 강도 점수는 자가 보고 점수며, 환자의 느낌을 기반으로 한다.
- 다양한 행동 도구를 사용할 수 있다. 중환자 통증 관찰 도구(The Critical Care Pain Observation Tool, CPOT)도 이러한 도구에 속한다. 표 11.11을 참고한다. CPOT는 자가보고를 할 수 없는 중환자에게 사용할 수 있도록 특별히 설계되었으며, 삽관 중인 환자와 삽관을 하지 않은 환자 모두에게 적용할 수 있는 구조적 유연성을 갖추고 있다. **요점:** 행동 통증 점수가 3점 이상이면 통증이 있다고 판단하며, 통증 감소 중재를 고려해야 한다.

- 대리인 보고. 가족 구성원, 중요한 타인, 부모, 자녀, 간병인처럼 환자를 잘 아는 사람이 알려주는 통증은 신뢰할 수 있다.
- 진통 시도. 통증 감소 중재 후에 환자를 주의 깊게 관찰한다.
- 심박수 증가, 호흡수 증가, 혈압 증가를 포함한 활력 징후 변화는 통증에 민감도가 높은 지표로 여기지 않는다.

표 11.11 중환자 통증 관찰 도구

요점: 이 도구는 통증 강도가 아닌 통증 유무를 나타낸다.
- 총점은 최대 8점까지 가능하며, 목표는 총점 2점 이하다.
- 총점이 3점 이상이면 통증이 있음을 의미한다.
- 통증 중재로 총점이 2점 이하로 내려가면, 중재가 효과적이라고 볼 수 있다.

사용법:
- 환자를 1분 동안 천천히 관찰한다.
- 근육 긴장도를 평가하려면 손과 팔꿈치를 잡고 팔을 들어 올린 다음 수동 굽힘을 시도한다.
- 통증을 치료했다면 최대 효과가 나타나는 동안 재평가해서 반응을 확인한다. 자세 돌리기 같은 움직임 중 평가는 통증 유무를 판단하는 데 유용하다.

지표	점수		설명
표정	이완, 중립	0	근 긴장이 보이지 않음
	긴장	1	이마를 찌푸리거나, 눈썹을 찡그리거나, 눈을 감거나, 입꼬리가 올라가거나, 기타 변화(통증이 있는 처치를 하는 중 눈을 뜨거나 눈물을 흘리는 등)가 있음
	찡그림	2	위에서 언급한 모든 얼굴 움직임에 더해서 눈을 꼭 감음. 환자가 입을 벌리거나 기관내 관을 깨물 수도 있다.
몸 움직임	움직임이 없거나 정상 자세	0	전혀 움직이지 않거나(반드시 통증이 없음을 의미하지는 않음), 정상 자세(통증 부위를 향하거나 보호하려는 움직임이 없음)
	방어 자세	1	느리고 조심스러운 움직임, 통증 부위를 만지거나 문지름, 움직임으로 주의를 끌려고 함
	안절부절/초조	2	관을 잡아당기거나, 앉으려고 하거나, 팔다리를 이리저리 움직이거나, 지시를 따르지 않거나, 의료진을 폭행하거나, 침대에서 나오려는 움직임을 보임
환기기 순응도 (삽관 중인 환자)	환기기를 잘 견디거나 수용할 수 있는 움직임	0	알람이 울리지 않으며, 편한 호흡
또는	기침을 하지만 잘 견딤	1	기침을 하며 알람이 울리지만 자연히 멈춤
	환기기와 충돌	2	비동조: 환기 차단, 알람이 자주 울림
발성 (삽관하지 않은 환자)	평소 어조로 이야기하거나 소리를 내지 않음	0	평소 어조로 이야기하거나 소리를 내지 않음
	한숨, 신음	1	한숨, 신음
	소리를 지르거나 흐느낌	2	소리를 지르거나 흐느낌
근육 긴장도 환자가 안정 중일 때 또는 자세를 변경할 때 팔의 수동 굽힘과 폄을 평가	이완	0	수동 움직임에 저항 없음
	긴장, 강직	1	수동 움직임에 저항 있음
	매우 긴장 또는 심한 강직	2	수동 움직임에 강한 저항, 수동 움직임을 끝까지 할 수 없음
총점		최대 8점	

통증 감소 전략

다중 통증 관리 전략이 가장 적절하다. 아편유사제(opioid) 단독 치료는 모든 통증 유형을 적절하게 완화하지 못할 수도 있다. 다른 접근 방식과의 조합을 고려해야 한다.

- 비아편유사 진통제
- 아세트아미노펜(acetaminophen)
- 비스테로이드 소염제(NSAID)는 일정 간격으로 투여하며, PRN으로 투여하지 않는다.
- 체위 변경, 얼음 찜질, 히터기, 음악 치료, 안마 등

요점

"모든 통증에 같은 용량", "아편유사제 단독", "한가지 통증 관리 전략" 같은 접근법은 효과가 없거나 안전하지 않을 수도 있다. 철저한 통증 평가와 개별화가 핵심이다.

요점

자는 중이거나 진정 중인 환자도 통증을 느낄 수 있다. 환자와 환자의 기본 통증 관련 행동을 알고 있어야 한다.

안전 정보: 진정 수준 증가는 대부분 호흡 억제와 정지 전에 나타난다. **환자는 깨어 있다면 호흡을 멈추지 않는다.**

PICC *중심 정맥 도관(p. 467) 참고*

욕창(PRESSURE INJURY) *상처 치료/드레싱(p. 490) 참고*

예전에는 압박 궤양(pressure ulcer)이라고 불렀던 욕창은 NPIAP (National Pressure Injury Advisory Panel) 지침에 따라 평가하고 단계를 분류한다.

NOTES

1단계: (폐쇄) 일반적으로 뼈가 돌출된 부분 위쪽의 국소 부위에 비창백성(nonblanchable) 발적이 있으며 피부는 온전하다. 피부가 어둡게 착색되어 있으면 눈에 띄는 창백은 없을 수도 있다. 주변 부위와 색상이 다를 수 있다. 해당 부위는 인접 조직과 비교하면 통증이 있거나, 단단하거나, 부드럽거나, 따뜻하거나, 차가울 수 있다. 피부 색상이 어두운 사람에게서는 발견하기 어려울 수도 있다.

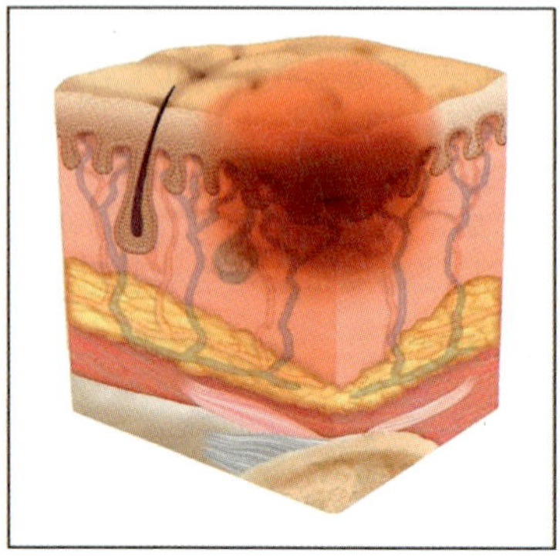

그림 11.5 욕창 1단계. 비창백성 홍반. [Used with permission from Edsberg, L. E., Black, J. M., Goldberg, M., et al. (2016). Revised National Pressure Ulcer Advisory Panel Pressure Injury Staging System: revised pressure injury staging system. Journal of Wound, Ostomy, and Continence Nursing, 43 (6), 585–597. Philadelphia: Wolters Kluwer.]

2단계: (개방) 진피층 중 일부분이 소실되고, 얕고 개방된 궤양이 나타나며, 상처 바닥은 빨간색이거나 분홍색이다. 딱지(slough)는 없다. 온전하면서 혈청이 가득 찬 물집(blister)이나 개방/파열되고 혈청이 찬 물집 형태로 나타날 수도 있다. 피부 열상, 의료용 반창고 관련 피부 손상(MARSI), 짓무름(maceration), 긁은 상처(excoriation) 등을 설명하는 데 사용해서는 안 된다.

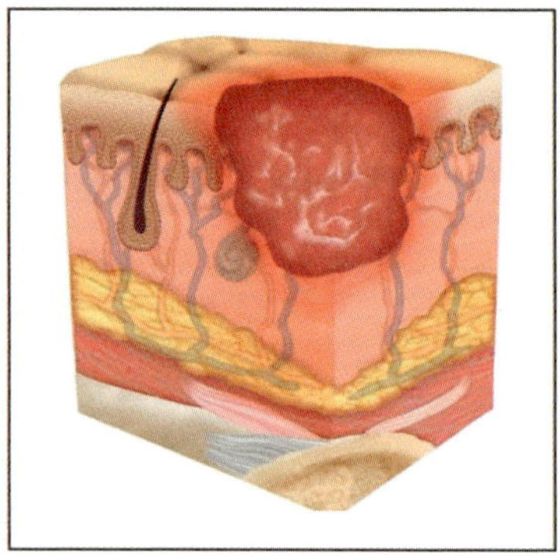

그림 11.6 욕창 2단계. 피부가 일부분 소실되고 진피가 노출된다. [Used with permission from Edsberg, L. E., Black, J. M., Goldberg, M., et al. (2016). Revised National Pressure Ulcer Advisory Panel Pressure Injury Staging System: revised pressure injury staging system. Journal of Wound, Ostomy, and Continence Nursing, 43 (6), 585–597. Philadelphia: Wolters Kluwer.]

3단계: 피부 전층이 소실된다. 피부밑 지방이 보일 수도 있지만, 뼈, 힘줄, 근육은 노출되지 않는다. 딱지(slough)가 있을 수도 있지만, 조직 손상 부분을 다 덮지는 않는다. 잠식(undermining)과 터널이 있을 수도 있다. 3단계 욕창은 발생 위치에 따라 깊이가 다양하다. 콧등, 귀, 뒤통수, 복사뼈(malleolus) 부위 등에는 피부밑 조직이 없어서 3단계 욕창이라도 얕을 수 있다. 반대로, 지방이 상당히 많은 부위에서는 매우 깊은 3단계 욕창이 발생할 수 있다. 뼈와 힘줄은 보이지 않으며 직접 촉진할 수 없다.

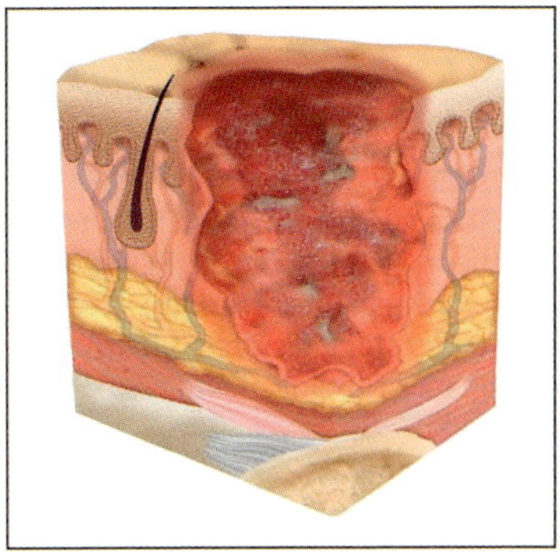

그림 11.7 3단계 욕창. 피부 전층 소실. [Used with permission from Edsberg, L. E., Black, J. M., Goldberg, M., et al. (2016). Revised National Pressure Ulcer Advisory Panel Pressure Injury Staging System: revised pressure injury staging system. Journal of Wound, Ostomy, and Continence Nursing, 43 (6), 585–597. Philadelphia: Wolters Kluwer.]

4단계: 피부 전층이 소실되고 뼈, 힘줄, 근육이 노출된다. 상처 바닥 일부분에 딱지(slough)나 괴사 딱지(eschar)가 있을 수 있다. 일반적으로 잠식(undermining)과 터널이 있다. 3단계 욕창처럼 4단계 욕창도 발생 위치에 따라 깊이가 다양하다. 콧등, 귀, 뒤통수, 복사뼈 부위 등에는 피부밑 조직이 없어서 4단계 욕창이라도 얕을 수 있다. 4단계 욕창은 근육 및/또는 근막, 힘줄, 관절 주머니(joint capsule) 같은 지지 구조물로 확장되어 골수염을 유발할 수도 있다. 노출된 뼈나 힘줄은 눈으로 볼 수 있으며 직접 촉진할 수 있다.

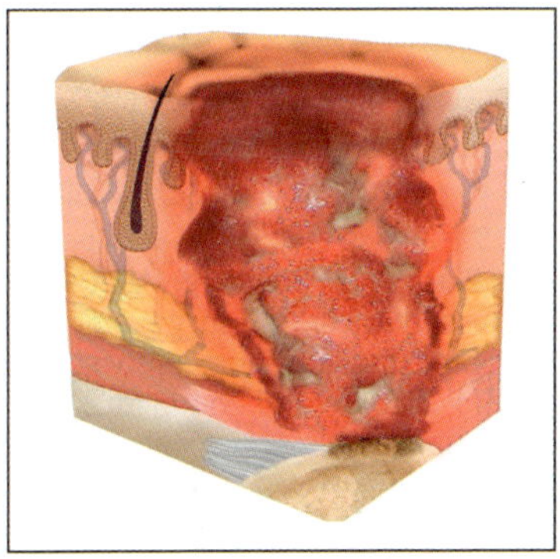

그림 11.8 4단계 욕창. 피부 전층과 조직 손실. [Used with permission from Edsberg, L. E., Black, J. M., Goldberg, M., et al. (2016). Revised National Pressure Ulcer Advisory Panel Pressure Injury Staging System: revised pressure injury staging system. Journal of Wound, Ostomy, and Continence Nursing, 43 (6), 585–597. Philadelphia: Wolters Kluwer.]

분류 불가: 피부 전층이 소실되고 욕창 바닥은 딱지(slough) 및/또는 괴사 딱지(eschar)로 덮여 있다. 상처 바닥을 노출할 수 있을 정도로 충분한 딱지와 괴사 딱지를 제거하지 않는 한, 욕창 깊이는 알 수 없으며 따라서 단계도 분류할 수 없다. 발꿈치에 있는 안정적인(건조하고, 붙어 있으며, 홍반이 없는 온전한) 괴사 딱지는 "신체의 자연적(생물학적) 덮개" 역할을 하므로 제거하면 안 된다.

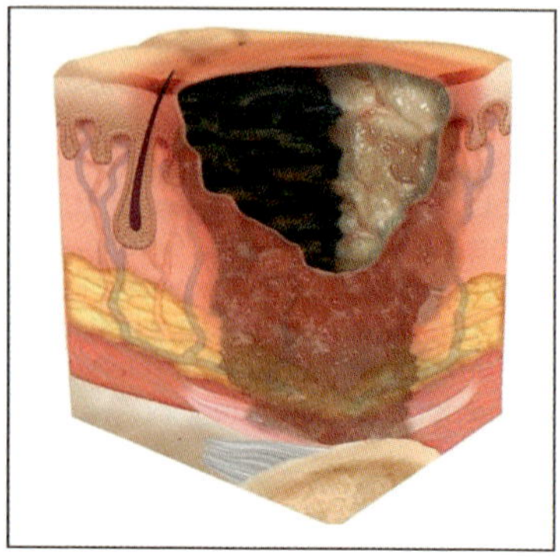

그림 11.9 분류 불가 욕창. 피부 전층과 조직이 손실되었지만 가려져 있다. [Used with permission from Edsberg, L. E., Black, J. M., Goldberg, M., et al. (2016). Revised National Pressure Ulcer Advisory Panel Pressure Injury Staging System: revised pressure injury staging system. Journal of Wound, Ostomy, and Continence Nursing, 43 (6), 585–597. Philadelphia: Wolters Kluwer.]

깊은 조직 손상: 피부는 온전하지만 일부분이 푸른색이나 보라색으로 변색이 있으며, 혈액으로 가득 찬 물집으로 표현할 수 있다. 압박이나 전단력 때문에 아래에 있는 연부 조직이 손상되어 발생한다. 해당 부위는 인접 조직과 비교할 때 통증이 있거나, 단단하거나, 물렁거리거나, 눅눅하거나, 따뜻하거나, 차가울 수 있다. 깊은 조직 손상은 피부 색상이 어두운 사람에게서는 발견하기 어려울 수도 있다. 진행하면 어두운 상처 바닥 위로 얇은 물집(blister)이 발생할 수 있다. 더 진행하면 얇은 괴사 딱지(eschar)가 상처 부위를 덮을 수도 있다. 최적의 치료에도 불구하고 빠르게 진행할 수도 있다.

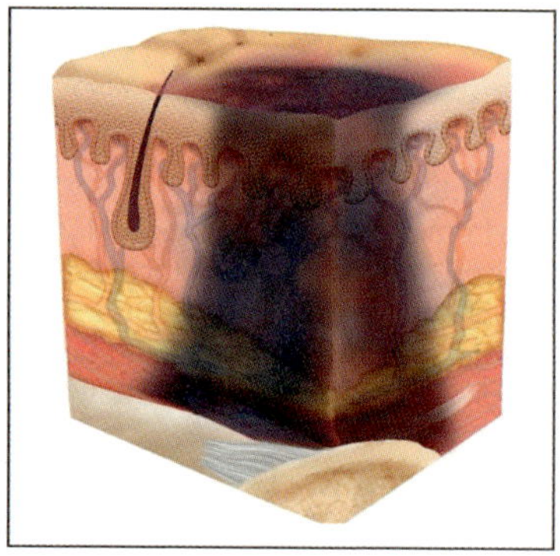

그림 11.10 깊은 조직 손상. 지속하는 비창백성(nonblanchable) 적갈색 또는 자주색 변색. [Used with permission from Edsberg, L. E., Black, J. M., Goldberg, M., et al. (2016). Revised National Pressure Ulcer Advisory Panel Pressure Injury Staging System: revised pressure injury staging system. Journal of Wound, Ostomy, and Continence Nursing, 43 (6), 585–597. Philadelphia: Wolters Kluwer.]

치유 척도

요점

초기에 설정한 욕창 단계는 상처가 치유되어도 변경할 수 없다.

예를 들어, 욕창은 3단계에서 2단계로 변경할 수 없다. 초기에 설정한 욕창 단계가 몇 단계였든지 관계없이 치료 과정 내내 그대로 유지한다.

단계는 변경할 수 없지만, 욕창 치유 척도(Pressure Ulcer Scale for Healing, PUSH)는 욕창 치유와 결과를 추적하는 데 사용할 수 있는 검증된 도구다. 정기적으로, 최소한 매주, 또는 환자 상태나 상처 상태가 변할 때마다 PUSH 평가를 권장한다. PUSH는 상처 크기, 삼출물 양, 상처 바닥에 있는 조직 유형을 측정한다. 점점 낮아지는 PUSH 점수는 욕창이 치유되고 있음을 의미한다.

NATIONAL PRESSURE ULCER ADVISORY PANEL

욕창 치유 척도(Pressure Ulcer Scale for Healing, PUSH)

PUSH Tool 3.0

환자 이름 ________________ 환자 등록번호 ________________

욕창 위치 ________________ 날짜 ________________

사용방법:
욕창을 관찰하고 측정한다. 크기, 삼출물 양, 조직 유형에 따라 욕창을 분류한다. 욕창 분류별로 중간 점수를 기록한다. 중간 점수를 합산해서 총점을 계산한다. 측정한 총점을 시간 경과에 따라 비교하면 욕창 치유 또는 욕창 악화를 알 수 있다.

길이 x 폭 (cm²)	0 0	1 < 0.3	2 0.3 – 0.6	3 0.7 – 1.0	4 1.1 – 2.0	5 2.1 – 3.0	중간점수
		6 3.1 – 4.0	7 4.1 – 8.0	8 8.1 – 12.0	9 12.1 – 24.0	10 > 24.0	
삼출물 양	0 없음	1 소량	2 중간	3 대량			중간점수
조직 유형	0 닫힘	1 상피 조직	2 새살	3 딱지	4 괴사 조직		중간점수
							총점

길이 x 폭: 센티미터 자를 이용해서 머리에서 발 방향으로 최대 길이와 좌우 최대 너비를 측정한다. 이 두 값을 곱해서(길이 x 폭) 크기를 평방 센티미터(cm²) 단위로 구한다. 주의 사항: 추측하지 않는다! 항상 센티미터 자를 사용하고, 항상 같은 방법으로 측정한다.

삼출물 양: 드레싱을 제거하고 궤양에 국소 연고를 바르기 전에 삼출물(배액)이 있다면 양을 추정한다. 삼출물 양은 없음, 소량, 중간, 대량으로 기록한다.

조직 유형: 상처(궤양) 바닥에 있는 조직 유형을 의미한다. 괴사 조직(necrotic tissue)이 있다면, "4"점으로 측정한다. 괴사 조직이 없으며 딱지(slough)가 있다면, "3"점으로 측정한다. 상처가 깨끗하고 새살(granulation tissue)이 있다면, "2"점으로 측정한다. 상피가 다시 자란 얕은 상처는 "1"점으로 측정한다. 상처가 완전히 닫히면 "0"점으로 측정한다.

4 – **괴사 조직 또는 괴사 딱지(eschar):** 상처 바닥이나 궤양 가장자리에 단단하게 붙어있는 검은색, 갈색, 또는 황갈색 조직이며, 주변 피부보다 더 단단하거나 부드럽다.

3 – **딱지:** 궤양 바닥에 끈, 두꺼운 덩어리, 또는 점액처럼 붙어있는 노란색이나 흰색 조직.

2 – **새살:** 윤기 나고, 촉촉하며, 과립 모양을 한 분홍색 또는 붉은색 조직.

1 – **상피 조직:** 얕은 궤양에서 궤양 표면이나 가장자리에 자란 새롭게 나타난 분홍색 조직(피부)이나 반짝이는 조직(피부).

0 – **닫힘/표면 재형성:** 완전히 상피로 덮인 상처. 새로운 피부.

www.npuap.org
11F

PUSH Tool Version 3.0: 9/15/98

그림 11.11 욕창 치유 척도. [Used with permission from Taylor, C., Lynn, P., Bartlett, J. L. (2018). Fundamentals of Nursing (9th ed.). Philadelphia, PA: Wolters Kluwer.]

징후, 증후군, 자주 사용하는 용어(SIGNS, SYNDROMES, FREQUENTLY USED TERMS)

바빈스키 반사(Babinski's reflex)는 발바닥을 긁을 때 엄지발가락이 등쪽굽힘(dorsiflexion)을 보이는 것이다. 위 운동 신경세포(upper motor neuron) 기능장애를 의미한다.

배틀 징후(Battle's sign)는 머리뼈 바닥 골절과 관련한 귀 뒤쪽의 반상출혈(ecchymosis)이다.

브루진스키 징후(Brudzinski's sign)는 다리 굽힘(flexion)을 유발하는 목 굽힘이다. 수막염(meningitis)에서 볼 수 있다. 케르니그 징후도 참고한다.

흐보스테크 징후(Chvostek's sign)는 얼굴 신경을 두드렸을 때 얼굴에 경련이 나타나는 것을 말하며, 저칼슘혈증이 있을 때 볼 수 있다. 트루소 징후도 참고한다.

쿨렌 징후(Cullen's sign)는 파란색으로 착색된 배꼽 주변 피부를 의미한다. 출혈 췌장염에서 볼 수 있다.

드 뮈세 징후(De Musset's sign)는 심장이 박동할 때마다 머리가 흔들리는 것이며, 대동맥판 역류를 의미한다.

듀로지즈 징후(Duroziez's sign)는 약하게 들리는 이상 넓적다리 잡음(biphasic femoral murmur)이며, 대동맥판 부전(aortic insufficiency)을 의미한다.

진동감(fremitus)은 환자가 말할 때 촉진할 수 있는 진동을 의미한다. 소리는 단단한 물질 쪽으로 잘 전달되므로 무기폐와 폐 종양에서 진동감이 증가한다. 소리는 체액과 공기 쪽으로는 잘 전달되지 않으므로 기흉, 가슴막 삼출, 폐기종이 있으면 진동감이 감소한다.

그레이 터너 징후(Grey Turner's sign)는 옆구리에 발생한 반상출혈(ecchymosis)이며, 복막뒤 출혈(retroperitoneal bleeding)을 의미한다.

힐 징후(Hill's sign)는 위팔 동맥에서 측정한 수축기 혈압보다 40 mmHg 이상 낮은 다리의 수축기 혈압을 의미한다. 중증 대동맥판 부전(aortic insufficiency)을 의미한다.

제인웨이 병변(Janeway lesion)은 손바닥과 발바닥에 발생하는 약간 융기되고, 불규칙하며, 압통이 없는 홍반 병변이다. 감염 심내막염을 의미할 수도 있다.

케르 징후(Kehr's sign)는 비장 손상 환자 중 50%에서 볼 수 있다. 왼쪽 어깨에 통증이 나타난다.

컬리 B 선(Kerley's B line)은 흉부 방사선 사진에서 볼 수 있으며, 폐부종을 의미한다.

케르니그 징후(Kernig's sign)는 넓적다리를 직각으로 굽혔을 때 볼 수 있다. 다리를 펴려고 하면 무릎이 구부러지고 저항이 있으며 통증이 발생한다. 수막염(meningitis)에서 볼 수 있다.

맥버니 점(McBurney's point)은 오른쪽 앞위 엉덩뼈 가시(anterior superior iliac spine, ASIS)에서 배꼽을 향하는 가상선에서 첫 1/3 지점이다. 맥버니 징후는 이 부위의 압통을 의미하며 충수염(appendicitis)과 관련이 있다.

뮐러 징후(Muller's sign)는 심장 박동에 맞춰 움직이는 목젖을 의미하며, 대동맥판 부전(aortic insufficiency)을 의미한다.

머피 징후(Murphy's sign)는 우상복부를 촉진했을 때 나타나는 심한 통증과 들숨 정지다.

허리근 징후(psoas sign)는 오른쪽 다리를 들어 올리거나 폈을 때 나타나는 통증이며, 허리근에 염증이 있음을 의미한다. 충수염에서도 양성으로 나타난다.

퀸키 징후(Quincke's sign)는 손톱 바닥을 가볍게 눌렀을 때 볼 수 있는 모세혈관 박동이며, 손톱 바닥이 맥박에 맞춰 붉어졌다가 창백해지기를 반복한다. 대동맥판 부전(aortic insufficiency)에서 볼 수 있다.

트로베 징후(Traube's sign)는 대동맥판 부전(aortic insufficiency)에서 넓적다리동맥(femoral artery)을 청진할 때 들리는 "권총 발사" 소리다.

트루소 징후(Trousseau's sign)는 혈압측정 띠(BP cuff)로 팔의 혈액 순환을 제한했을 때 발생하는 손발 연축(carpopedal spasm)이며, 저칼슘혈증을 의미한다. 흐보스테크 징후도 참고한다.

종양의 등급과 병기결정(TUMORS, GRADING/STAGING) *신경기원 종양(p. 91) 참고*

표 11.12	종양의 등급과 병기 결정	
종양 등급은 악성 정도를 의미		
Ⅰ등급	최소 악성, 느리게 자람. 수술만으로도 효과적인 치료 가능.	
Ⅱ등급	약간 비정상적인 현미경 소견. 느리게 자라며 주변 조직을 침범.	
Ⅲ등급	악성. 활발하게 분열하며 재발 경향이 있음.	
Ⅳ등급	매우 악성. 빠르게 분열하며, 세포 중앙에 괴사 부위가 있음.	
종양 병기는 암의 확장 정도를 의미		
T: 1차 종양	T0–T4	숫자가 클수록 종양이 크다.
N: 구역 림프절 침범	N0–N3	숫자가 클수록 침범이 많다.
M: 원격 전이	M0	전이 없음.
	M1	전이 있음.

종양은 종양이 발생한 장기와 유래한 세포 유형에 따라 분류한다. 종양은 종류가 매우 다양하지만, 주요 유형은 다음과 같다:

- **육종(sarcoma).** 연골, 지방, 신경 같은 결합 조직에 발생한 암이다. 육종은 발생한 구조물에 따라 섬유육종, 지방육종, 혈관육종, 골육종 등으로 이름 짓는다. 육종은 대부분이 악성이다.
- **암종(carcinoma).** 상피 세포에 발생한 암이다. 위, 전립선, 췌장, 폐, 간, 결장, 유방 등에 발생할 수 있다. 암종도 발생한 구조물에 따라 이름을 붙이며, 샘암종은 샘에서 기원한 세포에 발생한 암을 의미한다. 암종은 특히 고령 환자에게 많다.
- **림프종/백혈병(lymphoma/leukemia).** 골수에서 시작해서 일반적으로 혈액이나 림프절에서 성숙하는 조혈 세포에 발생한 암이다. 백혈병은 유일하게 종양이 형성되지 않는 암으로 추정된다.

전이는 악성 종양이 1차 부위에서 멀리 떨어진 곳으로 퍼지는 과정이다. 고형 종양(solid tumor)에서 주요 전이 부위 4곳은 폐, 간, 뇌, 뼈다.

진공보조 상처 봉합(VACUUM-ASSISTED WOUND CLOSURE)

음압 상처 치료(negative pressure wound therapy, NPWT)라고도 하며, 상처에 음압을 적용함으로써 세동맥을 확장하고, 사이질 공간을 감압하고, 울혈 물질을 제거해서 조직에서 새살 형성(granulation)을 촉진하는 상처 봉합 시스템이다. 상처 부위에 멸균 폼 스펀지를 채우고 폐쇄 시스템으로 진공을 적용한다. 최신 모델은 거즈를 사용할 수도 있다. 상처에서 나오는 삼출물 양, 새살 형성 정도, 사용한 스펀지 유형을 고려해서 연속 압력 또는 간헐 주기 압력을 50-200 mmHg (표준 압력은 125 mmHg) 수준으로 적용한다. 간헐 주기에서는 일반적으로 5분 동안 압력을 적용하고 2분 동안 해제한다. 상처 치유가 멈췄다면, 치료를 중단하기보다는 압력을 조정한다. 괴사 조직이 없거나 괴사가 최소한인 상처에 적용했을 때 결과가 좋다.

도움말과 주의사항

- 드레싱은 일반적으로 48-72시간마다 교체한다. 그러나, 몇몇 감염 상처는 12시간마다 교체해야 할 수도 있으며, 반대로 이식편 위에 적용한 드레싱은 더 간격을 두고 길게는 3-7일마다 교체할 수도 있다. **요점:** 진공 장치가 2시간 이상 꺼져 있었다면, 드레싱을 교체해서 감염 가능성을 줄여야 한다.
- 진공 요법으로 치료 중인 부위와 가까운 약해진 조직, 방사선 조사 부위, 봉합한 혈관, 장기 등은 보호 장벽으로 보호한다. 보호 장벽에는 메피텔(Mepitel®) 같은 실리콘막, 하이드로화이버(Hydrofiber™), 바세린(Vaseline®) 거즈, 화이트폼(WhiteFoam™) 등이 있다.

- 수집병은 필요할 때마다 또는 최소한 7일마다 교체하고 날짜를 기입하며, 근무 교대마다 배액량을 표시하고 섭취량/배설량(I/O)에 기록한다.
- 출혈 질환이 있거나 항응고제를 사용 중이면 출혈이 나타나기 쉬우므로 미리 평가한다.
- 공기 누출은 주로 연결관 주변에 발생하며, 부드러운 휘파람 소리가 난다. 연결관 주변을 부드럽게 눌러서 밀봉이 잘되게 한다. 밀봉 테이프로 누출 부위를 막을 수도 있다.
- 스펀지가 압축되었지만, 상처 부위를 완전히 덮지 못한다면, 작동을 중지하고 밀봉 필름을 열어서 폼 스펀지를 추가로 삽입해서 상처를 완전히 덮는다. 필름을 열었던 부위는 밀봉 테이프로 막고 다시 음압을 적용한다.
- 때로는 연고를 발라서 상처에 수분 공급을 도울 수도 있지만, 허가 외(off label) 사용법이다.
- 상처가 너무 젖어 있거나 드레싱을 교환할 때 짓무름(maceration)이 있다면 의사에게 알려 압력 상승을 요청한다. 이는 누출 때문일 수도 있다. 상처 가장자리를 보호하려면 접착 드레싱을 상처 가장자리에 붙여 상처를 "창 유리"처럼 만들거나 피부 보호 장벽을 사용할 수도 있다.
- 치료법은 하루에 최소 22시간은 사용해야 상처 치유를 최적으로 보조할 수 있다.
- 일부 진공 장치는 누출을 찾는 데 도움이 되는 설정이 있다.

상처 치료/드레싱(WOUND CARE/DRESSING) *욕창(p. 483), 진공보조 상처 봉합(p. 489) 참고*

표 11.13	깨끗한, 감염되지 않은 상처에서 드레싱 선택지

절개 상처*

- 바시트라신(bacitracin) 같은 연고를 절개 부위에 직접 바르거나, 제로폼(Xeroform™)이나 어댑틱(Adaptic™) 같은 바셀린형 거즈에 바른다. 그 후 테이프가 붙은 일반 거즈, 테이프가 붙은 텔파(Telfa™)거즈, 단순 투명 테이프 같은 건조 덮개 드레싱을 적용한다.
- 음압 상처 치료(NPWT): 상처 진공 보조 봉합(VAC) 기구
- 아쿠아셀(Aquacel™)/수성교질(hydrocolloid) 또는 다른 복합 드레싱. 이 위에는 덮개 드레싱이 필요 없을 수도 있다.
- 고정 테이프가 있는 텔파 드레싱/텔파 아일랜드: 가장자리에 테이프가 부착된 텔파

부분층 상처*

- 드레싱 필요 없음: 딱지가 생기도록 유도
- 약물함유 거즈(impregnated gauze)
- 수분 장벽 크림이나 제나덤(Xenaderm®) 같은 항생제 연고는 1단계 욕창이나 찰과상에 이상적이다. 크림이나 연고를 바르고 공기에 노출된 상태를 유지한다.

전층 상처*

- 상처 배액: 알지네이트(alginate) 드레싱, 폼 드레싱, 복합 드레싱
- 마른 상처나 중등도 배액 상처: 하이드로화이버(Hydrofiber™)
- 마른 상처: 수화젤(hygrogel), 수성교질, 더마그란(Dermagran®)
- 발꿈치의 분류 불가 욕창이나 발가락의 혈액 물집 같은 마른 괴사 딱지(eschar): 마른 상태 유지, 베타딘(betadine) 소독, 공기에 노출된 상태를 유지.
- 습식 드레싱 변경: 상처에서 괴사 조직 제거가 필요하지 않다면 습건식(wet-to-dry) 드레싱은 피한다. 상처가 건강하고 새살이 자라고 있다면 습건식 드레싱은 바람직하지 않다.
- 메피텔(Mepitel®), 트라이액트(Triact®) 등으로 접촉층을 드레싱 한 다음 폼, 음압 상처 치료 같은 두 번째 드레싱으로 덮는다. 이 실리콘 드레싱 층은 드레싱 재료가 상처 바닥에 붙는 것을 방지하고 드레싱 재료를 제거할 때나 음압 보조 상처 봉합(VAC) 기구에서 음압을 적용할 때 통증을 줄이는 것이 목표다.

표 11.13	(이어서) 깨끗한, 감염되지 않은 상처에서 드레싱 선택지

피부 열상(부분층 손상)*

- 어댑틱, 제로폼, 다른 바셀린 거즈 같은 붙지 않는/습윤 드레싱을 적용한 다음, 거즈나 다른 건조 드레싱으로 덮는다.
- 피부 열상에 텔파 거즈를 사용할 수도 있지만, 상처에 붙어서 열상이 더 심해질 수도 있으므로 제거할 때는 주의한다.
- 피부 열상에 투명 필름이나 수성교질 같은 폐쇄 드레싱을 사용할 수도 있지만, 흡수를 할 수 없으므로 필름 아래에 배액물이 고일 수 있다. 드레싱을 제거할 때는 피부가 같이 당겨져서 열상이 더 심해지지 않도록 주의한다.

요점:
테이프를 제거할 때는 피부 가장자리를 고정하고 테이프 모서리를 부드럽게 들어 올린다. 테이프를 당기면서 피부는 반대 방향으로 밀어서(밀고 당기는 방식) 테이프를 제거한다.

*해당 범주 안에 있는 모든 선택지가 적절한 방법이다.

NOTES

표 11.14	드레싱 유형과 용도
유형	용도/예시
알지네이트 (alginate)	갈조류에서 추출하고 밧줄이나 패드 모양을 한 부드러운 부직포 섬유로 구성된다. 알지네이트는 상처의 삼출물과 접촉하면 상처 모양에 맞게 젤로 변한다. 중등도에서 중증 삼출물이 있는 상처에 사용한다. 죽은 조직을 자가 용해하며, 지혈도 촉진한다. 일반적으로 보조 드레싱이 필요하다. **예시**: 소브산(Sorbsan®), 칼토스타트(Kaltostat®), 바이아테인(Biatain®), 테가겐(Tegagen®), 메디허니(MediHoney®) 등. 상처 치유 시작부터 끝까지 사용할 수 있다.
항균 (antimicrobial)	감염된 상처 관리에서 광범위 살균 능력과 MRSA와 VRE를 포함한 다양한 병원체에 대항하는 항균 능력을 제공한다. **예시**: 아쿠아셀 AG+ (Aquacel® AG+), 액티코트(Acticoat®), 콘트리트(Contreet®), 실버셀(Silver-cel®), 폴리멤 실버(PolyMem Silver®), 실바소브(SilvaSorb®), 아이도소브 젤(Iodosorb® gel), 하이드로페라 블루(Hydrofera Blue®) 등
아교질 (collagen)	새로운 조직 생성과 죽은 조직 제거를 자극한다. 삼출물을 흡수하고 촉촉한 치유 환경을 유지하며, 다른 국소 제제와 같이 사용할 수도 있다. **예시**: 파이브라콜 플러스 콜라겐(Fibracol™ Plus Collagen), 프로모그란 프리즈마(Promogran Prisma™)
복합 (composite)	드레싱에 항균 장벽, 흡수층, 반유착 상처 덮개 또는 비유착 상처 덮개가 포함되어야 복합 드레싱으로 분류할 수 있다. **예시**: 올드레스(Alldress®), 콤비덤 ACD (CombiDERM ACD®), 코바덤 플러스(Covaderm Plus®), 테가덤 플러스(Tegaderm™ Plus), 코비어사이트 플러스(CovRSite® Plus) 등
폼 (foam)	상처에 촉촉한 치유 환경을 만들고 단열을 제공하는 데 사용한다. 제자리에 고정하려면 보조 드레싱, 테이프, 랩, 그물 등이 필요할 수도 있다. 다리 궤양과 욕창을 포함한 다양한 상처에 적합하다. **예시**: 알리븐(Allevyn®), 하이드로소브(Hydrosorb®), 하이드로페라 블루(Hydrofera Blue®), 라이오폼(Lyofoam®), 메피렉스(Mepilex®), 폴리멤(PolyMem®), 소프폼(Sof-Foam™) 등
수성교질 (hydrocolloid)	깨끗한 상처에서 새살이 자라고, 괴사 상처에서 죽은 조직이 자가 용해되도록 촉촉한 치유 환경을 만든다. 3-5일 동안 유지할 수 있다. **예시**: 컴필(Comfeel®), 듀오덤 CGF (DuoDerm® CGF), 듀오덤 ET, 레플리케어(RepliCare®), 테가소브(Tegasorb™), 메디허니(MediHoney®) 등. 상처 치유 시작부터 끝까지 사용할 수 있다.
하이드로화이버 (Hydrofiber®)	소듐 카복시메틸 셀룰로스(sodium carboxymethyl cellulose) 섬유로 구성된 무균 부직포 패드나 리본. 하이드로화이버는 삼출물과 상호 작용해서 젤을 형성하며, 상처 치유에 필요한 촉촉한 환경을 유지하며, 죽은 조직을 제거하며, 드레싱을 쉽게 제거할 수 있다. 하이드로화이버 드레싱은 보조 드레싱이 필요하다. **예시**: 아쿠아셀(Aquacel®), 큐티노바 하이드로(Cutinova® Hydro), 버시바 XC (Versiva® XC™) 등
수화젤 (hydrogel)	물 또는 글리세린이 기반인 형태가 없는 젤. 상처 바닥에 수분을 공급하며, 죽은 조직의 자가 용해를 촉진하며, 사강을 채우며, 새살 형성을 촉진한다. **예시**: 엘라스토젤(Elasto-Gel™), 뉴젤(Nu-Gel™), 트랜시젤(TransiGel™), 메디허니(MediHoney®) 등. 아쿠아셀(Aquacel®)에 수분을 공급할 때도 사용할 수 있다.
죽은 조직 제거 (debrider)	괴사 조직을 제거하고 삼출물을 흡수한다. **예시**: 미솔트(Mesalt®), 아이도소브 젤(Iodosorb® gel), 메디허니(MediHoney®), 테가덤(Tegaderm™)

약자

AAA abdominal aortic aneurysm
복부 대동맥류

ABG arterial blood gas
동맥혈 가스

ABI ankle-brachial index
발목-위팔 지수

AC assist control
보조 조절

ACA anterior cerebral artery
앞대뇌동맥

ACC American College of Cardiology
미국 심장 학회

ACE angiotensin-converting enzyme
안지오텐신 전환 효소

ACH acetylcholine
아세틸콜린

ACLS advanced cardiac life support
전문 심장 소생술

ACOA anterior communicating artery
앞교통동맥

ACS abdominal compartment syndrome, acute coronary syndrome
복부구획증후군, 급성 관상동맥 증후군

ACT activated clot time
활성 응고 시간

ACTH adrenocorticotropin hormone
부신피질자극 호르몬

ADH antidiuretic hormone
항이뇨 호르몬

ADL activities of daily living
일상생활 수행능력

AEM air entrainment mask
공기 유입 마스크

AF atrial fibrillation
심방세동

AHA American Heart Association
미국 심장 협회

AICA anterior inferior cerebellar artery
앞아래소뇌동맥

AICD automatic implantable cardioverter defibrillator
삽입형 자동 제세동기

AIDS acquired immune deficiency syndrome
후천 면역결핍 증후군

AKI acute kidney injury
급성 신장 손상

ALI acute lung injury
급성 폐 손상

ALL acute lymphocytic leukemia
급성 림프구 백혈병

ALS amyotrophic lateral sclerosis
근위축 측삭 경화증

ALT alanine aminotransferase
알라닌 아미노기전달효소

AMI acute myocardial infarction
급성 심근경색

AML acute myelogenous leukemia
급성 골수세포 백혈병

ANA antinuclear antibodies
항핵항체

ANF atrial natriuretic factor
심방 소듐 배설 인자

ANP atrial natriuretic peptide
심방 소듐 배설 펩타이드

APACHE acute physiology and chronic health evaluation
급성 생리 평가와 만성 건강 평가

APC adaptive pressure control
적응 압력 조절

APP abdominal perfusion pressure
복부 관류압

APRV airway pressure release ventilation
기도압 해제 환기

ARB angiotensin receptor blocker
안지오텐신 수용체 차단제

ARDS acute respiratory distress syndrome
급성 호흡 곤란 증후군

ARF acute renal failure
급성 신부전

ARNI angiotensin receptor neprilysin inhibitor
안티오텐신 수용체 네프릴리신 억제제

ART antiretroviral therapy
항레트로바이러스 요법

ASA American Society of Anesthesia
미국 마취 학회

ASIA American Spinal Injury Association
미국 척수 손상 협회

ASMA anti-smooth muscle antibodies
항평활근 항체

AST aspartate aminotransferase
아스파트산 아미노기전달효소

ATP adenosine triphosphate
삼인산 아데노신

AV arteriovenous, atrial-ventricular
동정맥, 심방심실

AVF arteriovenous fistula
동정맥 샛길

AVM arteriovenous malformation
동정맥 기형

BA basilar artery
바닥동맥

BBB bundle branch block
각차단

BIS bispectral index
이중 분광 지수

BISAP bedside index for severity in acute pancreatitis
급성 췌장염 중증도 침상 지수

BIVAD biventricular assist device
양심실 보조 장치

BMI body mass index
체질량 지수

BMR basal metabolic rate
기초대사율

BMRD basal metabolic rate determination
기초대사율 측정

BMS bare-metal stent
금속 노출 스텐트

BNP B-type natriuretic peptide
B형 나트륨배설 펩타이드

BP blood pressure
혈압

BPAP bilevel positive airway pressure
이상 기도 양압

BPS Behavioral Pain Scale
행동 통증 척도

BSA body surface area
체표면적

BSE bovine spongiform encephalopathy
소 해면 뇌병증

BTR bridge to recovery
회복까지 가교

BTT bridge to transplant
이식까지 가교

CABG coronary artery bypass graft
관상동맥 우회술

CAD coronary artery disease
관상동맥 질환

CAM confusion assessment method
혼란 평가 도구

CAUTI catheter-associated urinary tract infection
도관 관련 요로감염

CBC complete blood count
전체 혈구 계산

CBI continuous bladder irrigation
지속 방광 세척

CDC Centers for Disease Control and Prevention
미국 질병통제예방 센터

CDI Clostridioides difficile infection
클로스트리디오이데스 디피실 감염

CHF congestive heart failure
울혈 심부전

CHG chlorhexidine
클로르헥시딘

CI cardiac index
심장 박출 지수

CIED cardiac implantable electronic device
삽입형 심장 전자 기기

CIN contrast-induced nephropathy
조영제 신병증

CIS clinically isolated syndrome
임상 고립 증후군

CIWA Clinical Institute Withdrawal Assessment
임상 기관 금단 평가

CJD Creutzfeldt-Jakob disease
크로이츠펠트-야콥병

CK creatine kinase
크레아틴 인산화효소

CLABSI central line–associated blood stream infection
중심 정맥 도관 관련 혈류 감염

CLL chronic lymphocytic leukemia
만성 림프구 백혈병

CML chronic myelogenous leukemia
만성 골수세포 백혈병

CMP comprehensive metabolic panel
종합 대사 검사 패널

CMV controlled mandatory ventilation, cytomegalovirus
조절 필수 환기, 거대세포 바이러스

CN cranial nerve
뇌 신경

CNP C-type natriuretic peptide
C형 소듐 배설 펩타이드

CNS central nervous system
중추 신경계

CO cardiac output
심장 박출량

COO continuous cardiac output
지속 심장 박출량

COPD chronic obstructive pulmonary disease
만성 폐쇄 폐 질환

CPAP continuous positive airway pressure
지속 기도 양압

CPN central parenteral nutrition
중심 비경구 영양

CPOT Critical Care Pain Observation Tool
중환자 통증 관찰 도구

CPP cerebral perfusion pressure
뇌 관류압

CPR cardiopulmonary resuscitation
심폐 소생술

CPSS Cincinnati Prehospital Stroke Scale
신시내티 병원전 뇌졸중 척도

CRE carbapenem resistant enterobacteriaceae
카바페넴 내성 장세균

CRKP carbapenem-resistant Klebsiella pneumoniae
카바페넴 내성 폐렴막대균

CRP C-reactive protein
C-반응 단백

CRPS complex regional pain syndrome
복합 부위 통증 증후군

CRRT continuous renal replacement therapy
지속 신대체 요법

CRT capillary refill time, cardiac resynchronization therapy
모세혈관 재충만 시간, 심장 재동기화 치료

CSE combined spinal epidural
척추 경막외 병용

CSF cerebrospinal fluid
뇌척수액

CSFP cerebral spinal fluid pressure
뇌척수액 압력

CSII continuous subcutaneous insulin infusion
지속 피부밑 인슐린 주입

CSW cerebral salt wasting
뇌성 염분 소모

CT computed tomography
컴퓨터 단층촬영

CTA computed tomographic angiography
컴퓨터 단층촬영 혈관조영

CV cardiovascular
심혈관

CVA cerebral vascular accident
뇌졸중

CVC central venous catheter
중심 정맥 도관

CVP central venous pressure
중심 정맥압

CVVH continuous venovenous hemofiltration
지속 정맥정맥 혈액여과

CVVHD continuous venovenous hemodialysis
지속 정맥정맥 혈액투석

CXR chest x-ray
흉부 방사선 사진

DAT direct antiglobulin test, device-associated thrombus
직접 항글로불린 검사, 기구 관련 혈전

DBP diastolic blood pressure
확장기 혈압

DBS deep brain stimulation
깊은 뇌 자극

DC direct current
직류

DDAVP desmopressin acetate
데스모프레신

DES drug-eluting stent
약물 용출 스텐트

DI diabetes insipidus
요붕증

DIC disseminated intravascular coagulation
파종 혈관내 응고

DKA diabetic ketoacidosis
당뇨병 케톤산증

DNI do not intubate
삽관 금지

DNR do not resuscitate
소생술 금지

DOAC direct oral anticoagulant
직접 경구 항응고제

DPG diphosphoglycerate
다이포스포글리세르산염

DSA digital subtraction angiography
디지털 감산 혈관조영

DT delirium tremens; destination therapy
떨림 섬망, 최종 치료

DTI direct thrombin inhibitor
직접 트롬빈 억제제

DVT deep venous thrombosis
깊은 정맥 혈전증

EBUS endobronchial ultrasound
기관지 내시경 초음파

ECF extracellular fluid
세포외액

EC-IC extracranial-intracranial
두개외-두개내

ECMO extracorporeal membrane oxygenation
체외막 산소공급

EDV end-diastolic volume
확장말기 용적

EE endovascular embolization
혈관내 색전술

EECP enhanced external counterpulsation
개량 체외 맞박동

EEG electroencephalogram
뇌파도

EF ejection fraction
박출률

EFA essential fatty acid
필수 지방산

EKG electrocardiogram
심전도

EN enteral nutrition
장관 영양

EP electrophysiology
전기생리학

ERCP endoscopic retrograde cholangiopancreatography
내시경 역행 담췌관 조영

ERT endovascular revascularization therapy
혈관내 혈관 재개통 요법

ESBL extended spectrum beta-lactamase
광범위 베타락탐 분해효소

ESV end-systolic volume
수축말기 용적

$ETCO_2$ end tidal carbon dioxide tension
날숨끝 이산화탄소 분압

ETT endotracheal tube
기관내 관

EVAR endovascular aortic repair
혈관내 대동맥 치료

EVCPP endoventricular circular patch plasty
심실내 원형 패치 성형

EVD external ventricular drain
뇌실외 배액

EVT endovascular thrombectomy
혈관내 혈전제거

FDA Food and Drug Administration
미국 식품의약국

FDP fibrin degradation products
섬유소 분해 산물

FFP fresh frozen plasma
신선 냉동 혈장

FFR fractional flow reserve
분획 혈류 예비력

FHF fulminant hepatic failure
전격 간부전

FMT fecal microbiota treatment
대변 미생물무리 이식

FO foramen ovale
타원구멍

FR French
프렌치

FRC functional residual capacity
기능 잔기 용량

FSH follicle stimulating hormone
난포 자극 호르몬

FSP fibrin split products
섬유소 분열 산물

FSR fractionalized stereotactic radiotherapy
분할 정위 방사선요법

GBS Guillian-Barré syndrome
길랑-바레 증후군

GCS Glasgow coma scale
글래스고 혼수 점수

GFR glomerular filtration rate
사구체 여과율

GH growth hormone
성장 호르몬

GI gastrointestinal
위장관

GRV gastric residual volume
위 잔류량

GTP glutamyl transpeptidase
글루타밀 전이효소

GU genitourinary
비뇨생식

GVHD graft-versus-host disease
이식편 대 숙주 병

HBOT hyperbaric oxygen therapy
고압산소 요법

HD Hodgkin's disease
호지킨병

HELLP hemolysis, elevated liver (enzymes), low platelets
용혈, 간효소 상승, 혈소판 감소

HEPA high-efficiency particulate air
고효율 미립자 공기

HFOT high flow oxygen therapy
고유량 산소 요법

HHS hyperosmolar hyperglycemic state
고삼투질 고혈당 상태

HIDA hepatobiliary iminodiacetic acid
간담도 이미노디아세트산

HIT heparin-induced thrombocytopenia
헤파린 유발 혈소판감소증

HITT heparin induced thrombocytopenia with thrombosis
혈전증을 동반한 헤파린 유발 혈소판감소증

HIV human immunodeficiency virus
사람 면역결핍 바이러스

HLA Human Leukocyte Antigen
사람백혈구항원

HOB head of bed
침대 머리

HPF high power field
고배율 시야

HR heart rate
심박수

HS-CRP high-sensitivity C-reactive protein
고감도 C-반응 단백

HSCT hematopoietic stem cell transplant
조혈 모세포 이식

HTLV human T-cell lymphotropic virus
사람 T 세포 림프친화 바이러스

IABP intra-aortic balloon pump
대동맥내 풍선 맞박동

IAH intra-abdominal hypertension
복강 내 고혈압

IAP intra-abdominal pressure
복강 내 압력

IBS irritable bowel syndrome
과민 대장 증후군

ICA internal carotid artery
속목동맥

ICD implantable cardioverter defibrillator
삽입형 제세동기

ICF intracellular fluid
세포내액

ICP intracranial pressure
두개내압

ICS intercostal space
갈비사이 공간

ID internal diameter
안지름

IDDM insulin-dependent diabetes mellitus
인슐린 의존 당뇨병

IH intracranial hypertension
두개내압 항진

IHSS idiopathic hypertrophic subaortic stenosis
특발 비대 대동맥밑 협착증

IJ internal jugular
속목

IJV internal jugular vein
속목 정맥

ILAE International League Against Epilepsy
국제 간질 연맹

IM intramuscular
근육내

IMV intermittent mandatory ventilation
간헐 필수 환기

INR international normalized ratio
국제 표준화 비율

IO intraosseous
뼛속

IPAP inspiratory positive airway pressure
들숨 기도 양압

IPG internal pulse generator
내부 자극 발생기

IPPB intermittent positive pressure breathing
간헐 양압 호흡

IRV inspiratory reserve volume, inverse ratio ventilation
들숨 예비량, 역비율 환기

IS incentive spirometry
강화 폐활량계

ITP idiopathic thrombocytopenic purpura
특발 혈소판감소 자반병

IU international unit
국제 단위

IV intravenous
정맥내

IVC inferior vena cava
아래대정맥

IVIG intravenous immunoglobulin
정맥내 면역글로불린

IVPB intravenous piggyback
수액을 다른 수액에 업혀서 주입

IVUS intravascular ultrasound
혈관내 초음파

JH-HLM, Johns Hopkins Highest Level of Mobility
존스 홉킨스 최대 거동 수준

JVD jugular venous distention
목정맥 확장

KCAL kilocalorie
킬로칼로리

KG kilogram
킬로그램

KODA Korea Organ Donation Agency
한국장기조직기증원

KONOS Korean Network for Organ Sharing
보건복지부 국립장기조직혈액관리원

KUB kidney, ureter, bladder
신장, 요관, 방광

L liter
리터

LAA left atrial appendage
좌심방 귀

LAD left anterior descending artery
좌전하행동맥

LBB left bundle branch
좌각

LCX left circumflex artery
좌회선동맥

LDH lactate dehydrogenase
젖산 탈수소효소

LH luteinizing hormone
황체형성 호르몬

LIMA left internal mammary artery
좌내유동맥

LKW last known well time
마지막으로 정상이라 확인된 시간

LMA laryngeal mask airway
후두 마스크 기도유지기

LOC level of consciousness
의식 수준

LP lumbar puncture
요추 천자

LRP laparoscopic radical prostatectomy
복강경 근치 전립선절제

LV left ventricle
좌심실

LVAD left ventricular assist device
좌심실 보조 장치

LVP left ventricular pressure
좌심실압

LWMH low weight molecular heparin
저분자량 헤파린

MA milliampere
밀리암페어

MAP mean arterial pressure
평균 동맥압

MAR medication administration record
투약 기록지

MARSI medical adhesive-related skin injuries
의료용 반창고 관련 피부 손상

MCA middle cerebral artery
중대뇌동맥

MCL midclavicular line, modified chest lead
빗장 중간선, 수정 흉부 유도

MCS minimally conscious state
최소 의식 상태

MEQ milliequivalent
밀리그램당량

MG milligram
밀리그램

MH malignant hyperthermia
악성 고열

MI myocardial infarction
심근경색

MIDCAB minimally invasive direct coronary artery bypass
최소 침습 직접 관상동맥 우회술

ML milliliter
밀리리터

MMHG millimeters of mercury
수은주 밀리미터

MMV mandatory minute ventilation
필수 분당 환기

MOSM milliosmole
밀리오스몰

MRA magnetic resonance angiography
자기 공명 혈관조영

MRI magnetic resonance imaging
자기 공명 영상

MRSA methicillin-resistant Staphylococcus aureus
메티실린 내성 황색포도알균

MS multiple sclerosis
다발 경화증

MTP massive transfusion protocol
대량 수혈 프로토콜

MUGA multigated acquisition (scan)
다중동기 획득 스캔

MV millivolt
밀리볼트

MV mitral valve
승모판

MVO_2 myocardial oxygen consumption
심근 산소소모량

NAFLD nonalcoholic fatty liver disease
비알코올 지방간 질환

NAPA N-acethylprocainamide
N-아세틸 프로카인아마이드

NASH nonalcoholic steatohepatitis
비알코올 지방간염

NAVA neutrally adjusted ventilator assist
신경 조절 환기 보조

NF neurofibromatosis
신경섬유종증

NG nasogastric
코위

NHL non-Hodgkin's lymphoma
비호지킨 림프종

NIBP noninvasive blood pressure
비침습 혈압

NIDDM non–insulin-dependent diabetes mellitus
인슐린 비의존 당뇨병

NIF negative inspiratory force
들숨 음력

NIHSS National Institute of Health Stroke Scale
미국 국립 보건원 뇌졸중 척도

NIRS near infrared spectroscopy
근적외선 분광기

NIV non-invasive ventilation
비침습 환기

NMBA neuromuscular blocking agent
신경근육 차단제

NPE neurogenic pulmonary edema
신경성 폐부종

NPO nothing by mouth
라틴어(nil per os), 금식

NPWT negative pressure wound therapy
음압 상처 치료

NS normal saline
생리 식염수

NSAID nonsteroidal anti-inflammatory drug
비스테로이드 소염제

NSTE non–ST-segment elevation
ST 분절 비상승

N-STEMI non–ST-segment elevation myocardial infarction
ST 분절 비상승 심근경색

NTG nitroglycerin
니트로글리세린

NYHA New York Heart Association
뉴욕 심장 협회

OA ophthalmic artery
안동맥

OB obstetric
산과

OCD obsessive compulsive disorder
강박 장애

OCT optical coherence tomography
빛 간섭 단층촬영

OHS obesity hypoventilation syndrome
비만 저환기 증후군

OPCAB off pump coronary artery bypass
체외순환 없는 관상동맥 우회술

OR operating room
수술실

OSM Osmole
오스몰

OTC over the counter
일반의약품

PA pulmonary artery
폐동맥

PAC premature atrial contraction, pulmonary artery catheter
심방 조기 수축, 폐동맥 도관

PAD peripheral artery disease
말초 동맥 질환

PAH pulmonary arterial hypertension
폐동맥 고혈압

PAOP pulmonary artery occluded pressure
폐동맥 폐쇄 압력

PAP pulmonary arterial pressure
폐동맥 압력

PAPR powered air purifying respirator
전동 공기 정화 호흡기

PAT paroxysmal atrial tachycardia
조기 심방 빈맥

PAV proportional assist ventilation
비례 보조 환기

PBO_2 partial pressure of brain tissue oxygen
뇌 조직 산소 분압

PCA patient controlled analgesia
자가 조절 진통

PCA posterior cerebral artery
뒤대뇌동맥

PCC prothrombin complex concentrate
농축 사람 프로트롬빈 복합체

PCEA patient controlled epidural analgesia
자가조절 경막외 진통

PCI percutaneous coronary intervention
피부 경유 관상동맥 중재

PCOA posterior communicating artery
뒤교통동맥

PCV pressure control ventilation
압력 조절 환기

PCWP pulmonary capillary wedge pressure
폐 모세혈관 쐐기 압력

PD peritoneal dialysis
복막 투석

PE pulmonary embolism
폐 색전증

PEA pulseless electrical activity
무맥박 전기 활동

PEEP positive end-expiratory pressure
날숨끝 양압

PEG percutaneous endoscopic gastrostomy
피부 경유 내시경 위창냄술

PET positron emission tomography
양전자 방출 단층촬영

PFO patent foramen ovale
열린 타원구멍

PH pulmonary hypertension
폐 고혈압

PICA posterior inferior cerebellar artery
뒤아래소뇌동맥

PICC peripherally inserted central catheter
말초 삽입 중심 정맥 도관

PIP peak inspiratory pressure
최대 들숨 압력

PIV peripheral intravenous line
말초 정맥선

PJC premature junctional complex
조기 접합부 복합체

PMI point of maximum impulse
최대 박동 지점

PMN polymorphonuclear
다형핵

PNS peripheral nerve stimulator
말초 신경 자극기

PP prone positioning
엎드린 자세

PPD purified protein derivative
정제 단백질 유도체

PPE personal protective equipment
개인 보호 장비

PPF plasma protein fraction
혈장 단백질 분획

PPI proton pump inhibitor
양성자 펌프 억제제

PPM permanent pacemaker
영구 박동조율기

PPMS primary progressive multiple sclerosis
1차 진행 다발 경화증

PRBC packed red blood cell
농축 적혈구

PRIS propofol related infusion syndrome
프로포폴 주입 증후군

PRN pro re nata
라틴어, 필요에 따라

PRVC pressure regulated volume control
압력 규제 용량 조절

PS pulmonary stenosis
폐동맥판 협착증

PSV pressure support ventilation
압력 보조 환기

PSVT paroxysmal supraventricular tachycardia
돌발 심실위 빈맥

PT prothrombin time
프로트롬빈 시간

PTA percutaneous transluminal angioplasty
피부경유 혈관경유 혈관성형

PTA plasma thromboplastin antecedent
선행 혈장 트롬보플라스틴

PTCA percutaneous transluminal coronary angioplasty
피부 경유 혈관 경유 관상동맥 성형

PTP posttransfusion purpura
수혈 후 자반

PTT partial thromboplastin time
부분 트롬보플라스틴시간

PTU propylthiouracil
프로필티오우라실

PUSH Pressure Ulcer Scale for Healing
욕창 치유 척도

PVAD percutaneous ventricular assist device
피부 경유 심실 보조 장치

PVC polyvinyl chloride; premature ventricular contraction
염화 비닐수지, 조기 심실 수축

PVN peripheral venous nutrition
말초 정맥 영양

PVR pulmonary vascular resistance, peripheral vascular resistance
폐혈관 저항, 말초 혈관 저항

PVS persistent vegetative state
지속 식물인간 상태

QSOFA Quick Sequential Organ Failure Assessment
빠른 순차 장기 부전 평가

QTC corrected QT interval
교정 QT 간격

RALP robotic-assisted laparoscopic prostatectomy
로봇 보조 복강경 전립선절제

RAS renin-angiotensin system
레닌-안지오텐신 계

RASS Richmond Agitation Sedation Scale
리치몬드 흥분-진정 척도

RBB right bundle branch
우각

RBC red blood cell
적혈구

RCA right coronary artery
우관상동맥

RDN renal sympathetic denervation
신장 교감신경 차단

REM rapid eye movement
급속 눈 운동

RFA radiofrequency ablation
고주파 절제

RIC rapid infusion catheter
급속 주입 도관

ROSC return of spontaneous circulation
자발 순환 회복

ROTEM rotation thromboelastometry
회전 혈전탄성측정

RPR rapid plasma reagin
급속 혈장 즉시과민항체

RRMS relapsing remitting multiple sclerosis
재발-완화 다발 경화증

RSBI Rapid Shallow Breathing Index
빠르고 얕은 호흡 지수

RSDN renal sympathetic denervation
신장 교감신경 차단

RSI rapid sequence intubation
급속 기관내 삽관

RT radiation therapy
방사선요법

RV right ventricle
우심실

RVAD right ventricular assist device
우심실 보조 장치

RVH right ventricular hypertrophy
우심실 비대

RVOT right ventricular outflow tract
우심실 유출로

RVP right ventricular pressure
우심실 압력

SAH subarachnoid hemorrhage
거미막밑 출혈

SAT spontaneous awakening trial
자발 각성 시험

SB sinus bradycardia
동서맥

SBP systolic blood pressure
수축기 혈압

SBT spontaneous breathing trial
자발 호흡 시험

SC subcutaneous, subclavian
피부밑, 빗장밑

SCA superior cerebellar artery
위소뇌동맥

SCD sequential compression device
순차 압박 기구

SCPP spinal cord perfusion pressure
척수 관류압

SCV subcalvian vein
빗장밑 정맥

$SCVO_2$ central venous oxygen saturation
중심 정맥 산소포화도

SEH spinal epidural hematoma
척추 경막외 혈종

SG Swan-Ganz (pulmonary artery catheter)
스완-간즈(폐동맥 도관)

SIADH syndrome of inappropriate antidiuretic hormone
부적절 항이뇨 호르몬 분비 증후군

SIMV synchronized intermittent mandatory ventilation
동조 간헐 필수 환기

SIRS systemic inflammatory response syndrome
전신 염증 반응 증후군

SOFA Sequential Organ Failure Assessment
순차 장기 부전 평가

SPMS secondary progressive multiple sclerosis
2차 진행 다발 경화증

SQ subcutaneous
피부밑

SQI signal quality index
신호 품질 지수

SRS stereotactic radiosurgery
정위 방사선수술

SSRI selective serotonin reuptake inhibitors
선택 세로토닌 재흡수 억제제

STA superficial temporal artery
얕은관자동맥

STEMI ST-segment elevation myocardial infarction
ST-분절 상승 심근경색

SV stroke volume
일회 박출량

SVC superior vena cava
위대정맥

SVI stroke volume index
박출량 지수

SVO_2 mixed venous oxygen saturation
혼합 정맥 산소포화도

SVR systemic vascular resistance
전신 혈관 저항

SVT supraventricular tachycardia
심실위 빈맥

SVV stroke volume variation
일회 박출량 변이

TACO transfusion-associated circulatory overload
수혈 관련 순환 과부하

TA-GVHD transfusion-associated graft vs. host disease
수혈 관련 이식편 대 숙주 병

TAVI/TAVR transcatheter aortic valve implantation/replacement
도관 경유 대동맥판 삽입/치환

TB tuberculosis
결핵

TBNA transbronchial needle aspiration
기관지 경유 바늘 흡인

TCD transcranial Doppler
머리뼈 경유 도플러 검사

TdP torsade de pointes
염전성 심실빈맥

TEE transesophageal echocardiogram
식도 경유 심초음파 검사

TEG thromboelastography
혈전탄성 묘사도

TEVAR thoracic endovascular aortic repair
흉부 혈관내 대동맥 치료

TIA transient ischemic attack
일과성 허혈 발작

TIPS transjugular intrahepatic portosystemic shunt
목정맥 경유 간내 문맥전신순환 션트

TMR transmyocardial laser revascularization
심근 경유 레이저 혈관재형성

TOF train of four
4연속 반응

TPA tissue plasminogen activator
조직 섬유소분해효소 전구체 활성제

TPN total parenteral nutrition
완전 비경구 영양

TPS transcatheter pacing system
도관 경유 조율 시스템

TRALI transfusion-related acute lung injury
수혈 관련 급성 폐 손상

TSH thyroid-stimulating hormone
갑상샘 자극 호르몬

TST tuberculin skin test
투베르쿨린 피부 검사

TTM targeted temperature management
목표체온 유지치료

TTP thrombotic thrombocytopenic purpura
혈전 혈소판감소 자반병

TUIP transurethral incision of prostate
요도경유 전립선 절개

TURP transurethral resection of prostate
요도경유 전립선 절제

TXA tranexamic acid
트라넥삼산

UNOS United Network for Organ Sharing
통합 장기 공유 네트워크

UO urine output
소변 배출량

USA unstable angina
불안정 협심증

UTI urinary tract infection
요로감염

UV ultraviolet
자외선

UVGI ultraviolet germicidal irradiation
자외선 살균 조사

V/**Q** ventilation/perfusion
환기/관류

VA venoarterial
정맥동맥

VAC vacuum-assisted closure
진공 보조 봉합

VAD ventricular assist device
심실 보조 장치

VAP ventilator-associated pneumonia
환기기 관련 폐렴

VAPS volume assured pressure support
용량 보증 압력 보조

VATS video-assisted thoracoscopic surgery
비디오 보조 흉강경 수술

VBGA venous blood gas analysis
정맥혈 가스 검사

VCD vascular closure device
혈관 봉합 기구

VDRL venereal disease research laboratory
매독혈청 검사

VF ventricular fibrillation
심실세동

VISA vancomycin intermittent resistant Staphylococcus aureus
반코마이신 중등도 내성 황색포도알균

VRE vancomycin-resistant enterococcus
반코마이신 내성 장알균

VRSA vancomycin-resistant Staphylococcus aureus
반코마이신 내성 황색포도알균

VS vital signs
활력 징후

VSD ventricular septal defect
심실중격 결손

VT tidal volume, ventricular tachycardia
일회 호흡량, 심실빈맥

VTE venous thromboembolism
정맥 혈전색전증

VV venovenous
정맥정맥

WEB Woven EndoBridge (Embolization System)
그물망 혈관내 다리(동맥류 색전 시스템)

WFNS World Federation of Neurosurgeons Societies
세계 신경외과 학회 연맹

WHO World Health Organization
세계 보건 기구

WICS-LV wireless cardiac stimulation left ventricle
좌심실 무선 심장 자극 시스템

WISE-CRT wireless stimulation endocardially for cardiac resynchronization
무선 심내막 자극을 이용한 심장 재동기화 치료

WPW Wolff-Parkinson-White syndrome
월프-파킨슨-화이트 증후군

찾아보기

B

C

H

I

N

O

P

Q

R

S

T

숫자, 영문

ㄱ

ㅊ

ㅋ